2026 개정판 **간호사 국가고시**

5일 완성 파이널 모의고사

2026 간호사 국가고시

5일 완성 파이널 모의고사

2025년 12월 1일 개정8판 2쇄 발행

지은이 주선희, 간호수험연구소
펴낸이 황현식 | **주간** 김선주 | **편집** 김윤성 | **디자인** 김태은
마케팅 박다연 | **인쇄** 새한문화사
펴낸곳 서울특별시 강동구 양재대로 98길 16
전화 070-7427-6003 | **팩스** 02-6280-8550
이메일 hongjimun.book@gmail.com
등록번호 제2020-000008호(2020.01.17)

ISBN 979-11-6361-284-1(13510)
정가 29,000원

Copyright ⓒ Hongjimun, 2025 Printed in Korea
이 책은 저작권법에 따라 보호받는 저작물이므로 무단 전재 및 복제를 금합니다.
잘못된 책은 구입처에서 교환해 드립니다.

2026 개정판 **간호사 국가고시**

5일 완성 파이널 모의고사

주선희, 간호수험연구소 지음

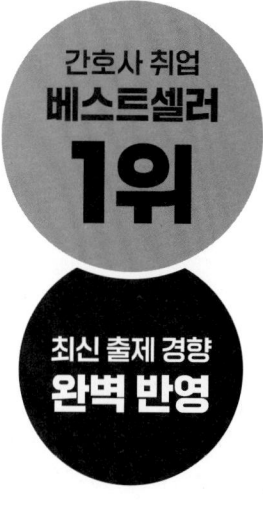

간호사 취업
베스트셀러 1위

최신 출제 경향
완벽 반영

홍지문

예스24 간호사분야 7주 연속 1위
24년 12월 1주 ~ 25년 1월 3주차 간호사주별베스트 기준

도서 구매 혜택

간준모 카페
(www.ganjunmo.com)

구매 혜택 1   10일 완성! 온라인 스터디 제공

어떻게 어떠한 방식으로 공부해야 할지 걱정하지 마세요. 단 10일 동안 효과적인 방법으로 국가고시 전 과목, 전 영역을 학습할 수 있는 온라인 스터디에 참여하실 수 있습니다.

※ 커리큘럼

일차	1일	2일	3일	4일	5일
주제	OT&모의고사 1회	모의고사 1회	모의고사 2회	모의고사 2회	모의고사 3회
일차	6일	7일	8일	9일	10일
주제	모의고사 3회	모의고사 4회	모의고사 4회	모의고사 5회	모의고사 5회

※ 10일 완성! 온라인 스터디는 간준모 카페(www.ganjunmo.com)를 통해 일정 기간 모집하여 진행됩니다.
※ 온라인 스터디를 참여하시면 모의고사 1~5회에 대한 동영상 강의도 제공합니다.
※ 25년 12월 중 운영 예정이며 출판사 사정에 따라 운영 회차 및 기간은 변경될 수 있습니다.

| www.ganjunmo.com | 검색 |

구매 혜택 2   모의고사 동영상 강의 무료 제공

1~5회까지 모의고사 동영상 강의가 무료로 제공됩니다. 저자 주선희 선생님과 간호수험연구소 선생님들의 자세하고 이해하기 쉬운 해설 강의로 전 과목, 전 영역 확실하게 학습할 수 있습니다.

동영상 강의 이용 방법
① 도서 구매 후, 블로그, SNS(페이스북, 인스타그램 등), 온라인 서점 홈페이지 등에 구매 후기 및 구매평을 작성하여 캡쳐합니다.
② 간준모 카페에 가입하고, 지정된 게시판에 캡쳐한 사진을 올립니다.

※ 자세한 사항은 간준모 카페(www.ganjunmo.com) 공지를 통해 확인하실 수 있습니다. 2026년 국가고시 시험일까지 제공됩니다.

2026 간호사 국가고시 시험정보

시험시행기관 한국보건의료인국가시험원(http://www.kuksiwon.or.kr)

시험일정

시험시행	일시	2026. 01. 23.(금)	[응시자 준비물] - 응시표, 신분증, **컴퓨터용 흑색 수성사인펜**, 필기도구 지참 ※ 식수(생수)는 제공하지 않습니다.
	장소	[국시원 홈페이지]-[직종별 시험정보]-[간호사]-[시험장소]	
최종합격자 발표	일시	2026. 2. 13.(목)	- 휴대전화 번호가 기입된 경우에 한하여 SMS 통보
	장소	국시원 홈페이지 [합격자조회] 메뉴	

응시자격

- 다음 각 호의 자격이 있는 자가 응시할 수 있습니다.
  (1) 평가인증기구의 인증을 받은 간호학을 전공하는 대학이나 전문대학[구제(舊制) 전문학교와 간호학교를 포함한다]을 졸업한 자
  (2) 보건복지부장관이 인정하는 외국의 제1호에 해당하는 학교를 졸업하고 외국의 간호사 면허를 받은 자

- 결격사유 및 응시자격 제한 등
  (1) 제7조(결격사유) 다음 각 호의 어느 하나에 해당하는 사람은 간호사등이 될 수 없다.
    ① 「정신건강증진 및 정신질환자 복지서비스 지원에 관한 법률」 제3조제1호에 따른 정신질환자. 다만, 「의료법」 제77조에 따른 전문의가 간호사등으로서 적합하다고 인정하는 사람은 그러하지 아니하다.
    ② 마약·대마·향정신성의약품 중독자
    ③ 피성년후견인·피한정후견인
    ④ 금고 이상의 실형을 선고받고 그 집행이 끝나거나 집행이 면제된 날부터 5년이 지나지 아니한 사람
    ⑤ 금고 이상의 형의 집행유예를 선고받고 그 유예기간이 지난 후 2년이 지나지 아니한 사람
    ⑥ 금고 이상의 형의 선고유예를 받고 그 유예기간 중에 있는 사람
  (2) 제9조(응시자격의 제한)
    ① 제7조 각 호의 어느 하나에 해당하는 사람은 국가시험에 응시할 수 없다.
    ② 부정한 방법으로 국가시험에 응시하거나 국가시험에 관하여 부정행위를 한 사람에 대하여는 그 수험을 정지시키거나 합격을 무효로 한다.
    ③ 보건복지부장관은 제2항에 따라 수험이 정지되거나 합격이 무효가 된 사람에 대하여 처분의 사유와 위반 정도 등을 고려하여 대통령령으로 정하는 바에 따라 그 다음에 치러지는 국가시험의 응시를 3회의 범위에서 제한할 수 있다.

시험과목

시험 과목 수	문제수	배점	총점	문제형식
8	295	1점/1문제	295점	객관식 5지선다형

시험시간표

구분	시험과목(문제수)	교시별 문제수	시험형식	입장시간	시험시간
1교시	1. 성인간호학(70) 2. 모성간호학(35)	105	객관식	~08:30	09:00~10:35(95분)
2교시	1. 아동간호학(35) 2. 지역사회간호학(35) 3. 정신간호학(35)	105	객관식	~10:55	11:05~12:40(95분)
중식시간 12:40~13:40(60분)					
3교시	1. 간호관리학(35) 2. 기본간호학(30) 3. 보건의약관계법규(20)	85	객관식	~13:40	13:50~15:10(80분)

※ 보건의약관계법규: 「감염병의 예방 및 관리에 관한 법률」, 「검역법」, 「국민건강보험법」, 「국민건강증진법」, 「마약류 관리에 관한 법률」, 「보건의료기본법」, 「응급의료에 관한 법률」, 「의료법」, 「지역보건법」, 「혈액관리법」, 「호스피스·완화의료 및 임종과정에 있는 환자의 연명의료결정에 관한 법률」, 「후천성면역결핍증 예방법」과 그 시행령 및 시행규칙

합격기준

- 합격자 결정은 전 과목 총점의 60%(177점) 이상, 매 과목 40% 이상 득점한 자를 합격자로 합니다.
- 응시자격이 없는 것으로 확인된 경우에는 합격자 발표 이후에도 합격을 취소합니다.

2026 간호사 국가고시 출제범위

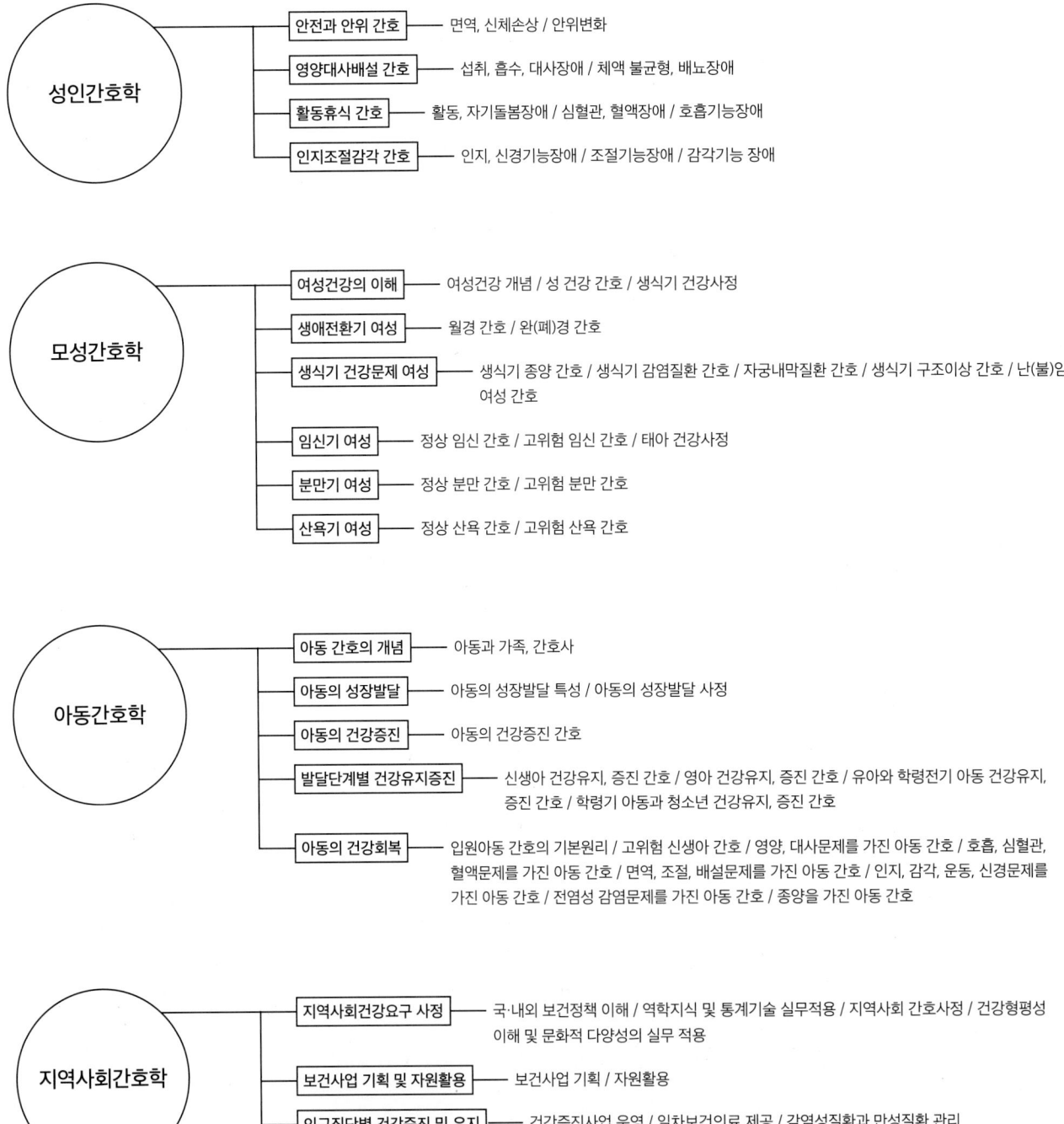

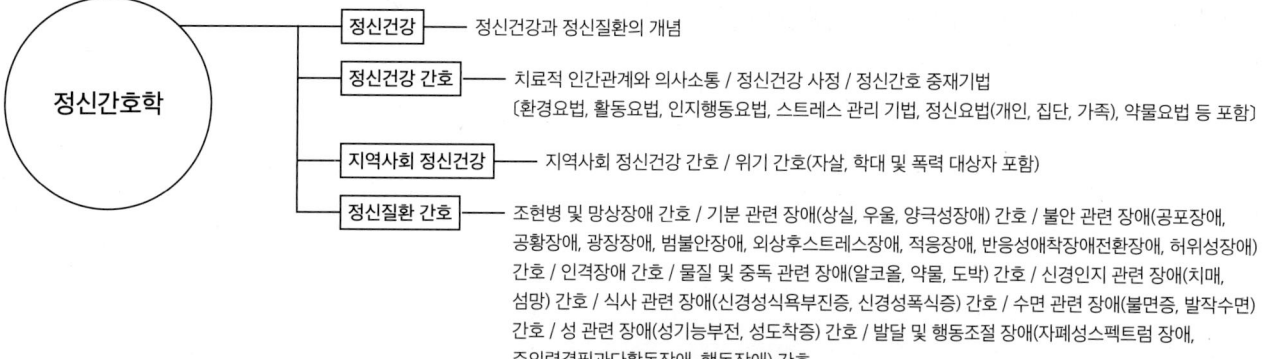
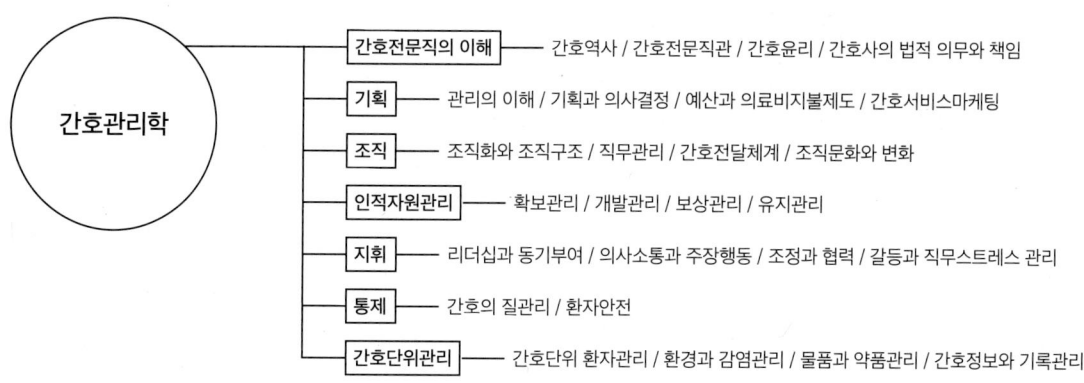
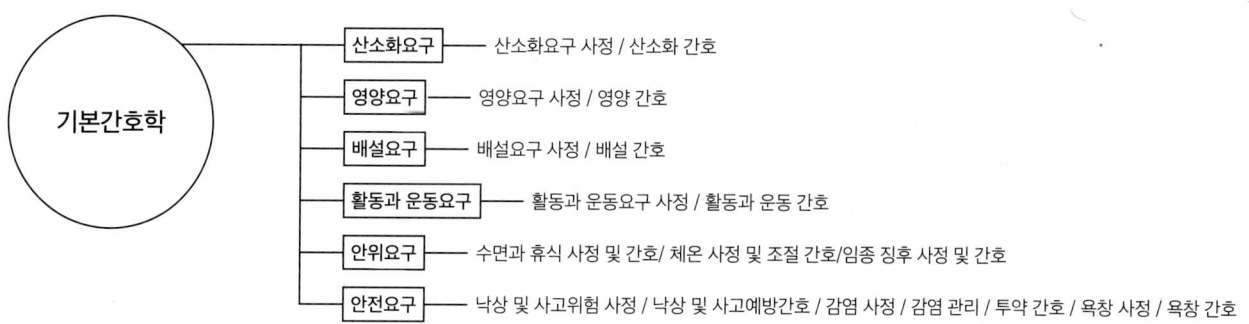
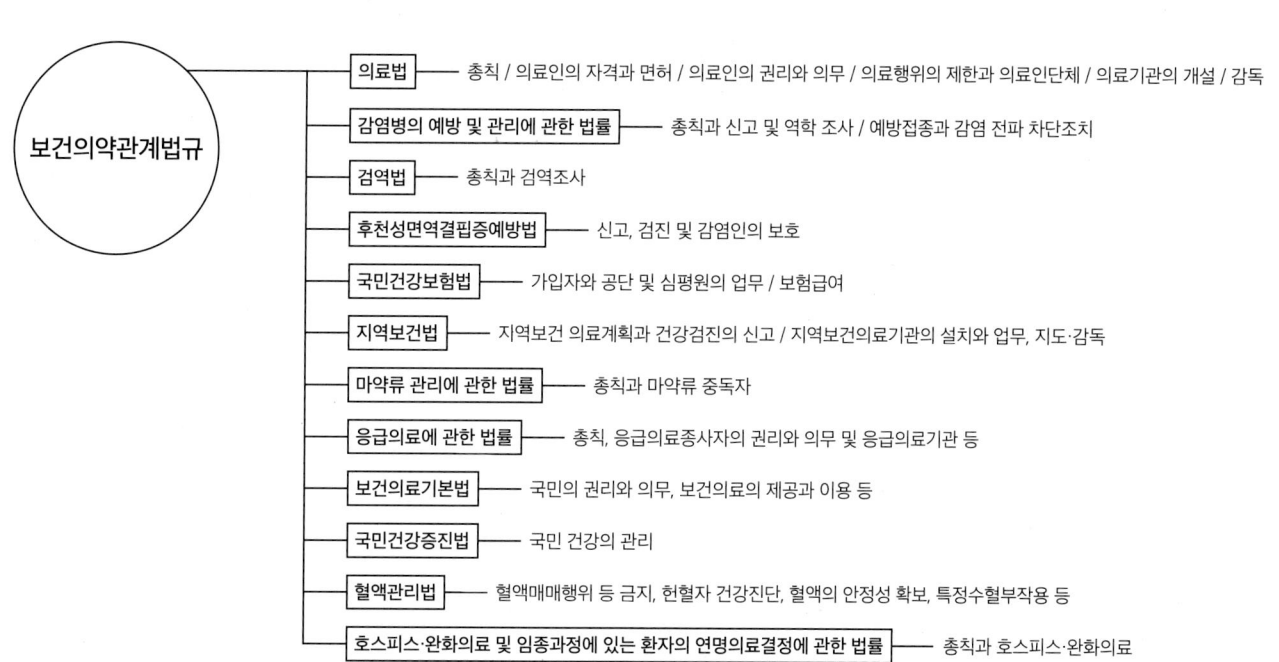

2026 간호사 국가고시 과목별 공부 TIP

성인간호학	범위가 방대하고 가장 많은 문항이 출제되는 과목입니다. 주요 계통과 관련된 내용을 중심으로 헷갈리지 않도록 공부하는 것이 포인트입니다. 수치를 이용한 자료 제시형 문제를 해결하기 위해 주요 검사와 관련된 수치를 암기합니다. 다양한 질환들이 출제되므로 각 질환에 대한 정의, 병태생리, 증상, 간호중재 등을 확실하게 정리하여 학습합니다. 부정맥 심전도와 간호중재를 묻는 문제도 매년 출제되므로 부정맥의 종류 및 심전도 상 특징을 확실하게 이해합니다.
모성간호학	모성이라는 확실한 특징이 있어 어렵게 느껴지는 과목입니다. 임신기, 분만기, 산욕기와 관련된 부분을 중점으로 학습하며 시기에 따른 신체적 변화 및 고위험 간호와 관련된 중재를 확실하게 알아둡니다. 사례형 문제가 다소 많이 출제되므로 질환에 대한 특징적인 증상과 그와 관련된 간호중재를 정확히 숙지합니다.
아동간호학	연령에 따라 성장과정이 다르므로 외울 것도 많고 헷갈리는 과목입니다. 기본적인 개념을 확실하게 익히고, 연령에 따라 필요한 간호를 구분해서 암기합니다. 연령에 따른 발달과정 및 특징을 사례와 연결해 이해합니다. 또한 아동과 관련된 질환을 중심으로 특징적인 증상과 중재를 연관지어 공부하도록 합니다. 한 번에 외우는 것보다는 여러 번 반복적으로 학습하는 것이 효율적입니다.
지역사회간호학	방대한 분야에서 다양한 개념들이 출제되므로 기본 개념에 대한 암기는 필수입니다. 또한 지역사회간호 관련 이론들은 사례형으로 주로 출제되므로 이론의 주요개념과 예시를 같이 정리하면서 공부합니다. 역학과 산업간호에서 공식을 적용하는 문제도 자주 출제되니 꼭 외워두도록 합시다.
정신간호학	질환별 특징이 헷갈리기 쉬운 과목입니다. 각 질환별 진단 기준과 중재 및 약물 등의 내용을 구분하여 암기합니다. 또한, 방어기제, 치료적 의사소통과 같은 부분은 정의뿐 아니라 예시와 함께 학습하여 이해합니다.

간호관리학	2016년 개정 이후로 역사의 출제비중이 줄었기 때문에 역사 파트는 중요한 개념들 위주로 정리하는 것이 좋습니다. 최근 간호관리학 전영역에서 사례형 문제가 나왔으므로 충분한 연습이 필요합니다. 간호관리학은 유사한 개념들이 많아 혼돈되기 쉬우므로 자주 틀리는 개념 위주로 확실한 암기가 필요합니다.
기본간호학	기본간호학이라 쉬울 거라 생각하기 쉽지만, 만만치 않은 과목입니다. 저학년 때 공부하는 과목이라 국가고시를 준비할 때 어려움을 겪게 됩니다. 공부시간을 넉넉하게 잡아 계획적으로 공부하도록 합니다. 간호 절차와 관련하여 까다로운 문제가 출제될 수 있으므로 주요 간호와 절차를 꼼꼼하게 보는 것이 필요합니다. 약물계산 혹은 투약용어를 묻는 질문도 출제되고 있으므로 약물계산 방법과 더불어 기본적인 투약용어를 암기해둡니다.
보건의약관계법규	정확한 암기가 필요한 과목입니다. 법규 문장은 조사 하나에도 의미가 달라져 오답이 될 수 있으므로 용어를 정확하게 이해하고 암기하는 것이 중요합니다. 최근 출제경향을 볼 때 과거에 비해 지엽적인 부분의 출제 빈도가 증가하고 있는 추세입니다. 따라서 빈출 분야에서 출제되는 내용들을 충실히 공부하는 것이 중요합니다. 2025 국시에서는 예외적으로 숫자 문제가 출제되지 않았습니다. 하지만 과거 사례를 종합해 볼 때 숫자 문제 출제 비중이 항상 높은 편이었으므로, 숫자가 포함된 내용을 반드시 암기해야 합니다.

목차

2026 간호사 국가고시
5일 완성 파이널 모의고사

도서 구매 혜택 ___ 5
2026 간호사 국가고시 시험정보 ___ 6
2026 간호사 국가고시 출제범위 ___ 8
2026 간호사 국가고시 과목별 공부 TIP ___ 10

제1회

1교시	성인간호학 ___ 16	
	모성간호학 ___ 27	
2교시	아동간호학 ___ 36	
	지역사회간호학 ___ 39	
	정신간호학 ___ 46	
3교시	간호관리학 ___ 48	
	기본간호학 ___ 52	
	보건의약관계법규 ___ 57	

제2회

1교시	성인간호학	62
	모성간호학	73
2교시	아동간호학	79
	지역사회간호학	85
	정신간호학	89
3교시	간호관리학	94
	기본간호학	98
	보건의약관계법규	102

제3회

1교시	성인간호학	108
	모성간호학	118
2교시	아동간호학	124
	지역사회간호학	130
	정신간호학	134
3교시	간호관리학	139
	기본간호학	143
	보건의약관계법규	147

제4회

1교시	성인간호학	152
	모성간호학	161
2교시	아동간호학	167
	지역사회간호학	173
	정신간호학	177
3교시	간호관리학	182
	기본간호학	187
	보건의약관계법규	190

제5회

1교시	성인간호학	196
	모성간호학	205
2교시	아동간호학	210
	지역사회간호학	215
	정신간호학	219
3교시	간호관리학	224
	기본간호학	228
	보건의약관계법규	232

2026 간호사 국가고시
5일 완성 파이널 모의고사

제1회

1교시	성인간호학
	모성간호학

2교시	아동간호학
	지역사회간호학
	정신간호학

3교시	간호관리학
	기본간호학
	보건의약관계법규

홍지문

1교시

성인간호학 70문제

모성간호학 35문제

총 105문제

성인간호학

001 낙상으로 척수가 손상되어 신경성 쇼크를 보이는 환자에게 나타날 수 있는 증상으로 옳은 것은?

① 서맥 ② 소양증 ③ 고체온
④ 폐울혈 ⑤ 전신 발진

002 항생제 투여 후 제1형 즉시형 과민반응이 나타난 환자의 기도유지를 위한 약물로 적절한 것은?

① 코데인(codeine)
② 아스피린(aspirin)
③ 페니실린(penicillin)
④ 에피네프린(epinephrine)
⑤ 프로프라놀롤(propranolol)

003 다음 중 세포내액량 과다를 예상할 수 있는 상황으로 적절한 것은?

① 불감성 수분소실이 많을 때
② 0.45% 생리식염수 용액을 과다하게 정맥주사 했을 때
③ 항이뇨 호르몬이 적게 분비되었을 때
④ 혈청 삼투압이 310mOsm/kg로 측정되었을 때
⑤ 혈청 Na^+ 수치가 상승했을 때

004 항원에 대한 항체 생성을 위해 예방접종을 시행하였다. 이러한 면역을 의미하는 것으로 옳은 것은?

① 자연능동면역 ② 자연수동면역
③ 인공능동면역 ④ 인공수동면역
⑤ 선천 면역

005 폐렴으로 입원해 항생제 치료 중인 환자의 사정결과가 다음과 같을 때 우선적인 간호중재로 옳은 것은?

- 혈압 118/72 mmHg, 맥박 68회/분, 호흡 20회/분, 체온 36.8℃
- 의식수준: 명료, 식욕부진, 수면부족, 묽은 변
- 메티실린 내성 황색포도알균(Methicillin-resistant Staphylococcus aureus)(+)

① 관장 시행 ② 비위관 삽입
③ 진통제 투여 ④ 반좌위로 체위 변경
⑤ 접촉주의에 따른 격리

006 항암화학요법 중인 백혈병 환자가 다음의 사정 결과를 보일 때, 우선적으로 내릴 수 있는 간호진단으로 옳은 것은?

- 오심, 구토 • 절대호중구수 350/mm^3
- 혈압 110/70mmHg, 맥박 96회/분, 호흡 18회/분, 체온 37.3℃

① 항암제 복용과 관련된 무력감
② 식욕부진과 관련된 영양 부족
③ 구토와 관련된 전해질 불균형
④ 섭취 부족과 관련된 변비
⑤ 면역력 저하와 관련된 감염 위험성

007 항암화학요법 중인 환자가 심한 오심과 구토를 호소할 때 증상 완화를 위해 투여할 수 있는 약물은?

① 온단세트론(ondansetron)
② 알로푸리놀(allopurinol)
③ 설폰아미드(sulfonamide)
④ 술파살라진(sulfasalazine)
⑤ 오메프라졸(omeprazole)

008 상부 위장관 내시경 검사를 앞 둔 환자에게 교육해야 할 내용으로 옳은 것은?

① "검사 전, 금식은 필요하지 않으며, 특별한 준비도 필요하지 않습니다."
② "검사를 할 때에는 복위를 취하는 것이 도움이 되니, 검사할 때 자세 취하는 것을 도와드릴게요."
③ "전신마취로 검사가 진행될 것이니, 검사 전 마취 동의서를 받을 겁니다."
④ "검사 후, 구개반사가 돌아올 때까지 금식이 필요합니다."
⑤ "검사 후, 느껴지는 인후통은 일반적인 증상으로 점차 완화되니 지켜보시면 됩니다."

009 식도암 환자가 다음의 임상증상을 보일 때 내릴 수 있는 우선적인 간호진단으로 옳은 것은?

- 쉰 목소리, 식욕부진
- 점진적 연하곤란
- 극심한 체중 감소

① 건강 변화와 관련된 불안
② 질병과 관련된 지식 부족
③ 연하곤란과 관련된 영양 부족
④ 목소리 변화와 관련된 절망감
⑤ 불확실성과 관련된 안위 손상

010 소장의 일부분이 완전히 막혀서 음식물이 내려가지 못하는 환자에게 가장 먼저 해야 하는 간호중재로 적절한 것은?

① 다량의 물을 섭취한다.
② 즉시 금식하고 수액요법을 시행한다.
③ 활력징후를 측정하고 바륨 관장을 준비한다.
④ 우선 항생제를 투여하고 반응을 관찰한다.
⑤ 복부에 따뜻한 주머니를 대어주고 마사지를 시행한다.

011 20년 전 소화성 궤양을 진단받은 환자가 응급실에 내원하였다. 임상증상 및 검사 결과가 다음과 같을 때 우선적인 중재로 옳은 것은?

- 갑자기 상복부 통증이 발생함
- 혈색소 7g/dL, 백혈구 20,000/㎕
- 혈압 75/58mmHg, 맥박 110회/분, 호흡 22회/분, 체온 36.2℃

① 침상안정하며 증상이 회복되기를 기다린다.
② 통증사정을 하고 진통제를 투여한 후, 진통완화를 확인한다.
③ 구강으로 충분한 수분을 섭취하도록 권장한다.
④ 관장을 시행하여 복부 통증을 완화시킨다.
⑤ 다리를 올려 주고 처방에 따라 수혈 및 수액을 주입한다.

012 만성 염증성 자가면역질환인 크론병의 증상에 대한 내용으로 옳은 것은?

① 급작스런 체중 증가가 나타난다.
② 설사 및 우측 하복부 통증이 나타난다.
③ 잦은 점액성의 혈변이 특징적으로 나타난다.
④ 크론병의 주요 증상은 오심 없는 구토와 복통이다.
⑤ 대장에 여러 개의 궤양, 발적, 출혈 증상이 나타난다.

013 전고관절치환술 후 퇴원을 앞둔 환자이다. 추가교육이 필요한 환자의 반응에 해당하는 것은?

① "탄력스타킹을 착용하겠습니다."
② "고관절을 90°이상 구부리지 않겠습니다."
③ "다리 사이에 베개를 잊지 않고 적용하겠습니다."
④ "사용하는 의자는 가능한 낮은 높이로 준비하겠습니다."
⑤ "무거운 것을 들거나 허리를 굽히는 일을 삼가겠습니다."

014 극심한 복통을 호소하며 응급실에 내원한 환자의 사정 결과가 다음과 같을 때, 예측할 수 있는 질환은?

- 백혈구 13,000/$\mu\ell$
- 맥버니점(Mcburney's point) 압통 있음
- 로브싱징후(Rovsing's sign) 양성
- 약간의 미열

① 곁주머니염   ② 담낭염   ③ 복막염
④ 충수염   ⑤ 궤양성 대장염

015 폐쇄성 황달을 진단받은 환자가 "대변색이 옅고 이상해요. 문제가 생긴 것 아닌가요?"라며 질문할 때, 간호사의 대답으로 가장 적절한 것은?

① "단백질과 지방의 소화장애로 흡수되지 않은 채 배설되었기 때문입니다."
② "불충분한 영양분의 섭취로 대변색이 옅어지는 것입니다."
③ "담즙 배설이 되지 않아 대변색이 옅어지는 것입니다."
④ "1~2일 후면 자연적으로 회복되는 일반적인 증상이니 걱정하지 않으셔도 됩니다."
⑤ "소화불량으로 장에서의 흡수가 제대로 이루어지지 않아 발생하는 것입니다."

016 간경화증 환자가 식도정맥류가 의심되는 다음의 혈액검사 및 임상증상을 보일 때 우선적인 중재로 옳은 것은?

- 토혈 200mL, 창백한 얼굴
- 혈색소 7.6g/dL, 헤마토크릿 26%
- 혈압 86/50mmHg, 맥박 102회/분, 호흡 24회/분

① 고농도의 산소를 투여한다.
② 기침과 심호흡을 격려한다.
③ 농축적혈구 수혈을 시행한다.
④ 지혈을 위해 L-tube를 삽입한다.
⑤ 기관 내 삽관을 준비하고 기계 환기를 시행한다.

017 담낭절제술 후 T-tube를 갖고 있는 환자에게 배액관을 삽입부위보다 항상 아래에 위치하도록 교육하는 이유로 옳은 것은?

① T-tube가 빠지지 않도록 고정하기 위함이다.
② 아래 쪽에 위치해야 보행이 용이하기 때문이다.
③ T-tube의 양상을 확인하는데 편리하기 때문이다.
④ 배액 주머니의 연결선이 꼬이지 않도록 하기 위함이다.
⑤ 중력에 의해 배액이 원활하게 이루어지게 하기 위함이다.

018 간 생검 검사를 앞두고 있는 환자에게 설명해야 할 내용으로 적절한 것은?

① 전신마취를 해야 하는 검사로 동의서가 필요함을 설명한다.
② 금식은 따로 필요하지 않으며 검사 전 수분 섭취만 제한한다.
③ 좌위의 상태에서 양 팔을 올려 책상에 놓고 상체를 구부린 자세에서 시행하게 됨을 설명한다.
④ 호기 말 숨을 참아야 하며 이 때 바늘이 삽입되어 검사가 진행됨을 설명한다.
⑤ 검사 후 혈전 발생을 주의 깊게 사정하고 필요 시 항응고제를 투여한다.

019 종양 제거술 후 결장루를 갖게 된 환자이다. 결장루 관리와 관련하여 교육할 내용으로 옳은 것은?

① 장루를 세척할 때에는 외과적 무균술을 적용해 깨끗하게 해야 한다.
② 장루 주머니가 2/3정도 차거나 완전히 다 찼을 때 비우도록 한다.
③ 장루 교환을 줄이기 위해 수분 섭취를 제한하도록 한다.
④ 장루 주머니 부착부위는 장루의 크기보다 약간 크게 오려 붙여야 한다.
⑤ 음식은 특별히 제한하지 않으므로 좋아하는 음식을 마음껏 섭취하도록 한다.

020 요로결석의 재발 방지를 위한 간호중재로 옳은 것은?

① 하루 1L 정도의 수분을 섭취하도록 한다.
② 식이 제한은 필요하지 않으며 요로결석의 증상이 있을 때에는 즉시 병원에 방문하도록 한다.
③ 지나치게 땀을 많이 흘리는 운동은 가급적 피하도록 한다.
④ 대개 재발되는 경우는 없으므로 크게 우려하지 않아도 된다.
⑤ 저탄수화물, 고단백식이를 권장한다.

021 만성 신부전을 진단받은 환자에게 나타날 수 있는 증상으로 옳은 것은?

① 사구체 여과율이 증가하여 소변량이 증가한다.
② 피부가 축축한 상태로 유지되어 습진이 발생한다.
③ 고칼륨혈증, 고인산혈증과 같은 전해질 불균형이 나타날 수 있다.
④ 얕고 빠른 호흡을 하며 심한 저산소증이 나타난다.
⑤ 전체적으로 탈수 증상이 발생하며, 기립성 저혈압이 발생한다.

022 만성 신부전으로 신장 이식이 예정되어 있는 환자이다. 신장 이식 수술 후 발생할 수 있는 거부반응을 예방하기 위해 백혈구 항원, 항체를 검사를 하려고 할 때, 다음 중 이 검사를 의미하는 것은?

① ABO 검사
② 면역글로불린 검사
③ 적혈구 검사
④ HLA 검사
⑤ 혈액응고 검사

023 위장염으로 입원한 환자의 사정결과가 다음과 같을 때 발생할 수 있는 증상으로 가장 적절한 것은?

- 요비중 1.035
- 혈청나트륨 160mEq/L
- 헤마토크릿 60%
- 피부 및 점막 건조

① 부종
② 호흡 저하
③ 혈압 상승
④ 맥박 저하
⑤ 소변량 감소

024 신장이식 후 2개월이 지나 다음과 같은 증상이 갑자기 발생했을 때 할 수 있는 중재로 옳은 것은?

- 무뇨, 하루 동안 체중 1.5kg 증가
- 크레아티닌 3.0 mg/dL
- 혈압 150/90mmHg, 맥박 100회/분
- 이식부위 통증, 발열, 부종

① 고용량의 스테로이드, 면역억제제를 투여한다.
② 초급성 이식 거부반응으로 즉시 신장적출술을 시행한다.
③ 효과적인 치료방법이 없으므로 주의 깊은 사정이 필요하다.
④ 일시적인 증상으로 자극이 되지 않는 조용한 환경을 조성한다.
⑤ 순환을 증진하고 울혈을 방지하기 위해 디곡신 및 라식스를 투여한다.

025 양성 전립샘 비대증으로 경요도 전립샘 절제술을 받은 환자이다. 수술 후 필요한 간호중재로 적절한 것은?

① 간단한 수술과정으로 출혈로 인한 합병증은 거의 없다.
② 체온을 정확하게 측정하기 위해 직장체온을 측정한다.
③ 6개월간은 무거운 물건을 들지 말아야 하며 힘든 운동이나 운전도 피하도록 한다.
④ 수술 후 침상안정 하도록 하고 진통제는 요도괄약근에 영향을 미칠 수 있으므로 최대한 투여하지 않는다.
⑤ 방광세척을 시행하며 필요시 항생제를 투여할 수 있다.

026 다음의 검사결과를 통해 예상할 수 있는 대상자의 전해질 불균형 상태는?

- 근긴장도 저하, 느린 반사, 근육 허약
- 오심, 구토, 변비, 복부팽만, 식욕부진
- 혈청 나트륨농도 140mEq/L
- 혈청 칼륨농도 4.0mEq/L
- 혈청 칼슘농도 15mg/dL

① 고칼슘혈증 ② 저칼슘혈증
③ 고칼륨혈증 ④ 저칼륨혈증
⑤ 고나트륨혈증

027 화상 환자의 간호중재에 대한 설명으로 옳은 것은?

① 응급기에는 피부 손상을 보상하기 위해 항이뇨 작용이 발생하므로 수분제한이 필요하다.
② 모세혈관 손상은 혈관의 투과성을 감소시켜 부종을 유발한다.
③ 화상은 좁은 부위의 전층 화상이 넓은 부위의 부분층 화상보다 더 위험할 수 있다.
④ 화상으로 손상된 피부에 얼음주머니를 대어 열감을 감소시켜야 한다.
⑤ 감염으로부터 환자를 보호하기 위해 역격리를 할 수 있다.

028 극도의 긴장감으로 다음의 임상증상을 보이는 환자에게 예상할 수 있는 상태와 간호중재로 옳은 것은?

- 손가락, 발가락의 얼얼한 느낌
- 두통, 현기증, 호흡 30회/분
- 동맥혈 가스 분석: pH 7.55, $PaCO_2$ 16mmHg, PaO_2 90mmHg, HCO_3^- 23mEq/L

① 호흡성 산증 - 중탄산 나트륨을 주사하고 빠르게 호흡하도록 교육한다.
② 호흡성 산증 - 호흡을 저하시킬 수 있는 마약성 진통제는 투여하지 않는다.
③ 호흡성 알칼리증 - 수분을 공급하고 칼슘을 정맥주사한다.
④ 호흡성 알칼리증 - 종이봉투를 주어 호기된 공기를 재호흡할 수 있도록 한다.
⑤ 대사성 알칼리증 - 경련여부를 주의 깊게 사정하고 낙상 예방을 위한 중재를 수행한다.

029 침습적 시술이나 검사를 하기 전 예방적 항생제 치료가 필요한 환자로 옳은 것은?

① 심부전으로 입원한 환자
② 편도염으로 치료받은 환자
③ 인공판막 치환술을 시행한 환자
④ 심부정맥혈전증을 진단받은 환자
⑤ 류마티스 관절염으로 약물치료 중인 환자

030 교통사고로 복합적인 늑골 골절이 발생한 환자의 사정결과가 다음과 같을 때, 이에 대한 간호중재로 옳은 것은?

- 흡기: 흉곽 함몰, 호기: 흉곽 팽창
- 심한 흉통, 호흡부전, 저산소증, SpO_2 85%

① 저농도의 산소를 공급한다.
② 앙와위에서 절대안정하게 한다.
③ 필요시 인공호흡기를 적용할 수 있다.
④ 부종을 사정하고 수액 주입을 제한한다.
⑤ 환측 반대편으로 눕게 하여 손상 부위 자극을 줄인다.

031 하지 정맥이 확장되고 늘어난 것으로 예상되는 대상자의 진단을 위해 시행하는 검사로 옳은 것은?

① 알렌(allen) 검사
② 쉴러(schiller) 검사
③ 롬버그(romberg) 검사
④ 호만 징후(homan's sign) 검사
⑤ 트렌델렌버그(trendelenberg) 검사

032 혈소판 감소성 자반증 환자가 다음과 같은 증상을 보일 때, 우선적인 중재는?

- 혈소판 15,000/mm^3
- 백혈구 10,000/mm^3
- 비출혈, 잇몸출혈, 점상출혈
- 출혈시간 연장

① 변비 완화를 위해 관장을 시행한다.
② 통증 완화를 위해 아스피린을 투여한다.
③ 신체기능 향상을 위해 격렬한 운동을 권장한다.
④ 면역반응 억제를 위해 스테로이드제제를 투여한다.
⑤ 2차적 손상을 예방하기 위해 출혈 부위는 압박하지 않는다.

033 혈압 측정 결과, 185/110mmHg로 측정되어 처방에 따라 하이드랄라진 약물을 정맥투여하였다. 약물의 투여와 관련된 간호중재로 가장 적절한 것은?

① 특별히 주의할 사항은 없다.
② 약물에 대한 알레르기 반응이 나타나지 않는지 주의 깊게 사정한다.
③ 어지러움증을 유발할 수 있으므로 일어설 때 천천히 움직이도록 한다.
④ 위장관계가 자극되어 기도 흡인이 발생할 수 있으므로 상체 올린 자세를 취하게 한다.
⑤ 출혈위험성이 있으므로 날카로운 도구 사용을 금하고 손상 받지 않도록 주의할 것을 설명한다.

034 심한 호흡곤란과 다량의 혈액섞인 가래를 배출하며 환자가 입원하였다. 울혈성 심부전으로 진단이 내려졌을 때, 환자에게 할 수 있는 가장 우선적인 간호중재로 옳은 것은?

① 반좌위 혹은 좌위를 취해 호흡을 용이하게 한다.
② 환자를 사정하고 담당 의사에게 입원했음을 알린다.
③ 비강캐뉼라(nasal cannula)를 통해 산소를 공급하고 활력징후를 측정한다.
④ 조용하고 안정적인 환경을 조성하고 심리적 지지를 제공한다.
⑤ 체중을 측정하고 섭취량 및 배설량을 확인하여 기록한다.

035 승모판협착증으로 인공판막치환술을 시행한 환자에게 평생 동안 복용이 필요한 약물은?

① 헤파린(heparin)
② 와파린(warfarin)
③ 프로프라놀롤(propranolol)
④ 스트렙토키나아제(streptokinase)
⑤ 프로타민황산염(protamine sulfate)

036 급성 심근경색증으로 입원한 환자의 혈액검사 및 활력징후의 결과이다. 다음 중 우선적인 간호중재로 적절한 것은?

- 동맥혈기체분석 pH 7.35, PaO_2 55mmHg, $PaCO_2$ 40mmHg
- 혈압 100/72mmHg, 맥박 107회/분, 호흡 28회/분, 체온 37.1℃
- troponin I 증가, CK-MB 증가, myoglobin 증가

① 저산소증 상태로 즉시 산소를 공급해야 한다.
② 과호흡을 보이고 있으므로 절대안정을 취할 수 있는 환경을 조성한다.
③ 호흡성 알칼리증의 상태로 이산화탄소를 재흡수할 수 있는 마스크를 준비한다.
④ 대사성 알칼리증의 상태로 원인을 찾아 제거하는 것이 우선이다.
⑤ 호흡성 산증의 상태로 산소를 공급하고 중탄산염을 정맥주사 해야 한다.

037 응급실에 온 환자의 심전도가 다음과 같을 때, 우선적으로 해야 하는 간호중재로 적절한 것은?

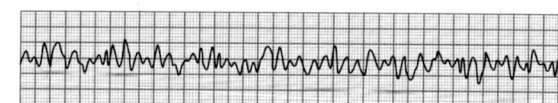

① 심장충격기 시행   ② 도파민 투여
③ 리도카인 투여   ④ 에피네프린 투여
⑤ 0.9% 생리식염수 주입

038 다음의 심전도 결과를 통해 예상할 수 있는 대상자의 심박수 범위로 옳은 것은?

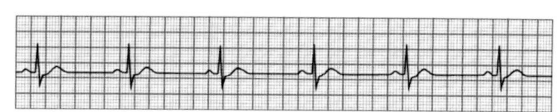

① 45~50회/분   ② 55~60회/분
③ 65~70회/분   ④ 75~80회/분
⑤ 85~90회/분

039 울혈성 심부전 환자로 중심정맥압이 15mmHg이며, 전신의 부종이 관찰되고 있다. 증상 완화를 위한 전부하 감소의 약물로 적절한 것은?

① 황산마그네슘($MgSO_4$)
② 아트로핀(atropine)
③ 니트로글리세린(nitroglycerin)
④ 푸로세미드(furosemide)
⑤ 디곡신(digoxin)

040 70세 여성 환자로 적혈구의 모양은 정상이나, 혈액검사상 혈색소 및 적혈구의 수치가 낮고 체내 철분량이 감소되어 있을 때, 예상할 수 있는 빈혈과 필요한 검사의 연결로 옳은 것은?

① 악성 빈혈 - 위액검사
② 용혈성 빈혈 - 척수검사
③ 재생불량성 빈혈 - 골수검사
④ 철분결핍성 빈혈 - 위장관 내시경 검사
⑤ 겸상적혈구성 빈혈 - 쉴링 테스트

041 재생불량성 빈혈로 진단받은 환자의 혈액검사 결과로 적절한 것은?

① 백혈구 증가
② 적혈구 증가
③ 혈소판 증가
④ 정상 크기의 적혈구
⑤ 초승달 모양의 적혈구

042 혈흉을 진단받고 흉곽배액관을 삽입한 환자의 간호중재로 옳은 것은?

① 흉관배액병은 삽입 부위보다 항상 높게 위치하도록 해야 한다.
② 흉관배액병 안의 파동은 배액관의 개통성이 원활함을 의미한다.
③ 흉관배액관이 빠진 경우, 삽입 부위의 감염을 막기 위해 접촉하지 않아야 한다.
④ 심호흡 및 기침은 흉곽의 압력을 높여 천자부위의 출혈을 야기할 수 있으므로 금한다.
⑤ 흉관배액관이 있는 배액물의 색이 변하거나 탁해지는 것은 정상으로 특별한 중재는 필요하지 않다.

043 전날 심장수술을 받은 환자가 다음과 같은 증상을 보일 때, 예측할 수 있는 상태는?

- 혈압 89/55mmHg, 맥박 110회/분, 호흡 22회/분
- 소변량 감소, 경정맥 울혈, 사지 청색증
- 기이맥 있음, 심음 감소, 심낭 내 혈액 관찰됨

① 저혈량성 쇼크
② 울혈성 심부전
③ 급성 폐부종
④ 심장눌림증(심장압전)
⑤ 고혈압 위기

044 폐렴으로 인한 과도한 분비물과 비효과적인 분비물 배출로 호흡곤란이 있는 환자이다. 산소포화도가 82%로 저하되어 기관 내 삽관을 시행하였다. 이 환자에게 필요한 간호중재로 옳은 것은?

① 기관내관의 커프 압력은 최대한 낮게 유지한다.
② 기관내관의 발관 위험성을 줄이기 위해 침상 머리를 낮춘다.
③ 정상적인 대화가 가능하므로 자주 의사소통하여 적절한 간호를 수행한다.
④ 매 근무마다 1회의 흡인을 시행하며 인공호흡기의 가습 기능을 항상 켜둔다.
⑤ 테이프를 이용하여 기관내관을 고정하고 적절한 위치에 잘 고정되어 있는지 자주 사정한다.

045 급성 천식발작으로 호흡곤란 증상을 보일 때 가장 먼저 투여해야 하는 약물과 용법으로 옳은 것은?

① 항히스타민제 경구 투여
② 스테로이드 정맥 투여
③ 항콜린제 흡입
④ 속효성 β_2-agonists 흡입
⑤ corticosteroid 흡입

046 외상 없이 갑자기 기흉이 발생한 대상자가 응급실에 입원했을 때, 나타날 수 있는 특징적인 증상으로 적절한 것은?

① 혈압 상승
② 맥박 감소
③ 기흉이 발생한 폐는 수포음
④ 기흉이 발생한 폐의 확대된 호흡음
⑤ 흡기 시 날카로운 통증

047 다음은 호흡곤란을 호소하면서 응급실에 내원한 환자의 동맥혈기체분석 결과이다. 이 결과를 통해 알 수 있는 환자의 상태로 적절한 것은?

- pH 7.25
- $PaCO_2$ 60mmHg
- PaO_2 70mmHg
- HCO_3 24mEq/L

① 호흡성 산증　② 호흡성 알칼리증
③ 대사성 산증　④ 대사성 알칼리증
⑤ 정상 범위

048 활동성 결핵을 진단받고 항결핵제를 복용하는 환자에게 교육할 내용으로 적절한 것은?

① 한 달 동안 꾸준히 약물을 복용해야 한다.
② 아이소나이아지드를 복용하면 소변, 땀, 눈물과 같은 체액이 오렌지색으로 배출된다.
③ 1일 3회 복용하여 혈청 약물 농도가 일정하게 유지될 수 있도록 해야 한다.
④ 여러 약물의 혼합 복용은 내성 예방 및 약제간 효과를 상승시킨다.
⑤ 식사 중 복용하는 것은 약물의 흡수율을 높인다.

049 폐렴으로 입원한 환자의 치료를 위해 항생제 투여를 하려고 한다. 치료에 적합한 항생제를 투여하기 위하여 항생제 투여 전 수행해야 하는 검사로 적절한 것은?

① 흉부 X-ray 검사　② 기관지 내시경 검사
③ 폐 기능 검사　④ 객담 배양 검사
⑤ 동맥혈 기체 분석 검사

050 다음의 환자 사정 결과에 따른 우선적인 간호진단으로 옳은 것은?

- 다량의 3층 화농성 객담, 만성 기침, 호흡곤란
- 식욕부진, 체중 감소, 호흡수 28회/분

① 호흡곤란과 관련된 불안
② 섭취량 저하와 관련된 영양부족
③ 면역력 저하와 관련된 감염의 위험
④ 만성 기침과 관련된 자가간호결핍
⑤ 다량의 객담과 관련된 비효율적 호흡양상

051 기관지 확장증이 예상되는 환자로 진단적 검사를 위해 기관지경 검사를 시행하였다. 검사가 끝난 후 환자가 목의 불편함을 호소하며, 청색증, 빈호흡, SpO_2 88%로 관찰되었을 때, 가장 우선적인 간호중재로 옳은 것은?

① 측위를 취하게 한 후, 심호흡을 격려하고 주의 깊게 관찰한다.
② 호흡곤란으로 인한 심리적 불안감을 완화시키기 위해 심리적 지지를 제공한다.
③ 비강캐뉼라(nasal cannula)를 이용해 저농도의 산소를 즉시 제공한다.
④ 적극적인 기침을 통해 기도 내 분비물을 제거하도록 돕는다.
⑤ 즉시 담당 의사에게 알리고 처방에 따라 직절한 간호중재를 수행한다.

052 갑자기 의식을 잃고 쓰러진 환자가 응급실을 통해 입원했다. 환자의 사정결과가 다음과 같을 때, 글라스고혼수척도 점수로 적절한 것은?

- 강한 통증에만 눈을 뜸
- 신음소리
- 비정상적인 신전

① 4점　② 5점　③ 6점　④ 7점　⑤ 8점

053 뇌수종으로 뇌실외배액 중인 대상자이다. 갑자기 다음과 같은 증상을 보일 때, 가장 우선적인 중재로 옳은 것은?

- 갑자기 기면 상태로 의식이 저하됨
- 혈압 190/100 mmHg, 맥박 55회/분, 호흡 18회/분
- 뇌실외배액관을 통한 배액량: 수술 당일 30mL/일, 수술 후 1일째 3mL/일

① 뇌실외배액관의 개방성을 사정한다.
② 심첨맥박을 측정하고 디곡신을 투여한다.
③ 뇌실외배액 주머니의 위치를 10cm 위로 올려준다.
④ 하지를 거상하여 변형된 트렌델렌버그 체위(trende-lenburg position)를 취해준다.
⑤ 동맥혈가스분석(동맥혈기체분석)을 시행하고 처방에 따라 산소를 공급한다.

054 연쇄상 폐렴 구균에 감염되어 다음과 같은 증상을 보일 때 할 수 있는 중재로 옳은 것은?

- 목을 굴곡시키면 뻣뻣하고 통증을 느낌
- 커니그 징후(kernig sign) 양성
- 브루진스키 징후(brudzinski sign) 양성
- 두통, 오심, 구토, 안절부절못함, 광선공포증
- 체온 38℃, 맥박 102회/분

① 두통 완화를 위해 아세트아미노펜을 투여한다.
② 자연 회복될 때까지 절대안정이 필요함을 설명한다.
③ 치료제는 없으며 증상에 따른 약물만을 투여할 수 있다.
④ 낙상을 예방하기 위해 병실은 최대한 밝은 상태로 유지한다.
⑤ 고삼투성제제의 약물은 증상을 악화시키므로 투여하지 않는다.

055 길랑-바레 증후군으로 병원에 입원하여 치료 중인 환자가 갑자기 심한 호흡곤란과 청색증을 보일 때 우선적인 중재로 옳은 것은?

① 반좌위 및 좌위를 취해 호흡을 돕는다.
② 심호흡 및 입술 오므리기 호흡법을 교육한다.
③ 즉시 산소를 제공하고 기관 내 삽관을 준비한다.
④ 일시적인 증상으로 정서적 지지를 제공하며 함께 심호흡 한다.
⑤ 기관지 확장제를 투여하고 필요 시 흉부물리요법을 적용한다.

056 건물에서 추락하여 흉추 5번 척수손상을 입은 환자에게 발생할 수 있는 증상으로 가장 적절한 것은?

① 사지마비
② 목 근육 기능 상실
③ 가슴 전체 기능 보존
④ 전완 및 손 운동 불가능
⑤ 방광, 장 조절 불가능

057 활액막 부종으로 인한 정중신경의 압박으로 나타날 수 있는 증상은?

① 불수의적 손의 진전
② 손가락 끝의 감각 항진
③ 새끼손가락의 ROM 항진
④ 손가락 끝과 손톱 부위의 청색증
⑤ 엄지, 검지, 중지, 손바닥 부위의 통증

058 뇌전증으로 입원한 27세 여성 환자가 휴식을 취하던 중 갑자기 경련을 보일 때 할 수 있는 간호중재로 적절한 것은?

① 경련으로 인한 손상을 방지하기 위해 즉시 신체보호대(억제대)를 적용한다.
② 환자의 입 안에 설압자를 넣어 기도를 유지한다.
③ 똑바로 누운 자세를 취하도록 하여 신체 손상을 방지한다.
④ 경련의 양상과 시간 등을 기록하고 산소포화도 및 활력징후를 주의 깊게 관찰한다.
⑤ 환자가 복용 중인 항경련제를 신속하게 경구로 투여한다.

059 파킨슨병 환자에게 나타나는 진전(Tremor)의 특징으로 옳은 것은?

① 손가락이 강직되어 굽혀지지 않은 채로 진전의 양상을 보인다.
② 팔, 다리, 전신의 움직임을 시작으로 손가락으로 확산된다.
③ 불수의적 운동을 할 때에는 일시적으로 증상이 사라진다.
④ 휴식 시 증상이 완화되며 수면 중에도 진전이 나타나 숙면을 취하기 어렵다.
⑤ 불수의적인 떨림, 진전을 의미하는 것으로 파킨슨병에서 볼 수 있는 특징적인 증상이다.

060 유방암 제거를 위해 외부 방사선 치료를 앞둔 환자에게 교육할 내용으로 옳은 것은?

① "치료 부위는 로션을 발라 건조하지 않게 합니다."
② "치료 부위는 산성 비누를 이용해 자주 씻습니다."
③ "가능한 꼭 맞는 옷을 입어 치료 부위를 지지합니다."
④ "치료 부위에 표시된 선은 부드럽게 문질러 지워줍니다."
⑤ "발적, 홍반 등의 이상증상이 발생할 수 있습니다."

061 다음의 결과를 보여 혈당강하제를 복용하는 환자에게 설명할 내용으로 적절한 것은?

- 혈압 139/85 mmHg, 맥박 82회/분, 호흡 18회/분
- HbA1c 7.2%, BST 367mg/dL

① 단기간의 무산소 운동을 권장한다.
② 혈당이 정상범위 내 유지되고 있음을 알린다.
③ 발톱은 발가락 모양에 맞춰 둥글게 깎는다.
④ 습하지 않도록 앞이 막히지 않은 신발을 권장한다.
⑤ 운동할 때에는 사탕이나 초콜릿 등을 휴대하게 한다.

062 의식 저하로 응급실에 입원한 환자의 사정 결과가 다음과 같을 때 우선적인 간호중재로 옳은 것은?

- 혈당: 675mg/dL, 케톤뇨: 양성
- 동맥혈기체분석: pH 7.27, PaO_2 85mmHg, $PaCO_2$ 38mmHg, HCO_3^- 12mEq/L
- 혈청 칼륨: 3.8mEq/L, 혈청 나트륨: 133mEq/L

① 염화칼륨을 투여한다.
② 심전도 리듬을 확인한다.
③ 구강으로 설탕물을 제공한다.
④ 생리식염수를 정맥 주입한다.
⑤ NPH 인슐린을 피하주사한다.

063 주로 젊은 연령층에서 호발하며, 갑자기 발병하는 유형의 당뇨병에 대한 설명으로 옳은 것은?

① 제2형 당뇨병으로 당뇨병의 대부분을 차지한다.
② 췌장의 인슐린 분비능력은 있으나 충분히 만들지 못하여 발생한다.
③ 식사 조절과 적절한 운동은 혈당 조절을 위해 가장 중요한 요소이다.
④ 다른 유형의 당뇨병보다 당뇨성 케톤산증이 호발하기 때문에 주의가 필요하다.
⑤ 경구 혈당 강하제를 매일 식사때마다 복용하여 혈당을 조절한다.

064 당뇨병 환자가 평소대로 인슐린을 투여한 후 다음 날 아침에 아래와 같은 사정 결과를 보일 때 적절한 중재는?

- 심한 두통 호소
- 밤새 식은땀 흘림, 악몽 꿈
- 혈당 220mg/dL

① 인슐린을 추가로 투여한다.
② 다리를 올리고 침상안정하도록 한다.
③ 안정을 취할 수 있게 진정제를 투여한다.
④ 금식하고 비위관을 삽입해 영양분을 제공한다.
⑤ 저녁에 투여하는 인슐린의 용량을 줄여서 투여한다.

065 요오드계 조영제 검사를 앞둔 환자에게 조영제 투여 전 알레르기 여부를 확인하기 위해 사정해야 할 음식은?

① 양파　② 달걀　③ 토마토　④ 다시마　⑤ 고구마

066 쿠싱 증후군 환자에게 설명할 내용으로 적절한 것은?

① "정서적으로 우울할 수 있으므로 사람이 많이 모인 장소에서 기분전환하는 것이 좋습니다."
② "피부가 얇고 약해 쉽게 멍들 수 있으므로 절대안정하도록 합니다."
③ "견갑부의 지방 축적, 들소목 등 신체적으로 여러 변화가 발생할 수 있습니다."
④ "주기적으로 체중을 측정하고 관리하며 충분한 열량과 고탄수화물 식이를 섭취하도록 합니다."
⑤ "저혈압이 발생할 수 있으므로 자주 측정하고 사고로 인한 손상을 예방해야 합니다."

067 갑상샘 절제술 후 환자의 사정결과가 다음과 같을 때 교정을 위해 투여할 수 있는 약물은?

- 크보스테크징후(Chvostek's sign) 양성
- 트루소징후(Trousseau's sign) 양성
- 심전도 QT 간격 증가
- 손발의 저린 느낌 및 감각 이상

① 50% 포도당 정맥 투여
② 염화칼륨(Kcl) 정맥 투여
③ 염화나트륨(Nacl) 정맥 투여
④ 중탄산나트륨 (Sodium Bicarbonate) 구강 투여
⑤ 글루콘산칼슘(Calcium gluconate) 정맥 투여

068 체중 증가 및 연하곤란을 호소하는 환자의 혈액검사 결과가 다음과 같을 때 중재로 옳은 것은?

- 혈청 TSH 상승
- T3 & T4 감소
- 혈청 콜레스테롤 상승, 갑상샘 비대

① 고칼로리, 고단백, 고탄수화물 식이를 제공한다.
② 칼슘 흡수를 돕기 위해 비타민D를 복용하도록 한다.
③ 씬지로이드(synthyroid)를 이른 아침 공복에 복용하도록 한다.
④ 땀 흡수가 잘 되는 면 재질의 얇은 옷과 시원한 환경을 제공한다.
⑤ 프로필티오우라실(propylthiouracil)을 증상이 완화될 때까지 복용하도록 한다.

069 수정체의 혼탁으로 시력이 저하되고 시야가 흐려져 수술 받은 대상자가 수술 직후 눈의 불편감 및 통증을 호소할 때 예상할 수 있는 상황으로 적절한 것은?

① 수술 합병증으로 망막박리가 발생했음을 알 수 있다.
② 수술로 인한 중대한 부작용으로 즉각적인 재수술이 필요하다.
③ 수술하는 동안 안구 근육에 과도한 긴장이 있었음을 알 수 있다.
④ 안압의 상승 혹은 수술 부위의 출혈로 인한 통증을 예상할 수 있다.
⑤ 수술 후 발생하는 일반적인 증상으로 정상 회복 과정에 있음을 알 수 있다.

070 내이의 림프압이 비정상적으로 증가하여 메니에르병을 진단받은 환자에게 이뇨제를 투여하는 이유는?

① 말초 혈액 순환을 도와 증상을 완화하기 위함이다.
② 분비물 생성을 억제하여 증상을 완화하기 위함이다.
③ 혈관의 이완으로 어지러움증을 완화시키기 위함이다.
④ 내림프수종으로 인한 부종을 완화하기 위해 투여한다.
⑤ 환자를 진정시켜 안정된 상태를 유지하도록 하기 위함이다.

모성간호학

071 여성건강간호에 대한 설명으로 옳은 것은?

① 여성 개인의 문제만을 중심으로 이루어지는 간호를 의미한다.
② 임신과 출산으로 발생하는 새로운 환경 변화에 잘 적응해 나가도록 돕는 것을 주목적으로 한다.
③ 어머니의 역할 및 자녀에 대한 바람직한 교육방법을 목적으로 한다.
④ 제3자의 입장에서 여성의 건강 문제를 직접 해결해 주고자 한다.
⑤ 여성은 능동적인 존재로 의사결정에 대한 자기결정권이 있어 스스로 조정, 결정할 수 있는 힘을 돕고자 한다.

072 여성 생식기 중 난소의 기능으로 옳은 것은?

① 에스트로겐, 프로게스테론, 안드로겐과 같은 성 호르몬을 생성하고 분비한다.
② 질구 양 옆에 위치한 2개의 분비기관으로 알칼리성 점액물질을 분비한다.
③ 서양배 모양의 불수의적 근육층으로 이루어진 기관으로 수정란이 착상하는 장소가 된다.
④ 치구에서 회음부 전면까지 덮고 있는 지방층으로 이루어진 주름을 말한다.
⑤ 대음순 안쪽에 위치하며 성적 흥분 시 붉어지는 기관을 말한다.

073 여성생식기 검진에 대한 설명으로 옳은 것은?

① 직장-질 검사를 할 때는 윤활제를 사용해서는 안된다.
② 임균배양검사는 파파니콜로검사 전 시행한다.
③ 정상적인 난소, 난관은 양손진찰법 시 촉진된다.
④ 질경검사와 검사물을 채취한 후 외생식기를 검진한다.
⑤ 질경검사 시 삽입을 용이하게 하기 위해 윤활제를 사용한다.

074 검사 결과 배란기에 나타나는 특징으로 옳은 것은?

① 소변의 성선자극호르몬이 감소된다.
② 배란이 일어난 직후 기초체온이 하강한다.
③ 경관 점액을 관찰하였을 때, 분비물이 거의 없다.
④ 경관 점액을 관찰하였을 때, 점성도가 저하된다.
⑤ 경관 점액의 pH를 측정하였을 때, 약산성으로 변화한다.

075 난임 검사를 위한 자궁난관조영술의 검사 시기로 가장 적절한 것은?

① 배란기   ② 월경 중
③ 월경 직전   ④ 월경 후 2~5일
⑤ 배란일 7일 뒤

076 폐경기 여성에게 나타나는 신체 변화에 대한 설명으로 옳은 것은?

① 방광의 민감성이 증가하여 잔뇨량이 감소된다.
② 질벽이 경화되고 두꺼워져 궤양이 발생하기 쉽다.
③ 요도의 pH 감소로 요도 감염의 위험성이 증가한다.
④ 혈중 지질이 변화하여 관상동맥질환의 위험성이 증가한다.
⑤ 모세혈관의 지속적 수축으로 인해 사지의 청색증이 나타난다.

077 수정란이 자궁내막에 착상했을 때 분비되는 호르몬으로 임부의 소변을 통해 확인 가능하여 임신확인을 위해 이용되기도 하는 호르몬으로 옳은 것은?

① 에스트로겐   ② 프로게스테론
③ 황체호르몬   ④ 융모생식샘자극호르몬
⑤ 난포자극호르몬

078 1년 동안 임신 시도를 시행하였으나 임신이 되지 않고 평소 심한 월경통(월경곤란증)으로 병원에 내원한 30대 여성이 자궁내막증을 진단받았다. 이때 간호중재로 옳은 것은?

① 2~3개월 후 정상 회복됨을 설명한다.
② 보존요법으로 원추 절개술을 시행한다.
③ 출혈의 위험이 있어 난소는 제거하지 않는다.
④ 확진 후 신속하게 자궁적출술을 시행한다.
⑤ 에스트로겐 생성을 억제하기 위해 호르몬요법을 시행한다.

079 자궁내막선, 간질과 같은 자궁내막이 근층을 침투하여 자궁이 커지는 질환에 대한 내용으로 옳은 것은?

① 월경량이 급격히 줄어든다.
② 비교적 젊은 여성에게 발생한다.
③ 불임 여성에게 발견되는 경우가 많다.
④ 치료를 위해 자궁적출술을 시행할 수 있다.
⑤ 자궁내막 조직이 난소에 존재하는 경우가 많다.

080 자궁경부암으로 전자궁절제술과 한쪽 난소난관절제술을 시행한 환자가 "이제 폐경이 되는 건가요?"라고 했을 때, 간호사의 설명으로 옳은 것은?

① "월경은 하나 임신은 되지 않습니다."
② "월경은 하지 않으나 폐경 증상은 없습니다."
③ "일시적으로 월경을 하다가 폐경 증상이 나타납니다."
④ "폐경 증상이 일부 나타날 수 있으나 정상적으로 사라집니다."
⑤ "폐경과 같은 증상이 나타나므로 에스트로겐을 투여해야 합니다."

081 복부 통증과 농성의 질 분비물, 고열로 내원한 환자가 급성골반염증성 질환을 진단받았다. "재발을 막으려면 어떻게 해야 하나요?"라고 질문할 때, 간호사의 설명으로 옳은 것은?

① "치료 후에도 예방적으로 6개월 이상 항생제를 복용합니다."
② "면역체계에 의해 재발은 되지 않으므로 안심하셔도 됩니다."
③ "매일 손을 깨끗이 씻은 후 베타딘으로 질세척을 시행합니다."
④ "세포 변이가 발생한 부위는 레이저 치료를 시행하여 제거합니다."
⑤ "처방된 항생제를 모두 복용해야 하며 성 파트너도 함께 치료받아야 합니다."

082 포상기태를 제거한 후 흉부 X-선을 촬영하는 이유로 옳은 것은?

① 심근의 염증 발생을 확인하기 위해
② 부종으로 인한 폐의 손상 정도를 알기 위해
③ 완전한 포상기태 제거 여부를 확인하기 위해
④ 융모상피암으로 폐 전이 여부를 확인하기 위해
⑤ 감염으로 인한 폐 합병증 여부를 확인하기 위해

083 정상적인 경과를 보이는 임신 5개월 된 임부에게 사정할 수 있는 내용으로 적절한 것은?

① 임부는 태동을 느낄 수 있다.
② 태아의 지문을 확인할 수 없다.
③ 자궁저부가 검상돌기에 위치한다.
④ 도플러로 태아 심음을 들을 수 없다.
⑤ 초음파로 태아의 성별을 확인할 수 없다.

084 울혈성 심부전을 진단받은 임부에게 교육해야 할 내용으로 옳은 것은?

① 특별한 식이 제한은 없으며 골고루 영양분을 갖춘 식이를 섭취하도록 설명한다.
② 스트레스를 조절하고 충분한 휴식을 취하며 무리하지 않도록 한다.
③ 심장의 부담을 줄이기 위해 신체선열을 유지하여 앙와위를 취하도록 한다.
④ 분만까지 15kg의 체중 증가를 목표로 관리해야 한다.
⑤ 강심제는 태아에게 영향을 미치므로 임신 중에는 강심제의 복용을 중단해야 한다.

085 임신 26주의 산모가 "목이랑 가슴이 콕콕 쑤시고 타는 듯이 아파요. 트림도 자꾸 나네요."라고 할 때, 제공할 간호로 옳은 것은?

① 역류 방지를 위해 소량씩 자주 섭취한다.
② 위산을 중화시키기 위해 항콜린제를 투여한다.
③ 위산 생성을 억제하기 위해 수분을 제한한다.
④ 소화 촉진을 위해 식사 후 1시간 동안 누워있도록 한다.
⑤ 역류를 예방하기 위해 가슴 밑을 조이는 옷을 입도록 한다.

086 임신 28주 된 임부로 조산 가능성이 높아 안정을 취하고 있다. 태아의 폐 성숙 상태를 고려해 최대한 임신기간을 지속하려고 할 때, 다음 중 태아의 폐 성숙과 관련된 내용으로 옳은 것은?

① 임신 28주경이 되면 계면활성제가 충분히 분비되므로 태아는 출생 후에도 원활히 호흡할 수 있다.
② 임신 30주경이 되면 레시틴/스핑고마이엘린(L/S)의 비율은 2:1이 된다.
③ 계면활성제의 주요 성분인 레시틴은 임신 24주경에 분비되기 시작한다.
④ 레시틴/스핑고마이엘린(L/S)의 비율을 확인하여 기관지 형성 정도를 파악할 수 있다.
⑤ 계면활성제는 폐포 세포에서 분비되는 물질로 폐의 표면장력을 증가시켜 폐 확장을 용이하게 한다.

087 임신 34주의 임부로 똑바로 누워 산과 진찰을 하던 중 어지러움을 호소할 때 할 수 있는 간호중재로 적절한 것은?

① 응급상황으로 즉각적인 활력징후 측정과 약물투여가 필요하다.
② 검사로 인한 긴장으로 혈압이 일시적으로 상승하였기 때문에 증상이 나타난 것임을 설명한다.
③ 임부의 신체적 변화 중 하나로 시간이 지나면 점차적으로 사라질 것임을 설명한다.
④ 증대된 자궁이 하대정맥을 압박하여 정맥 환류량이 줄어들어 발생하는 증상으로 좌측위를 취하도록 한다.
⑤ 체내 산소량이 부족하여 발생하는 것으로 비강 캐뉼라를 통해 저농도의 산소를 제공해야 한다.

088 임신 38주 된 임부에게 레오폴드 복부촉진(Leopold maneuver)을 시행하였다. 태향이 우전방두정위(ROA)일 때 임부의 배꼽을 중심으로 태아심음을 가장 잘 측정할 수 있는 복부 위치는?

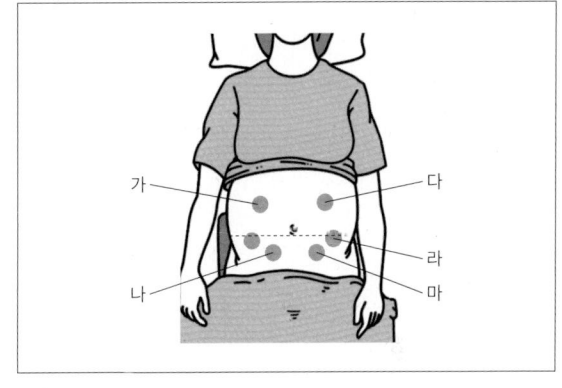

① 가　② 나　③ 다　④ 라　⑤ 마

089 저긴장성 자궁부전으로 옥시토신을 투여 중인 산모이다. 옥시토신을 투약할 때 나타날 수 있는 부작용으로 옳은 것은?

① 고나트륨혈증
② 후기 감퇴
③ 소변량 증가
④ 태아 맥박 증가
⑤ 자궁수축이 90초 미만으로 유지됨

090 다음의 사정 결과에서 네겔 법칙에 따라 예상할 수 있는 임부의 분만 예정일은?

> • 월경주기: 28일, 규칙적
> • 마지막 월경의 시작일: 2025년 6월 15일
> • 마지막 월경의 최종일: 2025년 6월 21일

① 2026년 2월 22일 ② 2026년 3월 22일
③ 2026년 4월 20일 ④ 2026년 5월 20일
⑤ 2026년 6월 22일

091 임신으로 인한 하지정맥압 상승으로 정맥류가 발생한 임부에게 교육해야 할 내용으로 적절한 것은?

① 휴식을 취하거나 수면을 취할 때에는 다리를 심장보다 낮게 올려 놓도록 한다.
② 다리를 꼬거나 쪼그려 앉는 자세는 크게 영향을 미치지 않음을 알린다.
③ 하지에 꼭 맞는 의복을 착용해 혈액순환을 돕도록 한다.
④ 되도록 침상안정하여 하지의 부담감을 최대한 줄이도록 한다.
⑤ 탄력스타킹을 착용하고 장시간 서 있는 자세를 피하도록 한다.

092 자간전증으로 입원한 임부에게 할 수 있는 간호중재로 적절한 것은?

① 강도 높은 운동을 통해 땀을 배출시킬 수 있도록 한다.
② 단백질 섭취를 제한하고 저탄수화물식이를 권장한다.
③ 부종 증상을 감소시키기 위해 이뇨제를 일정하게 투여한다.
④ 경련을 예방하기 위해 황산 마그네슘을 정맥주사하고 부작용을 사정한다.
⑤ 조용한 환경을 조성하고 방 안을 최대한 밝게 하여 기분 전환을 돕는다.

093 월경 일주일 전이 되면 심한 피로와 두통, 유방통, 불안감이 있다가 월경 직후 증상이 사라진다는 대상자에게 교육할 내용으로 옳은 것은?

① 운동은 하나의 자극 요인이 되므로 가급적 삼간다.
② 호르몬 불균형이 원인이므로 반드시 호르몬 치료가 필요하다.
③ 카페인과 자극적인 음식 섭취를 제한하고 저염식이를 권장한다.
④ 월경 전 정상적으로 나타나는 증상으로 특별한 중재가 필요하지 않다.
⑤ 칼슘, 마그네슘, 비타민과 같은 보충제를 섭취하고 있다면 중단이 필요하다.

094 임신 16주의 산모가 소량의 질 출혈로 인해 병원에 내원하였다. 검진 결과 다음과 같을 때 제공할 간호로 옳은 것은?

> • 닫힌 자궁경관
> • 임신 기간과 일치하는 자궁의 크기
> • 초음파 상 태반과 수태 산물은 정상적으로 자궁 내 위치함
> • 소변의 임신반응검사 양성

① 출혈을 멈추기 위해 에르고노빈을 투여하고 수혈을 시행한다.
② 태반과 수태 산물의 흡수를 위해 메토트렉세이트를 투여한다.
③ 경관의 개대 및 이완을 예방하기 위해 쉬로드카술을 시행한다.
④ 침상안정을 취하고 질 출혈 양상 확인을 위해 회음패드를 적용한다.
⑤ 임신 종결을 위해 소파술을 시행하고 감염 예방을 위해 항생제를 투여한다.

095 자궁경부는 개대된 상태이며 다량의 질출혈, 하복부 통증이 있고 태아와 태반의 일부가 배출된 상태일 때를 의미하는 유산의 종류는?

① 절박 유산 ② 불완전 유산
③ 계류 유산 ④ 불가피 유산
⑤ 습관성 유산

096 자간전증으로 황산 마그네슘을 투여 중인 임부이다. 다음 중 약물 투여를 즉시 중단해야 하는 상황으로 적절한 것은?

① 혈압이 140/85mmHg로 상승했을 때
② 심부건 반사에서 ++의 결과를 보일 때
③ 시간당 소변량이 100cc로 측정될 때
④ 호흡수가 12회/분 이하로 저하될 때
⑤ 맥박이 90회/분으로 상승했을 때

097 임신 18주 산모에게 태아의 대사장애를 알기 위해 양수천자를 시행하려 할 때, 이에 대한 중재로 옳은 것은?

① 검사 전, 합병증 예방을 위해 8시간 정도 금식을 시행한다.
② 검사 전, 양수 증가를 위해 다량의 수분을 섭취하도록 한다.
③ 검사 시, 쇄석위 자세를 취한 후 상복부에 바늘을 삽입한다.
④ 검사 후, 충분한 휴식을 취하며 이상징후를 주의깊게 확인한다.
⑤ 검사 후, 다량의 질 분비물이 정상적으로 나타날 수 있음을 설명한다.

098 분만 2기가 되었을 때, 산부에게 나타날 수 있는 증상으로 적절한 것은?

① 자궁 수축의 강도는 일정하며 수축 간격은 약간 짧아진다.
② 경부개대와 소실이 일어나는 시기로 팽륜, 발로, 배림 현상은 아직 나타나지 않는다.
③ 변의나 요의가 느껴지고 산부 스스로 힘주기를 한다.
④ 양막은 아직 파열되지 않은 상태이다.
⑤ 자궁 모양이 원모양으로 변하고 태반이 만출된다.

099 분만 중인 산모의 전자태아감시기(EFM) 결과 다음과 같은 그래프가 나타났다. 우선적인 간호중재는?

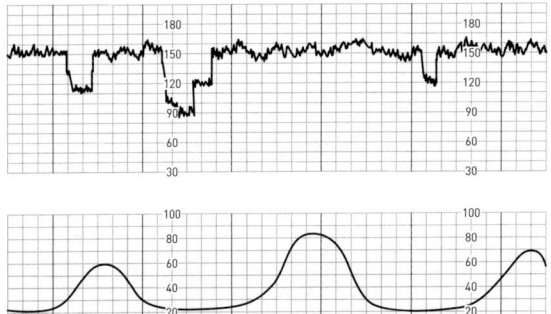

① 정상적인 태아 심박동 그래프로 산모의 상태를 지켜본다.
② 태아 두개골 골절이 의심되므로 즉시 응급 제왕절개를 준비한다.
③ 태아 감염이 의심되므로 다량의 광범위한 항생제를 투여한다.
④ 제대 압박이 의심되므로 임부에게 좌측위 혹은 고골반위를 취하게 한다.
⑤ 분만 지연 과정에서 나타나는 현상으로 옥시토신을 투여하여 분만을 촉진한다.

100 분만 직후 산모의 사정결과가 다음과 같을 때 가장 우선적인 간호중재로 옳은 것은?

- 혈압 105/75mmHg, 맥박 90회/분, 호흡 19회/분
- 자궁저부: 넓은 부분에서 부드럽게 촉지됨
- 다량의 질 출혈, 약간의 갈증, 피로감 호소함

① 활력징후를 측정하고 환자를 주의 깊게 관찰한다.
② 정맥주사를 통해 수액을 충분히 주입하여 탈수를 예방한다.
③ 휴식을 취할 수 있도록 조용하고 안정된 환경을 조성해준다.
④ 트렌델렌버그 체위를 취하고 혈압을 주의 깊게 사정한다.
⑤ 질 출혈 양상을 주의 깊게 사정하고 자궁저부 마사지를 시행한다.

101 1시간 전 질분만한 산모의 정상적인 생리적 변화로 옳은 것은?

① 소변량이 감소한다.
② 심박출량이 증가한다.
③ 일시적 빈맥이 발생한다.
④ 혈액응고인자가 감소한다.
⑤ 땀이 없고 피부가 건조해진다.

102 분만 후 6시간이 지난 산모가 소변이 꽉 찬 느낌이 있으면서 복부가 팽만되었다고 할 때의 중재로 옳은 것은?

① 자궁 부위를 마사지한다.
② 자연 배뇨 여부를 확인한다.
③ 수액 주입 속도를 증량한다.
④ 트렌델렌버그 체위로 변경해준다.
⑤ 가능한 경구로의 수분 섭취를 제한한다.

103 초산모인 대상자가 퇴원을 앞두고 "당분간 모유수유를 할 예정이에요. 모유수유를 하니 따로 피임 할 필요는 없는 거죠?"라고 물었을 때, 할 수 있는 답변으로 가장 적절한 것은?

① "모유수유를 한다면, 자연 피임이 되는 것이므로 피임하지 않아도 됩니다."
② "모유수유 여부와 상관없이 10개월 정도는 배란이 되지 않으므로 걱정하지 않으셔도 됩니다."
③ "비수유부에 비해 배란이 늦게 되지만 시기를 예측할 수는 없기 때문에 임신을 원하지 않는다면 피임을 해야만 합니다."
④ "임신 전 배란시기를 통해 배란일을 예측할 수 있다면 피임하지 않아도 됩니다."
⑤ "모유수유와 피임은 아무런 관계가 없으므로 임신을 원하지 않으신다면 피임을 하셔야 합니다."

104 4주째 모유수유를 하고 있는 산모가 유방의 부종 및 발열감, 통증을 호소한다. 산모에게 할 수 있는 간호중재로 적절한 것은?

① 즉시 모유수유를 중단하고 절대안정을 취하도록 한다.
② 세균에 의한 염증이 발생한 것으로 항생제를 투여하여 치료해야 한다.
③ 항생제와 같은 내과적 중재방법이 최선으로 외과적 중재방법은 수유 시 영향을 미칠 수 있으므로 적용하지 않는다.
④ 대부분 양측에 발생하므로 다른 한 쪽도 곧 발현될 것임을 설명하도록 한다.
⑤ 수유 자세와 상관없이 면역력이 저하되었을 때 발생하는 것으로 수유 후 모유가 남아 있지 않도록 완전히 짜내도록 설명한다.

105 출산한 지 10일이 된 산모가 "오로색이 계속 빨갛습니다."라고 말할 때, 예상할 수 있는 산부의 상태로 적절한 것은?

① 부적절한 자궁수축 혹은 태반잔류로 인한 출혈을 의심할 수 있다.
② 10일에 적색오로는 정상이므로 특별한 중재는 필요하지 않다.
③ 산후 감염의 증거로 즉시 항생제 투여와 같은 중재가 수행되어야 한다.
④ 산모의 심리적 불안감으로 인한 호르몬 불균형이 발생했음을 알 수 있다.
⑤ 자궁과 하지로 가는 혈액량이 부족한 상태임을 예상할 수 있다.

2교시

아동간호학	35문제
지역사회간호학	35문제
정신간호학	35문제
	총 105문제

아동간호학

001 다음 중 아동의 성장 발달 특성에 대한 설명으로 옳은 것은?

① 성장 발달은 예측 불가능하며 아동기에 일시적으로 이루어진다.
② 대개 부분에서 전체로 발달한다.
③ 발달 순서는 고정되어 있지만 같은 비율이나 속도로 진행되는 것은 아니다.
④ 원위에서 근위로, 말초에서 중심 방향으로 발달한다.
⑤ 작은 근육에서 큰 근육의 방향으로 발달한다.

002 아동의 신체사정을 시행하려고 할 때, 원활한 사정을 위한 접근 방법으로 가장 적절한 것은?

① 신생아의 신체사정을 할 때에는 침습적인 부분을 가장 먼저 확인하도록 한다.
② 유아기인 경우, 기구를 보는 것은 두려움을 증가시키므로 검사 전 보여주지 않는 것이 바람직하다.
③ 학령전기인 경우, 기구의 사용법에 대해 설명해줄 수 있으며 기구를 선택할 수 있는 기회를 주는 것도 도움이 된다.
④ 청소년기인 경우, 검진하는 동안 무조건 부모와 잠시 떨어져 있도록 한다.
⑤ 아동의 스트레스를 줄이기 위해 검진과정을 단축하는 것이 중요하므로 검진 과정에 대한 설명은 생략하도록 한다.

003 아동의 발달 정도를 확인하기 위해 Denver 선별 검사를 시행하려고 한다. 검사와 관련된 내용으로 옳은 것은?

① 생후부터 3세까지 아동의 발육지연 정도를 확인하기 위해 시행하는 검사이다.
② 각 검사항목은 한 번만 할 수 있도록 하며, 시행 후 P(pass)나 F(fail)을 결정해야 한다.
③ 개인성&사회성, 미세운동&적응성, 언어, 전체 운동의 4가지 영역을 통해 검사하게 된다.
④ '주의' 항목이 2개 이상 나왔다면 검사 불능 상태에 해당한다.
⑤ Denver 선별검사는 지능검사의 하나로 미숙아인 경우 교정나이를 이용하여 검사하는 것을 권장한다.

004 다음은 신체계통별 성장발달 그래프를 나타내는 것으로 각각의 곡선이 의미하는 바와 설명이 옳은 것은?

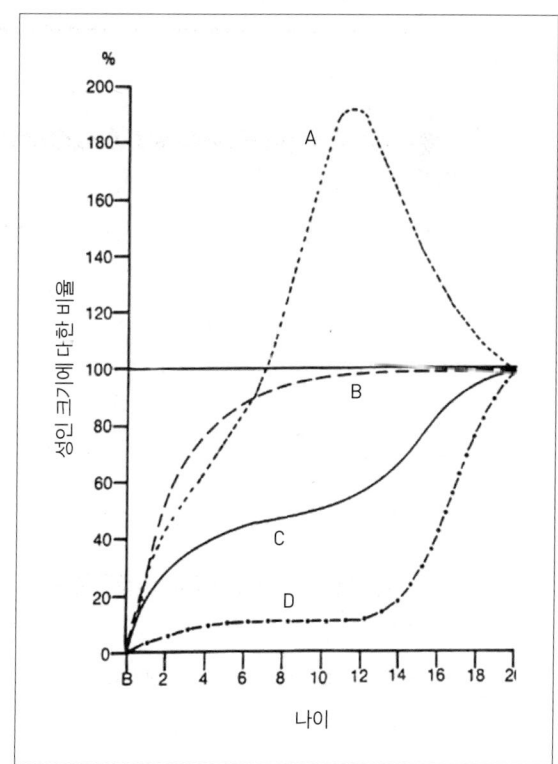

① A는 생식기계를 나타내는 것으로 12세경이 되면 성 발달이 마무리되어 성인과 같아진다.
② A는 림프조직을 나타내는 것으로 6세경 성인과 비슷한 크기를 갖는다.
③ B는 일반적인 신체조직을 나타내는 것으로 청소년이 되어도 지속적으로 발달이 되어간다.
④ C는 림프조직을 나타내는 것으로 영아기, 청소년기에 성장발달이 빠르다.
⑤ D는 신경계를 나타내는 것으로 청소년기로 가면 폭발적인 뇌신경계의 발달이 일어난다.

005 예방접종의 투여에 대한 내용으로 투여 시기와 투여 종류의 연결이 옳은 것은?

① 2개월 - DTaP 1차
② 6개월 - IPV 2차
③ 12~15개월 - DTaP 4차
④ 15~18개월 - Hib 4차
⑤ 4~6세 - MMR 3차

006 신생아에게 나타날 수 있는 피부양상에 대한 설명으로 옳은 것은?

① 몽고반점은 청색의 모반으로 동양인보다 서양인에게서 흔히 볼 수 있는 증상이다.
② 중독성 홍반은 추위에 노출되었을 때 적청색의 얼룩덜룩한 그물 같은 모양의 반점을 말한다.
③ 대리석양 피부는 생후 2~3일 정도에 발생하는 붉은 구진으로 자연 소실된다.
④ 태지는 회백색의 치즈같은 물질로 감염을 유발할 수 있으므로 목욕할 때 부드럽게 제거해준다.
⑤ 할리퀸 증상은 신생아를 옆으로 눕혔을 때 몸의 중앙선을 중심으로 바닥에 닿은 쪽의 반만 붉어지는 현상을 말한다.

007 정상 신생아 반사에 대한 설명으로 옳은 것은?

① 빨기 반사는 입술이나 뺨을 자극할 때 입과 머리를 자극 방향으로 돌리는 모습을 말한다.
② 먹이찾기반사는 물체로 입술을 자극하거나 입 안에 놓으면 빠는 모습을 말한다.
③ 모로반사는 두 발을 평면 위에 딛고 몸을 세우면 걷는 듯이 양발을 움직이는 반사를 의미한다.
④ 강직목반사는 얼굴을 한쪽으로 돌리면 얼굴이 향한 쪽은 굴근의 긴장이 사라져 팔과 다리가 펴지고, 반대쪽 팔과 다리는 굴곡되는 모습을 말한다.
⑤ 바뱅스키반사는 약 3년 정도에 소실된다.

008 태아 상태에서의 혈액순환에 대한 설명으로 옳은 것은?

① 폐의 기능은 태아 상태에서 완성되어 태아에게 산소를 제공한다.
② 태아의 타원구멍(난원공)은 6개월에 닫히며 동맥관의 구조를 통해 혈액순환을 하게 된다.
③ 태아는 한 개의 제대동맥과 두 개의 제대정맥을 가지며 제대동맥의 혈액에 많은 산소가 포함되어 있다.
④ 우심실의 혈액은 폐동맥을 통해 동맥관을 거쳐 하행대동맥으로 흘러 들어간다.
⑤ 동맥관은 우심방과 우심실 사이의 구멍을 말하며 타원구멍(난원공)은 대동맥과 폐동맥 사이의 혈관을 의미한다.

009 다음 중 의사에게 즉시 보고가 필요한 신생아에 해당하는 것은?

① 냄새가 없는 암녹색의 변을 처음 보는 신생아
② 수유 후 우유를 게워내는 모습을 보이는 신생아
③ 생후 12시간 되었고 혈청 빌리루빈이 20mg/dL로 측정된 신생아
④ 다른 증상은 없으나 간혹 5~10초 정도의 무호흡을 보이는 신생아
⑤ 발뒤꿈치에서 엄지발가락 쪽으로 자극을 주었을 때 발가락은 과신전, 엄지발가락은 배굴되는 신생아

010 영아의 사회적 발달로 가장 먼저 나타나는 것으로 옳은 것은?

① 까꿍 놀이를 한다.
② '빠이빠이'를 한다.
③ 사회적 미소를 보인다.
④ 장난감을 뺏으면 운다.
⑤ 낯선 사람을 만나면 부끄러워한다.

011 10개월 된 아동이 엄마와 분리될 때마다 매달리며 우는 모습을 보인다. 이 아동에게 엄마와 분리된 이후 해줄 수 있는 간호중재로 적절한 것은?

① 타임아웃을 적용한다.
② 혼자 있는 시간을 제공하고 자극을 최소화한다.
③ 엄마와 떨어져야 하는 이유를 논리적으로 설명한다.
④ 아동이 좋아하는 장난감이나 담요를 제공하여 심리적 안정을 도모한다.
⑤ 아동과 익숙한 친척 혹은 친구들과의 만남은 아동의 감정을 자극하므로 제한한다.

012 11개월 된 아동에게 젖병충치가 발생하였을 때 필요한 중재로 적절한 것은?

① 유치에 발생하는 것으로 특별한 중재는 필요하지 않다.
② 젖병충치는 예방이 불가능하므로 치료가 중요함을 알린다.
③ 아동의 수면 중 수유 습관을 사정한다.
④ 충치 치료를 위해 일시적인 금식이 필요함을 설명한다.
⑤ 다른 종류의 분유로 변경하여 제공할 것을 설명한다.

013 4세 아동이 잠을 자다가 소변을 가리지 못하고 옷에 보았을 때 할 수 있는 대처방안으로 가장 적절한 것은?

① 변기에 앉아 잘못된 점을 알 수 있도록 벌을 준다.
② 잠을 자던 중 소변을 보아야 한다면 참거나 화장실을 가도록 훈육한다.
③ 단호하고 엄격한 태도로 배변훈련을 시켜야 한다.
④ 4세 아동에게 있을 수 있는 정상반응으로 부정적인 반응을 보이지 않아야 한다.
⑤ 다른 아동들의 행동을 보여주며 잘못된 행동임을 부드럽고 상냥한 어조로 설명한다.

014 생후 24개월 된 아동의 언어발달과 사회화 및 운동발달에 대한 내용으로 적절한 것은?

① 30개 정도의 단어를 사용할 수 있다.
② 아직은 대명사를 사용하지 못하며, 단어를 이용해 문장을 만들지 못한다.
③ 친구들과 비슷한 장난감을 갖고 놀지만, 서로에게 영향을 미치지는 않고 옆에서 노는 모습을 보인다.
④ 숟가락은 아직 사용하지 못하나 양 손으로 컵을 잡고 마시는 것은 가능하다.
⑤ 8~10개 정도의 블록을 쌓을 수 있고, 옷을 혼자 입을 수 있다.

015 프로이트의 성 발달 이론 중 남근기가 나타나는 아동의 지적발달 및 사회성발달과 관련된 내용으로 적절한 것은?

① 물과 얼음의 관계를 이해하고 같은 것이라고 생각한다.
② 의식행동이 나타나 새로운 물건에 집착하게 된다.
③ 죽음에 대해 이해할 수 있으며, 비가역적인 것이라고 생각한다.
④ 어른들의 모습을 모방하며 목표는 없지만, 친구들과 공동의 놀이를 즐기는 모습을 보인다.
⑤ 남녀의 이차 성징이 발현되는 시기로 가설을 설정하고 분석적이며 추상적인 사고가 가능하다.

016 12세 아동의 건강사정 결과, 신체질량지수(BMI)가 95백분위수일 때 부모에게 교육할 내용으로 적절한 것은?

① "정상 체중에 속하므로 지금처럼 유지하면 됩니다."
② "저체중 경계선에 있으므로 충분한 영양 섭취가 필요합니다."
③ "신체 성장을 위해 지금보다 체중을 조금 더 늘려도 좋습니다."
④ "과체중이긴 하나, 성장하는 시기이므로 걱정하실 필요는 없습니다."
⑤ "비만에 해당하므로 식이관리 및 운동요법이 필요합니다."

017 제태기간 28주인 미숙아의 사정결과가 다음과 같을 때, 간호중재로 옳은 것은?

> - 호흡 시 코를 벌렁거림
> - 산소 포화도 87%
> - 사지 청색증이 관찰됨
> - 동맥혈기체분석 pH 7.15, PaO$_2$ 43mmHg, PaCO$_2$ 62mmHg, HCO$_3^-$ 23mEq/L

① 안위증진을 위해 진정제를 투여한다.
② 혈류량 증진을 위해 수액을 공급한다.
③ 기도 확장을 위해 기관지 확장제를 투여한다.
④ 산소요구량을 낮추기 위해 진정제를 투여한다.
⑤ 폐포의 표면장력을 감소시키기 위해 표면활성물질을 투여한다.

018 18개월 아동의 보호자가 "요즘 아기가 밥을 안 먹어서 걱정이에요."라고 할 때, 간호사의 반응으로 옳은 것은?

① "아이가 밥을 달라 할 때까지 주지 마세요."
② "좋아하는 주스나 간식을 밥 대신 먹이셔도 됩니다."
③ "성장을 위해 혼내서라도 억지로 먹이셔야 합니다."
④ "좋아하는 그릇에 음식을 담아서 자주 제공합니다."
⑤ "우유를 하루 1,500ml 이상 먹으면 영양적으로 문제가 없습니다."

019 6개월 영아가 2일 동안 구토 및 잦은 설사로 인해 7kg에서 6.7kg로 체중감소가 있다. 예상할 수 있는 영아의 사정 결과로 옳은 것은?

① 체온 감소   ② 소변량 증가   ③ 건조한 피부
④ 대천문 팽창   ⑤ 호흡수 감소

020 16개월 아동이 갑자기 오른쪽 귀를 잡아당기고 심하게 보채는 증상으로 병원에 내원하였다. 고막을 관찰하였더니 화농성 분비물과 함께 팽만되어 있으며 운동성이 소실되었을 때, 간호중재로 옳은 것은?

① 금식을 시행하고 비위관을 삽입한 후 배액한다.
② 목의 경축 및 Kernig's sign이 양성인지 확인한다.
③ 영구적으로 오른쪽 귀의 청력이 소실됨을 설명한다.
④ 항생제는 아동에게 추가적인 합병증을 유발할 수 있어 금한다.
⑤ 오른쪽 귀에 얼음주머니를 대어주고 아세트아미노펜을 투여한다.

021 청색증형 선천성 심질환에 해당하는 질환으로 옳은 것은?

① 심실대혈관불일치연결(대혈관전위)
② 심실중격결손
③ 심방중격결손
④ 동맥관개존증
⑤ 대동맥축착증

022 식도 폐쇄의 진단을 받은 신생아로 수술을 앞두고 있을 때, 수술 전후에 필요한 간호중재로 옳은 것은?

① 수술 전, 구강 및 비강 흡인은 환아에게 자극을 주는 행위로 자주 시행하지 않는다.
② 수술 전, 분비물 흡인을 예방하기 위해 머리를 낮추어 자세를 취해 주어야 한다.
③ 수술 전, 정맥요법을 통해 수분과 전해질, 영양을 공급한다.
④ 수술 후, 하루 정도는 위관을 통해 영양을 공급해야 한다.
⑤ 위루관 생성 수술을 시행한 경우, 구강기 욕구 자체가 사라지게 되므로 노리개 젖꼭지는 필요하지 않다.

023 혈소판 수치가 50,000/mm^{3}으로 측정된 환아의 보호자에게 교육해야 할 내용으로 적절한 것은?

① 통증이 있을 때 아스피린을 복용하도록 설명한다.
② 날카로운 물건의 사용을 금하고 안전한 환경을 제공하도록 설명한다.
③ 기분전환을 위해 친구들과 함께 할 수 있는 다소 과격한 활동을 권장한다.
④ 약물 투여를 위해 근육주사 혹은 피하주사가 효과적임을 알리고 불편감을 미리 설명한다.
⑤ 구내염 예방을 위해 예리한 칫솔모를 이용해 양치할 수 있도록 설명한다.

024 농가진을 진단받은 환아로 피부에 가피가 발생했을 때 할 수 있는 간호중재로 적절한 것은?

① 괴사된 가피 조직을 절대 제거해서는 안된다.
② 소양증이 있다면 부드럽게 긁어 증상을 완화시킨다.
③ 청결하게 유지하면 자연치유가 가능하므로 약물을 사용하지 않는다.
④ 전염성이 약하므로 유치원에 가는 것을 제한하지 않는다.
⑤ 피부 표면이 박탈된 곳은 공기에 노출시킨다.

025 다음과 같은 증상을 호소하는 3개월 영아가 병원을 내원했을 때, 의심할 수 있는 질환으로 가장 적절한 것은?

- 상지혈압이 하지혈압보다 높음
- 하지의 약한 맥박

① 팔로 4징후
② 심실대혈관불일치연결(대혈관전위)
③ 류마티스열(류마틱열)
④ 가와사키병
⑤ 대동맥축착증

026 과자를 먹던 10개월 영아가 갑자기 캑캑거리며 얼굴에 청색증을 보이고 있다. 입안을 확인해 보니 이물질이 없을 때, 할 수 있는 중재로 가장 적절한 것은?

① 목을 과도하게 신전한 후 인공호흡을 시행한다.
② 옆으로 눕힌 후 지속적으로 등 두드리기를 시행한다.
③ 등 두드리기 5회, 가슴 밀어내기 5회 방법을 교대로 시행한다.
④ 영아의 입을 벌린 후, 손가락을 깊게 넣어 본다.
⑤ 다량의 물을 한꺼번에 마시도록 한다.

027 5개월 영아가 며칠 전부터 심한 구토로 모유수유를 하지 못해 병원에 내원하였다. 사정결과 다음과 같을 때, 우선적인 간호중재로 옳은 것은?

- 건조한 피부
- 대천문 함몰
- 축 처져 있음
- 모세혈관 재충전 시간 4초
- 빈맥 및 혈압 저하

① 소량씩 자주 모유수유를 하도록 한다.
② 정맥관을 통해 수액을 주입한다.
③ 비위관을 삽입한 뒤 영양공급을 시행한다.
④ 시원한 환경을 제공하고 조용하게 휴식을 취하도록 한다.
⑤ 길고 구멍이 큰 젖꼭지를 사용하여 영양공급을 시행한다.

028 제 I형 당뇨병을 진단받은 아동에게 나타나는 증상으로 옳은 것은?

① 대사 이상으로 급성 신부전이 발생한다.
② 케톤체가 형성되어 아세톤 호흡이 나타날 수 있다.
③ 인슐린 요법 없이 식이 및 운동만으로도 혈당 관리가 가능하다.
④ 대사성산증의 보상작용으로 호흡이 억제되고 호흡의 깊이가 얕아진다.
⑤ 다갈로 인한 수분섭취 증가로 인해 체중이 증가하고 부종이 나타난다.

029 편도절제술을 시행한 아동의 보호자가 "아까부터 자꾸 침을 삼키는데 괜찮은가요?"라고 했을 때, 간호사의 반응으로 적절한 것은?

① "수술 후 정상적으로 나타날 수 있는 반응입니다."
② "활력징후를 측정하고 아동의 상태를 살펴보겠습니다."
③ "빨대를 사용하여 물을 마시면 침이 나오지 않을 것입니다."
④ "목이 아파 침이 제대로 넘어가지 않아 나타나는 증상입니다."
⑤ "입안이 건조해서 나타나는 증상으로 얼음을 물도록 해주세요."

030 단백뇨, 저알부민혈증, 고지혈증, 부종 등의 증상을 보이는 환자에게 장기간의 스테로이드 투여할 때 나타날 수 있는 부작용으로 옳은 것은?

① 체중을 감소시키고 탈수를 조장해 치명적인 영향을 미칠 수 있다.
② 위장 출혈 및 궤양이 발생할 수 있으므로 주의 깊게 관찰해야 한다.
③ 기분 전환을 위해 사람이 많은 장소에 나가 활동하는 것을 추천한다.
④ 악액질과 같은 극심한 체형 변화가 나타나므로 정서적 지지가 필요하다.
⑤ 스테로이드 복용은 뼈를 튼튼하게 하나 혈중 칼슘 농도를 낮출 수 있으므로 주의가 필요하다.

031 다음과 같은 증상을 보이는 환아에게 적용할 수 있는 간호진단으로 적절한 것은?

- 부종, 고혈압, 복부 통증
- 콜라색의 혈뇨, 소변량 감소
- 사구체 여과율(GFR) 감소

① 부적절한 식이 섭취와 관련된 체액 부족
② 소변량 증가와 관련된 전해질 불균형
③ 탈수와 관련된 피부 통합성 손상의 위험성
④ 사구체 여과율 증가와 관련된 배뇨장애
⑤ 사구체 염증과 관련된 급성 통증

032 감염성 위장염인 아동의 보호자에게 교육할 내용으로 옳은 것은?

① "개별 변기를 사용합니다."
② "고지방식이는 장의 부담을 덜어줍니다."
③ "수분 섭취 및 수액 공급을 제한합니다."
④ "담즙을 포함하지 않은 투사성 구토가 특징적인 증상입니다."
⑤ "우상복부에 올리브 모양의 덩어리가 촉지될 수 있습니다."

033 아동에서의 골절에 대한 내용으로 옳은 것은?

① 아동의 골격은 성장하고 있기 때문에 복합골절이 흔하게 발생한다.
② 아동은 활동량이 적어 골절이 흔하게 발생하지는 않지만, 발생하면 손상 정도가 매우 크다.
③ 나이가 어릴 때에는 골절 치유 속도가 느리며 20대 초반이 되었을 때 가장 빨라진다.
④ 성장판은 거의 손상되지 않기 때문에 골절이 되었다 하더라도 걱정 할 필요는 없다.
⑤ 뼈의 한쪽은 골절되고 다른 한쪽은 구부러진 양상의 골절이 나타난다.

034 발진으로 내원한 아동의 사정결과가 다음과 같을 때, 간호중재로 옳은 것은?

- 미열
- 소양증을 동반한 피부 발진
- 발진이 몸통에서 전신으로 퍼짐
- 여러 단계의 수포가 동시에 관찰됨
- 식욕부진, 안절부절못함

① 발작 예방을 위해 항경련제를 투여한다.
② 가피는 외과적으로 절개하여 모두 없앤다.
③ 소양증 완화를 위해 칼라민 로션을 발라준다.
④ 발바닥 부위에 많은 수포가 발생하므로 걷지 않도록 한다.
⑤ 감염 예방을 위해 발진이 사라질때까지 격리를 시행한다.

035 사춘기 청소년에게 성교육을 하려고 할 때 주의해야 할 사항으로 적절한 것은?

① 청소년들이 스스로 얻는 자료에는 정확한 정보들이 많으므로 성교육이 사실상 필요한 것은 아니다.
② 학령기에 이루어진 성교육은 청소년기의 성에 대한 가치관을 형성하는데 영향을 미치지 않는다.
③ 성교육은 성과 관련된 지식뿐만 아니라 성윤리 등 전반적인 부분에 대한 교육을 의미한다.
④ 다른 성에 대한 신체적 호기심은 청소년기에 나타나므로 청소년기의 성교육은 중요하다.
⑤ 성에 대한 정체감은 이미 학령전기 때 확립되므로 청소년기에서의 성교육은 크게 의미를 갖지 않는다.

지역사회간호학

036 생활유지가 어려운 저소득 국민의 질병, 부상, 출산 등과 같은 의료문제를 국가가 보장하는 공공부조 제도는 무엇인가?

① 의료급여 ② 국민건강보험
③ 기초생활보장 ④ 사회복지서비스
⑤ 노인장기요양보험

037 다음에 해당하는 진료비 지불제도는?

> • 고급 의료 서비스개발에 기여하고, 의료인의 책임감과 자율성이 높다.
> • 과잉진료 의료 서비스를 남용할 우려가 있으며 행정절차가 복잡하다.

① 행위별수가제 ② 포괄수가제
③ 총액계약제 ④ 인두제
⑤ 봉급제

038 지역사회 결핵 환자를 효율적으로 관리하는 사업을 개발하기 위해 지역사회 간호사와 권역 책임교수, 의사가 팀을 이뤄 공공협의체를 구축하였다. 이 때 간호사의 역할은 무엇인가?

① 옹호자 ② 관리자
③ 협력자 ④ 직접간호제공자
⑤ 교육자

039 다음은 흉부 X-ray 집단 검진의 결과이다. X-ray 검사법의 민감도는?

X-ray \ 결핵	유	무
양성	170	20
음성	30	1780

① 85 ② 89 ③ 90 ④ 98 ⑤ 170

040 다음 지역사회 간호사정을 위한 자료수집방법 중 간접 자료수집 방법에 해당하는 것은 무엇인가?

① 초점 집단 면담 ② 지역지도자 면담
③ 차창 밖 조사 ④ 연구논문 조사
⑤ 설문지 조사

041 지역보건 의료계획을 수립하기 위해서 SWOT 분석을 하였다. 다음 결과는 SWOT 중 무엇에 해당하는가?

> • 경제 위기로 인하여 식료품비에 대한 지출이 줄어듦
> • 지역 내 디저트 가게 및 패스트푸드 가게의 증가
> • 인터넷을 통하여 잘못된 정보가 유통되고 있음

① 내부의 약점 ② 내부의 위협
③ 외부의 기회 ④ 외부의 위협
⑤ 외부의 약점

042 국가별 보건지표 및 지역사회의 건강상태나 보건사업수준을 평가 할 때 가장 많이 이용되는 지표로 출생 후 1년 이내 사망자 수를 해당 연도의 출생아 수로 나눈 지표는?

① 조출생률 ② 신생아사망률
③ 영아사망률 ④ 알파-인덱스
⑤ 주산기사망률

043 다음 지역사회 간호 목표에 포함되지 않은 목표의 구성요소는 무엇인가?

> • 2022년 12월까지 A동 노인 인구의 흡연율을 줄인다.

① 범위 ② 대상 ③ 장소 ④ 내용 ⑤ 기간

044 제 5차 국민건강증진종합계획(Health Plan 2030)에서 제시한 여성 인구집단 건강관리 과제의 대표 지표는 무엇인가?

① 영아사망률 ② 모성사망비
③ 여성 비만 유병률 ④ 여성 성인 흡연율
⑤ 여성 성인 고위험음주율

045 보건 사업을 기획할 때 우선순위를 선정하기 위해 BPRS 기법을 사용하였다. BPRS 공식 (A+2B) × C에서 B에 해당하는 내용으로 적절한 것은?

① 문제의 크기 ② 주민의 관심도
③ 문제의 심각도 ④ 사업의 추정 효과
⑤ 지역사회의 관심도

046 근로자와 상담 중 나온 다음 발언 중 건강신념모형의 '지각된 민감성'에 해당하는 것은?

① 사회생활을 하다 보면 음주를 피하기가 어려워요.
② 음주로 간경화가 오면 완치가 어렵다고 들었어요.
③ 아버지가 음주로 간경화가 와서 저도 걱정이 돼요.
④ 금주를 하게 되면 아무래도 체중도 줄고 건강해지겠죠.
⑤ 금주 프로그램은 회사 내부망 공지사항을 보고 알게 되었어요.

047 '범이론적 모형'에 따르면 다음과 같은 상황은 어디에 해당하는가?

> 요즘 매일 술을 안 마시면 잠도 안 오고, 기억도 자주 끊겨요. 술을 줄이긴 해야 할 것 같은데 어떻게 해야 할지 잘 모르겠어요. 그래도 6개월 안에 절주를 해야겠다는 생각이 있어요.

① 계획 전 단계 ② 계획 단계
③ 준비 단계 ④ 활동 단계
⑤ 유지 단계

048 MATCH(Multilevel Approach To Community Health)에 따라서 보건사업 기획을 하려고 한다. 가장 먼저 수행해야할 활동은 무엇인가?

① 목적 설정 ② 파트너십 개발
③ 지역사회 사정 ④ 프로그램 개발
⑤ 지역사회 조직화

049 논리 모형에 근거해 보건소의 '고혈압 예방 교육' 사업을 평가하기 위해 다음 지표들을 확인하였다. 이런 지표를 통한 평가는 어느 영역에 해당하는가?

> • 교육 자료 배포 건수
> • 교육 실시 횟수
> • 프로그램 참여 인원수

① 구조 ② 과정 ③ 산출 ④ 결과 ⑤ 효율성

050 지역사회 간호사가 지역사회방문을 통해 건강문제를 가진 독거 노인을 찾아내 보건소 이용 방법, 만성질환 관리 방법 등을 안내하였다. 지역사회 간호사가 수행한 지역사회 간호 활동은?

① 위임 ② 협력
③ 아웃리치 ④ 스크리닝
⑤ 건강관리실 활동

051 지역사회 간호사가 최근 당뇨병을 진단받은 독거 노인을 방문하였다. 대상자는 당뇨병 관리에 어려움을 느끼며 우울감을 호소하였고 지역사회 간호사는 대상자를 지역 보건소 당뇨환자 자조모임에 연계하여 정서적 지지를 받도록 하였다. 이때 활용된 지역사회자원은?

① 가족자원 ② 인적자원
③ 경제적자원 ④ 물리적자원
⑤ 사회적자원

052 용접 공정을 담당하는 근로자의 카드뮴 중독 여부를 추론할 수 있는 증상으로 적절한 것은?

① 과뇨증 ② 단백뇨
③ 각막 궤양 ④ 피부 창백
⑤ 비중격 천공

053 A초등학교에서 다음과 같은 정책을 실시했을 때, 이는 WHO가 제시한 건강증진학교의 구성요소 중 무엇을 강화하기 위한 것인가?

> - '교내 탄산음료 반입 금지' 규칙을 통해 건강한 식습관 형성을 유도
> - 학교 급식 업체 선정 시 저염 및 저당 식단 제공을 의무조항으로 포함

① 개인건강 기술
② 학교보건 정책
③ 학교보건서비스
④ 지역사회 유대관계
⑤ 학교의 물리적 환경

054 다음과 같은 인구구조를 가진 지역사회가 있다. 노인부양비는 얼마인가?

(단위: 천 명)

0~14세	500
15~44세	400
45~64세	600
65~75세	100
75세 이상	50

① 5 %   ② 10 %   ③ 15 %   ④ 20 %   ⑤ 23.7 %

055 다음 중 보건교사의 업무로 가장 적절한 것은?

① 감염병 발생 시 교육청에 보고
② 보건 지도를 위한 학생 가정 방문
③ 학생 및 교직원에 대한 건강진단과 건강 평가
④ 학교에서 사용하는 의약품 관리에 관한 자문
⑤ 감염병 우려가 있는 학생 등교 중지 및 휴교 조치

056 보건교사가 유치원 아동을 대상으로 '칫솔질'에 대한 교육을 할 때 가장 효과적인 기법은?

① 아이들이 사용하는 은어를 적절히 활용한다.
② 전문성을 강조하기 위해 의학용어를 활용한다.
③ 이론 교육을 통해 칫솔질의 중요성을 강조한다.
④ 율동을 활용하고 인형을 이용해 시범을 보인다.
⑤ 학습 자료에 큰 글자를 사용하고 천천히 말한다.

057 몇 명의 전문가들이 특별한 주제에 대해 제한된 시간 동안 연속해서 강의를 진행하고, 발표가 끝난 다음 사회자가 전문가로 구성된 청중들과 질의응답을 실시하는 형태의 교육방법은?

① 분단토의   ② 배심토의
③ 심포지엄   ④ 집단토론회
⑤ 브레인스토밍

058 교육이 진행되는 동안 학습자에게 형성된 교육의 결과를 알려 주고 학습에의 영향요인을 찾아 개선함으로써 설정된 목표에 용이하게 도달하도록 하는 평가는?

① 진단평가   ② 형성평가
③ 총합평가   ④ 투입평가
⑤ 결과적 평가

059 보건소에 근무하는 방문간호사 A는 당뇨병 환자가 있는 가족의 역할 갈등 문제 및 건강문제를 해결하려고 한다. 이를 위해서 A는 당뇨병 환자를 확인하고 그를 중심으로 가족 내, 친척, 이웃, 그 외 지역사회 기관의 지지와 상호작용을 조사하였다. A가 사용한 사정도구는 무엇인가?

① 가족구조도   ② 가족밀착도
③ 외부체계도   ④ 사회지지도
⑤ 가족연대기

060 가족현상을 분석할 때 가족간의 의사소통, 역할, 역할 갈등, 의사소통, 사회화 등을 포함한 가족내 내적 역동에 초점을 두는 가족간호 이론은 무엇인가?

① 발달이론   ② 체계이론
③ 역할이론   ④ 구조-기능이론
⑤ 상징적 상호작용 이론

061 Duvall의 가족성장주기에 따른 발달과업 중 학령기 가족의 발달 과업으로 옳은 것은?

① 자녀 양육 및 영양관리
② 사회적 지위 감소에 대처
③ 배우자의 죽음에 대한 적응
④ 가족 내 규칙과 규범의 확립
⑤ 자녀의 출가에 따른 부모의 역할 적응

062 다음 중 보건소 업무 내용으로 적절한 것은?

① 의료인 보수교육
② 직업병 예방 활동
③ 중증외상환자의 치료
④ 지역보건의료계획 수립
⑤ 지역보건의료정책의 조사 및 연구

063 진공 포장한 고기를 섭취하고 하루가 지난 뒤 물체가 둘로 보이며, 발음이 어눌하고 음식물을 삼키기 힘들다는 증상을 호소하는 대상자가 있다. 이 증상을 유발한 원인으로 가장 적절한 것은?

① 웰치균   ② 살모넬라
③ 보툴리누스균   ④ 황색포도알균
⑤ 장염비브리오균

064 병원체와 숙주의 상호반응 결과 현성 감염을 일으킬 가능성이 큰 작용요인은 무엇인가?

① 소량의 병원체
② 부적절한 침입로
③ 숙주의 면역 결여
④ 숙주의 낮은 감수성
⑤ 병원체의 낮은 감염력

065 사례관리 대상자는 다양하고 복잡한 욕구가 있으므로 이를 충족시키기 위해서는 다각도의 서비스 제공이 필요한 것과 관련있는 원칙은 무엇인가?

① 지속성   ② 포괄성   ③ 통합성
④ 개별성   ⑤ 책임성

066 렙토스피라증 유행이 의심되는 지역에서 재해 복구 작업을 실시하려고 한다. 작업자에게 안내할 내용으로 가장 적절한 것은?

① 물은 반드시 끓여 먹도록 한다.
② 모기 기피제를 착용하도록 한다.
③ 풀밭에 옷을 벗어두지 않도록 한다.
④ 작업 할 때 장화를 반드시 착용한다.
⑤ 감염자로 의심되는 경우 마스크를 착용한다.

067 부득이한 사유로 가족의 보호를 일시적으로 받을 수 없는 장애 노인이 며칠간 보호시설에 입소하여 식사 제공, 건강관리 및 위생관리 등의 지원을 받았다. 여기에 해당하는 재가급여는?

① 방문간호   ② 방문목욕
③ 방문요양   ④ 단기보호
⑤ 주·야간보호

068 신축 건물의 건축 자재, 단열재 등에서 많이 방출되어 새집증후군의 주된 원인 물질로 꼽히며 무색의 자극적인 냄새를 가지고 있는 오염물질은?

① 라돈   ② 오존   ③ 벤젠
④ 일산화탄소 ⑤ 폼알데하이드

069 일정 규모 이상의 개발 사업을 시행하면 환경보건법에 의거하여 해당 사업의 환경유해인자가 국민건강에 미치는 영향을 환경부장관이나 지방환경서의 장에게 검토 및 평가를 요청해야 하는데 이를 무엇이라고 하는가?

① 환경영향평가   ② 건강영향평가
③ 국토종합개발평가 ④ 보건의료발전계획
⑤ 지역보건의료계획

070 재난 현장에서 환자들의 중증도를 분류하고 있다. 당장은 상태가 안정적이지만 훈련된 인력이 지속적으로 관찰하면서 필요하면 바로 치료할 수 있도록 관리해야 하는 환자는 어떤 색의 인식표를 부착해야 하는가?

① 녹색   ② 적색   ③ 흑색   ④ 황색   ⑤ 백색

정신간호학

071 다음과 같은 특징을 지닌 정신건강간호의 이론적 모형으로 옳은 것은?

> - 이상행동의 원인은 어린 시절의 발달 단계에 있음
> - 일탈 행동은 근원적 갈등에 대한 상징적 표현임
> - 자유연상기법을 사용함
> - 대상자는 적극적 참여자로 자유롭게 표현함

① 실존모형　② 행동모형　③ 사회적모형
④ 정신분석모형　⑤ 대인관계모형

072 페플라우가 제시한 치료적 인간관계에서 대상자의 요구를 사정하고 대상자의 역할과 한계, 목표, 비밀보장에 대한 계약 등을 설정하는 단계는?

① 상호작용 전 단계　② 오리엔테이션 단계
③ 중간 단계　④ 활동 단계
⑤ 종결 단계

073 "어머니는 나에게 게으르다며 항상 핀잔을 주세요. 아침부터 저녁까지 계속해서 핀잔을 들을 때면 정말 너무 화가나고 미칠 것 같아요."라고 표현하는 대상자에게 "당신은 어머니에 대한 분노를 느끼고 계시는군요."라고 대답하는 것은 치료적 의사소통 기법 중 어디에 해당하는가?

① 요약　② 재진술　③ 명료화
④ 감정반영　⑤ 초점 맞추기

074 지역사회 정신건강복지사업의 원칙과 특성에 대한 내용으로 옳은 것은?

① 정신건강 증진과 예방, 환경 조성을 모두 강조한다.
② 퇴원 후 지역사회로 돌아간 환자를 중심으로 시행한다.
③ 궁극적 목표는 정신질환을 조기 발견하고 치료하는 것이다.
④ 정신질환자의 대인관계 기술 및 사회복귀에 초점을 맞춘다.
⑤ 정신질환자를 제외한 일반 국민의 정신질환 예방에 초점을 맞춘다.

075 대상자와의 치료적 인간관계를 맺고자 할 때, 간호사가 먼저 구축해야 하는 것으로 적절한 것은?

① 대상자와의 면담시간 및 한계를 미리 설정한다.
② 간호사 자신의 감정을 분석하고 탐색하는 시간을 갖는다.
③ 목표를 설정하고 대상자의 문제를 확인하여 효과적인 계획을 돕는다.
④ 대상자와의 신뢰감을 구축하기 위해 노력해야 한다.
⑤ 대상자에 대한 수용과 이해의 태도로 관계를 형성한다.

076 갑자기 회사로부터 퇴직을 권유받고 퇴사하게 된 대상자가 심리적 충격으로 자살 시도를 하여 입원하게 되었다. 대상자는 "저는 아무렇지 않습니다. 진짜 괜찮습니다."라고 말할 때, 대상자가 사용하고 있는 방어기전으로 적절한 것은?

① 전환　② 투사　③ 함입　④ 부정　⑤ 퇴행

077 다음 중 위기의 형태가 다른 것은?

① 장애가 있는 자녀를 출산한 경우
② 지갑에 넣어 두었던 돈이 없어진 경우
③ 사랑하는 사람의 갑작스런 죽음을 맞게 되는 경우
④ 회사의 부도로 직장을 잃게 된 경우
⑤ 태풍으로 한 지역이 모두 침수되어 이재민이 발생한 경우

078 수능 날, 수험생이 받는 스트레스로 인해 나타날 수 있는 생리적 반응으로 적절한 것은?

① 심박동이 감소할 수 있다.
② 맥박수가 느려지고 발한이 나타날 수 있다.
③ 동공 수축 및 전신의 피로감을 느낄 수 있다.
④ 근육이 이완되고 긴장감을 느낄 수 있다.
⑤ 호흡수 증가 및 호흡곤란을 느낄 수 있다.

079 양극성 장애 환자에게 일차적으로 투여되는 약물로 치료적 혈중농도를 주의 깊게 확인해야 하는 약물은?

① 리튬
② 플루옥세틴
③ 벤즈트로핀
④ 다이아제팜
⑤ 클로르프로마진

080 조현병 환자가 무표정으로 혼자 앉아있어 옆에 앉아 대화를 시도했지만 자리에서 피하며 하루 종일 침대에 누워있을 때, 간호중재로 옳은 것은?

① 환자를 밖으로 끌고 나와 단체 활동을 하도록 격려한다.
② 아무 말 없이 침상에 걸터앉아 환자의 손을 꼭 잡아준다.
③ 자리를 피하는 것은 적절하지 않음을 정확하게 피드백한다.
④ 적정 거리를 유지하고 간호사의 이름을 말하고 환자의 이름을 부른다.
⑤ 혼자만의 시간을 갖도록 잔잔한 음악을 틀어주고 병실 문을 닫아준다.

081 조현병 환자가 "괴물이 저에게 다가와 말을 하고 있어요. 너무 무서워요."라고 할 때, 간호사의 반응은?

① "저는 아무것도 보이지 않습니다."
② "괴물은 어떻게 생겼죠? 생김새를 자세히 말해주세요."
③ "괴물이 무슨 말을 하는지 자세히 들어보시고 대화를 시도해 보세요."
④ "세상에 괴물은 없어요. 괴물이 왜 여기 있겠어요. 정신 차리셔야 합니다."
⑤ "일단 저쪽으로 가서 그림 그리기를 해볼까요? 그러면 괴물이 사라질 거예요."

082 다음 중 중추신경흥분제 약물에 해당하는 것은?

① 코카인
② 모르핀
③ 리도카인
④ 디아제팜
⑤ 페노바비탈

083 조현병 환자에게 나타날 수 있는 증상으로 음성증상에 해당하는 것은?

① 환청, 환후, 환시, 환촉
② 과대망상, 피해망상, 조종망상
③ 기이한 행동, 지리멸렬
④ 긴장성 혼미, 기이한 행동
⑤ 사회적 위축, 무논리증

084 몇 달 전, 남편과 사별한 대상자로 모든 일에 의욕이 없으며 식사도 하지 않고 세수도 하지 않은 채 간간이 우는 모습을 보이고 있을 때, 대상자에게 해야 하는 우선적인 간호중재로 적절한 것은?

① 대상자의 감정을 수용하고 극복할 때까지 기다려준다.
② 식사만은 할 수 있도록 설득하고 위관영양을 실시한다.
③ 대상자의 자가간호 정도를 사정하고 할 수 있는 것들을 강화해준다.
④ 사별로 인한 슬픔을 이겨낼 때까지 완전하게 도움을 제공하도록 한다.
⑤ 관심을 보이는 것은 대상자의 행동을 강화시키므로 무관심한 태도를 보인다.

085 조현병 환자가 "같은 병실에 있는 A 환자가 나를 해칠 것 같아요. 병실을 바꿔주세요."라고 할 때, 제공할 수 있는 간호중재로 가장 적절한 것은?

① A 환자는 그럴 사람이 아니라고 설명한다.
② 그 생각은 사실이 아님을 논리적으로 설명한다.
③ 그 생각에 대한 객관적인 증거를 제시하도록 한다.
④ 환자가 말하는 내용보다 이면의 감정에 중점을 두고 반응한다.
⑤ A 환자를 이길 수 있도록 경쟁 프로그램에 참여하도록 한다.

086 교통사고로 아들이 사망한 후 극심한 수면장애로 입원한 대상자가 "그때 거길 보내지 말았어야 했는데.. 아들이 죽은 건 다 내 잘못이에요."라며 말할 때 내릴 수 있는 간호진단은?

① 두려움
② 영양부족
③ 상해의 위험
④ 비효과적 대처
⑤ 감각지각 장애

087 중증불안으로 입원한 27세의 여성환자가 자리에 가만히 앉아 있지 못하고 복도에 나왔다가 들어갔다 하는 모습을 지속적으로 보이고 있다. 이러한 행동을 보이는 목적으로 적절한 것은?

① 의미없는 행동으로 무의식 중에 하게 된다.
② 신체적인 운동의 목적으로 움직이는 것이다.
③ 불안으로 인한 긴장을 완화하기 위해 하는 행동이다.
④ 죽음에 대한 두려움과 극심한 불안을 표현하는 행동이다.
⑤ 불안증상이 호전되고 있을 때 나타나는 행동이다.

088 대상자가 다음과 같이 말하였을 때 가장 먼저 중재해야 하는 경우로 적절한 것은?

① "기분이 계속 우울하고 어떤 것을 해도 기쁘지 않아요. 먹는 것도 입는 것도 전혀 하고 싶지 않아요."
② "저는 살아야 할 가치가 없는 사람이에요. 이제 그만 내려 놓으려 합니다."
③ "저는 누구에게도 사랑을 받지 못하고 자랐어요. 아무도 저를 사랑하지 않아요."
④ "자꾸만 불안해 정리하게 돼요. 안하려고 해도 안할 수가 없어요."
⑤ "누군가 나를 해칠 것만 같아서 너무 걱정되고 두려워요. 잠을 잘 수도 먹을 수도 없어요."

089 주요우울장애 환자에게 나타나는 행동 특성으로 옳은 것은?

① 하루의 대부분 우울한 기분이 지속되며 저녁이 되면 기분이 좋아지는 모습을 보인다.
② 특정 활동에 대해 흥미나 즐거움을 가지며, 다른 활동에 대해서는 관심을 보이지 않는다.
③ 수면에 어려움이 있을 수도 있고, 과다수면의 모습을 나타낼 수도 있다.
④ 지속되는 우울함을 느끼나, 자살로 연결되지는 않는다.
⑤ 사고력이나 집중력이 증가된 모습을 보이며, 외모를 치장하는데 많은 시간을 소요한다.

090 다른 환자들을 괴롭히며 공격적인 행동을 보이는 조증 환자에게 권장하는 활동으로 적절한 것은?

① 책 읽기
② 바둑, 장기
③ 퍼즐 맞추기
④ 샌드백 치기
⑤ 경쟁할 수 있는 놀이

091 환자는 한 달 전, 도로에서 사고로 인해 두개골 골절을 입고 심한 상처와 출혈이 보이는 대상자를 보게 되었다고 한다. 그 이후로 그 장면이 지속적으로 떠오르며 악몽에 시달리고 있음을 표현할 때 할 수 있는 간호중재로 가장 적절한 것은?

① 불안감을 느끼는 당연한 것이므로 크게 신경쓰지 않아도 됨을 설명한다.
② 사고 장면이 떠오른다면 수용하고 혼자 방에 누워 침착하게 생각해보도록 한다.
③ 자아성찰이 먼저 되어야 함을 설명하고 본인 자신에 대해 생각해보는 시간을 갖도록 한다.
④ 환자 본인이 느끼는 감정을 적극적으로 표현할 수 있도록 돕고 경청하는 자세를 취한다.
⑤ 수면제가 도움이 됨을 알리고 매일 규칙적으로 복용하도록 설명한다.

092 거울에 비친 본인의 모습을 보았을 때, 너무 뚱뚱하여 마치 괴물 같이 보인다며 거울만 보고 외출을 거부하는 환자이다. 이때 예상할 수 있는 질환은?

① 강박장애
② 인위성장애
③ 신체이형장애
④ 사회불안장애
⑤ 해리성 정체성장애

093 뚜렷한 이유 없이 갑자기 극도의 두려움과 불안을 보이는 대상자에게 할 수 있는 가장 우선적인 간호중재로 적절한 것은?

① 외부 자극을 차단하고 대상자를 방 안에 혼자 있을 수 있도록 돕는다.
② 대상자와 보호자로부터 가족력 및 과거 병력을 사정한다.
③ 증상에 무관심한 태도를 유지하며 대상자가 좋아하는 주제로 이야기를 시작한다.
④ 두려움과 불안을 느끼는 것은 현재 상황에서 부적절함을 논리적으로 설명해준다.
⑤ 대상자의 옆을 지키면서 안전에 대한 확신을 제공해준다.

094 강박장애 환자가 낯선 사람을 만날 때마다 과도하게 손을 씻을 때, 그 이유로 가장 적절한 것은?

① 손을 깨끗이 하고자 하는 의식적인 행동이다.
② 불안을 감소시키기 위한 무의식적인 행동이다.
③ 손 씻는 행위에서 기쁨과 만족감을 느끼기 때문이다.
④ 과도한 손 씻기가 합리적인 행동이라고 인식하기 때문이다.
⑤ 환자가 하지 않겠다 마음 먹으면 강박행동은 나타나지 않는다.

095 연극성 성격장애를 가진 대상자의 행동특성으로 옳은 것은?

① 타인을 믿지 못하며 이기적이며 거리를 두는 행동을 보인다.
② 지나치게 관심을 끄는 행동을 보이며 감정적으로 불안하고 충동적, 유혹적인 행동을 한다.
③ 타인에게 지나치게 의존하여 스스로 결정하지 못하고 복종적인 모습을 보인다.
④ 스스로 우월하다고 생각하여 건방지고 거만한 태도를 보이며 자신에게 과도한 애정을 쏟는 모습을 보인다.
⑤ 성적으로 문란하며 사회적 규범을 무시하고 범법행위를 한다.

096 편집성 성격장애 환자가 "아내는 10년 동안 바람을 피우고 있어요. 나는 매일 아내에게 30분마다 전화를 하지만 아내는 나를 감쪽같이 속이고 있어요. 증거를 찾아야 해요."라고 할 때 간호중재로 옳은 것은?

① 아내의 입장에 서서 결백하다는 것을 설명한다.
② 환자와 관계 형성을 위해 친절하고 상냥하게 대한다.
③ 환자의 생각을 지지하고 증거를 찾는 것을 도와준다.
④ 단순하고 분명한 언어를 사용하여 의사소통한다.
⑤ 대화 시 의심 증상이 강화될 수 있으므로 되도록 대화하지 않는다.

097 벤조디아제핀(benzodiazepine) 약물을 지속해 사용하는 경우 동일한 약효를 보기 위해 약물의 용량을 늘려야 한다. 이러한 의미를 갖는 용어로 적절한 것은?

① 남용 ② 의존 ③ 내성
④ 중독 ⑤ 금단증상

098 알코올 중독자에게 볼 수 있는 방어기전으로 적절한 것은?

① 합리화, 부정 ② 합리화, 신체화
③ 퇴행, 부정   ④ 부정, 함입
⑤ 투사, 함입

099 장기간 알코올의 섭취로 비타민 B1(thiamine)이 결핍되면서 시신경 마비와 심한 기억상실이 나타나는 상태를 의미하는 것은?

① 알츠하이머
② 해리성 기억상실
③ 악성 빈혈
④ 덤핑 증후군
⑤ 베르니케-코르사코프 증후군

100 이성의 옷을 입으며 성적 흥분을 느끼는 환자에게 추정되는 질환으로 옳은 것은?

① 노출장애
② 성적피학장애
③ 물품음란장애
④ 복장도착장애
⑤ 소아성애장애

101 불안장애 환자가 "엘리베이터를 타면 가슴이 두근거려서 못 타겠어요."라고 하였다. 이 환자에게 체계적 탈감작 요법을 시행하려 할 때, 방법으로 옳은 것은?

① 엘리베이터를 되도록 이용하지 않도록 한다.
② 엘리베이터를 탄 후 '그만'이라고 계속 외치도록 한다.
③ 엘리베이터를 타는 상황에 점진적으로 노출시킨다.
④ 격렬한 운동을 하여 가슴이 두근거리는 상황을 유발한다.
⑤ 엘리베이터를 같이 탄 후 견딜 수 없을 때까지 견디도록 한다.

102 다음과 같은 증상을 호소하는 80세 환자와의 의사소통 방법으로 옳은 것은?

- 전날 먹은 음식이나 만났던 사람을 기억하지 못함
- 씻는 것을 거부함
- 옷을 올바르게 입지 못함
- 자녀의 이름과 주소를 잊어버림
- 혼자 왔다 갔다 하며 중얼거림

① 환자의 심리상태를 알기 위해 개방형 질문으로 대화한다.
② 의사존중을 위해 환자 스스로 의사결정을 하도록 격려한다.
③ 혼란을 감소시키기 위해 분명하고 간결한 언어를 사용한다.
④ 자존감 증진을 위해 지남력을 의미하는 단어를 일절 사용하지 않는다.
⑤ 혼돈을 피하기 위해 배우자나 자녀는 의사소통에 참여하지 않도록 한다.

103 15세 청소년이 아래와 같은 행동 양상을 보일 때, 간호중재로 옳은 것은?

- 무단결석을 함
- 마트에서 물건을 훔침
- 다른 사람과 자주 싸우고 공격적임
- 자신이 이런 행동을 하는 원인으로 부모 탓을 함

① 공격적으로 말하는 경우 즉시 격리방에 혼자 둔다.
② 어떠한 행동을 해도 반응하지 않고 사무적으로 대한다.
③ 바람직하지 않은 행동에만 초점을 맞춰 상담을 시행한다.
④ 원인은 부모에게 있으므로 부모만 상담과 치료에 참여시킨다.
⑤ 바람직하지 않은 행동에 대해 허용되지 않음을 확실하게 말한다.

104 다음 환자의 발달 및 행동조절 장애의 유형으로 옳은 것은?

초등학교 1학년인 학생이 가만히 앉아 있지를 못하고 산만하게 돌아다니며 친구들의 일에 간섭하거나 방해하는 행동을 보인다. 수업시간에 집중하지 못하며 주어진 일을 제대로 수행하지 못한다.

① 틱장애
② 지적장애
③ 투렛장애
④ 자폐스펙트럼장애
⑤ 주의력결핍과다활동장애

105 수면각성장애를 호소하는 환자에게 제공할 간호중재로 옳은 것은?

① 잠이 오지 않아도 자는 것을 최대한 노력하도록 한다.
② 원인과 관련 없이 약물치료를 우선적으로 시행한다.
③ 낮에 낮잠을 자거나 누워서 피로감을 줄이도록 한다.
④ 시계를 자주 보며 정해진 시간에 반드시 자도록 한다.
⑤ 환자의 수면상태, 수면문제와 관련된 감정을 확인한다.

3교시

간호관리학	35문제
기본간호학	30문제
보건의약관계법규	20문제
	총 85문제

간호관리학

001 다음 중 나이팅게일의 간호이념에 대한 설명으로 옳은 것은?

① 간호사는 의사의 역할을 부분적으로 대신해야 한다고 봤다.
② 간호 사업은 종교적이어야 한다고 주장했다.
③ 전문가로서 간호사를 주장하며 직업의식을 강조했다.
④ 간호사 면허등록제도의 도입이 필요하다고 주장했다.
⑤ 예방간호와 정신건강의 중요성을 역설하였다.

002 1973년 의료법 개정에 따라 간호계에 나타난 변화로 적절한 것은?

① 간호사 보수교육이 의무화 되었다.
② 업무분야별 간호사 제도가 신설되었다.
③ 간호부에서 간호원으로 명칭이 변경되었다.
④ 간호사업을 위한 독립적 직제인 간호사업국이 설치되었다.
⑤ 매년 간호사의 실태와 취업상황을 의무적으로 신고하게 되었다.

003 다음 사례의 간호사는 베너의 전문직 사회화 단계에 해당하는가?

> 2~3년 차 간호사인 A는 맡은 업무를 효율적이고 조직적으로 수행할 수 있으나 예상치 못한 응급 상황이 발생하면 분석과 계획에 시간이 걸리기도 하며 전체적인 상황을 직관적으로 파악하는 능력은 부족하다.

① 초심자　② 신참자　③ 적임자
④ 숙련가　⑤ 전문가

004 환자의 권리에 대한 선언으로, 특히 환자가 인간으로서 존엄성을 유지하며 죽음을 맞이할 권리가 있다는 내용이 포함된 것은?

① 뉘른베르크 강령　② 헬싱키 선언
③ 리스본 선언　④ 시드니 선언
⑤ 벨몬트 보고서

005 한국간호사 윤리강령 중 '간호사는 대상자에게 간호를 제공할 때, 간호의 목적, 방법, 기대되는 결과와 그에 따르는 위험성 등에 관해 대상자의 요구와 관심, 교육정도, 연령, 심신상태, 이해능력 등을 고려하여 설명하여야 한다'는 내용이 있다. 이는 생명윤리의 기본원칙 중 어느 원칙과 가장 관련이 깊은가?

① 정의의 원칙　② 악행금지의 원칙
③ 자율성 존중의 원칙　④ 선행의 원칙
⑤ 성실의 원칙

006 암환자가 안락사를 요구하지만 환자에게 해를 끼칠 수 없다며 환자의 요구를 따르지 않았다. 이 때 적용된 의무론적인 관점은?

① 최대 다수의 최대 행복을 추구하는 행위가 옳은 행위다.
② 최대의 유용성을 생산하는 행위가 도덕적으로 옳다.
③ 옳은 것은 오로지 그것이 옳다는 이유에서 수행돼야 한다.
④ 다수의 이익을 위해서는 소수 개인의 권리가 무시될 수 있다.
⑤ 최대의 유용성을 생산하는 규칙을 적용하는 것을 중요시 한다.

007 수간호사가 친분을 이유로 1인실에 있는 특정 환자에게 더 많은 관심을 두고 간호할 것을 간호사에게 강요하였다. 이 때 간호사가 고려해야할 윤리적 가치는 무엇인가?

① 선행의 원칙　② 정의의 원칙
③ 정직의 원칙　④ 악행금지의 원칙
⑤ 자율성 존중의 원칙

008 간호관리 과정에서 조직의 목적, 목표, 정책, 장단기 계획, 예산 계획, 각 부서의 구체적 실행계획을 수립하는 것에 해당하는 관리기능은 무엇인가?

① 기획　② 조직　③ 인사　④ 지휘　⑤ 통제

009 다음 중 전략적 기획(strategic planning)에 대한 설명으로 옳은 것은?

① 조직이 지향하는 목표를 제시하는 미래지향적 계획이다.
② 사업수준이나 부서별 계획 수립이 여기에 해당한다.
③ 주로 중간 관리층에 의해서 수행된다.
④ 기획의 결과가 구체적인 행동으로 빠른시간내에 나타난다.
⑤ 환자 관리외 관련된 주 계획, 병동 수칙 등이 여기에 해당한다.

010 의료기관 평가를 효과적으로 대비하기 위해서 수평축에 시간, 수직축에는 예정된 활동의 목록을 나열하고 막대로 계획과 실제업무의 진행을 비교해 전체 일정을 한눈에 볼 수 있도록 하였다. 이 도구의 이름은?

① 간트차트(Gantt chart)
② 의사결정나무(decision trees)
③ 주경로기법(critical path method)
④ PERT(program evaluation and review technique)
⑤ 기획예산제도(planning programming budgeting system)

011 다음 중 개인적 의사결정이 필요한 경우로 가장 적절한 것은?

① 창의적인 대안을 선택해야 한다.
② 의사결정의 정당성이 필요하다.
③ 의사결정에 대한 구성원의 지지가 필요하다.
④ 반복적인 문제에 대한 의사결정이 필요하다.
⑤ 다각적 분석이 필요한 문제에 대한 의사결정을 해야 한다.

012 경영지원 부서가 복잡한 전문용어와 법률용어를 남용한 기획서를 작성하여 실무부서에서 검토하고 실행하는데 많은 시간과 자원을 낭비하였다. 이러한 문제가 발생하지 않기 위해 지켜야할 기획의 원칙은 무엇인가?

① 경제성　② 간결성
③ 탄력성　④ 포괄성
⑤ 장래예측성

013 의료기관에 근무하는 간호사 인력 고용을 적정수준으로 유지해 간호의 질을 높이려는 의도로 추진된 제도로, 병상 당 간호인력수 또는 환자 당 간호인력수에 따라서 수가가 다르게 지급되는 제도를 무엇이라고 하는가?

① 간호관리료 차등제　② 총액예산제
③ 방문당 수가제　④ 행위별수가제
⑤ 포괄수가제

014 병원에서 직장인들이 방문하기 용이하도록 하기 위해 야간 진료를 개설하여 매출을 올렸다. 여기에 해당하는 마케팅 믹스 4p 전략은 무엇인가?

① 제품전략　② 유통전략
③ 촉진전략　④ 가격전략
⑤ 상호작용전략

015 다음 조직의 통솔 범위에 대한 설명으로 옳은 것은?

① 전문직일수록 통솔 범위가 좁아진다.
② 평가기준이 명확할수록 통솔범위가 좁아진다.
③ 부하직원이 유능할수록 통솔범위는 좁아진다.
④ 스태프 조직이 있는 경우 통솔 범위가 좁아진다.
⑤ 지역적으로 분산되어 있으면 통솔범위가 넓어진다.

016 A병원은 응급실에 내원한 발열환자의 프로토콜을 개발하기 위해 응급실 경력이 5년 이상인 간호사를 모아 조직을 구성하였다. 이 조직은 어떤 유형에 해당하는가?

① 라인-스태프 조직 ② 매트릭스 조직
③ 라인 조직 ④ 프로젝트 조직
⑤ 직능 조직

017 다음과 같은 특징을 지닌 간호전달체계의 유형은 무엇인가?

> • 단시간에 많은 환자를 간호할 수 있으며 비용이 절감된다.
> • 간호제공이 단편적이며 간호의 기술적인 측면이 강조된다.

① 사례방법 ② 기능적 간호
③ 팀 간호 ④ 일차간호
⑤ 모듈간호

018 조직의 고유한 상징과 상호작용 체계로, 구성원들이 공통적으로 생각하는 방식, 행동방식이나 신념 및 가치체계를 아우르는 개념은 무엇인가?

① 직무 ② 조직구조
③ 조직변화 ④ 조직문화
⑤ 간호전달체계

019 환자를 간호요구에 따라 분류한 다음 분류군에 따라 필요한 시간을 산출한 다음 다음과 같은 방식으로 병실의 신규 간호사 인력을 산정하였다. 이 때 활용한 인력 산정 방식은?

> 적정 간호사 수 =
> $$\frac{\text{간호단위 총 직접 간호시간} + \text{간호단위 총 간접 간호시간}}{\text{간호사 1일 평균 근무시간}} \times 1.6$$
> (1.6은 간호사 연차, 휴무일 등을 고려해서 정한 적정 간호사 수 산정을 위한 상수이다)

① 서술적 방법 ② 요인평가방법
③ 원형평가방법 ④ 관리공학적 방법
⑤ 산업공학적 방법

020 아래와 같은 상황과 가장 관련 깊은 직무수행평가의 오류는 무엇인가?

> 수간호사는 우연하게 A간호사가 지각하는 모습을 보게 되었다. 수간호사는 그 일로 인하여 A간호사에 대한 불신이 쌓였고, 다른 업무요소도 부족하다고 판단하여 직무수행평가 점수를 실제 능력보다 낮게 주었다.

① 혼 효과 ② 후광 효과
③ 집중화경향 ④ 관대화경향
⑤ 근접 오류

021 관리자는 최근 프로젝트를 성공적으로 완수한 직원 A를 위한 보상을 고민중이다. 관리자가 A의 동기를 자극해 장기적 성과와 직무 만족도를 높이고자 할 때 적절한 보상에 해당하는 것은?

① 교통비 지원 ② 특별 상여금
③ 주택자금 지원 ④ 시설이용 지원
⑤ 탄력적 근무시간

022 직무를 평가하는 방법 중 하나로, 직무를 구성하는 요소를 확인한 다음 구성요소의 중요도에 따라 값을 매겨서 합산한 것으로 직무의 가치를 매기는 방법은?

① 서열법 ② 직무등급법
③ 점수법 ④ 요소비교법
⑤ 평정척도법

023 허시와 블랜차드의 상황적 리더십 이론에 따르면 구성원의 성숙도가 가장 낮은 상황에서 효과적인 리더십 유형은 어떤 과업지향 행동과 관계지향 행동을 하는가?

① 낮은 인간관계 행동과 낮은 과업지향 행동
② 낮은 인간관계 행동과 높은 과업지향 행동
③ 높은 인간관계 행동과 낮은 과업지향 행동
④ 높은 인간관계 행동과 높은 과업지향 행동
⑤ 중간정도의 인간관계 행동 및 과업지향 행동

024 고객만족팀에 근무하던 직원의 성과가 낮아 면담을 한 결과 친교욕구가 약하고 권력욕구가 강하기 때문이라고 진단하고 직원의 근무처를 감사팀으로 배정하였다. 이와 관련 있는 이론은?

① XY 이론 ② ERG 이론
③ 욕구단계이론 ④ 성취동기이론
⑤ 동기 위생이론

025 일선관리자가 임의로 공정하지 않은 근무표를 작성하는 것에 대해 간호사들이 불만을 보이고 있다. 이 불만을 해결하고 일선 간호 관리자의 시간을 절약할 수 있는 근무표 작성 방식으로 가장 적절한 것은?

① 중앙집권적 방법
② 분권적 방법
③ 통합적 방법
④ 자기근무계획 방법
⑤ 가변적 직원배치 방법

026 단순 과업일 경우 의사소통이 빠르지만 복잡한 과업일 경우 의사소통이 느리며, 정보가 특정 리더에게 집중되는 의사소통 유형은 무엇인가?

① 사슬형 ② 수레바퀴형 ③ 원형
④ 완전연결형 ⑤ Y형

027 간호사와 의사 간 업무에 대한 의견 차이로 인해 갈등이 발생하였다. 하지만 간호사와 의사는 대상자라는 중요한 관심사를 공유하고 있으며, 효과적인 의료행위를 위해 통합적인 해결안을 도출해내야 한다. 이 경우 효과적인 대처 유형은 무엇인가?

① 강압 ② 수용 ③ 타협 ④ 협력 ⑤ 회피

028 간호의 질을 평가하기 위한 항목 중 구조적 접근에 해당하는 질문은?

① 욕창의 발생률은 어떠한가?
② 낙상 예방을 위한 규정이 있는가?
③ 환자의 간호에 대한 만족도 조사 결과는 어떠한가?
④ 의약품 투입 전에 환자를 정확하게 확인하고 있는가?
⑤ 수술후 환자의 섭취량과 배설량 확인은 잘 되고 있는가?

029 병동을 관리하는 수간호사가 현재 병동의 간호 질 향상 평가 결과와 목표 사이의 차이를 파악하려고 한다. 이때 사용하기에 가장 적절한 질 관리도구는?

① 인과관계도 ② 흐름도
③ 런차트 ④ 관리도
⑤ 레이다 차트

030 병동의 간호사가 처치 후 발생한 의료폐기물 처리를 할 때 사용할 방법으로 적절한 것은?

① 수술 후 절제된 조직을 검은색 도형 표기 봉투에 담아 밀봉했다.
② 사용한 주삿바늘을 캡을 씌우지 않고 그대로 노란색 도형 표기 용기에 버렸다.
③ 결핵병동에서 환자 간호 시 사용했던 일회용 마스크를 노란색 도형 표기 용기에 버렸다.
④ 환자의 혈액이나 체액이 묻지 않은 일반 수액세트를 녹색 도형 표기 용기에 버렸다.
⑤ 폐기물 용기를 가득 채운 다음 운반 중 열리지 않도록 상단을 단단히 밀폐하여 지정된 장소로 옮겼다.

031 의사가 환자에게 과용량의 약물을 처방하였지만 환자를 담당하던 간호사가 이를 발견하고 투약하지 않았다면 다음 중 어디에 해당하는가?

① 이상반응 ② 위해사건
③ 근접오류 ④ 의료과실
⑤ 적신호사건

032 낙상 예방 및 관리활동으로 옳은 것은?

① 문마다 문턱을 설치한다.
② 항상 신체보호대를 적용한다.
③ 굽 높이가 적당하고 폭이 좁은 신발을 신는다.
④ 환자가 누워있거나 잠든 동안 반드시 침대 난간을 올린다.
⑤ 비상구는 유도등을 설치하고 직원들에게 비상이동 체계를 교육한다.

033 다음 중 병동 환경 관리로 적절한 것은?

① 청소할 때는 구석지고 오염된 곳을 먼저 한다.
② 병동의 소음은 20dB를 넘어선 안된다.
③ 조명은 직접조명을 사용해 밝게 유지한다.
④ 온도는 18~23도, 습도는 35~75% 수준을 유지한다.
⑤ 일반 병동은 높은 채도와 낮은 명도를 유지한다.

034 응급상황에서 의사가 구두처방을 할 경우 간호사가 해야 할 행동으로 가장 적절한 것은?

① 구두지시한 기록을 수간호사에게 보고하고 지시를 받는다.
② 의사에게 서면처방을 받을 때까지 투약을 실시하지 않는다.
③ 구두처방을 표시하고 투약을 실시한 다음 서면 처방을 받는다.
④ 구두처방 내용을 녹음한 다음 의사에게 확인받고 투약을 실시한다.
⑤ 구두처방을 받는 즉시 투약을 실시하며 별도의 기록은 하지 않아도 된다.

035 병원의 환자 개인정보보호에 대한 내용으로 옳은 것은?

① 만 16세 환자의 개인정보는 반드시 법정 대리인의 동의를 받아 수집한다.
② 직계비속 및 배우자는 환자 동의 없이 환자의 기록 열람이 가능하다.
③ 의사가 진료중 환자의 인적사항을 수집하기 위해서는 환자의 동의가 필수적이다.
④ 환자는 자신의 개인정보를 열람하고 그 개인정보의 정정 및 삭제를 요구할 수 있다.
⑤ 학술적 목적으로 개인을 특정할 수 없는 형태로 개인정보를 제공하는 경우에도 환자의 동의가 필요하다.

기본간호학

036 다음 중 흉부물리요법 중 타진법에 대한 내용으로 적절한 것은?

① 통증이 있는 부위는 약하고 천천히 타진한다.
② 얇은 수건이나 얇은 옷을 입은 상태에서 시행한다.
③ 골다공증 환자의 분비물 배출에 효과적인 방법이다.
④ 손바닥을 완전히 펴서 가볍게 움직이면서 흉벽을 두드린다.
⑤ 유방, 흉골과 같이 돌출된 부위는 힘을 더 주어 효과적으로 적용한다.

037 호흡에 영향을 미치는 요인과 내용의 연결이 옳은 것은?

① 출혈 - 호흡수 감소
② 발열 - 호흡수 감소
③ 스트레스 - 호흡수 감소
④ 높은 고도 - 호흡수 증가
⑤ 마약성 진통제 - 호흡수 증가

038 수술 후 폐 합병증을 예방하기 위한 중재로 적절한 것은?

① 앙와위를 취하여 안정을 도모한다.
② 특이 문제가 없다면 조기이상을 권장한다.
③ 기침은 수술부위를 자극하므로 가급적 삼간다.
④ 입으로 숨을 깊게 들이마시고 코로 내뱉도록 교육한다.
⑤ 호흡할 때 수술부위 통증이 있다면 얕은 호흡을 권장한다.

039 기관절개관을 통해 인공호흡기를 적용하고 있는 대상자의 간호중재로 옳은 것은?

① 기관절개관 커프 내 공기 압력은 처음 한 번만 확인한다.
② 기관절개관을 갖고 있는 경우 흡인은 필요하지 않다.
③ 기관절개관의 발관을 예방하기 위한 대상자 교육이 필요하다.
④ 대상자의 상체를 낮추어 기관절개관의 발관을 예방한다.

⑤ 기관절개관 커프 내 압력이 적절한 경우 대상자의 목소리를 들을 수 있다.

040 장염으로 3일 동안 계속해서 구토와 설사를 한 환자가 응급실을 내원하였다. 다음과 같은 결과를 보일 때 우선적으로 내릴 수 있는 간호진단으로 가장 적절한 것은?

> • 혈압 105/70mmHg, 맥박 105회/분
> • 호흡 20회/분, 체온 37.8℃
> • 전신의 피부 탄력성 저하되고 건조함
> • 하루 동안 소변횟수 2회, 진한 노란색의 소변

① 감염과 관련된 고체온
② 심기능 저하와 관련된 심박출량 감소
③ 지속적인 구토 및 설사와 관련된 체액부족
④ 부적절한 영양섭취와 관련된 변비 위험성
⑤ 건조한 피부와 관련된 피부손상 위험성

041 연하반사가 저하되어 비위관을 통해 영양액을 지속적 주입하는 환자의 간호중재로 옳은 것은?

① 영양액 및 세트는 주기적으로 교환해준다.
② 다량의 물을 주입하여 비위관을 관류시킨다.
③ 사용 직전 냉장고에서 꺼내어 그 상태로 주입한다.
④ 적정량의 영양액을 하루 동안 여러 번에 걸쳐 주입한다.
⑤ 영양액을 주입할 때에는 밀어 넣지 말고 중력에 의해 천천히 주입한다.

042 척추수술을 받고 2시간이 지난 환자로 요의는 느끼지만, 소변 배출이 되지 않을 때 할 수 있는 간호중재로 옳은 것은?

① 대퇴 안쪽을 가볍게 문지른다.
② 쪼그려 앉는 자세를 취한다.
③ 차가운 것을 섭취하도록 한다.
④ 자외선을 받으며 기분 전환을 유도한다.
⑤ 쥬스를 다량 마시게 하고, 차가운 변기를 제공한다.

043 변비를 호소하는 환자에게 좌약 형태의 관장약을 삽입하고자 한다. 좌약을 직장 내 삽입하는 방법으로 옳은 것은?

① 환자에게 우측위를 취하도록 하고 좌약을 삽입한다.
② 좌약을 삽입할 때에는 얕은 호흡을 여러 번 하도록 하여 삽입을 용이하게 한다.
③ 직장벽을 따라 부드럽게 삽입해야 하며 삽입 후 둔부를 모아 좌약이 빠지지 않도록 한다.
④ 대변을 보는 것이 중요하므로 배설하였는지 정도만 확인하여 기록한다.
⑤ 성인의 경우 약 20cm 정도, 소아는 약 10cm 정도 삽입하여야 한다.

044 다음 중 설명하는 운동의 종류가 다른 것은?

① 근육 길이에 변화를 주지 않는 운동방법으로 근육의 위축을 방지하기 위해 시행한다.
② 근력을 유지하는데 유용한 방법으로 정지상태의 운동을 의미한다.
③ 정적인 운동에 해당하며 근육의 수축은 있지만, 부하는 없는 상태를 말한다.
④ 수영, 달리기, 팔굽혀 펴기 등을 통해 할 수 있는 운동이다.
⑤ 부동인 환자에게 근력 유지를 위해 적용할 수 있는 적절한 운동방법이다.

045 관절가동범위 운동(ROM)에 대한 설명으로 적절한 것은?

① 관절의 부드러운 움직임과 근육의 힘을 기르기 위해 시행하는 것이다.
② 외전(벌림, abduction)이란, 몸의 중심축에서 바깥쪽으로 회전시키는 상태를 의미한다.
③ 신전(폄, extension)이란, 관절사이의 각도가 90° 직각이 된 상태를 의미한다.
④ 회내(엎침, pronation)란, 몸의 정중선으로 가까워지는 상태를 의미한다.
⑤ 족배굴곡(발등쪽굽힘, dorsiflexion)이란, 발등 쪽으로 발을 구부리는 상태를 의미한다.

046 왼쪽 다리를 다친 환자가 익숙하게 3점 보행을 할 때 가장 처음 내딛는 모습으로 옳은 것은?

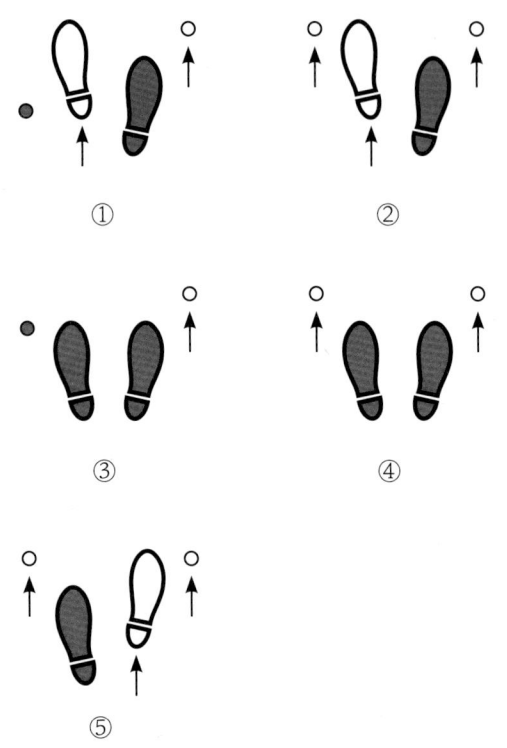

047 다음의 특징을 갖는 체위에 대한 설명으로 옳은 것은?

- 호흡을 도움
- 두개내압 상승을 예방함
- 기도 흡인을 예방함
- 체내 삼출물 배액을 도움

① 앙와위 - 해부학적 자세에 가장 근접한 기본이 되는 자세
② 심즈자세 - 측위와 복위의 중간 형태가 되는 자세
③ 배횡와위 - 바로 누워 양쪽 무릎을 세우고 다리를 벌린 자세
④ 파울러체위 - 침상머리를 높여 상체를 올린 자세
⑤ 트렌델렌부르크자세 - 앙와위에서 다리를 낮추는 자세

048 다음 중 발열단계에 대한 간호중재로 옳은 것은?

① 오한기에는 오한으로 혈관이 수축하고 추위를 느끼는 시기로 체온이 올라간 상태로 지속되므로 시원한 환경을 조성하고 미온수 목욕을 돕는다.
② 발열단계는 발열기 → 상승기 → 종식기의 순서를 갖는다.
③ 발열기는 시상하부가 지정 온도를 높은 수준으로 올리는 시기이며 종식기는 올라간 지정온도가 내려가는 시기를 말한다.
④ 종식기는 열소실 기전이 일어나 혈관이 확장되고 발한이 발생하는 시기로 충분한 수분 공급이 필요하다.
⑤ 오한기는 체온이 상승하여 피부가 뜨거워지고 맥박과 호흡이 빨라지는 시기로 탈수 증상이 나타날 수 있다.

049 혈압 측정 시 오류가 발생하는 경우에 대한 내용으로 옳은 것은?

① 통증이나 불안 등으로 스트레스를 받을 때 혈압은 낮게 측정될 수 있다.
② 혈압을 측정할 때는 환자에게 등을 기대지 말고 바로 앉게 한다.
③ 커프를 느슨하게 감았을 때 혈압은 높게 측정될 수 있다.
④ 하지에서의 수축기 혈압이 상지에서의 수축기 혈압보다 10~40mmHg 정도 낮게 측정될 수 있다.
⑤ 혈압 측정 부위가 심장보다 낮게 위치하거나 활동 직후 혈압은 낮게 측정될 수 있다.

050 다음은 환자의 활력징후 및 사정 결과이다. 이 환자에게 필요한 간호중재로 가장 적절한 것은?

- 혈압: 110/70 mmHg
- 맥박: 105회/분
- 호흡: 28회/분, PaO_2 55mmHg
- 체온: 37.2℃
- 말단부위 청색증, 호흡곤란, 안절부절못함

① 기도흡인을 시행한다.
② 산소를 공급한다.
③ 안정된 환경을 조성한다.
④ 흉부물리요법을 시행한다.
⑤ 천천히 심호흡 하도록 교육한다.

051 다음 중 호스피스에 대한 내용으로 옳은 것은?

① 환자의 보호자가 아닌 임종을 앞 둔 환자를 중심으로 하는 돌봄을 의미한다.
② 남은 생을 가능한 편안하게 보내고 충만한 삶을 살도록 돕는다.
③ 최대한 삶을 연장시키기 위한 최선의 노력을 하는 것을 의미한다.
④ 삶에 대한 희망을 놓지 않도록 정서적 지지를 제공하고, 편안한 환경을 조성한다.
⑤ 적극적인 의학적 치료와 중재를 제공해야 한다.

052 임종을 앞둔 환자의 신체적 변화에 따른 간호중재로 옳은 것은?

① 어두운 조명을 사용하여 눈부심을 방지하고 편안한 환경을 조성한다.
② 실금으로 인한 피부 손상을 예방하기 위해 필요할 경우 요도관을 삽입할 수 있다.
③ 앙와위를 취하여 타액의 기도 흡인을 예방하고 측위를 취하여 호흡을 돕는다.
④ 체온이 상승하므로 얇은 담요를 사용하고 시원한 환경을 조성한다.
⑤ 빠르고 효과적인 진통효과를 보기위해 진통제는 근육주사 하도록 한다.

053 의치를 관리할 때 미온수 혹은 찬물을 사용하도록 하는 이유는?

① 흡인을 방지하기 위함이다.
② 연마제 작용을 하기 때문이다.
③ 세척할 때 용이하기 때문이다.
④ 미생물 성장을 방지하기 위함이다.
⑤ 뜨거운 물은 의치를 변형시키기 때문이다.

054 두 달 전 결장루 수술을 시행한 환자가 장루가 작아졌다며 걱정한다. 장루는 붉고 깨끗하며 약간 올라와 있고 습기가 있는 상태일 때 간호사의 반응으로 적절한 것은?

① "장루가 기능하지 못하므로 개구부를 막아야 합니다."
② "순환장애가 발생한 것으로 즉시 의사에게 알려야 합니다."
③ "장루의 기능이 저하될 수 있으므로 물을 많이 드셔야 합니다."
④ "규칙적으로 장 세척을 시행하면 점차적으로 장루가 커지게 됩니다."
⑤ "크기가 감소하는 것은 정상적인 현상으로 염려하지 않으셔도 됩니다."

055 무의식 환자의 욕창예방을 위한 간호사의 중재 계획으로 가장 적절한 것은?

① "약간의 홍반은 있지만, 피부가 손상된 것은 아니니 걱정 할 필요없겠지"
② "잦은 체위변경은 환자의 안위감을 저해하니 교대할 때 한 번씩 수행해야지"
③ "고단백질, 고지방식이의 음식을 충분하게 제공해야지"
④ "반좌위나 좌위를 최대한 유지하도록 해야지"
⑤ "뼈가 돌출된 부위에는 드레싱 재료나 패드를 대어 피부를 보호해야지"

056 다음 중 역격리가 필요한 환자로 가장 적절한 것은?

① 오한과 열을 호소하는 환자
② 보호자가 없어 낙상이 우려되는 소아 환자
③ 수술 부위 통증으로 움직이기 어려운 환자
④ 혈액검사 상 ANC 수치가 $100/mm^3$인 환자
⑤ 배설량이 섭취량보다 많은 환자

057 다음 중 외과적 무균법의 적응증으로 옳은 것은?

① 약물 투약 준비
② 욕창 부위 드레싱
③ 코위관(비위관) 삽입
④ 결장루를 세척할 때
⑤ 접촉감염 환자처치를 위한 가운 착용 전

058 머리를 완전히 뒤로 젖히는 관절가동범위운동을 의미하는 것으로 옳은 것은?

① 굴곡(굽힘, flexion)
② 신전(폄, extension)
③ 회전(돌림, rotation)
④ 과신전(과다폄, hyperextension)
⑤ 측방굴곡(옆굽힘, lateroflexion)

059 Epinephrine 1ampule은 1mg(1cc)이다. Epinephrine을 생리식염수 9cc에 mix한 후 0.3mg을 주고자 한다면, 몇 cc를 줘야하는가?

① 0.3cc ② 0.9cc ③ 1cc ④ 3cc ⑤ 9cc

060 수술 후 가스 배출이 확인된 환자이다. 갈증 해소의 목적으로 당질과 물만으로 구성된 식이를 제공하였을 때, 이를 의미하는 식이는?

① 연식 ② 경식 ③ 일반식
④ 전 유동식 ⑤ 맑은 유동식

061 미골주변에 3도 욕창이 있으며 요실금을 보이는 환자로 의식이 저하되어 움직일 수 없는 상태이다. 이 환자에게 3ml 되는 약물을 근육주사하려고 할 때 가장 적절한 부분은?

① 전완 내측 ② 둔부 복면 ③ 둔부 배면
④ 복부 ⑤ 삼각근

062 출혈성 상처를 지혈하고, 흡수력이 뛰어나 다량의 삼출물이 있는 상처에 적절한 드레싱은?

① 하이드로콜로이드 드레싱
② 거즈 드레싱
③ 필름 드레싱
④ 하이드로젤 드레싱
⑤ 칼슘 알지네이트 드레싱

063 교통사고로 의식을 잃고 입원한 환자의 사정 결과가 다음과 같을 때 내릴 수 있는 우선적인 간호진단으로 옳은 것은?

- 척수 손상, 의식 없음
- 전신 부종, 부동 상태
- 키 161cm, 몸무게 88kg

① 감각 저하와 관련된 낙상의 위험
② 감각 손상과 관련된 급성 혼동
③ 부동과 관련된 피부손상 위험성
④ 척수 손상과 관련된 상황적 자존감 저하
⑤ 신체 기능 저하와 관련된 영양 부족

064 다음 중 약물의 투여 방법과 특징의 연결로 옳은 것은?

① 경구투여 - 의식수준이 저하된 환자에게 권장된다.
② 피내주사 - 헤파린, 인슐린을 투여할 때 이용하며 투여 후 마사지해야 한다.
③ 피하주사 - 투베르쿨린 반응, 알레르기 반응 등에 이용하며 일정 시간 후 국소반응을 확인해야 한다.
④ 근육주사 - 피하주사보다 흡수가 빠르며 조직에 자극되는 약물을 주입할 때 유용한 방법이다.
⑤ 정맥주사 - 근육주사 다음으로 빠른 투약 효과를 나타내는 방법이다.

065 만성신부전 환자의 혈색소(Hemoglobin, Hb) 수치가 8.8g/dL로 감소하여 수혈을 시작하였다. 갑자기 오심과 구토, 가슴 답답함을 호소할 때, 할 수 있는 간호중재로 가장 적절한 것은?

① 수혈의 일반적인 증상임을 설명하고 정서적 지지를 제공한다.
② 수혈 주입과 관련된 증상이므로 환자를 지속적으로 사정하며 주의 깊게 관찰한다.
③ 심호흡을 하도록 설명하고 비강 캐뉼라를 이용해 산소를 제공한다.
④ 부작용을 줄이기 위해 주입 속도를 줄여 천천히 수혈한다.
⑤ 즉시 수혈을 중단하고 담당 의사에게 신속히 알린다.

보건의약관계법규

066 「의료법」상 의료인이 될 수 있는 사람은?

① 금고 이상의 형의 집행유예를 선고받고 그 유예기간이 지난 후 1년이 지난 자
② 금고 이상의 실형을 선고받고 그 집행이 끝난 후 3년이 지난 자
③ 보건복지부장관이 인정하는 외국의 학교를 졸업한 자
④ 전문의가 의료인으로서 적합하다고 인정한 향정신성의약품 중독자
⑤ 전문의가 의료인으로서 적합하다고 인정한 정신질환자

067 2020년 1월 1일에 내원하여 방사선사진 촬영 등 각종 검사를 받은 후 당일 입원하고, 1월 5일에 수술을 받은 후 1월 20일에 퇴원한 환자 A가 2026년 1월 25일에 자신의 진료기록 열람을 요청하였다. 이때 「의료법」상 반드시 보존하고 있어야 하는 것은?

① 수술기록   ② 환자명부
③ 간호기록부 ④ 방사선사진
⑤ 검사내용 및 검사소견기록

068 「의료법」상 대리수령자가 환자를 대리하여 그 처방전을 수령할 수 있는 경우는?

① 환자가 원격의료로 진찰을 받은 경우
② 환자의 거동이 현저히 곤란할 정도로 연로한 경우
③ 환자의 거동이 현저히 곤란하고 동일한 상병에 대하여 장기간 동일한 처방이 이루어지는 경우
④ 환자의 거동이 현저히 곤란하고 상병에 대하여 일시적 처방이 이루어지는 경우
⑤ 직접 방문하기 어려운 정도로 거주지가 멀리 있는 경우

069 「의료법」상 종합병원에 설치된 감염관리실의 업무에 해당하는 것은?

① 연간 감염예방계획의 수립 및 시행에 관한 사항
② 병원감염관리 실적의 분석 및 평가
③ 감염병환자등의 처리에 관한 사항
④ 병원의 전반적인 위생관리에 관한 사항
⑤ 병원감염관리에 관한 자체 규정의 제정

070 「의료법」상 보건복지부 장관이 간호사의 면허자격을 취소시킬 수 있는 사유에 해당하는 것은?

① 의료인의 품위를 심하게 손상시키는 행위를 한 때
② 의료기관 개설자가 될 수 없는 자에게 고용되어 의료행위를 한 때
③ 1회용 의료기기를 재활용하여 사용한 때
④ 속임수 등 부정한 방법으로 진료비를 거짓 청구한 때
⑤ 3년간 특정 지역에서 근무하도록 면허에 부여된 조건을 이행하지 아니한 때

071 「의료법」상 의료인은 예외적인 경우 의료기관 외에서 의료업을 할 수 있다. 예외적인 경우에 해당하지 <u>않는</u> 것은?

① 응급환자를 진료하는 경우
② 환자나 환자 보호자의 요청에 따라 진료하는 경우
③ 의료인이 공익상 필요하다고 인정하여 요청하는 경우
④ 가정간호를 하는 경우
⑤ 환자가 있는 현장에서 진료를 하여야 하는 부득이한 사유가 있는 경우

072 「감염병의 예방 및 관리에 관한 법률」상 감염병 발생 또는 유행 시 감염병의심자를 격리하기 위한 시설을 지정하여야 하는 자는?

① 보건복지부장관
② 질병관리청장
③ 감염병관리위원회위원장
④ 시장·군수·구청장
⑤ 관할 보건소장

073 필수예방접종을 실시한 의사 A가 예방접종 후 혈소판감소성 혈전증이 나타난 사람을 발견하였다. A는 이에 대한 검사를 의뢰하려고 한다. 「감염병 예방에 관한 법률」상 A는 누구에게 의뢰해야 하는가?

① 시·도지사
② 시장·군수·구청장
③ 특별자치도지사
④ 질병관리청장
⑤ 보건복지부장관

074 「검역법」상 검역조사에 대한 설명으로 옳은 것은?

① 외국으로 나가는 운송수단은 검역조사를 생략한다.
② 승무원의 개인 소지 물품은 검역조사 대상이 아니다.
③ 검역소장은 관계 중앙행정기관의 장과 협의하여 검역 장소를 정한다.
④ 질병관리청장은 검역조사의 대상이 검역 장소에 도착하는 즉시 검역조사를 하여야 한다.
⑤ 선박 검역조사를 받으려는 운송수단의 장은 검역 장소에 도착하여 선박에 노란색 기를 달거나 노란색 전조등을 켜는 등 검역 표시를 하여야 한다.

075 「후천성면역결핍증 예방법」상 인체면역결핍바이러스 감염인의 취업제한에 대한 내용으로 옳은 것은?

① 사람과 접촉하는 업무에 종사할 수 없다.
② 집단급식소 또는 식품접객업에 종사할 수 없다.
③ 공중과 접촉이 많은 업소에 종사할 수 없다.
④ 종사자가 수시검진을 받아야 하는 업소에 종사할 수 없다.
⑤ 종사자가 정기검진을 받아야 하는 업소에 종사할 수 없다.

076 「국민건강보험법」상 직장가입자에게 주로 생계를 의존하는 사람으로서 소득 및 재산이 보건복지부령으로 정하는 기준이하에 해당하여 건강보험의 피부양자가 될 수 있는 사람은?

① 직장가입자의 삼촌
② 직장가입자의 이모
③ 직장가입자의 큰어머니
④ 직장가입자의 처남
⑤ 직장가입자의 며느리

077 「국민건강보험법」상 다른 요양급여에 비하여 본인일부부담금을 상향 조정할 수 있는 것은?

① 진찰·검사 급여
② 예방·재활 급여
③ 선별급여
④ 방문요양급여
⑤ 부가급여

078 「지역보건법」상 지역보건의료계획의 수립·시행에 관해 옳지 <u>않은</u> 것은?

① 지역보건의료계획 수립 목적은 지역 사회의 보건의료체계 확립이다.
② 시·도지사 또는 시장·군수·구청장은 지역보건의료계획을 4년마다 수립하여야 한다.
③ 시·도지사 또는 시장·군수·구청장은 매년 지역보건의료계획에 따라 연차별 시행계획을 수립하여야 한다.
④ 지역보건의료계획을 수립하기 전에 지역 내 보건의료실태와 지역주민의 보건의료의식·행동양상 등에 대하여 조사하고 자료를 수집해야 한다.
⑤ 지역보건의료계획은 사회보장 기본계획 및 지역사회보장계획 및 국민건강증진종합계획과 연계되도록 하여야 한다.

079 「지역보건법」상 건강생활지원센터의 업무에 해당하는 것은?

① 지역주민의 영양관리사업 및 보건교육
② 모성과 영유아의 건강유지·증진
③ 가정 및 사회복지시설 등을 방문하여 행하는 보건의료 및 건강관리사업
④ 지역주민의 만성질환 예방
⑤ 난임의 예방 및 관리

080 「마약류 관리에 관한 법률」상 마약류취급의료업자가 마약 중독자에게 그 중독 증상을 완화시키거나 치료하기 위하여 마약을 기재한 처방전을 발급하는 행위를 할 수 있는 경우는?

① 치료보호기관에서 식품의약품안전처장의 허가를 받은 경우
② 치료보호심사위원회의 심의를 거친 경우
③ 치료보호기관에서 도지사의 허가를 받은 경우
④ 마약류안전관리심의위원회의 심의를 거친 경우
⑤ 치료용으로 대마를 처방하는 경우

081 「응급의료에 관한 법률」상 응급의료기관에 종사하는 의료인의 조치로 옳지 <u>않은</u> 것은?

① 응급환자가 2명 이상일 때 의학적 판단에 따라 더 위급한 환자부터 응급의료를 실시하였다.
② 응급환자에 대한 응급처치와 진료를 시행한 후 동행한 지인에게 응급의료에 관하여 설명하였다.
③ 의식이 있고 대화가 가능한 응급환자에게 응급의료에 관해 설명하고 동의를 받았다.
④ 응급환자가 아닌 환자를 사람을 다른 의료기관으로 이송하였다.
⑤ 적절한 응급의료를 할 수 없다고 판단한 환자를 적절한 응급의료가 가능한 다른 의료기관으로 지체 없이 이송하였다.

082 「보건의료기본법」상 주요질병관리체계에 해당하지 <u>않는</u> 것은?

① 감염병의 예방 및 관리
② 만성질환의 예방 및 관리
③ 정신 보건의료
④ 구강 보건의료
⑤ 노인의 건강 증진

083 「국민건강증진법」상 국가 및 지방자치단체가 국민의 구강질환의 예방과 구강건강의 증진을 위하여 시행하는 구강건강사업에 해당하지 <u>않는</u> 것은?

① 구강건강에 관한 교육사업
② 수돗물불소농도조정사업
③ 장애인 등 건강취약계층을 위한 구강건강증진사업
④ 충치예방을 위한 치아홈메우기사업
⑤ 만 70세 이상 노인 임플란트 지원 사업

084 「혈액관리법」상 과거의 헌혈경력 및 혈액검사결과와 채혈금지 대상자 여부의 조회를 하지 <u>않을</u> 수 있는 경우는?

① 헌혈자 본인에게 수혈하기 위하여 채혈하는 경우
② 정전으로 정보조회가 지연되는 경우
③ 긴급하게 수혈해야 하는 경우
④ 헌혈증을 제출한 경우
⑤ 채혈한 혈액이 희귀의약품 제조에 사용되는 경우

085 「연명의료결정법」상 호스피스대상환자가 호스피스전문기관에서 호스피스를 이용하려는 경우에 호스피스 이용 동의서와 함께 첨부하여야 하는 문서는?

① 의사가 작성한 연명의료계획서
② 수개월 이내에 사망할 것으로 예상되는 진단이 포함된 진단서
③ 연명의료중단등결정서
④ 호스피스대상환자임을 나타내는 의사소견서
⑤ 환자의 보호자 또는 법정대리인의 동의서

2026 간호사 국가고시
5일 완성 파이널 모의고사

제2회

| 1교시 | 성인간호학 |
| | 모성간호학 |

2교시	아동간호학
	지역사회간호학
	정신간호학

3교시	간호관리학
	기본간호학
	보건의약관계법규

홍지문

1교시

성인간호학 70문제

모성간호학 35문제

총 105문제

성인간호학

001 응급실에 내원한 대상자의 사정결과가 다음과 같을 때 예상되는 상태로 가장 적절한 것은?

- 다발성 골절, 외상성 뇌출혈
- 차고 축축한 피부, 배뇨 10mL/시간
- 혈압 80/50mmHg, 맥박 110회/분, 호흡 24회/분, 체온 35.9℃

① 패혈쇼크(septic shock)
② 저혈량쇼크(hypovolemic shock)
③ 급성중증과민반응쇼크(anaphylactic shock)
④ 면역복합성 과민반응
⑤ 세포매개성 과민반응

002 병원에서 근무를 하던 중 화학 약품이 눈에 튀어 들어갔을 때 우선적인 중재로 옳은 것은?

① 눈에 자극을 주어 눈물이 흐르도록 유도한다.
② 생리식염수나 흐르는 물에 충분히 눈을 세척한다.
③ 약간의 시간이 흐르면 자연적으로 회복되므로 기다린다.
④ 즉시 활동을 멈추고 충분한 휴식을 취하도록 한다.
⑤ 산동제를 투여하여 화학약품이 흡수되는 것을 방지한다.

003 다음 중 가장 신속한 응급처치가 필요한 경우로 해당하는 것은?

① 39℃ 고열을 보이는 경우
② 양팔에 2도 화상을 입은 경우
③ 낙상으로 다리 골절이 의심되는 경우
④ 우측 하복부의 복통과 오심, 구토를 호소하는 경우
⑤ 불규칙한 호흡 양상을 보이며 산소포화도가 급격하게 감소하는 경우

004 퀴블러 로스의 죽음에 대한 심리적 단계 중 타협에 해당하는 환자의 특성은?

① 자신의 죽음에 대해 믿지 않는다.
② 극도의 상실감과 우울감을 보인다.
③ 자신의 죽음에 대해 받아들이고 표현한다.
④ 생명을 연장하기 위해 착실한 행동을 한다.
⑤ 자신에게 왜 이러한 일이 발생했냐며 분노한다.

005 몸통 부위에 갑자기 발생한 통증으로 내원한 환자이다. 사정 결과 다음의 특성을 보일 때 이와 관련된 내용으로 옳은 것은?

- 몸통에 수포성 발진이 있음
- 발진은 일측성의 띠 모양으로 나타남
- 통증, 감각이상, 전신의 쇠약감이 있음

① Varicella zoster virus가 원인인 질환으로 신경절을 따라 수포가 나타난다.
② 대상자의 면역력과는 상관없이 갑자기 바이러스가 발현하여 증상을 일으킨다.
③ 항바이러스제인 acyclovir(zovirax)는 증상을 완화할 수는 있지만, 질병을 치료하지는 못한다.
④ 수포는 일반적으로 좌우대칭으로 발생하며 극심한 통증을 수반한다.
⑤ 소양증을 완화하기 위해 칼라민 로션을 도포하거나 항히스타민제를 복용하도록 한다.

006 요오드화 조영제를 투여하는 검사가 예정된 당뇨병 환자에게 메트포르민(metformin) 복용을 중단하는 이유로 가장 적절한 것은?

① 급성 저혈당 발생의 예방
② 급성 고혈당 발생의 예방
③ 칼륨의 과다 배출 방지
④ 젖산산증 발생의 예방
⑤ 테타니 발생의 예방

007 극심한 통증으로 아세트아미노펜(acetaminophen)을 장기간 투여하였을 때 발생할 수 있는 부작용은?

① 간 독성
② 감각이상
③ 설사, 변비
④ 위장관 출혈
⑤ 신경학적 변화

008 상부 위장관 조영술이 예정된 환자에게 교육할 내용으로 옳은 것은?

① 검사 전, 2시간 정도의 금식이 필요하다.
② 검사 후, 묽은 변의 양상이 나타남을 설명한다.
③ 검사 후, 연하반사가 돌아올 때까지 금식해야 한다.
④ 검사 중, 다양한 체위로 변경해야 한다.
⑤ 검사 후, 심부담을 줄이기 위해 수분 섭취를 제한한다.

009 만성 위염으로 입원해 치료 중인 환자의 간호중재에서 가장 중요한 것은?

① 신경학적 변화를 확인하는 것이다.
② 고지방, 고단백 음식을 섭취하도록 하는 것이다.
③ 규칙적으로 아스피린을 복용하도록 한다.
④ 출혈 증상이 있는지 주의깊게 사정해야 한다.
⑤ 적절한 운동과 식이요법을 교육한다.

010 소화성궤양으로 소화불량 및 가슴앓이를 호소하는 환자에게 히스타민 수용체 길항제 약물이 처방 났을 때 그 효과로 옳은 것은?

① 위산 분비를 억제한다.
② 하부식도괄약근의 압력을 낮춘다.
③ 위장운동을 촉진하여 위장의 휴식을 도모한다.
④ 십이지장의 알칼리화를 도모한다.
⑤ 십이지장 내 산성 물질의 분비를 돕는다.

011 간경화증 환자에게 다음과 같은 증상이 나타났을 때 할 수 있는 중재로 가장 적절한 것은?

- 갑자기 의식이 저하됨
- 발음이 어눌하고 혼돈을 보임
- 퍼덕떨림(flapping tremor)
- 혈청 암모니아 130umol/L

① 저농도의 산소를 공급하고 산소포화도를 측정한다.
② 신경학적 사정을 시행하고 락툴로오스 관장을 시행한다.
③ 충분한 수분섭취를 격려하며 정맥으로 수액을 주입한다.
④ 고단백 식이를 제공하고 자주 신경학적 사정을 시행한다.
⑤ 환자에게 혼자 있는 시간을 제공하여 조용하고 안정적인 환경을 조성한다.

012 담석증을 진단받은 대상자가 오심, 구토와 함께 다음의 증상을 호소할 때 할 수 있는 중재로 적절한 것은?

- 중앙 상복부의 찌르는 듯한 통증
- 혈청 아밀라아제 상승
- 옆구리까지 통증이 방사됨
- 앙와위에서 통증이 악화됨
- 쿨렌징후(cullen's sign) 있음

① 충분한 수분 섭취를 권장한다.
② 마른 크래커를 소량씩 자주 섭취하도록 설명한다.
③ 췌장효소가 분비되지 않도록 경구 섭취를 제한한다.
④ 통증 감소를 위해 비마약성 진통제만 투여 가능하다.
⑤ 대상자의 회복을 위해 카페인 섭취를 제한하고 고단백, 고지방식이를 제공한다.

013 대장 내시경 검사 후 복부 불편감을 호소하는 환자에 대한 간호사의 반응으로 적절한 것은?

① "천천히 물을 마시면 완화됩니다."
② "조영제 투여로 인한 일시적인 증상입니다."
③ "6시간 동안 절대안정하면 복부 불편감이 완화됩니다."
④ "검사로 인해 약간의 복부 불편감이 나타날 수 있습니다."
⑤ "심각한 합병증을 의미하므로 즉시 혈액검사를 시행해야 합니다."

014 회장루 형성술을 받은 환자에게 나타나는 대변의 양상으로 적절한 것은?

① 회장을 통해 나오는 대변은 점도가 높은 편이다.
② 회장을 통해 나오는 대변은 정상 변에 비해 짙은 색을 띤다.
③ 회장을 통해 나오는 대변은 장에서의 수분 재흡수가 과도하게 되어 배출에 어려움이 있다.
④ 회장을 통해 나오는 대변은 정상변에 비해 묽은 양상을 보인다.
⑤ 회장을 통해 나오는 대변은 냄새가 심하고 딱딱한 양상을 보인다.

015 2일 전 위절제술을 받은 환자가 식사 후 어지러움 및 복통, 오심, 구토 등의 증상을 호소하고 있다. 간호사로서 할 수 있는 중재로 적절한 것은?

① 단백질 섭취를 제한하고 찬 음식을 제공한다.
② 소량씩 자주 천천히 식사할 수 있도록 음식을 준비한다.
③ 식사 중이 아닌 식사 후 다량의 물을 섭취하도록 한다.
④ 식사 시에는 좌위나 반좌위를, 식후에는 앙와위를 취하도록 한다.
⑤ 고지방, 고탄수화물 식이는 덤핑증후군의 증상을 완화시킬 수 있다.

016 시험을 앞둔 고등학생이 소화가 잘 안되고 복통이 있으며 설사를 한다고 한다. 각종 검사를 시행했지만, 특정 질환은 없는 상태로 스트레스로 인한 배변 장애로 진단되었을 때 할 수 있는 간호중재로 옳은 것은?

① 수분섭취를 제한한다.
② 과식하지 않으며 가급적 활동을 삼간다.
③ 스트레스 관리의 필요성에 대해 설명한다.
④ 증상 완화를 위한 치료법이 없으므로 참아야 한다.
⑤ 음식은 자유롭게 원하는 음식을 마음껏 먹게 한다.

017 담관배액관을 유지 중인 환자로 회백색 대변과 황달, 진한 소변의 증상이 있을 때 예상되는 혈액검사 결과는?

① 알부민 4.2g/dL
② 혈색소 13g/dL
③ 백혈구 7,000/mm³
④ 총빌리루빈 4.8mg/dL
⑤ 혈청 크레아티닌 0.8mg/dL

018 방광염으로 내원한 환자에게 교육할 내용으로 적절한 것은?

① 하루 1L 정도의 수분과 Vit.B 섭취를 권장한다.
② 온수 좌욕과 통목욕으로 전신을 이완시키도록 한다.
③ 염증 치료를 위해 항생제 복용이 필요함을 설명한다.
④ 성생활을 한 후에는 자극을 줄이기 위해 바로 소변을 보지 않도록 한다.
⑤ 몸에 꼭 맞는 속옷과 바지는 압박의 효과가 있어 통증을 감소시켜 준다.

019 혈액투석을 위해 오른쪽 팔에 동정맥루 수술을 받은 환자에게 교육해야 할 내용으로 적절한 것은?

① 정확한 혈압 측정을 위해 오른쪽 팔로 혈압을 측정하도록 한다.
② 근력 향상을 위해 양 팔에 비슷한 정도의 압력이 가해지는 운동을 시행하도록 한다.
③ 수술 후 다음날부터 동정맥루를 통해 혈액투석이 가능함을 설명한다.
④ 동정맥루에서 느껴지는 진동감은 정상적인 기능의 증상임을 설명한다.
⑤ 오른쪽 팔로 물건을 들거나 활동하는데 특별한 제한이 없음을 설명한다.

020 재채기를 할 때마다 소변이 새어 나와 힘들다는 노인 환자에게 할 수 있는 교육내용으로 적절한 것은?

① 케겔 운동을 규칙적으로 수행하도록 한다.
② 식이 제한은 따로 필요하지 않음을 설명한다.
③ 불편감을 줄이기 위해 취침 직전 따뜻한 물을 섭취하도록 한다.
④ 증상을 완화시키는 어려움을 설명하고 기저귀를 착용하도록 한다.
⑤ 대증적인 방법보다 수술이 효과적임을 설명하고 권장한다.

021 칼슘 결석으로 치료를 받은 환자의 반응으로 적절한 답변은?

① "칼슘 섭취를 최소화합니다."
② "재발 확률이 적으니 다행입니다."
③ "물은 가능한 적게 마셔야 합니다."
④ "구연산이 함유된 식품을 섭취합니다."
⑤ "고기 내장류는 가능한 많이 먹습니다."

022 다음의 증상을 보이며 응급실에 내원한 환자에게 할 수 있는 중재로 옳은 것은?

- 비정상적으로 많은 소변량
- 빈뇨, 심한 갈증, 두통, 체중감소
- 요비중 1.002, 요삼투압 저하

① 요삼투압이 상승하지 않는지 지속적으로 확인한다.
② 부종, 고혈압의 합병증이 나타나지 않는지 주의 깊게 사정한다.
③ 3% 생리식염수, 푸로세미드(furosemide)를 정맥주사하여 증상을 완화시킨다.
④ 항이뇨 호르몬이 과다 분비되어 발생하므로 섭취량과 배설량을 정확히 사정한다.
⑤ 증상 완화를 위해 투여되는 데스모프레신(desmopressin)은 다양한 경로로 투여할 수 있다.

023 낙상 사고로 오른쪽 하지 골절이 되어 석고붕대를 적용한 환자에게 교육해야 할 내용으로 적절한 것은?

① 석고붕대를 적용한 부위가 가려울 때에는 도구를 이용하여 긁을 수 있다.
② 석고붕대의 신속한 건조를 위해 드라이기를 사용하도록 설명한다.
③ 석고붕대로 인한 불편감 및 부종 감소를 위해 온찜질만 가능함을 설명한다.
④ 석고붕대를 적용한 부위의 말초에서 감각, 동작, 순환 등을 사정한다.
⑤ 석고붕대로 인한 부종 감소를 위해 오른쪽 하지를 침상 아래로 내린다.

024 오늘 오전 손목골절이 발생한 환자에게 예상할 수 있는 골절 치유 단계로 적절한 것은?

① 세포 증식   ② 혈종 형성   ③ 가골 형성
④ 골화 과정   ⑤ 골 재형성

025 통풍 치료약물 중 요산의 생성을 억제해주는 약물은?

① 콜히친(colchicin)
② 알로푸리놀(allopurinol)
③ 프로베네시드(probenecid)
④ 설핀피라존(sulfinpyrazone)
⑤ 히드로클로로티아지드(hydrochlorothiazide)

026 류마티스인자 양성으로 류마티스 관절염을 진단받은 환자가 질환의 특징을 질문하였다. 간호사의 설명으로 옳은 것은?

① "류마티스 관절염은 중년기, 노년기에 대개 발병합니다."
② "류마티스 관절염은 bouchard 결절이 특징적으로 나타납니다."
③ "류마티스 관절염은 관절의 염증으로 발생하는 국소질환을 의미합니다."
④ "류마티스 관절염은 체중 부하가 많은 관절에 호발하며 마모되어 발생합니다."
⑤ "류마티스 관절염은 대칭적으로 발생하고 아침에 한 시간 이상 관절의 강직이 나타납니다."

027 골밀도 검사 결과 T-점수가 -2.5로 측정된 70세 환자를 위한 교육 내용으로 적절한 것은?

① 골절 예방을 위해 조깅과 같은 체중부하운동을 가급적 삼가도록 한다.
② 칼슘과 Vit.D는 골다공증 예방을 위해 가장 중요한 영양소로 섭취의 중요성을 설명한다.
③ 골다공증은 에스트로겐 호르몬에 영향을 받으므로 폐경기에는 골다공증의 위험이 줄어든다.
④ 골다공증은 특징적으로 골밀도가 증가하면서 골절의 위험이 증가하는 것을 의미한다.
⑤ 장기간의 스테로이드 복용은 골다공증을 예방하는 효과를 갖는다.

028 호기말 양압으로 인공호흡기를 적용할 때 발생하는 저혈압의 원인으로 옳은 것은?

① 위장관 궤양
② 부동으로 인한 근육 소모
③ 양압 적용에 의한 폐 손상
④ 인공호흡기 적용으로 인한 감염
⑤ 흉강내압의 증가로 정맥귀환량 감소

029 심부정맥 혈전증의 예방을 위한 간호중재로 옳은 것은?

① 저용량의 헤파린을 투여하여 예방할 수 있다.
② 탄력 스타킹은 높은 압력으로 불편감을 초래하므로 착용하지 않는다.
③ 수술 후, 움직임은 통증을 유발하여 회복을 저해하므로 가급적 움직이지 않는다.
④ 약물의 즉각적인 효과를 보기 위해 하지에 정맥주사한다.
⑤ 다리를 침상 아래로 내려 혈액순환을 돕고 혈전을 예방한다.

030 급성 뇌졸중으로 응급실에 온 환자에게 조직플라스미노겐 활성제(t-PA)를 투여하려고 한다. t-PA의 작용으로 적절한 것은?

① 항응고제로 혈전의 생성을 억제한다.
② 혈전용해제로 생성된 혈전을 용해한다.
③ 항혈소판제로 혈액 중 혈소판의 응집을 막는다.
④ 심근 수축력을 높여 주어 관상동맥의 혈류량을 증가시킨다.
⑤ 관상동맥을 이완시켜 혈류량을 높이고 흉통을 완화해준다.

031 심부전으로 디곡신 약물을 복용 중인 환자이다. 혈액검사 결과, K^+ 3.1mEq/L로 측정되었을 때, 할 수 있는 간호중재로 가장 적절한 것은?

① "당분간 약물 복용을 중단하고 경과를 지켜보도록 하겠습니다."
② "전해질이 정상 수치로 나왔으니, 걱정하지 않으셔도 됩니다."
③ "디곡신을 복용하시기 때문에 정기적인 혈액검사가 필요합니다."
④ "디곡신의 중독 증상을 예방하기 위해 K^+ 정상범위 내로 유지하는 것이 중요합니다. 칼륨이 들어있는 식품을 알려 드릴테니 적당량을 섭취하도록 하세요."
⑤ "약물을 섭취하면서 불편하신 점이 있었다면 편안하게 말씀해주세요."

032 갑상샘 기능저하증 환자를 사정한 결과 임상적 증상은 없으나, 심전도 결과가 다음과 같을 때 중재로 옳은 것은?

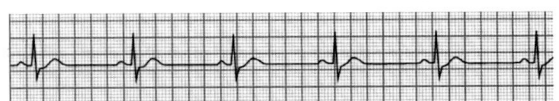

① 심장충격기를 시행한다.
② 베타차단제를 투여한다.
③ 인공심박동기를 삽입한다.
④ 경정맥동 마사지를 시행한다.
⑤ 증상이 없다면 치료가 필요하지 않다.

033 심전도 결과가 다음과 같을 때 예상할 수 있는 부정맥의 유형은?

> • P파: 규칙적, 톱니 모양
> • P파와 QRS파의 비율 3:1
> • 심실수축수 80회/분

① 심방세동　② 심방조동　③ 동빈맥
④ 심실세동　⑤ 조기심실수축

034 폐쇄성 혈전혈관염(버거씨병)을 처음 진단받은 45세 남자 환자에게 교육해야 할 내용으로 적절한 것은?

① 간헐적 파행증, 감각이상, 청색증 등이 나타날 수 있다.
② 가장 중요한 위험요인은 노화로 자연스러운 현상임을 설명한다.
③ 알레르기 반응에 의한 염증으로 혈관이 폐색되어 말초순환 부전이 발생하는 질환임을 설명한다.
④ 심하지 않은 통증이 있을 수 있으며, 불편감이 있다면 언제든 말해줄 것을 설명한다.
⑤ 활동을 제한하거나 특별히 주의해야 할 사항은 없음을 알린다.

035 어지럼증과 피로, 심계항진을 호소하는 환자의 심전도가 다음과 같을 때 흔히 발생할 수 있는 합병증을 예방하기 위해 투여하는 약물은?

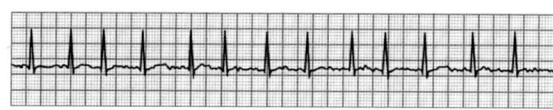

① 와파린(warfarin)　② 모르핀(morphine)
③ 페니실린(penicillin)　④ 아트로핀(atropine)
⑤ 테라조신(terazosin)

036 급성 심근경색증 환자로 쥐어짜는 듯한 흉통으로 쓰러져 119를 통해 응급실에 내원하였다. 다음은 환자를 사정한 결과이다. 다음 중 가장 우선적인 중재는?

> • 의식: 없음, 움직임: 없음
> • 맥박 및 혈압: 측정되지 않음, 체온: 35.5℃
> • 심전도 리듬: 심실세동

① 즉시 심폐소생술을 시행한다.
② 에피네프린을 투여한다.
③ 활력징후를 측정한다.
④ 통증 완화를 위해 진통제를 투여한다.
⑤ 환자의 의식을 재사정하고 담당 의사에게 알린다.

037 인공심박동기 삽입을 앞둔 환자에게 교육할 내용으로 옳은 것은?

① 인공심박동기는 한 번 삽입하면 영구적으로 사용해야 한다.
② 인공심박동기 삽입 수술을 받은 후, 일상생활 및 운동 모두 가능하며 특별히 제한되는 것은 없다.
③ 인공심박동기 삽입하였으므로 맥박을 사정하지 않아도 된다.
④ 인공심박동기를 삽입한 환자임을 알리는 신분증을 휴대하도록 교육한다.
⑤ 인공심박동기는 특수 의료기기로 고압전류에도 영향을 받지 않는다.

038 퇴원하는 협심증 환자에게 니트로글리세린 약물에 대해 교육하려고 한다. 다음 중 교육 내용으로 옳은 것은?

① 약물의 부패를 방지하기 위하여 햇빛이 들어오는 곳에 보관하도록 한다.
② 꼭꼭 씹거나 삼켜서 한 번에 완벽하게 복용하도록 한다.
③ 10분의 간격으로 3회까지 복용 가능하며, 흉통이 완화되지 않는다면 즉시 병원에 가야한다.
④ 약물을 설하 투여했을 때 작열감이 느껴진다면 버리고 새로운 약으로 교체해 복용한다.
⑤ 심장 평활근을 이완시키고 혈관을 확장시켜 관상동맥의 순환을 증가시킨다.

039 1년 전, 협심증을 진단받은 40대 남자환자이다. 회사에서 일 하던 중 갑자기 흉통이 발생해 응급실을 통해 내원하였다. 이 환자에게 가장 우선적으로 해야 할 간호중재로 적절한 것은?

① 심전도 검사(EKG)를 시행한다.
② 심리적 안정을 위해 조용한 환경을 조성한다.
③ NRS를 이용해 흉통을 사정하고 모르핀을 정맥 주사하여 통증을 완화시킨다.
④ 비강 캐뉼라로 2L/분의 저농도 산소를 공급한다.
⑤ 신경학적 사정 및 의식 변화를 자주 확인한다.

040 심부전 환자가 다음과 같은 증상으로 응급실에 내원했을 때, 우선적인 중재로 적절한 것은?

- 밤에 잠을 자던 중 갑자기 호흡곤란이 발생함
- 흉부 청진 시 거품소리(crackle), 청색증
- 다량의 거품 섞인 분홍색 객담
- 혈압 90/50mmHg, 맥박 112회/분, 호흡 30회/분

① 마약성 진통제인 모르핀을 투여한다.
② 니트로글리세린을 설하로 복용하게 한다.
③ 충분한 수분 섭취를 권장하고 수액을 주입한다.
④ 반좌위 혹은 좌위를 취하게 하고 산소를 공급한다.
⑤ 섭취량과 배설량을 사정하고 체중의 변화를 확인한다.

041 우측 대퇴동맥으로 경피적 관상동맥중재술 후 병실에 바로 입실한 환자이다. 추가 교육이 필요한 환자의 반응은?

① "절대안정하겠습니다."
② "다리를 구부리지 않겠습니다."
③ "바로 병동을 걸어보겠습니다."
④ "가슴이 답답하면 즉시 알리겠습니다."
⑤ "시술 부위 출혈 증상이 있다면 즉시 알리겠습니다."

042 다음 중 불안정형 협심증 진단을 받은 대상자에게서 나타나는 증상으로 적절한 것은?

① 흉통 완화를 위해 니트로글리세린을 복용하면 즉시 효과를 볼 수 있다.
② 흉통은 5~15분 정도 지속되며 방사되지 않는 것이 특징이다.
③ 휴식을 취해도 흉통이 사라지지 않는 특징을 보인다.
④ 관상동맥의 경련으로 발생하게 되며 흉통은 신체활동과 상관없이 발생한다.
⑤ 증상이 진행되면서 흉통의 빈도는 점차 줄어들고 기간도 짧아진다.

043 심부하를 감소시키나 마른 기침, 저혈압 등의 부작용을 유발하는 약물로 옳은 것은?

① 디곡신(digoxin)
② 캡토프릴(captopril)
③ 질산염제제(nitrate)
④ 도부타민(dobutamine)
⑤ 니트로글리세린(nitroglycerin)

044 비타민 B_{12}의 결핍으로 발생하는 악성빈혈을 진단할 수 있는 검사방법으로 적절한 것은?

① Romberg test
② Schilling test
③ Allen test
④ Trendelenburg test
⑤ Hematocrit

045 백혈병 환자의 사정결과 다음과 같을 때, 내릴 수 있는 간호진단으로 적절한 것은?

- 백혈구 3,000/㎕, 혈소판 200,000/㎕, 혈색소 13g/dL
- 혈압 110/80mmHg, 맥박 99회/분, 호흡 18회/분, 체온 38.1℃

① 영양 부족
② 심박출량 저하
③ 전해질 불균형
④ 피부손상 위험성
⑤ 감염 위험성

046 입원한 만성 폐쇄성 폐질환 환자의 사정결과가 다음과 같을 때 우선적인 중재로 옳은 것은?

> - 다량의 객담, 폐음 청진 시 천명음
> - 혈압 145/90 mmHg, 호흡 30회/분, BT 37.0
> - 동맥혈기체분석검사: pH 7.28, $PaCO_2$ 60 mmHg, PaO_2 72 mmHg, HCO_3^- 22 mEq/L

① 양압환기를 적용한다.
② 흉관배액관을 즉시 삽입한다.
③ 혈액검사를 통해 백혈구수를 확인한다.
④ 단순 마스크로 10L/분의 산소를 제공한다.
⑤ 전해질을 보충하고 충분한 수액을 투여한다.

047 흉관배액관을 통한 배액량이 줄어 거의 나오지 않아 제거하는 환자의 중재로 옳은 것은?

① 흉관배액관을 제거하기 전 진통제를 미리 투여한다.
② 흉관배액관을 제거한 후에는 드레싱을 적용하지 않아도 된다.
③ 초음파 촬영을 통해 폐 확장이 잘 되어 있는지 확인한 후 제거한다.
④ 환자가 숨을 들이마신 상태에서 숨을 참도록 한 후 흉관배액관을 제거한다.
⑤ 상태가 호전되었으므로 흉관배액관을 제거한 후에는 활력징후를 측정하지 않아도 된다.

048 인공호흡기를 적용하던 중 저압 경고음(low pressure alarm)이 울릴 때 할 수 있는 중재로 옳은 것은?

① 기관지 흡인을 시행한다.
② 환자의 다리를 거상시킨다.
③ 튜브의 길이를 짧게 조정한다.
④ 인공호흡기 알람의 설정범위를 변경한다.
⑤ 인공호흡기 회로에 새는 부위가 있는지 확인한다.

049 활동성 폐결핵 환자의 감염 전파 방지를 위한 간호중재로 옳은 것은?

① 환자는 격리되어지고 격리 병실은 양압 상태로 유지되어야 한다.
② 혈압계, 체온계 등 환자에게 사용하는 물품은 다른 환자들과 동시에 사용하지 않는다.
③ 결핵이 완치될 때까지 다른 환자들과 접촉하지 않도록 격리한다.
④ 결핵은 접촉감염의 대표적인 질환으로 환자를 간호할 때에는 가운과 마스크를 꼭 착용해야 한다.
⑤ 절대 호중구수를 지속적으로 확인하여 격리를 강화해야 한다.

050 활동성 폐결핵을 진단받고 1차 항결핵제를 복용 중인 환자가 손발 저림 및 감각 이상을 호소할 때 관련된 약물로 옳은 것은?

① 아이소나이아지드(Isoniazid)
② 리팜핀(Rifampin)
③ 피라진아미드(Pyrazinamide)
④ 에탐부톨(Ethambutol)
⑤ 스트렙토마이신(Streptomycin)

051 인두염으로 입원한 환자의 치료를 위해 투여하는 약물로 옳은 것은?

① 아스피린(aspirin)
② 니스타틴(nystatin)
③ 페니실린(penicillin)
④ 이부프로펜(ibuprofen)
⑤ 아세트아미노펜(acetaminophen)

052 폐렴으로 입원해 치료 중인 노인환자로 가래가 많으나 효과적으로 배출하지 못하고 있는 상태이다. 환자에게 가습기를 적용하는 이유로 가장 적절한 것은?

① 심리적 안정을 도모하기 위함이다.
② 폐렴의 증상을 완화하고 치료하기 위함이다.
③ 분비물을 묽게 하여 배출을 용이하게 하기 위함이다.
④ 체위배액을 통해 분비물을 체 내 유지하기 위함이다.
⑤ 폐렴의 증상을 완화하기 위한 약물을 효과적으로 폐 내 전달하기 위함이다.

053 천식 환자의 스테로이드 흡입기 사용법에 대한 교육내용으로 적절한 것은?

① 앙와위에서 시행한다.
② 숨을 들이 마신 상태에서 약물을 흡입한다.
③ 약물 흡입 후 5~10초간 숨을 멈춘 후 내쉰다.
④ 흡입기 사용 전 가글 또는 양치질하여 입안을 헹군다.
⑤ 흡입기는 증상이 있을 때마다 제한 없이 사용할 수 있다.

054 패혈증 환자가 갑자기 다음과 같은 증상을 보일 때, 우선적인 중재로 옳은 것은?

- 심한 호흡곤란, 청색증, 의식 저하
- 흉부 X-선 검사: 양측성 폐침윤
- 동맥혈 가스 분석: pH 7.52, $PaCO_2$ 35mmHg, PaO_2 40mmHg

① 마약성 진통제를 투여한다.
② 흉부 물리요법과 흡인을 시행한다.
③ aPTT 검사를 시행하고 헤파린을 투여한다.
④ 섭취량과 배설량을 사정하고 수액을 공급한다.
⑤ 인공호흡기를 적용해 산소를 공급한다.

055 뇌척수액의 수집을 위해 요추천자를 시행하려고 할 때 환자에게 교육해야 할 내용으로 적절한 것은?

① 효과적인 검사를 위해 소변을 보지 말고 검사에 임하도록 설명한다.
② 검사의 목적과 과정에 대해 자세히 설명하는 것은 환자의 불안감을 증가시키므로 간략하게 설명한다.
③ 원활한 검사를 위해 환자는 옆으로 누운 자세에서 다리를 구부려 복부 쪽으로 갖다 대고 머리를 구부리는 자세를 취하도록 한다.
④ 검사가 끝난 후 환자는 반좌위 혹은 좌위의 자세로 몇 시간 정도 휴식을 취하도록 한다.
⑤ 검사가 끝난 후 수분 섭취를 제한하고 2시간 정도 금식하도록 한다.

056 의식을 잃고 응급실에 입원한 환자의 의식수준을 사정하였다. 다음의 사정 결과를 통해 알 수 있는 환자의 의식수준은?

- 자발적 움직임이 거의 없음
- 고통스러운 자극을 주면 약간의 피하려는 반응을 보임
- 신음 소리를 내기도 함

① 명료 ② 기면 ③ 혼미 ④ 반혼수 ⑤ 혼수

057 다음과 같은 증상이 발생했을 때, 예상할 수 있는 환자의 상태로 적절한 것은?

- 투사성 구토
- 극심한 두통
- 유두부종
- 수축기혈압 200mmHg, 맥박 46회/분
- 불규칙한 호흡 양상

① 뇌로 가는 혈류량이 부족한 상태
② 두개내압이 상승한 상태
③ 체내 산소량이 부족한 상태
④ 면역력이 급격히 저하된 상태
⑤ 심한 탈수를 나타내는 상태

058 뇌 수술 후 입실한 환자에게 만니톨(mannitol)을 투여하고 있다. 다음 중 우선적인 중재가 필요한 상황에 해당하는 것은?

① 호흡 22회/분
② 혈압 120/75mmHg
③ 혈중 칼륨 4.0mEq/L
④ 혈중 나트륨 140mEq/L
⑤ 시간당 소변량 0.2mL/kg

059 안면신경마비 환자의 사정 결과가 다음과 같을 때 간호중재로 옳은 것은?

> - 입이 비뚤어짐
> - 한쪽 눈을 감지 못함
> - 눈물과 침이 계속 흘러내림
> - 이마에 주름잡기가 불가능함

① 앙와위 상태에서 다리를 올려준다.
② 금식하고 정맥으로 영양분을 주입한다.
③ 감각을 자극하기 위해 단단한 음식을 제공한다.
④ 각막 건조를 예방하기 위해 인공 눈물을 적용한다.
⑤ 마비된 부분의 불편감 완화를 위해 냉습포를 대어준다.

060 파킨슨병을 진단받은 환자의 자녀가 어머니가 표정이 없고 걸음걸이가 이상해졌다고 할 때, 할 수 있는 답변으로 적절한 것은?

① "일시적인 약물의 부작용으로 걱정하지 않으셔도 됩니다."
② "파킨슨병의 특징적인 증상으로 진전 및 강직, 종종걸음, 표정 없는 얼굴 등이 나타납니다."
③ "뇌 신경세포에 이상이 있는 것으로 응급 처치가 필요합니다."
④ "파킨슨병과는 관련되지 않은 증상으로 다른 부분의 정밀검사가 필요합니다."
⑤ "질병으로 인한 심리적 불안감이 표출되는 것이므로 편안하고 안정된 환경을 조성해주세요."

061 몇 년째 스테로이드제제를 복용 중인 환자가 애디슨병을 진단받았을 때 나타날 수 있는 증상으로 옳은 것은?

① 고혈당 ② 고혈압
③ 고칼륨혈증 ④ 고나트륨혈증
⑤ 심박출량 증가

062 중증근무력증으로 후두, 인두 근육이 침범되었을 때의 우선적인 중재로 옳은 것은?

① 생리식염수로 눈을 세척해준다.
② 식사 후 상체 올린 자세를 유지한다.
③ 다리를 거상하고 마사지를 시행한다.
④ 인공눈물을 점적해주고 안대를 적용한다.
⑤ 고칼로리 음식을 제공하여 충분한 열량을 공급한다.

063 다음과 같은 상황에서 내릴 수 있는 가장 우선적인 간호진단으로 적절한 것은?

> 몇 달전, 뇌전증을 진단받고 항경련제를 복용 중인 환자로 어제 약물의 용량을 변경하였다. 오늘 아침 환자는 갑자기 경련을 시작하였고, 입 안에 분비물이 가득 차 있는 상태로 "꺽꺽" 소리를 내고 있다. 환자의 가족들은 아무런 대처를 하지 못하고 있다.

① 질환의 증상과 관련된 두려움
② 불수의적 움직임과 관련된 외상 위험성
③ 환자의 증상 발현과 관련된 손상된 가족 대처
④ 과다한 분비물과 관련된 비효율적 호흡 양상
⑤ 부적절한 약물 용량과 관련된 비효율적 충동 조절

064 혼수상태로 부동인 환자에게 내릴 수 있는 간호진단으로 가장 적절한 것은?

① 의식 저하와 관련된 급성 혼돈
② 부동과 관련된 피부 손상 위험성
③ 감각 저하와 관련된 낙상 위험성
④ 소화능력 저하와 관련된 전해질 불균형 위험성
⑤ 호흡곤란과 관련된 불안

065 정상 혈당을 유지하다 새벽에 고혈당이 발생하는 현상을 보일 때 적절한 중재는?

① 운동량 증가 ② 식사량 조절
③ 전해질 불균형 조절 ④ 인슐린 투여량 감량
⑤ 인슐린 투여량 증량

066 항이뇨호르몬 부적절분비 증후군(SIADH)을 진단받은 환자의 사정결과가 다음과 같을 때 우선적인 간호중재로 옳은 것은?

> - 혈청나트륨 116 mEq/L
> - 소변량 20mL/시간, 요비중 1.060
> - 심부건반사 감소

① 섭취량과 배설량, 탈수 여부를 사정한다.
② 수액을 증량하여 충분히 공급한다.
③ 바소프레신을 투여한다.
④ 신경학적 증상을 주의 깊게 사정한다.
⑤ 고나트륨혈증, 저혈압 등의 합병증 발생에 주의한다.

067 갑상샘 기능 항진증을 진단받은 45세 여성 환자에게 할 수 있는 간호중재로 가장 적절한 것은?

① 안정을 취할 수 있는 조용하고 밝은 환경을 조성하도록 한다.
② 안구 돌출 증상은 크레틴병의 초기 증상으로 즉시 응급실을 방문하도록 한다.
③ 체중 조절을 위해 열량을 낮추어 식사를 제공한다.
④ 고섬유식이를 통해 변비를 예방하고 위장 자극을 줄인다.
⑤ 발한으로 인한 피부 손상을 예방하기 위해 피부를 자주 사정한다.

068 양성 전립샘 비대증을 진단받은 환자가 "양성 전립샘 비대증에 대해 설명해 주세요."라고 요청했을 때, 다음 중 질병에 대한 답변으로 적절한 것은?

① "중년 이후의 남성에게 흔하게 발생하는 비뇨기과 질환으로 전립샘이 커지면서 배뇨 장애가 발생하는 것을 의미합니다."
② "소변 줄기가 여러 갈래로 과다하게 나타나며 배뇨 후에도 완전히 비우지 못한 느낌을 줄 수 있습니다."
③ "평소 음식 섭취와 운동 습관과 밀접한 관련이 있습니다."
④ "대개 급성 신부전을 초래하므로 증상 발현 시 신속한 조치가 필요합니다."
⑤ "연령의 증가 및 프로게스테론이라는 호르몬의 증가가 대표적인 원인입니다."

069 녹내장에서 나타날 수 있는 증상으로 옳은 것은?

① 안압 저하
② 번쩍이는 섬광
③ 눈물 분비 부족
④ 암순응의 어려움
⑤ 초기 중심시력 손실

070 다음과 같은 증상을 보이는 환자의 증상 완화를 위한 우선적인 중재로 옳은 것은?

> - 중심 시야가 흐려짐
> - 직선이 구부러지거나 왜곡되어 보임
> - 황반과 주위 조직에 위축성 변성이 있음

① 항산화 비타민 복용을 금한다.
② 충분한 양의 수분을 섭취하게 한다.
③ 항생제 성분의 안약을 점적하여 치료한다.
④ 푸른 잎채소, 과일 등의 섭취를 제한한다.
⑤ 자외선을 차단하기 위해 선글라스를 착용하게 한다.

모성간호학

071 여성건강간호 지식체계의 구성요소에 대한 설명으로 가장 적절한 것은?

① 여성의 신체적 건강이 우선이다.
② 여성의 성 특성을 중심으로 한 임신, 분만, 출산으로 구성된다.
③ 여성의 심리적, 사회적, 영적, 신체적 건강뿐 아니라 가족 건강까지 포함한다.
④ 여성의 모성역할 수행을 가장 중요한 요소로 보고 있다.
⑤ 여성의 사회적 지위와 권위를 중심으로 이루어진다.

072 다음 중 학생들에게 성교육 및 성상담을 하려고 할 때 필요한 사항으로 적절한 것은?

① 성상담을 할 때에는 대상자에게 집중하여 논리적인 접근을 바탕으로 구성해야 한다.
② 성교육은 남성과 여성의 특성에 대해 바르게 이해하고 스스로 자신의 문제를 객관적으로 판단하고 적응할 수 있는 능력을 향상시키는 것에 목표를 두고 있다.
③ 성상담자는 주관적인 느낌을 바탕으로 비판적인 태도로 상담에 임해야 한다.
④ 성상담을 할 때에는 사실적이고 구체적이며 직설적으로 설명하는 것을 피하도록 한다.
⑤ 효과적인 교육을 위해 남, 녀 따로 교육을 받도록 하고 가급적 어려운 내용까지 설명해주도록 한다.

073 마지막 월경 이후 7개월 동안 월경을 하지 않은 20대 여자가 병원에 내원하였다. 유추할 수 있는 질환으로 가장 적절한 것은?

① 폐경
② 월경통(월경곤란)
③ 생리적 무월경
④ 이차무월경(속발성 무월경)
⑤ 일차무월경(원발성 무월경)

074 자궁경부암 검진을 위해 내일 파파니콜로검사가 예정되어 있는 여성 대상자이다. "검사를 위해 준비해야 할 게 있나요?"라고 대상자가 물을 때 설명할 수 있는 내용으로 적절한 것은?

① 자궁경부의 세포를 추출하여 세포의 형태를 확인하는 방법임을 설명한다.
② 성교는 검진에 영향을 미치지 않음을 설명한다.
③ 검사 전일 자정부터 금식해야 함을 설명한다.
④ 검사 당일에는 질 세척을 시행하고 오도록 설명한다.
⑤ 월경기는 자궁경부가 가장 부드럽고 검사가 효과적으로 이루어지는 시기임을 설명한다.

075 치즈 같은 백색의 질 분비물과 외음부 소양감을 호소하는 임산부에게 교육해야 할 사항으로 옳은 것은?

① "배우자와 함께 동시에 치료받으셔야 합니다."
② "꼭 끼지 않는 면으로 된 내의를 입는 것이 좋습니다."
③ "에스트로겐 질정이나 크림을 사용하면 증상이 완화됩니다."
④ "자연적으로 회복되기 때문에 약물 치료는 필요하지 않습니다."
⑤ "성관계로 쉽게 전파되므로 배우자와의 성교를 피하고 콘돔을 사용하셔야 합니다."

076 자궁이 비정상적으로 밖으로 나와 자궁탈출을 진단받은 노인 여성환자에게 할 수 있는 간호중재로 가장 적절한 것은?

① 페서리를 사용하여 자궁을 위로 밀어 올리도록 한다.
② 케겔 운동은 골반에 자극을 주어 증상을 악화시키므로 금기되는 운동법이다.
③ 증상완화를 위해 좌측위나 우측위를 취하도록 설명한다.
④ 영양분을 골고루 섭취하고 특히 칼슘을 충분히 섭취하도록 설명한다.
⑤ 치료방법이 없으므로 최대한 자극되지 않도록 절대안정이 필요함을 설명한다.

077 폐경을 앞 둔 자궁근종의 여성 환자에게 할 수 있는 설명으로 적절한 것은?

① "자궁근종의 수술적 치료가 필요합니다."
② "통증이 더 심해질 수 있으나 점차 완화될 겁니다."
③ "폐경 후 자궁근종이 자연적으로 사라질 수도 있습니다."
④ "호르몬의 영향으로 자궁근종의 크기가 더 커지게 됩니다."
⑤ "폐경이 되어도 자궁근종에 미치는 영향은 거의 없습니다."

078 자궁내막의 분비샘 및 조직의 비정상적인 증식으로 비정상적인 질 출혈과 하복부 통증 등을 유발하는 질환은?

① 자궁탈출　　　② 자궁샘근육증
③ 생식기 누공　　④ 자궁내막증식증
⑤ 급성 골반염증성 질환

079 포상기태를 진단받고 흡입 소파술을 시행한 대상자에게 앞으로의 관리방법에 대해 설명하려고 한다. 다음 중 포상기태의 추후관리 방법으로 적절한 것은?

① 포상기태는 기태를 제거한 후 합병증이 거의 없으며 재발률이 낮은 질환에 해당한다.
② 에스트로겐과 프로게스테론 검사를 통해 융모상피암의 이행에 대한 관리를 하게 된다.
③ β-HCG 검사에서 음성이 확인된 후 최소 1년 동안 피임을 해야만 한다.
④ 융모상피암은 전이가 잘 일어나지 않기 때문에 β-HCG 검사만으로 추후관리가 가능하다.
⑤ 흡입 소파술 후 1~2주 간격으로 β-HCG가 2회 연속 음성이 될 때까지 검사해야 한다.

080 자궁 외 임신일 때 사용할 수 있는 약물로 엽산의 기전을 방해하여 DNA합성을 억제하는 기전을 갖고 있는 것으로 옳은 것은?

① 황산 마그네슘(Magnesium sulfate)
② 메토트렉세이트(Methotrexate)
③ 에리트로마이신(Erythromycin)
④ 옥시토신(Oxytocin)
⑤ 메덜진(Methergine)

081 십여 년 동안 아무런 증상이 없다가 다음과 같은 특징이 나타났을 때, 예상할 수 있는 매독의 단계는?

- 고무종이 피부, 뼈, 간 등을 손상시킴
- 동맥염, 관상동맥 협착 등이 발생함
- 중추신경계에도 영향을 미쳐 수막염, 마비 등이 유발됨

① 1기 매독　　② 2기 매독　　③ 3기 매독
④ 잠복 매독　　⑤ 편평콘딜로마

082 임신 초기의 임부가 입덧이 있어 음식섭취가 어렵다고 할 때, 할 수 있는 간호중재로 옳은 것은?

① 위장을 최대한 비우고 자극적인 음식은 섭취하지 않는다.
② 음식을 자주 섭취하는 것은 오심을 자극하므로 한꺼번에 다량의 음식을 섭취하도록 한다.
③ 체중이 갑자기 변하여 발생하는 것으로 체중관리가 필요함을 설명한다.
④ 아침에 기상하면 마른 크래커를 소량 먹도록 한다.
⑤ 자리에서 일어날 때에는 재빨리 움직이고 음식물을 섭취한 후 앙와위를 취한다.

083 임신 24주 된 임부에게 50g 경구포도당부하검사를 시행하였고 검사 결과 혈당 160mg/dL로 측정되어 100g 경구포도당부하검사를 시행하고자 한다. 이 검사의 목적으로 옳은 것은?

① 임신성 고혈압 확인
② 임신성 당뇨 확인
③ 태아의 기형 확인
④ 태아의 건강상태 확인
⑤ 태아의 폐 성숙도 확인

084 임신 34주의 임부가 소변이 자주 보고 싶어 불편하다고 표현하며 몸에 이상이 생긴 것이 아닌지 걱정하고 있다. 이와 관련해 설명할 내용으로 가장 적절한 것은?

① 척추가 굴곡되어 배뇨 신경을 자극하기 때문에 발생한다.
② 비정상적인 증상으로 감염을 의미할 수 있으므로 즉시 검사가 이루어져야 한다.
③ 자궁이 커지면서 방광을 압박하기 때문에 발생하는 자연적인 증상이다.
④ 호르몬의 변화로 방광 용적이 증가하고 주변 근육이 이완되면서 발생하는 빈뇨이다.
⑤ 알 수 없는 이유로 발생하는 빈뇨로 시간이 지나면서 점차 완화되는 특징을 갖는다.

085 신경관질환의 위험이 있는 태아 및 태아의 기형을 확인하기 위해 시행하는 검사로 옳은 것은?

① 비수축검사 ② 자궁수축검사
③ 알파태아단백 ④ 태반락토겐
⑤ L/S(lecithin/sphingomyelin) 비율

086 다음은 산모의 전자태아감시기 결과이다. 다음과 같은 양상을 보일 때 할 수 있는 간호중재로 적절한 것은?

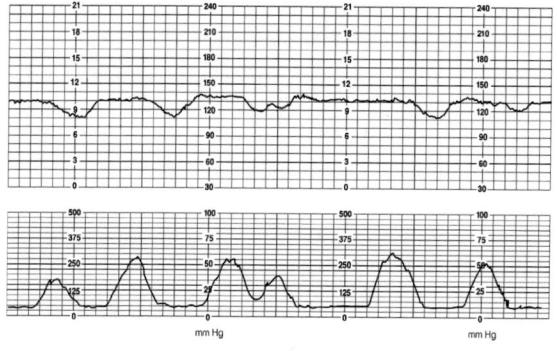

① 산모가 우측위를 취하도록 설명한다.
② 정맥 주입 속도를 감소해 심부담을 줄여주어야 한다.
③ 자궁수축제를 사용 중이라면 즉시 중단해야 한다.
④ 산소는 출생 후 미숙아 망막증을 유발하므로 제공해서는 안되며 양수 내 태변이 착색되지 않았는지 사정이 필요하다.
⑤ 정상인 그래프의 모양으로 특별한 중재는 필요하지 않다.

087 제대 압박을 원인으로 발생하게 되는 태아 심박동의 양상에 대한 설명으로 적절한 것은?

① 조기 감퇴가 나타나 자궁 수축과 함께 태아 심박동이 하강하고 수축이 끝나면 회복된다.
② 조기 감퇴가 나타나 태아 심박동은 15분 이상 1분에 15회 이상 지속된다.
③ 후기 감퇴가 나타나 자궁 수축 극기에 태아 심박동이 감소하고 수축이 끝난 후 바로 회복된다.
④ 가변성 감퇴가 나타나 자궁 수축과 관계없이 태아 심박동이 감소한다.
⑤ 가변성 감퇴가 나타나 자궁 수축이 끝난 후 태아 심박동이 회복되는데 시간이 지연된다.

088 오늘 산부인과 병동에 입원한 대상자의 간호정보조사 내용이다. 대상자는 한 번의 유산 경험이 있고 현재 한 자녀를 갖고 있으며 5살이라고 한다. 자녀를 38주에 출산했다고 했을 때 다음 중 대상자의 산과력(T-P-A-L)으로 옳은 것은?

① 1-1-2-0 ② 1-1-0-1 ③ 1-0-1-1
④ 2-1-1-0 ⑤ 2-0-0-2

089 초임부가 밑으로 뭔가 흐르는 것 같다고 하며 병원에 내원하였다. 임부의 양막 파열 여부를 확인하기 위한 내용으로 가장 적절한 것은?

① 양막 파열과 동시에 대량 출혈이 발생하므로 육안으로 판단할 수 있다.
② 니트라진 검사(Nitrazine test)를 하는 경우, 황색으로 변한다면 양막이 파열되었음을 의미하는 것이다.
③ 양치상 검사를 통해 양치상 모양이 관찰된다면 양막이 파열되었음을 의미하는 것이다.
④ 예리한 통증과 복부 팽만감이 있을 때 양막 파열이 있음을 알 수 있다.
⑤ 부구감이 느껴지고, 태동이 느껴지지 않는다면 양막이 파열되었음을 의미하는 것이다.

090 다음 중 레오폴드 복부촉진법의 3단계에 해당하는 내용으로 적절한 것은?

① 자궁 저부를 촉진하여 모양, 크기, 운동성, 강도 등을 파악할 수 있다.
② 복부 좌우를 촉진하여 등과 팔다리를 확인할 수 있다.
③ 치골결합을 향해 깊이 촉진하면서 아두 하강과 굴곡 정도를 확인할 수 있다.
④ 촉진을 통해 태아의 신체부분이 머리인지 둔부인지 확인할 수 있다.
⑤ 치골결합 부위의 촉진을 통해 선진부의 진입 정도를 확인할 수 있다.

091 임신 36주 된 임부에게 정기 산전관리에서 시행한 비수축검사(NST) 결과가 다음과 같을 때 간호중재로 옳은 것은?

- 20분 동안 2회 이상 태아심박수가 기준선보다 15박동 이상, 15초 이상 지속

① 정상임을 의미한다.
② 자궁수축제를 투여해야 한다.
③ 즉시 제왕절개 수술을 해야 한다.
④ 의사에게 알리고 초음파 검사를 준비해야 한다.
⑤ 임신부는 좌측위를 취하게 하며 절대안정하게 한다.

092 분만 기전의 단계에 대한 설명으로 옳은 것은?

① 진입-하강-내회전-신전-굴곡-외회전-만출 순으로 이루어진다.
② 신전 시 골반 전방에 위치한 태아의 어깨가 먼저 질구를 통과하게 된다.
③ 하강 시 아두의 대횡경선이 골반 입구를 통과하며 내진을 통해 알 수 있다.
④ 외회전은 신전 후 나타나며 골반입구 진입 시 위치로 다시 회전하는 것을 의미한다.
⑤ 내회전이란 턱을 앞가슴으로 당기면서 가장 짧은 소사경선으로 만출되는 것을 의미한다.

093 분만 1기 임부의 사정결과가 다음과 같을 때, 할 수 있는 중재로 옳은 것은?

- 자궁 경부: 1cm 정도 개대됨
- 자궁 수축 간격: 2~3분
- 자궁 수축 지속시간: 90초
- 잠재기 지연, 극심한 통증 호소

① 신속히 옥시토신을 투여하여 분만을 도와야 한다.
② 인공파막하여 자궁 수축을 자극하여 분만을 돕는다.
③ 심호흡을 격려하고 수액 주입을 제한한다.
④ 진정제는 분만 과정을 저해하므로 금기사항에 해당한다.
⑤ 태아질식의 증상이 보인다면 바로 제왕절개를 시행해야 한다.

094 분만 중 대변을 볼 것 같다고 호소하는 초산부의 사정 결과가 다음과 같을 때 우선적인 중재로 옳은 것은?

- 자궁경부: 완전개대, 태아심박동수: 140회/분
- 자궁수축: 강도 80mmHg, 간격 2분, 기간 60초

① 참아야 한다고 설명한다.
② 제왕절개분만을 준비한다.
③ 옥시토신 투여를 시작한다.
④ 좌측위를 취하게 하고 산소를 제공한다.
⑤ 억지로 힘을 주지 말고 아래로 힘이 주어질 때만 힘을 주도록 한다.

095 임신 36주 초음파 검사에서 양수과소증이 확인되었을 때 이와 관련된 태아측 원인으로 옳은 것은?

① 당뇨병
② 식도폐쇄증
③ 요로폐쇄증
④ 폐기능 이상
⑤ 위장계 이상

096 37세 산모가 제왕절개분만 후 흉통과 빈맥, 호흡곤란, 청색증의 증상을 보일 때 우선적인 간호중재는?

① 하지를 상승시킨다.
② 고단백, 고열량식이를 제공한다.
③ 탄력스타킹을 항상 착용하도록 설명한다.
④ 절대안정을 취하게 하고 산소를 공급한다.
⑤ 수액을 주입하고 충분한 수분 섭취를 권장한다.

097 임신 31주인 임부가 진통을 호소하여 리토드린 약물을 투여하게 되었다. 리토드린 약물을 복용할 때 나타날 수 있는 부작용으로 옳은 것은?

① 서맥   ② 저혈압   ③ 체온 상승
④ 혈뇨   ⑤ 호흡 저하

098 파막 후 24시간이 지났지만 분만이 진행되지 않아 옥시토신 주입으로 유도분만하고 있는 임부에 대한 중재로 옳은 것은?

① 임부에게 저산소증이 나타나지 않는지 주의 깊게 사정해야 한다.
② 후기감퇴 혹은 가변성 감퇴를 보인다면 옥시토신을 중단하고 산소를 제공해야 한다.
③ 섭취량과 배설량을 주의 깊게 사정하고 소변량이 증가할 경우 즉시 의사에게 보고한다.
④ 유도분만에 실패할 경우, 잠시 동안 휴식을 취한 후 두 배의 용량으로 옥시토신을 재투여한다.
⑤ 60초 이상으로 자궁수축이 지속되는 경우 옥시토신의 주입속도를 감량하거나 중단해야 한다.

099 당뇨의 과거력이 없는 26주 산모가 임신성 당뇨를 진단받았다. 산모가 "태아에게는 아무런 영향이 없나요?"라고 했을 때, 간호사의 설명으로 옳은 것은?

① "태반에 의해 혈당이 조절되므로 아무런 영향이 없습니다."
② "과도한 인슐린 분비로 인해 저체중이 나타날 수 있습니다."
③ "계면활성제의 합성이 지연되어 폐가 성숙하지 못할 수 있습니다."
④ "태반의 기능 저하로 인해 혈류가 저하되어 만성적인 빈혈이 나타나게 됩니다."
⑤ "출산 직후 혈당이 다량으로 유입되어 일시적으로 고혈당이 나타날 수 있습니다."

100 어제 분만한 산모가 다음의 사정결과를 보일 때 예상되는 이유로 옳은 것은?

- 체온 36.3℃
- 옷이 젖을 정도로 땀이 많이 남
- 소변량이 많아짐

① 자궁수축 지연
② 프로락틴의 분비 증가
③ 자궁 내 태반조직 잔류
④ 자궁내막에서의 세균감염
⑤ 임신 중 증가된 체액의 배출

101 분만 후 2일 된 산모가 출혈로 인하여 한 시간에 하나 이상의 패드를 사용하고 있다고 한다. 환자 사정 시 자궁이 부드럽고 물렁물렁한 상태일 때, 할 수 있는 간호중재로 가장 적절한 것은?

① 자궁수축제의 사용을 금지한다.
② 충분한 수분 섭취와 절대안정을 취할 수 있도록 해야 한다.
③ 감염 예방을 위해 회음부를 청결하게 하고 항생제를 복용하도록 한다.
④ 저혈량성 쇼크 증상이 나타나지 않는지 주의 깊게 사정하고 자궁저부를 마사지하도록 한다.
⑤ 복부에 온찜질을 시행하여 근육을 이완시키고 수태산물이 완전히 배출되도록 한다.

102 분만 후 7시간이 지났지만 아직 자연배뇨가 없는 산모에게 할 수 있는 중재로 가장 적절한 것은?

① 쪼그려 앉는 체위를 설명한다.
② 차가운 변기를 준비하여 침상에 가져다준다.
③ 회음부에 차가운 물을 흘려주고 흐르는 물 소리를 들려준다.
④ 방광의 팽만 정도를 자주 사정하고 배뇨 촉진을 위한 중재를 수행한다.
⑤ 하루 정도 지나야 자연배뇨가 가능하므로 추가적인 중재는 필요하지 않다.

103 분만과정에서 회음 절개를 시행한 산모에게 할 수 있는 회음부 관리법에 대한 설명으로 옳은 것은?

① 분만 후 24~48시간 까지는 온찜질을 적용하고 이후 냉찜질을 적용한다.
② 회음부의 부종 감소 및 빠른 치유를 위해 하루 3~4회의 좌욕을 시행하도록 한다.
③ 진통제는 호흡중추를 억제하므로 산모에게는 투여하지 않는다.
④ 절개한 부분의 상처가 빨리 아물 수 있도록 수술 부위를 눌러줄 수 있는 체위를 취하도록 한다.
⑤ 회음패드는 감염예방을 위해 뒤에서 앞으로 착용해야 한다.

104 혈전성 정맥염으로 다리에 통증을 호소하고 있는 산모가 "마사지를 하면 좋아질까요?"라고 질문할 때, 할 수 있는 답변으로 가장 적절한 것은?

① "마사지는 하지의 혈액순환을 도와 통증을 완화시켜 줍니다."
② "혈전이 있는 상태에서 마사지를 하게 되면 혈전이 떨어져 큰 합병증을 유발할 수 있으므로 하시면 안 됩니다."
③ "충분히 자주 부드러운 압력을 가해 마사지 하는 것은 통증 완화에 효과적입니다."
④ "손으로 마사지하는 것보다는 기계를 이용해 일정한 압력으로 마사지 하는 것을 권장합니다."
⑤ "마사지는 일시적인 효과를 나타낼 뿐 근본적으로 증상을 완화할 수 없습니다."

105 유방염으로 오른쪽 유방의 통증을 호소하는 산모에 대한 중재로 옳은 것은?

① 유방을 만지거나 젖을 짜는 등의 행동을 삼간다.
② 농양이 찬 경우 절개 및 배농하여 치료할 수 있다.
③ 치료제가 따로 없으므로 증상에 따른 약물을 투여한다.
④ 아기를 최대한 몸에서 떨어지게 하여 모유수유하게 한다.
⑤ 절대안정이 필요함을 설명하고 가급적 모유수유를 금한다.

2교시

아동간호학	35문제
지역사회간호학	35문제
정신간호학	35문제
	총 105문제

아동간호학

001 논리적인 조작은 아직 불가능한 상태로 자기중심적인 사고 및 직관적 사고, 물활론, 상상놀이 등의 모습이 나타나는 시기와 Piaget의 인지발달 이론의 연결로 옳은 것은?

① 영아기 - 감각운동기
② 영아기 - 전조작기
③ 유아기 - 전조작기
④ 학령전기 - 구체적 조작기
⑤ 학령기 - 형식적 조작기

002 아동 여럿이 다음과 같은 모습을 보일 때 예측할 수 있는 시기로 적절한 것은?

- 여럿이 모여 부모님, 선생님 등 어른들의 행위를 모방함
- 병원놀이, 소꿉놀이를 함
- 놀이 도구를 서로 빌리기도 하고 빌려주기도 함

① 영아기　　② 유아기
③ 학령전기　④ 학령기
⑤ 청소년기

003 질분만으로 태어난 지 하루된 신생아로 머리에 봉합선을 넘어 분포하는 넓은 부종이 관찰될 때 관련된 내용으로 옳은 것은?

① 뇌출혈이 발생한 것으로 응급 수술이 필요하다.
② 두피 아래 부종으로 며칠 내 자연스럽게 흡수되어 사라진다.
③ 지적장애를 유발할 수 있으므로 뇌혈관의 정밀검사가 필요하다.
④ 두개골과 골막 사이 혈종으로 2~3주 정도 후면 자연스럽게 흡수된다.
⑤ 수두증이 발생할 것으로 뇌실배액을 형성하여 뇌압을 낮춰주어야 한다.

004 생후 2일된 신생아의 호흡양상이 다음과 같을 때, 예측할 수 있는 상태로 옳은 것은?

- 수면 시 35회/분
- 활동 시 52회/분
- 호흡이 불규칙함
- 5초 동안 잠시 숨을 멈춤

① 정상 호흡　　② 수면 호흡저하
③ 신생아 무호흡　④ 주기적 호흡 곤란
⑤ 일과성 빠른 호흡

005 다음은 출생 후 1분에 확인한 신생아의 아프가 점수에 대한 설명이다. 다음 결과에 맞는 아프가 점수는?

- 몸은 붉고 손발이 창백함
- 자극을 주었을 때 심하게 울고 약간의 움직이는 반응을 보임
- 심박수: 110회/분, 호흡: 규칙적이고 원활함

① 5점　② 6점　③ 7점　④ 8점　⑤ 9점

006 난산으로 분만한 신생아에게서 쇄골 골절이 확인되었을 때 나타나는 증상으로 옳은 것은?

① 과도한 모로반사가 나타난다.
② 비익호흡을 하며 호흡을 크게 한다.
③ 골절된 쪽의 팔이 움직여지지 않는다.
④ 골절되지 않은 쪽의 팔에서 마찰음이 확인된다.
⑤ 적절히 사지를 고정하여 치료하게 되지만, 평생 합병증을 갖는 경우가 많다.

007 생후 2일된 신생아의 얼굴이 노랗게 되었으며 혈청 빌리루빈이 8mg/dL로 확인되었을 때 신생아의 상태에 대한 설명으로 옳은 것은?

① 우유를 소화하지 못하여 얼굴색이 변한 것이다.
② 병리적 황달 상태로 즉각적인 중재가 필요한 상황이다.
③ 간이 미성숙하기 때문에 간접 빌리루빈이 직접 빌리루빈으로 전환되지 못하고 축적되어 발생한다.
④ 혈청 빌리루빈 수치를 낮추기 위해 즉시 내과적 중재를 수행해야 한다.
⑤ 성인에 비해 적혈구 수명이 길어 빌리루빈이 과잉 생산되어 발생하는 것이다.

008 생후 2개월의 첫 아이를 둔 어머니가 "지금 모유 수유를 하고 있는데, 언제 이유식을 해야 할지 정말 모르겠어요."라며 말할 때, 간호사의 대답으로 가장 적절한 것은?

① "이유식은 엄마가 준비가 되었다면 언제 시작하여도 상관 없습니다."
② "12개월까지는 모유 수유로 충분하므로 이유식은 12개월 이후에 시작하세요."
③ "2개월은 이유식을 시작하기 좋은 시기입니다. 지금 바로 이유식을 시작하세요."
④ "엄마의 영양상태가 좋으면 지금은 모유 수유를 하시고 4~6개월 이후에 이유식을 시작하세요."
⑤ "지금 모유와 분유 수유를 혼합해서 하시고, 알레르기가 나타나지 않으면 이유식을 시작하세요."

009 18개월 유아의 발달에 적합한 놀이로 가장 적절한 것은?

① 인형 옷 입히기
② 복잡한 퍼즐 맞추기
③ 사람을 3부분으로 그리기
④ 바퀴 달린 장난감 밀고 다니기
⑤ 친구들과 함께 규칙이 있는 공놀이

010 성적 관심이 항문 부위에 모아져 대소변을 통해 쾌락을 느끼는 시기의 아동에 대한 특성으로 옳은 것은?

① 일관성 있는 어머니의 돌봄을 통해 신뢰감이 형성된다.
② 타인중심적 사고를 하며 추상적인 것을 이해할 수 있다.
③ 대상영속성의 개념이 아직 형성되지 않은 시기이다.
④ 숟가락, 컵 등의 물건을 매일 새로운 것으로 바꾸려고 한다.
⑤ 본인의 의지를 표현하기 위해 부정적인 반응을 보이는 거부증이 나타난다.

011 다음 중 에릭슨의 심리사회적 발달을 바탕으로 유아기에 해당하는 것은?

① 어머니와의 상호작용을 통해 신뢰감을 갖게 된다.
② 아동은 스스로 하기를 원하며 더 많은 활동을 통해 목표를 달성하고자 하는 주도성을 갖게 된다.
③ 대소변 가리기와 같은 자기통제를 배우고 실천하는 시기로 자율성을 갖게 된다.
④ 학교의 과제들을 통해 여러 경험을 하게 되고 근면성을 갖게 된다.
⑤ "나는 누구인가?"와 같은 자신에 대한 근본적인 질문을 통해 답을 얻어가는 시기로 자아정체성을 갖게 된다.

012 생후 20개월이 된 아이의 부모가 대소변 가리기 훈련을 시작하려고 한다. 아이가 대소변 가리기 훈련에 준비되어 있음을 나타내는 것으로 옳은 것은?

① 옷을 벗거나 입는 것을 부모에게 의존하며 혼자 할 수 없는 시기에 시작한다.
② 스스로 바지를 내리고 5분 이상 서 있는 것이 어려울 때 시작한다.
③ 기저귀가 젖은 것을 인지하고 교환해 줄 것을 요구하는 모습을 보인다.
④ 항문과 요도 조임근의 조절은 가능하나 아직 소변을 보유할 수 있는 능력이 없을 때 시작한다.
⑤ 변의를 느끼나 표현을 잘 하지 못할 때 시작하는 것이 바람직하다.

013 24개월 된 아동이 부모가 하라고 하는 것에 대해 지속적으로 "싫어, 안해!"라며 떼를 쓴다고 한다. 아동의 부모는 아이가 왜 이러한 행동을 하는지 모르겠다며 걱정할 때, 간호사로서 보일 수 있는 반응으로 가장 적절한 것은?

① 정서적 불안에 대한 반응임을 설명하고 전문의에게 상담받을 것을 권유한다.
② 지속적으로 부정적인 반응을 보인다면 체벌을 통해 교정하도록 한다.
③ 아직은 아동 본인이 자신의 행동을 조절할 수 없기 때문에 보이는 행동으로 수용하고 공감하는 자세를 취한다.
④ 자율성을 형성하는 과정에서 하게 되는 행동으로 '싫어'라는 대답이 나올 수 없도록 선택할 수 있는 질문을 하도록 한다.
⑤ 아동이 좋아하는 것을 주어 하기 싫어도 행동을 하도록 유도한다.

014 부모에게 오늘 오전에 입원한 3세 아동이 장난감을 사달라며 떼를 쓸 때 담당 간호사로서 알려줄 수 있는 대처방법으로 가장 적절한 것은?

① 조용한 음악을 들려주어 정서적 안정을 도모한다.
② 장난감은 집에 많으니 퇴원하고 집에 가서 함께 놀 것을 약속한다.
③ 좋아하는 과자를 사주어 기분을 좋게 하는 것도 도움이 된다.
④ 공공장소에서 떼를 쓰거나 고집부리지 않도록 단호하게 훈육한다.
⑤ 집에서 아동이 사용하던 장난감을 가져와 갖고 놀 수 있게 한다.

015 악몽을 꾸고 자다가 놀라서 깬 아이에게 부모가 해줄 수 있는 중재로 적절한 것은?

① 무관심한 태도를 보여 아동이 다시 스스로 잠들 수 있도록 한다.
② 악몽은 현실이 되지 않음을 논리적으로 설명해준다.
③ 아이를 안심시키고 위로해주며 미등을 켜주어 안정적인 환경을 조성해준다.
④ 신경정신적 문제가 있는 것은 아닌지 병원을 방문하여 검사받도록 한다.
⑤ 취침시간을 자주 바꾸어 밤동안의 공포감을 줄여준다.

016 병원에 내원한 7세 아동의 사정결과가 다음과 같을 때, 아동과의 면담 방법으로 옳은 것은?

- 상완골 골절
- 위생이 불량함
- 키, 체중이 5 백분위수 미만임
- 전신에 여러 가지 색의 멍이 있음

① 부모와 아동을 같이 면담을 시행한다.
② 골절과 멍의 이유를 다그치듯 물어본다.
③ 말을 하지 않는 경우 면담을 진행하지 않는다.
④ 원하는 경우 신고하지 않고 부모에 대한 처벌도 하지 않을 것을 알려준다.
⑤ 부모가 없는 조용한 공간에서 아동이 자신의 감정에 대해 말하도록 격려한다.

017 초등학교를 다니고 있는 아동의 인지 발달 능력에 대한 설명으로 옳은 것은?

① 물질의 형태나 크기가 바뀌면 다른 물질이라고 인지한다.
② 죽음의 개념을 인지하지 못하고 잠을 자는 것이라고 생각한다.
③ 추상적이고 철학적인 개념을 아직 이해하지 못한다.
④ 대상영속성의 개념이 처음 확립되는 시기이다.
⑤ 자기중심적으로 사고하며 물활론을 보이는 시기이다.

018 40℃의 고열로 병원에 내원한 아동에게 다음과 같은 증상이 나타났을 때, 간호사의 반응으로 옳은 것은?

- 부어있는 편도선과 인두
- 막이 덮여 있고 돌기가 붉으며 부어오른 혀
- 전신에 붉은 발진이 관찰되나 얼굴에는 없음

① "전파 예방을 위해 일정기간 격리가 필요합니다."
② "목의 자극을 줄이기 위해 물도 마시면 안 됩니다."
③ "페니실린을 투여하면 24시간 내 완치될 수 있습니다."
④ "앙와위를 취하고 침상안정해야 합니다."
⑤ "발진은 점차 수포로 변하는데 이 수포를 만지면 감염이 됩니다."

019 혈청 빌리루빈이 18mg/dL로 측정되어 신생아에게 광선요법을 시행하려고 한다. 광선요법을 적용할 때의 중재로 적절한 것은?

① 수유할 때도 안대를 벗기지 말고 유지한다.
② 저체온증을 예방하기 위해 체온을 자주 측정한다.
③ 가급적 체위를 변경하지 말고 한 자세를 유지한다.
④ 피부 손상을 방지하기 위해 옷을 입히거나 담요로 감싼다.
⑤ 탈수 증상을 모니터링하고 적정량의 수분과 전해질을 공급한다.

020 성인에 비해 신생아의 체온조절이 어려운 이유로 적절한 것은?

① 낮은 대사율로 인해 열을 방출할 수 없기 때문이다.
② 과도한 떨림 반응으로 에너지가 소실되기 때문이다.
③ 체중에 비해 섭취량이 적어 열생산에 어려움이 있기 때문이다.
④ 피하지방의 부족으로 열을 보전하는데 어려움이 있기 때문이다.
⑤ 체중에 비해 좁은 체표면적으로 열 손실이 쉽게 발생하기 때문이다.

021 신생아 선별검사 및 사정에서 다음과 같은 결과가 나타났을 때, 의심되는 질환으로 옳은 것은?

- 저하된 T4 수치
- 증가된 TSH 수치
- 정상 두위
- 계속 자는 모습을 보임

① 크레틴병
② 그레이브스병
③ 갈락토오스혈증
④ 고빌리루빈혈증
⑤ 성장호르몬 결핍증

022 선천적 식도폐쇄 및 기관식도루(기관식도샛길)가 있는 환아에게 나타날 수 있는 증상으로 옳은 것은?

① 천명음
② 복부 팽만
③ 장음 소실
④ 기침 및 청색증
⑤ 과도한 배고픔

023 선천성 심질환 중 하나인 심방중격결손에 대한 설명으로 적절한 것은?

① 폐혈류가 증가한다.
② 청색증과 함께 무산소 발작이 나타난다.
③ 선천성 심질환 중 가장 흔하게 발생되는 유형이다.
④ 우심실과 좌심실 사이의 벽이 개방된 상태를 의미한다.
⑤ 치료제로 프로스타글란딘억제제인 인도메타신(indomethacin)을 투여한다.

024 응급실에 온 6개월 영아의 사정 결과가 다음과 같을 때 예상할 수 있는 질환과 검사의 연결로 옳은 것은?

> • 담즙 섞인 구토, 젤리 모양의 혈변
> • 우상복부에서 촉지되는 소시지 모양의 덩어리

① 위궤양 - 위장 내시경
② 날문(유문) 협착증 - 초음파 검사
③ 날문(유문) 협착증 - 혈관 조영술
④ 장중첩증 - 대장 내시경
⑤ 장중첩증 - 수압 관장

025 팔로 4징후를 진단받은 영아가 아침에 수유를 하던 중 갑자기 팔다리와 얼굴이 파래지면서 빠르게 호흡하는 모습을 보일 때, 우선적인 중재로 옳은 것은?

① 혈류 증가를 위해 수액요법을 시행한다.
② 증상 완화를 위해 스테로이드제제를 투여한다.
③ 정맥순환량을 감소시키기 위해 슬흉위를 취한다.
④ 발작으로 인한 흡인을 예방하기 위해 좌측위를 취한다.
⑤ 호흡량을 증가시키기 위해 영아를 앙와위로 눕힌 뒤 올린다.

026 원인을 알 수 없고 항생제에 반응하지 않는 심한 고열, 손/발톱 주위의 상피 박리와 양쪽 눈의 충혈로 병원에 내원한 후 가와사키질환을 진단받은 아동에게 심초음파를 시행하는 이유로 옳은 것은?

① 폐포의 확장 여부를 확인하기 위해
② 흉강 내 압력을 확인하기 위해
③ 관상동맥의 상태를 확인하기 위해
④ 면역글로불린의 투여 여부를 결정하기 위해
⑤ 심방과 심실의 구조 이상 여부를 확인하기 위해

027 혈변과 구토, 복부 팽만의 증상으로 괴사성 장염을 진단받은 신생아의 가장 우선적인 중재는?

① 응급수술에 대비하여 수술 전 준비를 시행한다.
② 섭취량과 배설량을 사정하고 수액 주입을 제한한다.
③ 수유를 멈추고 즉시 금식을 시행한다.
④ 변형된 트렌델렌버그 체위(trendelenburg position)를 취해준다.
⑤ 산소를 공급하고 산소포화도를 모니터링한다.

028 5세 아동이 갑작스러운 호흡곤란을 호소하며 병원에 내원하였다. 사정결과가 다음과 같을 때, 간호중재로 옳은 것은?

> • 헤모필루스(Haemophilus) 인플루엔자 감염됨
> • 연하곤란, 침 흘림
> • 아동과 의사소통이 원활하지 않음
> • 입을 벌려 혀를 내밀고 있음, 호흡곤란
> • 체온 39℃

① 치료를 위해 정맥으로 항생제를 투여한다.
② 점차 증상이 완화될 것이므로 지켜본다.
③ 증상 완화를 위해 따뜻하게 가습된 공기를 흡인하게 한다.
④ 자가면역을 억제하기 위해 면역억제제를 투여하고 부작용을 확인한다.
⑤ 응급상황에 대비하기 위해 설압자로 인후의 변화를 수시로 확인한다.

029 콜라색 소변과 안와 주위의 부종, 고혈압으로 입원한 환아이다. 급성 사구체 신염의 진단이 내려졌을 때, 질병의 원인을 파악하기 위해 확인해야 할 사항으로 가장 적절한 것은?

① 평소 섭취량과 배설량
② 최근 한 달 동안의 체중 변화
③ 배뇨통과 옆구리 통증 여부
④ 급성 사구체 신염의 가족력 여부
⑤ 상기도 감염 병력 여부

030 10개월 영아가 39℃의 고열로 병원에 내원하였다. 사정 결과 다음과 같을 때, 간호중재로 옳은 것은?

> • 소변에서 악취가 남
> • 잦은 배뇨, 배뇨 중 심하게 보챔
> • 수유량 및 이유식 양의 감소
> • 소변 배양 검사에서 대장균이 검출됨

① 대소변을 본 후 앞에서 뒤로 닦도록 보호자에게 교육한다.
② 소변이 완전히 흡수되도록 꼭 조이는 기저귀를 착용하도록 한다.
③ 부종을 완화하기 위해 섭취량과 배설량을 확인하고 수분을 제한한다.
④ 기저귀로 인한 감염을 예방하기 위해 보호자에게 배변 훈련 방법을 설명한다.
⑤ 소변으로 인한 요도의 자극을 줄이기 위해 4시간마다 도뇨관을 통해 소변을 배출한다.

031 혼자서는 음식을 섭취하기 어려운 뇌성마비 아동의 부모에게 교육할 내용으로 옳은 것은?

① 가급적 단단한 음식을 제공하여 저작을 돕는다.
② 최대한 목을 뒤로 젖히게 한 후, 음식을 넣어준다.
③ 가능한 위관영양을 병행하여 식사를 진행한다.
④ 흡인 가능성은 없으므로 걱정하지 않아도 된다.
⑤ 적은 양의 음식을 자주 제공하여 적절한 영양을 공급한다.

032 동종 조혈모세포를 이식을 앞두고 있는 환아에게 교육을 시행하려 한다. 교육내용으로 옳은 것은?

① "이식 전, 고용량의 항암요법이 필요합니다."
② "이식 후, 영구적인 탈모 현상이 나타날 수 있습니다."
③ "이식 후, 정상적으로 피부발진, 황달이 나타날 수 있습니다."
④ "ABO형 혈액형이 일치하는 공여자의 조혈모세포를 받게 됩니다."
⑤ "이식 후, 특별한 치료 없이 바로 퇴원하여 일상생활을 할 수 있습니다."

033 10살 아동의 보호자가 "밤마다 다리가 아프다 해요. 그러다가 나아지고요."라고 호소한다. X-선 검사상 다른 이상이 발견되지 않았을 때, 간호사의 반응으로 옳은 것은?

① "근력 강화를 위해 줄넘기, 농구 등을 해야 합니다."
② "과체중으로 인한 증상으로 체중조절이 필요합니다."
③ "다리 염증의 초기 증상으로 항생제를 복용해야 합니다."
④ "성장판의 손상이 의심되므로 즉시 MRI를 시행해야 합니다."
⑤ "골격의 급성장으로 인한 것으로 휴식을 취하면 나아집니다."

034 자세가 바르지 못해 척추측만증을 진단받은 청소년 학생에게 나타나는 증상으로 적절한 것은?

① 좌우 어깨의 높이는 같다.
② 골반의 경사는 대칭적이다.
③ 견갑골의 돌출 부위가 비슷하다.
④ 엉덩이의 돌출부분은 없으나, 높이가 다르다.
⑤ 전면굴곡검사를 하였을 때 등의 높이가 다르다.

035 아래 내용에서 설명하고 있는 견인으로 적절한 것은?

> • 2~3세 이하, 체중이 12~14kg 이하인 아동에게 적용
> • 대퇴골절인 경우 적용하는 견인방법
> • 무릎을 펴고 90°로 굴곡하여 견인하는 방법
> • 엉덩이가 침대에서 약간 들리게 견인을 적용함

① 골격 견인
② 경추 견인
③ Russell 견인
④ Bryant 견인
⑤ Buck 신전 견인

지역사회간호학

036 다음중 자유방임형 보건의료전달체계의 특징에 해당하는 것은?

① 예방의학을 강조한다.
② 초진은 의사가 방문하여 진료한다.
③ 의료 서비스의 생산성이 떨어진다.
④ 개인의 자유 선택과 책임을 강조한다.
⑤ 초진은 일반의, 병원치료는 전문의가 한다.

037 다음에 설명하는 진료비 지불방식에 해당하는 것은?

- 보험자측과 의사단체간에 협상으로 국민에게 제공되는 의료서비스에 대한 전체 진료비를 정한다.
- 사전에 결정된 진료비를 의사단체에 지급하고, 의사단체가 각 의사에게 배분한다.

① 행위별수가제 ② 포괄수가제
③ 총액계약제 ④ 인두제
⑤ 봉급제

038 다음표는 역학조사를 위한 환자-대조군 연구의 결과이다. 비만으로 인한 수면장애 발생 가능성에 대한 교차비(Odds Ratio)는?

구분	수면장애 O	수면장애 X	계
비만	20	10	30
정상체중	40	70	110
계	60	80	140

① 0.8 ② 3.5 ③ 7 ④ 15 ⑤ 21

039 역학조사가 진행되고 있는 지역에서 지역사회간호사가 인구집단별 발병률을 조사하고 점묘도에 사례 발생위치를 표시하는 등의 활동을 하고 있다. 현재 역학조사의 단계는 무엇인가?

① 가설 검정 ② 진단의 확인
③ 유행의 확인 ④ 역학적 가설의 설정
⑤ 유행자료 수집 및 분석

040 특정연도의 정상출생아 10만 명에 대한 임신 또는 출산 때문에 사망한 여성의 수로 정의되며, 국가 간 모자보건 수준을 비교하고 모성사망을 측정하기 위해 개발된 지표 중 가장 많이 사용되는 지표는?

① α-index ② 비례사망률
③ 모성사망률 ④ 모성사망비
⑤ 주산기사망률

041 다음에 해당하는 지역사회간호사의 역할은?

공단지역 거주 주민들의 건강 상태와 하천의 수질 오염 노출 정도의 연관성을 조사하기 위해 설문 조사 및 건강검진을 실시하고 그 결과를 분석하여 학술지에 발표하였다.

① 연구자 ② 대변자 ③ 지도자
④ 변화촉진자 ⑤ 사례관리자

042 다음과 같이 가정 방문해야 할 대상자가 있을 때, 지역사회간호사가 방문할 순서로 옳은 것은?

가. 임신 32주차의 임산부가 있는 가정
나. 인지 기능이 저하된 노인이 있는 가정
다. 출산한 지 3일 된 신생아가 있는 가정
라. 결핵약 투약을 시작한 중년 남성이 있는 가정

① 가 → 나 → 다 → 라 ② 가 → 다 → 나 → 라
③ 다 → 가 → 나 → 라 ④ 다 → 가 → 라 → 나
⑤ 라 → 나 → 다 → 가

043 대상자를 사정한 결과 마약성 진통제를 오용하고 있으며 이로 인해 극단적으로 짧은 수면 시간을 가지는 것을 확인하였다면 이는 오마하 진단분류체계 중 어떤 영역에 해당하는가?

① 환경　　② 생리　　③ 심리사회
④ 건강인식　　⑤ 건강관련행위

044 다음 중 제 5차 국민건강증진 종합계획의 기본 원칙에 대한 설명으로 적절한 것은?

① 주로 영유아부터 청소년까지의 생애과정에 적용된다.
② 보편적인 건강수준 향상과 건강형평성 제고를 함께 추진한다.
③ 정책 수립에 있어 예산 다음으로 건강을 우선적으로 반영한다.
④ 건강정책 수립에 있어 전문가와 공무원만 주도적으로 참여한다.
⑤ 건강과 안녕을 위한 잠재력을 발휘할 수 있는 물리적 환경 조성에 집중한다.

045 다음 중 '제4차 다문화가족정책 기본계획(2023~2027)'에서 비전으로 설정한 것은 무엇인가?

① 다문화가족의 안정적 생활환경 조성
② 상호존중에 기반한 다문화 수용성 제고
③ 다문화 아동·청소년의 동등한 출발선 보장
④ 다문화 아동·청소년의 정서안정 기반 조성
⑤ 다문화가족과 함께 성장하는 조화로운 사회

046 다음 중 펜더(Pender)의 건강증진모형에서 간호 중재의 대상이 될 수 있는 것은?

① 개인적 요인　　② 갈등적 선호성
③ 이전의 관련된 행동　　④ 즉각적인 갈등적 요구
⑤ 행동에 대한 지각된 이익

047 뉴만의 건강관리체계이론에서 다음 설명에 해당하는 개념은 무엇인가?

- 환경과 상호작용하여 수시로 변화하는 역동적 구조
- 외부자극으로부터 대상체계를 일차로 보호하는 완충적 역할을 함

① 저항선　　② 기본구조
③ 스트레스원　　④ 유연방어선
⑤ 정상방어선

048 지역사회 주민들을 대상으로 금연사업에 투입된 비용과 사업 실적을 금액으로 환산하여 비교하였다. 이는 체계모형에 따른 평가범주 중 어디에 해당하는가?

① 투입된 노력　　② 사업 성취도
③ 사업 적합성　　④ 사업 효율성
⑤ 사업 진행 정도

049 지역사회 진단 결과 다음과 같은 간호문제가 있다면, 가장 우선적으로 해결해야 할 문제는 어느 것인가?

① 독감에 걸린 유아가 다수 발생했다.
② 성인들의 고혈압 유병률이 높다.
③ 음주와 흡연을 하는 청소년이 많다.
④ 콜레라에 걸린 지역주민이 발생하였다.
⑤ 가족계획을 실천하지 않는 모성이 많다.

050 78세 여성인 대상자는 노인장기요양보험 2등급 판정을 받았으며 자녀들과 함께 사는 대가족 구성원이다. 대상자는 현재 뇌졸중으로 편마비가 있으며 욕창이 발생하였다. 현재 마비된 팔다리 재활 및 욕창의 관리가 필요한 상황이지만 집에서 머물고 싶어 한다. 대상자에게 가장 적절한 장기요양급여는?

① 방문간호　　② 방문요양
③ 단기보호　　④ 주간보호
⑤ 가족요양비

051 다음 중 보건소의 설치기준으로 가장 적절한 것은?

① 시·도의 1개소
② 시(구가 설치되지 않은 시), 군, 구의 1개소
③ 동의 1개소
④ 읍·면의 1개소
⑤ 벽·오지촌 등 의료취약지역에 설치

052 다음 중 신체 발달상황을 해당학교 교직원이 측정하는 학년은?

① 중학교 1학년 ② 중학교 2학년
③ 고등학교 1학년 ④ 초등학교 1학년
⑤ 초등학교 4학년

053 유해물질 허용기준 중 근로자가 1회에 15분까지 유해요인에 노출될 수 있는 최대허용치는 무엇인가?

① 최고 노출기준 ② 단시간 노출기준
③ 천장치 노출기준 ④ 유해인자 허용기준
⑤ 시간가중 평균노출기준

054 범이론적 모형에 따르면 금연을 시도하여 8개월간 금연을 유지하고 있는 대상자를 돕기 위한 지역사회 간호사의 행동으로 가장 적절한 것은 무엇인가?

① 금연을 할 수 있도록 동기부여 한다.
② 금연을 하기 위한 구체적인 행동 계획을 개발한다.
③ 흡연자와 비흡연자의 폐를 비교한 사진을 보여준다.
④ 흡연의 유혹을 거절할 수 있는 방법을 훈련한다.
⑤ 금연의 유해성분을 확인할 수 있는 실험에 참여시킨다.

055 지역사회간호사가 다문화 가정을 간호하기 위해 반드시 갖춰야 할 역량으로 가장 적절한 것은 무엇인가?

① 다문화 가정의 언어 습득
② 문화적 차이에 대한 수용과 존중
③ 다문화 가정에 대한 정보 수집
④ 지속적인 다문화 가정과의 교류
⑤ 다문화 가정을 도울 수 있는 전문기관에 대한 정보

056 보건교육 방법을 선정할 때, 가장 중요한 영향을 미치는 요소는?

① 교육자의 능력
② 교육 대상자수
③ 교육 실시장소
④ 교육 대상자 교육정도
⑤ 교육실시 할 장소와 시설

057 다음 내용과 가장 관련 있는 학습이론은?

- 사람의 내면에 있는 지식, 태도, 신념 등을 행동으로 변화시키도록 교육, 설득한다.
- 단순 기억보다는 정보의 구성을 강조한다.
- 결과보다 과정을 중시한다.

① 사회학습이론 ② 인본주의 학습이론
③ 인지주의 학습이론 ④ 행동주의 학습이론
⑤ 건강증진이론

058 당뇨병 환자를 대상으로 혈당 측정 방법을 교육한 다음 환자가 교육한 내용대로 혈당 측정을 제대로 하는지 평가하려고 한다. 이때 적합한 평가방법은 무엇인가?

① 관찰법 ② 면접법
③ 질문지법 ④ 구두질문법
⑤ 자기보고서법

059 지역사회간호 수단 중 가정방문의 장점으로 옳은 것은?

① 다양한 물품이나 기구를 활용할 수 있다.
② 교육이나 상담 중 외부 산만성이 적은 편이다.
③ 특수상담이나 의뢰활동을 즉각적으로 실시할 수 있다.
④ 거동이 불편한 대상자에게 간호서비스를 제공할수 있다.
⑤ 같은 문제를 가진 가족끼리 서로의 경험을 나눌 수 있다.

060 가족 전체의 구성과 구조를 한눈에 볼 수 있도록 고안된 그림으로 가족의 구조를 파악할 뿐 아니라 가족의 질병력 및 가능한 상호관계를 짐작할 수 있도록 하는데 도움이 되는 가족 사정 도구는?

① 가족 연대기 ② 사회지지도
③ 가계도 ④ 외부체계도
⑤ 가족 밀착도

061 방문간호사가 만성폐쇄성폐질환을 앓고 있으나 흡연을 하여 가족 갈등이 있는 가정을 방문하여 가족이 함께 금연 목표와 구체적인 실천 방안을 정하고 서명을 하도록 하였다. 간호사가 활용한 가족간호 중재 유형은?

① 계약 ② 의뢰
③ 건강상담 ④ 보건교육
⑤ 직접적인 간호제공

062 최근 우리나라 가족의 기능 및 구조의 변화 양상으로 옳은 것은?

① 가족 형태가 단순해지고 있다.
② 가족의 소비기능이 강화되고 있다.
③ 가족 세대 구성이 복잡해지고 있다.
④ 여가 및 휴가기능이 강화되고 있다.
⑤ 교육과 사회화 기능이 강화되고 있다.

063 배치 전 건강진단을 실시한 결과 C$_2$ 판정을 받았다고 한다. 이 근로자에게 해당하는 건강관리 구분 내용은 무엇인가?

① 직업성 질병으로 진전될 우려가 있어 추적검사 등 관찰이 필요
② 직업성 질병의 소견을 보여 사후관리가 필요
③ 경미한 이상 소견이 있지만 의학적 사후 관리 조치가 불필요
④ 일반 질병으로 진전될 우려가 있어 추적관리가 필요
⑤ 일반 질병의 소견을 보여 사후관리가 필요

064 어느 연구소에서 새로운 간염 진단 키트를 개발하였다. 새로 개발한 진단 키트로 실제 보균자를 대상으로 실험을 한 결과 98%가 간염에 걸렸다는 진단이 나왔다. 이 상황을 적절하게 설명한 것은?

① 민감도가 높다. ② 특이도가 높다.
③ 신뢰도가 높다. ④ 양성예측도가 높다.
⑤ 음성예측도가 높다.

065 중재수레바퀴 모형에 포함된 간호 활동 중 다음 활동에 해당하는 것은?

> A시는 청소년 흡연 예방 및 금연을 주제로 쇼츠 영상 공모전을 실시하였다. 이를 통해 청소년을 중심으로 지역사회 금연 분위기를 조성할 수 있었다.

① 위임 ② 스크리닝
③ 사례발견 ④ 사회적 마케팅
⑤ 지역사회 조직화

066 사례관리에서 대상자가 기대하는 서비스를 제공 받고 있는지 서비스의 전달과 실행을 추적하고 재사정하는 과정에 해당하는 단계는?

① 사정 ② 계획 ③ 수행 ④ 점검 ⑤ 종결

067 겨울에 단체 식중독 신고가 들어왔다. 식당에서 단체로 굴을 먹고 하루가 지난 다음 구토, 묽은 설사 및 오한 등의 증상을 호소하였다. 가장 가능성이 높은 식중독의 원인 병원체는?

① 살모넬라 ② 황색포도알균
③ 병원성대장균 ④ 노로바이러스
⑤ 장염비브리오균

068 쥐의 배설물로 배출된 바이러스가 건조된 후 공기 중에 떠다니다가 호흡기를 통해 감염되며, 주로 10~12월 건조한 시기에 유행하는 전염병은?

① 말라리아 ② 일본뇌염
③ 렙토스피라증 ④ 쯔쯔가무시병
⑤ 신증후군출혈열

069 상수를 소독하는 방법 중 살균능력이 우수하고 바이러스 비활성화에도 효과적이지만 잔류효과가 없고 독성이 있으며 비용이 높은 특징을 가진 방법은?

① 가열법　② 자외선법
③ 오존소독법　④ 염소소독법
⑤ 약품침전법

070 다음 재난시 지역사회간호사의 업무 중 삼차 예방활동으로 가장 적절한 것은?

① 단기 상담을 제공한다.
② 피해자를 찾아 구출한다.
③ 감염성 질환을 통제한다.
④ 안전한 음식을 배분한다.
⑤ 응급서비스 관리를 실시한다.

정신간호학

071 정신 질환 대상자들의 회복을 돕기 위한 치료적 환경에 대한 설명으로 옳은 것은?

① 직접 조명으로 시야가 확보되는 환경이어야 한다.
② 물리적 환경은 안전과 보호를 제공하는 환경이어야 한다.
③ 모든 환경은 의료진들의 편의성이 보장되는 환경이어야 한다.
④ 많은 인원이 서로의 비밀을 공유하며 지낼 수 있는 공간이어야 한다.
⑤ 사회적 환경은 대상자의 요구에 무관심한 태도를 보이는 환경이어야 한다.

072 지역주민의 정신건강을 위해 수행할 수 있는 일차예방 프로그램의 내용으로 적절한 것은?

① 재활과 지속적 관리
② 사회 복귀 시설 연계
③ 조기발견 및 조기치료를 위한 검진
④ 스트레스 관리 및 감정 조절 프로그램
⑤ 항우울제의 부작용 관리 프로그램

073 인지행동요법에 대한 설명으로 옳은 것은?

① 환자의 행동변화에 반드시 환경적 변화가 수반되어야 한다.
② 대인관계 기술을 향상시켜 사회복귀를 하는데 도움이 된다.
③ 대처행동의 획득 및 자기 자신을 조절하는 것을 중요시한다.
④ 과거의 행동 양상에 초점을 맞춰 부적응행동이 나타나지 않게 한다.
⑤ 바람직한 행동의 강화에 초점을 맞추는 것으로 부적응행동은 감소하지 않는다.

074 치료적 인간관계의 종결단계에 대한 특징으로 적절한 것은?

① 종결에 대해 미리 알려주고 계획을 세운다.
② 대상자와의 수용적, 개방적 의사소통을 바탕으로 신뢰관계를 구축한다.
③ 종결에 대한 상실감 및 두려움으로 퇴행이 나타날 수 있다.
④ 대상자가 스트레스원을 인지하고 표현할 수 있도록 하며 새로운 행동변화를 시도할 수 있도록 지지한다.
⑤ 자기소개를 하고 관계를 형성하며 대상자의 요구를 사정한다.

075 공격성이 강한 사람이 격투기 선수가 되는 것처럼 참기 어려운 욕구나 충동을 사회적으로 용인되는 건설적인 활동으로 발산하는 것을 의미하는 방어기제로 옳은 것은?

① 유머　② 승화　③ 함입　④ 격리　⑤ 해리

076 "누가 날 따라오는 것 같아요. 도망치려고 해도 계속해서 날 미행하고 있어요."라며, 얘기할 때 할 수 있는 의사소통 기법으로 적절한 것은?

① "괜찮습니다. 걱정하지 말아요."
② "그럴리 없습니다. 잘못된 생각이에요."
③ "그거 말고 다른 얘기를 해볼까요?"
④ "만약 제가 당신의 입장이라면 그렇게 생각하지 않을 거예요."
⑤ 환자의 말을 중단시키지 말고 침묵하며 기다려준다.

077 환청으로 치료 중인 대상자가 "누가 자꾸 저를 죽이겠다고 귀에 대고 얘기하고 있어요."라고 얘기할 때, 간호사가 할 수 있는 답변으로 가장 적절한 것은?

① "또 환청이 들리시는 군요. 잘못된 생각입니다."
② "휴식을 취해야 할 시간인 것 같네요. 자리로 돌아가 충분한 휴식을 취하세요."
③ "저도 비슷한 소리를 들은 것 같지만, 아닐테니 걱정하지 마세요."
④ "여기는 병원이므로 그런 일은 일어나지 않을 겁니다."
⑤ "저는 아무런 소리도 듣지 못했습니다."

078 정신상태검사(mental status examination)를 할 때 간단한 속담 풀이를 통해 확인할 수 있는 영역은?

① 집중력   ② 판단력   ③ 지남력
④ 계산능력   ⑤ 추상적사고

079 가정폭력과 관련하여 정신보건센터에서 할 수 있는 2차 예방 활동으로 적절한 것은?

① 가정폭력이란 무엇이고, 어떻게 대처해야 하는지 등 지역주민을 대상으로 교육을 시행한다.
② 가해자의 원활한 사회복귀를 위해 지역사회 자원을 의뢰해 연결해준다.
③ 지역사회의 가정방문을 실시하여 가정폭력의 조기 발견을 위해 노력한다.
④ 가정폭력의 정신적 충격으로 약물을 복용해야 하는 피해자 가족들에게 약물의 효능에 대해 설명한다.
⑤ 가정폭력의 재발을 방지하기 위해 지속적으로 관리하는 활동을 해야 한다.

080 다음 중 아래 내용을 의미하는 것으로 가장 적절한 것은?

- 정신질환의 대상자들을 병원이 아닌 지역사회에 복귀하여 치료받을 수 있도록 함
- 정신질환의 대상자들이 장기입원으로 인해 갖게 되는 문제점들을 극복하기 위해 시작됨
- 지역사회가 대상자들을 받아들일 준비가 되어 있지 않아 문제가 될 수 있음

① 사례관리   ② 일상생활 기술훈련
③ 사회 기술훈련   ④ 탈원화 정책
⑤ 직업재활

081 다음 중 상황위기를 유발할 수 있는 사건으로 옳은 것은?

① 홍수   ② 자녀의 결혼
③ 30대의 실직   ④ 살던 집의 화재
⑤ 60대의 정년퇴직

082 다음 중 간호사의 중재가 가장 먼저 이루어져야 하는 대상자는?

① 감정변화가 심해 우울증과 조증을 보이는 대상자
② 하루 종일 우울한 모습으로 표정이 없는 대상자
③ 타인의 일에 간섭하며 조절하지 못할 정도로 기분이 들떠 있는 대상자
④ 체중이 느는 것이 두려워 음식을 섭취한 후 구토를 보이는 대상자
⑤ 본인의 물품들을 다른 사람들에게 나눠주며 더 이상 본인에게 필요하지 않은 물품이라고 말하는 대상자

083 우울증으로 단가아민 산화억제제(MAOI) 계열의 약물을 복용하는 환자에게 식이와 관련하여 교육해야 할 내용으로 적절한 것은?

① 특별히 식이 제한은 없으므로 기호에 따라 충분한 영양분을 섭취하도록 한다.
② 칼륨이 다량 함유된 식품은 약물의 효과를 증진시키므로 섭취를 권장한다.
③ 염분과 수분 섭취를 제한하고 저염식이, 고단백식이를 하도록 교육한다.
④ 티라민이 함유된 음식은 고혈압성 위기를 유발할 수 있으므로 주의가 필요함을 설명한다.
⑤ 골다공증 위험을 줄이기 위해 칼슘이 풍부한 치즈, 우유 등을 충분히 섭취하도록 한다.

084 심한 우울에서 회복 상태로 접어든 주요우울장애 환자에게 우선적인 간호중재로 옳은 것은?

① 즉시 복용하던 모든 약을 중단한다.
② 우울의 원인을 구체적으로 사정한다.
③ 가족 모두 치료에 참여하도록 설명한다.
④ 자살의 언어적, 행동적 단서 및 위험성을 사정한다.
⑤ 모든 치료를 종결하고 퇴원해도 좋다고 설명한다.

085 인격의 여러 측면에 걸쳐 광범위한 와해가 나타나는 질환의 양성증상에 대한 설명으로 옳은 것은?

① 무감동, 무쾌감의 증상이 나타난다.
② 감정표현이 결여되어 있고, 주의력이 결핍되어 있다.
③ 사고과정은 정상이나 환각과 같은 감각지각장애로 인한 증상을 말한다.
④ 양성증상은 기괴하고 심각해 보이나 음성증상에 비해 약물 치료에 대한 반응이 좋다.
⑤ 일반인들에게는 있는 사고, 감정, 행동이 존재하지 않거나 경미한 정도일 때를 의미한다.

086 양극성 장애 환자가 하나의 주제로 이야기하다가 갑자기 주제를 바꾸는 사고의 비약을 보일 때의 의사소통 방법으로 옳은 것은?

① 환자가 말할 때마다 칭찬해준다.
② 한 번에 하나의 주제로 이야기한다.
③ 잘못된 사고임을 논리적으로 설득한다.
④ 모든 생각을 자유롭게 말하도록 격려한다.
⑤ 선택하는 데 도움이 되는 다양한 정보를 제공한다.

087 조현병 환자에게 간호사가 "오늘 아침 어떠셨어요?"라고 질문하자 환자가 "국물이 맛있었어요"라고 대답하였다. "오늘 기분은 좀 어떠신가요?"라고 질문하자 환자는 "국물이 맛있었어요"라고 대답하였다. 환자에게서 보이는 증상에 해당하는 것은?

① 음송증   ② 보속증   ③ 음연상
④ 반향언어   ⑤ 신어조작증

088 클로자핀을 복용하는 환자로 갑자기 38℃ 이상의 고열이 나기 시작했을 때 할 수 있는 간호중재로 가장 적절한 것은?

① 얼음 주머니를 제공하여 시원한 환경을 만들어준다.
② 정상 반응으로 추가적인 중재는 필요하지 않다.
③ 병원에서의 교차 감염이 일어난 것이므로 즉시 1인실 격리가 필요하다.
④ 혈액검사를 시행하여 백혈구의 감소가 있는지 확인해야 한다.
⑤ 시원한 이불로 교체하고 신경학적 사정을 자주 시행한다.

089 우울증 환자에게 '사회적 고립'이라는 간호진단을 내렸을 때, 환자의 행동 양상으로 옳은 것은?

① 과수면 양상을 보인다.
② 작은 일에도 쉽게 화를 낸다.
③ 모든 음식물 섭취를 거부한다.
④ 몸을 씻지 않고 옷을 갈아입지 않는다.
⑤ 혼자만의 시간을 보내며 대화를 거부한다.

090 양극성 장애로 리튬을 복용중인 환자에게 나타날 수 있는 부작용으로 옳은 것은?

① 식욕 증가   ② 만월형 얼굴   ③ 저체온증
④ 조조강직   ⑤ 운동실조

091 I형 양극성 장애의 환자가 다른 환자들에게 참견하며 폭언을 하고 폭력적인 모습을 보일 때 내릴 수 있는 간호진단으로 가장 적절한 것은?

① 무력감
② 낙상의 위험
③ 기분 조절 장애
④ 타인에 대한 폭력의 위험
⑤ 활동의 지속성 장애

092 간호사 국가고시를 치르기 위해 시험장으로 입실한 A는 긴장된 표정을 지으며 다리를 흔들고 있다. 친구 B가 어깨를 툭 치며 "시험 잘 보자!"라고 했더니 갑자기 화들짝 놀라는 모습을 보일 때, 불안 수준은?

① 공황장애 ② 경증 불안 ③ 중증 불안
④ 중등도 불안 ⑤ 범불안장애

093 학업으로 인한 스트레스와 갈등으로 복합적인 신체증상을 호소하는 환자에게 할 수 있는 간호중재로 가장 적절한 것은?

① 신체적 증상에 대해 구체적으로 질문한다.
② 환자가 느끼는 증상은 실제가 아님을 설명해준다.
③ 불편함이 느껴지는 부분에 대해 모두 정밀 검사를 실시한다.
④ 실제 기질적인 질환이 없는 상태에서 잘못된 지각으로 인한 통증이므로 무시한다.
⑤ 신체적 증상 자체에 초점을 맞추지 말고 내면의 감정에 대해 초점을 맞추어야 한다.

094 A는 1년 전부터 이유 없이 어지럽고 가슴이 답답한 증상과 함께 극도의 두려움이 나타나 종합검진을 받기 위해 병원에 내원하였다. 검진 결과는 정상이었으며 병원을 나가려던 중 갑자기 숨을 헐떡이면서 손발이 저리다고 호소하고 있다. 이때 우선적인 간호중재는?

① 환자의 의식을 잃지 않도록 계속 말을 걸어준다.
② 환자를 앙와위로 눕힌 후 위험한 물건을 치운다.
③ 봉투를 대어 내쉰 이산화탄소를 다시 마시도록 한다.
④ 발작 전 어떤 생각을 했는지, 어떤 느낌이 들었는지 묻는다.
⑤ 병원 밖으로 환자를 옮긴 뒤 편안하게 휴식을 취하도록 한다.

095 운전 중 교통사고로 조수석에 탄 배우자를 잃은 환자가 "생각하고 싶지 않은 사고 장면이 자꾸 떠올라서 힘들어요. 그 장면이 너무 생생해요. 지금 사건이 일어난 것 같아요."라고 했을 때, 간호사의 반응은?

① "이미 흘러간 일이에요. 더 이상 말하지 마세요."
② "교통사고 당시 순간을 자세히 말씀해 주시겠어요?"
③ "편하게 말씀하세요. 제가 옆에 있어 드리겠습니다."
④ "사건에 대한 비정상적인 반응으로 평생 기억에 남을겁니다."
⑤ "환자분이 운전해서 사고가 났으므로 감수해야 할 부분입니다."

096 경계성 성격장애 대상자가 본인의 몸을 스스로 때리고 할퀴며 자해행동을 할 때, 할 수 있는 적절한 간호중재는?

① 우선적으로 양쪽 손목에 신체보호대(억제대)를 적용한다.
② 잘못된 행동임을 설명하고 강하게 꾸짖는다.
③ 조용한 환경을 조성하고 혼자 방에 있게 한다.
④ 사무적인 태도로 대상자를 대하며 상처를 치료한다.
⑤ 자해행동에 관심을 보이며 같은 행동이 있는지 자주 확인한다.

097 15년 동안 매일 과음을 한 환자가 3일 전 입원하였다. 환자에게 다음과 같은 증상이 나타날 때, 유추할 수 있는 것으로 옳은 것은?

- 생생한 환시
- 지남력 상실
- 진전
- 혈압 상승, 체온 증가
- 불면

① 뇌 수축 ② 뇌 감염
③ 알코올 중독 ④ 알코올 영양실조
⑤ 알코올 진전섬망

098 구하기 쉽고 값이 싸 청소년들이 많이 남용하는 것으로 사용 후 코 점막과 입 주면에 궤양을 유발할 수 있는 약물로 적절한 것은?

① 모르핀 ② LSD ③ 부탄가스
④ 마리화나 ⑤ 페노바비탈

099 아편 중독자가 금단 증상을 보일 때 증상 완화를 위해 투여할 수 있는 약물은?

① 코데인(codeine)   ② 메타돈(methadone)
③ 도네페질(donepezil)   ④ 리스페리돈(risperidone)
⑤ 암페타민(amphetamine)

100 낯선 사람을 만나거나 앞에 나가 발표할 때 발한 및 심계항진 등 극도의 불안 증상이 있어 지난 10개월 동안 이러한 상황을 회피해 왔을 때 예상할 수 있는 불안장애의 유형은?

① 공황장애   ② 범불안장애
③ 광장공포증   ④ 분리불안장애
⑤ 사회불안장애

101 치매 환자가 소중히 여기던 목걸이를 누가 훔쳐갔다고 언성을 높일 때, 담당 간호사로서 할 수 있는 답변으로 적절한 것은?

① "본인의 물건은 본인이 챙기셔야 합니다."
② "걱정하지 마세요, 어딘가에 잘 두셨을 거예요."
③ "혹시 방 안에 있는 것이 아닌지 함께 찾아볼까요?"
④ "누가 훔쳐 갔는지 범인을 찾아볼까요?"
⑤ "여기는 병원이기 때문에 절대 그럴 리 없습니다. 잘못 생각하시는 겁니다."

102 신경성 식욕부진증을 진단받고 병동에 입원한 환자가 몇 시간째 운동하고 있는 모습을 발견하였을 때 할 수 있는 간호중재로 적절한 것은?

① 즉시 운동을 중단시켜야 한다.
② 건설적인 방향으로 심리적 압박감을 분출시키도록 운동을 격려한다.
③ 운동이 좋은 이유를 묻고 다른 운동들을 소개한다.
④ 운동은 좋은 영향을 미치지만, 과도한 운동은 해가 될 수 있음을 설명한다.
⑤ 오랫동안 운동을 했으니 잠시 휴식시간을 갖고 다시 하도록 조정해준다.

103 낮 시간에 갑자기 과도한 졸음이 발생하고 순간적으로 근긴장도를 상실한다는 대상자에게 할 수 있는 간호중재로 적절한 것은?

① 가장 쾌적한 수면환경은 온도가 약간 낮은 상태에서 보온하는 것임을 설명한다.
② 잠 들기 전, 되도록 물을 많이 마시고, 약간의 자극적인 음식을 섭취하도록 한다.
③ 잠 들기 직전, 적당한 정도의 운동을 하고 수면을 취하도록 한다.
④ 샤워는 각성상태를 유발하여 수면을 방해하므로 되도록 낮에 할 수 있도록 설명한다.
⑤ 치료약물로써 암페타민, 메틸페니데이트를 사용할 수 있다.

104 수면장애 환자들에게 수면을 돕기 위한 방법을 교육할 때의 내용으로 적절한 것은?

① 기상시간은 크게 영향을 미치지 않는다.
② 소음이 있는 환경은 심리적 안정감을 제공하여 수면을 돕는다.
③ 술, 각성음료, 담배 등은 중추신경계에 직접 작용하여 수면을 방해한다.
④ 잠자기 직전 운동을 하여 몸을 피곤하게 하는 것도 수면을 도울 수 있는 방법이 된다.
⑤ 포만감은 수면에 도움이 되므로 잠자기 전 충분한 음식을 섭취하도록 한다.

105 다음 중 자폐증으로 진단받은 아동에게서 나타날 수 있는 증상으로 적절한 것은?

① 다른 사람과 함께 하는 활동을 즐기며 규칙을 준수한다.
② 학령기에 호발하며 또래 친구들에 비해 성장 발달이 다른 것을 통해 진단을 내리게 된다.
③ 대부분의 자폐증 아동은 뛰어난 암기력과 계산능력을 갖고 있다.
④ 발음이나 언어적 능력은 저하되나 지적능력은 정상적으로 발달한다.
⑤ 특정 행동을 반복적으로 하며 정서적으로 불안한 모습을 보일 수 있다.

3교시

간호관리학	35문제
기본간호학	30문제
보건의약관계법규	20문제
	총 85문제

간호관리학

001 영국의 간호 지도자 펜위크 여사의 활동으로 가장 적절한 것은?

① 국제적십자사를 설립하였다.
② 신교 여집사단을 설립하고 운영하였다.
③ 간호는 직업이 아니라 사명임을 강조했다.
④ 최초의 근대적 간호교육기관을 설립하였다.
⑤ 국제간호협회(ICN)를 창립하고 간호사면허시험제도 도입에 힘썼다.

002 1980년대 우리나라의 간호발전기에 있었던 일로 가장 적절한 것은?

① 의료인 보수교육이 의무화 되었다.
② 업무분야별 간호사 제도가 신설되었다.
③ 간호부에서 간호원으로 명칭이 변경되었다.
④ 간호사 자격 검정고시 제도가 완전 폐지되었다.
⑤ 이화여대에서 간호학과가 최초로 설치되었다.

003 과거 간호사 자격 검정고시제 폐지운동을 실시한 것과 관계있는 전문직 특성은?

① 자율성   ② 사회봉사   ③ 전문교육
④ 종사기간 ⑤ 윤리강령

004 다음 중 간호 대상자의 자율성을 보장하기 위하여 갖춰야 할 기본적인 요소로 대상자에게 치료과정과 방법, 그리고 필요한 약품의 효능과 부작용 등을 상세한 설명을 해야 하는 이유에 해당하는 것은?

① 사전 동의   ② 효용의 원칙
③ 선행의 원리 ④ 무해성의 원칙
⑤ 선의의 간섭주의

005 선천적인 심장질환을 가진 미숙아를 출산한 부부가 경제적 이유로 수술을 거부했지만 병원에서는 아이를 살리기 위해 법원의 허락을 받아 수술을 진행했다. 병원에서 실행한 윤리적 가치는?

① 신의의 규칙   ② 선행의 원칙
③ 정의의 원칙   ④ 악행금지의 원칙
⑤ 자율성 존중의 원칙

006 2023년 개정된 한국간호사 윤리강령에서 제시하는 '전문가로서 간호사의 의무' 영역에 해당하는 것은?

① 건강 환경 구현
② 평등한 간호 제공
③ 건강 및 품위 유지
④ 취약한 간호 대상자 보호
⑤ 첨단 생명 과학 기술 협력과 경계

007 음용하면 독성이 강한 피부병 치료제를 치매환자가 있는 병실에 방치하여 환자가 이를 마시고 사망하는 사고가 발생하였다. 이때 간호사가 수행하지 못한 법적 의무는?

① 기록의 의무   ② 신의의 의무
③ 주의의 의무   ④ 비밀 유지의 의무
⑤ 설명 및 동의의 의무

008 병원에서 간호단위 목표 달성을 위해 간호 업무를 기획하고 업무를 배분하여 동기를 부여하는 등의 활동을 진행하였다. 이는 간호관리 체계모형에서 어떤 요소에 해당하는가?

① 산출   ② 투입   ③ 피드백
④ 전환과정 ⑤ 상호작용

009 간호부장이 간 이식 수술 후 간호에 대한 최신 사례에 대한 교육을 간호사에게 실시하였다면 민츠버그 관리자 역할 중 어떠한 역할을 수행한 것인가?

① 대표자 ② 지도자 ③ 모니터
④ 전달자 ⑤ 자원배분자

010 병원 간호부에서 올해 환자의 만족도를 높이기 위한 프로젝트를 기획하려고 한다. 다음 중 가장 먼저 해야하는 일은?

① 현재 상황 분석 ② 문제점 파악
③ 우선순위 결정 ④ 목표 설정
⑤ 업무 과정 분석

011 다음과 같은 특징을 가진 의사결정 기법은 무엇인가?

- 대규모 연구나 개발 프로젝트와 같이 다양한 사람들이 하나의 프로젝트를 진행할 경우 유용하다.
- 하나의 프로젝트를 완성하기 위해 필요한 각 하위작업들이 진행되는 순서대로 번호가 붙여지고 화살표로 연결된다.
- 하위 작업이 달성되는데 소요되는 시간을 낙관적, 통상적, 비관적 세가지로 추정한다.

① 의사결정나무 ② 확률이론
③ PERT ④ 모의실험
⑤ 주경로기법

012 다음 중 간호관리자가 목표관리법(MBO)로 설정한 목표로 가장 적절한 것은?

① 최상의 간호를 제공하고 환자만족도를 증진시킨다.
② 카테터 감염예방을 위한 업무 수행 절차를 엄수한다.
③ 배려와 존중으로 즐겁게 일하는 간호조직을 만들어 나간다.
④ 지역사회 봉사활동을 분기별로 실시하여 지역사회 관계를 유지 및 발전시킨다.
⑤ 투약 프로토콜 준수 모니터링을 월 1회 실시하여 작년 대비 투약사고를 30% 감소시킨다.

013 환자의 중증도와 관계없이 사례에 기초하여 진료비를 지불하는 방식 중 하나로 가정간호와 같은 지역사회분야에서 주로 쓰이는 것은?

① 일당 수가제 ② 방문당 수가제
③ 행위별 수가제 ④ 상대가치 수가제
⑤ 환자분류군별 수가제

014 다음 내용이 설명하는 예산의 종류는?

- 상대적으로 쉬운 예산 편성 방법이다.
- 이전 회계연도 예산에 올해 물가 상승률을 반영하여 예산을 수립한다.

① 고정 예산 ② 단기 예산 ③ 기획 예산
④ 영기준 예산 ⑤ 점진적 예산

015 간호 서비스 특성인 소멸성을 극복하기 위한 의료 마케팅 전략으로 적절한 것은?

① 진료 예약 제도 강화
② 개별화된 맞춤 서비스 제공
③ 구전 커뮤니케이션의 활성화
④ 우수한 조직구성원의 선발 및 훈련
⑤ 보건 의료기관의 브랜드 가치 향상

016 다음에서 설명하는 것은?

- 상호보완적 능력을 가진 구성원이 공동의 목표 달성을 위해 공동으로 작업하고 공동 책임을 지는 집단
- 환경변화에 유연하고 신속하게 대응하기 위해 조직구조를 수평적으로 운영

① 팀조직 ② 라인조직
③ 위원회조직 ④ 비공식조직
⑤ 라인-스태프조직

017 직무 분석의 결과로 도출된 직무수행을 위해 필요한 교육, 경험, 훈련 정도와 정서적 특성을 기록한 자료를 무엇이라고 하는가?

① 직무 평가   ② 직무기술서   ③ 직무명세서
④ 직무 충실화   ⑤ 산업 공학적 방법

018 다음과 같은 특징을 가진 간호전달체계는 무엇인가?

- 환자마다 담당 간호사가 배정되며, 담당 간호사는 환자의 입원부터 퇴원까지 간호를 맡음
- 해당 간호사는 비번일 경우에도 환자 간호에 관한 자문을 함

① 기능적 분담법   ② 사례관리
③ 팀간호   ④ 일차간호
⑤ 모듈방법

019 A종합병원의 내과병동 수간호사는 환자들의 만족도를 높이기 위해서 환자 경험 평가에서 우수한 평가를 받는 간호사에게 금적적인 보수를 지급하고 있다. 이는 어떤 유형의 조직변화 전략에 해당하는가?

① 경험적 - 합리적 전략   ② 규범적 - 재교육적 전략
③ 동지적 전략   ④ 경제적 전략
⑤ 공학기술적 전략

020 병원에서 입원 병동을 증설함에 따라 간호사를 추가 채용하기로 하였다. 채용하는 간호사의 수를 추가 병상 수 3개당 1명으로 산정하였다. 이때 활용된 인력 수요 산정 방법은 무엇인가?

① 서술적 방법   ② 원형 평가적 방법
③ 산업 공학적 방법   ④ 관리 공학적 방법
⑤ 요인 평가적 방법

021 한 병원에서 정맥주사전담간호사 제도를 도입하여 정맥 주입이 어려운 소아나 중환자에게 양질의 간호를 제공하려고 한다. 이와 가장 관련이 있는 조직화의 원리는?

① 조정의 원리   ② 계층제의 원리
③ 명령통일의 원리   ④ 통솔범위의 원리
⑤ 분업전문화의 원리

022 피들러의 상황적합성 이론에 근거할 때 LPC 척도 점수가 낮은 리더는 어떠한 리더십을 발휘한다고 할 수 있는가?

① 참여형 리더십   ② 설득형 리더십
③ 관계지향형 리더십   ④ 과업지향형 리더십
⑤ 성취지향적 리더십

023 다음 중 변혁적 리더십의 특징으로 적절한 것은?

① 규칙을 중시한다.
② 목표와 보상을 명확히 설정한다.
③ 구성원들에게 해결책을 제시한다.
④ 변혁적 리더는 카리스마적 특성을 보인다.
⑤ 현실과 지나치게 괴리되지 않은 목표를 제시한다.

024 최근 불량한 근무태도를 보이는 간호사가 있어 면담을 했더니 자신이 동기에 비교해볼 때 업무 성과에 비해 적절한 보상을 받지 못하기 때문이라고 답변하였다. 간호사의 행동을 설명할 수 있는 동기이론은?

① 강화이론   ② 기대이론   ③ 공정성이론
④ 목표설정이론   ⑤ 성취동기이론

025 병동에서 근무하는 간호사 A는 수간호사에 의해 작성된 근무표를 확인하다가 자신의 근무일자가 동료에 비해 더 많다는 사실을 알게 되었다. 이때 간호사 A가 수간호사를 만나 면담을 하려 했지만 바쁘다며 거절의사를 밝혔다. 이 때 취할 수 있는 자기주장적 행동은?

① "시간을 방해해서 정말 죄송합니다. 그래도 어떻게 시간을 제발 내주시면 안 될까요?"
② "수간호사님 시간만 소중하고 제 시간은 안 중요한가요? 잘못된 근무표 때문에 저도 소중한 시간을 낭비하고 있습니다."
③ "저는 근무표 작성이 잘못됐다고 생각합니다. 이에 관해 이야기하고 싶은데 바쁘시겠지만 잠시 시간을 내주시면 안 될까요?"
④ "잠시만 시간을 내주세요. 근무표 검토하는데 많은 시간이 걸리는 건 아니지 않습니까?"
⑤ "근무표 작성이 잘못된 것이 한두 번이 아닙니다. 저만 이렇게 불이익을 당하는데 저한테 뭔가 불만이 있으십니까?"

026 조직 내에서 발생하는 갈등에 대한 설명으로 옳은 것은?

① 조직 내 갈등은 최대한 없는 편이 효과적이다.
② 갈등은 집단 또는 개인 사이에서만 발생한다.
③ 집단간 갈등을 해결하는 완전한 방안은 자원을 늘리는 것이다.
④ 개인간 갈등을 해결하는 방안으로는 제도화, 권한 사용, 조직구조 혁신 등이 있다.
⑤ 갈등은 환경에 대한 개인적 지각이 바라는 것과 차이가 있을 때 발생하는 심리적 과정이다.

027 간호사의 이직을 감소시키기 위해서 간호관리자가 선택할 수 있는 직무관련 전략으로 적절한 것은?

① 고충처리제도나 상담제도를 운영한다.
② 신규간호사 적응프로그램을 실시한다.
③ 구성원들에게 의사결정 참여 기회를 준다.
④ 교육 기회를 제공해 내적 동기를 유발한다.
⑤ 인간관계 개선을 위한 멘토링 제도를 운영한다.

028 지난 3년간 월별 투약사고 발생 추이를 파악하려고 한다. 이 때 가장 적절한 질 관리 분석 도구는 무엇인가?

① 산점도　　　　② 런차트
③ 레이다차트　　④ 물고기뼈그림
⑤ 유사성다이어그램

029 의료기관 인증제도에 대한 설명으로 적절한 것은?

① 모든 병원급 이상 의료기관에서 의무적으로 인증신청을 해야 한다.
② 의료기관의 규모와 관계없이 동일한 기준 및 조사 항목이 적용된다.
③ 기본가치체계, 환자진료체계, 조직관리체계 3개의 영역으로 구성되어 있다.
④ 필수적으로 충족해야할 조건으로 '낙상 예방활동', '손위생 수행' 등이 있다.
⑤ 인증 받는 의료기관 중 상위 30%에게만 인증 결과가 나오는 상대평가 제도이다.

030 다음과 같은 안전사고의 유형은 무엇인가?

> 한 병원에서 정맥주사로 투여 받아야 할 항암제 '빈크리스틴'이 척수강 주사로 투여되었다. 그 결과 환자는 다리부터 시작해 상행성 마비가 진행되었고 결국 사망하고 말았다.

① 근접오류　　② 아차사고　　③ 이상반응
④ 적신호사건　⑤ 논리적 오류

031 다음 중 화재가 발생할 경우 간호사의 행동요령으로 적절한 것은?

① 신속한 이동을 위해 승강기를 이용한다.
② 조직구성원는 화재 대피 우선순위가 가장 낮다.
③ 원활한 대피를 위해 출입문은 최대한 열어둔다.
④ 소화기를 사용할 때는 바람을 마주한다.
⑤ 화재 발견시 최우선적으로 할 일은 환자를 대피시키는 것이다.

032 환자에게 morphine을 투여하고 1mL가 남았을 때 이를 처리하는 방법으로 가장 적절한 것은?

① 약제부에 반납한다.
② 의료폐기물 통에 버린다.
③ 병동 약품함에 보관한다.
④ 환자 투약카트에 넣어둔다.
⑤ 다른 환자에게 재사용한다.

033 다음 중 반드시 장갑이나 가운 등 개인 보호구를 사용해야 하는 감염성 질환은?

① 결핵　　　　② 성홍열　　　③ 디프테리아
④ 이하선염　　⑤ MRSA

034 간호단위관리에서 체계적인 물품 관리 방법으로 옳은 것은?

① 사용빈도가 높은 물품은 항상 정수보충으로 공급한다.
② 환자 수를 기준으로 하여 비품 기준량을 청구한다.
③ 소독품은 최근에 소독한 물품을 가장 뒤에 배치한다.
④ 물품은 간호단위관리자 책임 하에 병동에 보관한다.
⑤ 사용빈도가 일정치 않은 물품은 구매의뢰로 물품을 공급한다.

035 환자의 진료행위를 중심으로 발생한 업무상 자료, 진료 및 수술 검사 기록을 입력하고 보관하는 병원 정보시스템은?

① 처방전달시스템　　② 물품관리시스템
③ 환자분류시스템　　④ 간호인력산정시스템
⑤ 전자의무기록시스템

기본간호학

036 흉부물리요법 중 하나인 진동법을 수행할 때의 방법으로 적절한 것은?

① 흡기와 호기 동안 연속적으로 진동법을 수행한다.
② 진동법을 수행한 후 약물을 투여하는 것이 효과적이다.
③ 두 손을 펴서 포갠 후 떨림을 만들어 흉벽에 전달한다.
④ 유방, 흉골각 및 늑골연과 같은 부위는 약간 더 힘을 주어 시행한다.
⑤ 진동법을 수행하기 전 기침을 격려하여 효과적인 분비물 배출을 돕는다.

037 체액량 결핍의 상황에서 이를 보상하기 위한 신체적 반응으로 적절한 것은?

① 뇌하수체 후엽에서 분비되는 항이뇨 호르몬이 현저히 감소한다.
② 알도스테론의 분비가 저하된다.
③ 원위 세뇨관에서의 Na^+ 재흡수를 억제한다.
④ 레닌-안지오텐신-알도스테론 체계가 활성화된다.
⑤ 심박출량을 보상하기 위해 맥박수는 감소한다.

038 호기된 공기 일부가 저장백에 유입되어 산소와 혼합되어 제공되는 부분 재호흡 마스크(partial rebreathing mask)로 산소를 투여할 때 간호중재로 옳은 것은?

① 크루프(croup) 환아에게 사용한다.
② 습윤병은 멸균증류수로 채운다.
③ 산소 주입량은 6L/분 미만이 적절하다.
④ 저장백을 완전히 허탈시킨 후 사용한다.
⑤ 농도조절 구멍을 조절하여 정확한 농도의 산소를 주입한다.

039 비위관이 위장 내 위치하는지 확인하기 위한 방법으로 옳은 것은?

① 방사선 촬영으로는 비위관의 위치를 확인하기 어렵다.
② 비위관을 흡인하였을 때 무색의 액체나 공기가 나와야 한다.
③ 비위관으로부터 흡인된 액체의 산도는 pH 0~4 정도를 나타낸다.
④ 공기를 주입하면서 상복부를 청진하였을 때 소리가 들리지 않아야 한다.
⑤ 물이 든 컵에 비위관의 끝을 담가 기포가 발생하면 위장 내 위치한 것이다.

040 완전비경구영양(TPN)에 대한 설명으로 적절한 것은?

① 영양액 주입 전후에 소량의 물을 넣어준다.
② 고칼로리 영양 공급에는 부적절한 방법이다.
③ TPN 연결관으로 약물을 동시에 주입할 수 있다.
④ TPN의 주입 속도는 처방에 따라 서서히 증감량한다.
⑤ 반좌위 또는 좌위를 취한 상태로 투여하여 역류를 방지한다.

041 욕창의 단계 중 다음의 상태를 의미하는 것은?

> • 진피를 포함한 피부상실
> • 수포가 나타날 수 있음
> • 표면의 손상으로 찰과상을 입은 상태

① 욕창 1단계　　② 욕창 2단계
③ 욕창 3단계　　④ 욕창 4단계
⑤ 심부조직손상 의심

042 유치도뇨관 삽입 환자의 간호중재로 적절한 것은?

① 소변주머니는 방광보다 항상 높게 위치해야 한다.
② 금기사항이 아니라면 충분한 수분섭취를 권장한다.
③ 이동 시에는 소변의 역류 방지를 위해 유치도뇨관을 제거한다.
④ 소변주머니는 침상 난간에 단단히 고정한다.
⑤ 잔뇨량 측정을 위해 삽입함을 설명한다.

043 섭취량과 배설량을 사정할 때 다음 중 배설량에 해당되는 것은?

① 정맥주입양
② 복막주입액
③ 위관영양액
④ 수혈받은 혈액량
⑤ 수술부위 출혈량

044 편마비 환자가 지팡이를 이용해 계단을 올라가는 방법에 대한 교육내용으로 옳은 것은?

① 마비된 다리를 가장 먼저 올리고 지팡이를 올린다.
② 지팡이를 가장 먼저 올리고 마비된 다리를 올린다.
③ 건강한 다리를 가장 먼저 올리고 지팡이를 올린다.
④ 지팡이를 가장 먼저 올리고 건강한 다리를 올린다.
⑤ 지팡이와 마비된 다리를 가장 먼저 올리고 건강한 다리를 올린다.

045 다음 중 능동적 관절운동범위에서 어깨의 외전에 해당하는 것은?

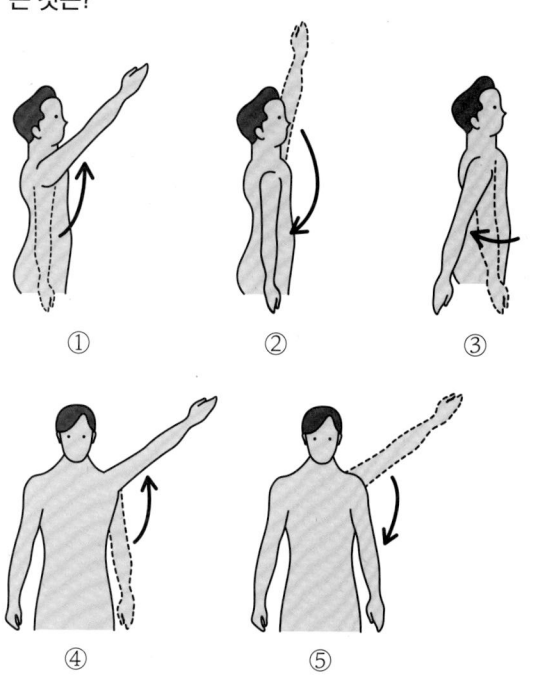

046 자발적인 사지 움직임이 불가능한 부동 환자의 간호중재로 옳은 것은?

① 적절한 수분 섭취를 통해 변비를 예방한다.
② 움직임이 제한된 상태이므로 체위는 중요하지 않다.
③ 체위변경은 환자를 자극할 수 있으므로 시행하지 않는다.
④ 근육의 힘을 기르기 위해 스스로 등장성 운동을 하게끔 격려한다.
⑤ 관절운동은 미주신경을 자극하여 환자의 상태를 불안정하게 할 수 있으므로 금지한다.

047 왼쪽 다리 전체에 석고붕대를 적용하고 있는 대상자에게 근 위축을 예방하고 근력 유지를 위해 시행할 수 있는 운동으로 가장 적절한 것은?

① 등척성 운동을 격려한다.
② 등장성 운동을 격려한다.
③ 수동적 관절가동범위(ROM) 운동을 격려한다.
④ 능동적 관절가동범위(ROM) 운동을 격려한다.
⑤ 되도록 움직이지 말고 침상안정 하도록 교육한다.

048 다음과 같은 특성이 나타나는 수면 단계에 대한 설명으로 옳은 것은?

> • 델타 수면
> • 피곤할 때 더 증가
> • 가장 깊은 수면 상태
> • 성장호르몬이 분비되는 단계

① 생생한 꿈을 꾸기도 한다.
② 전체 수면의 45~50% 정도를 차지한다.
③ 안구운동 및 뇌파가 활동적인 단계이다.
④ 소리, 접촉, 다른 감각에 의해 쉽게 잠에서 깬다.
⑤ 근육이 완전히 이완되고 몽유증, 야뇨증이 나타날 수 있다.

049 심정지로 인하여 혈액순환이 되지 않아 혈액이 모인 부위가 자줏빛으로 나타나는 현상을 의미하는 것은?

① 사후한랭(사후체온하강)
② 사후경축(사후강직)
③ 사후시반(시체얼룩)
④ 저산소증
⑤ 사지반점

050 유치도뇨관의 삽입이 필요한 경우에 해당하는 것은?

① 잠혈검사를 시행할 때
② 배뇨 후 잔뇨량을 측정할 때
③ 지속적 방광세척을 시행할 때
④ 정맥내신우촬영술을 시행할 때
⑤ 무균적인 소변 검사물 채취가 필요할 때

051 멸균된 이동섭자를 꺼내던 중 가장자리에 이동섭자의 끝이 닿았을 때 할 수 있는 방법으로 가장 적절한 것은?

① 가장자리는 멸균 영역에 포함되므로 닿아도 된다.
② 멸균 드레싱 세트를 새로 열어 이동섭자를 꺼내어 사용한다.
③ 끝이 닿은 이동섭자를 버리고 멸균되어 밀봉되어 있는 새 이동섭자를 개봉하여 사용한다.
④ 가장자리가 닿은 이동섭자는 소독실로 보내고, 멸균되어 있는 이동섭자를 꺼내어 사용한다.
⑤ 닿은 부분은 알코올로 깨끗이 닦아 소독한 후, 사용하도록 한다.

052 EO 가스를 이용한 멸균법에 대한 내용으로 적절한 것은?

① 독성이 있어 충분한 환기가 필요하다.
② 비교적 가격이 저렴하고 효과가 좋다.
③ 스테인레스 기구, 물품, 린넨 등에 주로 사용한다.
④ 아포나 바이러스를 제외한 모든 병원균을 파괴하는 데 사용한다.
⑤ 내시경, 고무제품 등 열과 습기에 약한 물품이나 기구에는 사용하지 않는다.

053 메티실린 내성 황색포도알균(Methicillin-Resistant Staphylococcus Aureus, MRSA)의 환자에게 사용하거나 접촉했던 물품을 처리하는 방법으로 옳은 것은?

① 지침에 따라 소독액에 담근 후 세척하여 사용한다.
② 환자처치 전 착용했던 장갑 및 가운은 처치 후 병실 밖에 나와 벗는다.
③ 감염전파 가능성을 줄이기 위해 물품은 즉시 폐기 처분한다.
④ 사용한 물품은 비닐봉지에 담아 밀봉한 후 소각한다.
⑤ 물과 비누로 깨끗이 닦은 후, 일반환자에게 사용할 수 있다.

054 외과적 무균법에 따라 손 씻기하는 방법으로 적절한 것은?

① 흐르는 물에 손을 씻고 손 끝을 팔꿈치보다 낮게 들어야 한다.
② 물기를 닦을 때에는 팔꿈치에서 손의 방향으로 닦아야 한다.
③ 30초 정도 손을 씻은 후 일회용 종이타월로 손과 손목을 완전히 말린다.
④ 소독 비누액을 이용해 손톱, 손가락을 시작으로 팔꿈치를 향해 마찰시키면서 씻는다.
⑤ 멸균 수건으로 팔꿈치를 닦은 다음 손 끝을 여러 번 닦아 마무리한다.

055 활동성 결핵으로 진단받은 환자의 간호중재로 옳은 것은?

① 멸균 장갑 및 가운을 착용한다.
② 격리병실 문을 가능한 자주 열어 환기시킨다.
③ 격리병실 내 압력은 외부에 비해 높게 설정한다.
④ 격리병실에 들어갈 때는 수술용 마스크를 착용하고 간호한다.
⑤ 격리병실 밖으로의 이동이 필요한 경우 환자에게 수술용 마스크를 착용하게 한다.

056 다음 중 격리와 역격리에 대한 설명으로 옳은 것은?

① 출혈 위험이 있는 환자는 역격리가 필요하다.
② 역격리는 전염성 병원체에 감염된 환자로부터 다른 환자 및 보호자, 병원 직원들의 감염을 방지하기 위한 보호적 조치를 말한다.
③ 격리는 면역력이 떨어져 있는 환자를 외부균으로부터 보호하기 위해 격리하는 것을 말한다.
④ 격리실 문은 항상 닫은 채로 유지해야 한다.
⑤ 역격리 환자를 간호할 때에는 항상 외과적 무균술을 적용하도록 한다.

057 아세트아미노펜 500mg po qid, 3일 동안 투여로 처방이 났을 때 환자에게 투여될 약물의 총 양은?

(acetaminophen 1tablet = 500mg)

① 1500mg   ② 3000mg   ③ 4500mg
④ 6000mg   ⑤ 7500mg

058 생리식염수 300mL를 5시간 동안 정맥주입 하려고 할 때 분당 방울 수로 옳은 것은? (drip factor: 20gtt/mL)

① 10gtt/min   ② 15gtt/min   ③ 20gtt/min
④ 25gtt/min   ⑤ 30gtt/min

059 페니실린 항생제를 새롭게 투여하기로 한 환자이다. 투여 전 항생제 피부반응 검사를 하려고 할 때 다음 중 적절한 내용은?

① 피하조직에 약물을 신속히 투여한다.
② 약물 투여 후, 신속히 주삿바늘을 제거하고 충분히 마사지한다.
③ 약물 투여 48~72시간이 지난 후, 주사부위를 확인하여 반응여부를 판독한다.
④ 주삿바늘을 삽입한 후 바로 주사기의 내관을 뒤로 당겨 혈액의 역류를 확인한다.
⑤ 주사부위 발적, 팽진의 정도에 따라 음성, 의양성, 양성으로 판독한다.

060 다음 중 근육주사 부위의 특징과 위치에 대한 설명으로 옳은 것은?

① 둔부배면 - 전상장골극과 장골능 사이에 생기는 부분, 큰 신경과 혈관이 위치하지 않음
② 둔부복면 - 대퇴 대전자와 외측과 사이 3등분을 했을 때 중간 외측 부분, 영유아나 마른환자에게 적용할 수 있는 부위
③ 외측광근 - 상박 외측 근육, 근육주사를 할 때 흡수가 가장 잘되는 부위, 소량의 약물 주입에 적합함
④ 대퇴직근 - 대퇴 앞쪽 근육, 자가주사를 하거나 유아에게 주사할 때 적합함
⑤ 삼각근 - 둔부 4분면에서 위쪽 바깥쪽 부분, 큰 근육이므로 투여량을 충분히 흡수함

061 귀 안 염증 및 삼출물로 약물 투여가 필요한 성인 환자이다. 환자에게 귀 점적의 방법을 설명할 때, 다음 중 옳은 것은?

① 귓바퀴를 후하방으로 당긴 후, 약물을 점적한다.
② 아픈 귀를 '위'로 가게 하여 약물을 점적한다.
③ 약물이 골고루 닿을 수 있게 고개를 좌우로 돌려 준다.
④ 한 쪽 귀에 약물을 점적한 뒤, 바로 고개를 돌려 반대편 귀에 약물을 점적한다.
⑤ 약물이 고막으로 바로 적용될 수 있도록 주의하여 점적한다.

062 중심정맥관을 제거한 후, 얼마 있지 않아 환자의 맥박과 호흡이 빨라지고 호흡곤란 및 흉통, 청색증, 의식수준 저하의 증상을 보일 때, 담당 간호사가 할 수 있는 간호중재로 가장 적절한 것은?

① 코삽입관(nasal cannula)을 통해 즉시 산소를 공급한다.
② 수액의 속도를 늦춰 천천히 주입되도록 한다.
③ 혈전용해제를 투여하고 심폐소생술을 시행한다.
④ 환자를 사정하고 활력징후를 재측정한다.
⑤ 상체를 낮추며 좌측위를 취한다.

063 수술 후 통증 조절을 위해 사용하는 통증 자가 조절법(PCA)에 대한 설명으로 옳은 것은?

① 근육주사의 형태로만 가능한 방법이다.
② 자율적으로 버튼을 눌러 통증을 조절하기 때문에 과용량의 위험이 크다.
③ 통증 자가 조절법은 자가로 조절하게 되므로 효과가 저하될 수 있다.
④ 지속적 주입으로 진통제의 적절한 혈중 농도 유지가 가능하다.
⑤ 수술 후 경험할 수 있는 극심한 통증에는 부적절한 방법이다.

064 항암제 주사를 투여 중인 환아를 위해 장기간 사용이 가능하고 관리가 쉬우며 신체 외부에서 보이지 않는 카테터는?

① 피하이식형 포트   ② 중심정맥관
③ 말초삽입 중심정맥관   ④ 터널형 카테터
⑤ 비터널형 카테터

065 두개내압이 상승된 환자로 천골 부위에 1도 욕창이 있을 때 취할 수 있는 체위로 가장 적절한 것은?

① 반좌위
② 측와위(옆누운자세)
③ 배횡와위
④ 변형된 트렌델렌부르크자세
⑤ 상체를 30° 올린 상태에서의 측와위(옆누운자세)

보건의약관계법규

066 「의료법」상 의료기관에 관한 설명으로 옳은 것은?

① 치과병원 및 요양병원은 30개 이상의 병상 또는 요양병상을 갖추어야 한다.
② 상급 종합병원은 9개 이상의 진료과목을 갖추고 각 진료과목마다 전속하는 전문의를 두어야 한다.
③ 100병상 이상 300병상 이하인 종합병원은 내과·외과·소아청소년과·산부인과 중 3개 진료과목을 갖추어야 한다.
④ 의료기관 개설자는 공중보건의사를 당직의료인으로 둘 수 있다.
⑤ 보건복지부장관은 전문병원으로 지정받은 종합병원에 대하여 4년마다 평가를 실시하여 전문병원으로 재지정할 수 있다.

067 「의료법」상 의료인의 의무에 대한 내용으로 옳지 <u>않은</u> 것은?

① 의료인은 각각 진료에 관한 기록을 갖추어 두고 환자의 주된 증상, 진단 및 치료 내용 등 의료 행위에 관한 사항과 의견을 상세히 기록하고 서명하여야 한다.
② 의료인은 진료기록부등을 보건복지부령으로 정하는 바에 따라 보존하여야 한다. 진료기록부등이 추가기재·수정된 경우 추가기재·수정 전의 원본을 모두 포함한다.
③ 의료인은 최초로 면허를 받은 후부터 3년마다 그 실태와 취업상황 등을 보건복지부장관에게 신고하여야 한다.
④ 의료인은 의약품공급자로부터 제공되는 학술대회 지원, 임상시험 지원을 받아서는 아니 된다.
⑤ 의사·치과의사 또는 한의사는 사람의 생명 또는 신체에 중대한 위해를 발생하게 할 우려가 있는 수술, 수혈, 전신마취를 하는 경우 지정된 사항을 환자에게 설명하고 서면으로 그 동의를 받아야 한다.

068 「의료법」상 무면허 의료행위에 해당하는 것은?

① 외국의 의료인 면허를 가진 자가 국내에서 교육연구사업을 위한 업무를 수행하는 행위
② 보험회사가 외국인 환자를 유치하기 위한 행위
③ 환자의 경제적 사정 등을 이유로 개별적으로 관할 시장·군수·구청장의 사전승인을 받아 환자를 유치하는 행위
④ 간호대학생이 실습을 위해 지도교수의 지도·감독을 받아 행하는 의료행위
⑤ 의과대학생이 국가비상사태 시에 국가나 지방자치단체의 요청에 따라 의료인의 지도·감독을 받아 행하는 의료행위

069 「의료법」상 가정간호에 대한 설명으로 옳지 <u>않은</u> 것은?

① 가정 간호의 범위에 투약, 주사, 상담 응급처치 등에 대한 교육훈련이 포함된다.
② 가정전문간호사가 치료적 의료행위인 간호를 하는 경우에는 의사나 한의사의 진단과 처방에 따라야 한다.
③ 가정전문간호사가 따르는 의사 처방의 유효기간은 처방일부터 60일이다.
④ 가정간호를 실시하는 의료기관의 장은 가정전문간호사를 2명 이상 두어야 한다.
⑤ 가정간호에 관한 기록을 5년간 보존해야 한다.

070 「의료법」상 보건복지부장관이 반드시 면허를 취소해야 하는 경우는?

① 금고 이상의 형의 선고유예를 받고 그 유예기간 중에 있는 자
② 3번째 자격정지 처분을 받은 때
③ 타인에게 면허증을 대여한 때
④ 1회용 주사기를 재활용하여 타인의 생명의 중대한 위해를 발행하게 한 때
⑤ 자격정지 처분 기간 중에 의료행위를 한 때

071 「의료법」상 보수교육에 대한 설명으로 옳은 것은?

① 해당 연도에 8개월 동안 휴직한 의료인은 해당 연도의 보수교육을 면제한다.
② 신규 면허취득자는 해당연도의 보수교육을 유예한다.
③ 의료인은 보수교육을 연간 16시간 이상 이수하여야 한다.
④ 한국보건복지인력개발원은 보수교육 실시 기관이 아니다.
⑤ 보건복지부장관은 보수교육의 내용을 평가할 수 있다.

072 「감염병의 예방 및 관리에 관한 법률」상 감염병의 예방·관리 및 위기 대응을 위한 교육을 효과적으로 실시하기 위하여 관련 교육과정을 개발하여 보급하여야 하는 사람은?

① 국무총리 ② 보건복지부장관
③ 질병관리청장 ④ 시·도지사
⑤ 보건소장

073 「감염병의 예방 및 관리에 관한 법률」상 필수예방접종을 실시하여야 하는 질병이 <u>아닌</u> 것은?

① 유행성이하선염
② 인플루엔자
③ 파상풍
④ 그룹 A형 로타바이러스 감염증
⑤ 수막구균

074 「검역법」상 법무부장관에게 검역감염병환자등의 출국 또는 입국의 금지 또는 정지를 요청할 수 있는 사람은?

① 보건복지부장관 ② 질병관리청장
③ 시·도지사 ④ 시장·군수·구청장
⑤ 검역소장

075 「후천성면역결핍증 예방법」상 질병관리청장, 시·도지사, 시장·군수·구청장은 후천성면역결핍증에 감염되었다고 판단되는 충분한 사유가 있는 감염인의 배우자에게 후천성면역결핍증에 관한 검진을 할 수 있다. 이때 감염인의 배우자를 대상으로 반드시 정기검진 또는 수시검진을 하여야 하는 경우는?

① 후천성면역결핍증 증상이 나타날 경우
② 공중과 접촉이 많은 업소에 종사하는 경우
③ 의료기관에 종사하는 경우
④ 해외여행을 다녀온 경우
⑤ 검진 권유를 거부하는 경우

076 「국민건강보험법」상 경제성 또는 치료효과성 등이 불확실하여 그 검증을 위하여 추가적인 근거가 필요하거나, 경제성이 낮아도 가입자와 피부양자의 건강회복에 잠재적 이득이 있을 때 실시하는 급여는?

① 요양급여 ② 부가급여
③ 선별급여 ④ 요양비
⑤ 재난적의료비

077 건강보험 직장가입자의 피부양자이던 A는 직장에 취업하여 직장가입자의 자격을 얻었다. 「국민건강보험법」상 A가 직장자가입자의 자격을 얻은 날에 해당하는 것은?

① 피부양자의 자격을 잃은 날
② 직장에 취업한 다음 날
③ 건강보험공단에 직장가입을 신고한 날
④ 건강보험공단에 피부양자 상실을 신고한 날
⑤ 국내에 거주하게 된 날

078 「지역보건법」상 국가와 지방자치단체가 지역주민의 건강 상태 및 건강 문제의 원인 등을 파악하기 위하여 매년 실시하여야 하는 조사는?

① 지역사회 주민건강관리조사
② 지역사회 보건의료 수요조사
③ 지역사회 주민영양조사
④ 지역보건의료서비스 현황조사
⑤ 지역사회 건강실태조사

079 「지역보건법」상 주민이 신청한 지역보건의료서비스 제공의 실시 여부를 결정하고 이를 통보하는 사람은?

① 보건복지부장관 ② 시·도지사
③ 시장·군수·구청장 ④ 보건소장
⑤ 행정안전부장관

080 「마약류 관리에 관한 법률」상 마약류의 오남용 방지를 위한 조치기준에 관한 사항이나 마약류의 안전사용 기준에 관한 사항 등을 심의하기 위한 마약류안전관리심의위원회가 설치되는 곳은?

① 보건복지부 ② 질병관리청
③ 식품의약품안전처 ④ 국무총리실
⑤ 특별시와 광역시

081 공사장에서 일어난 붕괴사고로 상해를 입은 환자 A와 B가 응급의료기관으로 이송되었다. 「응급의료에 관한 법률」상 응급의료기관에 종사하는 의료인의 조치로 옳은 것은?

① 외상 전문의가 도착할 때까지 대기하였다.
② 의학적 판단에 의해 B가 더 위급하다고 보아 B에 대한 응급의료를 먼저 실시하기로 결정하였다.
③ B에게 응급처치와 진료를 시행한 후 B와 동행한 법정대리인에게 응급의료에 관하여 설명하였다.
④ 응급 환자인 A를 외과 병동으로 안내하였다.
⑤ 치료비가 없으니 집으로 돌아가겠다는 A의 요청을 받아들여 응급의료를 중단하였다.

082 「보건의료기본법」상 평생국민건강관리체계와 관련된 설명으로 옳은 것은?

① 성별 건강상 특성과 주요 건강위험요인을 고려한 평생국민건강관리를 위한 사업을 시행하여야 한다.
② 거점별 상급종합병원이 평생국민건강관리사업에서 중심 역할을 할 수 있도록 필요한 시책을 강구하여야 한다.
③ 어린이의 건강증진시책에 연령별 특성이 반영되도록 하여야 한다.
④ 여성의 건강증진시책에 생애주기별 특성이 반영되도록 하여야 한다.
⑤ 근로자의 건강을 보호·증진하기 위하여 필요한 시책을 강구하여야 한다.

083 「국민건강증진법」상 담배의 제조자 등이 담배갑 포장지에 인쇄하여 표기해야 하는 사항 중 흡입량은 흡연자의 흡연습관에 따라 다르다는 내용의 경고문구에 표기되는 되는 물질은?

① 벤젠 ② 나프틸아민 ③ 니켈
④ 니코틴 ⑤ 타르

084 「혈액관리법」상 혈액원이 헌혈자에 대하여 채혈하기 전에 실시해야 하는 건강진단에 해당하는 것은?

① 매독검사 ② 빈혈검사
③ B형간염검사 ④ C형간염검사
⑤ 간기능검사

085 「연명의료결정법」상 임종과정에 있는 환자에게 연명의료중단등결정을 이행할 경우에도 중단해서는 안되는 것은?

① 통증 완화를 위한 의료행위
② 혈액 투석
③ 수혈
④ 혈압상승제 투여
⑤ 인공호흡기 착용

2026 간호사 국가고시
5일 완성 파이널 모의고사

제3회

1교시	성인간호학
	모성간호학

2교시	아동간호학
	지역사회간호학
	정신간호학

3교시	간호관리학
	기본간호학
	보건의약관계법규

홍지문

1교시

성인간호학	70문제
모성간호학	35문제
	총 105문제

성인간호학

001 발가락에 염증이 발생해 내원한 환자가 "발가락이 왜 이렇게 붓는지 모르겠어요."라고 물을 때 할 수 있는 답변으로 가장 적절한 것은?

① "피하조직의 조직액이 새어나오기 때문입니다."
② "세포 조직의 알레르기 반응 때문입니다."
③ "상처부위에 내출혈이 발생하기 때문입니다."
④ "림프액의 생산량이 갑자기 증가했기 때문입니다."
⑤ "간질공간으로 염증성 삼출액이 빠져나왔기 때문입니다."

002 심정지 상태의 성인 환자에게 심폐소생술을 시행할 때 내용으로 옳은 것은?

① 약 5cm의 깊이로 가슴을 압박한다.
② 기도유지-인공호흡-가슴압박의 순서로 진행한다.
③ 분당 100회 미만의 속도로 가슴압박을 시행한다.
④ 양쪽의 경동맥을 동시에 촉지하여 동일한 지 확인한다.
⑤ 인공호흡을 크게 한 번 하고 30회의 가슴압박을 시행한다.

003 신경절을 따라 일측성으로 수포가 나타나고 심한 통증과 감각 이상이 동반되는 질환의 치료제로 적절한 것은?

① 항박테리아제　② 항바이러스제
③ 스테로이드제　④ 항염증제
⑤ 항생제

004 퇴원을 앞둔 전신성홍반성낭창 환자의 반응이다. 추가교육이 필요한 경우에 해당하는 것은?

① "스트레스 받지 않도록 노력하겠습니다."
② "정상 혈압이 유지되도록 주의하겠습니다."
③ "기분 전환을 위해 햇빛을 자주 쬐겠습니다."
④ "무리하지 않고 충분한 휴식을 취하겠습니다."
⑤ "가능한 추위에 노출되지 않도록 주의하겠습니다."

005 통증을 호소하는 환자에게 장기간 비스테로이드성 소염제(NSAIDs)를 투여하였을 때, 주의 깊게 사정해야 할 내용으로 옳은 것은?

① 두통 여부　② 소변량 감소　③ 심박수 변화
④ 호흡수 감소　⑤ 위장관 부작용

006 호지킨림프종으로 항암화학요법 중인 환자에게 가장 중요한 간호중재로 옳은 것은?

① 부종 완화　② 영양 섭취
③ 감염 예방　④ 혈전 예방
⑤ 정서적지지

007 알레르기성 비염 증상을 예방하기 위해 가장 중요한 교육 내용은?

① 충분한 휴식을 취하게 한다.
② 알레르기원을 파악하여 피하게 한다.
③ 편안한 환경을 조성하고 정서적 지지를 제공한다.
④ 가습기를 적용하고 충분한 수분 섭취를 격려한다.
⑤ 항히스타민제, 교감신경자극제를 평소 복용하게 한다.

008 수술 후 중환자실에 입실한 환자에게 PQRST를 이용해 통증을 사정하려고 한다. S를 확인하기 위한 질문으로 옳은 것은?

① 통증의 강도를 확인하기 위한 것으로 숫자통증등급(NRS)를 이용하여 "통증 0~10점 만점을 기준으로 몇 점 정도라고 생각하십니까?"라고 묻는다.
② 통증의 양상을 확인하기 위한 것으로 "어떻게 아프십니까?"라고 묻는다.
③ 통증의 시간 및 시기를 묻는 것으로 "얼마동안 통증이 있습니까?"라고 묻는다.
④ 통증의 부위 및 방사를 확인하기 위한 것으로 "통증부위가 어디입니까?"라고 묻는다.
⑤ 통증을 자극하는 요인을 확인하기 위한 것으로 "통증을 악화시키거나 완화시키는 요인은 무엇입니까?"라고 묻는다.

009 당뇨병으로 인해 발이 괴사되어 오른쪽 발을 절단한 환자이다. 환자는 오른쪽 발이 따끔거리고 아프다고 호소하고 있다. 다음 중 이 환자가 느끼는 통증으로 가장 적절한 것은?

① 근육통
② 환상지통
③ 염증으로 인한 통증
④ 수술부위 합병증으로 인한 통증
⑤ 절단된 사실을 부정하면서 관심을 받고자 허위로 만들어 낸 통증

010 소화불량 및 복부 불편감, 식욕부진을 보이며 상복부에서 덩어리가 촉지되어 위암이 의심되는 대상자의 진단을 위한 검사방법으로 가장 적절한 것은?

① 결장 내시경 검사
② 위 내시경 검사
③ 흉부 방사선 검사
④ 초음파 검사
⑤ 복부 CT 검사

011 연하곤란, 가슴앓이, 음식물 역류를 호소하는 환자에게 식도이완불능증이 의심될 때 시행할 수 있는 검사로 적절한 것은?

① 심전도
② 조직생검
③ 폐기능검사
④ 바륨연하검사
⑤ 기관내시경검사

012 황달이 있고, 혈액검사 상 AST, ALT가 상승되어 있는 환자로 간의 일부분을 떼어 내어 병리적 상태를 확인하고자 한다. 이 검사에 대한 간호중재로 적절한 것은?

① 검사 전 금식은 필요하지 않으며 전신마취 하에 진행됨을 알린다.
② 검사를 할 때에는 앙와위에서 왼쪽 팔을 들어올리거나 우측위를 취하도록 한다.
③ 흡기 말에 숨을 잠시 멈춘 상태에서 바늘을 삽입해 검사하게 됨을 설명한다.
④ 간 생검은 미세한 바늘이 삽입되어 검사하는 것이므로 출혈로 인한 합병증이 없음을 설명하고 심리적 안정을 도모한다.
⑤ 검사 후 하루 정도 충분한 안정을 취하도록 하고 1~2시간 정도 우측위를 취하도록 한다.

013 총담관이 폐쇄되면 출혈 위험성이 증가하게 되는데, 다음 중 그 이유로 가장 적절한 것은?

① 담즙은 지용성 비타민의 흡수를 돕기 때문이다.
② 응고인자의 수가 감소하기 때문이다.
③ 몸의 면역력이 저하되기 때문이다.
④ 전해질 불균형으로 응고인자가 제 역할을 하지 못하기 때문이다.
⑤ 의식 저하로 신체 손상 위험성이 증가하기 때문이다.

014 과도한 산 분비가 원인으로 발생하는 소화성 궤양의 특징과 이와 관련된 간호중재로 적절한 것은?

① 공복 상태일 때 통증이 완화된다.
② 식후 30분 이내에 통증이 시작된다.
③ 제산제 복용은 통증을 완화하는데 비효과적이다.
④ 과도한 산분비로 한밤 중에도 통증을 느낄 수 있다.
⑤ 확실한 진단을 CT 검사를 시행하도록 한다.

015 요즘 들어 식사 후 속이 쓰리고 답답한 느낌이 들어 병원을 방문한 30대 대상자로 위 내시경 결과, 위 내용물이 식도로 역류해 식도에 염증이 발생하였음을 알게 되었다. 이 대상자에게 해야 하는 간호중재로 적절한 것은?

① 한 번에 많은 음식을 섭취하여 위장 자극을 줄인다.
② 식사 중 수분 섭취는 음식물의 소화를 저해하여 증상을 악화시킨다.
③ 음주, 흡연은 증상과 특별히 관계되지 않으며 적정한 체중을 유지하는 것이 가장 중요하다.
④ 제산제의 복용은 증상을 완화시키며, 수면을 취할 때 침상 머리를 약간 상승시키는 것도 도움이 된다.
⑤ 잠자기 전, 소량의 크래커를 먹거나 우유를 마시는 것은 증상 완화에 도움이 된다.

016 B형 간염 환자에게 감염 전파를 방지하기 위해 교육할 내용으로 옳은 것은?

① 다른 사람과 직접 닿지 않도록 접촉에 주의한다.
② 다른 사람과 함께 식사하는 것을 자제해야 한다.
③ 혈액 등 체액에 의해 전파되므로 면도기, 칫솔 등을 다른 사람과 같이 사용하지 않아야 한다.
④ 전파되는 질환이 아니므로, 주의 할 사항이 없음을 알린다.
⑤ 오염된 음식물 등의 섭취로 경구를 통해 감염되는 특징을 갖는다.

017 급성 충수염을 진단받고 수술을 기다리는 환자이다. 합병증으로 발생할 수 있는 복막염을 의미하는 증상은?

① 통증 없는 묵직함
② 나무판자처럼 딱딱한 복부
③ 사출성 구토
④ 체온 저하
⑤ 고혈압

018 식도절제술 후 병실에 입실한 환자의 우선적인 간호중재로 옳은 것은?

① 수액 주입 ② 항구토제 투여
③ 절개부위 소독 ④ 폐 합병증 예방
⑤ 위루술을 통한 영양 공급

019 요로결석으로 산통을 호소하고 있는 대상자에게 체외 충격파 쇄석술을 시행하고자 한다. 이 시술에 대한 설명으로 옳은 것은?

① 체외 충격파 쇄석술은 결석을 제거하기 위한 침습적 시술에 해당한다.
② 시술 후에는 결석이 배출되지 않는다.
③ 시술 후 가장 흔히 나타나는 증상은 부정맥이다.
④ 시술 후 다량의 수분 섭취는 수술 부위의 회복을 저해하므로 일주일 후 섭취하도록 한다.
⑤ 소변을 거즈에 걸러 결석의 배출 여부를 확인하도록 한다.

020 다음의 증상을 호소하며 환자가 응급실에 내원했을 때, 예측할 수 있는 질환은?

- 갑자기 시작된 옆구리 통증
- 오심, 구토, 오한, 체온 38.2℃
- 소변색은 뿌옇고 악취가 남, 배뇨통 있음

① 요도염 ② 방광염
③ 요실금 ④ 급성 신우신염
⑤ 급성 사구체신염

021 급성 신부전으로 입원한 환자의 사정 결과가 다음과 같을 때 우선적인 간호중재로 옳은 것은?

- 혈청칼륨 6.9mEq/L
- 혈청나트륨 140mEq/L
- 혈청칼슘 9.5mg/dL
- 심전도: 뾰족하고 좁은 T파

① 금식
② 칼륨 보충
③ 수분 제한
④ 스피로노락톤(spironolactone) 구강 투여
⑤ 속효성 인슐린(RI)과 50% 포도당 용액을 혼합하여 정맥 투여

022 방광염으로 치료받고 있는 환자가 "항생제 10일 치를 처방받았는데 증상이 없어지면 중간에 끊어도 되는 거죠?"라고 물었을 때 할 수 있는 답변으로 가장 적절한 것은?

① "네, 증상이 없어지면 복용을 중단할 수 있습니다."
② "본인 말고 다른 사람들이 볼 때에도 회복이 되었다면 가능합니다."
③ "안됩니다. 처방된 약은 모두 복용하시고, 정해진 날짜에 재방문 해주세요."
④ "여러 약을 계속 복용하는 것이 부담스럽다면 약봉지를 개봉해 항생제만 골라 10일치를 꾸준히 복용하세요."
⑤ "10일 동안 복용하는 것이 부담스럽다면, 아침, 저녁만 복용하도록 하세요."

023 지주막하출혈로 수술한 지 1일째 된 환자이다. 뇌실외배액(EVD) 중일 때 간호중재로 옳은 것은?

① 조기이상을 격려한다.
② 배액관을 매일 교체한다.
③ 충분한 수분을 섭취하도록 교육한다.
④ 배액관 삽입 부위는 무균적으로 관리한다.
⑤ 두통이 있는 경우, 배액관의 클램프를 잠가준다.

024 유방 자가검진을 했을 때 악성 종양의 특징에 해당하는 것은?

① 유두가 함몰되고 오렌지 껍질같은 피부
② 통증이 있으나 부드러움
③ 유방과 유두의 위치가 대칭적임
④ 유동적인 덩어리가 촉지됨
⑤ 유두 분비물이 없음

025 오른쪽 다리에 석고붕대를 적용하고 있는 환자가 다음과 같은 증상을 보일 때, 가장 우선적인 간호중재로 옳은 것은?

- 오른쪽 발가락 창백
- 오른쪽 발을 만졌을 때 감각 없음
- 오른쪽 발의 족배동맥에서 맥박 촉지되지 않음
- 석고붕대를 적용한 부위의 통증 있음

① 석고붕대로 인해 나타날 수 있는 증상으로 주의 깊게 관찰할 것임을 알린다.
② 발가락을 마사지하고 따뜻한 물 주머니를 대주어 혈액순환을 돕는다.
③ 통증을 완화시킬 수 있는 진통제를 투여하고 심리적 안정을 도모한다.
④ 다리를 거상하고 자주 ROM하여 관절 운동을 돕도록 한다.
⑤ 즉시 의사에게 알리고 석고붕대를 제거하기 위한 준비를 해야 한다.

026 어깨 통증으로 내원한 환자에게 회전근개 손상 여부를 사정할 수 있는 검사로 적절한 것은?

① 티넬 징후(Tinel's sign)
② 팔렌 징후(Phalen's sign)
③ 라크만 검사(Lachman test)
④ 상지하수 검사(Drop arm test)
⑤ 크보스테크징후(Chvostek's sign)

027 길을 걸어가다 발목이 접질러져 염좌되었을 때, 할 수 있는 간호중재로 적절한 것은?

① 발목 부분을 심장 아래로 낮춰 혈액 순환을 돕는다.
② 따뜻한 물 주머니를 이용해 발목 부위에 온찜질을 시행한다.
③ 발목 부분에 탄력붕대를 적용하여 부종을 최소화한다.
④ 근육의 긴장을 풀어주고 인대손상을 최소화하기 위해 발목을 부드럽게 운동하도록 한다.
⑤ 부목은 발목에 압력을 가하므로 적용하지 않는다.

028 벅스 신전 견인을 적용할 때 환자의 발치를 높여 주는 이유로 가장 적절한 것은?

① 견인력을 높여 효과적인 견인을 적용하기 위함이다.
② 발뒤꿈치에 가해지는 압력을 줄여주기 위함이다.
③ 추의 무게를 견딜 수 있도록 하기 위함이다.
④ 견인 상태에서 관절 범위 운동이 가능하도록 하기 위함이다.
⑤ 견인이 적용 부위 전체에 골고루 전달되도록 하며 혈액순환을 돕기 위함이다.

029 통풍을 진단받은 50대 환자에게 섭취 제한이 필요한 식품은?

① 곱창 ② 감자 ③ 우유 ④ 계란 ⑤ 사과

030 울혈성 심부전 환자에게 사용하는 약물로 심장의 수축을 강하게 하나 맥박수가 저하되는 부작용을 갖는 것은?

① 에피네프린(epinephrine)
② 아미노필린(aminophylline)
③ 도파민(dopamine)
④ 도부타민(dobutamine)
⑤ 디곡신(digoxin)

031 울혈성 심부전으로 라식스(Lasix)와 디곡신(Digoxin) 약제를 복용하고 있는 대상자이다. 약물의 복용과 관련하여 가장 영향을 많이 받는 전해질 불균형의 종류와 이와 관련된 간호 중재로 연결이 옳은 것은?

① 저칼슘혈증-우유, 멸치, 감자칩과 같은 식품의 섭취를 권장한다.
② 저칼륨혈증-바나나, 건포도, 오렌지와 같은 식품의 섭취를 권장한다.
③ 고칼륨혈증-라식스를 감량하여 칼륨의 배설을 돕는다.
④ 저나트륨혈증-3% 고농도의 생리식염수를 투여하도록 한다.
⑤ 고나트륨혈증-조기심실수축, 빈맥 등의 부정맥이 발생할 수 있으므로 심전도의 주의 깊은 관찰이 필요하다.

032 울혈성 심부전으로 치료 중인 환자로 핍뇨를 보이며 중심정맥압이 13mmHg 정도로 측정되었을 때 할 수 있는 간호중재로 가장 적절한 것은?

① 수액을 새로 추가하여 투여한다.
② 항히스타민제 및 혈관이완제를 투여한다.
③ 맥박수를 증가시키기 위해 에피네프린을 투여한다.
④ 충분한 수분 섭취를 격려하고, 활동을 권장한다.
⑤ 처방에 따라 필요한 경우 이뇨제를 투여할 수 있으며, 수액 주입의 제한이 필요하다.

033 심방세동을 진단받고 와파린(warfarin)을 복용 중인 환자에게 교육해야 할 내용으로 옳은 것은?

① 운동은 특별히 제한되지 않으며, 활동적인 생활로 삶의 활력을 찾도록 한다.
② 처음 복용할 때 혈액검사를 통해 약물의 반응을 확인해야 하며 추후 검사는 필요하지 않음을 설명한다.
③ Vit.K가 많이 함유된 식품은 와파린의 작용을 도우므로 섭취를 권장한다.
④ 잇몸에 자극되지 않는 부드러운 칫솔과 전기 면도기를 사용하도록 한다.
⑤ 일주일동안 와파린 복용시간을 한 시간씩 늘려서 진행하도록 한다.

034 협심증 진단을 받고 입원해 치료 중인 환자이다. 환자에게 할 수 있는 간호중재로 적절한 것은?

① 활동은 혈액순환을 증진시키므로 최대한 많이 운동을 하도록 돕는다.
② 극심한 흉통을 완화하기 위해 모르핀을 경구 복용하도록 한다.
③ 앙와위 혹은 측위를 취해 호흡하기 편한 체위를 취할 수 있도록 돕는다.
④ 비재호흡 마스크를 이용하여 고농도의 산소를 공급한다.
⑤ 유동식을 제공하여 소화를 돕고 변비 예방을 위해 배변완화제를 복용하도록 한다.

035 오른쪽 팔에 외상을 입고 극심한 통증을 호소하는 환자의 생리적 반응으로 옳은 것은?

① 서맥 ② 저혈압 ③ 동공 수축
④ 건조한 피부 ⑤ 호흡수 증가

036 철분 결핍성 빈혈 환자에게 철분 보충과 관련하여 교육할 내용으로 적절한 것은?

① 철분제제의 효과적인 흡수를 위해 빨대 사용을 금한다.
② 간, 살코기 등 철분 함량이 높은 식품을 섭취하도록 한다.
③ 비타민D, 칼슘제제와 함께 복용하는 것은 철분 흡수를 도와준다.
④ 철분제제를 복용하면 대변색이 노랗게 변할 수 있음을 설명한다.
⑤ 철분제제의 흡수를 위해 섬유소가 많지 않은 식이를 섭취하도록 한다.

037 다음의 심전도 리듬에서 알 수 있는 부정맥의 특징으로 옳은 것은?

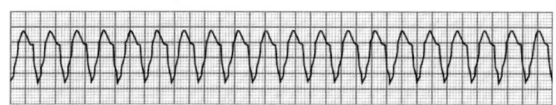

① 1분 동안 300~350회 이상의 심방수축을 보인다.
② 불규칙한 리듬을 보이며 QRS파는 P파에 가려져 잘 보이지 않는다.
③ 심실이 매우 빠르고 비효과적으로 떨리는 상태를 의미한다.
④ 불안정한 조기심실수축이 3개 이상 연속해 출연하는 리듬이다.
⑤ 심방의 한 세포가 비정상적으로 반복해 흥분하여 발생하게 된다.

038 심도자술을 시행한 환자에게 교육해야 할 주의사항으로 옳은 것은?

① "좌측위를 취합니다."
② "시술 부위를 굴곡시킵니다."
③ "가능한 빨리 활동을 시작합니다."
④ "모래 주머니로 시술 부위를 압박합니다."
⑤ "얼음 주머니를 시술 부위에 올려줍니다."

039 47세 남자 대상자로 건강검진에서 혈압이 142/90mmHg로 측정되었다. 평소 음주는 즐겨하는 편으로 매일 맥주 한 캔을 마시고 있으며 이틀에 한 갑 정도로 흡연을 하고 있다고 한다. 업무 강도는 높은 편이며 회사 선배로 인해 많은 스트레스를 받는 상태라고 한다. 고혈압 약물중재가 필요한 시점으로 적절한 것은?

① 가능한 빨리 고혈압 약물 복용을 시작한다.
② 대상자가 약물요법의 필요성에 대해 수용할 때 시작하도록 한다.
③ 대상자와 대상자 가족들과 상의 후 적정한 시점을 정하여 시작한다.
④ 매일 아침 혈압을 측정하고 수축기 혈압이 140mmHg 이상이 되면 약물요법을 시작한다.
⑤ 3~6개월 동안 생활양식 개선을 먼저 수행하고 그럼에도 불구하고 혈압이 조절되지 않을 때 약물요법을 시작한다.

040 승모판 협착증 환자에게 나타날 수 있는 임상증상으로 옳은 것은?

① 서맥 ② 오심, 구토
③ 좌심방 압력 저하 ④ 폐울혈
⑤ 39℃ 이상의 고열

041 하지 수술 후 장기간 부동 상태인 환자의 심부정맥혈전증을 예방하기 위한 간호중재로 옳은 것은?

① 가능한 수분 섭취를 제한한다.
② 저분자량 헤파린 투여를 금지한다.
③ 상지보다 하지에 정맥주사를 시행한다.
④ 다리를 마사지하거나 침상 내 간단한 운동을 권장한다.
⑤ 다리를 심장 높이보다 위로 올리지 말아야 함을 교육한다.

042 응급실에 입원한 환자의 사정 결과가 다음과 같을 때 증상 완화 및 치료를 위해 사용하는 약물에 대한 내용으로 옳은 것은?

- 발작성 야간 호흡곤란, 피로감
- 심초음파: 박출률(ejection fraction) 36 %
- 뇌나트륨배설펩타이드(BNP) 400 pg/mL
- 가슴 X-선: 심장비대

① 심근수축을 강화하여 심박출량을 증가시키기 위해 캡토프릴을 사용한다.
② 디지탈리스제제는 혈중 농도에 민감하게 반응하여 혈중 농도가 낮을 때 독성반응이 나타난다.
③ 칼륨 농도는 디지탈리스 중독 증상 발현에 중요한 영향을 미치므로 정상범위 내 유지되어야 한다.
④ 전부하 감소를 위해 디지탈리스제제를 투여할 있으며, 후부하 감소를 위해 푸로세미드를 투여할 수 있다.
⑤ 디지탈리스제제의 독성 증상이란 오심, 구토, 위장 관계 증상을 동반하지 않은 부정맥을 의미한다.

043 심근경색증의 원인 및 기전에 대한 설명으로 가장 적절한 것은?

① 관상동맥의 협착, 빈혈, 저산소혈증, 흡연, 정서적 긴장, 저혈압 등에 의해 일시적이고 부분적으로 발생하는 관상동맥의 폐쇄를 의미한다.
② 가역적인 심근 괴사로 통증이 발생하나 휴식을 취하면 완화된다.
③ 죽상경화증이 형성, 파열되면서 혈관이 폐색되는 것이다.
④ 심근내막에는 영향을 미치지 않으나 외막에는 심각한 손상을 초래한다.
⑤ 혈관 폐색이 되는 순간 심근 전체가 수 분 내 빠르게 괴사된다.

044 동맥혈기체분석(ABGA) 결과가 다음과 같을 때 투여 할 약물로 가장 적절한 것은?

pH 7.15, PaO₂ 92mmHg, PaCO₂ 40mmHg, HCO₃⁻ 11mEq/L

① 디곡신(digoxin)
② 리도카인(lidocaine)
③ 도부타민(dobutamine)
④ 노르에피네프린(norepinephrine)
⑤ 중탄산나트륨(sodium bicarbonate)

045 폐렴으로 입원해 치료 중인 환자의 중심정맥압이 6cmH₂O로 측정되었을 때, 할 수 있는 간호중재로 적절한 것은?

① 위험한 상황으로 지속적인 모니터링이 필요하다.
② 즉시 담당의사에게 알리고 혈관이완제와 진정제를 투여한다.
③ 주입하던 수액이 있다면 즉시 중단해야 한다.
④ 정상 수치에 해당하므로 현재 주입 중인 수액 속도를 유지하도록 한다.
⑤ 대상자에게 반좌위 또는 좌위를 취하고 안정이 필요함을 설명한다.

046 심한 호흡곤란을 호소하는 급성 폐수종 환자에게 제공할 중재로 옳은 것은?

① 충분한 수분 섭취를 권장한다.
② 호흡을 돕기 위해 측위를 취하게 한다.
③ 아미노필린(aminophylline) 투여를 중단한다.
④ 호흡 중추를 자극하기 위해 저농도의 산소를 공급한다.
⑤ 윤번 지혈대를 사용하여 폐로의 정맥 귀환량을 줄여준다.

047 만성 폐쇄성 폐질환 환자에게 비강 캐뉼라로 저농도의 산소를 제공하는 이유로 옳은 것은?

① 호흡 활동을 자극하기 위함이다.
② 비강 점막을 보호하기 위함이다.
③ 산소 독성을 예방하기 위함이다.
④ 호흡 중추를 억제하기 위함이다.
⑤ 비강 건조를 방지하기 위함이다.

048 다음은 상황에 따른 호흡의 변화를 설명한 것으로 적절한 것은?

① 심각한 출혈이 있을 때 호흡이 깊어지고 느려진다.
② 호흡부전으로 체 내 이산화탄소 농도가 증가하면 호흡수는 감소한다.
③ 저산소혈증의 상태에서는 과다환기가 발생한다.
④ 바이러스 감염으로 체온이 상승하면 호흡수는 감소한다.
⑤ 동맥혈 내 수소이온이 증가하면 호흡수는 감소한다.

049 급성 호흡곤란 증후군을 진단받은 환자에서 보일 수 있는 초기 증상으로 가장 적절한 것은?

① 황달
② 녹황색 객담
③ 호흡수 감소
④ 산소분압(PaO_2)의 현저한 감소
⑤ 이산화탄소분압($PaCO_2$)의 현저한 증가

050 누런 가래가 나오고 호흡이 가쁘고 잦은 기침으로 고통을 호소하는 환자의 진단 및 치료를 위해 기관지경 검사를 시행하려고 한다. 이와 관련된 교육내용으로 옳은 것은?

① 검사 전, 검사의 목적과 절차는 굳이 설명하지 않아도 된다.
② 검사 전, 원활한 검사를 위해 국소마취를 시행할 수 있다.
③ 검사 후, 자유롭게 즉시 물과 음식을 섭취할 수 있다.
④ 검사 후, 인후통이 느껴진다면 응급 상황이므로 즉시 의료진에게 알려야 한다.
⑤ 검사 후, 6시간 동안 베개 없이 앙와위를 유지하도록 한다.

051 기관지의 좀 더 세밀한 종양 검사를 위해 기관지 조영술을 시행하려고 한다. 환자에게 교육할 수 있는 내용으로 적절한 것은?

① 종양 외 다른 질환에 대한 진단은 어려운 검사이다.
② 검사 전, 금식은 필요하지 않으며 기관이 촉촉하게 유지될 수 있도록 수분을 충분히 섭취한다.
③ 기도 내 분비물이 많은 경우 검사 전 아트로핀을 투여할 수 있다.
④ 검사 후, 바로 수분 및 음식물 섭취가 가능하다.
⑤ 기관지 조영술은 임신 여부와 관계없이 시행할 수 있다.

052 혈흉으로 흉곽천자를 앞두고 있는 환자로 혈압 110/85 mmHg, 맥박 90회/분, 호흡 19회/분, 체온 36.8℃로 측정되었다. 환자에게 할 수 있는 간호중재로 적절한 것은?

① 흉곽천자를 할 때에는 앙와위 자세에서 약간 옆으로 돌린 자세를 취하게 한다.
② 흉곽을 천자할 때에는 혈액의 원활한 배액을 위해 자세를 여러번 바꾸도록 환자에게 설명한다.
③ 활력징후는 시술의 처음과 끝에 시행하여 기록한다.
④ 흉곽천자 후, 천자 부위는 위쪽으로 향하도록 눕고, 천자부위의 합병증이 있는지 확인해야 한다.
⑤ 흉곽천자 후, 8시간 이상의 금식이 필요하며 환자의 상태가 안정적일 때 식이섭취를 진행하게 된다.

053 다음 중 활동성 결핵으로 판정할 수 있는 경우는?

① 흉부 X-선 결과, 결절이 없는 경우
② 객담 배양 검사 결과, 양성인 경우
③ 객담 배양 검사 결과, 음성인 경우
④ 흉부 X-선 결과, 결절이 있고 객담 배양 검사 결과 음성인 경우
⑤ 흉부 X-선 결과, 결절이 없고 객담 배양 검사 결과 음성인 경우

054 폐결핵을 진단받은 환자가 "왜 이렇게 많은 약물을 한꺼번에 복용해야 하나요?"라고 질문했을 때, 할 수 있는 답변으로 가장 적절한 것은?

① "약물의 비용을 줄이기 위함입니다."
② "약물 간의 효과를 높이고 내성을 예방하기 위함입니다."
③ "폐결핵은 다양한 균에 의해 발생하므로 여러 균에 맞는 약물이 필요하기 때문입니다."
④ "약물로 인한 부작용을 줄이고 약물을 단기간 복용하기 위함입니다."
⑤ "약물의 혈청 농도가 한 번에 높아지지 않도록 조절하여 체내 부담을 덜어주기 위함입니다."

055 천식 환자가 호흡곤란을 호소할 때 할 수 있는 중재로 가장 적절한 것은?

① 정서적, 환경적인 부분은 천식 발작에 영향을 미치지 않는다.
② 천식 발작의 증상 완화를 위해서 아스피린을 신속히 투여한다.
③ 아미노필린, 스테로이드 등의 약물을 사용하여 기관지를 확장하고 염증 반응을 감소시킨다.
④ 휴식을 취할 수 있도록 하고 수분 섭취 및 수액 주입을 제한한다.
⑤ 앙와위 및 측위를 취해 분비물의 흡인을 예방하고 기도 개방을 유지한다.

056 만성폐쇄성 폐질환 환자에게 비강캐뉼라(nasal cannula)를 이용하여 2L/분의 속도로 산소를 제공하려고 한다. 환자에게 제공되어지는 FiO_2로 옳은 것은?

① 20% ② 24% ③ 28% ④ 32% ⑤ 36%

057 알츠하이머 환자의 간호중재로 옳은 것은?

① 과업을 가능한 한 복잡하게 구성한다.
② 이상 행동을 개선하기 위해 엄격히 제한한다.
③ 인지능력이 저하된 상태이므로 설명은 생략한다.
④ 문제점이 있다면 즉각적으로 피드백을 주어 교정한다.
⑤ 증상을 악화시키는 요인을 파악하여 미연에 방지한다.

058 요추천자를 시행할 때 요추 3~4번째에 바늘을 삽입하는 이유로 적절한 것은?

① 환자의 편의를 보장하기 위함이다.
② 척수신경이 요추 1~2번째까지 내려오기 때문이다.
③ 요추천자로 인한 두통이 가장 적게 나타나는 부분이기 때문이다.
④ 바늘 삽입이 가장 용이하며 통각이 가장 적은 부분이기 때문이다.
⑤ 의료진이 쉽게 확인할 수 있는 부분으로 합병증 사정에 용이한 부분이기 때문이다.

059 B형 간염의 이환 여부를 확인하기 위해 혈액검사를 시행하였다. 다음과 같은 결과를 보일 때, 환자의 상태로 가장 적절한 것은?

HBsAg (-), HBsAb (+)

① B형 간염 보균자에 해당한다.
② B형 간염 예방접종이 필요하다.
③ 활동성 B형 간염에 이환된 상태이다.
④ 환자를 보호하기 위해 1인 격리실에 옮겨야 한다.
⑤ 항체가 형성된 상태로 추가적인 B형 간염 예방접종은 필요하지 않다.

060 다음 중 전두엽의 기능에 해당하는 것으로 옳은 것은?

① 시각중추
② 청각중추
③ 공간, 감각 중추
④ 베르니케 영역
⑤ 1차 운동영역

061 뇌수종으로 수술을 앞 둔 환자의 두개내압 상승을 예방하기 위한 간호중재로 옳은 것은?

① 충분한 수분을 제공하고, 수액을 주입해 척수의 원활한 순환을 돕는다.
② 앙와위를 취하고 가급적 움직임을 삼가며 자극을 줄여주어야 한다.
③ 발살바 수기는 미주신경을 자극하여 두개내압을 하강시켜 증상을 완화시킨다.
④ 체온이 상승하거나 두통이 있을 때에는 일차적으로 모르핀을 투여한다.
⑤ 과호흡을 유도하여 CO_2 분압을 정상범위보다 낮춰야 한다.

062 다음 중 중증근무력증 환자에게 텐실론 검사를 시행하는 이유로 가장 적절한 것은?

① 중증근무력증의 증상을 호전하기 위한 약물로 적합한 지 확인하기 위함이다.
② 면역억제제이므로 환자의 면역력 상승 정도를 파악하기 위함이다.
③ 근력 정도를 평가하는 검사로 현재 환자의 근력 정도를 파악하기 위해 시행한다.
④ 텐실론은 콜린 분해효소 억제제로 정맥주사 결과에 따라 중증근무력증 진단을 내릴 수 있기 때문이다.
⑤ 중증근무력증은 유전될 수 있는 질환으로 유전의 확률을 확인하기 위해 시행한다.

063 당뇨병으로 약물 복용 중인 70세 노인 환자이다. 3개월마다 혈액검사를 통해 혈당이 잘 유지되고 있는지 확인하고 있다. 혈당이 정상범위 내 유지가 잘 되고 있다는 결과를 얻었을 때, 예상할 수 있는 환자의 검사결과로 적절한 것은?

① 당화혈색소 5.5%인 경우
② 당화혈색소 7.5%인 경우
③ 식후 2시간 혈당검사 200mg/dL
④ 식전 혈당검사 100mg/dL
⑤ 식전 혈당검사 80mg/dL

064 제2형 당뇨병 환자가 다음과 같은 임상증상을 보일 때 우선적인 간호중재로 옳은 것은?

> - 혈당 820mg/dL, 소변 케톤체(-)
> - 다뇨, 다음, 빈맥, 탈수
> - 전해질 불균형, 의식 저하

① 적극적인 활동을 권장한다.
② 글루카곤(glucagon)을 정맥주사한다.
③ 수액을 주입하고 전해질을 보충한다.
④ 금식하고 정맥으로 영양액을 공급한다.
⑤ 오렌지 주스와 같은 단당류 식품을 제공한다.

065 뇌하수체 종양 제거를 위해 경접형동 절제술을 시행한 환자에 대한 간호중재로 옳은 것은?

① 경접형동 절제술이므로 신경학적 사정은 필요하지 않다.
② 무언가 목뒤로 넘어가는 느낌이 있거나 콧물이 흐를 때에는 분비물의 양상을 확인하고 정확하게 사정해 보아야 한다.
③ 기침과 심호흡을 적극 권장하여 수술 후 폐 합병증을 예방한다.
④ 뇌척수액 누출을 방지하기 위해 앙와위를 취해 주거나, 상체를 약간 낮춘 자세를 권장한다.
⑤ 절제술을 하여도 주변 기관에서 보상하므로 호르몬 부족 현상은 일어나지 않는다.

066 레보도파(levodopa)를 복용하는 파킨슨병 환자에게 교육할 내용으로 옳은 것은?

① 고단백식품과 함께 복용한다.
② 가급적 식사와 함께 복용한다.
③ 소변색이 옅어지면 증량하여 복용한다.
④ 비타민B6(피리독신)와 함께 복용한다.
⑤ 자세를 변경할 때 천천히 움직이도록 한다.

067 갑상샘 절제술 직후 중환자실에 입실한 환자에게 우선적으로 사정해야 할 내용은?

① 단백뇨   ② 얼굴 발진   ③ 호흡 양상
④ 피부 발한   ⑤ 장 연동운동

068 크롬친화세포종이 의심되는 환자에게 나타날 수 있는 특징적인 사정결과는?

① 소변검사에서 케톤 증가
② 혈액검사에서 적혈구수 증가
③ 혈액검사에서 혈소판수 증가
④ 소변검사에서 카테콜라민 증가
⑤ 동맥혈기체분석에서 이산화탄소분압 감소

069 백내장 수술 후 안대를 착용하게 하는 주된 이유로 옳은 것은?

① 통증 완화 ② 심리적 안정
③ 동공 확대 방지 ④ 동공 수축 방지
⑤ 안구 운동 최소화

070 청력이 저하되고 반복적인 어지러움, 이명이 생겨 병원을 내원한 환자이다. 이 환자의 질환과 관련된 내용으로 옳은 것은?

① 내과적 치료법은 존재하지 않으며 대증요법을 통해 증상만을 완화할 수 있다.
② 과도한 스트레스와 흡연이 주원인으로 내림프액이 비정상적으로 감소하여 내림프관이 손상된 상태를 의미한다.
③ 저염식을 권장하고 처방에 따라 이뇨제, 항히스타민제, 진정제 등을 복용할 수 있다.
④ 움직임을 제한하고 밝고 조용한 방에서 휴식을 취하도록 하며 낙상 예방을 위해 침상 난간을 올려놓도록 교육한다.
⑤ 텔레비전 시청 등을 통해 기분 전환을 하여 극심한 귀의 통증을 완화하도록 한다.

모성간호학

071 다음 중 성 정체감에 대한 내용으로 가장 적절한 것은?

① 성적 만족과 쾌락에 대한 욕구를 알게 되는 것을 의미한다.
② 성이란 무엇인지 생각하고 고뇌하는 시기로 아직은 본인의 성에 대한 인식을 하지 못한 상태를 의미한다.
③ 여성과 남성 모두에 관심을 갖고 본인이 어떤 성에 적합한지 알아가는 단계이다.
④ 자신이 어느 성별에 속해있는지 알게 되는 것을 의미하는 것으로 여러 요소에 의해 영향을 받는다.
⑤ 부모님으로부터 성 개념을 부여받는 시기로 스스로 이해하는데 한계가 있는 시기이다.

072 가임기 여자가 피임법에 따른 특성을 질문할 때 간호사의 설명으로 옳은 것은?

① 응급피임약은 수정란 착상 후에도 피임 효과가 탁월하다.
② 살정제는 난자의 이동을 억제해 수정을 방해하는 방법이다.
③ 경구피임약은 호르몬 억제로 배란된 난자를 사멸시키는 방법이다.
④ 정관절제술은 정액 양을 감소시키며 정자의 이동을 차단하는 방법이다.
⑤ 자궁 내 장치는 수정란의 착상을 방지하고 정자의 난관 이동을 방해하는 방법이다.

073 여성의 질 점막에 상주하는 되데를라인간균의 기능에 대한 설명으로 옳은 것은?

① 질 내 점액의 견사성을 높여주고 분비를 증가시킨다.
② 질 점막 상피에 존재하는 정상균으로 글리코겐 성분을 이용하여 질 내 pH를 낮춰 주어 산성상태로 유지시켜 준다.
③ 난소로부터의 배란을 도와주며 정자가 질을 통해 난자와 수정할 수 있도록 이동을 돕는다.
④ 질 내 염증을 일으키는 주요 균으로 면역력이 저하되었을 때 감염 증상이 발현된다.
⑤ 여성호르몬의 분비에 영향을 미쳐 질 내 점막을 부드럽게 해주는 역할을 한다.

074 월경 때마다 다음과 같은 증상을 호소하는 대상자에게 할 수 있는 중재로 옳은 것은?

> - 초경 시작 후 6개월 정도부터 시작되어 월경 때마다 증상이 있음
> - 골반의 기질적인 병변은 없음
> - 심한 발작적 복부 통증
> - 하복부 중압감

① 자궁수축제 투여를 시작한다.
② 프로스타글란딘 억제제를 투여한다.
③ 복부에 차가운 주머니를 자주 대도록 교육한다.
④ 초콜릿과 같이 달콤한 식품을 섭취하도록 설명한다.
⑤ 복부 통증이 심하다 하더라도 진통제 투여는 제한한다.

075 사람유두종바이러스(HPV)로 발생하는 성전파성 질환으로 외음, 질, 경관, 항문 등의 피부에 원형의 융기성 병변이 발생하는 질환은?

① 임질　　② 매독　　③ 음부포진
④ 굳은궤양(경성하감)　　⑤ 뾰족(첨형) 콘딜로마

076 임신 5주가 된 임신부가 매독으로 진단받은 후, 태아에게 영향을 주지 않기 위해 언제부터 치료를 받아야 하는지 물을 때, 담당 간호사의 답변으로 적절한 것은?

① "출산 후 바로 항생제 치료를 받으시면 됩니다."
② "가능한 임신 16주 이내에 치료를 시작해야 합니다."
③ "태반을 통과하지 못하기 때문에 걱정하지 않으셔도 됩니다."
④ "나타나는 증상이 없다면, 태아에게도 영향을 미치지 않습니다."
⑤ "태아의 안전을 위해 임신 20주가 지난 후 치료를 시작할 수 있습니다."

077 임신 7주 임부가 "속이 좋지 않아 뭘 먹기 싫고 생각이 없어요."라고 불편감을 호소한다. 이처럼 임신 초기 임부의 오심, 구토와 관련 있는 호르몬으로 적절한 것은?

① 안드로겐　　② 에스트로겐
③ 황체호르몬　　④ 프로게스테론
⑤ 융모생식샘자극호르몬

078 임신 3개월이 된 임부가 태아의 모습과 변화에 대해 물을 때, 할 수 있는 답변으로 적절한 것은?

① "두피에 머리카락이 형성됩니다."
② "태아의 움직임을 느낄 수 있게 됩니다."
③ "아기의 손, 발바닥 표면에 지문이 모두 형성됩니다."
④ "외생식기의 구분이 가능해서 성별을 알 수 있습니다."
⑤ "심장이 발달하기 시작하여 한 달 뒤 심장박동 소리를 들을 수 있습니다."

079 임신 16주 여성의 신체 변화로 옳은 것은?

① 유선은 비대되며 유두와 유륜은 작아진다.
② 유방에 압통이 느껴지고 전초유가 분비된다.
③ 자궁 혈류의 증가로 질 경부점막은 붉고 딱딱하게 변화한다.
④ 질의 산도는 염기성으로 변화하여 곰팡이균의 감염이 증가한다.
⑤ 자궁 저부는 제와 부위에서 촉진되며 서양배 모양으로 변화한다.

080 12주 된 임부가 태아는 배 속에 있는데 어떻게 숨을 쉬고 영양을 공급받는 것인지 궁금하다며 간호사에게 질문하였을 때 할 수 있는 답변으로 가장 적절한 것은?

① "영양분을 저장하고 분비하는 양수를 통해서 이루어집니다."
② "태아는 모체의 한 부분으로 산소나 영양 공급은 따로 필요하지 않습니다."
③ "태반을 통해 산소와 영양물질을 공급받아 성장하게 됩니다."
④ "태내에서는 산소 공급이 필요하지 않으며 성장을 위한 영양물질은 양수로부터 융모막의 흡수를 통해 이루어집니다."
⑤ "태아 자체적으로 생산하여 흡수하므로 모체로부터의 영향은 받지 않습니다."

081 임신 12주의 임부가 심한 오심, 구토 증상으로 병원에 입원하였다. 임신 5개월 정도로 자궁크기가 크며 HCG가 높으나 태아 심음이 관찰되지 않을 때 의심할 수 있는 임부의 상태로 옳은 것은?

① 자간전증 ② 포상기태
③ 양수 과다증 ④ 임신성 당뇨병
⑤ 임신성 고혈압

082 태반이 자궁경부 내구를 전체 또는 부분적으로 덮고 있는 상태를 의미하는 것으로 옳은 것은?

① 완전유산 ② 전치태반
③ 포상기태 ④ 자궁 외 임신
⑤ 자궁경관 무력증

083 임신 후기, 태아가 만출되기 전에 태반의 일부 또는 전체가 자궁에서 먼저 떨어질 때 나타날 수 있는 증상으로 옳은 것은?

① 자궁이 나무판자처럼 단단해짐
② 무통성의 질출혈이 발생함
③ 전신 부종이 발생함
④ 소변량이 과다해짐
⑤ 혈압이 상승함

084 임신성 당뇨병을 진단받은 임부에게 나타날 수 있는 증상으로 적절한 것은?

① 임신성 고혈압의 발생률이 낮아진다.
② 산후 출혈에 대해서는 영향을 미치지 않는다.
③ 양수과소증이 발생할 수 있으며 이로 인해 태아의 성장 발달이 저해된다.
④ 모닐리아성 질염 및 무증상 세균뇨와 같은 비뇨기계 감염이 증가한다.
⑤ 저체중아가 태어날 확률이 높으며 이로 인해 난산의 위험은 감소한다.

085 초임부인 대상자가 임신 주기에 따른 증상을 질문할 때 답변으로 옳은 것은?

① "임신 1기는 임신 20주까지를 말하는 것으로 입덧이 시작됩니다."
② "임신 1기는 첫 태동을 느낄 수 있으며 전초유가 분비되기 시작합니다."
③ "임신 2기는 자궁경부가 부드러워지고 질 부분이 자청색을 띠게 됩니다."
④ "임신 3기는 호흡수가 빨라지고 하지부종이 나타나게 됩니다."
⑤ "임신 3기는 통증 없는 간헐적인 수축이 사라지는 시기입니다."

086 자궁 수축으로 인하여 자궁 저부는 짧고 두꺼워지며 자궁 경부는 늘어나 현저히 얇아져 반지모양의 상태를 의미하는 것은?

① 개대 ② 발로
③ 팽륜 ④ 병리적 견축륜
⑤ 생리적 견축륜

087 비수축검사(NST) 결과, 후기감퇴가 나타났을 때 할 수 있는 산모의 체위로 적절한 것은?

① 우측위 ② 좌측위 ③ 쇄석위
④ 앙와위 ⑤ 배횡와위

088 인위적으로 자궁 수축을 유발하여 자궁수축검사(CST)를 한 결과 양성이었을 때, 이것이 의미하는 바로 옳은 것은?

① 태아가 정상적인 상태임을 의미한다.
② 태아의 선천적 기형이 있음을 의미한다.
③ 양수과다증의 상태임을 의미한다.
④ 태반을 통해 태아에게 공급되는 혈류량이 부적절함을 의미한다.
⑤ 태아의 감각자극에 대한 반응이 정상임을 의미한다.

089 임신 39주 된 초산부의 분만기록이 다음과 같을 때, 이에 대한 해석으로 옳은 것은?

- 자궁수축: 간격 3~5분, 기간 45초, 강도 55mmHg
- 자궁경부: 개대 6cm, 소실 80%
- 선진부 하강도(station): -1
- 태아 위치: LOA

① 배림이 나타난다.
② 분만 1기 잠재기가 곧 시작된다.
③ 선진부는 둔부로 제왕절개수술이 필요하다.
④ 좌골극을 기준으로 선진부는 1cm 위에 위치한다.
⑤ 고긴장성 자궁수축 상태로 자궁 파열에 주의한다.

090 출산 후 후방전위된 자궁의 위치를 회복하기 위해 도움이 되는 체위로 옳은 것은?

① 앙와위 ② 반좌위 ③ 반복위
④ 슬흉위 ⑤ 배횡와위

091 결혼 후 정상적인 부부관계를 유지했으나 1년 반 동안 임신이 되지 않아 난임 클리닉에 내원한 부부에게 가장 먼저 시행할 검사 항목은?

① 정액검사   ② 루빈검사
③ 기초체온검사 ④ 경관점액검사
⑤ 성교후검사

092 다음 증상이 나타나는 질염에 대한 내용으로 옳은 것은?

- 딸기상 반점
- 배뇨곤란, 배뇨통
- 성기의 작열감, 요도 소양증
- 녹황색 거품과 악취나는 질 분비물

① 주된 원인은 에스트로겐 결핍이다.
② 치료제로 메트로니다졸을 투여한다.
③ 출산하면서 신생아 아구창을 유발할 수 있다.
④ 질 점막이 얇아져 감염이나 외상에 취약해진다.
⑤ 원인균은 칸디다 알비칸스로 질염 중 가장 흔하게 발생한다.

093 분만 중 산부의 방광팽만 등의 배뇨곤란이 발생하는 원인으로 옳은 것은?

① 수분 및 음식물 섭취가 제한되기 때문이다.
② 움직이는데 어려움이 있어 기피하게 되기 때문이다.
③ 여러 호르몬들의 작용으로 인지능력에 혼란이 오기 때문이다.
④ 보호자에 대한 의존으로 자발적 의지가 감소하기 때문이다.
⑤ 방광전벽에 가해지는 압박으로 방광의 긴장도가 저하되고 지각능력이 감소하기 때문이다.

094 분만 전, 관장을 해서는 안되는 상황으로 적절한 것은?

① 질 출혈이 없을 때
② 태아가 두위상태로 진입했을 때
③ 분만 과정이 정상적으로 진행되고 있을 때
④ 급속 분만이 나타났을 때
⑤ 태아심박수가 130회/분 일 때

095 분만 1기 이행기에서 통증 감소 및 원활한 분만을 위해 필요한 호흡법으로 옳은 것은?

① 깊고 빠른 복식호흡
② 느리게 쉬는 서호흡
③ 얕고 빠른 흉식호흡
④ 정상 깊이의 빠른 흉식호흡
⑤ 입술을 오므리고 길게 호기하는 호흡

096 임신 39주된 임부가 분만을 위해 내원하였다. 경막외마취로 분만 통증을 조절하던 중 혈압이 저하되었을 때, 가장 우선적인 중재로 옳은 것은?

① 옥시토신 투여를 시작한다.
② 저농도의 산소를 공급한다.
③ 즉시 제왕절개수술을 준비한다.
④ 앙와위를 취하고 심호흡을 교육한다.
⑤ 정맥을 통한 수액주입 속도를 증가시킨다.

097 모르핀을 투여한 지 2시간이 지나지 않아 급속 분만을 하게 되었을 때, 신생아에게서 가장 중요하게 사정해야 할 부분으로 옳은 것은?

① 맥박수의 저하를 확인해야 한다.
② 호흡수의 감소를 확인해야 한다.
③ 혈압의 감소를 확인해야 한다.
④ 체온의 상승을 확인해야 한다.
⑤ 자극에 대한 반응을 확인해야 한다.

098 태반만출 직후 산모에게 에르고노빈을 투여하는 이유로 옳은 것은?

① 소변 배출을 도와 수분 정체를 막기 위해
② 자궁을 수축하여 출혈을 예방하기 위해
③ 태반 박리로 인한 감염을 예방하기 위해
④ 태반의 잔여물이 배출되는 것을 돕기 위해
⑤ 혈전 생성을 억제하여 혈전증을 예방하기 위해

099 임신 36주의 산모가 진통은 없으나 밑으로 흐르는 느낌이 있어 병원에 내원하였다. 니트라진 검사 결과 청색으로 변하였을 때, 우선적인 간호중재는?

① 모르핀을 투여하여 자궁을 이완시킨다.
② 침상안정 유지하며 태아심음을 확인한다.
③ 즉시 분만실로 이동하여 분만을 준비한다.
④ 관장을 시행하고 자궁수축 정도를 확인한다.
⑤ 자궁수축제를 투여하여 유도 분만을 시행한다.

100 분만 후 2일째인 산모가 "생리통처럼 배가 아프고 불편해요."라고 호소한다. 오로 양상을 확인해 보니 혈괴가 섞인 혈성 오로가 나타날 때, 제공할 간호로 옳은 것은?

① 다량의 항생제와 자궁수축제를 투여한다.
② 반좌위를 취하고 충분한 수분을 섭취하도록 한다.
③ 태반의 잔여 조직을 제거한 후 오로 양상을 확인한다.
④ 자궁 저부 마사지를 시행하고 따뜻한 팩을 적용한다.
⑤ 통증이 없어질 때까지 모유 수유를 하지 않도록 한다.

101 모유수유를 하고 있는 초산모가 수유 하는 것이 너무 어렵고 유두가 아프다고 한다. 산모에게 올바른 수유 방법에 대해 교육하려고 할 때 다음 중 적절한 것은?

① 수유시간을 정해 놓고 일정한 시간에 일정한 시간 동안 수유하도록 한다.
② 모유수유를 멈추고 우유병을 이용하여 분유를 먹인다.
③ 산모는 아기와 마주보는 자세를 취하고 한 번에 한 쪽 유방에서만 수유하도록 한다.
④ 아기가 유륜까지 깊숙이 물 수 있도록 교육한다.
⑤ 수유 하기 전, 항상 손을 씻고 수유 후 젖이 남더라도 다음 번 수유가 있으므로 비우려 노력하지 않는다.

102 출산 후 농성의 질 분비물 및 고열, 복부 압통으로 내원하여 골반염증성 질환을 진단받은 산모에게 할 수 있는 중재로 적절한 것은?

① 자주 배횡와위의 체위를 취하도록 설명한다.
② 금기가 아닌 이상, 가급적 빨리 조기이상 하도록 한다.
③ 매독균은 골반염증성 질환의 주 원인균임을 설명한다.
④ 치료를 위해 항생제를 투여하며 통증 완화를 위해 진통제를 투여한다.
⑤ 섭취량과 배설량의 철저한 관리가 중요하므로 구강으로 인한 섭취와 수액의 정맥 주입을 제한한다.

103 산모의 자궁 퇴축 기전에 대한 설명으로 옳은 것은?

① 안드로겐의 급격한 증가
② 프로게스테론의 증가 및 유지
③ 에스트로겐의 감소
④ 자궁의 손상으로 인한 자연 복구 반응
⑤ 자궁 혈관의 증대로 인한 과민 반응

104 분만한 지 3일이 지나 38℃ 이상의 고열이 하루 4회 이상 2일 동안 지속해 발생했을 때 예측할 수 있는 산모의 상태는?

① 탈수
② 임신성 당뇨병
③ 임신성 고혈압
④ 자궁파열
⑤ 산후감염

105 2주 전 출산한 산모가 오른쪽 다리의 통증과 부종이 있으며 피부가 창백해지는 증상을 호소할 때, 제공할 간호로 가장 적절한 것은?

① 항응고제를 투여할 수 있다.
② 혈전을 제거하기 위해 즉시 응급수술을 시행한다.
③ 호흡 증진을 위해 좌위를 취한 후 심호흡을 격려한다.
④ 근력 강화를 위해 가볍게 걷거나 뛰는 운동을 격려한다.
⑤ 수일이 지나면 자연적으로 증상이 사라지므로 증상을 관찰한다.

2교시

아동간호학	35문제
지역사회간호학	35문제
정신간호학	35문제
	총 105문제

아동간호학

001 다음은 영적발달 특성에 대한 설명으로 이러한 특성을 보이는 시기로 적절한 것은?

- 아픈 것에 대해 죄에 대한 벌이라고 생각함
- 주위 어른 혹은 가족으로부터 모방을 통해 종교적 지식을 얻음
- 선과 악의 구분이 가능해짐

① 영아기 ② 유아기 ③ 학령전기
④ 학령기 ⑤ 청소년기

002 자녀의 잘못된 행동에 대해 부모가 훈육하려 할 때, 다음 중 훈육의 방법으로 적절한 것은?

① 훈육을 할 때에는 행동보다는 아동에게 초점을 두고 이루어져야 한다.
② 훈육은 벌을 내리는 것이 아니라 바람직한 행동을 가르치기 위한 것이어야 한다.
③ 상황에 따라 다양한 수준을 설정하며 이를 기준으로 훈육하도록 한다.
④ 훈육을 한 번에 확실히 하기 위해 체벌을 통해 훈육하도록 한다.
⑤ 잘못된 행동을 보일 때 즉시 훈육하지 말고 시간이 좀 지나서 하는 것이 효과적이다.

003 신생아의 출생 1분 후에 평가한 아프가 점수가 8점이었을 때, 담당간호사의 중재로 적절한 것은?

① 다시 1분 후 아프가 점수를 재사정하여 확인한다.
② 응급상황으로 심폐소생술을 준비하고 비강 캐뉼라를 통해 산소를 제공한다.
③ 건강한 상태로 출생 5분 후가 되는 시점에 다시 한 번 아프가 점수를 측정한다.
④ 즉시 신생아를 자극하여 호흡을 돕고 머리를 낮춘 자세를 취한다.
⑤ 아프가 점수를 보아 중정도의 곤란한 상태로 주의 깊은 사정이 필요하다.

004 신생아의 신경계 반사 중 손으로 아기의 머리와 목을 받치고 있다가 머리를 갑자기 떨어뜨렸을 때 등과 팔다리를 쭉 펴면서 양팔을 외측으로 쭉 펴며 손가락을 폈다가 포옹하는 자세로 팔을 가슴 앞으로 가져오는 반사를 의미하는 것은?

① 빨기 반사
② 먹이찾기 반사(포유 반사)
③ 모로 반사
④ 잡기 반사
⑤ 바뱅스키 반사

005 50cm, 3kg으로 출생한 신생아가 12개월이 되었을 때 예상할 수 있는 신장과 체중으로 적절한 것은?

① 66cm, 4.5kg ② 70cm, 6kg
③ 75cm, 7.5kg ④ 75cm, 9kg
⑤ 90cm, 12kg

006 영아의 안전사고 예방을 위한 부모교육을 시행하고자 한다. 이에 대한 내용으로 옳은 것은?

① 손 끼임 방지를 위해 화장실 문은 항상 열어둔다.
② 아동을 보호하기 위해 카시트는 차 뒷좌석에 설치한다.
③ 저작이 용이하도록 작은 크기의 젤리를 간식으로 준다.
④ 생후 6개월 경에는 뒤집기가 가능하므로 소파 위에 눕힌다.
⑤ 낙상 예방을 위해 푹신한 매트리스 위에서 수면을 취하도록 한다.

007 다음 중 6세 아동의 림프절 사정에 대한 내용으로 적절한 것은?

① 림프절은 작고 둥근 모양으로 촉진을 했을 때 압통이 느껴질 수 있다.
② 림프절에 약간의 움직임이 있다면 림프절 부종이 발생한 것으로 병원을 내원해야 한다.
③ 성인의 1/2 정도의 크기인 림프절이 촉지된다.
④ 약 12세가 되면 아동의 림프절은 성인과 비슷한 수준으로 증가한다.
⑤ 림프절은 12세 이후부터 사춘기 말까지 감소하여 성인 정도의 크기가 된다.

008 32주 된 미숙아의 체내 산소포화도가 낮아 산소를 제공하려고 한다. 미숙아에게 고농도 산소를 제공하지 않는 이유로 가장 적절한 것은?

① 저체온증을 유발한다.
② 미숙아 망막증이 발생할 수 있다.
③ 저농도 산소만으로도 충분한 효과가 있다.
④ 고농도 산소를 제공해도 체내 전달에 한계가 있다.
⑤ 고농도 산소에 적응하게 되면 산소농도를 낮출 수 없다.

009 미숙아에게 경구수유를 시행하려 할 때, 간호중재로 옳은 것은?

① 수유 시 산소공급은 잠시 중단한다.
② 수유 시 앙와위로 반듯하게 눕힌다.
③ 시간이 오래 걸리더라도 수유를 끝까지 시행한다.
④ 수유 시 무호흡, 서맥 등의 증상을 자주 확인한다.
⑤ 트림은 자극을 줄 수 있으므로 되도록 시행하지 않는다.

010 출생 후 6개월이 된 아기에게 처음 이유식을 제공하려 할 때의 방법으로 적절한 것은?

① 한 가지 음식으로 먼저 시도하도록 하며, 새로운 음식을 추가할 때에는 적어도 3~7일 정도의 간격을 두고 시행한다.
② 우유, 밀가루를 시작으로 해당 식품에 대해 알레르기 여부가 있는지 확인한다.
③ 태아 때 획득한 철분이 고갈되는 출생 후 10개월 쯤에 이유식을 시작하는 것이 적절함을 설명한다.
④ 이유식 섭취 전 모유나 젖을 먼저 주어 이유식에 대한 거부감을 줄여주어야 한다.
⑤ 가급적 빨리 다양한 음식을 제공하여 여러 맛에 대해 느낄 수 있도록 한다.

011 6개월 된 영아로 유치가 나기 시작하면서 보채고 옷을 뜯는 행동을 보일 때, 할 수 있는 간호중재로 가장 적절한 것은?

① 유치가 나면서 간지러움을 느끼므로 유치가 나는 부위에 칫솔질을 시행해주도록 한다.
② 잇몸이나 유치가 나는 과정에서 문제가 있는 것일 수 있으므로 즉시 치과에 방문하도록 한다.
③ 단단하고 질긴 종류의 물품을 물려주어 옷을 뜯지 않도록 하며 불편감을 완화시켜준다.
④ 심리적 불안감을 표현하는 것으로 아동심리상담사에게 의뢰하도록 한다.
⑤ 치아발육기를 사용할 수 있도록 주어 유치발현으로 인한 불편감을 줄이도록 한다.

012 유아기의 아동이 본인이 항상 쓰던 수저와 컵을 사용하려고 할 때 이러한 모습을 보이는 이유로 적절한 것은?

① 의식주의에 해당하는 것으로 동일성을 지속함으로써 편안함과 안전감을 느끼기 때문이다.
② 본인 스스로 자율적으로 행동하기 위해 보이는 모습이다.
③ 거부증을 보여주는 상황으로 모든 것에 대해 부정적인 모습을 보인다.
④ 어머니와의 분리 불안을 극복하기 위해 익숙한 물품을 사용하려고 하는 것이다.
⑤ 물활론적인 사고에 기반하여 본인이 항상 쓰던 수저와 컵에 집착하게 된다.

013 생후 30개월 된 아이를 둔 부모에게 아이의 치아 관리에 대해 교육할 내용으로 적절한 것은?

① "유치는 모두 28개로 만 4세가 되어야 거의 다 나오게 됩니다."
② "유치가 모두 나오면 치과를 방문해야 합니다."
③ "아직은 칫솔질이 필요하지 않습니다."
④ "젖은 수건으로 잇몸을 닦아만 주어도 충분합니다."
⑤ "치아가 나올 때 특별히 느껴지는 통증은 없습니다."

014 영아의 운동발달 특성에 대해 부모에게 교육할 내용으로 옳은 것은?

① "4개월이 되면 머리를 들어 올리기 시작합니다."
② "5개월이 되면 네 발로 기어다닙니다."
③ "7개월이 되면 앞, 뒤로 뒤집기를 시작합니다."
④ "10개월이 되면 가구를 잡고 설 수 있습니다."
⑤ "12개월이 되면 손가락으로 장난감을 집기 시작합니다."

015 남자 아동이 사춘기가 되었을 때 가장 먼저 나타나는 이차징후로 적절한 것은?

① 키가 자라면서 성장이 빠르게 이루어진다.
② 체모가 나기 시작한다.
③ 변성기가 온다.
④ 고환이 커진다.
⑤ 몽정을 하게 된다.

016 방금 입원한 20개월의 아동에게 신체 검진을 하려 할 때, 간호중재로 옳은 것은?

① 장난감 등 특정 사물을 이용하여 설명한다.
② 병원 생활에 대해 자세하고 구체적으로 설명한다.
③ 추상적인 용어를 사용하여 큰 소리로 또박또박 설명한다.
④ 언어발달이 미숙하므로 아동과는 의사소통을 하지 않는다.
⑤ 보호자는 나가 있도록 한 후 아동과 단둘이 신체 검진을 한다.

017 생후 3일, 재태기간이 34주인 미숙아의 사정 결과가 다음과 같을 때, 영양공급 방법으로 옳은 것은?

• 호흡 64회/분	• 코를 벌렁거림
• 청색증	• 산소포화도 86%
• 호흡 시 쇄골하 퇴축	

① 비경구 영양으로 중력에 의해 천천히 공급한다.
② 깨어 있을 때 최대한 많은 양을 경구 수유한다.
③ 수유할 때는 산소 공급을 중단하고 한번에 수유한다.
④ 수유 횟수를 줄여 하루에 한번 충분한 열량을 제공한다.
⑤ 경구를 통해 수유할 때는 밝은 빛과 적당한 소음을 제공한다.

018 구순구개열이 있는 아동의 교정수술 후 수술부위 관리를 위한 중재로 옳은 것은?

① 수술 후 복위를 취해주어 흡인을 예방한다.
② 수분을 섭취할 때는 빨대를 사용하도록 한다.
③ 기도내흡인을 방지하기 위해 구강흡인을 자주 시행한다.
④ 아동이 보챌 때는 노리개젖꼭지를 물려주어 울지 않도록 해야 한다.
⑤ 수유할 때는 젖꼭지 구멍이 큰 것을 사용하며 앉은 자세에서 시행하도록 한다.

019 4개월 영아에게 비위관 영양을 수행할 때 가장 중요한 중재에 해당하는 것은?

① 우유는 적정한 온도로 데워서 준비한다.
② 필요시 홑이불을 이용해 움직임을 제한할 수 있다.
③ 우유 주입 전후, 비위관에 물을 통과시켜 세척한다.
④ 앙와위 상태에서 중력에 의해 서서히 주입되게 한다.
⑤ 비위관이 올바른 위치에 삽입되어 있는지 확인한 후, 우유를 주입한다.

020 성인에 비해 아동에게 수분, 전해질 불균형이 발생하기 쉬운 이유로 적절한 것은?

① 아동의 기초 대사율은 낮기 때문이다.
② 신기능이 미숙하여 사구체여과율이 높고 소변을 농축할 수 있는 능력은 낮기 때문이다.
③ 세포외액에 비해 세포내액의 비율이 높기 때문이다.
④ 체중에 비해 체표면적이 넓어 불감성 수분 손실이 많기 때문이다.
⑤ 영양소에 맞지 않는 불충분한 음식 섭취가 많기 때문이다.

021 선천적으로 날문(유문) 근육이 증대되어 폐쇄된 환아의 수술 후 식이에 대한 설명으로 가장 적절한 것은?

① 충분한 영양을 공급하기 위해 모유보다는 분유를 이용해 수유한다.
② 소화를 돕기 위해 분유를 다량 희석하여 제공한다.
③ 칼슘과 단백질이 풍부하게 들어있는 분유를 선택하여 제공한다.
④ 수술 후 대체로 다음날부터 소량씩 경구투여를 시작하며 점차 양을 늘려나간다.
⑤ 완전 비경구 영양을 통해 영양분을 공급하는 것은 합병증을 유발하므로 금지한다.

022 편도 비대로 자주 호흡 곤란을 겪는 환아로 오후에 편도선 절제술을 시행할 예정이다. 수술과 관련하여 교육할 내용으로 적절한 것은?

① 잦은 침 삼킴은 연하반사가 완전히 회복되었음을 의미하는 신호이다.
② 인후통이 있을 때 아스피린을 투여하여 통증을 완화할 수 있다.
③ 음료를 마실 때에는 빨대를 사용하여 수술 부위 자극을 피하도록 한다.
④ 수술 후 붉은 색의 음료는 섭취하지 않도록 한다.
⑤ 수술 후 금식은 필요하지 않으며 바로 물을 섭취할 수 있다.

023 신생아집중치료실에 입원 중인 미숙아의 사정결과가 다음과 같을 때, 우선적인 간호중재로 옳은 것은?

- 담즙 섞인 구토와 혈변
- 호흡곤란
- 복부팽만

① 금식을 시행하고 위관영양을 시행한다.
② 배양검사를 시행하고 항생제를 투여한다.
③ 복압 감소를 위해 위장관 배액을 시행한다.
④ 진단검사를 위해 위내시경 검사를 시행한다.
⑤ 탈수 예방을 위해 구강으로 다량의 모유를 먹인다.

024 3세 아동이 아침에 심하게 얼굴이 붓고 식사량이 현저히 줄어들어 병원에 입원하였다. 사정결과가 다음과 같을 때, 간호중재로 옳은 것은?

- 거품 섞인 다량의 단백뇨
- 저알부민혈증
- 복부 팽만
- 평소에 비해 활동이 감소함

① 안정을 위해 모든 신체활동을 제한한다.
② 유치도뇨관을 삽입하여 정확한 소변량을 확인한다.
③ 효과적인 감염 예방을 위해 생백신 예방접종을 시행한다.
④ 일차적으로 스테로이드 제제를 투여하며 매일 체중을 확인한다.
⑤ 증상이 완화되어도 처방된 항생제를 정확한 시간에 복용하도록 한다.

025 처음 울음을 보이기 전, 출생한 신생아의 피부는 착색되어 있고, 호흡이 매우 빠르며 얼굴에 청색증이 나타나 태변흡입 증후군을 진단받은 경우 할 수 있는 가장 우선적인 간호중재로 옳은 것은?

① 기도 내 삽관을 준비한 후 환아의 상태를 확인하며 계속적으로 태변을 흡인한다.
② 고농도의 산소를 단순 마스크를 통해 신속히 제공한다.
③ 상체를 높인 체위를 취하고 등을 가볍게 두드려준다.
④ 주의 깊게 환아를 관찰하고, 청색증이 호전되지 않을 때 첫 울음을 터뜨릴 수 있도록 자극한다.
⑤ 부모에게 정서적 지지를 제공하고 환아가 태변을 흡입하였음을 알린다.

026 개 짖는 듯한 기침을 하며 밤이 되면 더 심한 호흡곤란을 보이는 환아에게 할 수 있는 간호중재로 적절한 것은?

① 따뜻한 고온의 습기는 후두부종을 경감시켜 증상을 완화시켜 준다.
② 환아에게 자극을 주어 울음을 유발하는 것은 호흡 중추를 자극하여 호흡을 돕는다.
③ 호흡 곤란의 증상을 완화시키기 위해 아트로핀을 신속하게 정맥 투여한다.
④ 에피네프린의 투여는 후두 부종을 감소시키고 기도를 확장시켜주는 효과를 갖는다.
⑤ 다른 사람에게 전파되는 것을 방지하기 위해 1인실 격리가 필요하며 N95 마스크를 착용한 후 간호 수행을 해야 한다.

027 급성 류마티스열(류마틱열)을 예방하기 위한 간호중재로 가장 중요한 것은?

① 규칙적인 운동으로 적정한 체중을 유지해야 한다.
② 혈압이 정상범위 내 유지되도록 항고혈압제를 복용해야 한다.
③ 차고 습한 날씨는 급성 류마티스열을 유발하기 좋은 조건이 되므로 더욱 주의가 필요하다.
④ 매일 체온을 측정하여 고열이 나는 경우 즉시 병원을 방문해야 한다.
⑤ 대개 상기도 호흡기 감염이 먼저 발생하므로 이에 대한 예방이 중요하다.

028 선천성 갑상샘 기능저하증을 진단 받은 환아의 간호중재로 옳은 것은?

① 주기적으로 혈액검사를 시행한다.
② 증상이 완화되면 약물 치료를 중단한다.
③ 시원한 환경을 유지하고 차가운 음식을 제공한다.
④ 흡수를 높이기 위해 치료 약물은 우유와 함께 먹인다.
⑤ 매일 섭취량과 배설량을 확인하고 수분 섭취를 제한한다.

029 혈당조절을 위해 인슐린 투여가 필수적인 소아 당뇨병 환자에게 인슐린을 평소보다 적게 투여해야 하는 경우에 해당하는 것은?

① 급성 감염으로 열이 나고 있을 때
② 과다한 음식을 섭취했을 때
③ 곧 월경을 하게 될 때
④ 스트레스를 많이 받는 상황일 때
⑤ 갑자기 평소보다 운동을 강도 높게 했을 때

030 영아에게 아래와 같은 증상이 나타났을 때, 가장 주의 깊게 관찰해야 할 사항은?

- 과다한 수면시간
- 눈동자가 아래로 가라앉음
- 비정상적으로 증가된 머리둘레

① 소변량 ② 점상출혈
③ 동공의 색 ④ 동공의 크기
⑤ 사지 피부색

031 선천성 만곡족을 진단받은 신생아와 관련된 내용으로 적절한 것은?

① 외반첨족은 만곡족의 유형에서 가장 흔하게 발생하는 형태이다.
② 선천성 만곡족은 자연스럽게 회복될 수 있으므로 발견 후 6개월 정도 기다리도록 한다.
③ 만곡족을 치료하기 위해서는 수술 외에는 다른 방법이 없다.
④ 수술 후 평생 교정신발을 사용해야 함을 보호자에게 설명한다.
⑤ 가족력을 가지며, 주로 일측성으로 발생하며 여아보다 남아에게 흔하다.

032 급성 림프구성 백혈병으로 항암요법을 위해 입원 중인 환아에게 할 수 있는 간호중재로 적절한 것은?

① 통증을 호소하는 경우 아스피린을 복용하도록 한다.
② 근육주사 및 관장을 제한하고 부드러운 칫솔을 사용하게 한다.
③ 충분한 휴식과 체중관리를 위해 저단백, 저열량식이를 제공한다.
④ 사회성 결여를 예방하기 위해 또래 친구가 면회를 오도록 권장한다.
⑤ 구내염으로 통증을 호소하는 경우 알코올이 함유된 구강청결제를 사용한다.

033 소아의 원발성 신세포암 중 가장 흔하게 발생되는 신장 모세포종 진단을 받은 환아이다. 수술을 앞둔 환아를 위해 교육할 내용으로 가장 중요한 것은?

① 침상머리를 올려 반좌위나 좌위를 취하도록 한다.
② 섭취량 및 배설량을 하루에 세 번씩 정확하게 기재하도록 한다.
③ 충분한 수액을 주입하여 탈수 증상이 나타나지 않도록 해야 한다.
④ 환아가 복부에 자극을 가하거나 만지지 않도록 교육해야 한다.
⑤ 복부의 통증 완화를 위해 마사지를 할 수 있도록 설명한다.

034 아토피성 피부염으로 전신의 소양증으로 피부를 긁으며 보채는 영아를 위해 할 수 있는 간호중재로 옳은 것은?

① 습한 환경은 아토피 증상을 악화시키므로 목욕 후 마른 수건으로 몸을 닦고 건조시킨다.
② 알코올을 이용해 피부를 닦아주고 강한 훈육을 하여 보채지 않도록 한다.
③ 피부 긁는 것을 제한할 경우, 불안감이 커지므로 제한하지 않는다.
④ 털이 있는 장난감은 포근한 느낌을 주어 심리적 안정감을 제공하므로 권장한다.
⑤ 서늘한 환경을 조성하고 피부에 자극이 되지 않는 면제품을 입도록 설명한다.

035 다음과 같은 증상을 보이는 환아의 중재로 옳은 것은?

- 5일 이상 지속되는 38℃ 이상의 고열
- 화농이 없는 양측성 결막 충혈
- 딸기혀, 구강 발적
- 부정형 발진
- 비화농성 경부 림프절 비대(1.5cm 이상)

① 심혈관계에는 영향을 미치지 않는다.
② 고용량의 면역글로불린 치료를 시행한다.
③ 가급적 수분 섭취를 제한하고 최소한의 수액을 공급한다.
④ 증상에 대한 집중을 다른 것으로 전환시키기 위해 많은 사람이 있는 곳을 권장한다.
⑤ 열을 낮추고 염증을 완화하기 위해 고용량의 아세트아미노펜(acetaminophen)을 투여한다.

지역사회간호학

036 우리나라의 건강보험공단, 보건복지부, 보건소는 국가보건의료체계의 구성요소 중 무엇에 해당하는가?

① 보건자원개발 ② 자원의 조직화
③ 경제적 지원 ④ 관리
⑤ 보건의료제공

037 다음 중 이차예방에 해당하는 지역사회 간호는?

① 노인건강검진
② 금연·금주 교실
③ 장애인 재적응 훈련지원
④ 영유아를 위한 이유식 교육
⑤ 자궁경부암 백신 예방접종 사업

038 다음의 α-index 값 중 지역의 건강수준이 가장 높다고 말할 수 있는 값은?

① 0.1 ② 0.9 ③ 1.1 ④ 1.5 ⑤ 2.4

039 다음은 지역사회 중요건강문제에 대한 BPRS 항목 점수이다. 이 지역사회에서 가장 우선순위가 높은 과제는 무엇인가?

건강문제	건강문제의 크기	문제의 심각도	사업의 추정효과
흡연	8	6	8
과도음주	8	7	6
운동부족	10	6	7
영양과잉	8	5	6
약물남용	5	8	5

① 흡연 ② 과도음주
③ 운동부족 ④ 영양과잉
⑤ 약물남용

040 보건소 간호사가 금연 캠페인을 실시한 다음 주민들의 흡연율 변화와 금연에 대한 인식 변화를 평가하고자 할 때 가장 적절한 자료 수집 방법은?

① 참여 관찰 ② 설문지 조사
③ 정보원 면담 ④ 차창 밖 조사
⑤ 초점 집단 면담

041 지역보건 의료계획을 수립하기 위해서 SWOT 분석을 실시하였다. 다음 중 강점에 해당하는 것은 무엇인가?

① 낙후된 보건소 의료 시설
② 보건소에 할당된 예산이 부족함
③ 경제위기로 인한 지역사회의 경제력 약화
④ 보건소 직원들의 높은 직업의식과 직업윤리
⑤ 보건소 사업에 대한 지역 커뮤니티의 높은 관심도

042 다음은 유방암 자가 검진 후 실제 유방암에 걸렸는지 확인을 위해 조직검사를 실시했다. 그 결과가 아래와 같을 때 유방암 자가검진의 특이도는?

유방암 자가검진 \ 조직검사	양성	음성	계
양성	20	40	60
음성	10	160	170
계	30	200	230

① $\frac{20}{30} \times 100$ ② $\frac{20}{60} \times 100$
③ $\frac{160}{170} \times 100$ ④ $\frac{40}{200} \times 100$
⑤ $\frac{160}{200} \times 100$

043 어느 지역의 갑상샘암 발생률을 알기 위해 선별적 검사를 일률적으로 시행했다. 이는 다음중 무엇과 가장 관계가 있는가?

① 실험연구 ② 단면연구
③ 코호트연구 ④ 생태학적 연구
⑤ 환자-대조군연구

044 병원체가 숙주에게 현성감염을 일으키는 능력을 말하는 것으로 감염된 사람들 중에서 현성감염자의 비를 무엇이라고 하는가?

① 감염력　② 병원력　③ 독력
④ 치명률　⑤ 특이성

045 다음 질문은 가이거와 다비드히자르의 횡문화사정 모형에서 어떤 요인을 사정한 것인가?

> - 당신 가족에게 유전적으로 취약한 질병이 있는가?
> - 가족이 좋아하는 음식이나 전통 음식은?
> - 화가 나면 어떻게 반응하는가?

① 의사소통　② 공간　③ 사회조직
④ 환경통제　⑤ 생물학적 차이

046 다음 활동 중 지역사회간호사가 제공하는 일차예방에 해당하는 것은?

① 산업장 근로자에게 집단검진을 실시한다.
② 당뇨병 환자에게 식이요법 방법을 교육한다.
③ 초등학교 학생들에게 독감예방접종을 실시한다.
④ 뇌졸중 환자에게 기능회복을 위한 운동을 제공한다.
⑤ 수술이 끝난 환자에게 합병증 예방 교육을 실시한다.

047 기초생활수급자인 독거노인을 로이의 적응이론을 적용해서 사정한 내용 중 잔여자극(residual stimuli)에 해당하는 것은?

① 퇴행성 관절염을 진단받았다.
② 관절염에 대한 지식이 부족하다.
③ 거동이 불편해 경제활동이 어렵다.
④ 건강관리에 대한 적극성이 부족하다.
⑤ 다리 통증이 심해 진통제에 대한 의존도가 높다.

048 MAPP(Mobilizing for Action through Planning and Partnership) 모형을 활용하여 보건사업을 기획할 때 가장 먼저 해야 할 일은?

① 비전 설정
② 지역사회 조직화
③ 전략적 과제의 확인
④ 보건사업 계획 및 수행
⑤ 지역사회 건강수준 사정

049 다음은 어떤 범주의 평가에 해당하는가?

> 지역사회간호사가 고혈압 및 당뇨 환자를 대상으로 한 영양교육을 실시하였다. 교육 실시 후 조사를 한 결과 교육이 필요한 고혈압 및 당뇨병 환자의 15%만 교육을 받았으며 추가적인 교육이 필요하다는 결론을 내렸다.

① 과정　② 노력　③ 효과
④ 효율성　⑤ 적합성

050 지역사회 간호사가 취약 노년기 부부 가족을 대상으로 목욕과 식사를 돕는 가정간호 도우미를 배치하고, 가족간호가 효과적으로 이뤄지는지 도우며 물리치료사의 시간을 배정하는 등의 역할을 하였다. 이는 지역사회 간호사의 어느 기능인가?

① 계획기능　② 조직화기능
③ 조정기능　④ 감독기능
⑤ 감시기능

051 벤젠을 다루는 작업장에서 근무하는 A는 6개월마다 건강진단을 받고 있다. A가 받는 해당 건강진단은 다음 중 어디에 해당하는가?

① 일반건강진단　② 특수건강진단
③ 배치건강진단　④ 수시건강진단
⑤ 임시건강진단

052 다음은 오타와 헌장에서 제안한 건강증진활동 중 무엇에 해당하는가?

> • A기업은 전 사업장을 금연 구역으로 지정하고 흡연구역을 폐쇄하였다.
> • B시는 도심 전역에 자전거 전용도로를 확충하고 공공 자전거 대여소를 설치하였다.

① 개인기술 개발
② 지지적 환경 조성
③ 지역사회 역량 강화
④ 건강한 공공정책 수립
⑤ 건강서비스 방향 재설정

053 가족간호 사정을 할 때 지켜야 할 기본 원칙으로 적절한 것은?

① 가장 먼저 가족과의 신뢰관계를 형성한다.
② 간호사가 독립적으로 진단과 중재방법을 결정한다.
③ 정상 가족의 기준에 근거를 두고 가족을 평가한다.
④ 가족의 문제점에 집중하여 이를 개선하는 데 주력한다.
⑤ 가족 구성원 중 건강 문제가 있는 개인에 초점을 맞춘다.

054 보건 교육 내용을 조직할 때 단순한 것에서 복잡한 것으로, 친숙한 것에서 생소한 것으로, 선행 내용을 기초로 후속 내용을 전개하는 것과 가장 관련이 있는 조직 원리는?

① 계속성   ② 계열성   ③ 통합성
④ 균형성   ⑤ 책임성

055 지역사회 간호사가 환절기 감기 예방을 위해서 손씻기 방법, 식생활 수칙 등 비교적 많은 내용을 전달하려고 한다. 이때 가장 적절한 전달매체는 무엇인가?

① 방송   ② 전화   ③ 편지
④ 벽보판   ⑤ 유인물

056 보건교육 계획을 수립하기 위해 대상자의 요구를 사정하는 단계에서, 교육 대상자의 지지체계, 동기화 정도, 발달단계 등을 확인하였다. 이는 대상자의 어느 준비정도를 사정하기 위해서인가?

① 경험적 준비 정도   ② 사회적 준비 정도
③ 신체적 준비 정도   ④ 정서적 준비 정도
⑤ 지식적 준비 정도

057 소수의 학생을 대상으로 주사 방법 및 경구용 수액을 만드는 방법을 교육하려고 한다. 이때 교육효과 측면에서 가장 적절한 매체는 무엇인가?

① 실물   ② 실물환등기
③ 영화   ④ 융판
⑤ 슬라이드

058 작업장에 근무 중인 청장년층을 대상으로 보건교육을 실시하려고 할 때 교육 효과를 높일 수 있는 기법은?

① 분명한 발음으로 천천히 말한다.
② 피드백을 바로 주고 칭찬을 자주한다.
③ 큰 글자와 복잡하지 않은 그림을 활용한다.
④ 학습자 경험을 중시하고 학습자 중심 교육을 한다.
⑤ 교육대상자가 즐겨 사용하는 은어를 적절히 사용한다.

059 가족의 역사 중 중요하다고 생각되는 사건을 순서대로 열거하여 가족 구성원에게 발생한 질환과 관련성을 파악하는 건강사정 도구의 이름은?

① 가족연대기   ② 사회지지도
③ 가족밀착도   ④ 외부체계도
⑤ 가족 APGAR

060 자녀들에게 필요한 물질적 심리적 자원을 제공하며 사회에 대한 노동을 공급하는 대외적 기능을 하는 가족 기능은?

① 생식 기능   ② 사회화 기능
③ 경제적 기능   ④ 성·애정 기능
⑤ 보호·휴식 기능

061 보건소에서 실시하는 방문건강관리사업에 대한 설명으로 옳은 것은?

① 건강보험을 주요 재원으로 한다.
② 지역사회 취약계층이 주요 사업대상이다.
③ 기본방문료 및 진료 행위별 수가제로 운영된다.
④ 간호, 검사, 투약, 주사, 상담, 의뢰 등을 제공한다.
⑤ 가정 전문간호사 자격이 있어야 서비스를 제공할 수 있다.

062 지역사회의 건강수준 중 질병의 이환상태를 평가하기에 가장 좋은 자료는?

① 모성 사망률
② 의료보험 가입현황
③ 의료 시설의 종류와 수
④ 만성질환 유병률
⑤ 지역사회의 안전시설 현황

063 지역사회 간호사가 휴전선 근처에 근무하는 군인들을 대상으로 얼룩날개모기가 주로 전파하고 초기 증상은 오한, 고열, 발한이며 주기적인 발열이 나타나는 감염병에 대하여 교육하였다. 지역사회 간호사가 설명한 질환은?

① 말라리아   ② 일본뇌염
③ 렙토스피라증   ④ 쯔쯔가무시병
⑤ 신증후군출혈열

064 다음 중 콜레라의 전파를 차단하기 위해 가장 적절한 방법은 무엇인가?

① 마스크 착용
② 예방접종의 실시
③ 깨끗한 식수 공급
④ 콘돔의 정확한 착용
⑤ 기피제 처리를 한 의복 착용

065 다음 중 페인트 제조 공장 보건실에 근무하고 있는 A 간호사가 대상자의 건강관리를 위하여 할 수 있는 업무로 옳은 것은?

① 사업장 순회 점검 및 지도
② 정기적인 건강진단실시 결과의 검토
③ 근로시간 단축 등 근로자의 건강보호조치
④ 보건교육계획의 수립 및 보건교육 실시
⑤ 근로자의 건강장해 원인 조사와 재발 방지를 위한 의학적 조치

066 편마비로 요양병원에 입원한 대상자가 많아, 사례관리자가 이들의 욕구와 문제점을 파악하기 위해 설문조사를 실시하고 관련 데이터를 분석하였다. 이와 같은 사례관리자의 역할은?

① 옹호자   ② 상담자   ③ 연구자
④ 변화촉진자 ⑤ 지속적 관리자

067 아들 및 손자 내외와 살고 있는 A할머니는 가정이 화목하며 경제적으로도 어려움이 없다. A할머니는 낮에 혼자 집에 있으며 경로당을 다니고 있다. A할머니는 최근 치매로 인하여 약물을 복용하고 있으며 경로당을 가는 길을 기억하지 못하는 빈도가 늘어나고 있다. 해당 가족이 활용하기에 가장 적절한 시설은 무엇인가?

① 노인보호전문기관   ② 단기보호센터
③ 주간보호센터   ④ 전문요양원
⑤ 양로원

068 다음 내용에 해당하는 작업환경 관리방법은?

> 사업장에서 부품을 생산할 때 쓰이던 용매로 유독한 메탄올을 금지하고 무해한 에탄올을 사용하기 시작하였다.

① 대치 ② 격리 ③ 환기 ④ 교육 ⑤ 정리정돈

069 산업장에서 근무 중인 A씨가 수면장애 및 피로감, 손처짐을 동반한 손의 마비, 빈혈, 근육통과 식욕부진 등과 같은 증상을 호소하였다. A씨에게 의심되는 중독은?

① 납 중독
② 수은 중독
③ 비소 중독
④ 크롬 중독
⑤ 카드뮴 중독

070 재난관리 모형에서 예방단계 활동으로 가장 적절한 것은?

① 시설복구
② 안전관리법 제정
③ 비상경보체계 구축
④ 이재민 지원 및 거주지 마련
⑤ 민관 합동 재난 대책본부 가동

정신간호학

071 다음 중 프로이트의 정신분석학에 따른 자아에 대한 설명으로 적절한 것은?

① 초자아의 일부로 이드와는 별개의 부분이다.
② 가장 원시적인 부분으로 본능에 충실한 부분이다.
③ 도덕적이고 윤리적인 주체로 양심, 가치, 도덕의 부분이다.
④ 규범과 원칙을 준수하고 합리적인 사고 과정을 갖는 부분이다.
⑤ 의식의 구조 중 청소년기에 일시적으로 커지는 부분에 해당한다.

072 생각과 반응 등이 저장되어 있다가 부분적으로 망각되지만 의식화하려 노력하면 떠올릴 수 있는 부분은 의식의 구조 중 어디에 해당하는가?

① 의식
② 전의식
③ 무의식
④ 자아
⑤ 초자아

073 정신병동에 입원한 환자가 "나는 쓸모없는 인간이에요. 항상 내가 잘 할 수 있을지 걱정되고 불안해요."라고 할 때, 간호사의 답변으로 적절한 것은?

① "걱정하지 마세요. 그렇지 않습니다."
② "괜한 걱정과 생각을 하고 계시는군요."
③ "환자분은 지금 잘못된 생각을 하고 계시는 겁니다."
④ "그런 얘기는 나중에 하는 것이 좋을 것 같습니다."
⑤ "환자분은 본인이 잘 할 수 있을까 걱정되고 불안한 감정을 느끼고 계시는 군요."

074 불안 또는 스트레스를 받는 상황에서 유아가 발달 초기로 돌아가는 특성을 보이기도 하는데 이를 의미하는 것은?

① 거부증
② 분리불안
③ 퇴행
④ 우울증
⑤ 분노발작

075 지역사회의 정신건강사업 중 정신사회재활에 대한 설명으로 옳은 것은?

① 1차 예방에 해당한다.
② 직업적 기능은 제공하지 않는다.
③ 재활서비스의 제공기간은 최소한으로 한다.
④ 치료와 재활을 분리하여 서비스를 제공한다.
⑤ 각 개인의 능력에 맞도록 서비스를 제공한다.

076 대상자와의 치료적 인간관계 과정에서 겪을 수 있는 '역전이 현상'에 대한 설명으로 적절한 것은?

① 대상자와 관련된 꿈을 꾸거나 대상자에 대해 불쾌한 감정을 갖는 것을 말한다.
② 면담 과정을 준수하여 정확히 진행하려는 현상을 말한다.
③ 초기 단계에서 세운 목표를 달성하기 위해 노력한다.
④ 치료자는 자기 자신에 대한 탐색과정을 통해 자기분석의 시간을 갖고자 한다.
⑤ 계획과 달리 대상자와의 만나는 횟수를 줄여나가는 현상을 말한다.

077 "저는 지금 삶을 마감하려 합니다. 나를 설득하려 하지 마세요. 지금 당장 모든 걸 끝낼 거예요."라고 말하는 대상자에게 할 수 있는 답변으로 적절한 것은?

① "이곳은 병원입니다. 당신이 죽고 싶다고 해서 할 수 있는 장소가 아닙니다."
② "진정하세요. 지금 당신은 치료 중입니다. 곧 그런 생각이 나지 않을 것입니다."
③ "그런 생각이 드는 것은 당연한 것입니다. 앞으로도 그런 생각이 날 수 있어요. 그럴 때마다 의식적으로 하지 않으려고 노력하셔야 합니다."
④ "당신이 그러한 생각을 한 이유에 대해 자세하게 이야기를 나누었으면 합니다."
⑤ "왜 자꾸 그런 생각을 하는지 모르겠습니다. 가족들이 얼마나 속상해 할까요."

078 다음 중 위기의 특성에 대한 설명으로 적절한 것은?

① 위기는 개인의 삶을 위협하는 질병의 하나로 간주되어진다.
② 위기는 보통 4~6주 사이에 해결되어진다.
③ 정상 발달과정에서 겪게 되는 위기는 상황위기로 대소변 가리기, 입학, 취업, 결혼 등이 해당한다.
④ 사고, 질병의 발생, 실직 등과 같이 예상치 못한 위기에 해당하는 것은 재난위기이다.
⑤ 자연재해, 국가재난, 폭력범죄처럼 흔하지 않게 우발적으로 발생하는 위기는 성숙위기에 속한다.

079 다음 중 양극성 장애의 치료를 위해 리튬(Lithium)을 사용할 수 있는 대상자로 적절한 것은?

① 협심증 환자
② 고등학생 환자
③ 전해질 불균형 환자
④ 급성 신부전증 환자
⑤ 심한 설사를 보이는 장염 환자

080 클로자핀을 복용하는 대상자로 혈액검사 결과 절대 호중구수 100/mm³ 이하로 확인되었을 때 우선적으로 필요한 간호중재로 적절한 것은?

① 면역력이 정상임을 알려주므로 변경없이 지금처럼 약물을 복용하도록 한다.
② 즉시 약물복용을 중단하고 담당 의사에게 알리고 감염예방을 위한 중재를 수행한다.
③ 빈혈을 유발할 수 있으므로 낙상 방지를 위한 철저한 교육이 필요하다.
④ 출혈 위험성이 높으므로 외상을 입지 않도록 주의해야 함을 설명한다.
⑤ 혈압 및 혈당 상승을 주의 깊게 모니터링한다.

081 조현병 진단을 받은 환자가 질문에 대해 아무런 대답을 하지 않고 움직임을 보이지 않을 때 이는 어떤 증상에 해당하는가?

① 음송증 ② 강직증 ③ 피해망상
④ 반향행동 ⑤ 정동불일치

082 조현병 환자가 아무 이유 없이 한 시간 동안 같은 복도를 계속 빙빙 돌고 있다. 이와 관련 있는 행동장애로 옳은 것은?

① 기행증 ② 상동증 ③ 강직증
④ 납굴증 ⑤ 반향동작

083 "나는 원래 그렇지 않았고, 누군가 어머니고 출발한다."라는 사고를 보이는 환자와의 대화에서 필요한 접근방법으로 가장 옳은 것은?

① 다양한 주제를 제시하여 본인이 원하는 이야기를 하도록 한다.
② 알아듣지 못하겠음을 알리고 왜 이렇게 여러 주제로 이야기하는지 물어본다.
③ 최대한 충분히 본인의 얘기를 모두 할 수 있도록 지지한다.
④ 환자가 말하는 바를 명확히 확인하고 명료화하는 것이 필요하다.
⑤ 가장 중요한 대화법은 침묵과 경청을 통해 환자의 이야기를 적극적으로 수용하는 것이다.

084 입원한 조현병 환자가 누군가 자신을 죽이기 위해 음식에 독을 탔다고 말하며 먹는 것을 거부할 때, 가장 우선적인 간호중재는?

① 먼저 음식을 먹어 독이 없음을 증명한다.
② 환자의 감정을 수용하며 신뢰감을 형성한다.
③ 환자의 생각이 잘못되었음을 정확하게 알려준다.
④ 병원이기 때문에 그런 일은 불가능함을 천천히 설명한다.
⑤ 다양한 집단활동에 참여시켜 기분을 전환할 계기를 마련한다.

085 조현병 대상자가 "아직도 제가 누군지 모르는 것 같은데 저는 대통령과 특별한 친분을 갖고 있는 사람이에요."라고 말할 때, 이 대상자에게 해당하는 망상의 유형은?

① 피해망상　　② 과대망상
③ 관계망상　　④ 종교망상
⑤ 신체망상

086 조증 환자에게 도움이 되는 치료적 환경에 대한 설명으로 적절한 것은?

① 침상 주변의 많은 물건은 환자에게 안정감을 제공한다.
② 환자에게 다양한 자극이 제공되는 환경을 조성한다.
③ 다른 환자들과 쉽게 어울릴 수 있는 환경이 적절하다.
④ 너무 조용한 환경보다는 적절한 소음이 유지되는 장소가 적절하다.
⑤ 환자가 어디서든 편하게 간식을 제공받을 수 있는 환경을 조성한다.

087 중증 불안 대상자에게 나타날 수 있는 행동특성으로 적절한 것은?

① 특별히 나타나는 신체적 징후는 없다.
② 감각이 민첩해져 지각영역이 증가한다.
③ 특정한 사항 혹은 세부적인 것에만 집중한다.
④ 중증 불안의 상태일 때 교육은 매우 효과적이다.
⑤ 일상생활에서 접하게 되는 긴장과 많은 관련을 갖는다.

088 우울한 기분이 지속되어 입맛도 없고 음식을 먹고 싶지 않다고 할 때, 할 수 있는 간호중재로 가장 적절한 것은?

① 식사가 필요함을 설명하여 무조건 먹도록 한다.
② 우선적으로 비위관 영양이나 총비경구 영양을 통해 영양분을 공급한다.
③ 일시적인 현상이므로 먹도록 강요할 필요는 없으며, 자연히 먹으려고 할 때까지 인내하고 기다려준다.
④ 환자는 음식을 먹을만한 자격을 갖추고 있음을 알리고, 적극적으로 먹을 수 있도록 설득한다.
⑤ 환자가 평소 좋아하던 음식을 제공하거나 충분한 칼로리의 간식을 제공하도록 한다.

089 신체적, 정신적 질환이 없으며 관련 약물을 복용한 적도 없는데 1개월 이상 잠들지 못하고, 유지가 되지 않는 상태를 의미하는 것은?

① 기면증　　② 수면발작　　③ 악몽장애
④ 불면장애　　⑤ 과다수면장애

090 양극성장애 환자가 잠도 자지 않고 부산스럽게 돌아다니며, 흥분하는 말투로 다른 환자들과 언쟁을 하고 있다. 환자는 "다 내말이 맞아! 다 틀렸어! 다 내말대로 하면 된다고!"라고 할 때, 간호중재로 가장 적절한 것은?

① 환자의 말과 생각이 틀렸다고 조목조목 설명해준다.
② 환자의 말에 동의하도록 다른 환자들을 설득시킨다.
③ 환자의 생각이 무엇인지 자세하게 설명해달라고 한다.
④ 일단 환자의 말이 옳다고 진정시킨 다음 따르지 않는다.
⑤ 공격성을 사정하고 환자의 행동을 제한할 것을 말해준다.

091 항상 집안이 청결하지 못하다는 생각으로 작은 먼지가 보이면 3~4시간 동안 청소만 하는 행동을 반복한다. 간호중재로 옳은 것은?

① 청소를 같이 하여 청소에 투자하는 시간을 줄여준다.
② 청소를 할 때마다 하지 못하도록 강하게 제한한다.
③ 청소하고자 하는 욕구를 인정하고 할 수 있도록 한다.
④ 청소를 강박적으로 하는 행위는 잘못된 것임을 설명한다.
⑤ 더 주위를 어지럽혀 청소를 해도 무의미하다는 것을 알려준다.

092 2년 이상 경조증과 경우울증 삽화가 반복적으로 나타나는 양극성 관련 장애의 유형으로 옳은 것은?

① 순환성장애　　② 주요 우울장애
③ Ⅰ형 양극성장애　　④ Ⅱ형 양극성장애
⑤ 지속적 우울장애

093 다른 사람에 대한 불신으로 관계형성이 힘든 환자를 간호할 때 주의해야 할 사항으로 적절한 것은?

① 대화를 나눌 거라면 정확한 시간과 장소를 설정하도록 한다.
② 간단한 스킨쉽은 환자와의 라포 형성을 돕는다.
③ 다른 사람에 대해 불신하는 것은 바람직하지 않음을 설명한다.
④ 상호관계의 기간을 설정하는 것은 불안감을 높이므로 기간을 설정하지 않는다.
⑤ 정당한 이유없이 다른 사람을 불신하지 않도록 불신이 들 때 스스로 억제해야 함을 설명한다.

094 다음 중 질병불안장애을 갖고 있는 환자들의 특징으로 옳은 것은?

① 신체적 증상 또는 감각을 심각한 상태로 생각하여 집착하고 두려워하는 모습을 보인다.
② 한 번 병원을 다니기 시작하면 그 병원에 반복하여 지속적으로 방문하는 모습을 보인다.
③ 특별한 질환이 없음에도 불구하고 특정 부위의 감각 마비가 특징적으로 나타난다.
④ 원인이 없음에도 불구하고 여러 부분의 신체증상을 호소하는 모습을 보인다.
⑤ 본인의 외모에 대해 기형적이고 장애 및 결손이 있다고 생각하는 모습을 보인다.

095 완벽주의적이며 세부적인 사항이나 규칙, 절차에 집착하고 융통성이 없고 인색한 행동을 보이는 성격장애의 유형은?

① 강박성 성격장애　　② 조현성 성격장애
③ 조현형 성격장애　　④ 경계성 성격장애
⑤ 편집성 성격장애

096 알코올 중독자 모임과 같이 집단 내 활동을 통해 사회적 기능 회복에 도움을 주는 치료 유형은?

① 가족치료　　② 집단치료
③ 개인정신치료　　④ 인지행동치료
⑤ 정신건강교육

097 항정신병 약물을 복용 중인 조현병 환자가 갑자기 목과 어깨의 근육 경련을 호소하면서 호흡곤란이 있다고 할 때, 투여할 수 있는 약물로 옳은 것은?

① 리튬　　② 디아제팜
③ 벤즈트로핀　　④ 플루옥세틴
⑤ 미르타자핀

098 치매를 진단받은 환자가 잊지 않도록 할 수 있는 방안으로 적절한 것은?

① 충격요법을 사용하여 다른 환자들 앞에서 큰 소리로 기억할 것을 요청한다.
② 기억해야 할 사항에 대해 항상 메모하는 습관을 갖도록 교육한다.
③ 비언어적 의사소통 방법을 이용하도록 한다.
④ 천천히 여러 번 기억해야 할 사항을 알려주어야 한다.
⑤ 한 번에 기억하지 못하는 일들은 복구되기 어려우므로 다시 말하지 않는다.

099 신경성 폭식증에 대한 설명으로 적절한 것은?

① 현저한 저체중이 나타난다.
② 음식 섭취에 대한 통제력을 갖고 있다.
③ 심리적 증상만 있을 뿐, 신체적 증상은 동반되지 않는다.
④ 폭식 후 구토, 이뇨제, 하제 등을 통해 보상하려는 모습을 보인다.
⑤ 심한 저체중임에도 불구하고 체중 증가에 대해 극심한 두려움을 갖는다.

100 치매와 섬망에 대한 내용으로 적절한 것은?

① 섬망은 점진적으로 진행하는 비가역적인 질환이다.
② 치매는 주로 약물 중독, 감염, 알코올 중독 등이 원인으로 작용한다.
③ 치매는 비가역적으로 증상이 지속되는 모습을 보인다.
④ 치매는 일시적인 기억장애로 예전의 기억이나 주제, 상황들에 대해 기억을 상실한다.
⑤ 섬망은 인지장애를 유발할 수 있으나, 주의력과 기억력에는 영향을 미치지 않는다.

101 다음 내용에 해당하는 성 장애의 유형으로 적절한 것은?

> 여성의 속옷이나 스타킹과 같은 물건에 집착하며 이를 통해 강한 성적흥분을 보임

① 관음장애
② 노출장애
③ 마찰도착장애
④ 성적피학장애
⑤ 물품음란장애

102 다음 중 자폐 아동에 대한 설명으로 적절한 것은?

① 여아에서 더 빈번하게 발생한다.
② 꾸준한 치료를 받는다면 완치가 가능한 질환이다.
③ 사회적 상호작용뿐 아니라 의사소통에도 어려움이 있다.
④ 대부분의 아동은 특정 분야에서 뛰어난 재능과 실력을 갖고 있다.
⑤ 연령이 높아질수록 자폐 증상은 더욱 심해져 타인과 함께 있는 경우 극도의 불안감을 표출한다.

103 투렛(tourette)장애에 대한 설명으로 옳은 것은?

① 지속적으로 부정적이며 적대적이다.
② 여러 가지 운동틱과 음성틱이 나타난다.
③ 지능은 정상이나 학습기술이 현저하게 낮다.
④ 낮 또는 밤에 지속적으로 침구에 소변을 본다.
⑤ 학습이나 놀이를 할 때 주의집중을 할 수 없다.

104 미술요법, 음악요법과 같은 활동요법을 치료적 중재로 수행하는 이유로 가장 적절한 것은?

① 병동 생활의 활력을 불어 넣어주기 위함이다.
② 가벼운 마음으로 치료를 즐길 수 있도록 하기 위함이다.
③ 비정상적인 생각이나 행동을 치료할 수 있는 유일한 방법이기 때문이다.
④ 신체적, 정서적 안정을 도모할 수 있는 환경을 유지하기 위함이다.
⑤ 긴장, 불안 등의 에너지를 건설적인 방향으로 발산시키기 위함이다.

105 고등학생인 A 양이 지속적으로 음식 섭취를 거부하고 과도한 운동을 하여 심한 저체중, 저혈압으로 병원에 입원하였다. A 양은 "밥 안 먹어요. 아무것도 입안으로 넣지 않을 거예요." 하면서 하루 종일 음식 섭취를 거부하고 있을 때, 우선적인 간호중재로 옳은 것은?

① 고단백, 고칼로리, 고지방 식이를 소량씩 자주 억지로 먹인다.
② 환자가 좋아하는 음식을 옆에서 맛있게 먹는 모습을 보여준다.
③ 적절한 영양섭취를 해야 하는 이유를 설명하고 같이 요리를 한다.
④ 음식 거부와 과도한 운동은 잘못된 행동임을 설명하고 먹지 않으면 벌을 준다.
⑤ 지속적으로 음식을 거부하는 경우 비위관 또는 정맥주사를 시행할 수 있음을 설명한다.

3교시

간호관리학	35문제
기본간호학	30문제
보건의약관계법규	20문제
	총 85문제

간호관리학

001 세계보건기구(WHO)에 대한 설명으로 옳은 것은?

① 1863년 앙리 뒤낭에 의해 설립되었다.
② 매 2년마다 나이팅게일 기장을 수여하고 있다.
③ 스위스 제네바에 본부가 있으며 4년마다 총회를 개최한다.
④ 보건·위생 분야의 국제적인 협력을 위하여 설립된 기구이다.
⑤ 간호사업의 국제적 통계를 파악하며, 인류의 건강 증진을 위한 사업을 수행한다.

002 우리나라 최초의 근대식 정규 간호사를 양성한 기관은 다음 중 어디인가?

① 제중원
② 태화여자관
③ 정동 보구여관
④ 대한의원 교육부
⑤ 세브란스 간호부 양성소

003 다음 중 간호 전문성 신장을 위해 간호사가 해야 할 일로 맞지 않은 것은?

① 교육체계 이원화 추구
② 간호사 근무 환경 개선
③ 간호의 표준화와 국제화
④ 간호의 임상연구 활동 촉진
⑤ 체계적인 간호교육체계 구축

004 우리나라의 국민의료보험 제도는 보험료는 부담 능력에 따라서 보험료가 부과되지만 보험료 부담 수준과 관계없이 동일한 의료혜택을 받도록 법적으로 보장되어 있다. 이러한 경우는 어떤 분배적 정의에 해당하는가?

① 균등한 분배
② 공적에 따른 분배
③ 필요에 따른 분배
④ 노력에 따른 분배
⑤ 자원에 따른 분배

005 다음 중 길리간의 도덕발달 이론에서 설명하는 도덕성에 해당하는 것은?

① 도덕 규칙을 준수하는 것이다.
② 사회의 법률과 관습에 복종하는 것이다.
③ 보편적이고 합리적인 개인의 문제이다.
④ 최대다수의 최대 행복을 추구하는 것이다.
⑤ 특수한 상황에서 인간관계를 통해 실현된다.

006 다음 사례에서 충돌하는 윤리원칙으로 올바르게 묶인 것은 무엇인가?

> 어느 환자는 류마티스성 관절염을 수십 년간 심하게 앓고 있으며, 팔다리에 궤양과 척추 골절, 뇌출혈 등도 발생한 상황이다. 아편계통의 진통제도 효과를 보지 못하자 환자는 안락사를 요구하고 있으나 의료진은 이를 들어주지 못하고 있다.

① 선행의 원칙 - 악행금지의 원칙
② 정의의 원칙 - 악행금지의 원칙
③ 자율성 존중의 원칙 - 선행의 원칙
④ 자율성 존중의 원칙 - 악행금지의 원칙
⑤ 정의의 원칙 - 선행의 원칙

007 간호사의 법적 의무에 대한 내용으로 옳은 것은?

① 간호보조자에 대한 행위를 지도하고 감독해야 할 의무는 수간호사에게만 있다.
② 본인의 동의가 있거나 법령에 의해 요구되는 경우에는 설명의 의무가 면제될 수 있다.
③ 배우자나 직계존비속이 요구하는 경우에는 환자의 개인 정보를 제공할 수 있다.
④ 전단적 의료는 어떠한 경우에도 금지된다.
⑤ 주의 의무를 다하지 않더라도 환자에게 손해를 입히지 않았다면 처벌받지 않는다.

008 한 병원의 간호부장이 간호의 생산성을 높이기 위해 간호행위에 대한 간호 실무지침을 채택해서 감독하고, 임금체계를 성과급제로 전환하는 등의 활동을 하고 있다. 간호부장의 행동과 가장 관련 깊은 관리 이론은?

① 상황이론 ② 체계이론 ③ 관료제이론
④ 인간관계론 ⑤ 과학적관리론

009 다음 중 간호관리자의 인사 기능에 해당하는 활동은?

① 병동의 환자진료량 계획안을 작성하였다.
② 신규 간호사를 대상으로 예비교육을 실시하였다.
③ 병동간호사를 대상으로 동기부여 활동을 하였다.
④ 공식적 구조를 만들고 부서별 직무내용을 조정하였다.
⑤ 간호수행 결과와 표준간에 차이가 있는지 확인하였다.

010 전문가들에게 특정 주제에 대해 설문지를 이용해 의견을 제시받고 다른 사람들이 제시한 의견을 반영하여 설문지를 수정한 후 이를 이용해 다시 의견을 제시하는 일련의 절차를 만장일치가 될 때까지 반복하는 의사결정 기법은 무엇인가?

① 전자회의 ② 델파이법
③ 명목집단기법 ④ 브레인스토밍
⑤ 집단노트기법

011 예산을 기획할 때, 공급품 소요비, 부서 유지비 등 1년 이내에 소비하거나 사용할 서비스나 재화에 대한 예산은 어떤 유형에 속하는가?

① 인력예산 ② 자본예산 ③ 기획예산
④ 운영예산 ⑤ 현금예산

012 환자의 정보 및 진료 내역을 기록 및 분석하고 이를 바탕으로 차별적인 서비스를 제안할 수 있는 전산시스템을 구축하여 고객상담에 활용하고 있다. 이와 가장 관련 있는 마케팅 유형은?

① 포지셔닝 ② 거래마케팅 ③ 관계마케팅
④ 내부마케팅 ⑤ 외부마케팅

013 A간호사는 흉부외과 중환자실 20년 경력의 중환자 전문간호사로서 임상수행능력이 탁월하여 동료 간호사들로부터 닮고 싶다는 얘기를 많이 듣는다고 한다. 이와 가장 관련이 깊은 것은?

① 강압적 권력 ② 합법적 권력 ③ 연결적 권력
④ 준거적 권력 ⑤ 정보적 권력

014 다음 글에서 설명하는 조직화의 원리는 무엇인가?

- 조직 구성원 간의 권한과 책임을 배분하고 상하를 설정하여 명령, 지휘, 복종 관계를 명시화하는 원리
- 지나치게 강조될 경우 조직의 경직성을 초래할 수 있음

① 조정의 원리 ② 계층제의 원리
③ 명령통일의 원리 ④ 통솔범위의 원리
⑤ 분업전문화의 원리

015 간호사들의 업무 권태감을 예방하고, 다양한 상황에 대처할 수 있는 임상 역량을 강화하기 위해 5년 차 이상 간호사들은 2년 주기로 자신의 희망과 병원의 인력 계획을 반영하여 체계적인 일정 하에 근무 부서를 옮기게 되었다. 이에 해당하는 직무 설계 유형은 무엇인가?

① 직무충실화 ② 직무순환 ③ 직무확대
④ 직무단순화 ⑤ 경력사다리

016 아래에서 설명하고 있는 직무 평가 방식은 무엇인가?

> 먼저 조직에서 가장 핵심이 되는 기준 직무를 선정하여 요소별로 직무 평가한다. 그 다음 평가하고자 하는 직무를 대표 직무의 평가요소에 결부시켜 비교해 직무의 상대적인 가치를 결정한다.

① 서열법　　② 점수법　　③ 직무분류법
④ 직무등급법　⑤ 요소비교법

017 다음 내용에 해당하는 간호전달체계 유형은 무엇인가?

> • 특정 기간내 수행될 건강관리팀의 의무와 이를 통해 기대되는 환자의 결과를 미리 예상하여 건강 서비스를 제공한다.
> • 주로 표준진료지침(Critical pathway) 등을 적용하여 비용 효과적으로 간호한다.

① 개별간호　　② 일차간호　　③ 모듈법
④ 팀 간호　　⑤ 사례관리

018 레빈(Lewin)의 조직변화 단계에서 해빙기에 하는 활동으로 적절한 것은?

① 변화를 구성원 개인의 인격과 통합시킴
② 구성원들에게 변화의 필요성을 인식시킴
③ 문제 개선을 위한 아이디어 및 실행방안을 검토
④ 변화된 행동에 대하여 보상을 제공한다.
⑤ 구성원들에게 변화에 대한 신뢰와 안정을 쌓는다.

019 다음 병동에서 필요한 간호사의 수를 관리공학적 방법으로 도출하면 몇 명인가?

> • 병동 환자의 수 : 40
> • 환자 1명당 평균 직접 간호시간 : 4
> • 환자 1명당 평균 간접 간호시간 : 2
> • 간호사 1일 평균 근무시간 : 8
> • 간호사의 연차나 기타 활동시간은 고려하지 않는다.

① 15명　② 18명　③ 24명　④ 30명　⑤ 36명

020 아래 글에서 간호관리자가 보이고 있는 직무수행평가의 오류는?

> A 간호관리자는 실제 간호사 업무 수행 능력과 별개로 간호사들이 출근 시간이 더 이르면 이를 수록 업무를 잘 수행한다고 판단하고 평정하였다.

① 혼 효과　　　② 총계적 오류
③ 논리적 오류　　④ 관대화 경향
⑤ 중심화 경향

021 이미 공식적으로 징계조치와 해고 가능성을 경고하는 문서를 받았음에도 계속해서 문제행동을 하는 간호사에게 간호관리자가 취할 수 있는 훈육 과정은?

① 면담　　② 정직　　③ 해고
④ 구두견책　⑤ 서면견책

022 맥그리거(McGregor)의 X이론에 대한 설명으로 가장 적절한 것은?

① 인간은 책임감을 가지고 일하고 싶어한다.
② 인간은 창의력을 발휘하는 능력을 지니고 있다.
③ 동기부여는 생리적·안전적 욕구 수준에서 이뤄진다.
④ 신고전적 조직이론인 인간관계론에서 강조하는 인간관이다.
⑤ 인간에게 휴식이 필요한 만큼 일하는 것도 반드시 필요하다.

023 H병원에서 근무하는 비정규직 근로자 A씨는 무기계약 전환을 절실히 바라고 있다. 매슬로우의 욕구단계 중 이와 관련 깊은 욕구의 단계는 무엇인가?

① 안전의 욕구　　② 사회적 욕구
③ 생리적 욕구　　④ 존경의 욕구
⑤ 자아실현의 욕구

024 의사결정의 유형은 의사결정 관리자의 계층에 따라 문제 적용 수준과 구조화 정도가 달라진다. 최고 관리자의 의사결정 유형과 관련 깊은 특징으로 적절하게 묶인 것은?

① 운영적, 업무적, 정형적
② 전략적, 비구조적, 정형적
③ 관리적, 구조적, 비정형적
④ 관리적, 비구조적, 비정형적
⑤ 전략적, 비구조적, 비정형적

025 다음과 같은 특성을 지니고 있는 의사소통 유형은?

- 신속한 질의 응답으로 시간과 비용이 절약된다.
- 참여적 관리가 강화되며 각 부서간의 상호작용이 촉진된다.
- 간호행정실장과 병동의 일반 간호사 간의 의사소통이 대표적이다.

① 상향식 의사소통 ② 하향식 의사소통
③ 수평적 의사소통 ④ 대각선 의사소통
⑤ 비공식적 의사소통

026 비용제도와 관련해서 간호부와 경리회계 부서간의 갈등이 발생했다고 한다. 이는 다음 중 어떤 갈등 유형에 해당하는가?

① 역할 갈등 ② 계층적 갈등
③ 경쟁적 갈등 ④ 수직적 갈등
⑤ 라인-스태프 갈등

027 조직 내 업무 조정을 위해서 표준 입퇴원 절차를 마련하고 진료과정을 표준화하는 등의 활동을 했다면 이 때 사용한 조직 내 조정기전은?

① 상호조정 ② 직접 감독
③ 업무과정의 표준화 ④ 업무결과의 표준화
⑤ 업무자의 기술표준화

028 의료서비스의 질을 구성하는 요소 중 하나로, 필요한 의료서비스를 제공할 수 있도록 약품, 장비, 인력 등의 구비하는 정도를 의미하는 것은?

① 접근성 ② 가용성 ③ 지속성
④ 적합성 ⑤ 효율성

029 다음 간호의 질 평가방법 중 동시평가에 해당하는 것은?

① 퇴원환자 면담
② 입원환자 기록 감사
③ 퇴원 시 환자 설문지
④ 수술 환자의 사망률 확인
⑤ 간호사 정원 기준 충족 확인

030 다음 중 간호단위 간호사의 행위 중 위험요소에 해당하는 것은?

① 환자가 목욕을 해야 할 경우 문을 잠그지 않고 '사용중' 표지판을 걸어둔다.
② 화재 경보가 울리자, 가장 도움이 필요한 거동이 불가한 환자부터 대피시켰다.
③ 수혈을 시행하기 전, 두 명의 간호사가 환자 정보와 혈액백을 이중으로 확인하였다.
④ 낙상 고위험군 환자의 침상을 항상 낮게 유지하고 침대 바퀴의 잠금 장치를 확인하였다.
⑤ 투약 직전, 환자에게 "성함이 어떻게 되세요?"라고 개방형 질문을 하여 환자를 확인하였다.

031 간호대학생이 임상 실습 중 주사침 자상을 입는 안전사고가 발생 하였다. 가장 먼저 취해야 할 조치로 가장 적절한 것은?

① 수간호사에게 보고한다.
② 즉시 응급처치를 한다.
③ 실습을 중지하고 귀가 조치한다.
④ 사고보고서를 제출한다.
⑤ 간호대학생의 가족들에게 알린다.

032 다음 중 음압 1인실에 격리하고 담당간호사는 N95마스크를 착용하고 간호해야 하는 감염병은?

① 풍진
② 성홍열
③ 디프테리아
④ 활동성 결핵
⑤ 반코마이신내성장알균(VRE) 감염

033 간호단위 관리자의 물품관리 활동에 대한 설명으로 옳은 것은?

① 비용 절감을 위해서 물품 기준량은 예상 소모량과 동일하게 일치시킨다.
② 침대 시트가 없는 경우, 담요를 대신 자리에 까는 등 대용품을 활용하면 된다.
③ 물품을 구매할 때는 질과 관계없이 최대한 저렴한 물건 위주로 구매한다.
④ 물품 재고 조사는 물품 기준량 확보, 불필요한 물품 파악, 교환 물품 확인 등을 위한 것이다.
⑤ 물품 기준량은 기본적으로 소모품은 침상 수를 기준으로 하고, 비품은 환자 수를 고려한다.

034 다음 중 병원의 환자안전사고 보고시스템을 성공적으로 운영하기 위한 요건으로 적절한 것은?

① 신상필벌의 원칙을 엄격하게 적용해야 한다.
② 처벌권을 가진 기관에서 보고시스템을 관리해야 한다.
③ 안전사고를 일으킨 개인에 변화의 초점을 맞춰야 한다.
④ 환자, 보고자, 기관이 누구인지 명백하게 식별할 수 있어야 한다.
⑤ 보고서를 신속하게 분석하여 알아야 할 사람에게 빠르게 전파해야 한다.

035 의사처방을 각 검사실과 약국 등의 진료지원부서로 전달하고 각 검사실의 검사결과 및 검사예약, 처방전달상태를 병동으로 전달하는 시스템은?

① 병원정보시스템
② 처방전달시스템
③ 의료보험청구시스템
④ 전자차트시스템
⑤ 병원경영정보시스템

기본간호학

036 맥박수가 감소되는 요인에 해당하는 것은?

① 영아
② 출혈
③ 통증
④ 강심제
⑤ 갑상샘 기능항진증

037 만성 폐쇄성 폐질환(COPD) 환자에게 저농도의 산소를 공급하는 이유로 가장 옳은 것은?

① 산소독성을 예방하기 위함이다.
② 고농도의 산소 제공은 의미가 없기 때문이다.
③ 산소포화도를 효과적으로 상승시키기 위함이다.
④ 저농도의 산소로도 충분하기 때문이다.
⑤ 고농도의 산소 공급은 호흡 중추를 억제할 수 있기 때문이다.

038 심장수술이 예정된 환자에게 심호흡을 교육할 때의 내용으로 옳은 것은?

① 빠르게 여러번 호흡하도록 한다.
② 흡기 후 바로 숨을 내쉬도록 한다.
③ 입을 통해 천천히 숨을 들이쉬게 한다.
④ 코를 통해 숨을 빠르게 내쉬도록 한다.
⑤ 무기폐를 예방하기 위해 필요함을 설명한다.

039 지속적으로 심한 설사를 보이는 환자에게 발생할 수 있는 산-염기 불균형의 상태로 적절한 것은?

① 호흡성 산증
② 호흡성 알칼리증
③ 대사성 산증
④ 대사성 알칼리증
⑤ 고칼륨혈증

040 대사성 산증 환자에게 볼 수 있는 호흡으로 깊고 빠르며 과일향이 나는 것은?

① 무호흡
② 빈호흡
③ 비오 호흡
④ 쿠스마울 호흡
⑤ 체인-스톡스 호흡

041 폐 환기 증진을 위해 수분 섭취량을 증가시키고 가습기를 사용하는 중재의 목적으로 적절한 것은?

① 대상자의 기침반사를 억제시키는 효과가 있다.
② 기도 내 분비물을 액화시키는 작용을 한다.
③ 기도 내 섬모운동을 억제하는 작용을 한다.
④ 기관지를 확장하여 호흡을 돕는다.
⑤ 기도 내 분비물을 감소시키는 작용을 한다.

042 다음 중 비위관을 삽입할 때의 설명으로 적절한 것은?

① 비위관 삽입을 수월하게 하기 위해 코로 숨을 쉬도록 한다.
② 비인두를 지날 때 고개를 뒤로 젖히도록 한다.
③ 귓불에서 코 끝, 코 끝에서 검상돌기까지의 길이를 확인하여 반창고로 표시한다.
④ 플라스틱 비위관은 얼음에 넣어 삽입을 수월하게 한다.
⑤ 무의식 환자에게 비위관을 삽입할 때에는 측위를 취하거나 고개를 돌린 자세에서 시행하도록 한다.

043 간헐적 위관영양을 시행할 때의 간호중재로 옳은 것은?

① 위관에는 영양액 이외에 다른 액체는 넣지 않는다.
② 금기가 아니라면 상체를 올려 앉은 자세에서 시행한다.
③ 위관과 주사기를 연결할 때 위관이 꺾이지 않도록 한다.
④ 영양액을 주입할 때는 주사기로 빠르게 밀어 넣어 주입한다.
⑤ 영양액을 모두 주입한 후 주사기로 위관에 공기를 채워 넣는다.

044 다음 중 유치도뇨관의 삽입 방법으로 옳은 것은?

① 원활한 유치도뇨관 삽입을 위해 슬흉위를 취한다.
② 유치도뇨관 삽입은 수술 전이나 장기간 자연배뇨의 어려움이 있을 때 시행한다.
③ 유치도뇨관의 풍선 팽창을 위해 생리식염수만 사용해야 한다.
④ 남성은 요도 구조상, 여성에 비하여 요로 감염의 위험이 높다.
⑤ 윤활제는 요로 감염의 위험성을 높이므로 되도록 사용하지 않는다.

045 사망 환자의 사후처치 및 간호에 대한 내용으로 옳은 것은?

① 머리 밑에 베개를 빼준다.
② 의치를 하고 있다면 빼준다.
③ 체온이 저하되지 않도록 보온한다.
④ 둔부 밑에 흡수용 패드를 대어준다.
⑤ 임종 후에는 간호기록을 하지 않는다.

046 유치도뇨관 제거 후 소변보기가 힘들다는 환자의 자연배뇨를 돕기 위한 간호중재로 적절한 것은?

① 수분 섭취를 제한한다.
② 유치도뇨관을 재삽입한다.
③ 회음부에 따뜻한 물을 부어준다.
④ 방광에 자극을 주지 않는다.
⑤ 차가운 변기를 제공한다.

047 당뇨병으로 왼쪽 다리가 감염되어 절단 수술을 받은 대상자이다. 이 대상자에게 중요한 간호중재로 수술한 다리에 대전자 두루마리를 적용하는 이유는?

① 대퇴의 외전 방지   ② 대퇴의 내전 방지
③ 대퇴의 외회전 방지   ④ 대상자에게 안위감 제공
⑤ 족저굴곡 예방

048 교통사고로 오른쪽 다리에 골절이 발생하여 처음 목발을 사용하는 환자에게 교육할 내용으로 적절한 것은?

① "목발을 사용할 때에는 액와에 맞춰 체중이 실리도록 해야 합니다."
② "계단을 내려갈 때에는 왼쪽 다리를 먼저 이동시켜야 합니다."
③ "계단을 올라갈 때에는 오른쪽 다리를 먼저 이동시켜야 합니다."
④ "목발보행은 어깨와 팔의 근육에 힘이 실리므로 상지가 휴식을 취할 수 있도록 가급적 운동은 하지 않도록 해야 합니다."
⑤ "팔꿈치가 약 30°가량 구부러지도록 하여 손잡이를 잡도록 합니다."

049 국소적 냉요법을 적용할 수 있는 경우로 옳은 것은?

① 염증 부위 ② 개방성 상처
③ 감각장애 환자 ④ 혈액순환장애 환자
⑤ 화농 촉진이 필요한 부위

050 다리의 근육통을 호소하는 환자에게 더운 물주머니를 적용하고자 한다. 이에 따른 간호중재로 적절한 것은?

① 환자에게 더운 물주머니는 적용부위 혈액의 점도를 증가시켜 근육통을 감소시킬 수 있음을 설명한다.
② 따뜻한 정도의 온도로 물을 준비하여 주머니를 가득 채워 넣는다.
③ 효과적인 열전도를 위해 주머니 안의 공기를 제거하고 마개로 잠근다.
④ 물이 새지 않는지 확인한 후, 피부에 직접 갖다 대어 물주머니를 적용한다.
⑤ 한 부위에 45~60분 이상 충분히 적용하도록 한다.

051 다음 중 낙상 위험이 가장 적은 환자는?

① 진정제를 복용 중인 환자
② 지남력이 없는 치매 환자
③ 낙상 과거력이 있는 아동 환자
④ 혼수 상태로 부동인 환자
⑤ 편마비로 보행기를 이용하는 환자

052 다음 중 병원 내 화재가 발생하였을 때 가장 먼저 옮겨야 하는 환자는?

① 의식이 없는 환자
② 이동할 때 극심한 통증이 예상되는 환자
③ 보조기구를 이용해 움직여야 하는 환자
④ 의식은 있으나 사지마비인 환자
⑤ 자율적으로 움직일 수 있는 환자

053 인플루엔자에 이환된 환자가 재채기를 할 때 입과 코를 막는 것은 전염의 어느 경로를 차단하기 위한 것인가?

① 침입구 ② 전파방법
③ 민감한 숙주 ④ 저장소로부터의 출구
⑤ 병원성 미생물

054 병원감염에 대한 설명으로 적절한 것은?

① 입원 당시, 감염증을 보이던 환자가 지속적으로 감염상태가 유지되는 것을 의미한다.
② 병원감염은 면역력이 저하된 환자에게 발생한 감염을 의미하는 용어이다.
③ 퇴원 후 발생하는 감염은 병원감염에 해당되지 않는다.
④ 병원감염은 수술 후 발생하는 창상 감염을 의미하는 것으로 의료 수준을 나타낸다.
⑤ MRSA, VRE는 대표적인 병원감염균 중 하나이다.

055 병원성 미생물을 줄이기 위해 시행하는 손 씻기에 대한 설명으로 옳은 것은?

① 손에 있는 아포를 완전히 제거할 수 있는 손 씻기 방법이다.
② 소독제 비누를 이용하여 솔로 깨끗하게 손을 씻는다.
③ 손끝은 팔꿈치보다 항상 위를 향하도록 주의해야 한다.
④ 손의 기계적 마찰을 통해 이물질을 제거하는 방법이다.
⑤ 손을 닦을 때에도 손 끝을 시작으로 팔꿈치를 향해 닦도록 한다.

056 병원에서 발생할 수 있는 안전사고에 대한 내용으로 옳은 것은?

① 노인의 안전사고 중 가장 빈번하게 발생하는 것은 '질식'이다.
② 안전사고는 신체적 요인에 의해 가장 많은 영향을 받는다.
③ 안전사고에는 질식, 낙상, 중독이 포함되며 화재 및 감전은 포함되지 않는다.
④ 낙상을 예방하기 위해 신체보호대(억제대)가 필요한 경우 의사의 처방과 환자 및 보호자의 동의 하에 적용할 수 있다.
⑤ 미끄럼 방지 매트를 까는 것은 오히려 낙상을 유발하는 요인이 된다.

057 1g 항생제 바이알에 멸균 증류수 10cc를 mix하였다. 처방에 따라 400mg tid를 주려고 할 때, 한 번에 주어야 하는 약은 몇 cc인가?

① 2cc ② 2.5cc ③ 4cc ④ 6cc ⑤ 8cc

058 항생제가 mix되어 있는 0.9% N/S 100ml 1bag을 30분 동안 주입하려면 몇 초에 한 방울로 주어야 하는가?
(drip factor = 20 gtt/mL)

① 0.5초에 한 방울 ② 0.9초에 한 방울
③ 1.5초에 한 방울 ④ 1.8초에 한 방울
⑤ 2초에 한 방울

059 경구투약과 관련된 설명을 할 때, 다음 중 옳은 것은?

① 모르핀과 같은 마약성 진통제를 복용할 때에는 맥박수를 주의 깊게 사정해야 한다.
② 철분제는 식사와 함께 복용하는 것이 가장 효과적이다.
③ 약물로 인한 불쾌감을 줄이기 위해 쥬스 혹은 우유와 함께 약물을 복용한다.
④ 약의 크기가 크다면 직접 산제하여 복용하도록 한다.
⑤ 일정한 약물 농도 유지가 필요한 약물은 혈액검사를 통해 혈중농도를 모니터링해야 한다.

060 결핵균의 감염이 의심되어 투베르쿨린 검사를 시행하고자 한다. 투베르쿨린 검사 방법에 대한 설명으로 옳은 것은?

① 경결의 직경에 따라 투베르쿨린 검사 결과를 판독한다.
② 투베르쿨린 시약 주사 후 마사지하여 검사의 정확성을 높인다.
③ 투베르쿨린 시약 주사 후 24~48시간 후에 주사부위를 확인한다.
④ 주삿바늘을 피하조직 내 삽입하여 투베르쿨린 시약을 주입한다.
⑤ 활동성 결핵 여부를 확인하기 위해 투베르쿨린 검사를 시행한다.

061 고혈당인 환자에게 인슐린 투여방법에 대해 교육하려고 한다. 다음 중 인슐린 피하주사에 대한 교육 내용으로 옳은 것은?

① 투여한 부위는 표시하여 항상 같은 부위에 인슐린을 투여한다.
② 견갑골 아래나 상완외측은 인슐린 투여를 가급적 피한다.
③ 인슐린을 투여한 후, 완전한 흡수를 위해서 충분히 마사지한다.
④ 대퇴 전면은 인슐린의 흡수 속도가 가장 빠른 부분이다.
⑤ 인슐린 약물은 대개 개봉 전 냉장보관한다.

062 수액 주입 중 환자가 정맥주사 부위에 부종과 통증을 호소할 때 우선적인 간호중재로 옳은 것은?

① 정맥주사 부위를 높여 준다.
② 수액주입 속도를 빠르게 조절한다.
③ 정맥주사 부위를 부드럽게 마사지한다.
④ 정맥주입 수액세트를 새것으로 교환한다.
⑤ 수액 주입을 중단하고 주삿바늘을 제거한다.

063 국소 부위에 따른 투여 방법으로 옳은 것은?

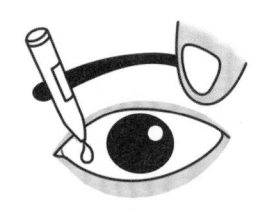 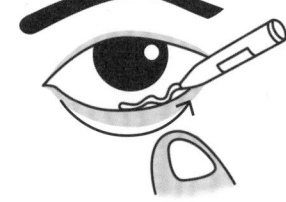

① 안약 점적 ② 안연고 점안

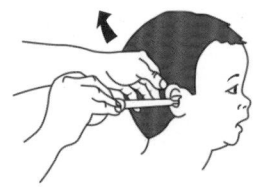 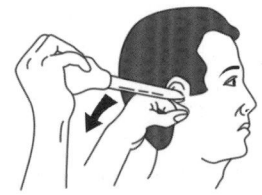

③ 영아 귀약 점적 ④ 성인 귀약 점적

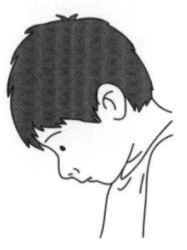

⑤ 코약 점적

064 변실금이 있는 부동 환자의 욕창 예방을 위한 간호중재로 옳은 것은?

① 장시간 앙와위를 유지하게 한다.
② 하루에 한번 실금 여부를 사정한다.
③ 욕창 부위 드레싱은 자극을 줄이기 위해 교환을 최소화한다.
④ 습기 차단 피부보호제를 사용해 습기로부터 피부를 보호한다.
⑤ 발적이 있는 부위에는 충분히 마사지하여 혈액순환을 증진시킨다.

065 환자가 반좌위 상태로 앉아 있을 때 피부가 밀려 내려가면서 받는 힘을 의미하는 용어는?

① 마찰력 ② 압력 ③ 전단력
④ 탄성력 ⑤ 자기력

보건의약관계법규

066 「의료법」상 350개의 병상을 가진 종합병원이 필수적으로 개설해야 하는 진료과목이 **아닌** 것은?

① 소아청소년과 ② 영상의학과
③ 마취통증의학과 ④ 응급의학과
⑤ 정신건강의학과

067 「의료법」상 의료인이 환자가 아닌 다른 사람에게 기록을 열람하게 하거나 그 사본을 교부하는 등 그 내용을 확인하게 할 수 있는 경우에 해당하는 것은?

① 환자가 지정하는 대리인이 환자의 동의서와 대리권이 있음을 증명하는 서류를 첨부하여 요청하는 경우
② 환자의 배우자가 요청하는 경우
③ 환자의 직계비속이 요청하는 경우
④ 환자가 사망한 경우
⑤ 환자의 의식이 없는 경우

068 의료인 A씨는 2025년 2월1일부터 6월30일까지 휴직하고 병원에 복귀하였다. 「의료법」상 A씨는 2025년에 몇 시간 이상의 보수교육을 받아야 하는가?

① 2025년 보수교육을 받을 필요 없다.
② 4시간 이상
③ 8시간 이상
④ 12시간 이상
⑤ 16시간 이상

069 「의료법」상 요양병원의 입원대상자가 **아닌** 사람은?

① 외과적 수술 후 회복기간에 있는 자
② 우울증 환자
③ 노인성 질환자
④ 만성 당뇨환자
⑤ 노인성 치매환자

070 「의료법」상 천재지변이 발생하여 입원환자를 긴급히 전원시키지 않으면 입원환자의 생명·건강에 중대한 위험이 발생할 수 있음에도 환자나 보호자의 동의를 받을 수 없는 불가피한 사유가 있는 경우에는 의료기관의 장이 누구의 승인을 받아 다른 의료기관으로 전원시킬 수 있는가?

① 보건복지부장관 ② 관할 보건소장
③ 시·도지사 ④ 시장·군수·구청장
⑤ 재해대책본부장

071 의료인 B씨는 의약품 공급자로부터 의약품 판매촉진을 목적으로 제공되는 금전을 제공받았다. 「의료법」상 B씨가 받을 수 있는 처분은?

① 과태료 부과 ② 벌금형
③ 시정 명령 ④ 면허 정지
⑤ 면허 취소

072 A시에 거주하며 B초등학교에 재학 중인 필수예방접종 대상 아동이 있다. 「감염병의 예방 및 관리에 관한 법률」상 이 아동의 부모에게 필수예방접종을 사전에 알려야 하는 사람은?

① B초등학교 장
② A시장
③ A시 보건소장
④ 질병관리청장
⑤ 보건복지부장관

073 「감염병의 예방 및 관리에 관한 법률」상 시장·군수·구청장은 해당 공무원으로 하여금 해당 감염병환자등이 있다고 인정되는 주거시설, 선박·항공기·열차 등 운송수단 또는 그 밖의 장소에 들어가 필요한 조사나 진찰을 하게 할 수 있으며, 그 진찰 결과 감염병환자등으로 인정될 때에는 동행하여 치료받게 하거나 입원시킬 수 있다. 이에 해당하는 감염병은?

① 백일해
② 디프테리아
③ 풍진
④ 뎅기열
⑤ 발진티푸스

074 「검역법」상 검역감염병에 해당하는 것은?

① 신종인플루엔자
② 신종감염병증후군
③ 세균성이질
④ 발진열
⑤ 웨스트나일열

075 「후천성면역결핍증 예방법」상 다음 괄호 안에 들어갈 내용으로 옳은 것은?

> 해외에서 입국하는 외국인 중 대통령령으로 정하는 장기체류자는 입국 전 [   ] 이내에 발급받은 후천성면역결핍증 음성확인서를 질병관리청장에게 보여주어야 한다. 이를 보여주지 못하는 경우에는 입국 후 72시간 이내에 검진을 받아야 한다.

① 3일 ② 7일 ③ 14일 ④ 1개월 ⑤ 2개월

076 A씨가 치료를 받으면서 부담한 본인일부부담금이 본인부담상한액을 초과하였다. 「국민건강보험법」상 A씨의 초과 금액을 부담하여야 하는 곳은?

① 건강보험심사평가원
② 국민건강보험공단
③ 보건복지부
④ 요양기관
⑤ A씨 본인

077 「국민건강보호법」상 요양급여의 절차 및 요양급여비용을 다른 요양기관과 달리 할 수 있는 요양기관은?

① 한의원
② 약국
③ 보건진료소
④ 한국희귀·필수의약품센터
⑤ 상급종합병원

078 K대학병원은 A도에 속한 B군의 군수가 공익상 필요하다고 요청한 것에 따라 B군으로 가서 지역주민 다수를 대상으로 건강검진을 실시하려고 한다. 「지역보건법」상 K대학병원은 건강검진 실시에 관하여 누구에게 신고하여야 하는가?

① 질병관리청장
② 보건복지부장관
③ A도지사
④ B군수
⑤ B군 관할 보건소장

079 「지역보건법」상 지역보건의료기관의 설치에 대한 내용으로 옳은 것은?

① 시·군·구의 인구가 20만명을 초과하는 경우 보건소를 추가 설치할 수 있다.
② 동일한 시·군·구에 2개 이상의 보건소가 설치되어 있는 경우 보건복지부장관이 업무를 총괄하는 보건소를 지정하여 운영할 수 있다.
③ 종합병원의 요건을 갖춘 보건소는 보건의료원이라는 명칭을 사용할 수 있다.
④ 보건지소는 보건소가 설치된 읍·면에 설치한다.
⑤ 건강생활지원센터는 읍·면·동마다 1개씩 설치할 수 있다.

080 「마약류 관리에 관한 법률」상 의료기관에 종사하는 약사로서 그 의료기관에서 환자에게 투약하거나 투약하기 위하여 제공하는 마약 또는 향정신성의약품을 조제·수수하고 관리하는 책임을 진 자는?

① 마약류관리자
② 마약류제조자
③ 마약류취급의료업자
④ 마약류보관책임자
⑤ 마약류조제책임자

081 의사결정능력이 없는 응급환자가 친구와 함께 응급실에 이송되었다. 「응급의료에 관한 법률」상 응급실 간호사의 행동으로 옳은 것은?

① 의사결정능력이 없으므로 즉시 중환자실로 이송한다.
② 의사결정능력이 회복될 때까지 기다려 응급의료에 관하여 설명하고 동의를 받는다.
③ 동행한 친구에게 설명한 후 응급처치를 하고 의사의 의학적 판단에 따라 응급진료를 한다.
④ 법정대리인이 도착할 때까지 기다린다.
⑤ 응급실 근무 의사의 판단에 따른다.

082 「보건의료기본법」상 모든 국민은 성별, 나이, 종교, 사회적 신분 또는 경제적 사정 등을 이유로 자신과 가족의 건강에 관한 권리를 침해받지 아니한다. 이는 보건의료에 관한 국민의 권리 중 어느 것에 해당하는가?

① 건강권 등
② 보건의료에 관한 알 권리
③ 보건의료서비스에 관한 자기결정권
④ 비밀 보장
⑤ 보건의료서비스에 관한 평등권

083 「국민건강증진법」상 담뱃갑 포장지에 표기해야 하는 발암성 물질은?

① 비닐 크롤라이드   ② 타르
③ 아크릴 아마이드   ④ 석면
⑤ 나프탈렌

084 「혈액관리법」상 부적격혈액의 수혈 등으로 사고가 발생할 위험이 있거나 사고가 발생하였을 때 이를 그 혈액을 수혈 받은 사람에게 알려야 하는 자는?

① 혈액원   ② 혈액관리위원회
③ 질병관리청장   ④ 보건복지부장관
⑤ 관할보건소장

085 「연명의료결정법」상 19세 이상인 사람이 자신의 연명의료중단등 결정 및 호스피스에 관한 의사를 직접 문서로 작성한 것은?

① 사전연명의료계획서
② 사전연명의료의향서
③ 사전연명의료중단의향서
④ 사전연명의료결정서
⑤ 호스피스·완화의료신청서

2026 간호사 국가고시
5일 완성 파이널 모의고사

제4회

| 1교시 | 성인간호학 |
| | 모성간호학 |

2교시	아동간호학
	지역사회간호학
	정신간호학

3교시	간호관리학
	기본간호학
	보건의약관계법규

홍지문

1교시

성인간호학 70문제

모성간호학 35문제

총 105문제

성인간호학

001 약물 투여로 발생할 수 있는 급성중증과민반응쇼크(anaphylactic shock)를 사전에 방지하기 위해 할 수 있는 예방적 중재로 가장 적절한 것은?

① 약물 투여 전, 예방적으로 스테로이드를 투여한다.
② 약물 투여 전, 투여할 약물에 대한 피부반응 검사를 실시한다.
③ 수분과 전해질의 균형을 사정하고 수액을 적절하게 공급한다.
④ 디지탈리스 제제와 같은 강심제를 투여하고 활력징후 및 대상자의 의식 여부를 자주 사정한다.
⑤ 대상자의 심리적 불안요소를 사정하고 지지하며 필요시 진정제를 투여한다.

002 화재로 인하여 전신에 3도 화상을 입은 환자가 응급실에 내원했을 때 가장 중요한 간호중재는?

① 화상부위를 생리식염수로 세척하여 감염을 예방하는 것이다.
② 수분 전해질 균형을 유지하기 위해 적절한 수액 요법을 수행하는 것이다.
③ 화상부위의 통증을 감소시키기 위해 처방에 따라 진통제를 투여하는 것이다.
④ 항생제를 투여하고 추가적인 손상이 발생하지 않도록 관리하는 것이다.
⑤ 손상된 피부관리를 위해 연고를 적용하는 것이다.

003 다음 중 허리 통증을 호소하는 환자를 위해 할 수 있는 간호중재로 적절한 것은?

① 물건을 들 때에는 최대한 물건과 거리를 두고 들도록 한다.
② 근육 강화를 도와주는 운동을 수행하도록 한다.
③ 무거운 짐을 들 때에는 허리를 최대한 구부리고 반동을 이용하여 들도록 한다.
④ 복위는 허리 근육을 이완시켜 주므로 자주 복위를 취하도록 한다.
⑤ 장시간 서 있는 경우 양발을 동일하게 디디는 것이 가장 안정적이다.

004 다음 중 전신성홍반성낭창 환자에게 가장 흔하게 발생하는 증상으로 적절한 것은?

① 단백뇨
② 전신부종
③ 나비모양 발진
④ 핍뇨
⑤ 관절 운동

005 노인의 신체적 변화에 대한 설명으로 옳은 것은?

① 폐활량이 증가한다.
② 골밀도와 근력이 증가한다.
③ NREM 단계에서 깊은 수면이 줄어든다.
④ 고음 감지 능력은 유지되나 저음 감지 능력이 저하된다.
⑤ 단맛과 쓴맛은 잘 느끼나 신맛과 짠맛을 잘 느끼지 못한다.

006 80세 노인환자에게 간호중재할 때의 태도로 적절한 것은?

① 얼굴을 약간 돌려 부담스럽지 않은 거리를 유지하고 천천히 분명하게 말한다.
② 친절함은 환자에게 무시받는 느낌을 줄 수 있으므로 적정한 거리에서 사무적인 태도로 대화한다.
③ 물음을 이해하고 답변할 수 있도록 충분한 시간을 제공한다.
④ 집중력 향상을 위해 한 번만 얘기할 것임을 알리고 집중할 수 있는 여건을 조성해준다.
⑤ 지루함을 쉽게 느낄 수 있으므로 재빠르게 행동을 취한다.

007 다음 중 악성종양의 특징에 대한 설명으로 적절한 것은?

① 종양의 성장 속도가 느린 편이다.
② 주위 조직을 거의 침윤하지 않고 성장한다.
③ 대부분 분화가 잘 되어 있지 않다.
④ 수술 후에도 쉽게 재발하지 않는다.
⑤ 예후가 비교적 좋은 편이다.

008 결핵을 확인하기 위해 투베르쿨린 검사를 시행하고자 한다. 투베르쿨린 검사는 주사 후 48~72시간 정도의 시간이 지난 후 판독하고 있다. 다음 중 이와 관련된 면역반응의 유형으로 옳은 것은?

① 즉시형 과민반응
② 지연형 과민반응
③ 면역복합체성 과민반응
④ 세포독성 과민반응
⑤ 혈액성 과민반응

009 환자가 쓰러져 있는 것을 발견하였다. 의식이 없고 호흡과 맥박이 측정되지 않을 때의 우선적인 중재로 옳은 것은?

① 가슴압박 실시
② 기도유지 실시
③ 인공호흡 실시
④ 심장충격기 시행
⑤ 강심제 투여

010 식도암으로 식도절제술을 시행한 환자이다. 금식 해제 후, 음식물을 섭취할 때 위의 과팽만과 역류 방지를 위한 중재로 적절한 것은?

① 항콜린제를 투여한다.
② 식사 직후 격렬하게 운동한다.
③ 하루에 한 번만 식사를 제공한다.
④ 빠른 시간 내 식사를 마치도록 한다.
⑤ 식후 상체를 올린 반좌위나 좌위를 유지한다.

011 대장내시경 검사를 앞둔 환자에게 설명할 내용으로 옳은 것은?

① 진단은 가능하지만 치료는 불가능하다.
② 검사 당일에는 유동식을 섭취한다.
③ 검사 후 복부 불편감을 느낄 수 있다.
④ 검사 후 직장 출혈은 정상 반응이다.
⑤ 검사 후 수분 섭취를 제한한다.

012 실습으로 스트레스를 받고 있는 간호학과 학생에게 아프타성 구내염이 발생했을 때, 할 수 있는 중재로 적절한 것은?

① 스트레스와 아프타성 구내염은 상관관계가 없음을 설명한다.
② 전염성을 갖고 있지 않으며 발생 후 1~2주일이 지나면 흉터 없이 자연 치유된다.
③ 통증 없는 궤양이 특징적인 증상으로 비교적 여성에게 흔하게 발생한다.
④ 불편감을 완화하기 위해 자극을 줄이는 것이 가장 중요한 간호중재로 하루에 한 번만 양치하도록 한다.
⑤ 스테로이드는 면역 기전을 혼란시켜 증상을 악화시키므로 치료 약물에 해당하지 않는다.

013 다음 중 식도열공 탈장 대상자에게 해야 하는 간호중재로 적절한 것은?

① 아침, 점심, 저녁 시간을 정해 하루 세 번 규칙적으로 식사를 하도록 한다.
② 식사를 한 후 되도록 앙와위를 유지하도록 한다.
③ 복압이 필요한 운동을 하여 복부 근육의 힘을 기르는 것은 증상 완화에 도움이 된다.
④ 취침 전 음식물의 섭취를 제한하고 흡연, 비만 등은 유발요인이 될 수 있음을 설명한다.
⑤ 평소 좌측위를 취하는 것은 음식물의 소화를 돕고 증상을 완화시킬 수 있음을 설명한다.

014 다음 중 위장관의 작용과 배출 속도에 관련된 설명으로 적절한 것은?

① 부교감 신경의 자극은 연동운동을 저하시켜 소화액 분비에 도움을 준다.
② 위장관 운동은 미주신경과 위장관에서 분비되는 호르몬에 의해 영향을 받는다.
③ 가스트린은 소화액의 분비를 저하시켜 음식물의 위 잔류 시간을 증가시킨다.
④ 콜레시스토키닌은 위장운동을 자극하여 소화를 돕고 배출시간을 단축시킨다.
⑤ 세크레틴은 위의 평활근을 수축하고 운동을 촉진하는 역할을 한다.

015 A형 간염이 의심되는 환자에게 예상할 수 있는 대표적인 전파경로에 해당하는 것은?

① 성관계
② 모유 수유
③ 분만 과정
④ 주사기 재사용
⑤ 오염된 물이나 음식 섭취

016 다음 중 치질 위험성이 가장 낮은 대상자에 해당하는 것은?

① 장시간 앉아 공부하는 수험생
② 만성 변비 대상자
③ 임신 30주 된 임부
④ 고도 비만인 대상자
⑤ 섬유질이 많은 음식을 섭취하는 대상자

017 얼마 전, 크론병을 진단받은 20대 여성 환자로 갑자기 시작된 우하복부의 극심한 통증으로 병원에 입원하여 안정을 취하고 있다. 이 환자에게 내릴 수 있는 간호진단으로 가장 적절한 것은?

① 통증과 관련된 무기력
② 질환의 악화와 관련된 불안
③ 장의 염증과 관련된 급성 통증
④ 부적절한 식이 섭취와 관련된 활동 지속성 장애
⑤ 부적절한 식이 섭취와 관련된 전해질 불균형의 위험성

018 결장직장암 환자 수술 전 장내 세균수 감소를 위해 투여하는 약물로 옳은 것은?

① 항생제
② 항바이러스제
③ 마약성 진통제
④ 기관지 확장제
⑤ 부교감신경 억제제

019 1년 전 간경화를 진단받은 환자가 복수가 많이 차 숨쉬기도 어렵고 생활하는데 불편감이 있다며 병원을 내원하였을 때 복수가 발생하는 원인으로 적절한 것은?

① 알부민 합성 증가
② 교질 삼투압 증가
③ 안드로겐 분비 증가
④ 혈청 암모니아 수치 감소
⑤ 문맥성 고혈압으로 인한 정수압 증가

020 다음 중 담낭염 환자에게 나타나는 특징으로 적절한 것은?

① 브루진스키징후(brudzinski's sign)
② 커니그징후(Kernig's sign)
③ 쿨렌징후(Cullen's sign)
④ 호만징후(Homan's sign)
⑤ 머피징후(Murphy's sign)

021 폐쇄성 혈전혈관염(버거씨병)을 진단받은 환자에게 나타날 수 있는 증상으로 적절한 것은?

① 복부에서 박동있는 덩어리가 느껴진다.
② 양쪽 족배동맥에서 강한 맥박이 촉진된다.
③ 운동 시 발과 종아리에 간헐적 파행증이 있다.
④ 냉찜질을 적용하면 증상이 일시적으로 완화된다.
⑤ Homan's sign을 사정하면 양성의 결과가 나타난다.

022 소디움 폴리스티렌 설폰에이트(kayexalate) 투여가 필요한 만성 신부전 환자의 혈액검사 결과로 옳은 것은?

① 요비중 감소
② 소변량 감소
③ 대사성 알칼리증
④ 혈청 칼륨 농도 6.2mEq/L
⑤ 혈청 나트륨 농도 130mEq/L

023 의식 저하가 있는 환자의 사정결과가 다음과 같을 때 우선적인 간호중재로 옳은 것은?

- 칼륨 3.8mEq/L, 나트륨 160mEq/L, 칼슘 9.2mg/dL
- 구토, 설사, 땀 흘림

① 혈당치 확인
② 중탄산염 투여
③ 면역억제제 투여
④ 0.45% 식염수 주입
⑤ 10% 식염수 주입

024 혈액투석을 할 때, 가장 흔하게 발생할 수 있는 부작용으로 적절한 것은?

① 경련
② 저혈압
③ 발열, 오한
④ 공기색전
⑤ 두통

025 노인성 요실금을 진단받은 환자에게 내릴 수 있는 간호진단으로 적절한 것은?

① 감각 저하와 관련된 체액 과다
② 부종과 관련된 피부통합성 장애의 위험
③ 불수의적 움직임과 관련된 외상의 위험
④ 면역력 저하와 관련된 감염 위험성
⑤ 부적절한 배뇨와 관련된 사회적 고립

026 2일 전 유방절제술을 받은 환자에게 수행할 간호중재로 적절한 것은?

① 유방 절제술 받은 쪽으로 혈압을 측정한다.
② 수술 받은 쪽의 팔을 낮춰, 혈액 순환과 림프 순환을 돕는다.
③ 배액관을 통한 배액물 양상 및 개방성 여부를 사정한다.
④ 운동은 수술 부위를 자극하므로 6주 동안 하지 않는다.
⑤ 수술 부위에 자극이 되는 압박 드레싱은 금기사항이다.

027 하지 수술 후 이상여부를 사정하기 위해 SMC를 사정하려고 한다. 다음 중 SMC 사정에 대한 설명으로 적절한 것은?

① S는 운동 능력을 의미하는 것으로 환자의 하지 움직임을 확인한다.
② M은 감각 능력을 의미하는 것으로 촉지했을 때 환자가 적절하게 느끼는지 확인한다.
③ C는 순환 능력을 의미하는 것으로 피부색 또는 온도를 통해 확인한다.
④ 맥박이 약하지만 규칙적으로 촉지된다면 정상임을 의미한다.
⑤ 모세혈관 재충전 시간이 5초 이내인 경우 정상 순환을 의미한다.

028 골 괴사로 한 쪽 다리를 절단하였을 때 할 수 있는 간호중재로 적절한 것은?

① 절단된 부위에 크림을 적용하여 피부가 건조하지 않도록 해야 한다.
② 절단된 부위는 가급적 물로만 씻어 내고 습하지 않도록 해야 한다.
③ 의지를 벗은 후 절단된 부위에 자극이 가해지지 않도록 의복도 벗긴 채 유지한다.
④ 절단된 부위의 경축을 예방하기 위해 의지를 착용하며 천천히 연습하여 시간을 늘려나가도록 한다.
⑤ 절단된 부위의 보온과 부종 감소를 위해 목이 있는 양말을 권장한다.

029 요추간판탈출증으로 요통 및 다리 방사통을 호소하는 환자에게 할 수 있는 간호중재로 적절한 것은?

① 가급적 복위를 취하여 척추에 가해지는 압박을 감소시키도록 한다.
② 보행은 추간판 탈출증의 증상을 악화시키는 것으로 가급적 활동을 삼가도록 한다.
③ 약간은 힘이 든 물건을 들어 올리도록 하여 허리 근력을 강화한다.
④ 체위 변경을 할 때에는 통나무 굴리기 방법을 이용해 통증을 줄일 수 있다.
⑤ 잠을 잘 때 높은 베개를 베어 추간판에 가해지는 압력을 줄인다.

030 최근 들어 관절의 뻐근함과 통증을 호소하는 환자에게 관절경 검사를 시행하려고 한다. 관절경 검사와 관련한 설명으로 옳은 것은?

① 관절경 검사는 관절부위에 검사기기를 대고 초음파를 이용해 관절을 확인하는 방법이다.
② 검사 전일에는 하얀 미음만 섭취가능하며, 필요시 검사 부위를 제모할 수 있다.
③ 검사 후, 24시간 동안 검사 부위를 고정하고, 2~3일 간은 과도하게 움직이거나 보행하지 않는다.
④ 검사 후, 2~3시간 정도는 검사 부위에 더운물 주머니를 적용하도록 한다.
⑤ 검사 후, 합병증은 거의 없으므로 특별히 사정하지 않아도 된다.

031 본태성 고혈압 환자가 복용하는 약물에 대한 내용으로 적절한 것은?

① 혈압을 매일 측정하고 정상범위 내 유지가 잘 된다면 이틀에 한 번으로 약물복용 시간을 조절할 수 있다.
② 이뇨제는 고혈압 증상을 더 악화시키므로 복용이 필요하다면 의사와 먼저 상담한 후, 복용해야 한다.
③ 약물 복용은 일상 생활에 영향을 미치지 않으므로 운동이나 장기간 운전을 제한하지 않는다.
④ 캡토프릴은 항고혈압제 중 하나로 복용을 하게 되면 마른 기침이 나타날 수 있다.
⑤ 항고혈압제로 배타항진제, 교감신경촉진제 등이 포함된다.

032 다음과 같은 특징을 호소하며 환자가 내원했을 때, 예상할 수 있는 질환은?

- 관상동맥의 간헐적인 경련이 원인임
- 대개 새벽이나 아침 휴식 중 흉통이 발생함
- 중요한 위험인자: 흡연

① 안정형 협심증　② 불안정형 협심증
③ 이형성 협심증　④ 폐기종
⑤ 폐울혈

033 울혈성 심부전으로 입원한 환자의 신장기능 검사를 시행하려고 한다. 환자에게 검사의 목적을 설명하려고 할 때, 가장 적절한 것은?

① "치료 약물의 농도를 높이기 위함입니다."
② "중심정맥압 상승을 방지하기 위함입니다."
③ "요로결석을 예방하여 원활한 배설을 돕기 위함입니다."
④ "이뇨제의 복용이 적절한지 평가하여 투약 여부를 결정하기 위함입니다."
⑤ "신장으로 가는 혈류량의 감소로 인한 이상여부를 파악하기 위함입니다."

034 디곡신을 투여 중인 울혈성 심부전 환자로 맥박은 규칙적이고 정상적인 리듬이나 50회/분으로 측정되었을 때, 내릴 수 있는 부정맥의 형태로 적절한 것은?

① 심방조동　② 심방세동　③ 동성서맥
④ 동성빈맥　⑤ 3도 블록

035 좌심부전으로 입원한 환자의 사정결과로 나타날 수 있는 증상은?

① 간 비대　② 문맥압 상승
③ 복수　　④ 말초 부종
⑤ 폐부종

036 급성 심근경색증인 환자에게 나타나는 심전도 리듬의 변화와 흉통의 특징에 대한 설명으로 옳은 것은?

① 심전도상 ST분절의 하강과 T파의 상승이 나타난다.
② 극심한 분쇄성 통증으로 5~10분 정도 흉통이 지속된다.
③ 흉통이 느껴질 때, 대개 니트로글리세린을 복용하고 휴식을 취하면 완화된다.
④ 흉골 중앙 하부에서 좌측 견갑골, 팔, 턱, 목으로 통증이 방사된다.
⑤ 모르핀과 같은 마약성 진통제는 호흡을 억제할 수 있으므로 심근경색증 환자에게 투여하지 않는다.

037 협심증을 진단받고 니트로글리세린(Nitroglycerin) 약물을 처음 복용하는 환자이다. 약물에 대한 설명으로 옳은 것은?

① 심근경색증 환자의 흉통에 효과적인 약물이다.
② 빛과 온도에 민감하므로 서늘하고 차광이 되는 곳에 보관해야 한다.
③ 작열감이 느껴진다면 새로운 약으로 교체하도록 한다.
④ 삼키거나 저작하여 5분 간격으로 3회까지 투여가능하다.
⑤ 심장의 평활근을 수축시켜 심박출량을 증가시키는 작용을 한다.

038 각 심전도 리듬에 따른 설명으로 옳은 것은?

① P파는 심방의 재분극을 의미하는 것으로 0.06~0.12초 동안 형성된다.
② P-R간격은 활동전위의 차이가 없어 심실의 정체기가 유지되는 구간을 의미한다.
③ QRS군은 심실 탈분극을 의미하는 것으로 0.12초 이내로 지속된다.
④ U파는 T파 후 나타나는 작은 파형으로 심장질환이 없는 사람에는 항상 나타난다.
⑤ T파는 심실 탈분극을 의미하는 것으로 주로 역위되어 나타난다.

039 다음의 심전도 리듬에서 알 수 있는 부정맥의 특징으로 옳은 것은?

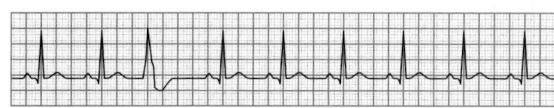

① 특별한 치료는 필요하지 않으나, 증상을 동반하는 서맥이 있을 때에는 치료가 필요하다.
② 방실결절에서의 차단정도에 따라 2:1, 3:1, 4:1 의 전도가 발생한다.
③ 노인에게 가장 흔한 부정맥의 유형으로 심방수축수는 350~600회/분으로 나타난다.
④ 동방결절에서 정상적인 수축을 내보내기 전 심실 내 세포가 먼저 흥분하여 심실을 직접 수축시키는 것을 의미한다.
⑤ 즉시 CPR이 시행되어야 하며 에피네프린의 투여가 필요하다.

040 승모판협착증으로 판막대치술을 앞둔 환자가 판막의 종류에 따른 장단점을 물어볼 때 설명할 내용으로 옳은 것은?

① 기계판막은 내구성이 낮다.
② 기계판막은 노인 환자에게 적합하다.
③ 조직판막은 혈전형성의 위험이 높다.
④ 조직판막은 일정기간 후 재수술이 필요하다.
⑤ 조직판막은 항응고제를 평생 복용해야 한다.

041 다음 중 심부정맥 혈전증의 발생 위험이 가장 높은 대상자는?

① 아스피린을 꾸준히 복용하는 대상자
② 규칙적인 운동을 하고 있는 대상자
③ 무의식으로 부동상태인 대상자
④ 자주 하지를 거상하는 대상자
⑤ 하지에 압박 스타킹을 착용한 대상자

042 심낭염을 진단받은 환자가 극심한 흉통을 호소할 때 취할 수 있는 자세로 적절한 것은?

① 복위를 취하고 심호흡하도록 한다.
② 변형된 트렌델렌버그 체위를 취하도록 한다.
③ 신체선열을 유지하여 앙와위를 취하도록 한다.
④ 반좌위 혹은 좌위를 취하고 몸을 앞쪽으로 구부린 자세를 취하도록 한다.
⑤ 측위에서 무릎을 가슴 근처로 갖다 대고 고개를 숙인 자세를 취하도록 한다.

043 각 차단(BBB, Bundle Branch Block)이 발생했을 때 나타나는 특징적인 심전도의 양상으로 적절한 것은?

① P파가 낮고 평평해진다.
② ST 분절이 단축된다.
③ QRS군의 폭이 넓어지고 커진다.
④ T파가 역위되거나 잘 나타나지 않는다.
⑤ P-R간격이 연장되어 맥박수가 저하된다.

044 재생불량성 빈혈 환자의 간호중재로 가장 적절한 것은?

① 저단백, 고열량 식이를 섭취하도록 교육한다.
② 감염에 취약하므로 활동을 완전히 제한한다.
③ 범혈구 감소증이 나타나 면역력이 저하되므로 수혈은 가급적 하지 않는다.
④ 예방적 항생제를 지속적으로 투여한다.
⑤ 증상 완화 및 치료를 위해 면역억제제를 투여한다.

045 호기 말 일정한 양압을 가하여 폐포의 허탈을 방지하는 것을 의미하는 것은?

① PEEP   ② FiO₂   ③ SpO₂
④ pCO₂   ⑤ Venturi mask

046 다음 중 후두암의 특징적인 초기 증상에 해당하는 것은?

① 노랗고 끈적이는 객담
② 다량의 거품섞인 객담
③ 갑자스런 예리한 통증
④ 마른 기침
⑤ 쉰 목소리

047 전체후두절제(total laryngectomy) 직후 환자와의 의사소통을 위해 할 수 있는 간호중재로 적절한 것은?

① 최대한 목소리를 크게 한다.
② 간호사는 발음을 정확하게 하고 천천히 말해야 한다.
③ 의사소통에 영향을 미치지 않으므로 추가적인 중재는 필요하지 않다.
④ 곧 회복될 것임을 알리고 정서적 지지를 제공한다.
⑤ 펜과 종이 등을 이용해 의사소통할 수 있다.

048 아침에 갑자기 발생한 비출혈로 응급실에 입원한 환자의 간호중재로 적절한 것은?

① 고개를 최대한 뒤로 젖혀 추가적인 비출혈을 예방한다.
② 혈액이 느껴지면 바로 삼키도록 설명한다.
③ 엄지와 검지를 이용해 비중격을 압박한다.
④ 코 위에 온찜질을 하는 것도 지혈을 돕는 방법 중 하나이다.
⑤ 비출혈이 있다고 해서 심지를 삽입하는 행동은 하지 않도록 한다.

049 외상을 입어 기흉이 발생한 대상자에게 가장 우선적인 간호중재로 옳은 것은?

① 오심과 구토를 사정한다.
② 농축 적혈구를 수혈한다.
③ 내과적 무균술을 준수한다.
④ 심호흡 및 기침을 격려한다.
⑤ 기흉이 발생한 부위를 신속히 막는다.

050 천식 발작이 있었던 환자로 재발을 막기 위해 어떻게 해야 하는지 질문할 때 할 수 있는 답변으로 가장 적절한 것은?

① 기관지 확장제를 휴대하고 증상이 있을 때 바로 사용한다.
② 마음을 편안하게 갖고 자주 휴식을 취하도록 한다.
③ 고단백식이를 권장하고 충분한 영양소를 섭취하도록 한다.
④ 알레르기를 유발하는 물질 및 환경을 피하는 것이 가장 중요함을 설명한다.
⑤ 면제품의 옷을 착용하고 건조하고 차가운 환경을 피하도록 한다.

051 만성편도염으로 편도절제술을 받고 입실한 환자를 위한 중재로 옳은 것은?

① 기침을 격려하여 객담 배출을 돕는다.
② 물을 섭취할 때는 빨대를 이용하도록 한다.
③ 분비물이 있다면 코를 풀어 신속히 제거하도록 한다.
④ 목에 얼음 칼라(collar)를 적용하고 진통제를 투여한다.
⑤ 오렌지주스와 같은 음료를 섭취해 오심을 완화시킨다.

052 다음 중 심한 혈흉이 있는 환자에게 나타날 수 있는 증상으로 옳은 것은?

① 맥박 저하
② 혈압 상승
③ 호흡수 저하
④ 감소된 호흡음
⑤ 통증 없는 둔한 흉부 불편감

053 호흡곤란을 호소하는 기관지 천식환자에게 속효성 베타작용제인 알부테롤 흡입제를 사용하는 목적으로 적절한 것은?

① 기관지 분비물을 감소하는 효과를 갖기 때문이다.
② 그람 양성균을 제거하는데 효과적이기 때문이다.
③ 좁아진 기관지를 확장해주는 효과를 갖기 때문이다.
④ 진정효과가 있어 심리적 불안감을 안정시켜 주기 때문이다.
⑤ 기관지의 염증과 부종을 완화하는 효과를 갖기 때문이다.

054 다음의 증상을 보이는 환자에게 손상이 의심되는 뇌신경으로 옳은 것은?

> • 얼굴 통증 및 감각 이상
> • 저작 운동이 원활하지 않음

① 제3뇌신경　　② 제4뇌신경
③ 제5뇌신경　　④ 제6뇌신경
⑤ 제7뇌신경

055 뇌졸중으로 오른쪽 편마비가 있는 환자의 간호중재에 대한 내용으로 옳은 것은?

① 환의를 입을 때에는 오른쪽을 먼저 입혀야 한다.
② 환의를 벗을 때에도 마비된 오른쪽을 먼저 벗어야 한다.
③ 환자에게 접근할 때에는 오른쪽에서 다가가 불편감을 줄여준다.
④ 환자에게 간호중재를 할 때에는 오른쪽에서 수행하도록 한다.
⑤ 환자에게 식사를 제공할 때에는 오른쪽에 음식을 넣어주도록 한다.

056 다음의 증상을 보이는 환자에게 필요한 간호중재로 옳은 것은?

> • 경부경직, Kernig 징후(+), Brudzinski 징후(+)

① 경련의 위험이 있으므로 병실을 밝게 하여 환자를 주의 깊게 관찰해야 한다.
② 공기를 통해 전파되는 질환으로 1인실에 격리하고 병실은 음압을 유지해야 한다.
③ 고삼투성 이뇨제를 투여하고 신경학적 사정을 자주 시행한다.
④ 항생제 투여는 필요하지 않으며 대증요법을 시행한다.
⑤ 스테로이드 약물은 환자의 면역력을 약화시키므로 투여하지 않는다.

057 다음 중 다발성 경화증의 원인으로 적절한 것은?

① 뇌의 위축
② 춥고 건조한 날씨
③ 유전적 요인 및 자가 면역 반응
④ 아세틸콜린 수용체에 대한 항체 형성
⑤ 뇌 신경세포에서 분비되는 도파민 부족

058 다음 중 치매 진단을 받은 환자의 자녀가 간호와 관련하여 질문할 때 설명할 수 있는 내용으로 적절한 것은?

① 환자가 기억하지 못하는 부분은 정확히 지적해 잊지 않도록 해야 한다.
② 생각이 필요한 복잡한 업무를 제공해 뇌를 자극하면 치매의 진행을 늦출 수 있다.
③ 새로운 환경을 자주 제공하여 기분을 전환하고 뇌를 자극하도록 한다.
④ 치매는 완치가 가능한 질환으로 환자의 행동을 이해하기 어렵더라도 수용하고 치료를 위해 노력해야 한다.
⑤ 환자와의 원활한 대화를 위해 정확하게 발음하고 이해하기 쉬운 문장을 사용하도록 한다.

059 다음 중 표재성 반사에 해당하는 것은?

① 상완요골 반사　　② 무릎 반사
③ 삼두근 반사　　　④ 아킬레스건 반사
⑤ 복부 반사

060 추락 사고로 경추 손상을 입은 환자에게 수술 후 간호사가 가장 중요하게 사정해야 하는 사항으로 옳은 것은?

① 요의를 느끼고 원활한 배뇨가 이루어지는지 확인해야 한다.
② 감염 증상을 확인하기 위해 자주 체온을 측정해야 한다.
③ 수술 후 의식 회복을 확인하기 위해 자주 신경학적 사정을 시행해야 한다.
④ 마취로 인한 장폐색을 예방하기 위해 장음을 주의 깊게 사정해야 한다.
⑤ 호흡을 원활하게 하는지 기도유지와 관련해 주의 깊게 사정해야 한다.

061 교통 사고로 척수 손상이 의심되는 환자를 발견하였을 때, 할 수 있는 간호중재로 적절한 것은?

① 주위 사람들에게 도움을 요청하여 함께 환자를 업고 병원으로 이동한다.
② 환자에게 움직여 보라고 한 후, 부축하여 병원으로 이동한다.
③ 손상 부위를 고정하고 움직이지 않도록 한다.
④ 일단 편하게 쉴 수 있는 장소로 부축하여 이동한다.
⑤ 기도를 개방하고 호흡을 원활하게 유지하기 위해 고개를 돌려 준다.

062 오전에 NPH 인슐린 주사 후, 오후가 되어 갑자기 어지러움 및 식은 땀, 의식이 혼미함을 호소하는 경우, 예상할 수 있는 환자의 상태는?

① 저혈압
② 고혈당
③ 저혈당
④ 당뇨병성 케톤산증
⑤ 비케톤성 고삼투성 고혈당

063 당뇨병 진단을 받은지 2년 정도 된 노인환자의 발 손상을 예방하기 위한 간호중재로 옳은 것은?

① 발톱은 발가락 모양을 따라 깨끗하게 곡선으로 자른다.
② 발에 자극을 주지 않고 발가락의 통풍이 잘되는 앞막힘이 없는 슬리퍼를 신는다.
③ 혈액 순환을 증진하기 위해 발 부분에 전기패드나 더운물 주머니를 적용한다.
④ 미온수와 강산성의 비누를 사용해서 발가락 사이사이 깨끗하게 씻는다.
⑤ 발에 있는 굳은살은 제거하는 과정에서 손상을 유발할 수 있으므로 함부로 제거하지 않는다.

064 25년 전, 당뇨병을 진단받은 환자로 식이조절과 운동을 하며 혈당을 관리하고 있다. 혈당 측정 결과, 124mg/dL로 유지가 잘 되고 있는 상태이다. 당뇨병의 합병증과 관련하여 대상자에게 교육할 내용으로 옳은 것은?

① 혈당 유지가 잘 되고 있으므로 당뇨 합병증을 우려하지 않아도 된다.
② 신경에는 영향을 미치지 않으나 대혈관과 미세혈관에 큰 영향을 미친다.
③ 미세혈관의 변화는 신체에 큰 영향을 미치지는 않기 때문에 대혈관의 변화에 더 주의를 기울여야 한다.
④ 합병증으로 발생할 수 있는 당뇨병성 망막병증은 망막 모세혈관의 손상을 의미한다.
⑤ 협심증, 심근경색증과 같은 관상동맥질환이 호발하지만 식이조절과 운동을 잘하고 있으므로 염려하지 않아도 된다.

065 바소프레신을 투여할 때 주의 깊게 확인해야 하는 것으로 옳은 것은?

① 혈압 상승
② 맥박 저하
③ 호흡 저하
④ 맥압 감소
⑤ 체온 상승

066 항암화학요법 중인 대상자가 다음과 같은 증상을 보일 때, 분비될 것으로 예상되는 호르몬은?

- 잦은 설사, 피부는 건조하고 탄력이 없음
- 식욕부진, 식사를 거의 하지 못함
- 소변색: 진한 노란색
- 시간당 소변량: 20mL

① FSH   ② TSH   ③ ADH   ④ GH   ⑤ Insulin

067 그레이브스병(Grave's disease)을 진단받은 환자에게 나타날 수 있는 증상으로 적절한 것은?

① 서맥
② 저혈압
③ 체중 증가
④ 안구 돌출
⑤ 기초대사율 감소

068 망막박리 수술 후 안압 감소를 위해 투여하는 약물로 옳은 것은?

① 아트로핀(atropine)
② 시클로스포린(cyclosporine)
③ 아세트아미노펜(acetaminophen)
④ 니트로글리세린(nitroglycerin)
⑤ 아세타졸아마이드(acetazolamide)

069 백내장 환자의 수술 후 간호중재에 대한 내용으로 적절한 것은?

① 수술 후 폐합병증을 예방하기 위해서 기침과 심호흡, 조기이상을 격려한다.
② 수술 부위의 출혈을 방지하고 유착을 돕기 위해 수술한 쪽으로 측위를 취한다.
③ 안대를 착용하여 안구의 움직임을 최소화하고 안구 손상을 예방한다.
④ 수술 후 바로 정상시력을 되찾으므로 침상 난간을 내리고 자유롭게 활동하도록 한다.
⑤ 수술 부위를 자주 촉진하여 부종 및 출혈이 있는지 사정하도록 한다.

070 귀가 먹먹하고 이통이 있어 불편감을 호소하는 중이염 환자에 대한 중재로 옳은 것은?

① 따뜻한 물주머니를 귀에 대어준다.
② 치료제가 없으므로 대증요법을 통해 치료한다.
③ 발열은 예상되는 증상 중 하나로 특별히 중재는 필요하지 않다.
④ 고막절개술을 시행한 경우 코를 풀 때 입을 벌리지 않도록 한다.
⑤ 고막절개술을 시행한 경우 수술한 귀에 물이 들어가지 않도록 주의해야 한다.

모성간호학

071 성폭력으로 인하여 신체적, 정신적으로 불안한 상태의 대상자를 간호할 때 주의해야 할 사항으로 적절한 것은?

① 더 많은 생각을 하지 못하도록 화제를 전환하여 성폭행과 관련된 주제를 피해야 한다.
② 반복적인 언어적 표현이나 행동은 대상자로 하여금 무시하는 기분을 갖게 할 수 있으므로 하지 않는다.
③ 개별적인 공간은 불안감을 증폭시키므로 사람들이 많은 일반적인 공간에서 대화를 나눈다.
④ 성폭력은 쌍방의 과실로 이루어지므로 대상자에게 필요한 개선사항을 함께 점검한다.
⑤ 성폭력은 폭력의 하나로 순결과 관련되지 않음을 명확히 알린다.

072 다음 내용이 설명하고 있는 호르몬으로 적절한 것은?

- 자궁내막의 비후 및 자궁근육을 증대시킴
- 경관에서 분비되는 점액의 양 및 견사성이 증가함
- 난관의 운동성을 촉진하여 배란기 때 난자의 이동을 도움
- 생식기계 및 유방에도 효과를 미쳐 젖샘관을 발달시킴

① 에스트로겐 ② 태반락토겐 ③ 릴랙신
④ 프로게스테론 ⑤ 테스토스테론

073 이제 막 초경을 경험한 12세 여자에게 시행할 교육내용으로 옳은 것은?

① 초경과 함께 배란이 시작된다.
② 초경의 시작 시기는 개인차가 거의 없다.
③ 초경은 정상적인 생리적 반응에 해당한다.
④ 유방 봉우리가 나타나기 전 초경이 시작된다.
⑤ 초경 후 다음 달부터의 월경주기는 규칙적이다.

074 간간이 나오는 혈성 질 분비물로 병원을 찾은 중년 여성이다. 질경 검사를 진행하고자 할 때 설명해야 할 내용으로 적절한 것은?

① 정확한 검사를 위해서 깨끗하게 질 세척을 하고 검사받아야 한다.
② 검사 전, 소변을 배설하고 검사에 임하도록 설명한다.
③ 검사를 받을 때에는 좌측위를 취하도록 한다.
④ 검사에 대한 설명은 오히려 대상자의 불안감을 높이므로 설명하지 않는다.
⑤ 수월한 검사 진행을 위해 대상자의 하복부를 모두 보이게 한 후 검사가 진행되어야 한다.

075 50세 여자에게 폐경 이행과정에서의 변화에 대해 교육할 때 간호사의 설명으로 옳은 것은?

① "월경주기가 규칙적입니다."
② "난포 수 증가가 가속화됩니다."
③ "난소의 크기와 수가 증가됩니다."
④ "에스트로겐의 분비가 증가됩니다."
⑤ "배란성과 무배란성 월경을 합니다."

076 폐경기가 되었을 때, 골다공증 발생에 유의해야 하는 이유로 가장 적절한 것은?

① 몸의 전체적인 기능이 저하되기 때문이다.
② 폐경기가 되면 여성 호르몬인 에스트로겐이 급격히 줄어들어 골다공증이 발생하기 쉽기 때문이다.
③ 인지능력이 저하되어 넘어지거나 다치기 쉽기 때문이다.
④ 영양분의 흡수 능력이 저하되어 충분한 칼슘 섭취가 이루어지지 않기 때문이다.
⑤ 안드로겐 호르몬의 증가로 파골세포의 기능이 증가하여 골다공증이 쉽게 발생하기 때문이다.

077 피임 없이 정상적인 성 생활을 했음에도 불구하고 1년 이상 임신이 되지 않아 난임검사를 시행할 예정이다. 관련 검사의 내용으로 옳은 것은?

① 경관점액검사를 가장 먼저 시행한다.
② 자궁내막생검은 월경 직후 시행한다.
③ 기초체온검사를 통해 자궁과 난소의 감염 여부를 확인한다.
④ 자궁난관조영술을 통해 난관의 개방성 여부만 확인 가능하다.
⑤ 성교후검사는 정자의 운동성 및 침투력을 확인하는 검사이다.

078 폐경 이후 노랗고 혈액 섞인 질 분비물과 함께 심한 소양증, 성교통을 호소하는 여자에게 투여해야 할 약물은?

① 프로게스테론제
② 니스타틴(nystatin)
③ 에스트로겐 질 크림
④ 아목시실린(amoxicillin)
⑤ 메트로니다졸(metronidazole)

079 임부가 풍진에 이환된 경우 태아에게 미칠 수 있는 영향으로 옳은 것은?

① 저혈당
② 구개파열
③ 심장의 기형
④ 과체중 출생
⑤ 미숙아 망막증

080 양수의 기능에 대해 물어보는 임신부를 위한 교육 내용으로 옳은 것은?

① "태아에게 산소 및 영양분을 공급합니다."
② "가능한 많은 양수를 유지하는게 좋습니다."
③ "자궁의 개대 및 분만의 진행을 도와줍니다."
④ "태아의 체온이 낮게 유지되도록 도와줍니다."
⑤ "양수량이 적을 때 태아의 식도폐쇄증을 의심할 수 있습니다."

081 임신 32주 된 임부가 9월 1일에 내원하여 정기 산전검진을 받았고, 검진 결과 상 모두 정상 소견일 때 예상되는 다음 산전검진일은?

① 9월 8일
② 9월 15일
③ 9월 30일
④ 10월 1일
⑤ 10월 15일

082 임신 40주 임부에게 분만이 지연되어 유도분만을 시행하려고 할 때, 자궁경부의 연화 및 개대를 도울 수 있는 중재는?

① 옥시토신을 투여한다.
② 인공양막파막술을 준비한다.
③ 지속적으로 힘을 주지 않도록 교육한다.
④ 자연배뇨를 촉진하고 필요시 인공도뇨를 시행한다.
⑤ 프로스타글란딘을 좌약이나 젤의 형태로 질에 삽입한다.

083 이산화탄소 가스를 주입하여 난관의 개통성을 확인하는 검사를 시행했을 때 나타날 수 있는 불편감으로 적절한 것은?

① 복통   ② 두통   ③ 빈뇨
④ 견갑통   ⑤ 어지러움

084 임신 초기 경험하는 임신오조증에 대한 내용으로 옳은 것은?

① 노산이거나 저체중 임부, 경산부에게 더 흔하게 발생할 수 있다.
② 심한 입덧으로 전해질 불균형, 탈수, 영양 결핍 등의 문제가 발생할 수 있다.
③ 융모생식샘자극호르몬이 급격하게 감소하면서 나타나는 증상이다.
④ 소변량 과다로 체액량이 감소하여 입원치료가 필요할 수 있다.
⑤ 경구 섭취를 적극 권장하며 정맥주사를 통한 영양 주입은 고혈당을 초래하므로 금지한다.

085 임신으로 인해 발생하는 심혈관계의 변화로 적절한 것은?

① 응고인자와 피브리노겐이 증가하므로 혈전 위험성이 높아진다.
② 혈구 증가량이 혈장 증가량보다 많아져 생리적 빈혈이 발생한다.
③ 임신 28주~32주에 심박출량이 가장 많아진다.
④ 임신기간 동안 임부의 전체 혈액량은 약 250% 증가한다.
⑤ 원활한 혈액순환을 위해 임부에게 앙와위를 취하도록 한다.

086 20대인 김씨는 남자친구와 성관계를 가진 후 3달 동안 월경이 없어 산부인과에 내원하였다. 지난해 난관결찰술을 받은 상태라고 하였지만, 융모생식샘자극호르몬 검사에서 양성이 나왔을 때 예측할 수 있는 상황으로 가장 적절한 것은?

① 자궁 외 임신을 한 상태이다.
② 자궁의 염증으로 인한 증상이다.
③ 스트레스와 관련된 무월경 상태이다.
④ 가성임신으로 인한 일시적인 무월경 상태이다.
⑤ 난관결찰술을 이미 한 상태이므로 특별한 상황이 아니다.

087 난관 임신을 하였을 때, 나타날 수 있는 증상으로 옳은 것은?

① 칼로 찌르는 듯한 날카로운 복부 통증
② 질 출혈은 따로 보이지 않음
③ 쿨렌징후(cullen's sign)는 없음
④ 맹낭천자 검사에서 혈액이 관찰되지 않음
⑤ 혈액검사 상 융모생식샘자극호르몬의 수치가 현저히 높게 측정됨

088 자궁 내 조직의 배출은 없으나 양막의 파열과 자궁경관의 소실 및 개대로 발생하는 필연적인 유산의 형태는?

① 절박 유산   ② 완전 유산
③ 습관성 유산   ④ 불완전 유산
⑤ 불가피 유산

089 당뇨병 환자가 어제 저녁부터 속이 좋지 않아 음식을 거의 먹지 못하였다고 한다. 갑자기 의식을 잃고 쓰러졌고, 혈당 검사 결과 45mg/dl로 측정되었을 때 할 수 있는 간호중재로 가장 적절한 것은?

① 충분한 수분을 공급한다.
② 의식을 찾을 수 있도록 환자를 깨운다.
③ 즉시 설탕물을 준비해 깨워서 마시도록 한다.
④ 0.9% 생리식염수를 준비하여 정맥주사한다.
⑤ 고농도의 포도당을 준비하여 정맥주사한다.

090 임신 중 에스트로겐과 프로게스테론에 대한 설명으로 옳은 것은?

① 두 호르몬 모두 감소하며 출산 후 증가한다.
② 에스트로겐은 임신 말기까지 황체에서 분비된다.
③ 에스트로겐은 증가하고 프로게스테론은 감소한다.
④ 두 호르몬 모두 증가하며 임신을 유지시키는 기능을 한다.
⑤ 프로게스테론은 임신 여부와 관련 없이 항상 일정 농도를 유지한다.

091 과거력이 없는 임신 28주의 산모가 심한 두통과 시야 흐림을 호소하여 병원에 내원하였다. 혈압이 170/110mmHg로 측정되었을 때, 동반될 수 있는 증상으로 옳은 것은?

① 다뇨   ② 저체온   ③ 단백뇨
④ 호흡수 감소   ⑤ 갑작스러운 체중 감소

092 임신 32주된 임부가 무통성의 질 출혈이 있어 병원을 방문했을 때, 할 수 있는 간호중재로 가장 적절한 것은?

① 신속히 내진하여 태아의 상태를 확인해야 한다.
② 최대한 임신을 유지하기 위해 절대안정을 취하도록 한다.
③ 케겔 운동을 하여 회음부의 근력을 높이도록 한다.
④ 항응고제를 투여하고 출혈을 주의 깊게 사정해야 한다.
⑤ 황산 마그네슘을 투여해 추가적인 손상 및 출혈을 예방해야 한다.

093 임신 34주의 산모가 복부 초음파 검사 후 어지러움과 오심을 호소할 때, 그 이유로 가장 적절한 것은?

① 임신 말기 혈액량이 증가하여 발생한다.
② 검사 자세로 하대정맥이 압박되어 발생한다.
③ 심박수 증가로 뇌 동맥이 팽창되어 발생한다.
④ 프로게스테론의 증가로 인한 위장관 변화로 발생한다.
⑤ 복부 초음파 검사의 부작용으로 인한 일시적인 증상이다.

094 임신 35주의 임신성 당뇨를 진단받은 임부가 다음과 같은 증상을 보일 때, 유추할 수 있는 질환은?

- 임신주수에 비해 높은 자궁저부 높이
- 횡격막 압박으로 인해 짧아진 호흡양상
- 하지부종

① 자궁 파열   ② 양수과다증
③ 하지정맥류   ④ 태반조기박리
⑤ 자궁 외 임신

095 임신성 고혈압인 산모에게 분만 후 자궁수축을 위해 투여할 수 있는 약물은?

① 메덜진(methergine)
② 리토드린(ritodrine)
③ 옥시토신(oxytocin)
④ 메토트렉세이트(methotrexate)
⑤ 마그네슘황산염(magnesium sulfate)

096 분만 과정 중 태아의 아두가 만출되기 전 제대가 질강으로 보일 때 할 수 있는 간호중재로 옳은 것은?

① 질식분만을 서둘러 진행할 수 있도록 준비해야 한다.
② 산모는 반좌위 또는 좌위를 취해주어 호흡을 용이하게 한다.
③ 질강 밖에 나와 있는 제대가 건조하지 않도록 멸균 생리식염수를 거즈에 적셔 덮어주도록 한다.
④ 제대가 질강 밖으로 더 나오는 경우 손가락으로 밀어 넣어 줄 수 있다.
⑤ 태아 심음을 확인하고 고농도의 산소공급은 태아의 호흡중추를 억제하므로 저농도의 산소를 공급한다.

097 둘째 아이를 임신한 임부의 자궁경관이 9cm로 개대되었을 때 할 수 있는 간호중재로 가장 적절한 것은?

① 즉시 분만실로 옮겨야 한다.
② 태아심음을 사정하며 주의깊게 관찰한다.
③ 절대안정을 취하여 임신이 최대로 유지되게 한다.
④ 심호흡을 하게 하고 자궁 수축의 강도 및 기간, 간격을 사정한다.
⑤ 출산까지 아직 더 기다려야함을 설명하고 심리적 안정을 취하도록 한다.

098 임신성 당뇨병을 진단받은 산모의 태아에게서 출생 후 저혈당이 유발되는 원인으로 가장 적절한 것은?

① 태아의 췌장 기능이 미숙하여 인슐린의 분비가 부적절하기 때문이다.
② 모체의 고혈당 상태가 태아의 뇌세포조직에 손상을 주었기 때문이다.
③ 고혈당에 의해 부신피질자극호르몬(ACTH)이 과잉 분비되기 때문이다.
④ 고혈당인 모체의 영향으로 인해 태아의 췌장이 인슐린을 과잉분비하고 있었기 때문이다.
⑤ 모체로부터 인슐린이 전달되어 태아의 혈관에 저장되어 있다가 영향을 미치기 때문이다.

099 태아가 만출되기 전에 태반의 일부 및 전체가 떨어지는 태반조기박리의 원인으로 적절한 것은?

① 초산모일 때
② 산모의 혈압이 낮을 때
③ 산모의 나이가 적을 때
④ 양막 파수가 지연될 때
⑤ 자궁의 나선동맥이 변성되었을 때

100 임신 34주 된 임부의 산전검사 결과이다. 두정위의 상태로 후두골이 임부의 골반 왼쪽 앞에 있고 태아의 사지가 오른쪽에 있을 때 예상할 수 있는 태향으로 옳은 것은?

① ROA ② LOA ③ ROP ④ LOP ⑤ ROT

101 산후 2일이 지난 산모의 사정 결과가 다음과 같을 때, 간호중재로 옳은 것은?

- 심한 오한과 식욕부진 호소
- 혈압 130/70mmHg, 맥박 114회/분, 호흡 24회/분, 체온 38.4℃
- 자궁 촉진 시 커져있음
- 다량의 악취나는 화농성 오로

① 혈류 증진을 위해 다리를 올려준다.
② 금식을 시행하고 정맥으로 수액을 주입한다.
③ 자궁 탈수를 예방하기 위해 슬흉위를 취해준다.
④ 감염 치료를 위해 처방된 항생제를 투여한다.
⑤ 합병증을 예방하기 위해 자궁절제술을 시행한다.

102 산욕기 산모로 유방울혈로 인해 심한 통증을 호소할 때, 담당 간호사로서 할 수 있는 중재로 적절한 것은?

① 가급적 모유수유는 피하고 통증이 완화된 후 다시 시작하도록 설명한다.
② 유방을 살짝 누르고 부드럽게 시계방향 혹은 시계 반대 방향으로 마사지하도록 교육한다.
③ 모유수유하기 전, 차가운 팩을 대어 냉찜질을 시행하면 통증을 완화시킬 수 있다.
④ 모유수유를 시행한 후, 온찜질을 시행하면 통증을 완화시킬 수 있다.
⑤ 가슴에 꼭 맞게 브래지어의 끈을 조절하는 것도 통증 완화에 도움이 됨을 설명한다.

103 산욕기 산모의 자연배뇨 여부를 주의 깊게 사정해야 하는 이유로 가장 적절한 것은?

① 자궁근육의 감각이 마비되었음을 알 수 있는 지표가 되기 때문이다.
② 산모가 요의를 느끼지 못해 비가역적인 배뇨장애가 발생할 수 있기 때문이다.
③ 회음부 손상으로 인한 배뇨의 어려움을 의미하기 때문이다.
④ 배뇨장애로 인한 전해질 불균형의 위험이 야기될 수 있기 때문이다.
⑤ 방광팽만은 자궁 수축을 방해하고 소변 정체로 인한 감염의 위험성을 높이기 때문이다.

104 한 달 전 분만한 산모로 "아기가 유두를 빨아서 수유할 때마다 아프고 불편해요."라고 표현할 때, 할 수 있는 간호중재로 적절한 것은?

① 수유 시간을 늘려 수유 횟수를 줄이도록 한다.
② 상처의 악화를 방지하기 위해 즉시 수유를 중단하도록 한다.
③ 비누를 사용해 유두를 깨끗하게 자주 닦아야 한다.
④ 유두덮개의 사용을 금지하며 최대한 움직임이 없도록 브래지어 착용을 잊지 않도록 한다.
⑤ 유두가 건조해질 수 있도록 자주 노출시켜 말려주어야 함을 설명한다.

105 분만 후 3일째인 산모가 이유 없이 우울하고 피로하고 입맛도 없다고 한다. 이와 관련된 내용으로 적절한 것은?

① 정신 장애의 하나로 항우울제를 이용한 약물 치료가 필요하다.
② 분만 후 2주 이상 지속되는 특징을 보인다.
③ 일반적으로 많은 산모들이 겪는 우울에 해당한다.
④ 분만 후, 에스트로겐의 급격한 증가로 인하여 발생한다.
⑤ 자연적으로 회복되기 어려우므로 가족 참여로 인한 적극적인 중재가 이루어져야 한다.

2교시

아동간호학	35문제
지역사회간호학	35문제
정신간호학	35문제
	총 105문제

아동간호학

001 공을 잡고 머리 위로 던질 수 있으며 사람을 3부분으로 그릴 수 있는 남아의 성적 발달에 대한 설명으로 옳은 것은?

① 아빠와 본인을 동일시하고 아빠에 대한 집착이 강해진다.
② 성적 욕구가 감소되고 지식 획득 및 또래 놀이에 집중하는 시기이다.
③ 대소변 가리기 훈련에서 욕구가 충족되지 못하면 결벽증이 발생할 수 있다.
④ 엄마와의 애착이 가장 중요한 시기로 먹는 것으로 욕구를 충족하게 된다.
⑤ 여성과 남성의 해부학적 차이를 인식하고 생식기에 대한 호기심이 증가한다.

002 다음 중 콜버그(kohlberg)의 도덕 발달이론에서 전인습적 수준에 해당하는 답변은?

① "다른 사람들이 인정해준다면 해도 되는 거야"
② "물건을 훔치면 엄마에게 혼날테니, 난 하지 않을거야"
③ "남의 물건을 훔치는 것은 법에 어긋나는 행동이니 해서는 안돼"
④ "남의 물건을 훔치는 것은 타인에게 피해를 끼치는 것이므로 해서는 안돼"
⑤ "어떤 경우에라도 남의 물건을 훔치는 것은 잘못된 거야. 갖고 싶다면 정당한 대가를 지불하고 사는 것이 옳아"

003 음낭 부분에 크기의 변화가 없는 파동성 덩어리가 촉지되는 영아로 아이에게 문제가 있는 것은 아닌지 부모가 걱정하고 있을 때, 할 수 있는 간호중재로 적절한 것은?

① 비정상적인 파동성 덩어리로 정밀 검사가 필요함을 설명한다.
② 악성 종양의 일종이나 증상이 없다면 수술이 필요한 것은 아님을 설명한다.
③ 남성 호르몬에 영향을 미쳐 불임을 유발할 수 있는 상태임을 설명하고 수술이 진행될 것임을 알린다.
④ 생리적 음낭 수종으로 자연적으로 흡수되어 사라질 것이니 걱정하지 않아도 됨을 설명한다.
⑤ 지금 당장 수술이 필요한 것은 아니나, 초등학교 입학 전에는 수술이 이루어져야 함을 설명한다.

004 5세 아동이 생각하는 죽음에 대한 개념으로 옳은 것은?

① 본인의 잘못된 행동에 대한 벌로 생각한다.
② 잠과는 다른 개념이며 보편적이고 피할 수 없는 것이라 생각한다.
③ 죽음에 대한 인식이 없어 두려움이 발생하지 않는다.
④ 사후세계에 관심이 있으며 죽으면 천국을 간다 생각한다.
⑤ 생의 한 부분으로 생각하나 먼 미래의 사건으로 생각한다.

005 모유수유 중인 신생아가 수유 후 반복적으로 게워내는 모습을 보일 때, 이에 대한 이유로 가장 적절한 것은?

① 알레르기 반응 중 하나로 모유수유를 중단하고 이유식으로 변경해야 한다.
② 위식도 역류성 질환으로 내시경 검사와 이에 대한 중재가 필요하다.
③ 모유수유에 대한 저항으로 먹기 싫음을 표현하는 것이다.
④ 하부 식도 괄약근이 아직 미숙하여 트림을 하면서 게워낼 수 있는 것으로 정상반응에 해당한다.
⑤ 발달 지연의 하나로 병원에 방문하여 검사를 받도록 한다.

006 여아인 신생아의 경우, 질에서 선홍색의 분비물이 배출될 수 있다. 분비물이 배출되는 이유로 가장 적절한 것은?

① 모체 호르몬인 에스트로겐이 갑자기 감소하면서 발생하는 것이다.
② 분만과정에서 과도한 스트레스와 두개골 압박에 의해 발생하는 것이다.
③ 선홍색의 질 분비물은 신생아의 내장 출혈을 의미하므로 정밀한 신체 검진 및 사정이 이루어져야 한다.
④ 외부로부터 침입하는 균에 대해 방어하기 위해 일시적으로 분비물이 발생하는 것이다.
⑤ 특별한 원인 없이 신생아에게 발생하는 증상으로, 일주일 정도 관찰이 필요하다.

007 생후 1일 된 신생아 신체검진 시 중재가 필요한 경우로 옳은 것은?

① 암녹색의 대변을 보았다.
② 턱 주위에 좁쌀종이 있다.
③ 대천문이 열려있으며 박동이 느껴진다.
④ 제대 주위는 붉고 노란 분비물이 나온다.
⑤ 엉덩이 부분에 진한 푸른색의 반점이 있다.

008 지금 바로 출생한 신생아에게 할 수 있는 간호중재로 가장 우선이 되는 것은?

① 호흡을 용이하게 하기 위해 산소를 제공한다.
② 체온 유지를 위해 체표면의 양수를 닦고 포로 신생아를 감싼다.
③ 안염 예방을 위해 에리트로마이신을 투약하고 출혈 예방을 위해 Vit. K를 투여한다.
④ 제대동맥과 제대정맥이 올바르게 형성되었는지 확인한다.
⑤ 기도 개방성 유지를 위해 흡인기로 입과 코를 흡인해준다.

009 간호사가 아동 병동을 순회하였다. 추가적인 낙상 예방 교육이 필요한 경우로 옳은 것은?

① 항상 아동과 보호자가 같이 병실에 있다.
② 침상 난간이 모두 올려져 있는 상태에서 영아가 자고 있다.
③ 침대 바퀴가 모두 고정되어 있고 야간에 수면등이 켜져 있다.
④ 아동이 잘 보이도록 침대 높이가 최대한 높게 올려져 있다.
⑤ 한쪽 침상 난간이 내려진 상태에서 간호를 받고 있는 아동을 보호자가 잡고 있다.

010 끊임없는 질문을 하며 언어 능력이 극적으로 발달하는 시기의 인지발달에 대한 내용으로 적절한 것은?

① 사건의 과정이나 순서를 역으로 생각할 수 있다.
② 장난감과 같은 물체에 생명이 없음을 인지한다.
③ 다른 사람도 나와 동일하게 볼 것이라 생각한다.
④ 죽음을 완벽히 이해하고 다시는 돌아올 수 없음을 인지한다.
⑤ 서로 다른 모양의 물 컵에 담긴 물의 양이 같음을 인지한다.

011 10개월 영아의 신체검진 결과 다음과 같을 때, 간호중재로 옳은 것은?

- 혼자 가구를 잡고 설 수 있으나 걸을 수는 없다.
- 엄마, 아빠를 말하지 못한다.
- 유치는 4개가 있다.

① 치과를 방문하여 치과의사의 진찰을 받도록 한다.
② 운동발달을 자세히 사정하기 위해 블록 쌓기를 해본다.
③ 낙상 예방을 위해 영아에게 안전한 옷과 신발을 신겨 준다.
④ 치아 건강을 위해 작고 단단한 칫솔모를 사용하여 칫솔질을 한다.
⑤ 언어 발달이 정상보다 늦으므로 정밀 검사를 시행한다.

012 20개월 된 아동이 계속해서 엄지손가락을 빨고 있다. 아동의 부모는 발달에 문제가 있는 것은 아닌지 걱정을 표현할 때, 할 수 있는 중재로 적절한 것은?

① 욕구 충족 및 심리적 위안, 무료함을 달래기 위해 하게 되는 행동임을 설명한다.
② 자폐증을 나타내는 증상일 수 있으므로 전문적인 발달 검사가 필요하다.
③ 극심한 심리적 불안감을 표현하는 것으로 전문의를 통한 심리상담이 필요함을 알린다.
④ 부모와의 신뢰감 형성이 적절하게 되지 않은 것으로 모아애착 관계의 문제임을 알린다.
⑤ 발달에 치명적인 문제가 있음을 나타내는 행위로 입원을 통한 적극적인 치료적 중재가 수행되어야 한다.

013 34개월의 아동에게 구강으로 물약을 투여하려 하나 아동이 울면서 거부하고 있다. 이때 간호중재로 옳은 것은?

① 평소 좋아하는 빵에 물약을 몰래 섞어서 준다.
② 같은 성분의 수액으로 바꿔 정맥주사를 시행한다.
③ 같은 성분의 알약으로 바꿔 알약을 삼키도록 한다.
④ 일단 달래준 뒤 약을 먹어야 하는 시간임을 설명한다.
⑤ 우는 것과 상관없이 침대에 눕힌 뒤 구강으로 투여한다.

014 학령기 시기의 또래집단에 대한 특성으로 옳은 것은?

① 주로 이성의 친구들과 또래집단을 이룬다.
② 또래집단과의 관계를 통해 협력, 설득 등의 기술을 배운다.
③ 또래집단은 아동의 가치관 확립에는 영향을 미치지 않는다.
④ 또래집단의 핵심은 다양함으로 또래 친구들과의 일치하기를 거부한다.
⑤ 또래집단 내 규칙이나 역할 등은 존재하지 않으며 자유롭게 행동한다.

015 갑작스러운 고열, 발진, 기침 등의 증상으로 병원에 내원한 2세 남아이다. 돌발피진을 진단받고 가정에서 간호방법을 교육하려 할 때, 추가 교육이 필요한 어머니의 반응은?

① "물을 충분히 마시겠습니다."
② "처방받은 항생제를 다 먹이겠습니다."
③ "열이 나는 경우 해열제를 먹이겠습니다."
④ "고열로 인해 경련이 발생할 수 있으니 주의하겠습니다."
⑤ "자연적으로 치유가 될 때까지 잘 보살피겠습니다."

016 고열로 입원한 환아에게 수액을 주입하고자 한다. 수액을 주입할 때 주의해야 하는 부분으로 가장 적절한 것은?

① 혈압 상승
② 맥박 저하
③ 체온 저하
④ 수액의 주입 속도
⑤ 수액에 대한 알레르기 반응

017 갈락토오스가 체내에 축적되는 질환을 갖고 있는 아동에게 수유할 때의 식이로 적절한 것은?

① 고지방의 성분은 피하도록 한다.
② 유당이 함유된 분유는 피하도록 한다.
③ 일반 분유를 섭취하여도 문제가 되지 않는다.
④ 최대한 묽게 희석하여 아동의 입 안에 남아있지 않도록 한다.
⑤ 티록신의 절대적인 부족을 채울 수 있는 분유 섭취가 필요하다.

018 35주에 태어난 미숙아의 특징에 대한 설명으로 옳은 것은?

① 솜털은 거의 없으나 태지가 많다.
② 손바닥, 발바닥의 주름이 많은 편이다.
③ 몸에 비해 상대적으로 머리가 작은 편이다.
④ 사지를 완전히 굴곡된 자세로 유지한다.
⑤ 팔꿈치가 가슴의 중앙부를 넘어 저항 없이 반대쪽 어깨에 손이 닿는다.

019 다음의 증상을 보일 때 예상할 수 있는 영아의 상태로 적절한 것은?

- 수유 후 사출성 구토를 함
- 구토에는 담즙이 섞여있지 않음
- 수유 후에도 배고파서 보채는 모습을 보임
- 우측 상복부에서 올리브 모양의 덩어리가 촉지됨

① 장폐색
② 급성 충수염
③ 괴사성 장염
④ 장중첩증
⑤ 비대날문협착증(비후성 유문협착증)

020 복강 내 장기가 서혜부로 탈출되었음을 진단할 수 있는 방법으로 옳은 것은?

① 바륨관장을 시행하여 대변의 양상을 확인한다.
② 좌하복부에서 대변 덩어리가 있는지 확인한다.
③ 우상복부에서 소시지 모양의 덩어리 여부를 확인한다.
④ 변을 볼 때처럼 배에 힘을 주도록 한 후, 서혜부를 촉진한다.
⑤ 맥버니 지점을 깊이 누른 후, 손을 뗄 때 통증이 있는지 확인한다.

021 신생아를 앙와위로 눕힌 상태에서 무릎과 고관절을 90° 굴곡시킨 후 고관절을 밖으로 돌렸을 때 오른쪽 고관절에서 '뚝' 하는 소리가 났다. 부모에게 교육할 내용으로 옳은 것은?

① "일어서기 전 수술적 정복을 통한 교정이 필요합니다."
② "보조기를 사용하여 고관절을 외전시키고 정복해야 합니다."
③ "분만 시 골절로 인한 것으로 골절이 유합되면 증상이 사라집니다."
④ "미숙한 고관절로 인해 발생하는 것으로 생후 1년이 지나면 좋아집니다."
⑤ "오른쪽 다리에 영구적 장애가 발생하므로 지속적으로 보행훈련이 필요합니다."

022 다음은 응급실에 내원한 5세 아동의 건강사정 결과이다. 관련된 간호중재로 옳은 것은?

- 혈압 130/90mmHg, 맥박 100회/분, 호흡 23회/분, 체온 36.9°C
- 항사슬알균용혈소O(ASO): 양성
- 얼굴 부종, 복부통증
- 단백뇨, 콜라색 소변

① 딱딱한 음식보다는 섭취하기 쉬운 연식을 제공한다.
② 급성기에 피로를 느끼지 않도록 충분한 휴식을 취하도록 한다.
③ 성장기에 필요한 적절한 영양섭취를 위해 식이를 제한하지 않는다.
④ 자극 요인을 감소시키기 위해 체중이 증가한 경우에만 혈압을 측정한다.
⑤ 질병 진행과 합병증의 조기 발견을 위해 매일 소변 배양검사를 시행한다.

023 이번에 천식을 진단받은 아동의 부모가 "천식은 어떤 건가요?"라고 물을 때 할 수 있는 답변으로 적절한 것은?

① 결핵균에 의해 폐에 발생하는 전염병을 의미한다.
② 균에 의해 폐에 염증이 발생하는 질환을 의미한다.
③ 여러 가지 원인으로 부비동에 염증이 발생하는 질환을 의미한다.
④ 알레르기에 대한 반응으로 기관지가 좁아지는 만성 호흡기 질환을 의미한다.
⑤ 세균 또는 바이러스 감염에 의해 기관지와 후두가 부어 개가 짖는 듯한 소리를 내는 질환을 말한다.

024 가와사키병을 진단받은 아동에게 예상되는 증상은?

① 다량의 삼출물이 있는 일측 결막의 충혈이 있을 때
② 혀에 백태가 있고 부어있을 때
③ 경정맥의 림프선이 비대할 때
④ 손바닥, 발바닥에 청색증이 나타날 때
⑤ 3일 이상 발열이 지속될 때

025 류마티스열(류마틱열)로 진단받은 아동의 부모에게 교육을 시행하고 있다. 추가 교육이 필요한 어머니의 반응은?

① "크래들 침상을 사용하겠습니다."
② "충분한 휴식을 취하도록 하겠습니다."
③ "맥박의 변화를 주의 깊게 살피겠습니다."
④ "통증이 심한 경우 진통제를 먹이겠습니다."
⑤ "갑작스러운 불수의적인 움직임은 영구적이므로 치료를 받겠습니다."

026 5세 아동이 발열, 연하곤란, 인후통이 있어 급성 인두염을 진단받았을 때의 간호중재로 옳은 것은?

① 증상 완화를 위해 에피네프린을 분무한다.
② 예방을 위해 알레르기 요인을 피하도록 한다.
③ 진통제는 다른 증상을 가릴 수 있으므로 사용하지 않는다.
④ 습도를 최대한 낮추고 수분섭취를 제한한다.
⑤ A군 β-용혈성 연쇄상구균의 치료를 위해 페니실린을 투여한다.

027 소아 당뇨병을 진단받은 학생의 부모가 "소아 당뇨병은 성인 당뇨병과 다른 건가요?"라고 물었을 때의 답변으로 적절한 것은?

① "성인 당뇨병처럼 인슐린이 부족하여 발병하는 것으로 발병 연령 때문에 질환명이 다른 것이지 다른 점은 없습니다."
② "식이요법과 운동요법을 통해 관리가 더 잘 되는 특징을 갖습니다."
③ "혈당조절의 역할을 하는 인슐린이 거의 분비되지 않는 상태로 성인 당뇨병과 달리 인슐린 주사를 필수적으로 투여해야 합니다."
④ "소아 당뇨병은 성인 당뇨병과 달리 서서히 발병하여 질병이 진행되는 특징을 갖습니다."
⑤ "소아 당뇨병은 경구용 혈당 강하제에 대한 효과가 크기 때문에 혈당 관리가 수월합니다."

028 21번 염색체가 3개로 구성되어 총 47개의 염색체를 갖고 있는 아동의 증상으로 적절한 것은?

① 근육에 힘이 없고 이완되어 있으며 관절의 과운동성이 나타난다.
② 눈꼬리는 쳐져 있으며 양 눈 사이가 가깝고 목이 짧고 두꺼운 편이다.
③ 지능은 낮을 수 있으나 신체적인 성장발달은 정상적이며, 다른 질환은 동반하지 않는다.
④ 얼굴은 둥글고 납작하며 코는 크고 높은 편이다.
⑤ 혀가 짧고 작은 편으로 부정교합이 있기도 한다.

029 3살 아동이 오른쪽 종아리에 뜨거운 물을 쏟아 빨갛게 되고 물집이 생겼다고 응급실로 전화한 부모에게 제시할 중재는?

① "즉시 물집을 다 터트린 후 병원에 와주세요."
② "다리에 항생제 연고를 듬뿍 바른 후 상태를 지켜봐주세요."
③ "깨끗한 천으로 덮은 후 지금 즉시 병원에 와주세요."
④ "며칠 지나면 자연적으로 치유되니 걱정하지 마세요."
⑤ "얼음 물에 30분 정도 다리를 담근 후 병원에 와주세요."

030 고열을 보이던 아동이 갑자기 의식을 잃고 전신의 강직이 약 10분 정도 나타났다. 이러한 증상에 대한 설명으로 적절한 것은?

① 학령전기 아동에게 호발한다.
② 고열이 나면서 경련을 보이는 것으로 가족력과는 상관이 없다.
③ 여아보다 남아에게 호발하며 한 번 발생한 경우 1~2년 내 다시 발생할 수 있으므로 주의가 필요하다.
④ 아세트아미노펜을 투여할 수 있으며, 아동에게 항경련제는 투여하지 않는다.
⑤ 청색증이 나타나는 것은 경련이 거의 끝나감을 나타내는 증상이므로 활력징후를 사정하며 기다리도록 한다.

031 7세 아동이 어제 밤부터 심한 두통과 발열이 나타난 후 귀 주위의 통증이 심해 병원에 내원하였다. 이하선을 만져보았더니 종창이 느껴졌을 때, 간호중재로 옳은 것은?

① 통증 완화를 위해 목 주위에 냉습포를 적용한다.
② 턱 근육의 이완을 돕기 위해 딱딱한 음식을 제공한다.
③ 배양검사에서 2회 음성이 나올 때까지 항생제요법을 시행한다.
④ 수포가 나타난 경우 소양증 완화를 위해 서늘한 환경을 유지한다.
⑤ 양측성으로 종창이 나타난 경우 기도유지를 위해 기도삽관을 시행한다.

032 10개월 영아가 복부 덩어리로 병원에 내원하였다. 사정결과 다음과 같을 때, 유추할 수 있는 질병으로 옳은 것은?

- 복부 덩어리를 만졌을 때 단단함
- 울거나 보채지 않음
- 복부 덩어리가 중앙선을 넘으며 불규칙한 모양임

① 골육종
② 장중첩증
③ 신장모세포종
④ 괴사성 장염
⑤ 신경모세포종

033 백일해로 진단받은 아동의 증상에 대한 내용으로 적절한 것은?

① 오염된 흙이나 먼지를 통해 오염되며 경련발작이 나타난다.
② 흡기 말 '흡'하는 소리를 내며 발작적인 기침을 보인다.
③ A군 β-용혈성 연쇄상구균에 의해 발현되며 편도선 비대 및 딸기혀를 보인다.
④ 카타르기에는 복통, 설사 등 소화기계 증상이 특징적으로 나타난다.
⑤ 고열과 함께 홍반성 구진이 귀 뒤에서 시작하여 아래로 확산된다.

034 홍역을 진단받은 환아의 간호중재로 적절한 것은?

① 따로 격리는 필요하지 않으며, 소화기를 통한 전파에 주의하도록 교육한다.
② 구토, 설사와 같은 증상을 완화하기 위해 일정기간 금식이 필요함을 설명한다.
③ 눈을 비비거나 세척하는 등 자극을 주지 않아야 한다.
④ 눈의 보호를 위해 방의 조명을 어둡게 하고 직사광선을 피하도록 교육한다.
⑤ 전구기 동안 환아가 좋아하는 활동적인 놀이를 하게 하여 주의를 전환시킨다.

035 여드름이 나기 시작해 스트레스를 받고 있는 중학생 청소년에게 여드름 관리와 관련해 알려줄 수 있는 내용으로 적절한 것은?

① 여드름이 난 부분은 가급적 빨리 손으로 확실히 짜 피지를 제거하도록 한다.
② 스트레스를 관리하고 적절한 운동을 통해 여드름을 관리하도록 한다.
③ 약알칼리성의 비누로 깨끗하게 얼굴을 씻도록 한다.
④ 최대한 얼굴을 자주 씻어 이물질이 얼굴에 묻지 않도록 한다.
⑤ 충분한 열량을 낼 수 있는 음식을 섭취하도록 한다.

지역사회간호학

036 지역사회간호사가 가정방문간호를 시행하려고 한다. 이 때 주의해야 할 사항으로 적절한 것은?

① 간호를 제공할 때 간호제공의 양적인 측면에 집중한다.
② 하루에 여러 곳을 방문할 경우 노약자와 만성질환자부터 방문한다.
③ 방문활동 대상의 중요도는 감염성 질환이 비감염성 질환보다 높다.
④ 대상자의 주거환경을 숨김없이 보기 위해 방문 시간을 숨기고 불시에 방문한다.
⑤ 가정 방문시 건강문제를 지닌 가족 구성원에게만 간호를 제공할 수 있도록 주의한다.

037 지역사회의 기능 중에서 지역사회 노인들에게 컴퓨터를 교육하여 사회에 적응하도록 돕는 것은 어떤 기능에 속하는가?

① 경제적 기능   ② 사회적 기능
③ 사회통제 기능   ④ 참여적 사회통합 기능
⑤ 상부상조 기능

038 다음 중 포괄수가제에 대한 설명으로 옳은 것은?

① 의료기관에서 예방에 관심을 두며, 행정절차가 간편하다.
② 진료비계약을 둘러싼 교섭의 어려움이 발생할 수 있다는 단점이 있다.
③ 국가가 보건의료제공을 통제하므로 의료서비스 질이 향상된다는 장점이 있다.
④ 환자군에 따라 의료서비스 양과 관계없이 결정된 액수만큼의 진료비를 지불한다.
⑤ 환자의 의료 선택권이 제한되고 환자 후송이 증가하는 단점이 있다.

039 유병률을 조사할 때 주로 사용되는 연구 방법에 대한 설명으로 적절한 것은?

① 필요한 연구대상자의 숫자가 적기 때문에 경제적이다.
② 대상질환과 입구집단의 특성 및 연관성 파악이 동시에 가능하다.
③ 질병의 원인과 결과 선후 관계가 명확하다.
④ 위험 요인에 따른 상대 위험도 및 기여위험도를 산출 할 수 있다.
⑤ 희귀한 질병이나 잠복기간이 긴 질병에 대한 연구가 가능하다.

040 지역사회 보건사업에 대해서 프로그램 계획시 주민의사 반영 정도, 펨플렛의 질, 대상자 참여율 측정해서 평가했다면 Donabedian의 평가범주에서 어디에 해당하는가?

① 과정평가   ② 영향평가
③ 총괄평가   ④ 적합성평가
⑤ 효율성평가

041 지역사회간호사가 지역사회 문제를 확인하기 위해 수집한 정보를 분석할 때, 가장 먼저 해야 할 단계로 적절한 것은?

① 지역사회 문제가 무엇인지 결론을 내린다.
② 부족한 자료가 있는지 주민의 견해를 들어본다.
③ 지역사회 인구 특성을 인구 피라미드로 나타낸다.
④ 지역사회에 있는 의료 공공시설을 지도에 표시한다.
⑤ 지역사회의 지리적 특성, 인구학적 특성 등을 범주화 한다.

042 다음에서 설명하는 인구구조는?

- 도시에서 주로 보이는 인구구조이다.
- 15~49세 인구가 전체 인구의 50%를 넘는다.
- 출산 연령에 해당하는 청장년층의 비율이 높다.

① 별형   ② 종형   ③ 호로형
④ 항아리형   ⑤ 피라미드형

043 오마하 문제분류체계에서 다음과 같은 정보는 어느 영역에 해당하는가?

> 75세 노인이 작은 단독주택에 혼자 살고 있다. 고혈압 진단을 받고 약을 꾸준히 복용하고 있음에도 불구하고, 최근 어지럼증을 호소하고 있다. 방문하여 측정한 혈압은 170/100mmHg로 높게 측정되었으며, 안면홍조가 관찰되었다

① 생리 영역
② 환경 영역
③ 심리사회 영역
④ 건강관련행위 영역
⑤ 지역보건체계 영역

044 다음 중 건강형평성의 정의로 적절한 것은?

① 의료 정보를 이해하고 활용하는 능력
② 신체적, 정신적, 사회적으로 완전한 안녕 상태
③ 누구나 차별 없이 보건의료서비스의 혜택을 누리는 것
④ 소득, 직업 등과 같은 사회경제적 위치에 따라 건강상의 차이
⑤ 보건의료 서비스를 이용할 때 적절한 의사결정을 할 수 있는 능력

045 다음 중 보건소에서 운영하는 방문건강관리사업에 대한 설명으로 옳은 것은?

① 법적 근거는 지역보건법이다.
② 이용자가 처치료 대비 20% 부담해야 한다.
③ 경력 3년이상 간호조무사가 수행할 수 있다.
④ 노인의 보건의료서비스 접근성을 제고하는 것이 목적이다.
⑤ 의사의 지시서에 따라 가정을 방문해 간호, 진료보조 등을 제공한다.

046 지역사회간호 수행 후 평가를 내리려고 할 때 가장 마지막으로 해야할 절차는 무엇인가?

① 재계획 수립
② 평가자료 수집
③ 평가대상 및 기준 결정
④ 목표달성 정도의 가치 판단
⑤ 설정된 목표와 현재 상태의 비교

047 임신한 10대를 대상으로 뉴만의 건강관리 체계이론을 적용하여 사정하고 있다. 대상자의 안녕상태를 파악하기 위해서 만성 질병 여부, 영양수준, 건강에 대한 태도 등을 사정하였다. 이는 어떤 개념과 가장 관련 있는가?

① 일차방어선
② 기본구조
③ 정상방어선
④ 저항선
⑤ 유연방어선

048 PATCH(Planned Approach To Community Health)를 활용하여 지역보건의료계획을 수립할 때 첫 번째 단계는?

① 평가
② 우선순위 선정
③ 지역사회 조직화
④ 자료 수집 및 분석
⑤ 포괄적인 중재안 개발

049 다음 중 의료인인 보건관리자만 수행할 수 있는 업무 내용으로 적절한 것은?

① 사업장 보건교육 실시에 관한 지도
② 사업장 순회점검, 지도 및 조치 건의
③ 보호구 구입 시 적격품 선정에 관한 지도
④ 건강진단 결과 발견된 질병자의 요양 지도
⑤ 물질안전보건자료의 게시 또는 비치에 관한 보좌

050 보건사업 기획의 주민참여 단계 중 정부나 관련 기관은 지원자 역할만 하며 주민들이 자체적으로 위원회나 조직을 구성하여 운영하는 단계는?

① 동원 ② 협조 ③ 협력 ④ 개입 ⑤ 주도

051 다음 중 학교보건법 상 보건교사의 직무로 적절한 것은?

① 학생 건강기록부 관리
② 학교 식품위생 유지 의무
③ 학생과 교직원의 건강진단
④ 학교보건계획 수립에 관한 자문
⑤ 학교에서 사용하는 의약품 실험 및 검사

052 학교환경관리에 대한 사항으로 적절한 것은?

① 오염공기의 처리기준: 미세먼지는 1,000μg/m³ 이하
② 의자높이: 무릎길이 - 1.5cm
③ 창 높이: 창 하연 120cm 창 상연 300cm가 이상적
④ 최대조도와 최소조도 비율이 2대 1을 넘지 않도록 할 것
⑤ 책상높이: 키의 1/3

053 보건교사가 행동주의 학습 이론을 적용하여 정신건강 증진 교육을 실시하려고 할 때 가장 적절한 방법은?

① 학생들에게 학습 내용을 개념도로 작성해서 보여주었다.
② 학생이 자율성을 가지고 스트레스 개선방안을 스스로 작성하도록 독려하였다.
③ 스트레스 이완 체조를 잘 따라하는 학생에게는 칭찬 점수를 주고 모으도록 하였다.
④ 스트레스 해소 방안에 대한 강의를 자신의 표현으로 바꾸어 기록하도록 지도하였다.
⑤ 학생들에게 스트레스를 받는 구체적인 상황을 제시하고 이를 극복 할 수 있는 방법에 대해서 토론을 하여 발표하도록 하였다.

054 모자보건사업을 하기 위해서 출산력 수준을 파악하고자 한다. 이를 위해서 가임기 여성 1명이 평생동안 낳을 수 있는 평균 자녀의 수를 파악하였다. 여기에 해당하는 지표는 무엇인가?

① 조출생률   ② 일반출산율
③ 합계출산율   ④ 연령별출산율
⑤ 재생산율

055 학습내용의 진행방향으로 적절한 것은?

① 구체적인 내용에서 추상적인 내용 순으로 진행한다.
② 복잡한 내용에서 단순한 내용 순으로 진행한다.
③ 최신 내용에서 오래된 내용 순으로 진행한다.
④ 낯선 개념에서 친숙한 개념 순으로 진행한다.
⑤ 어려움 개념에서 쉬운 개념 순으로 진행한다.

056 보건관리자로 근무하는 A간호사는 고용노동부에서 작성한 '산업안전보건교육 가이드북'에 근거하여 근로자에게 필요한 보건 교육 내용을 결정하다. 이 경우 A간호사가 수행한 보건교육 요구 사정은 다음 중 어떤 유형에 해당하는가?

① 규범적 요구   ② 내면적 요구
③ 상대적 요구   ④ 외향적 요구
⑤ 잠재적 요구

057 급성 전염병이 발생할 경우 가장 효과적인 교육매체는 무엇인가?

① 대중매체   ② 영화
③ 모형   ④ 강연회
⑤ 가정방문

058 노인을 대상으로 보건교육을 실시하려고 할 때, 고려해야 할 사항으로 가장 적절한 것은?

① 집단 간 비교를 통해서 경쟁을 유도한다.
② 그림책이나 인형극을 활용하여 교육한다.
③ 사실을 간단명료하게 전달하는데 집중한다.
④ 즐겨 쓰는 은어의 뜻을 이해하고 적절히 사용한다.
⑤ 큰 글자를 사용하고 분명한 발음으로 천천히 말한다.

059 보건소 결핵실에 새로 배치된 간호사가 결핵 약품을 구매하려고 한다. 결핵 약품의 구매량을 판단할 때 활용할 수 있는 자료는?

① 결핵 발생률
② 결핵 유병률
③ 결핵으로 인한 사망률
④ 결핵 전염률
⑤ 결핵 병원력

060 동거하고 있는 가족 구성원들의 상호관계를 이해하는데 도움이 되는 다음 그림과 같은 가족 사정도구는 무엇인가?

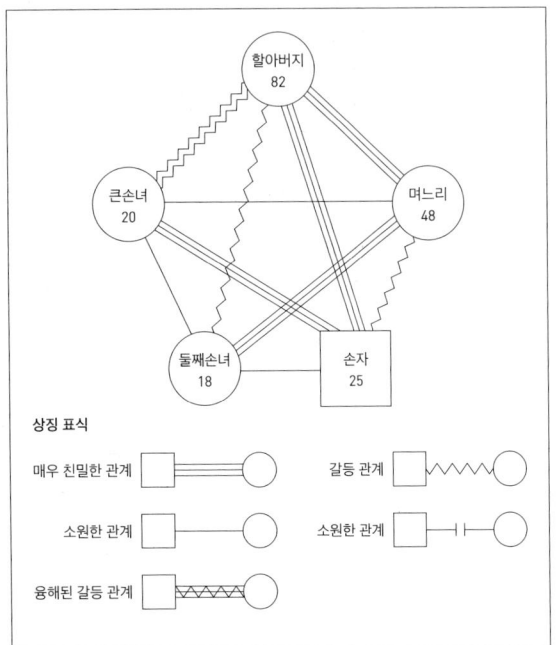

① 가계도
② 가족연대기
③ 가족밀착도
④ 외부체계도
⑤ 사회지지도

061 현재 자녀는 모두 출가하였으나 직장을 다니는 부부가 있다. 듀발(Duvall)의 가족발달이론에 따르면 이 가족이 달성해야 할 발달과업은 무엇인가?

① 경제적 풍요
② 의존과 독립의 전환
③ 세대 간의 충돌 대처
④ 안정된 부부관계 유지
⑤ 늙어가는 부모에 대한 지지

062 가족이 경험할 수 있는 문제와 각 단계에서 있을 수 있는 문제를 미리 파악하여 이에 대처할 수 있는 능력을 키워주는 가족간호 중재 유형은 무엇인가?

① 계약
② 건강교육
③ 건강상담
④ 예측적 안내
⑤ 직접적인 간호제공

063 항독소(antitoxin), γ-globulin, 면역혈청 등을 투여하여 얻게 되는 면역을 무엇이라고 하는가?

① 인공능동면역
② 인공수동면역
③ 자연능동면역
④ 자연수동면역
⑤ 선천면역

064 사례관리 대상자가 원하는 목적을 성취하도록 중재하고 지속적으로 관찰하는 것은 사례관리자 기능 중 무엇인가?

① 결과관리자
② 재정관리자
③ 옹호자 및 교육자
④ 정신·사회적 관리자
⑤ 임상간호조정자 및 촉진자

065 다음 중 오타와 헌장에서 제시한 건강증진의 3대 접근원칙으로 적절한 것은?

① 주창, 투자, 역량함양
② 옹호, 역량강화, 중재
③ 법규제정, 규제, 연대구축
④ 투자, 옹호, 역량강화
⑤ 법규제정, 파트너십 형성, 중재

066 다음 중 중재수레바퀴 모형에서 질병조사에 해당하는 활동은?

① 지역 내 청소년의 흡연율을 낮추기 위해 금연 조례 안을 작성 및 발의하였다.
② 고혈압 예방을 위해 '싱겁게 먹기' 조리 실습 교육을 실시한다.
③ 지역 내 결핵 환자 발생 시, 감염 경로를 파악하고 접촉자에게 검진을 실시한다.
④ 우울감이 높은 독거노인을 발견하여 정신건강복지센터에 연계하고 등록시킨다.
⑤ 복합적인 건강 문제를 가진 환자의 가정을 정기적으로 방문하여 필요한 서비스를 조정한다.

067 전기톱을 장시간 사용하는 근로자가 겨울이 되자 손가락이 창백해지고 쑤시고 아픈 증상을 호소하였다. 이 근로자가 호소하는 증상은 무엇인가?

① 레이노 증후군 ② 수근관 증후군
③ 건초염 ④ 진폐증
⑤ 잠함병

068 재해발생의 경도를 파악하기 위한 것으로 연노동 시간당 손실노동 일수를 산출해 산업재해로 인한 근로손실정도를 나타내는 통계치는 무엇인가?

① 강도율 ② 건수율
③ 도수율 ④ 평균손실 일수
⑤ 천정치

069 상수 처리의 여과방법 중 급속여과법의 특징으로 적절한 것은?

① 탁도가 높을 때 불리하다.
② 건설비가 상대적으로 많이 든다.
③ 상부 사면을 대치하는 청소방법을 쓴다.
④ 이끼류가 발생하기 쉬운 장소에 불리하다.
⑤ 약품을 이용해 응집 침전시킨 후 여과한다.

070 Petak의 재난관리 모형에서 재난 대응단계의 간호사 역할로 적절한 것을 고르시오.

① 우울증, PTSD와 같은 정신보건문제의 증후 관찰
② 환자의 요구가 충족될 수 있도록 옹호
③ 의료서비스 대체 장소 확인
④ 훈련된 간호 인력 확보
⑤ 의료 기관 시설 복구

정신간호학

071 다음 중 정신질환에 대한 올바른 인식에 해당하는 것은?

① 경제적인 어려움이 클수록 정신질환 발병률이 높다.
② 정신질환은 특정한 경우에 나타나는 것으로 일반적인 질환은 아니다.
③ 정신질환은 다른 질환에 비해 다소 시간은 걸리지만, 치료가 가능한 질환이다.
④ 정신질환은 유전병의 하나로 부모가 있는 경우 자녀에게도 그대로 나타나게 된다.
⑤ 정신질환자들은 난폭하고 공격적인 행동이 내재되어 있으므로 항상 주의해야 한다.

072 프로이트의 정신 성적 발달단계 중 초자아가 발달하며 같은 성의 부모와 자신을 동일시하는 시기로 옳은 것은?

① 구강기 ② 항문기 ③ 남근기
④ 잠복기 ⑤ 성기기

073 수술을 앞두고 있는 환자가 "수술이 잘 되겠죠? 긴장되네요."라고 했을 때, 간호사가 "수술을 앞두고 두렵고 걱정되시는군요."라고 반응하였다. 이때 사용한 의사소통 기법으로 옳은 것은?

① 평가 ② 수용
③ 반영 ④ 일시적 안심
⑤ 지나친 동의

074 "작은 고추가 맵다."라는 속담과 관련 있는 방어기제로 옳은 것은?

① 전치 ② 보상 ③ 투사 ④ 전환 ⑤ 합리화

075 하나의 대상에 대해 긍정정인 감정과 부정적인 감정을 동시에 갖는 것을 의미하는 것으로 옳은 것은?

① 불안 ② 투사 ③ 함입
④ 양가감정 ⑤ 부적절한 정서

076 지속적으로 우울한 기분이 있고 흥미나 즐거움의 뚜렷한 저하를 보이는 것과 관련된 생물학적 요인으로 옳은 것은?

① 코티솔 감소　② 도파민 증가
③ 세로토닌 감소　④ 갑상샘 기능 항진
⑤ 노르에피네프린 증가

077 희로애락, 공격성 등의 감정 작용에 관련된 뇌 부위로 옳은 것은?

① 소뇌　② 연수　③ 뇌실
④ 변연계　⑤ 시상하부

078 할로페리돌(haloperidol)을 복용하는 환자가 가만히 있지 못하고 안절부절못하는 모습을 보일 때 예상할 수 있는 증상으로 적절한 것은?

① 무과립구증　② 정좌불능증
③ 기립성 저혈압　④ 알레르기 반응
⑤ 지연성 운동장애

079 술만 마시면 아내와 자녀에게 폭력을 행사하는 아버지의 특성으로 적절한 것은?

① 높은 자존감과 우월감을 갖고 있다.
② 가족보다는 타인에 대한 신뢰를 더 많이 갖는다.
③ 본인의 공격성을 조절하지 못하며 폭력에 대해 합리화하는 경향이 있다.
④ 맡은 일에 대해서는 좌절하지 않고 끝까지 해내는 성격을 보인다.
⑤ 자기중심적인 사고를 하나 타인에 대해 배려하는 행동을 보여 원만한 대인관계를 가진다.

080 3년 넘게 지속적으로 우울한 느낌과 함께 만성피로, 식욕부진, 불면 등의 증상으로 병원에 내원한 40대 여성이다. 예상할 수 있는 질환으로 옳은 것은?

① 순환성 장애
② 지속성 우울장애
③ 제Ⅰ형 양극성 장애
④ 월경 전 불쾌감 장애
⑤ 파괴적 기분조절부전장애

081 주요 우울증으로 전기경련요법을 시행할 예정인 환자와 관련된 간호중재로 적절한 것은?

① 전기경련요법은 뇌 전체에 전류를 흐르게 하여 인위적으로 혼수상태를 만들어 유지하는 방법을 의미한다.
② 아트로핀은 치료에 영향을 미치는 약물로 치료 전 복용을 금지한다.
③ 전기경련요법 후 호흡이 제대로 유지되는지 주의 깊게 관찰한다.
④ 치료를 받기 전 특별히 금식할 필요가 없음을 알려야 한다.
⑤ 베개를 베지 않은 채 앙와위를 취하고 4시간 정도 유지해야 한다.

082 "옆집에서 자꾸 우리 집으로 유독가스를 내보내요. 우리 가족을 유독가스로 다 죽이려 하고 있어요."라고 대상자가 말할 때 예상할 수 있는 대상자의 상태는?

① 마술적 사고　② 자폐적 사고
③ 강박　④ 환청
⑤ 망상

083 올란자핀(olanzapine) 약물을 복용하는 조현병 환자가 일어서면서 어지러움을 호소할 때 할 수 있는 간호중재로 적절한 것은?

① 자세를 바꿀 때에는 신속하게 움직이도록 한다.
② 약물과는 관련 없는 증상임을 알리고 추가적인 신체검진을 받도록 한다.
③ 어지러움은 낙상 위험성을 높이므로 천천히 일어서도록 한다.
④ 운동 부족에 의한 증상이므로 적정한 강도의 운동을 꾸준히 하도록 설명한다.
⑤ 약물 부작용의 하나임을 설명하고 즉시 약물 복용을 중단시킨다.

084 병동에 입원한 환자가 "나는 신의 대리인이다. 내 말이 곧 신의 뜻이다."라고 말할 때, 예상할 수 있는 망상의 유형으로 적절한 것은?

① 피해망상　② 색정망상　③ 종교망상
④ 신체망상　⑤ 관계망상

085 조현병으로 입원 중인 환자가 창문 밖에서 엄마가 자기를 부른다며 창문을 열어달라고 요구할 때, 할 수 있는 간호중재로 가장 적절한 것은?

① 왜 그렇게 생각하는지 대상자에게 묻는다.
② 아무런 소리도 들리지 않음을 얘기하여 현실감을 제공한다.
③ 다시는 그런 소리를 하지 말도록 주의를 주어야 한다.
④ 어머니가 어떻게 부르고 있는지 대상자에게 질문하여 확인한다.
⑤ 자꾸 이러한 생각을 하는 것은 잘못된 것임을 논리적으로 설명한다.

086 조증 상태를 보이는 환자가 옷을 벗고 병동을 돌아다니며 간호사에게 이야기할 때, 할 수 있는 간호중재로 가장 적절한 것은?

① 옷을 벗고 있는 것은 공공장소에서 적절하지 않음을 정확하게 설명한다.
② 행동이 조절되지 않는 상태이므로 대상자를 격리시켜야 한다.
③ 동료 간호사들에게 도움을 청하고 즉시 환자 근처에서 벗어나야 한다.
④ 큰 소리로 잘못된 행동을 왜 하는 것인지 이유를 묻고 당장 옷을 입도록 한다.
⑤ 중립적이고 단호하며 일관된 태도를 보이며 옷을 입도록 돕는다.

087 다음 중 우울장애를 갖고 있는 대상자에게서 볼 수 있는 증상으로 적절한 것은?

① 과다한 신체 활동
② 의기양양
③ 공격적
④ 다행감
⑤ 일상 활동에 대한 흥미 결여

088 '자가간호 결핍'의 간호진단을 내린 조현병 환자에게 할 수 있는 간호중재로 적절한 것은?

① 조현병 증상 중 하나이므로 이해하고 씻겨주어야 한다.
② 자발적으로 환자가 씻을 때까지 기다려 주도록 한다.
③ 병동 사람들이 있는 장소에서 환자가 씻지 않고 있음을 공개적으로 지적한다.
④ 주기적으로 위생 상태를 확인하고 환자가 자발적으로 할 수 있도록 도와준다.
⑤ 청결하지 못한 위생 상태는 감염 가능성을 높이므로 강제로라도 목욕시켜야 한다.

089 다음 중 조현병의 예후가 가장 좋을 것이라고 예상되는 대상자는?

① 노령이 되어 조현병이 발병한 대상자
② 특별한 스트레스원이 없는 대상자
③ 조현병의 가족력이 있는 대상자
④ 지지체계가 열악한 대상자
⑤ 병전 좋지 않은 사회적, 성적, 직업적 기능을 가졌던 대상자

090 완벽을 추구하며 정리정돈에 대한 강박증을 갖는 경우, 이러한 증상의 원인에 해당하는 것은?

① 낮은 욕구
② 강한 초자아
③ 높은 자존감
④ 높은 소유욕
⑤ 어머니에 대한 불신감

091 주요우울장애 대상자가 여러 날 동안 옷도 갈아입지 않고 세수도 하지 않을 때 내릴 수 있는 간호진단은?

① 지식부족
② 자가간호결핍
③ 상해의 위험
④ 방어적 대처
⑤ 사회적 상호작용 장애

092 엘리베이터 안에 있던 중 갑작스럽게 시작된 불안감으로 의식을 잃고 쓰러졌던 대상자로, 다시 이러한 일이 발생할 수 있다는 생각에 집 밖으로 나가지 못하고 있다. 환자에게 내릴 수 있는 간호진단으로 적절한 것은?

① 불면증
② 사회적 고립
③ 자가간호 결핍
④ 자아정체성 손상
⑤ 자신에 대한 폭력의 위험

093 다음 중 불안장애 환자의 간호중재와 관련된 설명으로 적절한 것은?

① 불안과 관련된 본인의 감정을 충분히 표현할 수 있도록 한다.
② 불안에 집중할수록 불안감이 더 증대되므로 무시하도록 한다.
③ 환자가 다른 일들에 관심을 전환할 수 있도록 새롭고 다양한 환경적 자극을 제공한다.
④ 약간의 소음이 있는 장소는 환자로 하여금 오히려 안정감을 느낄 수 있도록 해준다.
⑤ 불안을 느끼지 않아도 되는 상황임을 논리적으로 설명하고 지적한다.

094 대상자가 아무도 없는 조용한 병실에서 "내 귀에 대고 그런 말 하지마."라고 혼잣말을 할 때 예상할 수 있는 증상은?

① 착각
② 환각
③ 작화증
④ 보속증
⑤ 상동증

095 최근 이혼과 직장에서 동료와 심한 갈등을 겪은 환자가 갑자기 오른쪽 팔의 마비를 호소하며 병원에 내원하였다. 진단 검사 결과 오른쪽 팔에 이상이 발견되지 않았을 때, 간호중재로 옳은 것은?

① 마비로 인해 수술이 필요하므로 입원시킨다.
② 여러 병원에서 검사를 받아보도록 권유한다.
③ 증상이 없으므로 병원에 내원할 필요가 없다고 설명한다.
④ 신체 증상이 심인성임을 환자에게 설명하고 병을 인지하도록 한다.
⑤ 신체 증상에 대해 초점을 맞춰 대화하며 환자의 요구를 모두 들어준다.

096 남을 의심하고 믿지 못하는 대상자를 간호할 때 가장 적절한 행동은?

① 의심하고 믿지 못하는 것은 적절하지 않음을 분명하게 알린다.
② 대상자의 상황을 이해하고 특별한 행동이 아니므로 관심을 두지 않는다.
③ 논리적인 이유를 들어 대상자의 행동이 적절하지 않음을 설명한다.
④ 대상자의 이야기를 경청하고 존중하는 모습을 보인다.
⑤ 환자상태를 고려하여 더 친절하고 부드러운 말투로 차근차근 설득하여 행동을 교정하도록 한다.

097 길에서 자신의 성기를 불특정 다수의 사람들에게 노출시켜 경찰에 연행된 대상자에게 추정되는 질환으로 옳은 것은?

① 노출장애
② 관음장애
③ 마찰도착장애
④ 성적가학장애
⑤ 물품음란장애

098 약 2주 전 환각제를 끊은 환자가 환각제를 복용할 때와 같이 이상한 것들이 느껴진다고 할 때의 증상에 대한 설명으로 가장 적절한 것은?

① 다른 약물에 대한 교차내성을 의미한다.
② 이전 환각제 복용으로 인한 플래시백 현상이다.
③ 환각제 합병증으로 발생하는 조현병의 증상이다.
④ 중추신경 억제로 인해 발생하는 일시적인 증상이다.
⑤ 약물과는 관련 없는 신체증상으로 추가적인 검사가 필요하다.

099 다음 중 아편 종류의 약물에 대한 중독증상으로 적절한 것은?

① 얼굴 부종
② 동공 확대
③ 맥박 상승
④ 반응 저하
⑤ 체온 상승

100 알코올중독자를 위한 자조모임에서 만난 환자이다. 자신의 문제를 가장 잘 이해하고 있는 대상자의 반응은?

① "사회생활을 하다 보면 술은 필수적이죠."
② "불면증이 있어 술을 조금 마셨을 뿐이에요."
③ "내가 마음만 먹으면 술은 바로 끊을 수 있어요."
④ "가족들이 나에게 잘해준다면 나는 술을 안 마실 거예요."
⑤ "내가 자조모임에 나오지 않는다면 재발할 위험이 높아질 거예요."

101 치매 환자에게 간호중재를 할 때 주의해야 할 사항으로 적절한 것은?

① 환자의 지적 능력에 맞춰 성취할 수 있는 활동을 제공하며 성취한 후 칭찬해주어야 한다.
② 여러 명의 간호사가 돌아가면서 환자에게 간호를 제공하는 것이 바람직하다.
③ 자주 새로운 환경을 조성해주어 환자에게 다양한 자극을 제공해주어야 한다.
④ 환자의 지적능력 향상을 위해 암기와 관련된 과제를 제공한다.
⑤ 환자가 기억하지 못할 때에는 문제가 되는 부분들을 정확히 짚어서 알려준다.

102 야간에 충분한 수면을 하였음에도 불구하고 낮에 자신도 모르는 사이에 잠이 들어 일상생활의 불편감으로 인해 내원한 환자에게 나타날 수 있는 증상으로 옳은 것은?

① 코골이
② 야경증
③ 입면환각
④ 수면 중 보행유형
⑤ 수면 중 다리의 감각 이상

103 과다한 음식을 빠르게 섭취하고 먹는 것을 멈추지 못하고, 먹은 후 체중 증가를 피하기 위해 부적절한 보상행동을 하는 대상자에게 할 수 있는 간호중재로 적절한 것은?

① 부적절한 보상행동을 할 때 마다 잘못된 행동임을 인지시킨다.
② 대상자가 느끼는 죄책감, 우울, 자기혐오감 등을 표현할 수 있도록 지지한다.
③ 강한 운동을 교육하고 식후 운동을 통해 충분한 열량 소모가 가능함을 알린다.
④ 절대안정이 중요함을 알리고 가급적 외부 활동을 자제할 것을 설명한다.
⑤ 구토를 막을 경우 심리적 스트레스가 심해지므로 식사시간 및 식후에 대상자에게 혼자 있는 시간을 제공한다.

104 자폐스펙트럼장애 소아 환자의 간호진단 중 가장 우선적인 중재가 필요한 간호진단은?

① 불충분한 섭취와 관련된 영양 부족
② 인지 저하와 관련된 자가간호 결핍
③ 공격적인 행동과 관련된 자해의 위험
④ 의사소통 부재와 관련된 비효과적 관계
⑤ 발달 저하와 관련된 언어적 의사소통 장애

105 갑자기 눈을 반복적으로 깜짝이면서 기침 소리를 내는 아동의 간호중재로 가장 적절한 것은?

① 엄격한 훈육으로 충격을 주어 같은 행동을 반복하지 않도록 해야 한다.
② 영양 부족으로 발생하는 것이므로 충분한 영양을 섭취하도록 설명한다.
③ 부모의 잘못된 육아방식이 원인으로 부모의 양육방식에 대한 교육이 필요하다.
④ 틱 행동을 보일 때마다 그 순간에 직접 지적하는 것이 도움이 된다.
⑤ 아동의 심리적 스트레스를 사정하고 틱 증상에 무관심으로 대처하는 것도 좋은 중재가 된다.

3교시

간호관리학	35문제
기본간호학	30문제
보건의약관계법규	20문제
	총 85문제

간호관리학

001 다음 중 국제간호협의회(ICN)에 대한 설명으로 옳은 것은?

① 국제연합(UN)에 속해있는 전문기구이다.
② 매년 국제간호협의회 총회를 개최한다.
③ 하나의 주권국에 하나의 회원국만 인정한다.
④ 평시 재해방지, 구호 및 예방 활동을 주로한다.
⑤ 1899년 나이팅게일 여사의 발의에 따라 창설되었다.

002 다음은 우리나라 간호교육의 역사에 대한 내용으로 옳은 것은?

① 우리나라에서 최초로 간호교육을 시작한 곳은 세브란스 병원이다.
② 우리나라 정부에서 최초로 간호교육을 실시한 곳은 제중원이다.
③ 1955년 이화여자대학에서 우리나라 최초로 간호학과를 설치하였다.
④ 1973년 간호사 자격 검정고시 제도가 완전 폐지되었다.
⑤ 1979년 간호전문학교가 4년제 종합대학으로 승격되었다.

003 입사 3개월 차 신규간호사 A는 "배운 것과 병원 실무가 너무 다르다"며 스트레스를 호소하고 있다. A 간호사가 겪는 상황은 크래머(Kramer)의 현실충격 단계에서 무엇에 해당하는가?

① 밀월기　② 충격기　③ 회복기
④ 해결기　⑤ 역할수행기

004 다음 중 병원윤리위원회에 대한 설명으로 옳은 것은?

① 병원 윤리위원회는 모든 종합병원에서 의무적으로 설치해야 한다.
② 병원 윤리위원회에서는 치료 내용을 결정할 수 있다.
③ 병원 윤리위원회는 의사, 병원직원, 간호사, 약사로 구성된다.
④ 건강 친화적인 지역사회 여건을 조성하는 역할을 한다.
⑤ 병원 윤리위원회는 병원 직원 및 학생에 대한 윤리교육을 실시한다.

005 한국 간호사 윤리강령 3항을 보면 '간호사는 간호대상자의 사생활을 보호하고 비밀을 유지하며 간호에 필요한 정보공유만을 원칙으로 한다'는 조항이 있다. 또한 나이팅게일 서약문을 보면 간호하면서 알게 된 개인이나 가족의 사정은 비밀로 한다는 내용이 있다. 이와 가장 관련이 깊은 윤리 규칙은?

① 정직의 규칙　② 신의의 규칙
③ 성실의 규칙　④ 정의의 규칙
⑤ 자율성 존중의 규칙

006 신입 간호사가 직무에 적응을 할 때 모방하고자 하는 유능한 선임 간호사가 많은 경우 더 원활하게 적응을 할 수 있다. 그 이유를 가장 잘 설명할 수 있는 이론은?

① 역할이론　② 특성이론
③ 경로목표 이론　④ 사회 학습이론
⑤ 과학적 관리이론

007 다음 사례와 가장 관련 있는 법적의무는 무엇인가?

> 일반 산부인과 병원에서 환자에게 미리 허가를 받지 않고 병원에서 실습하던 학생들을 분만과정에 참관시켰다. 환자는 이로인해 정신적 고통을 받았다며 위자료 지급을 요구했고 법원은 병원이 환자에게 위자료를 지급하라는 판결을 내렸다.

① 확인의 의무
② 주의의 의무
③ 비밀유지의 의무
④ 설명 및 동의의 의무
⑤ 간호기록부 기록의 의무

008 간호관리체계 모형에 대한 설명으로 옳은 것은?

① 산출에는 시간, 간호연구, 의사결정이 포함된다.
② 투입에는 인력, 공급품, 비용편익, 간호연구가 포함된다.
③ 간호관리과정은 기획, 조직, 인사, 지휘, 통제의 단계를 포함한다.
④ 제공된 간호서비스의 질과 양을 평가하여 다시 투입과정에 반영하는 것을 통제라고 한다.
⑤ 간호관리체계란 대상자의 요구를 충족시키기 위해 간호를 제공하고 조직하는 방법을 말한다.

009 다음 사례와 가장 관련이 깊은 것은?

> • 병원에서 착용하는 복장은 병원에서 지급한 근무복으로 구성해서 착용해야 한다.
> • 근무복은 회색과 녹색 2종류로 선택하여 착용 가능하다.

① 목표 ② 정책 ③ 절차 ④ 규칙 ⑤ 계획

010 지속적인 품질개선을 위한 변화를 수행하는 과정 모델로 계획, 시행, 점검, 실행을 반복하여 업무를 지속적으로 개선해 나가는 것을 무엇이라고 하는가?

① PDCA 사이클
② FADE
③ 6시그마
④ 린(LEAN)
⑤ 벤치마킹

011 다음 중 통제의 기능과 가장 관계 깊은 항목은?

① 권한 위임
② 예산 편성
③ 정책수립 및 수행
④ 업무에 대한 평가 및 반영
⑤ 조직 내 경력개발 제도 시행

012 다음 사례와 가장 관련이 깊은 것은?

> A병원에서 중환자실에 입원한 환자가 동시에 사망하는 의료사고가 발생하였다. 조사 결과 A병원은 이번 사건이 발생하기 전에도 의료기기 오작동 사건, 수액세트 오염 등 경미한 사고나 징후들이 다수 발생한 사실이 확인되었다.

① SWOT 분석
② 근본원인 분석
③ 적신호 사건
④ 하인리히 법칙
⑤ 스위스 치즈 모형

013 주경로기법에 대한 설명으로 옳은 것은?

① 각 작업에 소요되는 시간을 낙관적 소요시간, 비관적 소요시간, 확률적 완성기대시간 세 가지로 추정한다.
② 기존의 자료가 없을 때도 활용 가능하다는 장점이 있다.
③ 한 작업이 정시에 완성되지 않을 경우 전 사업이 지체되는 것을 한 눈에 확인할 수 있다.
④ 문제 상황을 단순화하는 모형을 활용해서 기본요소를 규명하고 해결방법을 도출하는 방법이다.
⑤ PERT와 유사한 의사결정 기법이지만 좀 더 불확실한 상황에서 사용하는 방법이다.

014 포괄수가제와 비교했을 때 행위별수가제의 장점은?

① 국민 의료비 상승을 억제할 수 있다.
② 진료비의 관리 운영이 편리하다.
③ 질병군별 간호를 표준화 할 수 있다.
④ 환자에게 양질의 의료 서비스 제공할 수 있다.
⑤ 과잉 진료 및 의료 서비스의 오남용을 억제할 수 있다.

015 구성원에게 동기를 부여할 수 있도록 직무의 핵심적 특성과 구성원의 개인 간의 차이에 의한 다양성을 고려하여 직무를 설계하는 방법은 무엇인가?

① 직무단순화 ② 직무확대
③ 직무순환 ④ 직무충실화
⑤ 직무특성모형

016 권한 위임(delegation)에 대한 설명으로 옳은 것은?

① 상급자의 모든 권한과 책임이 하급자에게 위임된다.
② 사안이 중요할수록 권한의 위임 정도는 높아진다.
③ 조직의 규모가 클수록 권한의 위임 정도는 높아진다.
④ 조직 구조가 분산되므로 업무 수행이 비효율적이다.
⑤ 과업이 복잡할수록 권한의 위임 정도는 높아진다.

017 간호전달체계 중 일차간호에 대한 설명으로 옳은 것은?

① 진료의 자율권을 침해할 우려가 있다.
② 최소의 간호 인력으로 간호를 실시할 수 있다.
③ 가장 오래된 간호전달체계로 환자에 대한 총체적이고 완전한 간호가 가능하다.
④ 전인적 간호로 환자에게 높은 만족감을 줄 수 있으며 간호사 또한 직업 만족도가 높다.
⑤ 동료를 교육하거나 동료에게서 배울 기회가 생기게 되어 개인 능력 향상에 도움을 준다.

018 조직문화의 구성요소 중 조직이 추구하는 장기적인 방향과 기본적 성향을 결정하며, 다른 조직문화 구성요소에 많은 영향을 주는 것은?

① 공유가치 ② 전략 ③ 구조
④ 관리시스템 ⑤ 구성원

019 다음은 한 간호사가 수술 후 병실로 돌아온 환자를 대상으로 실시한 간호업무를 기록한 것이다. 간호사가 환자에게 제공한 총 간접 간호시간은?

- 대상자에게 정맥 주입 펌프(IV pump)를 적용하고 처방된 수액을 연결 - 10분
- 환자의 활력징후를 측정하고 수술 부위를 사정 - 15분
- 환자의 수술 후 초기 간호기록을 EMR에 작성 - 20분
- 투약실에서 진통제를 준비 - 5분
- 환자에게 진통제를 투여 - 10분

① 10분 ② 15분 ③ 20분 ④ 25분 ⑤ 30분

020 병원에서 신입간호사를 대상으로 병원의 역사, 철학, 건물의 구조 및 화재대책, 병원의 규칙 등을 교육했다. 신입간호사가 받은 교육의 종류는?

① 유도훈련 ② 보수교육
③ 실무교육 ④ 오리엔테이션
⑤ 프리셉터교육

021 수간호사 A는 일선 간호사들의 업무 평가를 하기 위해서 아래와 같은 표를 작성해 점수를 합산하여 평가하였다. 이에 해당하는 업무 평가 방법은 무엇인가?

```
□ 근무태도
┼ 7 ─ 언제나 매주 탈 없이 근무를 잘 할 것으로 기대할 수
┼ 6      있다.
┼ 5 ─ 결근이나 지각이 거의 없으며, 사전에 통보해줄 것으
┼ 4      로 기대할 수 있다.
┼ 3 ─ 한달에 2~3일 결근이나 지각을 할 것으로 예상된다.
┼ 2
┼ 1 ─ 근무태도가 불량하여 종잡을 수가 없다.
```

① 서열법 ② 대조표법
③ 직접지수고과법 ④ 행동기준척도법
⑤ 평정척도법

022 최근 A 간호사가 업무를 지속적으로 누락하고 마감 시간을 지키지 않고 있으며 이로 인해 다른 간호사들의 업무가 가중된다는 불만도 접수되었다. A 간호사에게 가장 적절한 조치는?

① A 간호사를 따로 불러 업무 태도에 초점을 두고 질책한다.
② A 간호사에게 근무표 작성 시 불이익을 줄 수 있다며 경고한다.
③ 전체 회의에서 "업무 마감이 잘 지켜지지 않는다"며 모두에게 주의를 준다.
④ 업무 누락에 대한 객관적 자료로 제시하고 명확한 개선 기준을 함께 정한다.
⑤ A 간호사와 면담을 하여 주변 간호사와의 대인관계에 어려움을 겪고 있는지 확인한다.

023 다음 중 외부모집의 장점으로 적절한 것은?

① 사기 진작
② 채용 비용 절감
③ 능력 개발 강화
④ 조직 분위기 쇄신
⑤ 직위에 적합한 구성원 배치 가능

024 다음 중 홍역, 수두 환자에 공통적으로 적용될 수 있는 감염 관리 방법으로 가장 옳은 것은 무엇인가?

① 간호수행 시 가운을 착용한다.
② 간호수행 시 장갑을 착용한다.
③ 대상자는 음압 격리실에 격리한다.
④ 다제내성균 환자와 동일한 방식으로 관리하였다.
⑤ 환자가 폐기물은 의료폐기물로 분리수거 해야 한다.

025 자기 주장행동이 필요한 이유로 적절하지 <u>않은</u> 것은?

① 인간관계의 개선
② 간호 업무능력의 향상
③ 자기능력의 신장
④ 정신건강 증진
⑤ 조직 경쟁력의 향상

026 맥클랜드(McClelland)의 성취동기이론에 따를 때 성취동기가 높은 사람들의 특성으로 적절한 것은?

① 즉각적인 피드백을 강구한다.
② 타인에게 친절하고 동정심이 많은편이다.
③ 남을 통제하는 위치에 있는 것을 선호한다.
④ 높은 성취 달성을 위해 쉬운 과업을 선호한다.
⑤ 다른 사람들과 좋은 관계를 유지하려 노력한다.

027 협상에 임하는 간호관리자가 협상을 효과적으로 진행시키기 위해서 필요한 원칙으로 적절한 것은?

① 협상에 임하는 자신의 입장을 확고히 한다.
② 협상에 임하는 상대방보다는 문제에 초점을 둔다.
③ 논쟁을 통해 상대방이 자신의 입장을 받아들이게 한다.
④ 상대방의 이익을 고려하기보다 최대한 자신과 조직의 이익을 반영한다.
⑤ 협상에서 유리한 고지를 차지하기 위해서 때로는 상대방을 비난할 수 있어야 한다.

028 질보장(QA)과 비교하여 총체적 질관리(TQM)의 특징으로 옳은 것은?

① 결과에 영향을 주는 모든 진행과정과 사람들의 질적 향상에 중점을 둔다.
② 부서나 진료과별로 수직적인 검토를 거쳐 서비스를 평가한다.
③ 환자에게 취해진 활동만 질 관리 대상으로 본다.
④ 간호의 질 향상을 궁극적 목표로 둔다.
⑤ 문제의 발견과 해결이 목적이다.

029 다음 중 물품의 보관방법으로 적절한 것은?

① 고무제품은 보온에 더욱 주의하여 보관한다.
② 소독품은 최근 것일수록 앞에 배치한다.
③ 물품은 항상 같은 자리에 두어야 한다.
④ 유효기관이 지난 물품은 무조건 폐기한다.
⑤ 물품은 간호단위관리자의 책임하에 병동에 보관한다.

030 모르핀(morphine)을 투약하는 과정에 약병을 실수로 떨어트려서 파손되는 사고가 발생하였다. 이때 간호사가 취해야 할 가장 적절한 대처는?

① 간호관리자에게 보고하고 상급자가 확인 후 지시에 따라서 반납 또는 폐기한다.
② 상급자에게 보고를 한 다음 파손약품보고서 작성하고 남아있는 보고서와 함께 약국으로 보낸다.
③ 사진을 찍고 깨진 조각까지 보존해 수거한 다음 관리자 서명을 받은 보고서와 함께 약국으로 보낸다.
④ 정해진 절차에 따라 보고서를 작성한 다음 의료폐기물 봉투에 넣어 밀봉한 다음 정해진 시기에 폐기한다.
⑤ 즉시 현장 사진을 찍고 파손된 조각을 수거한 다음 마약장에 보관하고 상급자에게 보고한다.

031 정확한 환자확인을 위한 간호 활동으로 옳은 것은?

① 환자의 이름은 폐쇄형으로 질문한다.
② 수술 시 병실 호수와 위치로 환자를 확인한다.
③ 수혈할 때 환자 확인은 담당간호사 혼자만 진행한다.
④ 환자의 의식이 없는 경우 환자 확인은 생략한다.
⑤ 최소 두 가지 이상의 지표를 사용해서 환자를 확인한다.

032 간호단위 관리를 하는 궁극적인 목표는 무엇인가?

① 환자에게 최상의 간호를 제공하기 위해
② 환자에게 쾌적한 환경을 제공하기 위해
③ 의사의 진단과 치료활동을 지원하고 돕기 위해
④ 환자에게 쾌적하고 안전한 환경을 제공하기 위해
⑤ 개별화된 환자의 건강요구에 따라 간호계획을 수립하고 수행하기 위해

033 간호 기록에 대한 설명으로 옳은 것은?

① 간호기록은 영구적으로 보관한다.
② 간호기록은 5 right 원칙을 지켜서 작성한다.
③ 간호기록은 가능한 상세하게 묘사적으로 작성한다.
④ 간호기록 작성 시 간호사의 주관적 견해를 포함하여 기록한다.
⑤ 간호기록을 모두 작성한 다음 직위와 서명을 남긴다.

034 크기, 다양성, 속도 등과 같은 특성을 가지고 있으며, 대량의 데이터로부터 원하는 결과를 분석하고 가치를 창조하는 기술을 포괄하는 개념은?

① 자료
② 정보
③ 지식
④ 빅데이터
⑤ 데이터베이스

035 전자의무기록(EMR) 시스템에 간호기록을 작성할 때 발생할 수 있는 다음 행위 중 적절한 것은?

① 간호 수행의 효율을 위해, 처치 준비가 끝나면 시행 직전에 '시행 완료'로 서명한다.
② 응급상황에는 신속한 처리를 위해 로그인 된 동료의 아이디(ID)를 사용하여 처방을 입력할 수 있다.
③ 환자가 호소한 내용을 간호사가 해석하지 않고 "욱신거린다"와 같이 직접 인용하여 기록한다.
④ 담당환자라고 할지라도 기밀성 유지를 위해 이전 입원기록은 열람하지 않는다.
⑤ 자리를 비울 때, 다음 사용자를 위해 로그인 상태를 유지한 채로 둔다.

기본간호학

036 입술 오므리기 호흡법에 대한 설명으로 가장 적절한 것은?

① 흡기 시 입술을 오므려 시행하는 호흡법을 말한다.
② 입술 오므리기 호흡은 흡기시간을 늘리고 호기시간을 짧게 해준다.
③ 체내 효과적인 산소호흡을 돕기 위해 시행하게 된다.
④ 만성 폐쇄성 폐질환 환자에게 권장하지 않는 호흡법이다.
⑤ 기관지내 압력이 증가하여 세기관지의 허탈을 방지하는 효과를 갖는다.

037 맥박수에 영향을 미치는 요인과 이에 대한 설명으로 옳은 것은?

① 디지탈리스 제제는 맥박수를 증가시킬 수 있으므로 모니터링이 필요하다.
② 감염증상으로 인한 체온의 상승은 맥박수를 감소시킬 수 있다.
③ 과다한 출혈이 있거나 탈수 증상이 있을 때 약한 맥박과 맥박수 감소가 나타난다.
④ 운동을 많이 한 사람들은 맥박수가 정상범위보다 낮을 수 있다.
⑤ 통증이나 스트레스와 같이 교감신경이 항진되는 경우 맥박수는 감소한다.

038 상처 부위 드레싱 방법에 대한 설명으로 옳은 것은?

① 바깥쪽에서 안쪽의 방향으로 소독한다.
② 내과적 무균술을 준수하여 드레싱한다.
③ 오염된 부위에서 깨끗한 부위의 방향으로 소독한다.
④ 상처에 이물질이 많이 묻은 경우 먼저 멸균 생리식염수로 세척해야 한다.
⑤ 상처 부위 삼출물이 많은 경우 자극을 줄이기 위해 드레싱을 가급적 교환하지 않는다.

039 24시간 동안 소변량이 100mL 이하인 배뇨양상을 의미하는 용어로 옳은 것은?

① 무뇨   ② 핍뇨   ③ 다뇨
④ 요실금   ⑤ 배뇨지연

040 비위관 영양 중 환자가 구토할 때 우선적인 간호중재로 옳은 것은?

① 수분을 공급한다.
② 비위관을 제거한다.
③ 영양액 주입을 멈춘다.
④ 영양액을 빠르게 주입한다.
⑤ 냉장보관한 영양액으로 다시 준비한다.

041 갑자기 발생한 뇌출혈로 전신의 움직임이 불가능한 대상자이다. 담당간호사로서 침상 목욕을 수행하려고 할 때, 다음 중 가장 적절한 것은?

① 신체의 근위부를 시작으로 점차 말초부위 방향으로 닦아야 한다.
② 침상목욕을 효과적으로 하기 위해 침상 난간을 내려 놓고 수행한다.
③ 담요가 물에 닿아 젖는 경우 오한을 유발하여 체온을 저하시키므로 담요를 치우고 환의를 다 벗은 상태에서 신속히 침상목욕을 수행한다.
④ 침상목욕은 대상자와의 접촉이 있는 간호행위로 대상자에게 불안을 조장할 수 있으므로 자극되지 않도록 조용히 수행한다.
⑤ 대상자가 스스로 움직일 수 없기 때문에 완전한 도움이 필요하며, 만약 스스로 움직일 수 있는 범위가 있다면 그 부분은 스스로 닦도록 하는 것이 바람직하다.

042 투약관장에 대한 설명으로 옳은 것은?

① 약효를 보기 위해 약물을 장내에 투여한다.
② 장을 청결하게 하기 위해 물이나 생리식염수를 주입한다.
③ 기생충을 제거하기 위해 약물을 투여한다.
④ 직장 내 가스를 제거하기 위해 시행한다.
⑤ 변을 부드럽게 하기 위해 기름을 주입한다.

043 관장 시행이 금지되는 환자로 적절한 것은?

① 다음 날 오전 수술이 예정인 환자
② 대장 내시경을 시행할 환자
③ 분변매복 상태의 환자
④ 두개내압 상승이 우려되는 환자
⑤ 5일 째 배변을 하지 못하고 있는 환자

044 다음 중 손 씻기를 할 때 가장 중요한 요소에 해당하는 것은?

① 손 씻는 시간
② 씻는 물의 온도
③ 손을 비벼 마찰하는 것
④ 흐르는 물에 씻는 것
⑤ 적용하는 소독제의 종류

045 70세의 대상자로 문 손잡이를 돌려 문을 열려고 할 때마다 손목 통증이 있다고 표현한다. 관절가동범위에서 어떤 동작에서 통증을 느끼는 것인가?

① 내전 ② 외전 ③ 신전 ④ 회내 ⑤ 회외

046 의식이 없는 환자의 체위변경을 시행할 때 적용할 수 있는 신체역학의 원리로 적절한 것은?

① 가능한 다리를 붙인 자세를 취하여 기저면을 좁힌다.
② 환자를 들어 올릴 때 다리, 둔부와 같이 강한 근육군을 사용한다.
③ 굴리기, 밀기, 당기기보다는 환자를 들어 올려 체위를 변경한다.
④ 무게중심을 최대한 높게 하는 것이 안정적이다.
⑤ 환자의 움직이는 방향과 반대로 자세를 조정한다.

047 다리 수술 후 3개월 동안 침상안정했던 환자가 처음으로 보행을 시작하려고 한다. '신체 외상 위험'이라는 간호진단을 내릴 수 있는 이유로 가장 적절한 것은?

① 혈전 형성 ② 면역력 저하
③ 체위성 저혈압 ④ 폐 환기량 저하
⑤ 심박출량 증가

048 성인 환자의 기관 내 흡인과 관련된 내용으로 적절한 것은?

① 카테터를 정지한 채로 수초간 흡인한다.
② 1회 흡인 시간은 30초 이상이 적절하다.
③ 흡인 압력은 150mmHg 이상으로 설정한다.
④ 효과적인 흡인을 위해 흡인 후 바로 재흡인한다.
⑤ 카테터는 기관 직경의 1/2 크기로 준비한다.

049 임종이 임박했을 때 나타나는 증상으로 옳은 것은?

① 사지반점
② 안면근 강직
③ 차갑고 축축한 분홍빛 피부
④ 혈압 상승
⑤ 강한 맥박

050 다음 중 냉요법의 효과로 옳은 것은?

① 근육 이완 ② 모세혈관 이완
③ 혈액점도 증가 ④ 조직대사 증가
⑤ 염증반응 연장

051 신체보호대(억제대)를 적용할 때의 주의사항으로 적절한 것은?

① 최대한의 움직임이 가능하도록 신체보호대(억제대)를 고정해야 한다.
② 신체보호대(억제대)는 하루 한 번씩 풀러 순환 상태 및 피부 상태를 확인하는 과정이 필요하다.
③ 신체보호대(억제대)의 매듭은 항상 쉽게 풀리지 않도록 단단히 묶어야 한다.
④ 8자 신체보호대(억제대)는 상지에만 적용가능하다.
⑤ 신체보호대(억제대)는 침대 난간에 묶어 고정한다.

052 환자에게 사용한 주삿바늘에 자상을 입었을 때 전파될 수 있는 질환은?

① 결핵 ② 풍진
③ 홍역 ④ A형 간염
⑤ C형 간염

053 병원감염을 예방하기 위해 해야 하는 가장 효과적이고 경제적이며 손쉬운 방법으로 적절한 것은?

① 장갑 착용　② 가운 착용
③ 마스크 착용　④ 손 씻기
⑤ 물품 소독

054 미생물 전파 예방을 위해 진단명이나 감염상태에 관계없이 모든 환자와 의료진에게 적용되는 격리 조치를 의미하는 것은?

① 혈액주의　② 접촉주의
③ 공기주의　④ 비말주의
⑤ 표준주의

055 효과적인 멸균법 중 하나로 편리하고 독성이 없으며 수술용 기기, 물품 등에는 적합하나 열과 습기에 약한 기구 및 물품에서의 사용이 제한되는 멸균법은?

① 여과법　② 소각법
③ 자비소독법　④ 가압(고압)증기 멸균법
⑤ EO가스 멸균법

056 외과적 무균법에 따른 원칙에 대한 설명으로 적절한 것은?

① 멸균포를 풀 때에는 가장 먼저 간호사에게 가까운 쪽을 잡고 안쪽으로 열어야 한다.
② 이동섭자의 끝은 항상 위를 향하도록 들어야 한다.
③ 멸균 용액을 따를 때에는 라벨 반대편을 손으로 감싸 쥐고 소량 버린 후, 사용하도록 한다.
④ 멸균 물품은 허리선 아래에 놓아 시야를 확보한다.
⑤ 멸균포의 가장자리에서 2.5cm까지는 오염된 것으로 간주한다.

057 혈액, 체액, 분비물, 배설물이 함유되어 있는 탈지면, 붕대, 거즈, 일회용 주사기, 수액세트, 붕대가 속하는 의료폐기물의 종류는?

① 손상성폐기물　② 병리계폐기물
③ 격리의료폐기물　④ 혈액오염폐기물
⑤ 일반의료폐기물

058 일방향 밸브가 있어 호기된 공기의 유입 없이 산소만 저장된 저장백에서 고농도의 산소를 공급받을 수 있는 것은?

① 비강캐뉼라(코삽입관, nasal cannula)
② 단순 마스크(simple mask)
③ 벤츄리 마스크(venturi mask)
④ 비재호흡 마스크(non-rebreathing mask)
⑤ 부분재호흡 마스크(partial rebreathing mask)

059 Z-track 기법을 이용하여 투약하는 이유로 가장 적절한 것은?

① 최대한 많은 양을 투여하기 위함이다.
② 표피 손상을 예방하기 위함이다.
③ 혈관의 손상을 줄이기 위함이다.
④ 효과적인 약물 흡수를 위함이다.
⑤ 조직 자극을 최소화하기 위함이다.

060 수액을 주입하던 오른쪽 팔의 말초정맥관 삽입 부위에 정맥을 따라 나타난 발적 및 통증, 부종이 발생했을 때 우선적인 중재로 옳은 것은?

① 수액 주입속도를 높여 준다.
② 수액세트를 새것으로 교환한다.
③ 모르핀(morphine) 약물을 투여한다.
④ 수액 주입을 중단하고 삽입 부위를 사정한다.
⑤ 오른쪽 손이 아래를 향하게 하여 팔을 낮춰 준다.

061 안약을 점적하는 방법으로 옳은 것은?

① 안약 점적 전, 눈의 바깥 쪽에서 안 쪽으로 분비물을 닦는다.
② 머리를 건측으로 돌린 후 안약을 하안검에 점적한다.
③ 안약 점적 후, 30초 정도 안쪽 안각위를 눌러준다.
④ 안연고는 적용 전, 하안검 외측에서 내측으로 1~2cm 바른다.
⑤ 안약을 점적할 때에는 환측을 먼저 적용하고 건측을 나중에 적용해야 한다.

062 생리식염수 1,000cc를 12시간 동안 정맥주사하려고 할 때, 1분간 투여되어야 할 방울수로 적절한 것은?

(drip factor: 20gtt/mL)

① 15gtt/min ② 18gtt/min ③ 23gtt/min
④ 27gtt/min ⑤ 35gtt/min

063 수액 100cc 1bag을 20분 동안 투여하려면 몇 cc/hr로 주입해야 하는가?

① 100cc/hr ② 200cc/hr ③ 300cc/hr
④ 400cc/hr ⑤ 600cc/hr

064 장기간 앙와위 상태를 유지할 때의 욕창 호발 부위로 적절한 것은?

① 후두골, 견갑골, 팔꿈치, 천골
② 무릎, 유방, 생식기, 발가락, 귀
③ 귀, 어깨, 무릎측면, 복사뼈
④ 견갑골, 천골, 좌골결절, 대전자
⑤ 대전자, 견갑골, 천골, 귀

065 환자 상태에 따른 간호진단의 연결이 가장 적절한 것은?

① 교통사고로 골절이 발생한 환자에게 '급성 통증'의 간호진단을 내림
② 뇌졸중으로 감각이 저하된 환자에게 '감염 위험성'의 간호진단을 내림
③ 수술 부위 발적 및 부종이 있는 환자에게 '낙상 위험성'의 간호진단을 내림
④ 지속적으로 설사 및 구토하는 환자에게 '비효과적 호흡 양상'의 간호진단을 내림
⑤ 녹내장으로 주변 시야가 결손된 환자에게 '전해질 불균형 위험'의 간호진단을 내림

보건의약관계법규

066 「의료법」상 보건복지부장관은 보건의료 시책에 필요하다고 인정할 경우 기간을 정하여 특정 지역이나 특정 업무에 종사할 것을 조건으로 의료인 면허를 부여할 수 있다. 이때 정할 수 있는 기간으로 옳은 것은?

① 1년 이내 ② 2년 이내
③ 3년 이내 ④ 4년 이내
⑤ 5년 이내

067 「의료법」상 간호·간병통합서비스에 대한 내용으로 옳은 것은?

① 보건복지부령으로 정하는 종합병원급 의료기관에서 제공한다.
② 질병 특성상 보호자 등의 간병을 제한할 필요가 있는 입원 환자에게 제공한다.
③ 보호자 등의 입원실 내 상주를 제한하지 않는다.
④ 공공보건의료기관에서는 제공하지 않는다.
⑤ 국가 및 지방자치단체는 간호·간병통합서비스에 필요한 비용의 전부 또는 일부를 부담한다.

068 「의료법」상 의료인이 의료기관을 개설할 수 있는 경우는?

① 치과의사가 관할 보건소에 신고하고 치과의원을 개설할 수 있다.
② 의사가 시장의 허가를 얻어 한의원을 개설할 수 있다.
③ 둘 이상의 의료인 면허를 소지한 의사가 면허종별에 따른 의원급 의료기관을 2개의 장소에 개설할 수 있다.
④ 의사가 도지사의 허가를 얻어 요양병원을 개설할 수 있다.
⑤ 한의사가 구청장의 허가를 얻어 한방병원을 개설할 수 있다.

069 A시에 소재하는 병원에 근무하는 의사가 B시에서 발견된 사체를 검안하였다. 「의료법」상 이 사체가 변사한 것으로 의심되는 때에는 누구에게 신고해야 하는가?

① A시 관할 경찰서장
② B시 관할 경찰서장
③ A시 관할 보건소장
④ B시 관할 보건소장
⑤ 행정안전부 장관

070 「의료법」상 타인에게 면허증을 대여하여 면허가 취소된 의료인이 면허를 재교부 받기 위해서는 얼마의 기간이 지나야 하는가?

① 1년 ② 2년 ③ 3년 ④ 4년 ⑤ 5년

071 「의료법」상 의료인의 기록 관리에 대한 설명으로 옳은 것은?

① 의료인은 임신 32주가 지나면 태아 성 감별을 목적으로 임부를 진찰하거나 검사할 수 있다.
② 환자가 의료인에게 환자 본인에 관한 기록의 열람 또는 그 사본의 발급 등을 요청하면 거부할 수 없다.
③ 의사와 간호사는 환자의 진료기록부에 각자의 의료행위에 관한 사항과 의견을 상세히 기록하고 서명하여야 한다.
④ 의료인이나 의료기관 개설자가 기록하는 진료기록부등에 전자의무기록은 포함되지 않는다.
⑤ 다른 의료인으로부터 진료기록의 사본 전송을 요청받았을 때 환자나 환자 보호자의 동의 없이 전송할 수 있는 경우도 있다.

072 질병관리청장이 어떤 감염병의 표본감시를 위하여 보건의료기관을 감염병 표본감시기관으로 지정하려고 한다. 「감염병의 예방 및 관리에 관한 법률」상 이에 해당하는 감염병은?

① 급성호흡기감염증 ② B형간염
③ E형간염 ④ 일본뇌염
⑤ 백일해

073 「감염병의 예방 및 관리에 관한 법률」상 홍역 예방접종 후 이상반응자를 진단한 A종합병원 소속 의사의 행동으로 옳은 것은?

① 관할 보건소장에게 즉시 신고한다.
② 보건복지부장관에게 즉시 신고한다.
③ 질병관리청장에게 즉시 신고한다.
④ 해당 환자와 그 동거인에게 감염 방지 방법 등을 지도한다.
⑤ 자가격리에 들어간다.

074 「검역법」상 질병관리청장이 검역감염병 환자등을 격리할 때 격리 기간은?

① 증상이 없어질 때까지
② 그 최대 잠복기까지
③ 감염력이 없어질 때까지
④ 완치될 때까지
⑤ 보건복지부장관이 지정한 기간까지

075 「후천성면역결핍증 예방법」상 후천성면역결핍증 검진 결과의 통보에 대한 내용으로 옳지 않은 것은?

① 감염인으로 판정을 받은 사람에게는 면접통보 등 검진 결과의 비밀이 유지될 수 있는 방법으로 하여야 한다.
② 검진 대상자 본인과 배우자 외의 사람에게 검진 결과를 통보할 수 없다.
③ 검진 대상자가 현역 군인일 경우 군부대의 장에게 통보한다.
④ 검진 대상자가 미성년자일 경우 법정대리인에게 통보한다.
⑤ 사업주는 근로자에게 후천성면역결핍증에 관한 검진 결과서를 제출하도록 요구할 수 없다.

076 「국민건강보험법」상 국민건강보험의 보험자는 누구인가?

① 가입자 ② 요양기관
③ 보건복지부장관 ④ 국민건강보험공단
⑤ 건강보험심사평가원

077 「국민건강보험법」상 보험급여의 정지 사유에 해당하는 것은?

① 국외에서 체류하고 있는 경우
② 공단이나 요양기관의 요양에 관한 지시에 따르지 아니한 경우
③ 범죄행위에 그 원인이 있거나 고의로 사고를 일으킨 경우
④ 가입자가 1개월 이상 보험료를 체납한 경우
⑤ 국가나 지방자치단체로부터 보험급여에 상당하는 급여나 비용을 지급받게 되는 경우

078 「지역보건법」상 동일한 시·군·구에 2개 이상의 보건소가 설치되어 있는 경우 업무를 총괄하는 보건소를 지정하여 운영할 수 있는 법적 근거는?

① 지역보건법
② 지역보건법 시행령
③ 지역보건법 시행규칙
④ 보건복지부 훈령
⑤ 지방자치단체 조례

079 「지역보건법」상 지역보건의료기관의 조직 기준을 정하는 경우에 미리 보건복지부장관과 협의하여야 하는 사람은?

① 시·군·구청장
② 시·군·구청장시·도지사
③ 질병관리청장
④ 행정안전부장관
⑤ 국무총리

080 「마약류 관리에 관한 법률」상 보건복지부장관 또는 시·도지사는 마약류 중독자로 판명된 사람에 대하여 치료보호를 받게 할 수 있다. 이 때 치료보호의 기간은?

① 2개월 이내
② 3개월 이내
③ 6개월 이내
④ 12개월 이내
⑤ 24개월 이내

081 「응급의료에 관한 법률」상 권역응급의료센터의 업무에 해당하는 것은?

① 중증응급환자 중심의 진료
② 응급의료에 관한 각종 정보의 관리 및 제공
③ 대형 재해 등의 발생 시 응급의료 지원
④ 응급의료 통신망 및 응급의료 전산망의 관리·운영과 그에 따른 업무
⑤ 응급의료기관등에 대한 평가 및 질을 향상시키는 활동에 대한 지원

082 「보건의료기본법」상 보건의료에 관한 국민의 권리에 해당하는 것은?

① 사생활의 비밀을 침해받지 아니할 권리
② 보건의료시책에 대한 결정권
③ 보건의료서비스에 관한 평등권
④ 행복추구권
⑤ 의료행위에 필요한 기구를 우선적으로 공급받을 권리

083 「국민건강증진법」상 공중이 이용하는 시설의 소유자·점유자 또는 관리자가 해당 시설의 전체를 금연구역으로 지정하고 금연구역을 알리는 표지를 설치하여야 하는 시설은?

① 객석 수 100석 이상의 공연장
② 연면적 1백 제곱미터 이상의 요리 학원
③ 8인승 이상의 교통수단으로서 여객 또는 화물을 유상으로 운송하는 것
④ 300명 이상의 관객을 수용할 수 있는 체육시설
⑤ 중학교 시설의 경계선으로부터 30미터 이내의 구역

084 「혈액관리법」상 채혈한 혈액의 적격 여부를 확인하기 위한 검사 중 수혈용으로 사용되는 혈액만 해당하는 검사는?

① C형간염검사
② B형간염검사
③ 후천성면역결핍증검사
④ 매독검사
⑤ ALT검사

085 「연명의료결정법」상 호스피스·완화의료의 대상이 **아닌** 질환은?

① 후천성면역결핍증
② 루게릭병
③ 만성 폐쇄성 호흡기질환
④ 만성 간경화
⑤ 암

2026 간호사 국가고시
5일 완성 파이널 모의고사

제5회

1교시	성인간호학
	모성간호학

2교시	아동간호학
	지역사회간호학
	정신간호학

3교시	간호관리학
	기본간호학
	보건의약관계법규

홍지문

1교시

성인간호학	70문제
모성간호학	35문제
	총 105문제

성인간호학

001 다음 중 골절로 목발을 사용해야 하는 환자에게 목발 마비를 예방하기 위해 교육해야 할 내용으로 적절한 것은?

① 팔을 신전하여 목발을 잡는다.
② 목발의 길이를 너무 짧지 않도록 한다.
③ 목발을 이용해 보행을 할 때에는 겨드랑이가 아닌 손에 힘을 주도록 한다.
④ 처음 사용에 대한 불안감으로 신체 마비 증상이 올 수 있음을 설명하고 정서적 지지를 제공한다.
⑤ 보행 속도가 빠르면 다리에 가해지는 부담이 커져 목발마비 증상이 나타날 수 있음을 설명한다.

002 다발성 외상으로 응급실에 입원한 환자의 우선적인 중재로 옳은 것은?

① 수액 주입
② 상처부위 소독
③ 부목으로 고정
④ 기도개방 유지
⑤ 하임리히법 시행

003 혈청 내 가장 많이 존재하고 유일하게 태반을 통과할 수 있는 항체는?

① IgA ② IgD ③ IgE ④ IgG ⑤ IgM

004 후천성 면역결핍증으로 진단받은 환자에게 교육해야 할 내용으로 적절한 것은?

① "칫솔 등은 공용으로 사용해도 괜찮습니다."
② "성관계는 전파 위험이 있으므로 절대 금합니다."
③ "임신을 하여도 태아에게는 영향을 미치지 않습니다."
④ "악수와 같은 피부 접촉만으로도 전파될 수 있습니다."
⑤ "대화 및 식사를 같이 한다고 해서 전파되는 것은 아닙니다."

005 약물 중독으로 응급실에 온 대상자에게 위세척을 시행하는 주된 목적으로 적절한 것은?

① 약물 해독
② 약물 희석 및 배출
③ 대사성 산증 예방
④ 급성중증과민반응쇼크(anaphylactic shock) 치료
⑤ 수분 전해질 불균형 예방

006 수술 직후 통증을 호소하여 모르핀을 투여한 대상자의 호흡수가 8회/분으로 저하되었을 때 투여할 수 있는 해독제로 옳은 것은?

① 날록손(naloxone)
② 와파린(warfarin)
③ 테오필린(theophylline)
④ 캡토프릴(captopril)
⑤ 클로르프로마진(chlorpromazine)

007 노인환자에게 약물을 투여할 때는 용량 조절에 더 많은 주의가 필요하다. 그 이유로 가장 적절한 것은?

① 감각기능의 저하로 약을 제대로 복용하지 못하기 때문이다.
② 고혈압으로 인해 약물의 흡수가 느려지기 때문이다.
③ 과도한 소화액으로 기대하는 효과가 나타나지 않을 수 있기 때문이다.
④ 사구체 여과율은 증가되고 재흡수 기능은 저하되어 약물이 효능이 나타나기 전에 배설되기 때문이다.
⑤ 신기능의 저하로 약물의 배설이 어려워 축적될 수 있기 때문이다.

008 수술 후 발생할 수 있는 혈전성 정맥염을 예방하기 위한 간호중재로 적절한 것은?

① 신체선열에 맞는 자세를 취하도록 설명한다.
② 수술 후 침상안정하며 부동인 상태를 유지하도록 한다.
③ 탄력 스타킹은 압박력이 강해 혈액 순환을 저해하므로 수술 후에는 착용하지 않는다.
④ 적극적인 기침과 심호흡은 자극이 되므로 자제할 것을 교육한다.
⑤ 충분한 수분 섭취를 권장하여 혈액 순환을 돕고 탈수를 예방한다.

009 심한 복통, 복부 팽만, 장음 소실로 입원해 복막염으로 진단받은 환자에게 가장 우선적인 간호중재로 옳은 것은?

① 처방에 따라 항생제를 투여하고 감염증상을 확인한다.
② 통증 정도를 사정하고 진통제 투여 등 적절한 중재를 수행한다.
③ 기도 개방 유지를 위해 기관 내 삽관을 준비한다.
④ 즉시 금식하고 수액을 정맥으로 주입하여 수분 및 전해질을 공급한다.
⑤ 복부 통증을 완화하기 위해 온찜질을 시행하고 휴식을 취하도록 한다.

010 진행성 위암으로 심한 오심, 구토, 식욕감퇴의 증상을 보이는 환자에게 할 수 있는 간호중재로 가장 적절한 것은?

① 증상이 완화될 때까지 영양 공급을 중단한다.
② 비위관을 삽입하고 천천히 영양액을 공급하도록 한다.
③ 정맥을 통해 비경구 영양을 진행하도록 한다.
④ 유동식을 제공하고 환자가 평소 좋아하는 음식을 먹도록 한다.
⑤ 저염분, 고단백식이를 제공하며 골고루 영양분을 섭취하도록 교육한다.

011 위 궤양의 합병증으로 장천공이 생겼을 때 나타날 수 있는 증상으로 옳은 것은?

① 맥박 저하   ② 혈압 상승   ③ 호흡 저하
④ 복부 강직   ⑤ 장음 항진

012 장폐색을 진단받은 환자에게 비위관을 삽입하는 목적으로 옳은 것은?

① 충분한 수분과 영양분을 공급하기 위함이다.
② 장 내 바륨을 주입하여 질환을 치료하기 위함이다.
③ 위장관에 직접 약물을 주입해 치료하기 위함이다.
④ 장폐색으로 인한 장내 압력을 낮추기 위함이다.
⑤ 일시적인 장폐색이 회복될 때까지 유동식을 공급하기 위함이다.

013 치질 수술을 받은 환자의 통증을 완화시킬 수 있는 간호중재로 적절한 것은?

① 수술 부위의 자극을 줄이기 위해 저섬유식이를 권장한다.
② 완전히 회복된 후 배변 활동을 하는 것이 바람직하다.
③ 3일 정도는 부동을 유지한 채 절대 안정하도록 한다.
④ 수분섭취는 장내 운동을 자극하며 수술 부위를 압박하므로 섭취를 제한한다.
⑤ 수술 부위의 통증 정도를 사정하고 좌욕을 시행하도록 한다.

014 담낭절제술 후 T-tube의 제거가 가능한 상태에 해당하는 것은?

① 배액량이 점차 증가할 때
② 시간당 100mL의 배액량을 나타낼 때
③ 검사를 통해 총담관의 개방성이 확인될 때
④ 배액량과 상관없이 수술 후 7일 째 되는 날
⑤ 배액양상이 붉게 변하거나 담즙이 배액되지 않을 때

015 간경화를 진단받은 환자에게 나타날 수 있는 증상으로 적절한 것은?

① 극심한 탈수 현상이 나타난다.
② 혈청 AST, ALT 수치가 저하된다.
③ 혈중 알부민 수치가 저하된다.
④ 문맥성 저혈압이 발생하고 혈청 빌리루빈이 증가한다.
⑤ 프로트롬빈 시간이 짧아지고 혈전 위험성이 증가한다.

016 담석증 환자에게 황달 및 짙은 소변색 등의 증상이 나타나는 이유로 적절한 것은?

① 총담관의 폐쇄로 빌리루빈 수치가 상승하기 때문이다.
② 원인이 밝혀지지 않은 일시적인 증상으로 곧 회복된다.
③ 담석으로 인한 산통으로 혈액순환이 저하되기 때문이다.
④ 불충분한 식이섭취로 세포가 단백질을 이용하여 에너지를 생성하기 때문이다.
⑤ 오심, 구토로 인한 전해질 불균형으로 발생하는 증상이다.

017 급성 췌장염으로 입원한 대상자의 간호중재로 적절한 것은?

① 진통 완화를 위해 아스피린만 투여 가능하다.
② 급성기에는 금식하도록 하며, 급성기가 지난 후 저지방식이를 섭취하도록 한다.
③ 비위관 삽입은 천공의 우려가 있으므로 시행하지 않는다.
④ 콜린성 약물과 제산제의 투여는 췌장염의 증상을 완화시킨다.
⑤ 저혈당이 되기 쉬우므로 혈당 변화를 주의 깊게 사정한다.

018 상복부 불편감과 오심, 구토의 증상을 보이는 환자에게 상부 위장관 내시경 검사를 하려고 한다. 환자에게 해야 할 간호중재로 적절한 것은?

① 검사 전, 금식은 필요하지 않으나 유동식을 섭취하도록 설명한다.
② 검사 전 타액 및 기관지 분비물을 감소시키기 위해 아트로핀을 투여한다.
③ 검사는 전신마취 하에 진행되며, 좌측위를 취한 상태에서 진행됨을 설명한다.
④ 검사 후, 유동식을 바로 섭취할 수 있으며 섭취가 원활한 경우 정상식으로 전환한다.
⑤ 검사 후, 생리식염수 함수는 금기사항에 해당한다.

019 위식도 역류 질환의 증상 완화를 위해 투여하는 약물로 옳은 것은?

① 항콜린제　　② 칼슘차단제
③ 스테로이드제　　④ 프로톤펌프억제제
⑤ 비스테로이드성항염증제

020 2주 전, 호흡기 감염에 이환된 후 혈뇨가 관찰되어 병원을 방문한 대상자로 급성 사구체 신염의 진단을 내리기 위해 시행하는 검사는?

① ASO titer　② 요 분석　③ WBC
④ PLT　　⑤ CRP

021 만성 신부전으로 혈액투석을 하고 있는 환자에게 식이요법을 교육하려고 할 때 다음 중 적절한 내용은?

① 단백질 섭취를 금한다.
② 철분제제의 섭취를 제한한다.
③ 충분한 수분 섭취를 권장한다.
④ 충분한 열량의 음식을 섭취하게 한다.
⑤ 칼륨 및 인이 풍부한 식품을 권장한다.

022 신장암으로 신장 절제술을 시행한 환자에게 활력징후 중 가장 주의 깊게 사정해야 하는 부분은?

① 혈압의 상승
② 맥박의 저하
③ 의식 변화
④ 호흡 양상 및 호흡기계 감염
⑤ 체온저하 및 오한

023 신증후군을 진단받은 환자로 부종과 단백뇨, 저알부민 혈증을 보일 때 섭취할 수 있는 식이로 적절한 것은?

① 충분한 수분 섭취　　② 고단백식이
③ 저염분식이　　　　　④ Vit.C가 풍부한 식이
⑤ 고섬유식이

024 신 생검이 예정된 환자에게 검사와 관련하여 설명해야 할 내용으로 적절한 것은?

① 검사 전, 금식은 필요하지 않으나 소화가 잘 되는 유동식을 섭취하도록 한다.
② 검사는 앙와위의 상태에서 양쪽 팔을 들어올려 진행하게 됨을 설명한다.
③ 검사 후, 활동제한은 없으며 혈전 예방을 위해 조기 이상을 권장한다.
④ 검사 후, 폐 합병증을 예방하기 위해 기침과 심호흡을 격려한다.
⑤ 검사 부위는 멸균적으로 압박 드레싱을 시행한다.

025 방광암으로 요로전환술을 받은 대상자에게 나타날 수 있는 증상으로 정상 소견에 해당하는 것은?

① 섭취량보다 소변배설량이 적다.
② 요로의 색깔이 검붉은 자주색이다.
③ 소변 색깔이 뿌옇고 점점 붉게 변한다.
④ 요로 주변의 피부에 발적과 열감이 있다.
⑤ 복부 통증이 있고 장음이 청진되지 않는다.

026 Tensilon 투여 후 근력이 상승되고 증상이 눈에 띄게 호전 되었을 때, 예상할 수 있는 질환은?

① 중증 근무력증 ② 길랑-바레 증후군
③ 다발성 경화증 ④ 헌팅톤 무도병
⑤ 근위축성 측삭경화증

027 다음 중 골격견인과 관련된 설명으로 적절한 것은?

① 피부에 견인력을 적용해 뼈와 근육, 연조직 등을 간접적으로 고정하는 방법을 말한다.
② 견인에 적용되는 추는 보통 2~4kg 정도의 무게를 갖는다.
③ 골격견인의 종류에는 Buck 신전 견인, Russel 견인, Bryant 견인 등이 있다.
④ 견인을 위해 삽입된 핀 부위에 감염의 위험이 있으므로 주의 깊은 사정이 필요하다.
⑤ 견인에 사용되는 테이프에 과민반응이 있는 경우, 견인에 어려움이 따른다.

028 다음 중 골육종을 진단받은 환자에게 설명할 내용으로 옳은 것은?

① 노년층에서 호발하는 특징을 보인다.
② 전이가 거의 되지 않는 골암이다.
③ 남성보다 가임기 여성에서의 발생률이 높다.
④ 뼈를 촉진해도 통증이 느껴지지 않으나 덩어리가 촉지된다.
⑤ 조직검사를 통해 확진하게 되며 슬관절 주위 뼈에서 호발한다.

029 다음 중 골다공증의 치료를 위해 사용되는 약물로 적절한 것은?

① 캡토프릴(captopril)
② 프로베네시드(probenecid)
③ 덱사메타손(dexamethasone)
④ 알렌드로네이트(alendronate)
⑤ 코르티코스테로이드(corticosteroid)

030 골수염을 진단받은 환자가 통증을 호소할 때 가장 우선적으로 해야 할 간호중재로 적절한 것은?

① 천천히 관절 운동을 시행하여 근육을 이완시킨다.
② 즉시 휴식을 취하고 절대 안정하도록 한다.
③ 염증 증상을 완화하기 위해 항생제를 복용하도록 한다.
④ 일시적인 통증으로 15분 이내 감소함을 설명하여 불안감을 느끼지 않도록 해야 한다.
⑤ 통증 부위를 마사지하고 적정한 강도의 운동을 시행하도록 한다.

031 복부대동맥류 수술 환자의 오른쪽 하지의 사정 결과가 다음과 같을 때 내릴 수 있는 간호진단으로 적절한 것은?

- 차갑고 부종 있음
- 촉진 시 통증 호소
- 말초 감각 둔화

① 저하된 식욕과 관련된 영양부족
② 외모의 변화와 관련된 절망감
③ 활동범위 변화와 관련된 무력감
④ 심장기능 저하와 관련된 체액과다 위험
⑤ 침습적 수술과 관련된 말초혈관관류 저하

032 디지탈리스 제제의 약물을 복용할 때 주의 깊게 모니터링 해야 하는 전해질로 적절한 것은?

① Na⁺ ② Ca⁺⁺ ③ K⁺ ④ Mg⁺⁺ ⑤ Cl⁻

033 다리에 무거운 느낌이 나고 쉽게 피곤해지며 아픈 느낌이 들고 하지 정맥이 확장되어 구불거리는 상태를 보여 수술을 시행한 환자이다. 수술 후 필요한 간호중재로 가장 적절한 것은?

① 다리를 침상 아래로 내려 휴식을 취하고 수술 후 폐합병증 예방을 위해 심호흡을 격려한다.
② 탄력 붕대와 같이 수술 부위에 압박을 가할 수 있는 드레싱은 금지한다.
③ 하루 정도 지난 후, 무리가 되지 않는 선에서 적당한 정도의 운동을 권장한다.
④ 정맥류 수술 후에는 탄력 스타킹을 착용하지 않아도 된다.
⑤ 수술 후 합병증은 거의 발생하지 않으므로 걱정할 필요가 없음을 알린다.

034 심근경색증을 진단하기 위해 시행하는 검사로 옳은 것은?

① 전해질 검사   ② 심근효소 검사
③ 객담 배양 검사 ④ 혈액응고 검사
⑤ 잠혈 검사

035 혈장 내 제 8응고인자의 결핍이 원인인 선천성 출혈성 질환의 대상자에게 나타나는 특징적인 증상으로 옳은 것은?

① 혈관절증   ② 혈압 상승
③ 소변량 증가 ④ 인지 및 감각 저하
⑤ 활성부분트롬보플라스틴시간 단축

036 두근거림을 호소하는 환자의 심전도 결과가 다음과 같을 때, 예상할 수 있는 분당 심박수의 범위는?

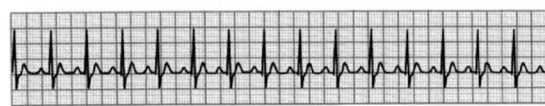

① 60~70회   ② 80~90회   ③ 100~110회
④ 120~130회 ⑤ 140~150회

037 다음과 같은 심전도 리듬의 특징에 대해 설명한 것으로 적절한 것은?

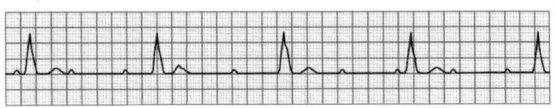

① Adams-Stokes syndrome일 때, 볼 수 있는 심전도 리듬으로 뇌 혈류량이 감소하여 사망에 이를 수 있다.
② 가장 흔히 볼 수 있는 부정맥으로 P파가 보이지 않으며 QRS군은 좁고 얕은 형태를 나타낸다.
③ 250회/분 정도로 맥박이 빠르며 톱니모양의 조동파가 나타나는 심전도 리듬이다.
④ 응급상황으로 3개 이상의 조기심실수축이 연속해서 발생한 경우를 의미한다.
⑤ P파와 PR 간격은 일정하다 QRS군이 보이지 않는 리듬을 의미한다.

038 리듬은 규칙적이나 맥박이 48회/분으로 저하되며 의식이 저하되는 대상자에게 투여할 수 있는 약물로 옳은 것은?

① 리도카인   ② 푸로세미드
③ 중탄산나트륨 ④ 아트로핀
⑤ 헤파린

039 다음 중 심실세동의 응급상황이 발생할 수 있는 심전도 리듬에 해당하는 것은?

① 1분에 5회 이상의 조기심실수축이 나타난 경우
② 심방세동이 발생하여 지속되는 경우
③ 리듬은 규칙적이나 심박수가 60회/분 미만인 경우
④ 상심실성 빈맥이 나타나는 경우
⑤ P파가 정상 리듬에 비해 빨리 나타나는 경우

040 전신 소양증과 두통으로 입원한 환자의 사정결과가 다음과 같을 때 간호중재로 옳은 것은?

- 피부와 점막이 붉은 빛을 띰
- 혈색소: 19g/dL, 헤마토크리트: 58%
- 혈소판: 450,000/mm³

① 절대안정이 필요하다.
② 부드러운 칫솔을 사용한다.
③ 비타민 B₁₂를 근육주사한다.
④ 가급적 다리를 내리도록 한다.
⑤ 비타민C와 함께 철분제제를 복용하게 한다.

041 체내 항상성을 유지하기 위한 레닌-안지오텐신-알도스테론계를 통해 나타날 수 있는 효과로 적절한 것은?

① 혈압을 하강시켜 주는 효과를 갖는다.
② 소변량을 증가시켜 전해질 불균형을 조절한다.
③ 순환 혈액량을 증가시켜 체액량을 적절하게 유지될 수 있도록 해준다.
④ 칼슘의 흡수를 억제하여 골다공증을 예방하는 작용을 한다.
⑤ 정상 체온을 유지하기 위한 기전으로 체온이 하강하였을 때 작용하여 체온을 정상범위 내로 상승시킨다.

042 기흉으로 밀봉배액 중인 환자의 흉관이 완전히 빠졌을 때, 우선적인 간호중재로 옳은 것은?

① 감염 예방을 위해 생리식염수로 개구부를 세척한다.
② 폐 허탈을 예방하기 위해 심호흡과 기침을 격려한다.
③ 개구부가 수축되지 않도록 즉시 빠진 흉관을 재삽입한다.
④ 흉막강 내 공기가 유입되지 않도록 개구부를 신속히 막는다.
⑤ 호흡을 돕기 위해 흉관 삽입 부위가 위를 향하도록 측위를 취하게 한다.

043 다음 중 활동성 결핵으로 격리가 필요한 상태를 의미하는 것은?

① 투베르쿨린 검사에서 양성일 때
② 백혈구 및 적혈구 수치가 증가하였을 때
③ 동맥혈 가스 검사에서 호흡성 산증일 때
④ 흉부 방사선 검사에서 특이 증상이 없을 때
⑤ 객담 배양 검사에서 결핵균이 검출되었을 때

044 심부정맥혈전증으로 치료받던 환자가 다음과 같은 폐색전증 증상을 보일 때 중재로 옳은 것은?

- 흉통, 객혈
- 빈호흡, 산소포화도 93%

① 호흡이 용이하도록 측위를 취할 수 있게 한다.
② 항응고제를 투여하며 관련 혈액검사를 시행한다.
③ 하루 종일 탄력 스타킹을 착용하며 침상안정하도록 한다.
④ 통증이 있을 때 아스피린을 일차적으로 복용한다.
⑤ 일회용 면도기를 사용하고 변비가 있는 경우 부드럽게 좌약을 삽입한다.

045 다음 중 무과립구증을 진단받았을 때 임상검사에서 특징적으로 볼 수 있는 결과로 적절한 것은?

① 호산구 증가
② 호염기구 증가
③ 적혈구 감소
④ 단핵구 감소
⑤ 호중구 감소

046 다음 중 다발성 골수종을 진단받은 환자가 "보행이 중요한 건가요?"라고 질문할 때, 답할 수 있는 내용으로 가장 적절한 것은?

① "보행은 혈전을 예방해주기 때문입니다."
② "최대한 힘이 많이 필요한 운동을 하는 것은 근력을 향상시켜 주기 때문입니다."
③ "체중 조절을 위해 가장 적절한 운동이기 때문입니다."
④ "관절 강직을 방지하고 호흡을 용이하게 도와주기 때문입니다."
⑤ "적절한 정도의 보행은 뼈의 탈무기질화를 막아 병리적 골절을 예방시켜 주기 때문입니다."

047 혈액검사 상 혈소판이 110,000/㎕으로 측정되는 환자에게 할 수 있는 간호중재로 적절한 것은?

① 통증을 호소할 때 아스피린 투여가 효과적이다.
② 근육주사나 피하주사가 적합하며 가능한 경구투여를 피하도록 한다.
③ 변비를 예방하며, 여성인 경우 월경량을 확인하도록 한다.
④ 출혈 예방을 위해 Vit.A를 투여하며 항응고제는 금지한다.
⑤ 구강 내 감염을 예방하기 위해 단단한 칫솔을 이용하여 깨끗이 양치해야 한다.

048 빈혈로 철분제제를 복용 중인 환자가 변비가 심해 불편하다고 호소할 때 간호는?

① 좋아하는 음식을 섭취하도록 격려한다.
② 식사와 함께 철분제제를 복용하도록 한다.
③ 식이섬유가 많은 식이를 섭취하도록 한다.
④ 철분제제를 복용할 때 우유를 함께 마시게 한다.
⑤ 철분제제 복용을 중단하고 하루 동안 금식하게 한다.

049 10년 전 고혈압을 진단받고 매일 약물을 복용 중인 65세 남자 대상자이다. 최근 들어 약물을 제 때 복용하지 않는 일이 잦아 졌으며, 복용의 중요성에 대해 설명해도 "지금까지 잘 유지됐어요."라고 말할 때 내릴 수 있는 간호진단으로 가장 적절한 것은?

① 사회적 고립
② 감염 위험성
③ 활동 지속성 장애
④ 치료 지시 불이행
⑤ 비효과적 관계

050 폐의 염증으로 농양이 차 있는 환자에 대한 간호중재로 적절한 것은?

① 묽고 투명한 다량의 거품이 있는 객담을 배출한다.
② 체위배액은 환자를 지치게 하므로 비효과적인 방법에 해당한다.
③ 약 1주일 간의 항생제 복용이 필요하다.
④ 수분과 염분 섭취를 제한하고 충분한 휴식을 취하도록 한다.
⑤ 소모성 질환으로 고열량, 고비타민, 고단백 식이를 권장한다.

051 흉관을 통해 나오는 삼출물이 거의 없어 제거하려고 한다. 다음 중 흉관의 제거 방법으로 적절한 것은?

① 삼출물이 거의 없으므로 바로 흉관을 제거할 수 있다.
② 흉관의 제거는 거의 통증이 없으므로 추가적인 투약은 필요하지 않다.
③ 숨을 깊게 들이마신 후 내쉰 상태에서 숨을 참도록 한 다음 흉관을 제거한다.
④ 흉관을 제거할 때에는 자극이 가해지지 않도록 천천히 제거하도록 한다.
⑤ 흉관을 제거한 부분에 추가적인 드레싱은 필요하지 않다.

052 기도 내 분비물 제거를 위해 체위배액을 하려고 할 때 주의해야 할 사항으로 옳은 것은?

① 흉부 전체를 균일하게 두드려 분비물을 제거하는 방법을 의미한다.
② 효과적인 분비물 제거를 위해 식사 중간에 체위배액을 시행한다.
③ 체위배액이 가장 효과적인 시간은 식사 직후로 체내 대사가 항진되었을 때이다.
④ 최대한 장시간 좌측위를 유지하는 것이 바람직하다.
⑤ 체위배액을 수행하기 전, 기관지 확장제를 투여하면 보다 효과적으로 분비물을 제거할 수 있다.

053 폐렴으로 입원한 환자가 호흡곤란을 호소할 때, 가장 우선적인 간호중재로 옳은 것은?

① 활력징후를 측정하고 환자를 주의 깊게 사정한다.
② 호흡곤란으로 인한 불안감은 호흡곤란을 더 악화시키므로 정서적 지지를 제공한다.
③ 반좌위 혹은 좌위를 취하도록 돕는다.
④ 저농도의 산소를 공급하고 심호흡을 교육한다.
⑤ 산소포화도를 자주 측정하고 환자의 의식변화가 있는지 주의 깊게 사정한다.

054 만성 폐쇄성 폐질환으로 호흡곤란을 호소하며 입원한 환자의 간호중재로 적절한 것은?

① 신속히 고농도의 산소를 제공하고 환자를 사정한다.
② 차갑고 건조한 환경은 환자의 증상을 완화시키는데 도움이 된다.
③ 환자의 안위를 도모하기 위해 앙와위 또는 측위를 취하도록 한다.
④ 기관지 확장을 위한 가장 효과적인 방법은 항히스타민제를 경구투여 하는 것이다.
⑤ 호흡할 때 입을 다물고 코로 흡입한 후 입을 오므린 상태에서 천천히 호기하도록 한다.

055 폐포의 탄력성이 저하되어 폐포가 과도하게 팽창되어 가스교환이 적절하게 이루어지지 않는 질환에서 나타날 수 있는 증상으로 적절한 것은?

① 흉부를 타진했을 때 둔탁음이 나타난다.
② 알레르기 반응으로 기관지가 좁아져 호기 시 불편감을 갖게 된다.
③ 반좌위 혹은 좌위보다 앙와위에서 편안함을 느낀다.
④ 흉부를 청진했을 때 천명음을 들을 수 있으며 호흡음이 크게 들린다.
⑤ 호기 시간이 연장되고 술통형 흉곽을 나타낸다.

056 추간판 탈출증으로 척추 유합술(spinal fusion) 후 입실한 환자의 간호중재로 옳은 것은?

① 수술 직후부터 조기이상을 격려한다.
② 수술 부위 유합을 위해 측위를 유지하게 한다.
③ 수술 부위 지지를 위해 보조기와 코르셋을 착용하게 한다.
④ 마약성 진통제는 다른 이상 증상을 가릴 수 있으므로 금지한다.
⑤ 높은 베개를 사용하도록 하며 부드럽고 폭신한 침요를 제공한다.

057 운동 중 사고로 척수가 손상되어 입원한 환자에게 메틸프레드니솔론(methylprednisolone)을 투여하는 이유로 옳은 것은?

① 혈압 감소   ② 근력 강화   ③ 이뇨 작용
④ 출혈 예방   ⑤ 부종 완화

058 제3뇌신경의 이상 여부를 진단하기 위한 검사 방법으로 적절한 것은?

① 저작기능   ② 대광반사
③ 연하작용   ④ 청각기능
⑤ 타액분비

059 뇌종양으로 인해 두개내압이 상승되었을 때 나타날 수 있는 증상으로 옳은 것은?

① 맥압이 감소한다.
② 민첩한 반응을 보인다.
③ 통증은 없으나 의식 혼돈이 발생한다.
④ 오심없는 투사성 구토가 나타난다.
⑤ 규칙적이고 깊은 호흡이 나타난다.

060 뇌종양으로 두개 수술을 받은 환자의 간호중재로 적절한 것은?

① 앙와위를 취하고 침상안정을 할 수 있도록 해야 한다.
② 두통이 있다면 마약성 진통제를 투여하도록 한다.
③ 삼킴 반사를 사정한 후 이상이 없다면 구강 섭취를 시작하도록 한다.
④ 기침과 심호흡을 격려하여 폐 합병증을 예방한다.
⑤ 대사가 항진되어 회복을 촉진하도록 몸을 되도록 따뜻하게 유지해야 한다.

061 갑자기 발생한 교통사고로 T9 부분에서 척수신경이 손상을 받았을 때, 나타날 수 있는 문제로 가장 적절한 것은?

① 호흡 장애   ② 삼킴 장애
③ 시력 장애   ④ 상지 움직임 장애
⑤ 방광기능 장애

062 골절로 인한 합병증 중 하나인 무혈관성 괴사에 대한 설명으로 적절한 것은?

① 골절로 인해 골수에서 유리된 지방조직이 혈관으로 유입되어 발생하는 경우를 말한다.
② 정맥에 염증이 발생하고 이로 인해 혈전이 동반되는 상태를 의미한다.
③ 근육의 구획 내 압력이 증가하여 신경, 혈관 등이 손상받는 경우를 의미한다.
④ 질병으로 인해 뼈가 약해진 상태로 약한 압력에도 쉽게 골절되는 상태를 의미한다.
⑤ 혈액공급이 원활하지 못하여 뼈가 괴사되는 상태를 의미한다.

063 당뇨환자에게 식이 관리에 대해 교육할 수 있는 내용으로 적절한 것은?

① 입 맛이 없을 때에는 식사를 거를 수 있으나 자주 거르지 않는다.
② 비타민과 무기질을 가능한 많이 섭취하여 조직 세포의 회복을 돕는다.
③ 저혈당을 예방하기 위해 소화흡수가 빠른 과일의 섭취를 권장한다.
④ 적정 당분을 섭취할 수 있도록 음식을 만들 때에는 적당량의 설탕을 첨가하도록 한다.
⑤ 영양분을 골고루 섭취하고 적정 체중을 유지할 수 있도록 식단관리를 해야 한다.

064 개두술 후 중환자실에 입실한 대상자에게 상체를 올려주는 이유로 가장 적절한 것은?

① 용이한 호흡 가능
② 대상자의 안위 증진
③ 수술부위 통증 완화
④ 기도 내 분비물 배출 촉진
⑤ 정맥순환 증진 및 두개내압 상승 예방

065 다음 중 뇌하수체 전엽 기능이 항진되었을 때 나타날 수 있는 질환으로 적절한 것은?

① 그레이브스병   ② 크레틴병
③ 점액수종   ④ 애디슨병
⑤ 요붕증

066 갑상샘 기능 저하증을 진단받은 환자에게 레보티록신을 복용한 후, 빈맥, 설사, 발한, 고열 등의 증상이 나타났을 때 예상할 수 있는 환자의 상태는?

① 갑상샘 위기   ② 쿠싱 증후군
③ 크레틴병   ④ 애디슨병
⑤ 점액수종

067 애디슨병을 진단받은 환자에게 질병과 관련하여 설명할 내용으로 적절한 것은?

① 부신피질 기능 항진증으로 발생하는 질환이다.
② 고혈압 및 고혈당 증상이 나타나므로 혈압과 혈당 조절이 필요하다.
③ 심박출량 저하로 인한 부종으로 피부 손상의 위험성이 크다.
④ 저나트륨혈증, 고칼륨혈증과 같은 전해질 불균형이 발생할 수 있다.
⑤ 성호르몬의 과잉 분비로 성욕이 증가하고 불규칙적인 월경이 발생할 수 있다.

068 20세의 대상자로 손과 발이 커지고 턱, 입술 등 말단이 비대해지는 증상을 보일 때 다음 중 관련 있는 호르몬은?

① 성장 호르몬   ② 황체 호르몬
③ 항이뇨 호르몬   ④ 갑상샘 자극 호르몬
⑤ 부신피질 자극 호르몬

069 롬버그 검사(Romberg's test)에서 양성인 경우로 적절한 것은?

① 눈을 감고 발을 붙이고 서 있을 때 휘청거리며 어지러워할 때
② 눈을 뜨고 발을 붙이고 서 있을 때 휘청거리며 어지러워할 때
③ 요골동맥과 척골동맥에 압박을 가한 후 요골동맥에서 손을 뗄 때 손 색깔이 정상으로 돌아올 때
④ 복부를 손가락으로 눌렀다 뗄 때는 순간 통증이 느껴질 때
⑤ 눈을 감고 앞으로 나란히 한 상태에서 제자리걸음을 하라고 할 때

070 통증은 특별히 없었으나 갑자기 눈앞이 번쩍거리더니 시력이 흐려지고 눈앞에 커튼이 쳐진 것처럼 느껴진다는 대상자에게 수술과 관련하여 설명할 내용으로 적절한 것은?

① 수술 후 기침 및 심호흡을 권장한다.
② 치료를 위한 수술은 없으며, 증상 완화를 위해 수술한다.
③ 진통제는 수술 후 안구운동에 영향을 미치므로 투여하지 않으며 눈의 휴식을 위해 모양근 마비제를 사용할 수 있다.
④ 수술 후, 부종 및 불편감 완화를 위해 냉습포를 적용할 수 있으며 텔레비전 시청 및 독서 등의 근거리 시력이 필요한 행동을 제한하도록 한다.
⑤ 가스나 오일을 주입하여 수술하는 경우, 고개를 세운 좌위의 자세를 취해야 한다.

모성간호학

071 다문화 여성과 배우자가 산전 진료를 위해 방문했을 때, 간호사의 태도로 가장 적절한 것은?

① 의사결정은 배우자가 하게 한다.
② 의학적 전문용어로 자세히 설명한다.
③ 원활한 의사소통을 위해 큰 목소리로 말한다.
④ 문화적 차이를 인식하고, 존중하는 태도로 임한다.
⑤ 다문화 여성의 종교적인 부분은 고려하지 않아도 된다.

072 두 명의 자녀를 둔 대상자가 영구피임법에는 어떤 것이 있는지 물을 때, 할 수 있는 답변으로 적절한 것은?

① 콘돔   ② 다이아프램   ③ 경구피임약
④ 정관절제술   ⑤ 자궁 내 장치

073 관상동맥질환을 앓고 있는 50대 여성이 안면홍조로 병원에 내원하였다. 마지막 월경일을 확인하였더니 5개월 전으로 확인되었을 때, 건강관리법으로 옳은 것은?

① "수영은 골다공증 예방에 도움이 됩니다."
② "반드시 호르몬 대체요법을 시행해야 합니다."
③ "필수지방산 보충을 위해 고지방식이를 섭취하세요."
④ "배란은 더 이상 하지 않으므로 피임은 하지 않아도 됩니다."
⑤ "폐경 증상을 예방하거나 완화하기 위해 콩이나 두부를 섭취하세요."

074 자궁내막주기에 따라 수정이 되지 않았을 때, 월경을 하게 되는 이유로 옳은 것은?

① 에스트로겐은 증가하고 프로게스테론은 감소하기 때문이다.
② 에스트로겐과 프로게스테론이 급격히 감소하기 때문이다.
③ 여포자극호르몬이 급격히 감소하기 때문이다.
④ 황체호르몬의 활성화로 에스트로겐과 프로게스테론이 증가하기 때문이다.
⑤ 여성 호르몬은 증가하고 옥시토신은 저하되기 때문이다.

075 초음파검사 후 자궁내막폴립을 진단받은 34세 미혼 여자에게 우선적인 중재는?

① 전자궁절제술 ② 근치자궁절제술
③ 자궁내막소파술 ④ 에스트로겐 투여
⑤ 양측 난소난관절제술

076 첫 아이를 임신한 임부가 임신 2기에 접어들었을 때 느끼는 아기에 대한 감정으로 옳은 것은?

① 태아를 본인의 일부라고 생각한다.
② 태아를 하나의 분리된 존재라고 생각한다.
③ 태아에 대한 좋은 감정과 불편한 감정이 동시에 존재한다.
④ 가장 활동적이고 적극적인 시기로 출산과 관련한 구체적인 준비를 한다.
⑤ 부모의 역할이 무엇인지 어떻게 아이를 키워야할지 실제적인 계획을 세운다.

077 평소 월경통이 심한 여성에게 경구 피임약이 처방되었을 때, 다음 중 경구 피임약의 효과에 대한 설명으로 적절한 것은?

① 난소에서의 프로스타글란딘의 분비를 촉진하여 월경통을 완화시킨다.
② 자궁 내 혈관을 수축하여 순환을 도움으로써 월경통을 완화시킨다.
③ 자궁 수축의 효과 및 자궁 내 압력을 증가하여 월경통을 완화시킨다.
④ 월경 시 자궁내막에서의 프로스타글란딘의 생성을 줄여 주어 월경통을 완화시킨다.
⑤ 불안감을 줄여주고 심리적 안정감을 주어 월경통을 완화시킨다.

078 우리나라 여성에게 가장 흔하게 발생하는 종양의 형태로 자궁경부에 발생하는 악성종양의 위험요인에 해당하는 것은?

① 초산부인 경우
② 미혼 여성인 경우
③ 성 파트너가 적은 경우
④ 첫 성교 연령이 높은 경우
⑤ 인유두종 바이러스에 감염된 경우

079 다음 중 임부에게 가능한 예방접종으로만 구성된 것은?

① 파상풍, 디프테리아, B형 간염
② 풍진, 유행성 이하선염, 홍역
③ 유행성 이하선염, 폴리오, 풍진
④ 파상풍, 풍진, 홍역
⑤ 콜레라, 결핵, 유행성 이하선염

080 다음 중 자궁근종이 호발하기 쉬운 상태의 대상자로 적절한 것은?

① 경구피임약을 장기간 복용 중인 대상자
② 분만한 지 얼마 되지 않은 대상자
③ 얼마 전 자궁 내 장치를 삽입한 대상자
④ 월경주기가 길고 월경량이 많은 대상자
⑤ 폐경 상태의 대상자

081 한쪽 난소적출술이 필요한 자궁내막증 환자의 생리적 변화로 옳은 것은?

① 에스트로겐이 분비되지 않음
② 수술 직후 폐경 증상이 나타남
③ 월경이 있으나 임신은 불가능함
④ 에스트로겐은 분비되나 월경 없음
⑤ 정상적으로 배란되며 임신도 가능함

082 다음 중 편모충질염(trichomonas vaginitis)에 대한 설명으로 옳은 것은?

① 불쾌한 냄새가 나는 혈액 섞인 질 분비물이 배출된다.
② 대개 임신부에게서 볼 수 있는 질염의 종류이다.
③ 질 점막의 위축으로 인하여 성교 시 통증이 심하다.
④ 칸디다 알비칸스가 주 원인균이다.
⑤ 증상이 없는 경우도 많으며, 후원개에 딸기모양의 반점이 나타난다.

083 매독의 시기 중 2기 매독에서 나타나는 특징적인 증상으로 옳은 것은?

① 편평콘딜로마 ② 고무종
③ 굳은궤양 ④ 중추신경 퇴화
⑤ 직장, 질 누공

084 유방자가검진 방법에 대한 설명으로 옳은 것은?

① 사춘기 이후의 시기에는 매달 월경 전일에 유방자가검진을 시행하도록 한다.
② 폐경이 된 여성은 유방자가검진을 시행할 필요가 없다.
③ 양쪽 팔을 편하게 내려놓은 상태에서 먼저 양쪽 유방을 관찰하도록 한다.
④ 2번째 손가락 첫 마디의 바닥면만을 이용해 유방을 촉진하도록 한다.
⑤ 누워서 촉진하는 경우, 검사하는 쪽의 어깨 밑에 수건이나 베개를 넣지 않는다.

085 주수에 따른 태아의 발달 양상에 대한 설명으로 옳은 것은?

① 임신 4주가 되면 태아의 신장이 발달하기 시작하여 신장에서의 배뇨 기능이 시작된다.
② 임신 12주가 되면 심장이 발달하기 시작하며 태아의 성별을 구분할 수 있게 된다.
③ 임신 24주가 되면 태아의 움직임이 강하게 느껴지며 췌장에서 인슐린을 분비하기 시작한다.
④ 임신 28주가 되면 고환이 음낭으로 하강하며 폐포에서는 레시틴을 분비하기 시작한다.
⑤ 임신 36주 이상이 되면 L/S 비율은 1:1이 된다.

086 임신 주수에 따른 자궁 저부의 높이에 대한 설명으로 옳은 것은?

① 임신 12주 정도가 되면 치골결합 아래에서 자궁 저부를 촉진할 수 있다.
② 임신 16주 정도가 되면 치골결합에 자궁저부가 위치하게 된다.
③ 임신 24주 정도가 되면 자궁저부는 제와부에 위치하게 된다.
④ 임신 36주가 되면 자궁이 급속히 상승하여 제와부와 검상돌기 사이에 위치하게 된다.
⑤ 임신 38주가 되면 자궁저부는 검상돌기에 위치하여 임신 중 가장 높게 위치하는 시기가 된다.

087 임신 말기가 되어 태아의 하강이 산모에게 미치는 영향으로 옳은 것은?

① 오심 및 구토　② 호흡곤란
③ 상지 부종, 빈뇨　④ 하지 동통, 빈뇨
⑤ 어지러움, 하지 동통

088 임신 5주로 진단받은 임부에게 식이요법에 대해 교육하려고 할 때, 다음 중 적절한 것은?

① 특별히 보충해야 할 영양소는 없으며 임신 이전과 같은 식이를 하도록 한다.
② Vit. A, D, E, K의 섭취를 2배 이상 늘려 출산 후 골다공증을 예방한다.
③ 체중조절을 위해 섭취해야 할 칼로리의 양은 임신 전과 같게 유지해야 한다.
④ 철분 결핍성 빈혈을 예방하기 위해 임신 중기부터 산욕 초기까지 철분제제를 복용하도록 한다.
⑤ 단백질은 임신에 영향을 미치지 않으므로 임신 전과 같은 수준으로 섭취하도록 한다.

089 임신 8주의 임부가 "태반이 아직 완성되지 않았는데, 영양공급은 어떻게 받는 건가요?"라고 했을 때, 간호사의 설명으로 옳은 것은?

① "양수에서 영양분을 공급받습니다."
② "난황낭에서 영양분을 공급받습니다."
③ "영양분 공급 없이 최소한으로 성장하게 됩니다."
④ "자궁내막의 혈류로 직접 영양분을 공급받습니다."
⑤ "자궁강 안의 조직세포들에 의해 영양분을 공급받습니다."

090 자궁의 융모성선막에 변성이 발생해 낭포를 형성하는 질환을 진단받은 임부가 받게 될 첫 치료로 적절한 것은?

① 흉부 X-ray　② 심전도 촬영
③ 방사선 요법 시행　④ 피임하며 경과관찰
⑤ 진단 즉시 소파술 시행

091 전치태반인 임부가 갑자기 혈액이 묻어나와 응급실에 내원하였다. 다음과 같은 증상을 보일 때, 내릴 수 있는 간호진단으로 가장 적절한 것은?

- 혈압 95/70mmHg, 맥박 110회/분, 혈색소 9.7g/dL
- 창백한 얼굴, 피로감 호소

① 손상된 태반과 관련된 급성 통증
② 내부 출혈과 관련된 체액 손실
③ 피로와 관련된 활동 지속성 장애
④ 심박출량 저하와 관련된 비효율적 호흡양상
⑤ 임신 형태와 관련된 지식부족

092 임신 전 흡연을 했던 임부에게 흡연이 태아에게 미치는 영향에 대해 설명하려 한다. 다음 중 흡연이 태아에게 미치는 영양으로 적절한 것은?

① 과체중
② 언어장애
③ 태반기능부전
④ 니코틴 중독
⑤ 혈관 수축

093 임신 중기 이후 자궁경관이 부드러워지고 얇아지면서 개대되는 증상을 보여 쉬로드카 수술을 시행한 임부이다. 수술 후 주의 깊게 사정해야 할 부분으로 가장 적절한 것은?

① 자궁수축 여부
② 오로의 양상 변화
③ 태아 심음 확인
④ 태동 및 태아 질식 사정
⑤ 임부의 청색증 및 호흡곤란

094 입원 중인 자간전증의 임부가 자간증으로 진행하고 있음을 알 수 있는 증상으로 옳은 것은?

① 혈압의 저하
② 소변량 증가
③ 단백뇨 감소
④ 심와부 통증
⑤ 지속적이던 두통의 감소

095 다음 중 흡인분만의 금기증에 해당되는 경우는?

① 과거에 제왕절개한 경우
② 태위가 좌전방둔위인 경우
③ 양막이 파수되고 회음절개를 한 경우
④ 심장질환으로 인해 산모가 힘을 주면 안 될 때
⑤ 아두가 회음까지 내려왔지만 분만 진행이 없을 때

096 분만 1기 활동기에 접어든 임부가 통증과 긴장으로 인해 호흡의 깊이와 횟수가 증가하여 어지러움 및 손과 발의 저림이 있다고 호소한다. 이와 관련 있는 건강문제는?

① 통증으로 인한 호흡기전의 억제
② 근 긴장으로 인한 호흡근의 약화
③ 혈량감소로 인한 말초 조직관류저하
④ 조직의 산소요구량 증가에 의한 혈압 상승
⑤ 이산화탄소의 소실로 인한 호흡성 알칼리증 발생

097 분만 1기 임부에게 전자태아감시기를 사용하여 태아 심박동수를 관찰하였다. 태아 심박동수가 자궁수축과 함께 하강하다가 자궁수축이 끝났을 때 기본선으로 회복할 때, 제공할 간호로 옳은 것은?

① 자궁을 이완시키기 위해 근이완제를 투여한다.
② 정상적인 반응으로 지속적으로 산모 상태를 관찰한다.
③ 태아의 두개골절이 의심되므로 응급제왕절개를 준비한다.
④ 하대정맥의 압박을 감소시키기 위해 좌측위를 취한다.
⑤ 태아절박가사가 의심되므로 산모에게 고농도의 산소를 공급한다.

098 분만할 때 회음절개술을 받은 산모의 회음부 관리를 위한 간호중재로 옳은 것은?

① 매일 질세척을 하게 한다.
② 분만 직후 온요법을 적용한다.
③ 유치도뇨관을 새것으로 교체한다.
④ 회음패드를 교환할 때마다 외음부를 닦게 한다.
⑤ 회음패드는 항문에서 질 방향으로 교체하게 한다.

099 심장질환이 있는 임부에 대한 중재로 옳은 것은?

① 심근 강화 및 심박출량 증가를 위해 운동을 격려한다.
② 헤파린은 출혈 위험성이 증가하므로 투여하지 않는다.
③ 감염 증상을 사정하고 감염 시 적절한 치료를 시행한다.
④ 임신 전 복용한 강심제는 분만할 때까지 복용하지 않는다.
⑤ 말초혈관의 순환 증진을 위해 앙와위로 휴식을 취하도록 한다.

100 임신 3기 초임부에게 시행하는 산전교육의 내용으로 적절한 것은?

① 태교의 중요성과 방법
② 임신으로 인한 불편감 관리
③ 출산 임박에 따른 불안 관리
④ 임신으로 인한 신체생리적 변화
⑤ 출산 후 신체 회복을 위한 관리

101 다음 중 임신의 추정적 징후에 해당하는 것은?

① 태아 심박동 ② 채드윅 징후
③ 자궁 증대 ④ 무월경
⑤ 부구감에 의한 태아 확인

102 분만 후 4시간이 지난 산모의 회음패드에 선홍색의 동맥혈성 질출혈이 관찰되었다. 자궁 저부는 단단하게 촉진되고 있는 상황에서 우선적으로 예상할 수 있는 건강문제로 적절한 것은?

① 자궁이완 ② 산도열상
③ 자궁내막염 ④ 혈전성 정맥염
⑤ 자궁의 복구부전

103 산모가 분만 후 자궁에서의 통증을 호소하는 이유로 가장 적절한 것은?

① 자궁내막 내 태반의 일부분이 잔류하여 나타나는 통증이다.
② 분만과정에서의 힘주기에 대한 후유증이 회복되지 않았기 때문이다.
③ 증대되었던 자궁이 본래 크기로 돌아오기 위해 수축하면서 발생한다.
④ 비가역적인 자궁근육의 이완을 의미하는 것으로 응급처치가 필요한 상황이다.
⑤ 분만이 끝나고 겪게 되는 허탈감으로 실제 통증은 없으나 통증이 있는 것처럼 느껴지는 것이다.

104 다음 중 유즙분비에 영향을 미치는 호르몬에 대한 설명으로 옳은 것은?

① 에스트로겐은 선방세포에서의 유즙 생성을 돕는다.
② 프로게스테론은 유즙 생성을 돕고 자궁수축에 관여한다.
③ 프로락틴은 유관 및 유관소엽을 발달시키는 작용을 한다.
④ 옥시토신은 자궁 수축을 도우며 아기가 유두를 빨 때 유즙사출이 이루어지게 한다.
⑤ 안드로겐은 태반에서 분비되는 호르몬으로 유즙분비에 영향을 미친다.

105 분만 후 10일 째인 산모의 사정결과가 다음과 같을 때 예측되는 건강문제는?

- 분만과정 중 태반 박리가 어려웠음
- 선홍색 질출혈이 발생함

① 자궁이완 ② 산도열상
③ 자궁내번증 ④ 회음부열상
⑤ 태반조직 잔류

2교시

아동간호학	35문제
지역사회간호학	35문제
정신간호학	35문제
	총 105문제

아동간호학

001 다음과 같은 특징을 보이는 아동학대 유형으로 적절한 것은?

- 고의적이고 반복적으로 아동의 양육과 보호를 소홀히 함
- 신체적, 정서적, 교육적으로 필요한 요구를 충족시켜주지 않음

① 방임　　　　　② 성적 학대
③ 정서적 학대　　④ 신체적 학대
⑤ 정신적 학대

002 성에 대한 정체감을 형성하기 시작하는 남근기의 남자 아동이 어머니에게 애착을 느끼며 아버지를 경쟁자로 인식하는 것을 의미하는 것으로 옳은 것은?

① 엘렉트라 콤플렉스　② 오이디푸스 콤플렉스
③ 자기중심적 사고　　④ 성적 호기심
⑤ 철학적 사고

003 질환에 대한 전반적인 정보를 대상자에게 교육하는 간호사의 역할로 적절한 것은?

① 관리자　　② 교육자
③ 옹호자　　④ 상담자
⑤ 돌봄 제공자

004 5세 아동이 엄마의 생일날 자신이 가장 좋아하는 곰인형을 엄마에게 선물로 주었을 때, 이와 관련 있는 사고의 특성은?

① 물활론　　　② 보존개념
③ 마술적 사고　④ 비가역적 사고
⑤ 자기중심적 사고

005 폐렴으로 중환자실에 입원 중인 생후 3개월 된 영아이다. 엉덩이 부분의 피부가 붉고 헐어있는 것을 발견하였을 때, 담당 간호사로서 할 수 있는 중재로 가장 적절한 것은?

① 일반적으로 발생할 수 있는 증상이므로 일단 지켜본다.
② 기저귀 교체는 환아를 피로하게 하므로 최소한으로 교체한다.
③ 피부가 공기에 노출되지 않도록 기저귀를 단단하게 착용한다.
④ 기저귀 크기가 맞지 않는 것으로 작은 크기의 기저귀로 교체한다.
⑤ 피부가 습하지 않도록 대, 소변을 보았을 때 바로바로 기저귀를 갈아주도록 한다.

006 강알칼리성의 부식성 물질을 먹은 환아에 대한 우선적인 중재로 옳은 것은?

① 등을 두드려준다.
② 손가락을 넣어 구토를 유발한다.
③ 복부에 압박을 가해 구토를 돕는다.
④ 섭취 후 하루가 지나 위세척을 시행한다.
⑤ 부식성 물질이므로 구토를 유발하지 않는다.

007 신생아의 신체 성숙도를 평가한 결과로 가장 성숙한 상태를 의미하는 것은?

① 솜털이 많은 상태이다.
② 발바닥 전체에 주름이 있다.
③ 음핵이 돌출되어 있고 소음순이 비대한다.
④ 피부가 얇고 투명해 혈관이 잘 보인다.
⑤ 고환은 음낭의 상층에 있고 주름은 드물게 있다.

008 첫 유치가 나온 아기의 부모가 이 시기 아이의 특성을 물을 때 답할 수 있는 내용으로 옳은 것은?

① "한 달 후에 고개를 들 수 있습니다."
② "머리를 들지 못하고 좌우로만 움직입니다."
③ "등에서 복부의 방향으로 몸을 뒤집을 수 있습니다."
④ "도움받아 앉을 수 있으며 혼자서 앉으려 시도합니다."
⑤ "기어다닐 수 있으며 가구를 잡고 일어서기 시작합니다."

009 2개월 된 영아가 이유 없이 갑자기 산통을 보일 때 할 수 있는 중재로 적절한 것은?

① 복부를 마사지하거나 체위를 변경해 줄 수 있다.
② 수유 후 눕는 자세를 취해주어 편한 상태를 만들고 왼쪽으로 누울 수 있는 자세를 취해준다.
③ 산통은 영아기 때 갑자기 발생하는 것이므로 주변 환경과는 관계가 없다.
④ 담요를 이용해 신생아를 싸는 것은 혈액순환을 저하시켜 산통을 악화시킨다.
⑤ 영아에게 발생하는 흔한 증상 중 하나로 병원에 입원해 적극적인 치료를 받으면 빠른 회복이 가능하다.

010 정상적으로 성장하고 있는 30개월 된 아동에게서 볼 수 있는 유치의 개수로 적절한 것은?

① 8개 ② 12개 ③ 16개 ④ 20개 ⑤ 24개

011 신생아의 피부에 대한 설명으로 옳은 것은?

① 딸기모양 혈관종은 완전히 사라지기까지 10년 정도 소요될 수 있다.
② 좁쌀종이 나타난 경우 사라질 때까지 매일 알코올 솜으로 소독한다.
③ 태지는 피지선의 분비로 생후 3일 정도에 발생하며 일주일 후 자연 소실된다.
④ 할리퀸 피부색 변화는 피부색이 달라지는 것으로 심각한 혈액순환 장애를 의미한다.
⑤ 중독성 홍반이 나타난 경우 질병의 징후일 수 있으므로 정밀검사를 시행한다.

012 잠복고환을 진단받은 유아기 아동을 둔 부모는 아이의 잠복고환 수술과 관련하여 "왜 수술을 해야 하는 건가요? 아직 아이가 어리니 꼭 해야 한다면 나중에 하고 싶어요."라고 말한다. 이 같은 상황에서 할 수 있는 가장 적절한 답변은?

① "수술은 불가피한 선택으로 청소년기 전에 꼭 해야 합니다."
② "살아가는데 문제가 되지는 않으니, 자녀의 수술을 원하시지 않는다면 하지 않아도 됩니다."
③ "고환이 음낭내로 하강하지 않은 것으로 수술을 하지 않으면 불임을 초래할 수 있습니다."
④ "자연적으로 고환이 음낭 내로 하강하는데 많은 시간이 소요됩니다."
⑤ "학령기때에는 학교생활로 수술하는데 어려움이 있으니, 시기상 지금이 가장 적절합니다."

013 24개월 유아의 투약방법으로 옳은 것은?

① 근육주사 시 큰 혈관과 신경이 없어 안전한 둔근의 배면에 투여한다.
② 코에 약을 점적할 때에는 약물에 의한 불편감 감소를 위해 머리를 뒤로 젖힌다.
③ 연고와 안약이 동시에 처방되었다면 안약과 연고를 섞은 후 한 번에 투여한다.
④ 안약을 투여할 때에는 외안각에서 내안각 방향으로 투여하여 흡수를 높인다.
⑤ 귀에 약을 점적할 때에는 귓불을 후상방으로 부드럽게 당겨 외이도가 곧게 펴지게 한다.

014 5개월 영아의 보호자가 "왜 엎드려 재우면 안 되나요?"라고 했을 때, 간호사의 반응으로 옳은 것은?

① "대천문의 폐쇄가 지연될 수 있기 때문입니다."
② "유치가 나올 때 방해가 될 수 있기 때문입니다."
③ "영아돌연사증후군이 발생할 수 있기 때문입니다."
④ "얼굴 골격 성장에 영향을 줄 수 있기 때문입니다."
⑤ "영아산통이 발생하여 수면의 질이 떨어지기 때문입니다."

015 아동이 다음과 같이 행동할 때 이에 해당하는 콜버그(Kohlberg)의 도덕 발달수준은?

- 사람들 반응에 따라 사회규칙에 맞춰 행동함
- 착한 소년·소녀가 되고자 함
- 규칙과 사회적 질서를 인지하고 준수함

① 현실적   ② 인습적   ③ 비현실적
④ 전인습적   ⑤ 후인습적

016 학령기 아동의 치아관리에 대한 설명으로 옳은 것은?

① 충치가 없는 경우 치과에 가지 않아도 된다.
② 칫솔질은 스스로 하도록 격려하고 감독한다.
③ 잘 닦일 수 있도록 칫솔모는 거친 것을 사용한다.
④ 자극을 줄이기 위해 치실은 되도록 사용하지 않는다.
⑤ 치아교정은 영구치가 나기 전 최대한 빨리 시행한다.

017 뇌종양 제거 수술을 받은 아동의 사정결과가 다음과 같을 때, 간호중재로 옳은 것은?

- 자극에 대한 반응이 저하됨
- 동공의 크기 1mm/6mm
- 동공 반사가 양쪽 모두 느림

① 드레싱을 제거하고 출혈 여부를 확인한다.
② 팔 다리를 주물러 혈액순환을 증진시킨다.
③ 병실을 어둡게 하고 앙와위로 휴식을 취한다.
④ 의식수준을 확인하고 즉시 의사에게 보고한다.
⑤ 혈액검사를 시행하고 전해질 불균형을 확인한다.

018 생후 3일 된 정상 만삭아에게 다음과 같은 증상이 나타났을 때, 간호중재로 옳은 것은?

- 혈청 총빌리루빈 20mg/dL
- 전신 피부 노랗게 변함
- 활동성 감소

① 안대를 착용한 후 광선요법을 시행한다.
② 젖꼭지를 사용하여 다량의 수분을 제공한다.
③ 모든 수유를 중지하고 비경구영양을 제공한다.
④ 하루 2번 관장을 시행하고 대변 양상을 확인한다.
⑤ 정상적으로 나타날 수 있는 증상으로 일단 지켜본다.

019 모유수유를 하고 있는 신생아에게 경구투여를 하려고 할 때 다음 중 적절한 방법은?

① 액체약이라면 주사기로 아동의 입 안에 천천히 주입하여 복용할 수 있도록 한다.
② 분유와 혼합한 뒤 잘 저어 완벽하게 녹인 후 먹을 수 있도록 한다.
③ 알약이라면 직접 산제하여 물에 녹인 후 먹을 수 있도록 한다.
④ 액체의 약물을 먹일 때에는 상체를 낮추어 바깥으로 아동이 내뱉지 않도록 한다.
⑤ 현탁액의 약물은 흔들지 말고 있는 그대로의 상태에서 복용하도록 한다.

020 재태기간 32주에 태어난 미숙아가 갑자기 무호흡을 보이며 얼굴에 청색증이 나타났을 때, 가장 우선적으로 할 수 있는 간호중재로 적절한 것은?

① 즉시 산소를 공급하고 담당의사에게 연락한다.
② 가슴, 등을 문지르거나 부드러운 촉각 자극을 주어 호흡을 자극한다.
③ 미숙아의 팔, 다리를 세게 흔들어 울음을 유도한다.
④ 구강, 비강, 인두를 흡인하고 흡인 전, 후 100% 산소를 공급한다.
⑤ 담당의사가 기관 내 삽관을 할 수 필요한 물품을 준비한다.

021 위장의 날문근이 두꺼워져 수술을 앞두고 있는 환아의 간호중재로 적절한 것은?

① 고열량, 고단백, 고비타민 식이를 제공하고 섭취를 격려한다.
② 수유 후, 보채는 행동은 아동의 정서불안을 의미하는 것으로 안정된 환경을 조성하는 것이 가장 중요하다.
③ 수술 전, 수분 및 전해질 균형을 유지하기 위해 수액을 주입한다.
④ 수술 전에는 필요 없으나, 수술 후 위장 내 감압을 위해 비위관 삽입이 필요함을 설명한다.
⑤ 수술 후, 즉시 수유 가능하며, 소량씩 자주 섭취하도록 설명한다.

022 생후 1일 된 신생아의 사정 결과 중 중재가 필요한 내용에 해당하는 것은?

① 분당 호흡수가 60회이다.
② 분당 심박수가 130회이다.
③ 일시적으로 발에 청색증이 나타난다.
④ 오톨라니 징후(ortolani's sign)가 양성이다.
⑤ 피부가 접힌 부분에 회백색의 치즈 같은 물질이 있다.

023 생후 3일 된 신생아가 아직 태변을 보지 않으며 담즙이 포함된 구토, 복부팽만의 증상을 보일 때 예상할 수 있는 질환으로 옳은 것은?

① 장중첩증   ② 괴사성장염
③ 기관식도샛길   ④ 선천성 거대결장
⑤ 비대날문협착증(비후성 유문협착증)

024 아동이 장난감을 사달라며 소리를 지르고 바닥에 누워 두 발로 차는 등의 행동을 보일 때 할 수 있는 대처방법으로 가장 적절한 것은?

① 아동의 표현을 적극적으로 들어주고 다독여준다.
② 공공장소에서 이러한 행동은 적절하지 않음을 설명한다.
③ 부적절한 행동을 멈추기 위해 아동이 원하는 것을 들어준다.
④ 자리는 떠나지 않되 진정할 때까지 무관심으로 대하고 일관적인 태도를 보인다.
⑤ 강압적이고 권위적인 태도로 강하게 훈육하여 다시는 이러한 행동을 보이지 않도록 해야 한다.

025 기관지 천식으로 응급실에 내원한 6세 환아의 사정 결과가 다음과 같을 때, 우선적인 간호진단은?

- 천명음, 지속되는 잦은 기침, 불규칙적 호흡 양상
- 맥박 105회/분, 호흡 26회/분, 체온 37.0℃, 산소포화도 93%

① 피로   ② 불안감
③ 지식 부족   ④ 비효과적 대처
⑤ 가스교환 장애

026 항이뇨호르몬의 분비 부족이 원인이 되는 질환의 아동에게 나타날 수 있는 증상으로 옳은 것은?

① 고혈압, 빈맥 등의 증상이 나타난다.
② 소변량이 감소하고 요비중이 증가한다.
③ 소변량은 증가하고 요삼투압은 낮아진다.
④ 체액이 과다하여 요흔성 부종이 나타난다.
⑤ 콜라색의 소변이 나타나고 체중이 증가한다.

027 생후 8개월 된 신생아가 철분 결핍성 빈혈을 진단받았을 때, 간호중재로 옳은 것은?

① 적정량의 철분 제제를 공급하도록 한다.
② 자가면역질환으로 반드시 수혈요법이 필요하다.
③ 이유식을 중단하고 수일간 정맥요법을 시행한다.
④ 우유, 치즈와 같은 식품을 충분하게 섭취하도록 한다.
⑤ 일시적인 증상이므로 특별한 중재는 필요하지 않다.

028 고페닐알라닌혈증을 진단받은 환아의 부모에게 설명할 내용으로 옳은 것은?

① 성염색체열성의 유전성 질환이다.
② 페닐알라닌이 체내 고갈되어 발생하는 질환이다.
③ 페닐알라닌을 타이로신으로 전환시켜주는 효소가 선천적으로 부족해 발생하게 된다.
④ 잦은 구토, 담갈색 모발, 성장 장애 등의 여러 증상이 나타나지만 지능은 정상이다.
⑤ 생후 2~3일 경 신생아의 혈액을 채취하여 선별검사를 시행하며, 페닐알라닌이 많이 함유되어 있는 특수분유를 먹인다.

029 신장의 사구체 손상으로 발생하게 되는 신증후군을 진단 받은 환아에게 나타날 수 있는 증상으로 옳은 것은?

① 혈변
② 심각한 체중 감소
③ 혈청 단백질의 증가
④ 맑은 노란 빛의 소변
⑤ 고지혈증 및 혈청 콜레스테롤의 증가

030 초등학교 1학년 아들을 둔 어머니가 아들이 자꾸 학교를 가지 않으려 하고, 학교에 갈 시간만 되면 배가 아프다고 얘기해 속상하다고 말한다. 학교에 안보내면 아이는 너무 잘 놀고 먹는데 학교 얘기만 하면 아프다고 말하니 어떻게 대처해야 하는지 물을 때, 다음 중 가장 적절한 대응은 무엇인가?

① 꾀병은 좋지 못한 행동임을 말하고 엄하게 훈육한다.
② 다른 학교에 다니고 싶은 것인지 아니면 학교에 가기 싫은 것인지 물어본다.
③ 일단 학교를 보내어 학교 생활을 지속하도록 한다.
④ 장기적으로 신체적 증상이 나타날 수 있으므로 학교에 요청하여 휴학하도록 한다.
⑤ 어머니가 같이 학교에 가 아이와 함께 생활하도록 한다.

031 다음 사례에서 예상되는 중재로 옳은 것은?

> 10세 남아로 잦은 비출혈과 무릎관절의 통증으로 병원에 내원하였다. 평소 잦은 상처도 잘 낫지 않았다고 하였으며, 팔다리에는 많은 타박상이 관찰되었다. 혈액검사 결과 제 8응고인자 결핍, 활성화 부분트롬보플라스틴시간(aPTT)이 지연되어 있다.

① 통증 조절을 위해 아스피린을 투여한다.
② 또래와 축구, 야구 등의 운동을 권장한다.
③ 출혈 예방을 위해 해당 응고인자를 투여한다.
④ 구강출혈을 예방하기 위해 칫솔질은 하지 않도록 한다.
⑤ 팔의 상처로 출혈이 생기면 팔을 심장보다 낮게 유지한다.

032 21번 염색체가 3개인 아동의 식이 섭취와 관련해 부모에게 교육해야 할 내용으로 적절한 것은?

① 작고 긴 숟가락을 이용하여 입 안 깊숙이 음식물을 넣어주어야 한다.
② 근력뿐만 아니라 장의 연동 운동도 과도하게 상승해 자주 배고플 수 있음을 설명한다.
③ 장의 자극을 줄이기 위해 섬유소의 섭취를 제한한다.
④ 아동이 혀를 내민다면 음식물 섭취를 거부하는 것임을 설명한다.
⑤ 아동은 소변가리기에 어려움이 있으므로 수분 섭취를 제한한다.

033 뇌수종을 진단받은 환아의 두개내압 증가를 예방하기 위한 간호중재로 적절한 것은?

① 충분한 수분을 섭취하고, 수액을 정맥 주입한다.
② 앙와위를 취하고 가급적 움직임을 삼가도록 한다.
③ 안정을 취할 수 있는 환경을 조성하고 자주 신경학적 사정을 시행한다.
④ 체온이 상승하거나 두통이 있을 때에는 모르핀을 우선적으로 투여한다.
⑤ 다양한 자극을 주어 환아의 뇌 발달을 돕고 두개내압 상승을 방지한다.

034 뇌성마비를 진단받은 아동에게 제공할 간호중재로 옳은 것은?

① 아동의 피로도 감소를 위해 모든 일상생활을 중단한다.
② 흡인의 위험성이 높으므로 비위관을 통해서만 영양을 공급한다.
③ 영구적인 장애가 발생하므로 가족 모두 치료에 참여하도록 한다.
④ 언어표현 증진을 위해 비언어적으로 표현하는 경우 반응하지 않는다.
⑤ 근골격계 기능에는 영향을 미치지 않으므로 유산소 운동을 격려한다.

035 뇌전증(간질)약을 복용 중인 환아로 증상이 안정되어 퇴원을 앞두고 있다. 환아의 보호자에게 교육해야 할 내용으로 적절한 것은?

① 퇴원 후, 경련이 발생했다 하더라도 약물을 복용하고 있으므로 곧 진정될 것임을 알린다.
② 뇌전증(간질)약은 정해진 시간에 누락하지 않고 복용해야 함을 정확하게 설명한다.
③ 갑자기 경련이 시작되면 낙상을 예방하는 것이 중요하므로 아동을 꼭 붙잡도록 설명한다.
④ 경련으로 인해 입 안의 분비물이 기도 내 흡인되지 않도록 입을 벌려 분비물을 신속하게 제거하도록 설명한다.
⑤ 아동이 약물 복용을 거부할 경우, 한 두 번 정도는 아동의 의견을 들어주어도 됨을 설명한다.

지역사회간호학

036 지역사회의 유형에 대한 설명으로 옳은 것은?

① 동아리는 대면 공동체이다.
② 장애아동 가족 모임은 자원공동체이다.
③ 조직은 법적 관할구역 단위로 구분되는 집단이다.
④ 동지애와 같은 감정으로 결속된 집단은 소속공동체이다.
⑤ 강의 수질 오염을 해결하기 위해 모인 공동체는 특수흥미 공동체이다.

037 우리나라 제 5차 국민건강증진종합계획(Health Plan 2030)에서 추구하는 장기 비전으로 적절한 것은 무엇인가?

① 온 국민이 함께하는 건강세상
② 건강수명 연장과 건강형평성 제고
③ 75세 건강장수 실현이 가능한 사회
④ 모든 사람이 평생 건강을 누리는 사회
⑤ 온 국민이 함께 만들고 누리는 건강세상

038 지역사회 간호사가 흡연대상자에게 금연의지를 갖도록 동기를 유발시키고, 금연 행위를 지속하도록 도와주었다면 어떠한 역할을 수행한 것인가?

① 대변자 ② 의뢰자 ③ 변화촉진자
④ 협력자 ⑤ 상담자

039 A 간호사는 지속적으로 도움을 받으면서도 아무런 긍정적 피드백이 없는 환자에 대하여 점차 낮은 질의 서비스를 제공하고 있다. 이런 상황을 가장 적절하게 설명할 수 있는 이론은?

① 체계이론 ② 교환이론 ③ 욕구이론
④ 상호작용이론 ⑤ 적응이론

040 보건소에 근무하는 지역사회간호사 A는 당뇨병을 앓고 있는 환자에게 고혈당을 조절하는 방법에 대해서 교육을 실시하였다. 이는 오렘의 자가간호이론에서 어느 개념을 수행한 것인가?

① 일반적 자가간호 요구
② 치료적 자가간호 요구
③ 전적 보상체계
④ 부분적 보상체계
⑤ 지지교육적 보상체계

041 고등학교 보건교사가 흡연 중인 20명의 학생을 대상으로 금연 프로그램을 운영하였다. 금연 프로그램의 결과 흡연율이 50% 감소한 것으로 평가되었다. 이 경우 평가 범주는 무엇인가?

① 사업 진행정도에 대한 평가
② 투입된 노력에 대한 평가
③ 목표달성정도에 대한 평가
④ 사업의 효율성에 대한 평가
⑤ 사업의 적합성에 대한 평가

042 지역사회 주민들의 건강에 영향을 미치는 의식이나 행사 등에 관한 자료를 수집하려고 할 때 가장 유용한 방법은?

① 참여 관찰 ② 정보원 면담
③ 차창밖 조사 ④ 설문지 조사
⑤ 초점 집단면담

043 다음 중 자유방임형 보건의료전달체계에 대한 설명으로 옳은 것은?

① 관료체제로 인해 경직적이다.
② 무료로 의료서비스를 이용한다.
③ 치료보다 예방서비스 위주이다.
④ 사회계층간 의료 수준이 불균형하다.
⑤ 의사를 선택할 수 있는 자유가 제한된다.

044 노인 환자에게 약물 교육을 실시할 때 교육자료의 글자를 크게 만들고 가능한 천천히 설명한 다음, 환자가 이해한 내용을 다시 설명하도록 요청하였다. 여기서 간호사가 고려한 핵심 개념은?

① 건강권
② 건강형평성
③ 건강문해력
④ 건강불평등
⑤ 문화적민감성

045 지역 건강통계를 생산하여 지역별로 꼭 필요한 근거 중심의 보건사업수행을 하기 위해, 매년 보건소를 통해 지역주민의 흡연, 음주 생활습관 및 이환, 의료이용 등을 조사하는 것을 무엇이라고 하는가?

① 건강증진사업
② 국민건강영양조사
③ 지역보건의료계획
④ 통합건강증진사업계획
⑤ 지역사회 건강실태조사

046 일차보건의료를 제공할 때 지역사회와 국가의 예산을 고려해 서비스를 제공하는 것과 가장 관련이 있는 일차보건의료의 특성은?

① 접근성
② 상호협조성
③ 수용가능성
④ 지불부담능력
⑤ 지역사회주민참여

047 다음 중 노인장기요양보험급여 중 재가급여에 해당하는 것은?

① 가족요양비
② 단기보호
③ 특례요양비
④ 요양병원 간병비
⑤ 방문치료

048 다문화 간호를 위해 지역사회간호사에게 요구되는 문화적 역량의 구성요소 중 하나로 문화적 다양성을 의도적으로 지각하고 문화적 차이에 대한 존중하는 마음과 수용적 태도를 보이는 것을 무엇이라 하는가?

① 문화적 지식
② 문화적 기술
③ 문화적 인식
④ 문화적 경험
⑤ 문화적 민감성

049 50세의 A씨의 첫 자녀는 올해 고등학교에 입학하였고, 두 번째 자녀는 초등학생이다. 듀발(Duvall)의 가족 발달단계에 따른 이 가족의 발달 과업은?

① 만족스런 부부관계의 유지
② 새로운 흥미의 개발과 참여
③ 가족 내 규칙과 규범의 확립
④ 자녀의 사회화와 양육
⑤ 자녀들의 성 문제 대처

050 외부환경과 가족의 상호작용을 분석하기 위해서 사용한 다음 그림과 같은 가족사정 도구는?

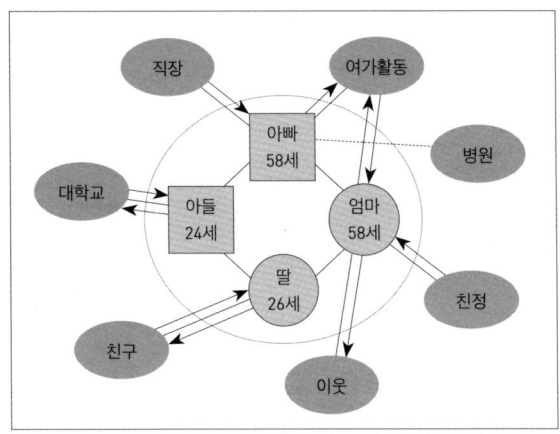

① 가계도
② 가족 밀착도
③ 가족연대기
④ 사회지지도
⑤ 외부체계도

051 병원체와 숙주의 상호반응의 결과 불현성 감염을 일으키는 작용요인으로 가장 적절한 것은?

① 소량의 병원체
② 부적절한 침입로
③ 숙주의 특이면역
④ 숙주의 면역 결여
⑤ 병원체의 낮은 감염력

052 현재 폐암을 앓고 있는 600명의 환자와 폐암이 없는 1,300명 두 개의 집단을 나눈 다음, 두 집단의 흡연력을 조사하였다. 이를 바탕으로 폐암과 흡연 여부의 연관성을 파악하고자 할 때 활용하기에 가장 적절한 지표는 무엇인가?

① 교차비
② 평균유병률
③ 누적유병률
④ 상대위험도
⑤ 기여위험도

053 다음 중 PRECEDE-PROCEED 모형의 교육적 진단단계에서 사정해야 할 성향요인에 해당하는 것은 무엇인가?

① 보건의료 시설의 접근성
② 건강행위 관련 지식 및 인식
③ 지역사회의 자원 이용 가능성
④ 건강행위에 대한 주변인의 피드백
⑤ 건강행위를 촉진하는 대상자의 기술

054 지역사회간호사가 정신건강 위험군 환자를 대상으로 정신의료기관에 치료 의뢰를 할 때 주의해야 할 사항으로 옳은 것은?

① 의뢰의 최종 결정은 지역사회간호사가 내린다.
② 의뢰서는 대상자가 직접 기관에 가져가 전달한다.
③ 대상자가 회피할 수 있으므로 의뢰할 기관은 숨긴다.
④ 의뢰할 기관에 대한 안내는 해당 기관의 담당자에게 요청한다.
⑤ 의뢰 대상자가 동일 기관에 3명 이상일 때 의뢰하는 게 효율적이다.

055 지역사회 금주 교실 참여자들이 도달한 학습목표가 다음과 같다. 블룸의 학습목표의 유형 중 인지적 영역에서 가장 높은 목표를 달성한 사람은?

① 음주의 피해를 열거할 수 있다.
② 알코올의 작용을 설명할 수 있다.
③ 주변 사람에게 음주가 해롭다고 말한다.
④ 자신의 금주 계획을 실천 가능성에 따라 평가한다.
⑤ 기존의 금주 방법을 참고해 자신의 금주 계획을 만든다.

056 다음 원칙과 관련 깊은 보건교육관련 학습이론은?

- 학습자가 학습을 선택, 관리한다.
- 배우는 그 자체에 가치를 둔다.
- 대상자의 욕구에 근거하여 학습목표를 설정한다.
- 교사의 역할은 학습자의 요청에 반응하는 것이다.

① 사회학습이론
② 인본주의 학습이론
③ 인지주의 학습이론
④ 행동주의 학습이론
⑤ 구성주의 학습이론

057 보건교육 방법 중 집단토의(group discussion)에 대한 설명으로 옳은 것은?

① 학습을 흥미있게 진행할 수 있는 조건인 주의집중, 동기유발이 용이하다.
② 특별한 주제에 대해 밀도 있는 접근이 가능하다.
③ 배운 내용을 실제로 적용하기 용이하다.
④ 모든 학습자가 토의의 목적을 이해해야 효과적이다.
⑤ 새로운 지식과 정보를 빠른 시일 내에 많은 사람들에게 전달할 수 있다.

058 어느 중학교의 규모는 각 학년 당 4학급씩 총 12학급이다. 이 중학교에서 배치해야 할 최소 보건인력은 몇 명인가?

① 보건교사 1명
② 보건교사 2명
③ 학교의사 1명, 학교약사 또는 보건교사 1명
④ 학교의사 1명, 보건교사 1명
⑤ 학교의사 1명, 학교약사 1명

059 학교에서 수두가 발생할 경우 학교장이 가장 우선적으로 취해야 할 조치로 적절한 것은?

① 휴교조치
② 교내 소독 실시
③ 보건소장에 신고
④ 환자 검체 채집
⑤ 방역 당국 역학조사 의뢰

060 학교에서 손 씻기 체험교육, 건강한 식단 교육 등을 통하여 학생들에게 건강 증진활동에 스스로 참여하게 할 수 있도록 교육하는 것은 WHO 건강증진학교 구성요소 중 어디에 해당하는가?

① 학교보건 정책
② 개인건강 기술
③ 학교의 사회적 환경
④ 학교의 물리적 환경
⑤ 지역사회 유대 관계

061 근로자의 일반질병을 조기 발견하여 근로자의 건강을 유지하기 위해 실시하는 건강진단의 실시주기로 가장 적절한 것은?

① 사무직 1년에 1회 이상, 근로자 6개월에 1회 이상
② 사무직 1년에 1회 이상, 근로자 1년에 1회 이상
③ 사무직 1년에 1회 이상, 근로자 2년에 1회 이상
④ 사무직 2년에 1회 이상, 근로자 1년에 1회 이상
⑤ 사무직 2년에 1회 이상, 근로자 2년에 1회 이상

062 혈액과 조직 중에 용해되어 있다가, 급격히 감압하면 기포가 형성되어 모세혈관을 차단, 순환장애와 조직손상을 일으키는 기체와 해당 질병을 적절하게 연결한 것은?

① 질소 - 잠함병
② 질소 - 고산병
③ 산소 - 연중독
④ 산소 - 잠함병
⑤ 이산화탄소 - 고산병

063 체온조절중추가 능력을 상실하여 몸의 온도가 비정상적으로 상승하게 되는 경우를 말하며 체온이 급격히 상승하여 의식 장애가 발생하고 피부가 건조한 증상을 보이는 것은?

① 열경련
② 열사병
③ 열쇠약
④ 열실신
⑤ 열피로

064 피임에 대한 설명으로 옳은 것은?

① 콘돔은 여러 겹을 사용할수록 안전하다.
② 자궁 내 장치는 발기부전증이 있는 경우 사용할 수 없다.
③ 2개월 이내에 임신을 원할 경우 경구용 피임약을 사용해선 안된다.
④ 페미돔은 구리에 민감할 경우 사용할 수 없다.
⑤ 영구적 피임법에는 정관수술, 난관수술, 다이아프램 등이 있다.

065 지역의 특수성이나 또는 연령, 사회계층 등 인구 구조가 현저하게 다를 때 이 인구오차를 없애 주기 위해 사용되는 사망률은?

① 조사망률
② 비례사망률
③ 오차사망률
④ 일반사망률
⑤ 표준화사망률

066 신생아가 태반이나 모유 수유를 통해서 얻게 되는 면역의 종류는?

① 선천면역
② 자연능동면역
③ 자연수동면역
④ 인공능동면역
⑤ 인공수동면역

067 관상동맥질환에 의한 심장질환의 발생 원인을 밝히기 위해서 유전적 요인과 생물학적 환경, 물리적 환경, 사회적 환경이 상호작용하여 질병이 발생하는 경로를 표현함으로써 질병예방대책 수립을 하였다. 이와 가장 관련 깊은 역학 모형은?

① 원인망 모형
② 역학적 삼각형 모형
③ 바퀴 모형
④ 발달 모형
⑤ 평형모형

068 다음 중 만성질환의 특징으로 적절한 것은?

① 조기 진단이 어렵다.
② 대부분 뚜렷한 잠복기가 알려져 있다.
③ 연령 증가에 따라서 유병률이 감소한다.
④ 발병의 원인이 되는 병원체가 반드시 존재한다.
⑤ 증상이 호전되고 악화되는 과정을 반복하면서 점차 회복된다.

069 대도시에 수직선으로 들어선 대형 건물 및 공장들이 불규칙한 지면을 형성하여 자연적인 공기의 흐름이나 바람을 지연시키고, 인위적인 열 생산량의 증가로 도심의 온도가 외곽 지역보다 높아지는 현상을 무엇이라고 하는가?

① 열섬현상 ② 엘리뇨현상
③ 온실효과 ④ 라니냐현상
⑤ 스모그현상

070 강풍으로 나무가 부러지면서 전신주를 건드리며 발생한 화재가 확산되어 대규모 산불이 발생하였다면 이는 재난의 유형 중 어디에 속하는가?

① 사회재난 ② 인적재난 ③ 자연재난
④ 특수재난 ⑤ 해외재난

정신간호학

071 사회적모형에서 정상 또는 이상행동 등을 판단하는 기준으로 적절한 것은?

① 행동 ② 문화
③ 의사소통 유형 ④ 개인 내적 갈등
⑤ 진단적 검사 결과

072 환자와의 치료적 의사소통을 위해 가장 중요한 것으로 먼저 이루어져야 하는 것은?

① 앞으로의 치료계획에 대해 설명한다.
② 계획했던 치료목표의 달성 정도를 확인한다.
③ 환자가 과도한 의지를 보일 수 있음을 인지하고 적절하게 대처한다.
④ 환자가 스스로 할 수 있는 부분을 확인하여 독립적으로 수행하도록 기회를 제공한다.
⑤ 환자와의 신뢰감을 형성하는 것이다.

073 지역사회의 정신건강사업 중 3차 예방을 위한 사업에 해당하는 것은?

① 24시간 응급전화 ② 정기적인 예방검진
③ 약물남용 예방 교육 ④ 학교폭력 예방 교육
⑤ 재활 및 사회복귀 활동

074 정신건강사정을 하기 위해 환자에게 "주민등록증을 길에서 주웠을 때 어떻게 해야 하나요?"라고 질문하였다. 이는 어느 영역을 알기 위해서인가?

① 집중력 ② 판단력 ③ 기억력
④ 추상적 사고 ⑤ 상식과 지능

075 옷을 벗는 행위를 몰래 촬영하면서 성적 만족을 느끼는 환자가 병원에 내원하였을 때, 면담 방법으로 옳은 것은?

① 성적 행위에만 초점을 맞춰 면담을 시행한다.
② 편견을 갖지 않으며 수용적인 태도로 공감한다.
③ 환자의 답변에 격하게 반응하며 대화를 이어나간다.
④ 사무적인 태도로 의학용어를 함께 사용하여 대화한다.
⑤ 관심보다는 환자에 대한 정보를 얻는데 초점을 맞춘다.

076 담당 간호사가 환자에게 질문할 때 개방적 질문에 해당하는 것으로 옳은 것은?

① "요즘 기분은 어떠십니까?"
② "지금 검사하고 오신겁니까?"
③ "오늘도 환청이 들리십니까?"
④ "최근에 잠을 푹 주무십니까?"
⑤ "약을 드시고 속이 울렁거리진 않으십니까?"

077 대상자는 연인에게 헤어짐을 요구받은 후 본인도 좋아하지 않고 있었는데 좋은 기회라며 말할 때, 이 대상자가 사용하고 있는 방어기제에 해당하는 것은?

① 격리 ② 취소 ③ 합리화
④ 상징화 ⑤ 대리형성

078 다음 중 정신질환자의 사례관리에 대한 특성으로 옳은 것은?

① 단기간 신속하게 서비스를 제공한다.
② 서비스 전달체계는 서로 영향을 받지 않으며 독립적으로 이루어진다.
③ 개개인의 욕구를 충족하기 위해 지역사회 기반의 포괄적인 서비스가 이루어져야 한다.
④ 정신질환을 갖고 있는 대상자는 인지능력이 저하되므로 정신보건전문요원이 모든 결정권을 갖는다.
⑤ 대상자들은 비슷한 증상을 보이므로 일괄적인 서비스를 제공해 편차를 줄여야 한다.

079 노인의 허락 없이 자녀가 재산을 다 빼앗고 마음대로 사용했을 때, 노인이 받은 학대의 유형으로 옳은 것은?

① 자기방임
② 성적 학대
③ 신체적 학대
④ 경제적(물질적) 학대
⑤ 정서적(정신적) 학대

080 양극성 장애로 리튬을 복용해오던 환자가 갑자기 심한 설사와 오심, 구토, 핍뇨를 보인다. 환자에게 할 수 있는 간호중재로 가장 우선적인 중재는?

① 약물에 의한 일시적인 증상으로 걱정하지 않아도 됨을 설명한다.
② 전해질 균형을 위해 충분한 수면과 영양섭취를 할 수 있도록 교육한다.
③ 즉시 약물의 투여를 중단하고 담당의사에게 보고해야 한다.
④ 심부건 반사를 자주 사정하여 정상범위로 회복되는지 확인해야 한다.
⑤ 리튬 약물에 적응해가는 과정에서 나타나는 증상임을 알린다.

081 조현병 환자에게 "오늘 기분이 어떠세요?"라고 물었을 때 환자가 "무지개를 봤어. 밥 먹기 싫어. 나는 오늘 파란색 옷을 입었어."라고 대답하였다. 이 환자의 증상은?

① 보속증(perseveration)
② 우원증(circumstantiality)
③ 사고지연(thought retardation)
④ 사고두절(blocking of thought)
⑤ 연상이완(loosening of association)

082 항정신병 약물을 복용하기 전 혈압을 측정하는 이유로 가장 적절한 것은?

① 약물 투여 전, 후의 활력징후 변화를 확인하기 위함이다.
② 전해질 불균형으로 인한 혈압의 상승을 방지하기 위함이다.
③ 항정신병 약물은 기립성 저혈압을 유발할 수 있기 때문이다.
④ 항정신병 약물은 부작용이 발생하기 쉬우며 발생 시 심각한 결과를 낳기 때문이다.
⑤ 환자의 정서적 불안감 및 흥분정도를 사정하기 위함이다.

083 자살에 대해 관심을 갖고 자살과 관련하여 자주 질문을 하는 대상자에게 할 수 있는 간호사의 태도로 가장 적절한 것은?

① 간호사는 자살에 대해 관심이 없음을 분명히 밝히고 앞으로 자살관련 얘기를 하지 않도록 주의시킨다.
② 일정한 간격으로 대상자의 병실을 순회하여 주의깊게 관찰한다.
③ 되도록 혼자 있도록 하여 자극을 최소화하고 생각할 수 있는 충분한 시간을 제공한다.
④ 누구나 생각할 수 있는 감정이라는 것을 알려주어 더 이상 자살에 관심을 갖지 않도록 한다.
⑤ 자살관련 계획을 갖고 있는 것인지 대상자에게 직접적으로 질문하여 확인하도록 한다.

084 조현병 대상자가 "저 사람이 나를 죽이려고 계속 따라다니고 있어요."라며 주먹을 쥐고 노려보고 있을 때 내릴 수 있는 우선적인 간호진단은?

① 무력감
② 만성 슬픔
③ 신체상 혼란
④ 스트레스 과다
⑤ 타인에 대한 폭력의 위험

085 길거리를 지나가다 얘기를 하며 웃고 있는 두 명의 사람들을 보고 "저 사람들은 나에 대해 얘기하고 있는 거예요."라고 말하는 대상자에게 나타나는 망상의 종류로 적절한 것은?

① 피해망상 ② 신체망상 ③ 우울망상
④ 관계망상 ⑤ 질투망상

086 조현병 환자가 "옆집에 사는 이웃이 매일 저를 감시하고 있어요. 아마 집안에도 몰래 들어오는 것 같아요. 그래서 저는 편히 집에 들어갈 수 없어요."라고 할 때, 간호사의 반응은?

① "그 이야기는 하지 않도록 해요."
② "그러셨군요, 평소에 어떻게 생활하셨나요?"
③ "제가 생각해도 이웃이 감시하는 것 같네요."
④ "제가 옆집 사람을 만나서 왜 그러는지 물어볼까요?"
⑤ "절대 그럴 일은 없어요. 그건 환자분의 착각이에요."

087 조증 상태를 보이는 대상자에서 볼 수 있는 행동특성으로 적절한 것은?

① 흥미가 없고 무력한 상태를 보인다.
② 과다한 수면 혹은 불면을 호소할 수 있다.
③ 슬픈 상태로 절망감과 함께 자존감이 저하되어 있다.
④ 신체활동이 증가하며 과다한 행동이 나타나고 공격적인 성향을 보인다.
⑤ 동기를 상실한 상태이며 식욕도 없어 식욕부진의 상태가 나타날 수 있다.

088 양극성장애의 조증 환자가 다른 환자들의 일에 간섭을 하면서 큰 소리로 욕을 하고 위협하고 있는 상황이다. 간호사의 태도로 옳은 것은?

① 상황이 종료될 때까지 지켜본다.
② 밝고 신나는 음악을 크게 들어준다.
③ 잘못된 행동에 대해 환자와 대립한다.
④ 경쟁적인 놀이에 참여하도록 격려한다.
⑤ 중립적이고 단호한 태도로 행동을 제한한다.

089 조절할 수 없을 정도로 기분이 상승한 상태로 의기양양한 모습을 보이는 환자에게 할 수 있는 영양 간호로 적절한 것은?

① 활동하면서 섭취할 수 있도록 간단한 고열량의 음식을 제공하도록 한다.
② 더 많은 활동을 하도록 격려하여 신체적인 피로감을 유발한다.
③ 식사 시간을 정해 놓고 그 시간에만 식사할 수 있음을 알린다.
④ 환자가 식사를 재개할 때까지 인내하며 권유하지 않는다.
⑤ 식사를 위해 잠시 신체보호대(억제대)를 이용하거나 환자를 따라다니면서 음식을 제공한다.

090 사회적 위축이 심하게 나타나는 환자에게 할 수 있는 간호중재로 적절한 것은?

① 자꾸 말을 하지 않는 것은 잘못된 것임을 지적하여 고치도록 해야 한다.
② 환자가 관심을 갖고 있는 부분을 파악해 흥미를 느낄 수 있도록 도우며 참여를 격려한다.
③ 말하는 것 자체를 거부하고 있는 상황으로 폐쇄적 질문으로 스트레스를 받지 않도록 해야 한다.
④ 환자가 혼자 충분히 생각할 수 있도록 혼자 있는 시간을 제공한다.
⑤ 환자와 대화할 때에는 가능한 많은 생각을 할 수 있도록 복잡하고 은유적인 표현을 사용해 대화한다.

091 터널을 지나던 중 갑자기 가슴이 두근거리고 숨이 막히는 증상으로 응급실에 내원하였다. 검사 결과 다른 이상 소견이 없을 때, 예상할 수 있는 질환은?

① 전환장애 ② 해리장애
③ 공황장애 ④ 범불안장애
⑤ 외상후 스트레스장애

092 극심한 불안으로 일상생활에 지장을 받는 환자의 치료적 중재방법으로 가장 적절한 것은?

① 불안의 표현은 불안을 증폭시키므로 환자가 더 이상 이야기하지 않도록 한다.
② 환자의 이야기를 경청하며 불안을 감소시킬 수 있는 방안을 함께 찾아보도록 한다.
③ 극심한 불안을 일으키는 요인을 처음에 완전히 노출시켜 스스로 극복해보도록 한다.
④ 약간은 강압적이고 권위적인 태도로 환자의 불안에 대한 생각과 행동을 제재해야 한다.
⑤ 무조건적인 수용의 자세는 환자를 무기력하게 만들고 오해하게 할 수 있으므로 삼가도록 한다.

093 환자가 강박적으로 모든 쓰레기를 집안에 쌓아둘 때, 간호중재로 옳은 것은?

① 쓰레기를 모으는 것은 더러운 일이라는 것을 말해준다.
② 다른 환자들이 있는 곳에서 잘못된 행동임을 직접 지적한다.
③ 대상자의 행동을 있는 그대로 인정해주고 수용하는 태도를 갖는다.
④ 잘못된 행동임을 논리적으로 설명하여 다시는 하지 않도록 조정한다.
⑤ 처음 한 번은 부드러운 말투로 지적하고 이후에는 강력한 어투로 제재한다.

094 질병불안장애의 대상자에게 할 수 있는 간호중재로 적절한 것은?

① 현재 느끼고 있는 증상에 대해 구체적으로 묻는다.
② 실제 이상이 있는 것이 아니므로 무관심으로 대처한다.
③ 대상자가 건강에 이상이 있다는 집착을 보일 때 단호하게 그렇지 않음을 설명한다.
④ 지금 건강한 상태이나 잘못 생각하고 있다는 것을 논리적으로 설명한다.
⑤ 대상자의 의존적인 욕구를 인지하고 신체증상을 무시하지 않으며 계획된 정기검사를 받게 한다.

095 뇌 신경세포의 쇠퇴로 뇌조직의 소실과 위축이 있는 노인 환자이다. 이 환자와의 대화 방법으로 가장 적절한 것은?

① 눈을 마주치고 최대한 큰 소리로 천천히 대화한다.
② 긴 단어보다는 어려운 단어라 하더라도 짧은 단어를 사용한다.
③ 환자가 질문에 대해 반응을 할 때까지 충분한 시간을 제공하도록 한다.
④ 환자의 지적 능력을 자극하기 위해 평소 사용하지 않는 단어를 사용해 대화한다.
⑤ 한 번에 여러 가지 질문을 함께 하여 본인이 대답할 수 있는 것을 선택하게 한다.

096 다음 특성의 성격장애 유형은?

- 가까운 사람에게 과도하게 보호받으려 함
- 타인과의 의견 불일치를 표현하는 데 어려움을 느낌
- 독립적으로 의사결정 시 불안함을 느낌
- 스스로 살아남을 수 없다는 두려움이 있음

① 회피성 성격장애
② 의존성 성격장애
③ 경계성 성격장애
④ 강박성 성격장애
⑤ 자기애적 성격장애

097 사회적 관계에서 제한된 감정 표현이 광범위하게 나타나며 기이한 행동, 마술적 사고를 보이는 성격장애로 가장 적절한 것은?

① 조현형 성격장애
② 편집성 성격장애
③ 강박성 성격장애
④ 의존성 성격장애
⑤ 회피성 성격장애

098 알코올 중독자와의 상담에서 주의해야 할 사항으로 적절한 것은?

① 알코올의 금단 증상은 금주 후 12시간 내에 가장 심하게 나타남을 알려준다.
② 알코올 중독은 질환은 아니므로 너무 걱정하지 말도록 안심시킨다.
③ 무비판적이고 개방적이며 지지적인 태도를 갖고 상담에 임해야 한다.
④ 알코올은 중추신경을 흥분시키는 작용을 한다.
⑤ 환자가 자신의 감정을 표현하지 않고 스스로 조절할 수 있도록 격려한다.

099 중추신경 흥분제로 동공이 확장되고 초조 및 진전을 유발하며 비중격 천공이 부작용으로 발생할 수 있는 약물은?

① 모르핀 ② 아편 ③ 데메롤
④ 코카인 ⑤ 마리화나

100 여중생을 강간 및 성폭행하고 정신적인 성 장애로 입원한 42세 남자 환자이다. 이 환자를 대하는 간호사의 태도로 가장 바람직한 것은?

① 약간 지시적이고 강압적인 태도로 접근한다.
② 간호사 본인의 성에 대한 가치관을 정립하지 않는다.
③ 환자의 모든 행동에 대해 적극적인 경청과 반응을 보여준다.
④ 편견을 갖지 말고 있는 그대로의 대상자를 수용하는 태도가 필요하다.
⑤ 성적인 부분과 관련된 내용은 환자를 자극할 수 있으므로 가급적 삼가도록 한다.

101 다음 중 치매 환자에게 가장 중요한 간호목표에 해당하는 것은?

① 스스로 일상생활을 수행 할 수 있도록 돕는 것이다.
② 지남력을 갖도록 지적능력을 회복하는 것이다.
③ 다른 사람들에 대한 불신을 완화할 수 있도록 하는 것이다.
④ 지남력이 손상되지 않도록 교육하여 유지하는 것이다.
⑤ 지역사회에서 본인의 역할을 할 수 있도록 돕는 것이다.

102 가정폭력의 특성에 대한 내용으로 옳은 것은?

① 피해자는 기억이 손상되거나 집중력 저하가 나타난다.
② 피해자는 가해자를 떠나기 위해 적극적 행동 양상을 보인다.
③ 가해자는 높은 자존감을 갖고 있으며 자아도취적인 성향을 보인다.
④ 가정폭력은 시간이 지날수록 점차 완화되며 횟수와 강도가 약해진다.
⑤ 가정에서 일어나는 신체적 폭력을 의미하며 방임, 경제적 학대는 포함하지 않는다.

103 부모가 모두 직장에 다녀 돌봐주는 사람이 자꾸 변할 때 아이에게 나타날 수 있는 사회 부적응증으로 옳은 것은?

① 자폐증 ② 틱장애
③ 정신지체 ④ 반응성 애착장애
⑤ 주의력결핍/과다행동 장애

104 품행장애 아동의 행동특성은?

① 타인의 말에 과도하게 순응적인 행동을 보인다.
② 학교를 무단결석하거나 가출한 경험을 갖고 있다.
③ 잘못에 대해 본인의 탓으로 생각하여 극단적인 행동을 보이기도 한다.
④ 거짓말과 사기를 쉽게 당하고 타인의 권리에 대해 민감한 행동을 보인다.
⑤ 무력하고 힘이 없으며 매사에 의욕이 없고 활동하지 않는 모습을 보인다.

105 신경성 식욕부진증을 진단받고 입원치료 중인 환자이다. 인지행동치료를 시행하려 할 때, 목적으로 옳은 것은?

① 자신의 생각 표출
② 치료적인 환경의 제공
③ 어린 시절의 문제 해결
④ 왜곡된 사고와 신념 교정
⑤ 사회적 상호작용 능력 향상

3교시

간호관리학	35문제
기본간호학	30문제
보건의약관계법규	20문제
	총 85문제

간호관리학

001 다음 중 나이팅게일의 업적에 대한 설명으로 옳은 것은?

① 국제 적십자사를 설립하였다.
② 영국이 간호 면허 제도를 도입하는데 앞장섰다.
③ 병원보고의 도표화로 군대의 의무 행정을 개선했다.
④ 미국 군대의 의무행정을 위한 개선안을 작성하였다.
⑤ 크림 전쟁 당시 최초로 오늘날의 앰뷸런스 서비스를 제공하였다.

002 구한말 한국의 간호사업에 대한 설명으로 옳은 것은?

① 국제간호협의회 정식 회원국이 되었다.
② 산파 규칙과 간호부 규칙을 제정하였다.
③ 간호사 자격 검정고시제도를 도입하였다.
④ 최초의 간호 교육기관인 보구여관이 설립되었다.
⑤ 의녀제도를 도입하여 전문 여성의료인을 양성하였다.

003 간호직이 전문직으로서 부족한 점에 해당하는 것은?

① 사회적인 가치를 추구한다.
② 이론개발이 정련과정에 있다.
③ 간호사 전문단체가 존재한다.
④ 면허제도를 통해 자격을 규제한다.
⑤ 교육기간과 훈련이 비교적 장기간이다.

004 어떤 개인이나 환자에게 이익이나 복지를 베풀기 위해서라면 그 개인의 자율성이나 자유는 희생되어도 좋다는 입장을 보이는 것은 무엇인가?

① 공리주의
② 선행의 원리
③ 신의의 규칙
④ 자율성의 원리
⑤ 선의의 간섭주의

005 심폐소생술 금지(DNR)은 어떤 윤리 원칙이 강조되는 것인가?

① 선행의 원칙
② 정의의 원칙
③ 신의의 원칙
④ 악행금지의 원칙
⑤ 자율성 존중의 원칙

006 간호사가 환자를 착각하여 다른 환자의 혈액 제제로 수혈을 하여 환자가 사망하였다. 환자의 가족이 간호사를 피고로 형사소송을 제기했을 때 간호사에게 해당하는 행위는?

① 배임행위
② 채무불이행
③ 전단적 의료
④ 업무상과실치사
⑤ 사용자 배상책임

007 간호사의 비밀유지의 의무에 대한 예외사항으로 인정되는 경우는?

① 의식이 있는 환자의 가족이 요청한 경우
② 제약회사에서 질병 연구를 위해 정보를 요청한 경우
③ 학술연구 목적으로 환자의 건강기록부를 공개한 경우
④ 직장 건강검진 결과 결핵환자가 발견되어 통보하는 경우
⑤ 산업재해보험금을 수령한 근로자의 사용자가 요청하는 경우

008 다음 중 중간관리자에 대한 내용으로 옳은 것은?

① 주로 전략적 기획을 수행한다.
② 조직의 정책이나 절차 규정을 마련한다.
③ 전반적인 조직 관리에 대한 책임을 진다.
④ 간호 서비스를 수행하는 사람을 지휘한다.
⑤ 관리기술 중 개념적 기술이 가장 많이 요구된다.

009 병동 수간호사는 최근 간호사들 간의 잦은 갈등으로 인해 병동 분위기가 저하된 것을 인지하여, 개별 간호사들과 면담을 통해 불만사항을 경청하고 우수 간호사를 공개적으로 칭찬하는 등의 활동을 하였다. 수간호사의 활동은 어떤 관리기능에 해당하는가?

① 기획   ② 조직   ③ 인사   ④ 지휘   ⑤ 통제

010 특정한 업무행위를 수행하는 시간적 순서를 설명하여 업무를 규칙적으로 반복할 수 있게 한 것을 무엇이라고 하는가?

① 정책   ② 절차   ③ 규칙   ④ 목표   ⑤ 계획

011 간호 실무에서 전문적인 책임과 질적인 간호수행에 필수적인 요소로 여겨지는 것으로, 추측하기 보다는 개혁적이면서도 합리적인 과정을 통해 바람직한 결과에 도달하도록 해석하고, 평가하며 논의하는 것을 일컫는 말은 무엇인가?

① 사실적 의사결정
② 경험적 의사결정
③ 창조적 사고
④ 비판적 사고
⑤ 비정형적 의사결정

012 목표관리(MBO)에 대한 설명으로 옳은 것은?

① 목표 설정이 용이하다.
② 업무 책임소재가 불분명하다.
③ 신규 직원의 조직 동화가 쉽다.
④ 계량하기 어려운 능력을 중시한다.
⑤ 장기적이고 질적인 목표를 강조한다.

013 회계기간 동안의 경영성과를 보여주는 것으로, 병원의 진료 결과로 얻어진 수입과 비용에 대한 정보를 표시해 주는 보고서는 무엇인가?

① 현금흐름표
② 재무상태표
③ 재무제표
④ 손익계산서
⑤ 자본변동표

014 간호서비스는 형태가 없어 진열하기 어렵다는 특징이 있다. 이를 해결하기 위한 마케팅 전략으로 적절한 것은?

① 병원 서비스 표준을 설계하고 수행한다.
② 신뢰받는 보건의료기관 이미지를 창출한다.
③ 환자 중심의 개별화된 맞춤 서비스를 제공한다.
④ 간호 서비스를 제공하는 인력 선발과 훈련을 강화한다.
⑤ 병원 예약을 쉽게 이용할 수 있도록 시스템을 개선한다.

015 A병원에서 외부 경영진단 전문가에게 분석을 의뢰한 결과 조직 구성원들이 업무를 할 때 자발적으로 협조하고 참여의식이 높지만, 업무 중복이 빈번하고 협동심이 낮다는 사실을 알게 되었다. 이 조직의 구조상 특징은 어떻다고 할 수 있는가?

① 조직의 수평적 분화도가 낮은 것이다.
② 조직의 공식화 정도가 높은 것이다.
③ 조직의 복잡성이 높은 것이다.
④ 조직의 집권화가 높은 것이다.
⑤ 조직의 분권화가 높은 것이다.

016 중환자실 근무자의 직무를 분석하기 위해서 간호사가 업무를 하면서 남긴 작업일지 및 메모를 활용하였다. 이때 사용한 직무 분석 방법은 무엇인가?

① 관찰법
② 질문지법
③ 작업기록법
④ 중요사건방법
⑤ 작업표본방법

017 다음과 같은 특징을 가진 간호전달체계는 무엇인가?

> • 지리적으로 환자를 할당하여 간호인력을 침상 곁에 더 가까이 있게 하고자 한다.
> • 가능한 적은 인원의 팀을 구성해 의사소통 단계를 줄이고 직접 간호시간을 늘리려고 한다.
> • 전문직 간호사와 간호보조인력이 함께 팀을 이룬다.

① 사례관리
② 기능적 간호방법
③ 팀 간호
④ 일차간호방법
⑤ 모듈 간호방법

018 간호부에서 경직된 조직문화의 문제점을 인식하고 구성원들의 변화 동기를 유발하는 데 성공했다. Lewin의 조직변화 모형에 따를 때, 간호 관리자가 다음으로 해야 할 행동으로 가장 적절한 것은?

① 문제 인식　　② 동기 유발
③ 대안 탐색　　④ 지원과 보상
⑤ 지지와 통제

019 작성이 간단하고 상벌의 목적에 이용하는데 편리하지만 중심화 경향과 관대화 경향의 오류가 발생하기 쉬운 직무수행평가법은 무엇인가?

① 서열법　　② 강제배분법
③ 평정척도법　　④ 중요사건 기록법
⑤ 체크리스트 평정법

020 전형적인 환자의 특성과 범주에 따라 환자를 분류하는 환자분류체계 접근 방법은?

① 서술적방법　　② 요인평가방법
③ 원형평가방법　　④ 산업공학적방법
⑤ 관리공학적방법

021 대한간호협회는 새로운 의료기술을 적기에 습득하고 자질향상을 도모하기 위해 간호사를 대상으로 매년 8시간 이상 교육을 실시하고 있다. 이는 다음 중 어디에 해당하는가?

① 보수교육　　② 실무교육
③ 예비교육　　④ 전문교육
⑤ 간호관리자교육

022 직원이 수행한 업적이나 공헌도가 우수할 때 추가적으로 보상을 주는 것이 원칙이나 최근 들어 명절이나 연말에 정례적으로 지급되는 임금은?

① 연공급　　② 성과급　　③ 직능급
④ 상여급　　⑤ 퇴직금

023 다음 중 비공식적 의사소통에 대한 설명으로 옳은 것은?

① 공식적인 의사소통보다 속도가 느리다.
② 구성원 간의 아이디어를 전달하는 경로가 된다.
③ 비공식적 의사소통은 조정 및 통제가 용이하다.
④ 공식적인 의사소통보다 감정이 부정확하게 표현된다.
⑤ 업적에 관한 피드백을 계속적으로 제공해줌으로써 목표 달성의 효과를 높인다.

024 다음 중 목표설정이론에 근거하여 볼 때 효과적으로 동기부여가 가능한 목표설정 방법은 무엇인가?

① 성취하기 쉬운 목표를 설정한다.
② 추상적이고 포괄적인 목표를 설정한다.
③ 자발적으로 수용할 수 있도록 목표를 설정한다.
④ 수간호사가 지정한 기준에 따라 목표를 설정한다.
⑤ 목표달성에 대한 동료간 경쟁이 없는 목표를 설정한다.

025 경로-목표 이론에 따를 때 다음 상황에서 적합한 리더의 행동 유형은?

- 구성원은 과업경험이 어느 정도 있으나 자신감이 저하된 상태임
- 단순하고 반복적인 업무를 수행하고 있음
- 과업구조는 높으나 그룹 단결력이 부족함

① 지시적 리더십　　② 후원적 리더십
③ 참여적 리더십　　④ 관계지향적 리더십
⑤ 성취지향적 리더십

026 다음 상황과 가장 관련이 깊은 것은?

간호사 A는 새로 이사할 집을 구하고 있다. 집주인 B는 집을 매각하는데 4억원을 받고자 하는데, 간호사 A는 3억 6천만원 정도면 사고 싶은 상황이다. A와 B는 서로 대화를 하여 집값을 결정하고자 한다.

① 회피　　② 경쟁　　③ 협동
④ 분배적 협상　　⑤ 통합적 협상

027 병원 간호부와 약제부 사이에 업무 서식을 변경하는 문제로 의견 차이가 생겼다. 병원 관리자는 문제를 해결하는 데 노력에 비해 얻는 이득이 적은 사소한 문제라고 판단하여, "나중에 다시 논의하자"며 공식적인 해결을 미루었다. 이때 사용된 갈등해결 방법은?

① 강압   ② 경쟁   ③ 타협   ④ 회피   ⑤ 협력

028 간호단위 관리자가 질 관리를 수행하면서 문제 발생에 영향력인 큰 요인에 중점적인 노력을 기울이는데 관심이 있다. 질 관리 분석 도구 중 무엇을 활용하는 것이 가장 적절한가?

① 흐름도   ② 런차트
③ 히스토그램   ④ 인과관계도
⑤ 파레토 차트

029 다음 중 간호의 질을 향상시키기 위한 접근법과 이에 해당하는 내용으로 적절하게 연결된 것은 무엇인가?

	접근법	내용
①	구조	환자 만족도
②	과정	사망률
③	과정	시설 및 물품
④	결과	간호사 태도
⑤	결과	합병증 발생률

030 위해 사건이 발생한 다음 병원에서 사건이 발생한 기초적인 원인을 파악하고 유사한 사건의 발생을 막기 위해 시스템과 프로세스를 변화시켰을 때 사용된 환자안전 방법론은?

① 근본원인 분석(RCA)
② 오류유형과 영향분석(FMEA)
③ 린(Lean)
④ PDCA 사이클
⑤ 식스 시그마

031 병동의 환경관리에 대한 설명으로 적절한 것은?

① 환경관리란 사고발생의 원인을 제거하여 사고로 인한 손실을 미연에 방지하기 위한 계획을 수립하고 이를 실시하는 것이다.
② 소음 조절을 위해서 입원실, 병실은 40dB을 유지하는 것이 좋다.
③ 병원의 쾌적한 온도는 18~20℃ 쾌적 습도는 40~80%이다.
④ 일반 병실의 조도 기준은 100lux이며 중환자실은 400lux이다.
⑤ 바람직한 병동구조는 물자 절약 면에서 비경제적이라는 단점이 있다.

032 다음 중 환자가 퇴원할 때 실시하는 퇴원간호에 대한 설명으로 옳은 것을 고르시오.

① 퇴원 교육은 퇴원 당일에 실시하는 것이 가장 효과적이다.
② 퇴원 간호 계획 수립은 퇴원이 확정된 다음에 실시한다.
③ 퇴원 결정 과정에는 진료진만 참여할 수 있다.
④ 퇴원 시 교육 내용은 임상 결과의 질과 밀접한 관련이 있다.
⑤ 퇴원시에 간호사는 간호정보조사지를 이용하여 자료수집을 한다.

033 다음 중 간호단위 감염관리에 대한 설명으로 옳은 것은?

① 공기주의 격리법을 적용받는 환자들은 병실 내 양압을 유지하도록 한다.
② 격리 환자에게 사용한 비닐 가운은 감염성 폐기물이 아니므로 일반 환자와 동일한 방법으로 수거한다.
③ 병원 내 접촉전파 주의 환자에 대해서만 손 씻기를 한다.
④ 반코마이신 내성 장알균(VRE)에 감염된 환자는 공기전파주의를 적용한다.
⑤ 병원감염 예방을 위한 표준주의는 환자의 진단명에 관계없이 모든 환자에게 적용한다.

034 다음 사건 중 간호 부서에서 특별 보고를 해야할 대상으로 적절한 것은?

① 입·퇴원 환자 발생　② 총환자수의 변동
③ 수술 환자의 발생　　④ 낙상 사고
⑤ 특수 검사 환자

035 간호정보체계의 활용 목적으로 적절하지 **않은** 것은?

① 비용 절감
② 경영의 효율성 달성
③ 간접 간호시간의 증가
④ 합리적인 인력 관리 및 업무 능력 증대
⑤ 환자에 대한 제반 업무 기록

기본간호학

036 호흡기전과 관련된 내용으로 옳게 연결된 것은?

① 흡기 시에는 횡격막이 수축하며 흉곽이 확장된다.
② 내호흡은 폐 모세혈관과 폐포 간에 이루어지는 가스교환을 말한다.
③ 외호흡은 혈액과 조직의 세포 간에 이루어지는 가스교환을 말한다.
④ 확산이란 산소 및 이산화탄소 기체가 분압이 낮은 곳에서 높은 곳으로 이동하는 것을 말한다.
⑤ 폐포의 가스교환은 가스 분압차, 폐포의 호흡막 및 모세혈관막의 두께, 기체의 확산되는 속도에 큰 영향을 받으며 폐 모세혈관의 혈액량, 호흡막의 표면적에는 거의 영향을 받지 않는다.

037 만성 폐쇄성 폐질환(COPD) 진단을 받은 환자에게 비강 캐뉼라로 산소를 공급할 때 간호중재로 옳은 것은?

① 하지를 올려 준다.
② 입을 통해 호흡하도록 한다.
③ 산소 유속은 6~10L/분으로 조절하여 공급한다.
④ 말을 하거나 식사할 때는 코삽입관(nasal cannula) 적용을 중단한다.
⑤ 캐뉼라를 귀 뒤에 걸어 장착하고 턱 밑에서 길이를 조절한다.

038 다음과 같은 증상을 보이는 대상자에게 적용할 수 있는 우선적인 간호는?

- 혈압 134/80mmHg, 맥박 102회/분, 호흡 24회/분, 체온 37.2℃
- 동맥혈기체분석 pH 7.32, PaO_2 62mmHg, $PaCO_2$ 44mmHg, HCO_3^- 22mEq/L
- 청색증, 안절부절못함, 코 벌렁거림, 어지럼증

① 기도 내 흡인을 시행한다.
② 처방에 따라 산소를 공급한다.
③ 수분 섭취를 권장한다.
④ 기침과 심호흡을 교육한다.
⑤ 절대안정이 필요함을 설명한다.

039 5일째 대변을 보지 못해 복부 불편감을 호소하는 환자에게 관장을 시행하고자 한다. 관장과 관련된 간호중재로 적절한 것은?

① 주사기를 이용하여 재빠르게 관장용액을 주입해야 한다.
② 직장관을 삽입할 때에는 최대한 숨을 참도록 한다.
③ 수월한 관장을 위해 배횡와위를 취하도록 설명한다.
④ 관장용액을 주입하는 동안 복통 등 이상증상을 호소한다면 주입속도를 늦춰야 한다.
⑤ 직장관은 배꼽방향으로 천천히 삽입하도록 한다.

040 체내 수분이 결핍되었을 때, 발생할 수 있는 일반적인 증상으로 적절한 것은?

① 헤마토크릿 감소　② 소변 농축도 감소
③ 소변량 증가　　　④ 맥박수 감소
⑤ 체온 상승

041 다음 중 위장관 삽입의 목적에 대한 내용으로 적절한 것은?

① 위장관의 조직 검사를 시행하기 위함이다.
② 위장관의 가스뿐만 아니라 내용물을 제거하기 위함이다.
③ 위장 질환을 갖고 있는 대상자에게 효과적인 영양분을 공급하기 위함이다.
④ 위장관의 치료를 위해 휴식을 취하게 하기 위함이다.
⑤ 수술 후 연하반사의 회복을 돕기 위함이다.

042 오늘 오후 2시에 24시간 소변검사수집을 시작한 환자에게 교육해야 할 사항으로 적절한 것은?

① 첫 소변을 깨끗하게 수집해야 합니다.
② 내일 오후 2시의 마지막 소변까지 수집합니다.
③ 요도구를 소독하고 멸균 검사용기에 수집합니다.
④ 24시간 소변 수집 후 실온에 보관합니다.
⑤ 가급적 수분 섭취를 삼가야 합니다.

043 단순도뇨관을 삽입할 때의 간호중재로 옳은 것은?

① 대상자는 슬흉위를 취한다.
② 요도구, 소음순, 대음순의 순으로 소독한다.
③ 도뇨관 삽입이 어려울 때에는 대상자에게 숨을 참도록 하고 약간의 힘을 주도록 한다.
④ 도뇨관 삽입길이는 여성의 경우 5~8cm, 남성의 경우 16~20cm정도가 적절하다.
⑤ 고정을 위해 도뇨관 끝 풍선에 멸균증류수를 주입한다.

044 유치도뇨관을 삽입했을 때, 소변 주머니를 방광의 위치보다 낮게 유지해야 하는 이유로 가장 적절한 것은?

① 잔뇨량 감소
② 소변 역류 방지
③ 도뇨관 관리 용이
④ 대상자 안위 도모
⑤ 도뇨관 내 풍선 파열 방지

045 방광세척을 위해 생리식염수 1L를 주입하였으나 소변 배액주머니에 300mL만 배설되었을 때 가장 우선적인 간호중재로 옳은 것은?

① 유치도뇨관을 교체한다.
② 방광경검사를 시행한다.
③ 세척액의 주입속도를 확인한다.
④ 소변 배액주머니를 잠시 잠가준다.
⑤ 소변 배액관의 개통성을 확인한다.

046 오랫동안 움직이지 않았던 장기 부동의 노인 환자가 갑자기 일어서자 체위성 저혈압이 발생하였다. 체위성 저혈압이 발생하는 기전에 대한 설명으로 적절한 것은?

① 갑자기 일어서는 과정에서 1회 심박출량이 증가했기 때문이다.
② 장기 부동이었던 환자가 갑자기 일어나면서 혈압이 상승했기 때문이다.
③ 일어서기 위해 몸에 힘을 주면서 전신의 말초동맥이 수축하였기 때문이다.
④ 혈액이 하지에 울혈되어 정맥귀환량이 감소하면서 심박출량이 줄어 들었기 때문이다.
⑤ 부동 상태에서 갑자기 움직이려고 할 때 발생하는 일반적인 증상으로 귀의 전정기관 이상으로 발생한다.

047 팔이 골절된 환자의 붕대를 적용하는 방법에 대한 설명으로 옳은 것은?

① 말단에서 중앙으로 감아올린다.
② 관절을 최대한 신전시켜 감는다.
③ 상처부위에 압력을 가해 단단하게 감는다.
④ 붕대 적용부위의 말단부까지 완전하게 감는다.
⑤ 붕대의 시작 및 마지막 부위는 압력을 세게 주어 풀리지 않게 한다.

048 전신 화상을 입은 환자에게 사용할 수 있는 침상의 형태로 적절한 것은?

① 개방 침상(Open bed)
② 사용 중 침상(Occupied bed)
③ 수술 후 침상(Post operative bed)
④ 이피가 침상(Cradle bed)
⑤ 빈 침상(Closed bed)

049 관절가동범위(range of motion) 운동에서 몸의 중심축에서 바깥쪽으로 돌리는 것을 의미하는 용어는?

① 내번(안쪽들림, inversion)
② 회외(뒤침, supination)
③ 외전(벌림, abduction)
④ 족저굴곡(발바닥쪽굽힘, plantar flexion)
⑤ 외회전(바깥돌림, external rotation)

050 낙상 과거력이 있는 노인 환자이다. 낙상 예방을 위한 교육 내용으로 적절한 것은?

① 신체보호대(억제대)를 적용해 움직임을 최소화하는 것이 바람직함을 설명한다.
② 침상 난간은 편의에 따라 내릴 수 있음을 설명한다.
③ 자주 사용하는 물건들은 손이 닿는 위치에 놓고 사용하도록 설명한다.
④ 밤 동안 숙면을 취할 수 있도록 보조등은 가급적 켜지 않도록 한다.
⑤ 보행 시 보조기구가 필요한 환자라면, 되도록 움직임을 제한한다.

051 탈수 증상을 보이는 영아에게 정맥주사를 통해 수분 및 전해질을 보충하려고 한다. 머리 부위에 정맥주사를 하려고 할 때 영아에게 적용할 수 있는 신체보호대(억제대)의 형태로 적절한 것은?

① 홑이불을 이용해 전신을 감싼다.
② 장갑 모양의 신체보호대를 손에 적용한다.
③ 손목과 발목에 신체보호대를 적용한다.
④ 팔꿈치 돌출 부위에 부목을 대어 신체보호대를 적용 한다.
⑤ 자켓 모양의 신체보호대를 입히고 등쪽에서 고정하여 적용한다.

052 호흡기 감염의 유행을 막기 위해 환자와 보호자에게 마스크 착용의 중요성을 알리고 여러 사람이 이용하는 기관에서는 사람들이 많이 잡거나 손잡이가 있는 곳에 소독액을 분사하고 닦는 등의 예방조치를 취하였다. 이 같은 조치는 감염경로 중 무엇을 차단하기 위한 것인가?

① 개체의 감수성, 전파방법
② 저장소, 개체의 감수성
③ 저장소, 탈출구
④ 탈출구, 전파방법
⑤ 탈출구, 침입구

053 다음 중 병원감염 위험성이 가장 높은 대상자로 적절한 것은?

① 생후 1달 된 신생아
② 3달 동안 유치도뇨관을 삽입하고 있는 80세 노인환자
③ 백혈구 수치가 7,000/mm³인 40세 여자환자
④ 매일 담배를 두 갑 정도 피우는 남자환자
⑤ 표준체중에 미달하지만, 채식만 섭취하는 25세 여자환자

054 감염 관리와 관련된 용어에 대한 설명으로 적절한 것은?

① 소독: 이물질을 제거하는 방법으로 세균을 제거하지는 못함
② 멸균: 아포를 포함한 병원성, 비병원성 균 등 모든 미생물을 사멸시키는 방법
③ 청결: 세균성 아포를 제외한 거의 모든 병원 미생물을 제거하는 방법
④ 감염: 병원성 미생물이 번식하기 부적절한 상태로 만들어 물질이 변질되는 것을 막는 것
⑤ 방부: 병원성 미생물이 침입하여 증식하는 것

055 질환과 그에 따른 전파경로에 대한 연결로 옳은 것은?

① MRSA, VRE - 혈액 및 체액
② 디프테리아 - 비말
③ 인플루엔자 - 공기
④ A형 간염 - 혈액 및 체액
⑤ AIDS - 오염된 배설물

056 침습적 시술을 위해 멸균물품을 준비하려 할 때 다음 중 멸균물품에 해당되는 것은?

① 어제 개봉한 후 다시 재포장한 물품
② 외과적 손 씻기를 한 손으로 만진 물품
③ 포장이 찢어졌으나 사용하지 않은 물품
④ 포장 모서리에 수액이 튄 자국이 있는 물품
⑤ 개봉한 후 멸균이동섭자를 사용하여 옮긴 물품

057 중심정맥관을 통해 약물을 주입하던 중 공기 색전이 발생했을 때의 우선적인 중재로 옳은 것은?

① 수액 주입속도를 증가시킨다.
② 주사 부위에 냉요법을 적용한다.
③ 주사 부위를 심장의 높이보다 높게 올린다.
④ 다른 부위에 다시 주사하여 약물을 투여한다.
⑤ 트렌델렌버그 체위에서 왼쪽 측위를 취하게 한다.

058 심한 출혈이 있는 환자에게 수혈할 때의 간호중재로 옳은 것은?

① 포도당 수액은 혈액제제와 함께 투여 가능하다.
② 혈구의 파괴를 방지하기 위해 혈액은 실온보관한다.
③ 수혈 시작 후 30분 간은 속도를 높여 빠르게 주입한다.
④ 수혈할 때는 정해진 시간마다 활력징후를 측정하여 기록한다.
⑤ 수혈 중 발열, 오한, 저혈압, 혈뇨 등의 증상이 있는 경우 속도를 낮춰 주입한다.

059 경구투약을 원하지 않는 환아에게 할 수 있는 간호중재로 가장 적절한 것은?

① 좋아하는 과자를 먹고 약을 복용하도록 한다.
② 따뜻한 레몬티를 마시도록 한다.
③ 사탕과 같이 단 식품을 입에 물고 있게 한다.
④ 얼음조각을 입에 물도록 해 자극을 줄인다.
⑤ 약을 복용하고 싶은 때를 확인하여 추후에 제공한다.

060 다음 중 경구 투여와 관련된 간호중재로 적절한 것은?

① 대상자가 침상에 없는 경우, 쉽게 약물을 확인할 수 있도록 침상 근처에 놓아둔다.
② 간호사는 처방을 확인하고 투약을 직접 준비하여 환자에게 주어야 한다.
③ 금식환자라 할지라도 소량의 물로 섭취하도록 해야 한다.
④ 대상자가 약물 복용을 거부하는 경우, 가능하지 않음을 강력하게 설명한다.
⑤ 치아 착색을 유발하거나 자극적인 약물은 컵을 이용하여 복용하도록 한다.

061 헤파린 25000unit(2cc)을 0.9% N/S 48cc에 mix하였다. 몸무게가 70kg인 환자에게 10unit/kg/hr로 주려고 한다. 몇 cc/hr로 주어야 하는가?

① 1.2cc/hr   ② 1.4cc/hr   ③ 2.5cc/hr
④ 2.8cc/hr   ⑤ 4.4cc/hr

062 푸로세미드 20mg, tid, 경구 처방이 추가적으로 내려졌다. 1정에 10mg인 경우 1회에 복용해야 하는 양은?

① 0.5정   ② 1정   ③ 2정   ④ 3정   ⑤ 4정

063 왼쪽 발목 골절로 오른쪽 다리에만 체중을 실을 수 있는 상태의 환자에게 적절한 목발 보행은?

① 2점 보행   ② 3점 보행
③ 4점 보행   ④ 그네 보행
⑤ 목발을 권장하지 않음

064 다음 중 욕창 발생 가능성이 가장 높은 환자는?

① 거동이 불편한 요실금 환자
② 전신 부종이 있는 임신 중기 임부
③ 목발을 이용해 보행하는 골절 환자
④ 수술 부위의 통증을 호소하는 환자
⑤ 인지능력이 감소한 치매 환자

065 체위변경 중 환자의 팔꿈치에 2단계에 해당하는 작은 욕창을 발견하였다. 삼출물 흡수 및 욕창의 치유를 도우면서 2차 드레싱이 필요하지 않은 드레싱 방법은?

① 거즈 드레싱
② 투명 드레싱
③ 하이드로겔 드레싱
④ 하이드로콜로이드 드레싱
⑤ 칼슘알지네이트 드레싱

보건의약관계법규

066 「의료법」상 상급종합병원에 대한 내용으로 옳은 것은?

① 10개 이상의 진료과목을 갖출 것
② 300개 이상의 병상을 갖출 것
③ 특정 질환 등에 대하여 난이도가 높은 의료행위를 수행할 것
④ 필수진료과목에 대해 전속하는 전문의를 둘 것
⑤ 상급종합병원으로 지정받은 후 3년마다 평가를 실시할 것

067 「의료법」상 의료인이나 의료기관 개설자가 진료기록부 등을 보존하는 기간으로 옳은 것은?

① 방사선사진 - 3년
② 진단서 등의 부본 - 3년
③ 수술기록 - 5년
④ 간호기록부 - 10년
⑤ 환자명부 - 10년

068 「의료법」상 입원환자 600명인 종합병원에 두어야 하는 당직 간호사는 몇 명인가?

① 2명   ② 4명   ③ 6명   ④ 8명   ⑤ 12명

069 「의료법」상 취소된 면허를 재교부할 수 **없는** 경우는?

① 거짓이나 부정한 방법으로 간호사 국가시험에 합격한 경우
② 일회용 의료기기를 재사용하여 사람의 생명 또는 신체에 중대한 위해를 발생하게 한 경우
③ 타인에게 의료인 면허를 대여한 경우
④ 사람의 생명 또는 신체에 중대한 위해를 발생하게 할 우려가 있는 수술, 수혈, 전신마취를 의료인 아닌 자에게 하게 한 경우
⑤ 특정 지역이나 특정 업무에 종사할 것을 조건으로 의료인 면허를 받은자기 그 조건을 이행하지 않은 경우

070 일정 규모 이상의 병원급 의료기관의 장은 의료관련감염 예방을 위하여 감염관리위원회와 감염관리실을 설치·운영하여야 한다. 「의료법」상 "일정 규모 이상"이란 몇 개 이상의 병상을 말하는가?

① 30개　② 100개　③ 200개　④ 300개　⑤ 500개

071 의료인의 자격과 면허에 대한 설명으로 옳은 것은?

① 의료인은 의료법인의 명의로 의료기관을 개설하고 운영할 수 있다.
② 금고 이상의 형의 집행유예를 선고받고 그 유예기간이 지난 후 1년이 지나면 의료인이 될 수 있다.
③ 의료인이 될 수 없는 자도 국가시험 등에 응시할 수 있다.
④ 보건복지부장관은 국가시험 등에 관하여 부정행위를 하여 합격이 무효가 된 사람에게 그 다음에 치러지는 국가시험 등의 응시를 2회의 범위에서 제한할 수 있다.
⑤ 전문의가 의료인으로서 적합하다고 인정하는 정신질환자는 의료인이 될 수 있다.

072 「감염병의 예방 및 관리에 관한 법률」상 의료기관에 소속되지 아니한 의사가 관할 보건소장에게 신고하여야 하는 사실에 해당하는 것은?

① 감염병환자로 의심되는 사람을 진단한 경우
② 감염병환자로 의심되는 사람이 감염병병원체 검사를 거부하는 경우
③ 급성호흡기감염증 환자를 진단한 경우
④ 실태조사가 필요한 경우
⑤ 감염병이 발생할 것이 우려되는 경우

073 「감염병의 예방 및 관리에 관한 법률」상 질병관리청장 및 시·도지사가 실태조사를 실시하고, 그 결과를 공표하여야 하는 목적으로 올바른 것은?

① 감염병의 등급 지정을 위해
② 내성균 실태를 파악하기 위해
③ 필수예방접종 예산 편성을 위해
④ 역학조사여부를 결정하기 위해
⑤ 감염병 위기관리대책을 수립하기 위해

074 「검역법」상 질병관리청장이 중동 호흡기 증후군(MERS) 접촉자에 대해 감시 또는 격리 조치를 요청하려고 한다. 이때 감시 또는 격리 가능한 최대 기간은?

① 5일　② 6일　③ 10일　④ 14일　⑤ 21일

075 「후천성면역결핍증 예방법」상 질병관리청장, 시·도지사 또는 시장·군수·구청장이 치료 권고에 따르지 아니하는 후천성면역결핍증 감염인에 대하여 치료 및 보호조치를 강제할 수 있는 경우는?

① 검진을 받아야 할 업소에 종사하거나 종사할 가능성이 높은 감염인
② 생계유지 능력이 없는 감염인
③ 다른 사람에 의하여 부양 또는 보호를 받고 있지 아니한 감염인
④ 합병증을 보유한 감염인
⑤ 주의 능력과 주위 환경 등으로 보아 다른 사람에게 감염시킬 우려가 있다고 인정되는 감염인

076 「국민건강보험법」상 국민건강보험공단의 업무는?

① 의료시설의 운영
② 보험급여 비용의 심사
③ 보험급여의 적정성 평가
④ 보험급여의 심사기준 개발
⑤ 요양급여의 평가기준 개발

077 「국민건강보험법」상 건강검진에 대한 내용으로 옳지 않은 것은?

① 18세의 피부양자는 일반건강검진 대상이다.
② 6세 미만의 가입자 및 피부양자는 영유아검진 대상이다.
③ 암검진은 암의 종류별 검진주기와 연령 기준 등에 해당하는 사람을 대상으로 실시한다.
④ 2년마다 1회 이상 실시한다.
⑤ 사무직에 종사하지 않는 직장가입자에 대해서는 1년에 1회 실시한다.

078 A도 B시의 인구가 30만명을 초과하여 보건소를 추가로 설치·운영할 계획이다. 「지역보건법」상 B시장은 누구와 미리 협의하여야 하는가?

① A도지사
② 질병관리청장
③ 행정안전부장관
④ 보건복지부장관
⑤ 국무총리

079 A도의 B군에 설치된 보건소의 보건소장이 보건소의 업무를 관장할 때 「지역보건법」상 B보건소장을 지휘·감독하는 사람은?

① 보건복지부장관
② 질병관리청장
③ 행정안전부장관
④ A도지사
⑤ B군수

080 「마약류 관리에 관한 법률」상 마약류 중독 여부를 판별하거나 마약류 중독자로 판명된 사람을 치료보호하기 위하여 치료보호기관을 설치·운영하거나 지정할 수 있는 사람은?

① 시·도지사
② 시장·군수·구청장
③ 질병관리청장
④ 관할 보건소장
⑤ 치료보호심사위원회 위원장

081 「응급의료에 관한 법률」상 응급의료기관의 장이 응급실 출입을 허용할 수 있는 환자의 보호자를 2명으로 할 수 있는 경우는?

① 술취한 사람의 진료 보조를 위해 필요한 경우
② 교통사고 환자의 진료 보조를 위해 필요한 경우
③ 응급의료종사자에게 위해를 끼치거나 끼칠 위험이 있는 환자의 경우
④ 노인 환자의 진료 보조를 위해 필요한 경우
⑤ 약물중독 환자의 진료 보조를 위해 필요한 경우

082 「보건의료기본법」상 국민의 건강을 보호·증진하기 위하여 지구온난화 등 기후변화가 국민건강에 미치는 영향을 5년마다 조사·평가하여 그 결과를 공표하고 정책수립의 기초자료로 활용하여야 하는 사람은?

① 보건복지부장관
② 질병관리청장
③ 시도지사
④ 기상청장
⑤ 식품의약품안전처장

083 다음 괄호 안의 ㉠, ㉡, ㉢, ㉣, ㉤에 해당하지 <u>않는</u> 것은?

> 「국민건강증진법」상 "국민건강증진사업"이라 함은 (㉠, ㉡, ㉢, ㉣, ㉤)등을 통하여 국민의 건강을 증진시키는 사업을 말한다.

① 보건교육
② 만성질환관리
③ 영양개선
④ 신체활동장려
⑤ 건강관리 및 건강생활의 실천

084 보건복지부 장관이 A도지사로부터 특정수혈부작용의 발생 사실을 통보받았다. 「혈액관리법」상 보건복지부장관이 취해야할 조치는?

① 발생 원인의 파악 등을 위한 실태조사를 해야 한다.
② 수혈관리위원회를 소집해야 한다.
③ 혈액원을 조사해야 한다.
④ 혈액관리업무에 대한 심사평가를 해야 한다.
⑤ 특정수혈부작용에 대한 보상을 실시해야 한다.

085 「연명의료결정법」에 명시된 용어의 뜻으로 옳은 것은?

① 임종과정에 있는 환자란 담당의사로부터 임종과정에 있다는 의학적 판단을 받은 자를 말한다.
② 연명의료란 임종과정에 있는 환자에게 하는 심폐소생술, 혈액 투석, 항암제 투여, 인공호흡기 착용 등 치료효과 없이 임종과정의 기간만을 연장하는 것을 말한다.
③ 급성 폐쇄성 호흡기질환으로 말기환자 진단을 받은 환자는 호스피스·완화의료 대상이다.
④ 연명의료계획서란 말기환자등의 의사에 따라 환자 본인이 연명의료중단등 결정 및 호스피스에 관한 사항을 계획하여 문서로 작성한 것을 말한다.
⑤ 사전연명의료의향서란 18세 이상인 사람이 자신의 연명의료중단등 결정 및 호스피스에 관한 의사를 직접 문서로 작성한 것을 말한다.

베스트셀러 1위* 국시 전문교재 저자 직강!

알라딘 간호사 분야 7주 연속 1위 (24년 10월 5주차~12월 1주차 주간베스트셀러 기준)

2026 간호사 국가고시 널스에듀와 함께 하세요!

2026 간호사 국가고시 대비

전과목 초단기 완성 파이널 핵심요약강의

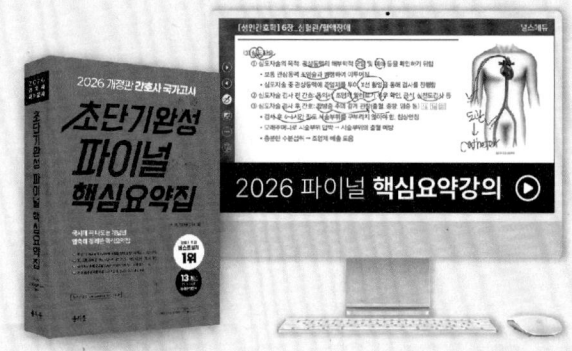

강의 특징

- 베스트셀러 1위 교재 저자 선생님 직접 강의
- 최신 개정 완벽 반영! 핵심 개념 포인트 콕콕
- 쉽게 이해 가능한 명쾌한 설명 + 암기법까지

널스에듀
(nurse-edu.co.kr)

진짜 이해 다되고 **문제 보면 답이 딱 떠오릅니다.**
예시도 많이 들어주시고 키포인트도 잘 잡아주셔요!

어떻게 공부해야 할지 모르는 사람이 들으면 좋은 강의예요!
진도도 금방금방 나가서 완강까지 시간도 얼마 안 걸려요!!

※ 실제 널스에듀 '간호사 국가고시 핵심요약강의' 수강후기 발췌

2026 개정판 **간호사 국가고시**

5일 완성 파이널 모의고사

2026 개정판 간호사 국가고시

5일 완성 파이널 모의고사

주선희, 간호수험연구소 지음

정답 및 해설

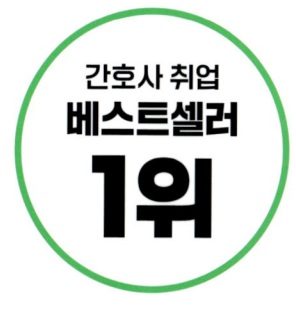

홍지문

예스24 간호사분야 7주 연속 1위
24년 12월 1주 ~ 25년 1월 3주차 간호사주별베스트 기준

2026 개정판 간호사 국가고시

5일 완성 파이널 모의고사

주선희, 간호수험연구소 지음

간호사 취업 베스트셀러 1위

최신 출제 경향 완벽 반영

홍지문

예스24 간호사분야 7주 연속 1위
24년 12월 1주 ~ 25년 1월 3주차 간호사주별베스트 기준

목차

2026 간호사 국가고시
5일 완성 파이널 모의고사

정답 및 해설

제1회

1교시	성인간호학	6
	모성간호학	15
2교시	아동간호학	20
	지역사회간호학	26
	정신간호학	32
3교시	간호관리학	37
	기본간호학	43
	보건의약관계법규	46

제2회

1교시	성인간호학 ___ 52	
	모성간호학 ___ 61	
2교시	아동간호학 ___ 66	
	지역사회간호학 ___ 71	
	정신간호학 ___ 77	
3교시	간호관리학 ___ 82	
	기본간호학 ___ 87	
	보건의약관계법규 ___ 93	

제3회

1교시	성인간호학 ___ 98	
	모성간호학 ___ 107	
2교시	아동간호학 ___ 112	
	지역사회간호학 ___ 116	
	정신간호학 ___ 122	
3교시	간호관리학 ___ 126	
	기본간호학 ___ 133	
	보건의약관계법규 ___ 137	

제4회

1교시	성인간호학 ___ 142	
	모성간호학 ___ 150	
2교시	아동간호학 ___ 154	
	지역사회간호학 ___ 159	
	정신간호학 ___ 164	
3교시	간호관리학 ___ 169	
	기본간호학 ___ 174	
	보건의약관계법규 ___ 179	

제5회

1교시	성인간호학 ___ 184	
	모성간호학 ___ 192	
2교시	아동간호학 ___ 197	
	지역사회간호학 ___ 202	
	정신간호학 ___ 207	
3교시	간호관리학 ___ 211	
	기본간호학 ___ 218	
	보건의약관계법규 ___ 222	

제1회
정답 및 해설

> 정답 확인

1교시

성인간호학

001	①	006	⑤	011	⑤	016	③	021	③	026	①	031	⑤	036	①
002	④	007	①	012	②	017	⑤	022	④	027	⑤	032	④	037	①
003	②	008	④	013	④	018	④	023	⑤	028	④	033	③	038	①
004	③	009	③	014	④	019	④	024	①	029	④	034	①	039	④
005	⑤	010	②	015	③	020	③	025	⑤	030	③	035	②	040	④

041	④	046	⑤	051	⑤	056	⑤	061	⑤	066	③				
042	②	047	①	052	③	057	④	062	④	067	⑤				
043	④	048	④	053	①	058	④	063	④	068	③				
044	⑤	049	④	054	①	059	⑤	064	⑤	069	④				
045	④	050	⑤	055	③	060	⑤	065	④	070	④				

모성간호학

071	⑤	076	④	081	⑤	086	③	091	⑤	096	④	101	②		
072	①	077	④	082	④	087	④	092	④	097	④	102	②		
073	②	078	⑤	083	①	088	④	093	④	098	③	103	③		
074	④	079	④	084	②	089	④	094	④	099	④	104	②		
075	④	080	②	085	①	090	②	095	②	100	⑤	105	①		

2교시

아동간호학

001	③	006	⑤	011	④	016	⑤	021	①	026	③	031	⑤
002	③	007	④	012	③	017	⑤	022	③	027	②	032	①
003	④	008	④	013	④	018	④	023	②	028	④	033	⑤
004	②	009	③	014	④	019	④	024	⑤	029	④	034	③
005	①	010	③	015	④	020	⑤	025	⑤	030	②	035	③

지역사회간호학

036	①	041	④	046	③	051	⑤	056	④	061	④	066	④
037	①	042	③	047	②	052	②	057	③	062	⑤	067	④
038	③	043	①	048	①	053	②	058	②	063	③	068	⑤
039	①	044	②	049	③	054	③	059	④	064	③	069	②
040	④	045	③	050	③	055	②	060	⑤	065	②	070	④

정신간호학

071	④	076	④	081	①	086	④	091	④	096	④	101	③
072	②	077	⑤	082	①	087	③	092	③	097	③	102	③
073	④	078	⑤	083	⑤	088	②	093	⑤	098	①	103	⑤
074	①	079	①	084	③	089	③	094	②	099	⑤	104	⑤
075	②	080	④	085	④	090	④	095	②	100	④	105	⑤

3교시

간호관리학

001	⑤	006	③	011	①	016	④	021	⑤	026	②	031	③
002	②	007	②	012	②	017	②	022	③	027	④	032	④
003	③	008	①	013	①	018	④	023	②	028	②	033	④
004	③	009	①	014	②	019	④	024	④	029	⑤	034	③
005	③	010	①	015	①	020	①	025	①	030	②	035	④

기본간호학

036	②	041	①	046	②	051	②	056	④	061	②
037	④	042	①	047	④	052	②	057	②	062	⑤
038	②	043	③	048	④	053	⑤	058	④	063	③
039	③	044	④	049	②	054	⑤	059	④	064	④
040	③	045	⑤	050	②	055	⑤	060	⑤	065	⑤

보건의약관계법규

066	⑤	071	③	076	⑤	081	②
067	①	072	③	077	③	082	⑤
068	③	073	④	078	①	083	⑤
069	②	074	①	079	④	084	①
070	⑤	075	⑤	080	③	085	④

1교시

정답 및 해설

성인간호학

001 ①

신경성 쇼크는 교감신경계 장애로 서맥과 저혈압이 나타나며 피부는 건조하고 저체온증이 발생할 수 있다.

쇼크의 종류 및 특징

저혈량성 쇼크 (hypovolemic shock)	• 혈액이나 체액의 손실이 있을 때 발생 • 빈맥, 핍뇨, 차고 축축한 피부 등
심인성 쇼크 (cardiogenic shock)	• 심장 수축력 장애로 심박출량 감소에 의해 발생 • 심박출량 감소에 의한 다양한 증상
급성중증과민반응 쇼크 (anaphylactic shock)	• 항원-항체 반응에 의해 발생 • 기관지 천식, 호흡곤란, 소양증, 천명음 등
신경성 쇼크 (neurogenic shock)	• 척수 손상으로 인한 교감신경계 장애로 발생 • 서맥, 저혈압 등
패혈성 쇼크 (septic shock)	• 세균 감염으로 발생 • 정맥귀환량 감소, 저혈압 등

002 ④

에피네프린은 기관지 확장의 효과를 갖고 있어 호흡곤란을 완화하는데 도움을 준다. 이 외 기관지확장제, 항히스타민제 등을 투여하여 증상을 완화시킬 수 있다.

003 ②

0.45% 생리식염수는 저장성 용액으로 정맥 내 과다하게 투여될 경우 세포내액량 과다를 유발할 수 있다.
①, ③, ④, ⑤ 세포외액량 결핍(탈수)과 관련된 내용이다.

004 ③

예방접종을 통해 면역을 획득하는 것은 '인공능동면역'에 해당한다.

능동 면역	자연능동면역	• 감염에 의해 얻어지는 면역
	인공능동면역	• 항원을 투여해서 얻어지는 면역 예) 백신주사(예방주사), 톡소이드
수동 (피동) 면역	자연수동면역	• 모체의 태반을 통해 얻어지는 면역 • 생후 모유를 통해 얻어지는 면역
	인공수동면역	• 항체를 주사하여 얻어지는 면역 예) 면역 혈청, 항독소, 감마 글로불린

005 ⑤

메티실린 내성 황색포도알균(Methicillin-resistant Staphylococcus aureus)은 접촉에 의해 전파되는 대표적인 병원균으로 확인 즉시 지침에 따라 접촉주의에 따른 격리를 시행한다.

006 ⑤

오심, 구토와 관련된 중재도 필요하지만, 항암화학요법으로 인하여 면역력이 저하되면서 절대호중구수가 낮아진 상태이기 때문에 감염과 관련된 중재가 우선되어야 한다. 면역력이 저하된 상태에서의 감염은 패혈증과 같은 치명적인 결과를 야기할 수 있기 때문이다.

007 ①

온단세트론(ondansetron)은 항암화학요법, 방사선 요법, 수술 후 오심, 구토를 예방하고 치료하기 위한 약물이다. 이 외 메토클로프라미드(Metoclopramide), 프로클로르페라진(prochlorperazine) 등이 있다.
② 알로푸리놀(allopurinol): 요산생성억제제
③ 설폰아미드(sulfonamide): 항생제
④ 술파살라진(sulfasalazine): 항염증제
⑤ 오메프라졸(omeprazole): 프로톤펌프억제제

008 ④

구개반사가 돌아올 때까지 금식해야 한다.
① 검사 전, 8시간 정도의 금식이 필요하다.
② 검사를 할 때에는 좌측위를 취하도록 한다.
③ 상부 위장관 내시경 검사는 국소마취 하에 진행된다.
⑤ 검사 후 인후통이 있다면, 생리식염수를 함수하여 통증을 완화시킬 수 있다.

009 ③

식도암이란, 식도에 발생하는 종양으로 장기적인 음주 및 흡연, 식도이완불능증 등의 원인으로 발병할 수 있다. 암 초기에는 대부분 증상이 없으며 어느 정도 진행이 된 후 구토, 만성 기침, 쉰 목소리, 철분결핍성 빈혈, 연하 통증, 점진적 연하곤란(삼킴곤란), 역류, 가슴앓이, 체중 감소, 식욕부진 등의 증상이 발현된다. 연하곤란 및 극심한 체중 감소의 증상이 문제에 주어졌으므로 영양 부족과 관련된 간호진단을 우선으로 내려야 한다.

010 ②

소장의 일부분이 완전히 막혀서 음식물이 내려가지 못하는 것은 '장폐색'을 의미한다. 가장 우선적인 간호중재는 금식이며 수액요법을 통해 수분과 전해질의 균형을 유지해야 한다.
① 장이 폐색이 된 상황이므로 금식해야 한다.
③ 활력징후는 측정해야 하나 바륨 관장은 천공의 위험이 있어 금한다.
④ 감염증상이 없다면 항생제는 필요하지 않다.
⑤ 가장 우선적인 중재는 금식이 되며 따뜻한 주머니, 복부 마사지는 장에 자극을 줄 수 있으므로 적절하지 않다.

> 장폐색 증상
> • 오심, 구토, 경련성 통증(복통), 장음 변화, 복부팽만, 변비

011 ⑤

혈압저하 및 맥박상승, 혈색소 감소를 통해 소화성 궤양으로 인한 출혈 합병증을 예상할 수 있다. 혈압을 올리기 위해 다리를 올려 주고 처방에 따라 수혈 및 수액을 주입하는 간호중재가 우선적으로 이루어져야 한다.

012 ②

설사를 하고 우측 하복부에 통증이 발생하는 특징적인 증상을 갖는다.
① 불충분한 영양 섭취 및 흡수로 체중 감소가 나타난다.
③ 잦은 점액성의 혈변은 '궤양성 대장염'의 증상에 해당한다.
④ 크론병의 주요 증상은 설사와 복통이다. 이 외 오심, 구토, 발열, 식욕부진, 체중감소 등의 증상이 나타난다.
⑤ 대장에 여러 개의 궤양과 발적, 출혈 증상이 나타나는 것은 '궤양성 대장염'에 해당한다. 크론병에서는 회장 말단(소장과 대장의 경계부위)이 가장 흔한 침범 부위가 된다.

013 ④

수술한 다리의 내전을 예방하기 위해 다리 사이에 베개(외전베개)를 적용한다. 고관절에 긴장을 주는 활동을 제한한다. 사용하는 의자는 견고하고, 낮지 않으며 좌변기도 높은 것을 사용해야 한다. 고관절을 구부리지 않도록 교육하며 계단을 오르거나 물건을 들 때, 허리를 굽히는 일 등을 가급적 삼가도록 한다. 다리를 꼬지 않으며, 한 시간 이상 같은 자세로 앉아 있지 않도록 교육하고 수술 후 일 년 정도는 지속적으로 병원을 방문하여 고관절 상태 및 근력, ROM 등의 검사가 필요함을 설명한다.

014 ④

충수염은 맹장 끝의 충수돌기에 염증이 발생한 것으로 백혈구 상승, 미열, 맥버니점(Mcburney's point)의 압통, 로브싱 징후(Rovsing's sign) 양성 등의 증상이 나타난다.

015 ③

폐쇄성 황달인 경우 담도가 폐쇄되어 담즙 분비가 되지 않아 대변색이 옅어지게 되는 것이다.

> 폐쇄성 황달일 때 변하는 소변색과 대변색
> • 담즙이 장으로 배출되지 않고 흡수되어 혈중 빌리루빈의 수치가 높아져, 소변색은 짙어지고 대변색은 옅어지는 증상이 나타남

016 ③

간경화증으로 인한 문맥성 고혈압으로 식도정맥류 합병증이 발생할 수 있다. 토혈 및 혈색소 수치 감소, 헤마토크릿 수치 감소를 통해 식도정맥류 출혈을 예상할 수 있으며 출혈에 대한 중재로써 수혈을 시행한다. 이외 S-B tube 삽입, 바소프레신(vasopressin) 투여, 베타차단제 투여 등의 중재를 수행할 수 있다.

017 ⑤

배액물이 T-tube를 통해 중력에 의해 원활하게 배액될 수 있도록 배액주머니는 삽입부위보다 항상 아래에 위치하도록 한다. 또한, 배액물이 배액되지 않고 고여 있는 경우 감염을 유발할 수 있다.

> • 식전과 식후 1~2시간: T-tube를 잠가 소화를 도움

018 ④

횡격막 손상을 방지하기 위하여 호기 말에 숨을 참은 상태에서 제 8~9늑간 부위에 바늘을 삽입하여 검사가 시행된다.
① 국소마취로 진행되는 검사이다.
② 검사 전 충분한 금식이 필요하다.
③ 앙와위 자세에서 오른쪽 팔을 들어올린 후 검사를 진행한다.
⑤ 검사 후 출혈 합병증을 확인하기 위해 정기적으로 활력 징후를 측정하고 안정을 취하도록 하며 필요시 비타민K를 투여할 수 있다.

019 ④

장루 주머니 부착부위는 장루의 크기보다 2~3mm 정도 크게 오려 붙여야 한다. 너무 딱 맞는 경우 장루의 허혈을 유발할 수 있으며 너무 큰 경우 피부 손상이 발생할 수 있기 때문이다. 이밖에 장루 주위 피부를 보호하기 위해 장루 주머니 부착 전 피부보호제를 적용할 수 있다.
① 장루는 내과적 무균술을 적용해 세척하도록 한다.
② 장루 주머니가 1/2~1/3정도 찼을 때 비우도록 한다.
③ 수분을 제한하지 않으며 적절한 양을 섭취할 수 있도록 한다.
⑤ 가스를 생성하거나 냄새가 심한 식품을 알려주고 제한하도록 한다.

> • 가스 생성 식품: 탄산음료, 양배추, 양파, 콩, 튀긴 음식, 맥주, 유제품 등
> • 냄새 심한 식품: 달걀, 치즈, 마늘, 양파, 생선, 콩, 양상추, 양념류, 맥주나 술, 비타민제 등

020 ③

지나치게 땀을 많이 흘리는 운동은 가급적 피하고 충분한 수분 섭취를 권장한다.
① 하루 2~3L 이상의 충분한 수분을 섭취하도록 한다.
② 결석 종류에 따라 식이를 제한하는 것은 재발 방지에 도움이 된다.
④ 약 50%로 재발 가능성이 높기 때문에 지속적인 배뇨 관리가 필요하다.
⑤ 적절한 영양분을 섭취해야 하며 고단백식품을 제한한다.

021 ③

사구체 여과율의 감소로 전해질이 축적되어 고칼륨혈증 및 고인산혈증이 나타날 수 있다.
① 사구체 여과율이 감소하여 소변량이 감소한다.
② 피부가 건조하여 소양증이 발생하며 소변색소의 축적으로 피부색이 갈색 혹은 회색빛을 띤다.
④ 요독증으로 인하여 깊고 빠른 쿠스마울 호흡(Kussmaul respiration)을 하며, 호흡 시 암모니아 냄새가 날 수 있다. 폐부종 합병증으로 호흡곤란이 발생할 수는 있지만, 신부전의 특징적인 증상에 해당하지는 않는다.
⑤ 배설이 원활하지 않아 부종이 나타날 수 있으며, 고혈압이 발생할 수 있다.

022 ④

HLA 항원에 반응하는 항체가 환자의 혈청 내에 존재하고 있는지 확인하는 검사로 만약 존재하고 있다면, 초급성 거부반응 혹은 조기 이식 신장의 기능소실을 유발할 수 있으므로 수술 전 미리 검사해야 한다.

023 ⑤

위장염으로 입원한 환자로 요비중(1.030보다 높음) 및 혈청 나트륨(145mEq/L보다 높음), 헤마토크릿(50%보다 높음) 모두 높은 수치이고 피부 및 점막이 건조한 상태인 것으로 보아 '탈수' 상태를 예상할 수 있다. 체액량이 부족한 상태이므로 소변량이 감소하고, 혈압 저하, 호흡 및 맥박 상승, 건조 등의 증상이 나타날 수 있다.

024 ①

소변량 감소, 체중 증가, 크레아티닌 상승, 이식부위 통증/발열/부종 등은 이식 후 수일~3개월(수개월)내 발생할 수 있는 급성 이식 거부반응의 증상에 해당한다. 고용량의 스테로이드, 면역억제제, 방사선 조사 등의 중재가 필요하다.
• 면역억제제의 종류: cyclosporine, tacrolimus, MPA(mycophenolic acid) 등 → 이식 거부반응을 방지하기 위해 이식 후 면역억제제를 평생 복용해야 함

이식 합병증(이식 거부반응)

초급성	수술 직후~수술 후 48시간 이내 발생 → 즉시 신장적출술 시행
급성	수술 후 수일 내~3개월(수개월)내 발생 → 고용량의 스테로이드, 면역억제제, 방사선 조사 시행
만성	효과적인 치료 없음 → 증상에 따른 치료 시행

025 ⑤

도뇨관의 개통성이 유지되도록 방광세척을 시행하고 필요 시 감염예방을 위해 항생제를 투여할 수 있다.
① 수술 후, 수술 부위의 출혈 증상을 주의 깊게 관찰해야 한다.
② 직장으로 체온을 측정하거나 관장하는 것은 금기사항이다.
③ 6~8주간은 무거운 물건을 들지 말아야 하며 힘든 운동이나 운전도 피하도록 한다.
④ 수술 후 침상안정 하도록 하고 통증이 있다면 진통제를 투여하여 통증을 완화시켜야 한다. 만약 방광세척을 위한 배액관을 갖고 있는 대상자가 수술 부위의 통증을 호소한다면, 먼저 배액관의 개통성을 확인하고 증상이 해결되지 않는다면 즉시 담당의사에게 알려 적절한 중재를 수행해야 한다.

> 방광세척
> - 무균적으로 시행되어야 함
> - 생리식염수로 방광을 세척함
> - 맑은 소변이 배출되면 2~3일 후 유치도뇨관을 제거할 수 있음

026 ①

혈청 칼슘농도가 높고 근긴장도 저하, 느린 반사, 근육 허약, 오심, 구토, 변비, 복부팽만, 식욕부진의 증상을 통해 '고칼슘혈증'임을 알 수 있다.

> 전해질의 정상수치
> - 혈청 나트륨농도: 135~145mEq/L
> - 혈청 칼륨농도: 3.5~5.0mEq/L
> - 혈청 칼슘농도: 8.4~10.2mg/dL

027 ⑤

화상으로 인한 신체 손상으로 감염에 취약해지기 때문에 감염예방 간호는 중요한 부분으로 환자를 보호하기 위해 역격리를 시행하기도 한다.
① 응급기에는 체액 상실로 인한 저혈량성 쇼크를 예방하기 위해 수액공급이 필요하다.
② 화상으로 인한 모세혈관의 손상으로 투과성이 증가하여 체액상실이 발생한다.
③ 넓은 부위의 화상은 수분, 전해질의 불균형이 발생하기 쉽기 때문에 좁은 부위의 화상보다 더 위험할 수 있다.
④ 얼음주머니는 감각저하로 인한 추가적인 피부손상을 유발할 수 있으므로 적용하지 않는다.

028 ④

극도로 긴장하면서 호흡이 빠르고 동맥혈기체분석검사 상 pH 7.55로 높고, $PaCO_2$ 16mmHg로 낮은 결과를 통해서 '호흡성 알칼리증'임을 알 수 있다. 호흡성 알칼리증은 체내 이산화탄소(CO_2)가 부족해 발생하게 되는 것으로 손가락, 발가락의 얼얼한 느낌 및 무감각증, 두통, 현기증 등의 증상이 발생한다. 또한, 신경근이 흥분되어 반사가 항진되고 경련이 발생할 수 있다. 이에 대한 중재로 체내 CO_2를 높이기 위해 종이봉투를 주어 호기된 공기를 재호흡하도록 한다.

029 ③

판막치환술을 받은 환자는 감염성 심내막염의 위험이 있으므로 치과진료나 침습적 시술, 검사를 시행하기 전 예방적 항생제를 투여한다.

030 ③

복합적인 늑골 골절로 흡기에 흉곽이 함몰되고 호기에 흉곽이 팽창되는 것으로 보아 '동요가슴(연가양흉곽)'임을 알 수 있다. 이러한 호흡양상을 흉곽의 역리운동 혹은 호흡 시 발생하는 역행성 운동이라고 표현하기도 한다. 이는 호흡부전 및 저산소증, 고탄산증 등의 증상을 유발하므로 필요시 인공호흡기를 적용하여 산소를 공급한다.

031 ⑤

하지 정맥이 확장되고 늘어난 것은 '정맥류'를 의미한다. 정맥류의 진단을 위해 트렌델렌버그 검사(trendelenberg test)를 시행할 수 있으며 양성인 경우 정맥류의 가능성을 예측할 수 있다.
① 알렌 검사(allen test): 손의 요골동맥과 척골동맥의 순환을 확인하는 검사이다.
② 쉴러 검사(schiller test): 자궁경부암 진단을 위해 자궁경부에 요오드 용액을 묻혀 색의 변화를 사정하는 검사이다.
③ 롬버그 검사(romberg test): 평형 상태를 사정하기 위한 검사이다.
④ 호만 징후 검사(homan's sign test): 혈전성 정맥염을 사정하기 위한 검사이다.

032 ④

혈소판 감소성 자반증이란 면역기전의 이상으로 혈소판이 파괴되어 출혈이 초래되는 질환을 의미한다. 손상이 없어도 자연적으로 출혈이 발생하며 작은 상처에도 출혈이 지속될 수 있다. 비출혈, 잇몸출혈, 점상출혈, 반상출혈, 토혈, 혈뇨, 월경과다, 심한 출혈 시 창백, 호흡곤란 등의 증상이 발생한다. 면역반응을 억제하기 위해 스테로이드제제를 투여한다. 이외 혈소판 수혈 및 면역글로불린 투여 등의 중재를 수행할 수 있다.

① 관장은 출혈을 유발할 수 있으므로 시행하지 않는다. 변비 완화를 위해 필요시 배변 완화제를 투여한다.
② 아스피린은 출혈 부작용을 유발할 수 있으므로 투여하지 않는다.
③ 격렬한 운동은 신체 손상으로 인해 출혈을 유발할 수 있으므로 제한한다.
⑤ 출혈 부위를 압박하여 지혈할 수 있다.

033 ③

하이드랄라진(hydralazine)은 동맥혈관을 확장하여 혈압을 낮추므로 체위성 저혈압 및 어지러움증을 유발할 수 있다. 이 외에도 두통, 심계항진, 입 마름 등의 부작용이 나타날 수 있다.

034 ①

호흡곤란을 호소하고 있으므로 호흡을 용이하게 할 수 있는 체위를 취하도록 하는 것이 우선적인 간호중재가 된다.

035 ②

인공판막은 내구성이 뛰어나지만 혈전형성의 부작용이 커 인공판막치환술을 시행한 경우 와파린(warfarin)을 평생 동안 복용해야 한다. 다만, 와파린은 항응고제이므로 출혈 예방을 위한 환자 교육이 필요하다.

① 헤파린(heparin): 항응고제 약물로 와파린과 동일한 약효를 갖고 있다. 정맥주사, 피하주사로 투여 가능하므로 환자의 자가 복용을 위해서는 와파린이 처방된다.
③ 프로프라놀롤(propranolol): 베타차단제로 심혈관계질환 등의 치료에 사용된다.
④ 스트렙토키나아제(streptokinase): 혈전용해제 약물이다.
⑤ 프로타민황산염(protamine sulfate): 헤파린 약물의 길항제로 헤파린 투여로 인한 부작용이 있을 때 투여할 수 있다.

036 ①

환자의 PaO_2는 55mmHg로 정상범위(80~100mmHg)에 비해 현저히 낮은 상태이다. 즉시 산소를 공급해주는 간호중재가 필요하다.

② 과호흡은 저산소증을 보상하기 위해 발생한 것으로 저산소증을 해결하기 위한 중재가 먼저 이루어져야 한다.
③, ④, ⑤ 환자의 상태에 해당하지 않는다.

> 심근경색증일 때 Troponin, CK-MB, Myoglobin의 수치가 상승함

037 ①

위의 리듬은 심실세동(V-fib, Ventricular fibrillation)으로 즉각적인 심장충격기 시행이 필요하다. 심장충격기를 바로 적용할 수 없는 상황이라면, 심장충격기가 준비될 때까지 CPR 해야 한다.

> 심실세동(V-fib, Ventricular fibrillation)
> - 심실의 여러 부위가 불규칙하게 수축, 이완하는 상태
> - 심박출량 저하를 유발하며, 즉각적인 치료가 이루어지지 않으면 사망을 초래할 수 있음

038 ①

심전도 결과에서 심박수는 여러 가지 방법으로 계산할 수 있다. 가장 간단하게 확인할 수 있는 방법은 RR 사이의 간격을 세는 것이다. 큰 네모 6칸을 조금 넘고 있으므로 45~50회/분으로 예상할 수 있다.

> 심전도에서의 분당 심박수 계산법
> - 6초 동안의 QRS군 개수 × 10 = 분당 심박수
> - 60 ÷ R 사이 간격의 초 = 분당 심박수
> - 큰 네모(0.2초) 1칸 → 300회/분, 2칸 → 150회/분, 3칸 → 100회/분, 4칸 → 75회/분, 5칸 → 60회/분, 6칸 → 50회/분

039 ④

푸로세미드(Furosemide)는 루프성 이뇨제로 염분의 재흡수를 막아 수분과 함께 배설시키는 작용을 하여 혈액량을 감소시킨다. 혈액량의 감소로 전부하를 낮출 수 있다.

① 황산 마그네슘($MgSO_4$): 중증 자간전증의 경련을 예방하기 위해 사용하는 약물이다.
② 아트로핀(Atropine): 부교감 신경 차단제로 심박수를 높이기 위해 사용하는 약물이다.

③ 니트로글리세린(Nitroglycerin): 평활근을 이완하여 협심증 환자의 통증완화를 위해 사용하는 약물이다.
⑤ 디곡신(Digoxin): 강심제로 심장의 수축을 돕는 약물이다.

040 ④

혈색소(Hemoglobin, Hb), 적혈구의 수치가 낮고 체내 철분량이 부족한 것으로 보아 '철분결핍성 빈혈'을 예상할 수 있다. 철분 결핍성 빈혈의 가장 큰 원인은 지속적인 출혈에 의한 체 내 철분의 과다한 손실로 과량의 월경이나 출혈로 인해 발생할 수 있다. 위장관 내시경을 통해 출혈 여부를 확인해야 한다.

041 ④

재생 불량성 빈혈에서는 정구성(정상 크기), 저색소성 적혈구가 나타난다.
①, ②, ③ 재생 불량성 빈혈은 범혈구 감소증이 나타나므로 백혈구, 적혈구, 혈소판의 수치가 감소한다.
⑤ 겸상 적혈구 빈혈일 때 초승달 모양의 적혈구가 나타난다.

042 ②

흉관배액병 안의 파동은 흡기에 올라갔다 호기에 내려가는 모습을 보이며 이는 배액관의 개통성이 원활함을 의미한다.
① 원활한 배액을 위해 흉관배액병은 삽입부위 보다 항상 낮게 위치해야 한다.
③ 흉관배액병과 배액관 사이가 분리되거나 빠지지 않도록 주의해야 한다. 연결부위가 분리된 경우 즉시 겸자로 잠가야 하며 배액관이 빠진 경우 즉시 개구부를 막아야 한다.
④ 공기 및 삼출물의 배액을 촉진하고 폐의 재팽창을 위해 심호흡과 기침을 권장할 수 있다.
⑤ 흉관배액관이 있는 배액물의 색이 변하거나 탁해진 경우 출혈, 감염 등을 나타낼 수 있으므로 담당 의사에게 알려야 한다.

• 이동 시에도 흉관배액관을 잠그지 않으며 흉관배액병이 삽입 부위보다 낮게 유지될 수 있도록 주의함

043 ④

심근과 심낭막 사이의 공간에 혈액 및 체액이 가득 차 심장을 압박하는 것을 '심장눌림증(심장압전)'이라고 한다. 심장눌림증(심장압전)인 경우, 혈압 저하, 빈맥, 호흡곤란, 경정맥 울혈, 소변량 감소, 기이맥, 청색증, 심음 감소 등의 증상을 보인다.

044 ⑤

흉부 X-ray를 통하여 기관내관의 적절한 위치를 설정하고 테이프로 고정한다. 환자의 움직임 등에 의해 기관내관의 위치가 변경될 수 있으므로 수시로 사정한다.
① 기관내관의 발관을 예방하고 기도 내 조직 손상을 예방하기 위해 커프 내 압력을 적정하게 유지한다.
② 기관내관을 삽입하고 있는 환자는 분비물을 삼키거나 뱉는데 어려움이 있다. 기도 내 분비물 흡인을 예방하기 위해 상체 올린 자세를 유지한다.
③ 기관내관을 삽입하고 있는 경우, 목소리가 나지 않는다. 의식이 명료한 환자라면 침상 옆에 종이와 펜을 준비하여 의사소통한다.
④ 필요시마다 흡인하며 습화된 산소를 공급하기 위해 인공호흡기의 가습 기능을 항상 켜둔다.

045 ④

천식 증상이 갑자기 악화되었을 때 속효성 β_2-agonists는 가장 먼저 선택되는 약물이다. β_2-agonists 약물 중 속효성 흡입제인 알부테롤(albuterol)을 우선적으로 투여한다.

046 ⑤

자연기흉은 폐쇄성 기흉으로 흡기 시 날카로운 통증이 특징적으로 나타난다.
① 저혈압이 나타난다.
② 맥박이 상승한다.
③ 기흉이 발생한 폐는 타진 시 과다공명음이 나타난다.
④ 기흉이 발생한 폐는 호흡음이 소실된다.

047 ①

pH 7.25로 낮고, $PaCO_2$ 60mmHg로 높은 결과를 통해서 '호흡성 산증'임을 알 수 있다.

동맥혈 기체 분석(ABGA, Arterial Blood Gas Analysis) 해석 방법

구분	정상 수치	호흡성 산증	호흡성 알칼리증	대사성 산증	대사성 알칼리증
pH	7.35~7.45	< 7.35	> 7.45	< 7.35	> 7.45
$PaCO_2$ (mmHg)	35~45	> 45	< 35	정상	정상
HCO_3 (mEq/L)	22~26	정상	정상	< 22	> 26

048 ④
내성 예방 및 약제간 효과를 상승시키기 위해 3~4가지 약물을 혼합복용한다.
① 6개월 이상 꾸준하게 약물을 복용해야 한다.
② 리팜핀(Rifampin)을 복용하면 소변, 땀, 눈물과 같은 체액이 오렌지색으로 배출된다.
③ 1일 1회 복용하여 한 번에 최대 혈청 농도에 도달하게 한다.
⑤ 공복에 복용하는 것은 약물의 흡수율을 높인다.

049 ④
객담 배양 검사를 통해 원인균을 파악하고 원인균에 따른 항생제를 투여해야 한다.

050 ⑤
다량의 3층 화농성 객담, 만성 기침, 호흡곤란, 식욕부진, 체중 감소의 증상으로 보아 '기관지 확장증'임을 알 수 있다. 기관지 확장증이란, 기관지벽의 근육 및 탄력성이 파괴되어 기관지가 영구적, 비정상적으로 늘어난 상태를 의미한다. 호흡 이상은 즉각적인 중재가 필요한 증상에 해당하므로 가장 우선적인 간호진단이 된다.

051 ⑤
기관지경 검사 후, 후두부종이 발생한 것으로 즉각적인 대처가 이루어지지 않으면 심각한 결과를 낳을 수 있다. 즉시 담당 의사에게 알려 적절한 중재가 수행되어야 한다.

> 기관지 확장증 환자의 객담
> • 3층으로 구분되는 다량의 화농성 객담

052 ③
글라스고혼수척도(GCS)에 따라 강한 통증을 주어야 눈을 뜨므로 2점이 되고, 알아들을 수 없는 신음소리를 내므로 2점, 자극을 주었을 때 비정상적인 신전을 보이므로 2점임을 알 수 있다. 그러므로 GCS 점수는 6점이 된다.

053 ①
뇌실외배액관을 통한 배액량이 급격히 줄며 의식 저하 및 혈압 증가, 맥박 저하의 증상을 보이므로 두개내압 상승으로 인한 증상임을 예측할 수 있다. 배액관의 개방성이 유지되는지를 우선적으로 확인해야 한다.

054 ①
연쇄상 폐렴 구균에 의한 '세균성 수막염' 대상자임을 알 수 있다. 두통은 가장 흔한 증상으로 두통 완화를 위해 아세트아미노펜을 투여한다.
②, ③ 세균성 수막염이 의심되면 즉시 광범위 항생제를 투여할 수 있으며 이후 뇌척수액 검사를 시행하여 균에 맞는 항생제를 투여해 치료한다.
④ 빛에 대해 공포증이 있으므로 방을 어둡고 조용하게 유지한다.
⑤ 뇌부종 완화 및 두개내압 감소를 위해 고삼투성제제와 스테로이드제를 투여한다.

> 뇌막 자극의 3대 증상
> • 경부경직: 목을 굴곡시키면 뻣뻣하고 통증이 동반됨
> • Kernig 징후(+): 앙와위에서 무릎을 구부렸다가 펼 때 통증이 발생함
> • Brudzinski 징후(+): 목을 가슴 쪽으로 굽힐 때 고관절과 무릎이 저절로 굽혀짐

055 ③
길랑-바레 증후군(Guillain-Barre syndrome)은 광범위한 신경병으로 근육의 약화 및 마비가 나타나는 질환을 의미한다. 갑자기 호흡곤란을 호소한다면 호흡근의 약화를 의미하는 것으로 즉시 산소를 제공하고 기도유지를 위해 기관 내 삽관을 준비해야 한다.

> 길랑-바레 증후군의 특징적인 증상
> • 상행성 마비: 허약과 감각이상이 하지부터 시작 → 점차 위로 진행하여 몸통, 팔, 뇌신경을 침범함

056 ⑤
흉추 5번(T5) 척수신경에 손상을 입은 경우, 가슴중앙 이하 운동 기능의 상실로 하지마비 및 방광/장 조절이 불가능할 수 있다. 상지 기능 및 호흡 기능에는 영향을 미치지 않는다.

> 손상 부위에 따른 운동기능 상실
> • 경추 1~4번(C1~C4): 사지마비, 호흡기능장애
> • 흉추 1~6번(T1~T6): 하지마비, 가슴중앙 이하 기능 상실, 어깨/가슴/상부/팔/손 정상, 방광/장 조절 불가능

057 ⑤

활액막 부종으로 인한 정중신경의 압박으로 여러 증상이 나타나는 상태를 수근관 증후군이라고 한다. 이로 인해 엄지, 검지, 중지, 손바닥 부위의 통증 및 감각이상 등이 나타난다.

> 정중신경 압박을 사정할 때
> • Phalen 징후(+), Tinel 징후(+), 수근압박검사

058 ④

환자의 경련 양상과 시간 등을 자세히 기록하고, 산소포화도 및 활력징후를 주의 깊게 관찰한다.
① 신체보호대(억제대)는 오히려 환자를 자극하여 경련 증상을 유발할 수 있다.
② 경련 중 설압자와 같은 물건을 환자의 입 안으로 넣는 것은 오히려 기도 개방을 방해할 수 있으므로 절대 하지 말아야 한다.
③ 옷을 느슨하게 해주고 고개를 돌려주어 분비물이 기도 내 흡인되는 것을 방지해준다.
⑤ 경련 중에 경구로 약물을 넣는 것은 흡인을 유발할 수 있으므로 시행하지 않는다.

059 ⑤

파킨슨병에서 볼 수 있는 특징적인 증상으로 불수의적인 진전이 나타난다.
① 엄지를 손바닥의 안쪽으로 돌리는 양상(Pill rolling movement)을 나타낸다.
② 손가락에서 시작하여 팔, 다리, 전신으로 진행되어 나타날 수 있다.
③ 수의적 운동을 할 때에는 일시적으로 증상이 사라진다.
④ 수면 시, 활동할 때 증상이 사라진다.

> 파킨슨병(PD, Parkinson's Disease)
> • 정의: 특정 부위의 뇌신경 세포들이 퇴화되거나 죽어감으로써 그 신경세포가 만들어내던 신경 전달 물질인 도파민이 부족해져 여러 증상이 나타나는 신경계의 만성 진행성 퇴행성 질환
> • 증상: 진전(Tremor), 근육의 강직, 서동증, 가속보행, 가면을 쓴 듯한 얼굴(표정이 없음) 등

060 ⑤

방사선 요법이란 방사선을 환부에 적용하여 암 세포를 제거하거나 증식을 억제하기 위해 시행하는 치료법을 의미한다. 외부에서 방사선을 조사하는 경우 이로 인해 다양한 피부 반응이 나타날 수 있으므로 주의 깊은 사정이 필요하며 피부발적, 표피탈락, 홍반 등의 이상증상이 있다면 즉시 보고해야 한다.
① 치료 부위는 로션, 크림 등의 사용을 금한다.
② 씻어도 된다면 약한 비누를 이용해 부드럽게 씻는다.
③ 치료 부위를 보호하기 위해 느슨한 옷을 입는다.
④ 치료 부위에 표시된 선은 지우지 않는다.

061 ⑤

HbA1c(당화혈색소) 6.5% 이상은 당뇨병의 진단기준이 된다. 운동할 때에는 저혈당이 유발될 수 있으므로 사탕이나 초콜릿과 같은 간식을 휴대하여 섭취하게 한다.
① 강도가 낮은 장기간의 유산소 운동을 권장한다.
② HbA1c 7.2%, BST 367mg/dL은 혈당이 높은 상태임을 의미한다.
③ 발톱은 일자로 깎는다.
④ 앞이 막힌 신발을 권장한다.

> 당뇨병 진단기준
> • 공복 시 혈당: 126mg/dL 이상일 때
> • 당화혈색소: 6.5% 이상일 때
> • 경구 당부하 검사: 200mg/dL 이상일 때

062 ④

고혈당 및 의식 저하, 케톤뇨, 산증, 전해질 불균형인 상태를 보아 '당뇨병케토산증(DKA)'임을 알 수 있다. 생리식염수를 정맥으로 주입하여 탈수 및 전해질 불균형을 교정하고 속효성 인슐린(RI)을 투여하여 혈당을 낮춘다.

> 당뇨병케토산증(DKA) 증상
> • 케톤혈증, 케톤뇨, 탈수, 전해질 불균형, 다뇨, 갈증, 다식, 고혈당, Kussmaul 호흡, 대사성 산증, 당뇨성 혼수, 오심, 구토, 식욕부진, 쇼크, 의식변화, Hct(적혈구용적률) 상승 등

063 ④

제1형 당뇨병〔IDDM(Insulin Dependent Diabetes Mellitus), 인슐린 의존성 당뇨병, 소아형 당뇨〕에 대한 설명이다. 제1형 당뇨병은 비교적 젊은 나이에 갑자기 발병되어 빠른 속도로 진행되므로 당뇨성 케톤산증이 발생하기 쉽다.

① 제2형 당뇨병(NIDDM: Non-Insulin Dependent Diabetes Mellitus, 인슐린 비의존성 당뇨병)은 당뇨병의 대부분을 차지한다.
② 제1형 당뇨병은 췌장의 문제로 인슐린이 절대적으로 부족해 발생하며, 제2형 당뇨병은 췌장의 인슐린 분비 능력은 있으나 충분히 만들지 못하여 발생한다.
③ 제1형 당뇨병은 인슐린이 절대적으로 부족한 상태이기 때문에 혈당 조절을 위해 인슐린 투여가 절대적으로 중요하다.
⑤ 인슐린이 절대적으로 부족하기 때문에 경구 혈당 강하제는 효과가 없다.

064 ⑤

소모기(somogi) 현상이란 전날 저녁의 인슐린 과량 투여로 저혈당이 발생해 반동성 고혈당이 초래된 현상을 의미한다. 아침에 심한 두통을 호소하며 밤새 식은땀을 흘리거나 악몽을 꾸기도 한다. 인슐린 과량 투여로 발생한 현상이므로 인슐린 용량을 감소하여 투여하거나 잠자기 전 간식을 섭취하게 한다.

> 소모기 현상 vs 새벽 현상
> • 소모기 현상: 인슐린 과량 투여로 발생하는 것이므로 인슐린 용량을 감소하여 투여함
> • 새벽 현상: 인슐린 용량이 부족해 발생하는 것이므로 인슐린 용량을 증가하여 투여함

065 ④

요오드 알레르기 여부를 확인하기 위해 요오드 함량이 많은 미역, 다시마 등의 음식에 대한 알레르기 여부를 사정한다.

066 ③

견갑부의 지방 축적, 들소목, 만월형의 얼굴 등 신체적으로 여러 변화가 발생하므로 이에 대한 설명이 필요하다. 또한, 환자가 신체 변화에 대해 느끼는 감정들을 표현하도록 해야 한다.

① 가장 중요한 것은 감염을 예방하는 것으로 사람이 많이 모인 장소는 피하도록 한다.
② 피부가 얇고 약해 쉽게 멍들 수 있으므로 주의가 필요하나, 적당한 활동을 하는 것이 좋다.
④ 주기적으로 체중을 측정하고 관리하며 저열량, 저지방, 저탄수화물 식이를 섭취하도록 한다.
⑤ 고혈압이 발생할 수 있으므로 주의 깊게 사정하고 사고로 인한 손상을 주의하도록 한다.

067 ⑤

갑상샘 절제술 후 발생할 수 있는 합병증 중 하나는 부갑상샘 손상으로 인한 저칼슘혈증이다. 크보스테크징후(Chvostek's sign) 양성, 트루소징후(Trousseau's sign) 양성, 심전도 QT 간격 증가, 손발의 저린 느낌 및 감각 이상은 '저칼슘혈증'에 해당하는 증상으로 칼슘을 보충해주기 위해 글루콘산칼슘(Calcium gluconate)을 정맥 투여할 수 있다.

> 테타니(Tetany)
> • 가벼운 자극에도 근육이 수축, 경련하는 것
> • 크보스테크징후(Chvostek's sign), 트루소징후(Trousseau's sign)

068 ③

갑상샘 기능저하증이란 갑상샘 호르몬의 결핍으로 발생하는 질환으로 창백, 건조하고 거친 피부, 맥박 감소, 체중 증가, 변비, 추위에 민감, 저체온 등의 증상이 나타나게 된다. 조직의 느린 대사로 열 생산과 조직의 산소 소모가 저하 된다. 갑상샘 호르몬 결핍을 보상하기 위해 갑상샘이 비대해질 수 있다. 혈액검사 상 혈청 TSH 상승, T3 & T4 감소, 혈청 콜레스테롤 증가가 나타난다. 중재로는 갑상샘 호르몬제인 씬지로이드(synthyroid)를 투여한다. 약물 흡수를 최대화하기 위해 이른 아침 공복에 복용하도록 한다.

① 체중이 증가하므로 저칼로리 식이를 제공한다.
② 해당되지 않는 내용이다.
④ 추위에 민감하므로 따뜻한 환경을 조성하고 옷이나 담요를 제공한다.
⑤ 프로필티오우라실(propylthiouracil)은 항갑상샘제로 갑상샘 기능항진증의 환자에게 사용된다.

069 ④

수정체의 혼탁으로 시력이 저하되고 시야가 흐려진 것으로 보아 '백내장'을 예상할 수 있다. 백내장 수술 후 초기에 발생하는 통증은 안압의 상승 혹은 수술 부위 출혈과 같은 합병증을 의미할 수 있다.

백내장 증상
- 초기: 흐린 시야, 색 인식 감소, 시력 저하
- 후기: 복시, 적반사 소실, 하얀 동공, 실명
- 통증이나 발적은 없음

070 ④

메니에르병은 내이의 림프압이 비정상적으로 증가하여 내림프수종이 발생한 상태로 부종을 감소시키기 위해 이뇨제를 투여한다.

모성간호학

071 ⑤

여성건강간호는 여성의 성 특성을 중심으로 생식기관, 생식작용, 출산과정, 모성역할, 여성의 전 생애를 통한 건강유지 및 증진, 질병 예방 및 회복과 관련된 간호를 제공하는 목적을 갖는다. 또한, 여성의 입장에서 그들의 문제를 해결하려 하며, 여성은 능동적인 존재로 의사결정에 대한 자기결정권이 있어 스스로 조정, 결정할 수 있는 힘을 돕고자 한다.

072 ①

난소는 여성의 자궁 좌우에 1개씩 존재하는 성선으로 난자를 보관하고, 여포 성숙 및 배란의 기능을 갖고 있다. 에스트로겐, 프로게스테론, 안드로겐 등의 성 호르몬을 분비한다.
② '바르톨린샘'에 대한 설명이다.
③ '자궁'에 대한 설명이다.
④ '대음순'에 대한 설명이다.
⑤ '소음순'에 대한 설명이다.

073 ②

파파니콜로검사(pap smear) 후에는 필요한 분비물이 제거되어 임균 배양검사 시 음성으로 나올 수 있으므로 임균 배양검사는 파파니콜로 검사 전 시행한다.
① 직장-질 검사를 할 때는 윤활제를 바른 후 검지는 질강에, 중지는 항문에 넣고 밑으로 힘을 주게 하여 검사한다.
③ 양손진찰법은 양손으로 촉진하여 사정하는 방법으로 난소는 정상적으로 촉진되나, 난관은 정상인 경우 만져지지 않는다.
④ 여성의 생식기를 검진할 때에는 '복부 진찰 → 외생식기 검사 → 질경검사 → 검사물 채취 → 양손진찰법'의 순서로 진행한다. 시진 및 촉진을 먼저 시행하고 외생식기를 검사한 후 질경을 통해 검사하고 검사물을 채취하며 마지막에 양손진찰법으로 검진을 시행하도록 한다.
⑤ 질경검사 시 윤활제를 사용하면 정균작용으로 인해 검사 결과에 영향을 주므로 사용하지 않는다.

양손진찰법
- 한 손의 검지와 중지: 질강, 다른 한손: 치골결합과 제와사이의 복부에 놓음

074 ④

배란기에 경관 점액은 정자가 통과하기 용이하도록 변화하는데, 양이 많아지고 맑아지며 점성도는 저하하고 견사성(탄력 있게 늘어나는 성질)이 증가한다. 또한 pH가 약알칼리성으로 변화하게 된다.
① 소변의 성선자극호르몬, 에스트로겐은 증가하게 된다.
② 기초체온법을 측정하였을 때, 배란이 일어난 직후 기초체온이 상승한다.

075 ④

자궁난관조영술이란, 질을 통해 자궁 내로 조영제를 주입한 후, 방사선 촬영을 하는 것으로 자궁과 난관의 크기, 모양, 유착, 난관 개방 여부 등을 관찰하기 시행한다. 원활한 검사를 위해 월경 직후~배란 전(월경 후 2~5일)에 검사를 시행한다.

076 ④

폐경 시 에스트로겐의 결핍으로 혈중 지질과 지질 단백의 변화로 HDL은 감소하고 LDL은 증가하여 관상동맥 질환, 심혈관성 고혈압 등의 위험성이 증가한다.
① 방광의 운동신경이 저하되어 잔뇨량이 증가하게 된다.
② 질벽이 얇아지고 글리코겐 분비가 저하되어 질염이 발생하기 쉬워진다.
③ 요도의 pH 증가로 요도 감염의 위험성이 증가한다.
⑤ 자율신경계의 불안정으로 모세혈관의 수축과 이완의 장애가 발생하여 안면홍조, 상부와 목이 달아오르는 느낌이나 발한을 경험하게 된다.

077 ④

융모생식샘자극호르몬(HCG)는 수정란이 자궁내막에 착상했을 때 분비되는 호르몬으로 임부의 소변을 통해 확인 가능하여 임신 확인을 위해 이용되기도 한다.

> 융모생식샘자극호르몬(HCG) 기능
> 난소 내 황체 자극 → 에스트로겐과 프로게스테론의 분비를 촉진함

078 ⑤

자궁내막증이란 자궁 내 존재해야 할 자궁내막 조직이 자궁강 이외의 부분에 존재하는 것을 의미하며 난소에 가장 많이 발생한다. 자궁내막증을 치료하지 않을 경우 난임이 초래될 수 있다. 흔한 증상으로 통증이 발생하게 되며 월경통, 하복부 통증, 성교통, 골반통, 불임 등이 나타나게 된다. 중재로는 임신을 원하는지의 여부 및 질병의 정도에 따라 결정되며 젊은 여성이 임신을 원하는 경우 호르몬요법을 시행하게 되며 질병의 정도가 심하여 보존적 치료가 되지 않거나 임신을 원하지 않는 경우 자궁적출술이나 난소적출술 등을 시행하게 된다. 호르몬요법은 주로 에스트로겐의 생성을 억제하여 자궁내막증 병변의 위축을 유발하여 병변의 자극과 출혈을 감소시킨다.

079 ④

자궁내막선, 간질과 같은 자궁내막이 근층을 침투하여 자궁이 커지는 질환은 '자궁샘근증'을 의미한다. 약물요법으로 치료되지 않는 경우, 자궁적출술을 시행한다.
① 빈혈을 동반한 월경과다가 나타날 수 있다.
②, ③, ⑤ 자궁내막증에 대한 내용이다.

> 자궁샘근육증(자궁선근증)
> • 증상: 빈혈을 동반한 월경과다, 월경통(월경곤란), 성교통, 복부통증, 배변곤란증 등

080 ②

전자궁절제술과 한쪽 난소난관절제술을 시행한 경우 에스트로겐은 정상적으로 분비되어 폐경 증상은 나타나지 않는다. 월경이 없으며 임신은 불가능하다.

> • 전자궁절제술과 양쪽 난소난관절제술을 시행한 경우 폐경 증상이 나타날 수 있음

081 ⑤

급성골반염증성 질환 시 부적절한 항생제 사용 및 성 파트너로 인해 재감염될 수 있으므로 반드시 처방된 약물을 올바르게 모두 복용하고 성 파트너와 함께 치료받도록 한다.
① 예방적으로 항생제는 투여하지 않는다.
② 부적절한 항생제 사용 및 성 파트너 등으로 인해 재감염될 수 있으며 이는 만성골반염증성 질환을 유발할 수 있으므로 주의한다.

082 ④

포상기태란 융모막 융모가 수포성 변이를 일으켜 작은 낭포를 형성하는 것으로 수포가 비정상적으로 빠르게 증식하여 자궁 내강을 채우게 된다. 융모상피암으로 진행될 수 있으므로 기태 제거 후 융모상피암의 진행 여부를 확인해야 한다. 융모상피암은 폐에 가장 잘 전이되므로 흉부 X-선을 촬영하여 전이 여부를 확인한다.

> 융모상피암
> • 포상기태, 자궁 외 임신, 정상 분만 등 임신 수태 산물에서 발생할 수 있는 영양배엽의 악성질환으로 동맥혈관을 침범하고 혈류를 통해 급속히 다른 장기로 전이된다. 조직 괴사 및 출혈성 종괴를 형성하여 조직을 파괴하고 심할 출혈을 일으켜 전이 부위에 따라 다양한 증상을 유발함

083 ①

임신 20주(5개월)는 태동을 처음으로 느낄 수 있는 시기이다.
② 태아의 지문, 머리카락을 확인할 수 있다.
③ 임신 36주에는 자궁저부가 검상돌기에 위치한다.(가장 높은 위치)
④ 도플러로 태아 심음을 들을 수 있다.
⑤ 태아의 성별을 확인할 수 있다.

084 ②

스트레스를 조절하고 충분한 휴식을 취하여 심장에 무리가 되지 않도록 해야 한다.
① 심장의 부담을 줄이기 위해 충분한 휴식을 취하고 저염식, 고단백 식이를 섭취하도록 설명한다.
③ 자궁에 의한 하대정맥의 압박을 줄이기 위해 좌측위를 취하도록 한다.
④ 일반적인 임부의 경우에는 11~15kg의 증가가 적절하며, 심장병이 있는 임부의 경우에는 10~12kg이하로 체중이 증가하도록 조절해야 한다.
⑤ 임신 전 강심제를 복용하던 임부라면 임신 중에도 계속해서 강심제를 복용해야 한다.

085 ①

위 식도 역류로 인한 가슴앓이 증상을 유추할 수 있다. 이는 프로게스테론의 영향으로 위장운동 감소 및 식도 괄약근 이완으로 위산이 역류되어 발생한다. 이를 예방하기 위해 음식을 소량씩 자주 섭취하도록 한다.
② 항콜린제는 식도 괄약근 압력을 감소시키고 위 배출 속도를 지연시키므로 투여하지 않는다.
③ 수분 제한은 하지 않으며 식사 시 적당한 수분을 섭취하도록 한다.
④ 위산 역류를 방지하기 위해 식후 바로눕지 않도록 한다.
⑤ 복압이 증가하지 않도록 여유 있는 옷을 입도록 한다.

086 ③

계면활성제의 주요 성분인 레시틴은 임신 24주경에 분비되기 시작하여 35주 이후 충분히 분비되어 태아는 출생 후에도 원활히 호흡할 수 있다.
① 임신 35주 이후 계면활성제가 충분히 분비되므로 태아는 출생 후에도 원활히 호흡할 수 있다.
② 임신 36주 경이 되면 레시틴/스핑고마이엘린(L/S)의 비율은 2:1이 된다.
④ 레시틴/스핑고마이엘린(L/S)의 비율을 확인하여 태아의 폐 성숙 정도를 파악할 수 있다.
⑤ 계면활성제는 폐포 세포에서 분비하는 물질로 폐의 표면 장력을 감소시켜 폐 확장을 용이하게 한다.

087 ④

앙와위를 취하였을 때 증대된 자궁이 하대정맥을 압박하여 정맥 환류량의 감소로 심박출량이 저하되어 현기증 및 식은 땀 등이 발생하게 된다. 좌측위를 취해 증상을 완화시킬 수 있다.

088 ②

태향이 우전방두정위(ROA)로 태아의 후두골이 임부의 골반 오른쪽(R) 앞쪽(A)에 있는 상태임을 알 수 있다. 우전방두정위(ROA)에서는 오른쪽 하복부(배꼽보다 아래)에서 태아 심음이 가장 잘 들린다.

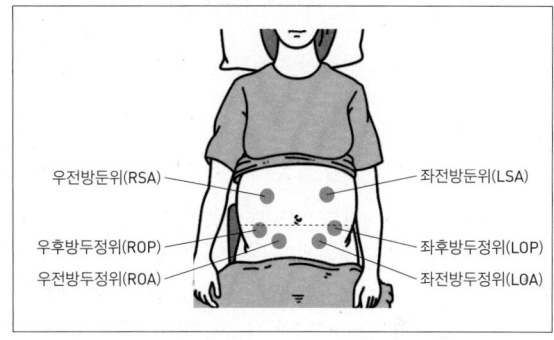

선진부의 준거지표
• 두정위: 후두골(O, Occiput)
• 안면위: 턱(M, Mentum)
• 둔위: 천골(S, Sacrum)
• 견갑위: 견갑골 돌출부(A, Acromion process)

089 ②

옥시토신(Oxytocin)의 투여로 인해 후기감퇴가 나타나는 경우, 주입을 중단해야 한다.
① 저나트륨혈증이 발생할 수 있다.
③ 항이뇨 작용으로 소변이 감소할 수 있다.
④ 자궁 과다 수축으로 인해 태아의 맥박이 감소할 수 있다.
⑤ 자궁수축이 90초 이상 지속될 때 자궁이 과다 수축됨을 알 수 있다.

후기감퇴
• 자궁수축이 최고점에 달했을 때 태아심박수가 감퇴하기 시작하여 자궁수축이 끝나도 즉시 회복되지 않고 지연되는 양상이 나타남

090 ②

네겔 법칙(Neagele's rule)에 따라 분만예정일은 (2025+1)년 (6-3)월 (15+7)일이 되므로 2026년 3월 22일이 된다.

> 네겔 법칙(Neagele's rule)
> - EDC = LMP에 (+1년 -3개월 +7일) 또는 (+9개월 +7일)
> - EDC(분만 예정일), LMP(최종 월경일)

091 ⑤

탄력스타킹의 착용은 혈액이 하지에 정체되는 것을 방지하여 혈액순환을 도와준다. 장시간 서 있는 자세는 하지에 혈액이 정체되도록 하여 하지정맥류를 악화시킬 수 있으므로 피하도록 한다.
① 휴식을 취하거나 수면을 취할 때에는 다리를 심장보다 높게 올려놓도록 한다.
② 다리를 꼬거나 쪼그려 앉는 자세는 혈액순환을 방해하므로 피하도록 한다.
③ 꼭 맞는 의복은 혈액순환을 방해한다.
④ 침상안정보다는 적당한 운동을 하는 것이 혈액순환을 도와 증상을 완화시킨다.

092 ④

경련을 예방하기 위해 황산마그네슘(MgSO₄)을 정맥주사하고 부작용을 주의 깊게 사정해야 한다. 황산마그네슘은 심부건 반사의 감소, 호흡수 저하, 핍뇨 등의 심각한 부작용을 야기할 수 있기 때문이다. 부작용이 나타난 경우, 황산마그네슘(MgSO4)의 길항제인 글루콘산칼슘(calcium gluconate)을 투여해야 한다.
① 고혈압인 상태로 절대안정을 취하도록 해야 한다.
② 단백질과 칼로리를 충분하게 섭취하도록 한다.
③ 이뇨제는 임부의 체액량을 감소시켜 태반관류에 영향을 미칠 수 있으므로 신중하게 투여해야 한다.
⑤ 조용한 환경을 조성하고 방안을 어둡게 하여 자극을 최소화하여 경련을 예방한다.

093 ③

월경 일주일 전부터의 신체적, 정서적 증상이 나타나고 월경 직후 사라지는 것으로 보아 '월경 전 증후군'임을 알 수 있다. 정확한 원인은 밝혀지지 않았으며 대개 월경 전 2~10일경 증상이 발생해 월경 시작 직전 혹은 월경 직후 사라지는 양상을 보인다. 카페인 및 자극적인 음식 섭취를 제한하고 저염식이를 권장한다.
① 규칙적이고 적절한 운동, 유산소 운동을 권장한다.
② 정확한 원인은 밝혀지지 않았으며, 증상에 따라 호르몬 치료 및 정신과적 상담이 필요할 수 있다.
④ 신체적, 정서적 증상이 나타나므로 이를 해결하기 위해 여러 중재를 시행하도록 한다.
⑤ 비타민, 칼슘, 마그네슘의 섭취를 권장한다.(비타민과 미네랄이 풍부한 녹황색 채소의 섭취를 권장함)

094 ④

절박유산이란 임신 20주 이전에 출혈을 동반하는 유산의 형태로 소량의 출혈이 발생하며 경한 경련이 동반되거나 없을 수 있다. 경관의 개대와 소실은 나타나지 않고 임신 기간과 일치하는 자궁의 크기를 보이며 태반과 수태 산물은 정상적으로 자궁 내 위치한다. 소변의 임신반응검사 시 양성이 나타나게 된다. 적절한 치료를 시행하면 임신 유지가 가능하다. 중재로는 침상안정을 시행하고 스트레스와 성관계를 피하도록 한다. 또한 회음 패드를 적용하여 지속적으로 질 분비물을 관찰하도록 한다.
① 에르고노빈은 자궁수축제로 임신 유지를 위해 안정이 필요한 절박유산에서는 투여를 금한다.
② 메토트렉세이트는 엽산길항제로 융모막질환에서 빠른 속도로 분열하는 세포를 파괴하는 데 사용하며 자궁 외 임신 시 투여 가능하다.
③ 쉬로드카술은 무력자궁경부 시 경관의 개대와 이완을 방지하기 위해 경관 주위를 묶어주는 경관교정술을 의미한다.
⑤ 절박유산은 임신 유지가 가능하므로 적절하지 않은 선지에 해당한다.

095 ②

불완전 유산이란, 자궁경부는 개대된 상태이며 다량의 질출혈, 하복부 통증이 있고 태아와 태반의 일부가 배출된 상태를 의미한다.
① 절박 유산: 임신 유지가 가능한 상태로 임신 20주 이전에 질출혈이 나타난다.
③ 계류 유산: 사망한 태아가 자궁 내 그대로 잔류하는 경우로 자궁경부는 닫혀 있으며, 소량의 질출혈이 초기에 보일 수 있고 아기집은 있으나 태아의 발달이 보이지 않는다. 태동이 없고 태아심음도 들을 수 없다.
④ 불가피 유산: 유산이 불가피한 상태로 자궁경부 개대 및 양막 파열의 증상을 보인다.
⑤ 습관성 유산: 3회 이상의 연속된 자연유산이 있을 때를 의미한다.

096 ④

호흡수가 12회/분 이하로 저하되는 것은 황산 마그네슘의 부작용을 의미하므로 투여를 중지해야 한다.
① 혈압이 갑자기 저하되는 경우 약물 투여를 중지해야 한다.
② 심부건 반사가 저하, 소실 될 때 약물 투여를 중지해야 한다. ++는 정상을 의미한다.
③ 핍뇨를 보일 때 약물 투여를 중지해야 한다.
⑤ 임부의 맥박이 감소하거나 태아심음이 갑자기 감소하였을 때 약물 투여를 중지해야 한다.

> 황산 마그네슘(MgSO₄)
> • 약효: 항경련제, 평활근 이완작용으로 혈압을 하강시킴
> • 주의사항: 혈중 농도에 따라 슬개골 반사 소실, 호흡 억제, 심정지 등 심각한 부작용을 나타낼 수 있으므로 혈중 약물 농도를 적정하게 유지해야 함
> • 해독제: 10% calcium gluconate

097 ④

양수천자 후 출혈, 합병증 예방 및 자궁의 민감성을 감소시키고 자궁 태반 순환을 증가시키기 위해 검사 후 휴식을 취한다.
①, ② 양수천자 전 특별한 처치는 필요하지 않으며 금식은 하지 않는다.
③ 검사 시, 앙와위 자세를 취한 후 초음파로 위치를 확인한 다음 바늘을 삽입하게 된다.
⑤ 검사 후, 다량의 질 분비물은 검사와 관련된 합병증을 의미하므로 즉각 알린 후 조치를 취한다.

098 ③

분만 2기는 자궁의 완전개대에서 태아만출까지의 시기로 자궁수축과 복압으로 변의나 요의가 느끼고 산부 스스로 힘주기를 하게 된다.
① 자궁 수축이 점점 강해지고 수축 간격이 짧아진다.
② 팽륜, 발로, 배림 현상이 나타난다.
④ 양막이 파열된다.
⑤ 태반 만출은 분만3기에 해당한다.

099 ④

위 그래프는 제대가 압박되어 태아 심박동수가 변화하게 되는 가변성 감퇴를 의미한다. 제대가 압박되면 태아 심박동수가 저하되는 결과를 초래한다. 원활한 제대 혈류를 유지하기 위해 임부에게 좌측위 혹은 골반고위를 취하게 하고 산소를 공급한다. 제대탈출 여부를 확인하기 위해 내진을 시행한다.
② 태아 두개골 골절 여부는 가변성 감퇴로 알 수 없다. 그러나 가변성 감퇴가 반복되어 태아의 상태가 좋지 않은 경우 제왕절개를 시행할 수 있다.
⑤ 가변성 감퇴가 나타난 경우 옥시토신 투여를 중단한다.

100 ⑤

자궁저부가 부드럽게 촉지되는 것을 통해 자궁 수축이 적절하지 않음을 알 수 있다. 자궁저부 마사지를 시행해야 하며 질 출혈 양상을 주의 깊게 사정해야 한다.

> 자궁저부 마사지
> • 한 손은 치골결합상부에서 다른 한 손은 자궁저부에 마사지를 시행하는 것

101 ②

분만 후 48시간 동안 심박출량이 증가하므로 심장질환을 갖고 있는 산모의 경우 주의를 요한다.
① 임신 중 증가한 체액이 배출되면서 소변량이 증가한다.
③ 일시적 서맥 및 기립성 저혈압이 발생한다.
④ 혈액응고인자가 증가하여 혈전증의 위험이 높아진다.
⑤ 임신 중 증가한 체액이 배출되면서 발한이 발생한다.

102 ②

분만 과정에서의 외상으로 인해 방광근의 강도가 떨어지고 조직의 부종 등이 발생하면서 요의를 잘 느끼지 못할 수 있다. 이로 인해 방광 팽만 및 소변 정체가 초래될 수 있으므로 이에 대한 사정을 우선으로 수행한다.

103 ③

모유수유를 하게 되면 하지 않는 비수유부에 비해 배란이 늦게 되지만 시기를 예측하기 어렵기 때문에 임신을 원치 않는다면 피임해야 한다.

104 ②

지속하여 모유수유를 하고 있는 산모로 유방의 부종과 발열감, 통증이 있는 것으로 보아 '유방염'임을 알 수 있다. 유방염은 유두 열상등의 부분을 통해 균이 들어가 발생하게 되므로 항생제 투여를 통해 치료하게 된다. 주 원인균은 황색포도상구균이다.
① 염증으로 인해 농양이 배출되는 것이 아니라면 모유수유를 중단할 필요는 없다.
③ 농양을 제거하여 질환을 치료하기 위해 절개를 통한 배액을 시행할 수 있다.
④ 유방염은 대개 편측에 발생한다.
⑤ 잘못된 수유 자세가 원인일 수 있으므로 아기가 유륜까지 젖을 물 수 있도록 자세를 고쳐주고 수유 후 모유가 남았다면 완전히 짜내어 고여 있지 않도록 해야 한다.

105 ①

산후 시기에 따라 오로의 색은 '적색 → 갈색 → 백색'으로 변화한다. 산후 10일이 되면 대개 백색을 띈다.

> **오로(산후질분비물)**
> - 정의: 출산 후 질을 통해 배출되는 분비물(자궁 내 차 있던 혈액 및 자궁벽에서 탈락된 점막, 세포, 양막 찌꺼기 등을 포함함)
> - 색 변화: 적색(산후 1~3일), 갈색(산후 4~9일), 백색(산후 10일~3주)

2교시

정답 및 해설

아동간호학

001 ③

아동의 발달 순서는 고정되어 있지만 아동마다 다른 비율과 속도를 보인다.

> **발달 특성**
> - 예측할 수 있고 계속적, 순차적, 점진적으로 발달함
> - 발달에는 고정되고 정확한 순서가 있지만 같은 비율이나 속도로 진행되지 않는다.
> - 신체 기관에 따라 발달하는 최적의 시기가 다름
>
> **발달 방향**
> - 머리 → 발끝
> - 근위 → 원위
> - 중심 → 말초
> - 큰 근육 → 작은 근육
> - 전체 → 부분
> - 단순한 작업 → 복잡한 활동과 기능

002 ③

학령전기인 경우, 기구의 사용법에 대해 설명해주어 친숙함을 갖게 하고 가능할 경우 선택할 수 있는 기회를 주어 두려움을 없애고 검진에 협조적으로 임하게 할 수 있다.
① 침습적인 검진은 마지막에 진행하도록 한다.
② 기구를 충분히 살펴볼 수 있는 시간을 제공하여 친숙함을 줄 수 있다.
④ 청소년기의 경우 신체사정 하는 동안 부모와 함께 할 것인지를 물어보고 본인이 원하는 방향으로 진행한다.
⑤ 검진 과정에 대해 미리 설명함으로써 검진에 협조적으로 임할 수 있도록 돕는다.

003 ③

Denver 선별검사는 개인성&사회성, 미세운동&적응성, 언어, 전체 운동의 4가지 영역을 통해 검사하게 된다.

① 생후부터 6세까지 아동의 발육지연 정도를 확인하기 위해 시행하는 검사이다.
② 각 검사항목은 세 번까지 해볼 수 있게 한 후 P(pass)나 F(fail)을 정해야 한다.
④ 1개 이상의 지연 항목 (and/or) 2개 이상의 주의 항목이 나온 경우 '의심스러운 발달'에 해당하므로 1~2주 뒤 재검사를 받아야 한다.
⑤ Denver 선별검사는 지능검사가 아니며 미숙아인 경우 교정나이를 이용하여 검사해야 한다.

> 검사 표시: 매 항목마다 정상아동이 통과하는 비율이 25%, 50%, 75%, 90%로 표시되어 있음

004 ②

A는 림프조직을 나타내는 것으로 6세경 성인과 비슷한 크기를 가지며 12세경이 되면 성인의 두 배 크기에 달한다. 이후 성인과 같은 정도로 크기가 점차 작아진다.

① A는 림프조직을 나타내는 것으로 6세경 성인과 비슷한 크기를 갖는다.
③ B는 신경계조직을 나타내는 것으로 6세 정도까지 발달한다.
④ C는 일반적인 신체조직을 나타내는 것으로 영아기, 청소년기에 성장발달이 빠르다.
⑤ D는 생식기계를 나타내는 것으로 청소년기가 되면 이차성징이 발현되면서 급속한 발달을 보인다.

005 ①

2개월에는 DTaP(디프테리아·파상풍·백일해) 1차, IPV(폴리오) 1차, Hib(b형 헤모필루스 인플루엔자) 1차, PCV(폐렴구균) 1차, RV(로타바이러스) 1차 접종을 시행해야 한다.

② 6개월 - HepB(B형간염) 3차, IPV 3차(6~18개월), DTaP 3차, Hib 3차, PCV 3차, RV 3차(백신 종류에 따라 2차 또는 3차까지 접종)
③ 12~15개월 - MMR(홍역·유행성이하선염·풍진) 1차, Hib 4차, PCV 4차, VAR(수두) 1회
④ 15~18개월 - DTaP 4차
⑤ 4~6세 - DTaP 5차, IPV 4차, MMR 2차, IJEV(일본뇌염 불활성화 백신) 4차(6세)

006 ⑤

할리퀸 증상은 신생아를 옆으로 눕혔을 때 몸의 중앙선을 중심으로 바닥에 닿은 쪽의 반만 붉어지는 현상을 말한다. 자율 신경계의 부조화로 일시적으로 보여지는 증상이다.

① 몽고반점(몽골반점)은 청색의 모반으로 서양인에게는 드물게 나타나면 동양인에게는 약 90% 이상에서 볼 수 있는 증상이다.
② 중독성 홍반은 생후 2~3일 정도에 발생하는 붉은 구진으로 자연 소실되는 증상이다.
③ 대리석양 피부는 추위에 노출되었을 때 적청색의 얼룩덜룩한 그물 같은 모양의 반점을 말한다.
④ 태지는 회백색의 치즈같은 물질로 시간이 지나면 자연스럽게 소실되므로 무리하게 제거하지 않는다.

007 ④

강직목반사(긴장성 경반사)는 얼굴을 한쪽으로 돌리면 얼굴이 향한 쪽은 굴근의 긴장이 사라져 팔과 다리가 펴지고, 반대쪽 팔과 다리는 굴곡되는 모습을 말한다. 신생아의 정상반사 중 하나로 3~4개월 정도에 소실된다.

① 빨기 반사는 물체로 입술을 자극하거나 입 안에 놓으면 빠는 모습을 말한다.
② 먹이찾기반사(포유반사)는 입술이나 뺨을 자극할 때 입과 머리를 자극 방향으로 돌리는 모습을 말한다.
③ 모로반사는 아기 머리와 목을 받치고 있다가 머리를 갑자기 떨어뜨리면 등과 팔다리를 쭉 펴면서 양팔을 포옹하는 자세로 팔을 가슴 앞으로 가져오는 모습을 말한다.
⑤ 바뱅스키반사는 약 1년 정도에 소실된다.

008 ④

우심실의 혈액은 폐동맥을 통해 동맥관을 거쳐 하행대동맥으로 흘러 들어간다. 폐가 액체로 가득차 있어 폐동맥의 압력이 높으므로 혈류는 폐동맥에서 하행대동맥으로 흐를 수 있는 것이다. 이 같은 기전은 우심실의 부담을 줄여주어 심부전을 방지하는 역할도 한다.

① 태아 상태에서는 폐가 기능하지 않으며 산모로부터 산소가 풍부한 혈액을 공급받으며 성장한다.
② 태아는 타원구멍(난원공)과 동맥관의 구조를 통해 혈액 순환을 하게 된다. 타원구멍(난원공)과 동맥관은 출생을 하면서 점차 폐쇄되기 시작하여 3주 이내에 완전히 폐쇄된다.
③ 태아는 두 개의 제대동맥과 한 개의 제대정맥을 가지며 제대정맥의 혈액에 많은 산소가 포함되어 있다.
⑤ 타원구멍(난원공)은 우심방과 좌심방 사이의 구멍을 말하며 동맥관은 대동맥과 폐동맥 사이의 혈관을 의미한다.

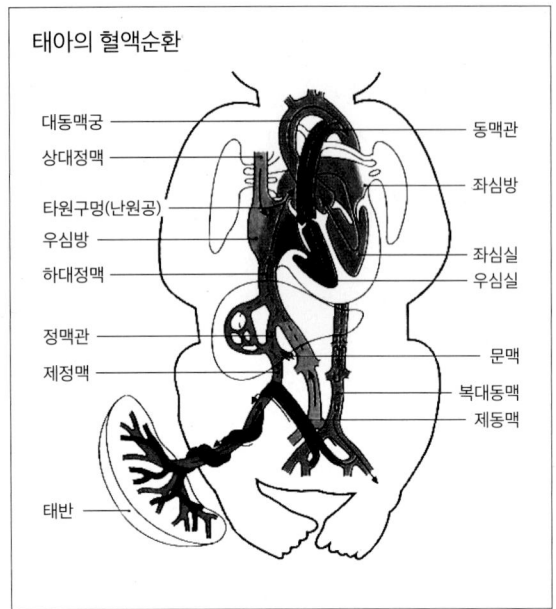

009 ③

생후 24시간 내 혈청 빌리루빈이 급격이 상승하여 12~15mg/dL 이상을 보이는 경우 '병리적 황달'로 진단한다. 즉시 보고하며 이에 따른 중재를 수행한다.

① 태변은 생후 24~48시간 내 후 배출되며 냄새가 없고 암녹색을 띠는 것으로 정상상태를 나타낸다.
② 신생아는 분문괄약근이 약해 수유 후 우유를 게워낼 수 있다.
④ 신생아는 호흡이 불규칙해 정상적으로 잠깐의 무호흡이 나타날 수 있다.
⑤ 정상 신생아에게 나타나는 '바뱅스키 반사'로 생후 1년쯤 소실된다.

010 ③

영아의 사회적 발달로 사회적 미소가 의사소통의 첫 단계로 나타난다. 그 이후 감각운동기의 대상영속성의 개념이 발달하여 까꿍 놀이를 할 수 있다.

011 ④

장난감 혹은 담요와 같은 대체용품은 아동의 심리적 안정을 도모하는데 도움이 된다.

① 타임아웃은 훈육법의 하나로 분리불안의 중재와는 관련이 없다.
②, ③ 영아기 분리불안은 정상적인 반응으로 아동의 심리적 안정을 위한 중재가 수행되어야 한다.
⑤ 평소 아동이 낯선 사람을 안전하게 경험할 수 있는 기회를 제공하는 것은 아동의 분리불안을 완화하는데 도움을 준다.

012 ③

젖병충치의 주원인은 젖병을 그대로 물고 잠을 자는 것으로 이에 대한 사정이 필요하다.

① 유치는 영구치의 발생 뿐만 아니라 악골의 발달과 저작근의 발달에도 영향을 미칠 수 있으므로 치료가 필요하다.
② 젖병충치는 예방을 위한 중재가 가장 중요하다.
④ 젖병충치는 충치가 발생한 것을 의미하는 것으로 금식은 필요하지 않다.
⑤ 분유의 종류로 발생하는 것이 아니므로 해당되지 않는다.

> **젖병충치**
> 분유 내 당성분이 충치균과 작용하여 충치를 유발, 치아가 상하는 것을 의미함
>
> **젖병충치 예방법**
> • 잠자는 동안 젖병을 물고 자지 않도록 하고, 잠들 때 젖병을 찾는다면 노리개젖꼭지를 물림
> • 수유 후 깨끗한 거즈나 수건에 물 또는 불소성분의 약을 묻혀 이를 닦아주거나 유아용 칫솔을 이용하여 닦아줌
> • 불가피하게 젖병을 물려야 하는 경우, 젖병에 보리차나 물을 담아 제공하도록 함

013 ④

수면 중 대소변 가리기는 4~5세 정도까지 늦어질 수 있으며 이는 정상발달에 해당한다. 대소변 가리기를 못하였다 하더라도 부정적인 반응이나 훈육, 벌 등을 하지 않는다. 이는 아동에게 스트레스로 작용하기 때문이다.

> 아동이 신체적, 정서적 준비가 되어있을 때 대소변 가리기 훈련을 시작하며 성공할 때마다 칭찬하고 격려함

014 ③

24개월의 유아기에는 평행놀이를 하는 시기로 친구들과 비슷한 장난감을 갖고 놀지만, 서로에게 영향을 미치지는 않는다. 비슷한 놀이를 하지만, 따로 놀이를 하는 경향이 나타난다.

① 약 300개 정도의 단어를 알고 사용할 수 있다.
② 나, 너와 같은 대명사를 사용할 수 있으며, 2~3개의 단어를 사용해 문장을 만들 수 있다.
④ 18개월 경 양손으로 컵을 잡고 마시는 것이 가능해지며, 24개월 쯤 되면 숟가락을 사용해 혼자 음식을 먹을 수 있다.
⑤ 24개월에는 6개 정도의 블록을 쌓을 수 있으며, 간단한 옷 입기만 가능하다.

015 ④

프로이트의 성 발달 이론 중 남근기는 학령전기에 나타나는 특성이다. 학령전기에는 어른들의 모습을 모방하며 목표는 없지만, 친구들과 공동의 놀이를 즐기는 모습을 보인다.
① '학령기'에 해당하는 내용이다. 학령전기에는 물과 얼음의 관계를 이해하지 못하고 다른 것이라고 생각한다.
② 학령전기와 관련이 없는 내용이다.
③ '학령기'에 해당하는 내용이다. 학령전기에는 죽음을 가역적이고 일시적인 것이라 생각한다.
⑤ '청소년기'에 해당하는 내용이다. 학령기에는 성적 욕구가 잠재되어 있는 시기로 신체적, 정신적 놀이에 많은 에너지를 투여한다.

016 ⑤

신체질량지수(BMI)가 95백분위수인 것으로 보아 비만 상태임을 알 수 있다. 소아 비만은 성장에 부정적 영향을 미치고 성인 비만으로 이어지기 쉽기 때문에 즉시 식이·운동 요법을 포함한 체계적 관리가 필요하다.

> 신체질량지수(BMI, body mass index)
> - 체중(kg)을 키(m)의 제곱으로 나눈 값으로 소아청소년 비만 진단 시 성별·연령별 신체질량지수(BMI) 백분위수 활용
> - 85~94 백분위수: 과체중
> - ≥95 백분위수: 비만

017 ⑤

사정결과로 보아 '호흡곤란 증후군'을 의심할 수 있다. 호흡곤란 증후군은 폐포의 표면활성물질(surfactant) 부족으로 유발되는 급성 호흡기 장애로 발생한다. 폐포의 표면활성물질이 부족하면 무기폐가 발생하여 저산소증, 고탄산혈증이 나타나게 된다. 간호중재로는 폐포의 표면장력을 감소시켜 팽창을 도와 호흡을 용이하게 하기 위해 표면활성물질을 투여한다.

018 ④

유아기에는 생리적 식욕부진이 나타날 수 있다. 음식 선호가 까다로우며 어느 날은 많이 먹고 다음 날에는 먹지 않기도 한다. 아동이 식사를 하는 것은 영양적인 요소보다는 심리적인 요소에 영향을 많이 받는다. 소량의 음식을 자주 제공하고 식사 시간을 즐겁게 만들어 음식을 섭취할 수 있도록 돕는다. 유아는 같은 접시와 컵, 숟가락을 사용하는 것을 좋아하므로 좋아하는 접시와 식기에 음식을 소량씩 담아 제공해 줄 수 있다.
① 근육 조직의 성장과 높은 활동 수준으로 단백질과 열량의 요구량이 높으므로 이를 충족해 주어야 한다.
② 주스, 간식, 우유가 밥을 대신할 순 없다.
③ 식사시간에 대한 즐거움을 심어주어야 하므로 훈육은 적절하지 않다.
⑤ 적절한 영양분을 섭취하기 어려우므로 적절하지 않다.

019 ③

구토 및 설사, 체중감소의 사정 결과를 통해 탈수 상태를 예상할 수 있다. 이로 인해 피부 및 점막이 건조해진다.
① 체온 증가
② 소변량 감소
④ 대천문 함몰
⑤ 호흡수 증가

020 ⑤

중이염이란 중이의 감염을 의미한다. 귀관(이관, eustachian tube)이 성인에 비해 곧고 짧아 6개월~2세 아동에게 호발되며 간접흡연 시 중이염의 위험이 증가하게 된다. 통증으로 인해 감염된 귀를 잡아당기거나 비비며 안절부절못하고 구토, 식욕부진 등이 나타난다. 고막에서 화농성 삼출액이 있고 불투명하거나 팽만되어 보이거나 고막의 운동성이 없을 때 급성 중이염으로 진단할 수 있다. 편안함을 제공하고 부종과 압력을 감소시키기 위해 감염된 귀에 얼음주머니를 대어준다. 또한 아세트아미노펜, 이부프로펜과 같은 진통제를 투여하여 통증을 완화시킨다.
① 중이염과 관련이 없는 중재이다.
② 목의 경축 및 Kernig's sign은 수막염의 징후로 중이염과는 관련이 없다.
③ 중이염으로 인해 일시적으로 청력장애가 나타날 수 있으나 일반적으로 영구적으로 발생하지는 않는다. 그러나 만성 또는 잦은 재발로 인한 합병증으로 청력장애, 의사소통장애, 이명 등이 발생할 수 있으므로 중이염을 예방하고 조기발견하여 치료하는 것이 중요하다.
④ 처방에 따라 항생제를 꾸준히 복용하는 것이 필요하다.

021 ①

심실대혈관불일치연결(대혈관전위)은 청색증형 심질환 중 하나로 대동맥이 우심실에서 기시하며, 폐동맥은 좌심실에서 기시하는 선천성 심질환이다.

> 청색증형 선천성 심질환
> - 팔로 4징후, 심실대혈관불일치연결(대혈관전위), 삼첨판 폐쇄 등

022 ③

식도 폐쇄의 상태이므로 경구투여는 금지되며 정맥요법을 통해 수분과 전해질, 영양을 공급한다.
① 수술 전, 자주 흡인하여 분비물을 제거해주어야 한다.
② 수술 전, 분비물 흡인을 예방하기 위해 상체를 올려주도록 한다.
④ 수술 후, 1~2주 정도는 위관을 통해 영양을 공급해야 한다.
⑤ 수술을 통해 위루관을 생성한 경우, 신생아기의 욕구를 충족시켜주기 위해 노리개 젖꼭지를 빨 수 있도록 한다.

023 ②

혈소판 수치가 낮은 상태로 약간의 손상에도 심한 출혈이 야기될 수 있다. 출혈 예방을 위한 중재를 설명하도록 한다.
① 항혈소판제인 아스피린(aspirin)은 출혈을 조장하므로 투여를 금지한다.
③ 과격하지 않은 수영과 같은 비접촉성의 운동을 권장한다.
④ 침습적 행위는 출혈을 조장하므로 근육주사 혹은 피하주사보다는 경구투여를 권장한다.
⑤ 구강 내 출혈을 예방하기 위해 부드러운 칫솔을 사용하도록 한다.

> 혈소판 정상수치: 150,000~400,000/mm³

024 ⑤

피부 표면이 박탈된 곳은 공기에 노출시켜 습하지 않도록 해야 한다.
① 괴사된 가피 조직은 부드럽게 천천히 제거한다.
② 손톱으로 피부를 긁는 것은 이차감염을 유발할 수 있으므로 금지한다.
③ 피부를 청결하게 유지하면서 피부에 항생제를 도포하여 치료할 수 있다.
④ 농가진은 전염성이 매우 강한 질환이므로 유치원 등에 가지 않아야 한다.

025 ⑤

대동맥축착증이란, 대동맥의 한 부분이 좁아져 있는 상태로 결손부위의 근위부(머리, 상지)의 압력은 증가하며 원위부(몸, 하지)의 압력 감소가 발생한다. 특징적으로 상지와 하지의 혈압 차이(상지 혈압이 더 높음) 및 하지의 약한 맥박, 경미한 대퇴맥박 및 소실, 하지의 냉감 등이 나타난다.
① 팔로 4징후: 심실중격결손, 폐동맥 협착, 대동맥기승, 우심실 비대의 4가지 증상이 특징적으로 나타나는 것을 의미한다.
② 심실대혈관불일치연결(대혈관전위): 대동맥은 우심실에서, 폐동맥은 좌심실에서 기시하는 것을 의미한다.
③ 류마티스열(류마틱열): 심장, 관절, 피하조직, 중추신경계를 침범하는 급성 전신성 염증질환으로 고열, 무도병, 홍반성 구진성 발진 등이 나타난다.
④ 가와사키병: 전신에 다양하게 침범하는 급성 열성 혈관염으로 고열, 딸기혀, 구강 발적, 화농성이 없는 양측성 결막 충혈 등이 나타난다.

026 ③

이물질이 흡인되어 기도 폐쇄가 발생한 경우 이물이 나오거나 의식이 없어질 때까지 등 두드리기 5회와 가슴 밀어내기 5회 방법을 교대로 반복 시행한다.
④ 입안에 이물질이 보이지 않는 상황에서 손가락을 넣어 이물질을 제거하려 하는 경우 이물질이 더 깊게 들어가거나 인두에 손상을 줄 수 있으므로 억지로 제거하려 하지 않는다.

> - 영아는 손에 잡히는 것을 입으로 물거나 삼키기 때문에 이물질 흡인이 발생하기 쉬운 시기임
> - 기도 폐쇄로 인한 질식 상황에서 성인이나 1세 이상의 소아: 발견 즉시 등 두드리기 5회, 복부 밀어내기(abdominal thrust, 하임리히법) 5회 방법을 교대로 반복해 시행함
> - 기도 폐쇄로 인한 질식 상황에서 1세 미만의 영아: 발견 즉시 등 두드리기 5회, 가슴 밀어내기 5회 방법을 교대로 반복해 시행함(복강 내 장기손상의 우려가 있어 복부 압박은 권고되지 않음)
> - 기도 폐쇄로 인한 질식으로 의식이 없는 경우: 심폐소생술을 시행함

027 ②

지속적인 구토로 탈수가 발생하여 나타난 증상임을 유추할 수 있다. 탈수 시 건조한 피부와 점막, 냉감, 모세혈관 재충전 시간 지연, 빈맥, 혈압 저하, 천문 함몰, 갈라진 혀 등의 증상이 나타난다. 탈수는 생명에 큰 위협을 줄 수 있으므로 우선적으로 쇼크를 예방하기 위해 정맥으로 수액을 공급하여 혈액순환을 회복하도록 한다.

028 ②

제 I형 당뇨병은 인슐린을 생산하는 췌장의 베타세포가 파괴되어 인슐린의 절대적인 부족으로 발생하는 대사성 질환을 의미한다. 인슐린이 부족하여 세포 대사에 포도당을 이용할 수 없어 지방을 지방산으로 분해하여 사용하므로 케톤체가 발생한다. 케톤체는 폐로 호흡할 때 배출되며 그로 인해 아세톤 호흡이 나타나게 된다.
① 해당되지 않는 내용이다. 다만, 당뇨병의 만성 합병증으로 신장병증이 발생할 수 있다.
③ 제 I형 당뇨병 시 인슐린이 절대적으로 부족하므로 인슐린 요법을 시행하여 혈당을 관리해야 한다.
④ 대사성산증의 보상작용으로 이산화탄소를 배출하기 위해 호흡의 속도와 깊이는 증가한다.
⑤ 고혈당으로 인해 신장이 포도당을 소변으로 배설하며 삼투압의 변화가 발생한다. 그로 인해 수분 재흡수가 제대로 이루어지지 않아 다뇨가 나타난다. 다뇨로 인한 수분 소실로 갈증 및 탈수, 체중 감소 등의 증상이 나타날 수 있다.

029 ②

편도절제술 후 과도하게 침을 삼키는 행위는 출혈을 의심할 수 있는 증상이다. 활력징후를 측정하여 저혈압 및 빈맥을 확인하고 아동의 상태를 사정한 다음 의사에게 보고하여 적절한 조치를 취하도록 한다.

030 ②

단백뇨, 저알부민혈증, 고지혈증, 부종 등의 증상을 보이는 질환은 '신증후군'으로 스테로이드 치료를 하게 된다. 장기간의 스테로이드 치료는 위장 출혈 및 궤양을 유발할 수 있다.
① 식욕 증가 및 체중 증가, 얼굴 부종 등의 부작용이 발생할 수 있다.
③ 면역력이 떨어지므로 사람이 많은 장소는 가급적 삼가도록 한다.
④ 복부에 지방이 축적되는 등 외모와 체형의 변화를 초래하므로 이에 대한 정서적 지지가 필요하다.
⑤ 장기간 스테로이드를 복용하는 것은 골다공증을 유발할 수 있으므로 골밀도 검사를 받아야 한다.

031 ⑤

급성 사구체 신염으로 인한 급성 통증이 가장 적절한 간호진단이 된다.
① 식이 섭취와 관련된 내용이 없으므로 적절한 간호진단으로 보기 어렵다.
②, ③, ④ 제시된 증상과 맞지 않는 내용의 간호진단이다.

032 ①

전파되지 않도록 손 위생에 주의하며, 개별 변기를 사용하도록 교육한다.
② 고지방식이를 제한한다.
③ 필요 시 수액을 보충할 수 있다.
④, ⑤ 담즙을 포함하지 않은 투사성 구토, 우상복부에 올리브 모양의 덩어리는 비대날문협착증(비후성 유문협착증)의 증상에 해당된다.

033 ⑤

아동의 뼈는 구멍이 많고 유연하여 생목(생나무)골절이 발생한다. 생목(생나무)골절이란 뼈의 한쪽은 골절되고 다른 한쪽은 구부러진 상태를 의미한다.
② 아동은 활동량이 많은 시기로 골절이 발생하기 쉽다.
③ 나이가 어릴수록 골절 치유 속도가 빠르다.
④ 아동의 골절에서 상당수가 성장판의 손상을 받으며, 이로 인해 성장 장애가 발생할 수 있다.

034 ③

증상으로 보아 수두를 예상할 수 있다. 수두는 varicella-zoster virus에 의한 직접접촉, 비말, 공기에 의한 감염으로 발생한다. 발진은 매우 가려우므로 지지요법을 시행하며 칼라민 로션을 도포하고 아동의 손톱을 짧게 깎고 청결히 유지한다. 또한 주의를 다른 곳으로 돌리기 위해 놀이 등 다른 활동을 제공하며 서늘한 환경을 제공한다. 미열이 나타나는 경우 아세트아미노펜을 사용할 수 있으며 아스피린은 Reye 증후군을 발생시킬 수 있으므로 사용하지 않는다.
① 해당되지 않는 내용이다.
② 가피는 자연적으로 소실된다. 억지로 제거하는 경우 이차적 손상 및 감염이 발생할 수 있으므로 주의한다.
④ 발진은 몸통에 비교적 많이 발생하고 사지의 원위부에는 드문드문 나타난다. 발바닥은 사지의 원위부로 상대적으로 많은 수포가 발생하지 않는 부위이다.
⑤ 수두의 전파를 방지하기 위해 모든 수포에 가피가 형성될 때까지 격리가 필요하다.

> 레이 증후군(Reye syndrome)
> - 정의: 뇌의 급성 부종과 간 기능 장애가 특징적으로 나타나는 질환
> - 원인: 정확한 원인은 밝혀지지 않았으나, 바이러스에 의한 상기도, 위장관계 감염에 따른 아스피린의 복용과 관련이 있는 것으로 보고 있음

035 ③

성교육은 성과 관련된 지식뿐만 아니라 성윤리, 성문화, 성폭력 등 전반적인 부분에 대한 교육을 의미한다.
① 청소년들이 스스로 얻는 자료 중에는 부적절하고 부정확한 정보들이 많이 포함되어 있으므로 정확한 정보와 성 개념을 가질 수 있도록 교육해야 한다.
② 학령기에 이루어진 성교육은 청소년기의 성에 대한 가치관을 형성하는데 영향을 미친다.
④ 다른 성에 대한 신체적 호기심은 학령전기에 시작된다.
⑤ 학령전기가 되면 성에 대한 정체감을 형성하기 시작하므로 성교육은 계속해서 이루어져야 하는 것이다.

지역사회간호학

036 ①

제시된 내용은 의료급여에 대한 설명이다. 의료급여제도는 생활유지 능력이 없거나 생활이 어려운 저소득 국민의 의료문제를 국가가 보장하는 공공부조 제도로 건강보험과 함께 국민 의료보장의 중요한 수단이 되는 사회보장제도이다.
② 국민건강보험은 사회보험 형태의 의료보장이다.
③ 기초생활보장은 생활이 어려운 사람에게 필요한 급여를 국가 또는 지방자치단체가 지급해 이들의 최저생활을 보장하고 자활을 돕고자 실시하는 제도로 소득보장에 해당하는 공공부조 제도이다.
④ 사회복지서비스는 국가·지방자치단체 및 민간부문의 도움이 필요한 모든 국민에게 복지, 보건의료, 교육, 고용, 주거, 문화, 환경 등의 분야에서 인간다운 생활을 보장하고 상담, 재활, 돌봄, 정보의 제공, 관련 시설의 이용, 역량 개발, 사회참여 지원 등을 통하여 국민의 삶의 질이 향상되도록 지원하는 제도를 말한다.
⑤ 사회보험제도 중 하나로 고령이나 노인성 질병 등의 사유로 일상생활을 혼자서 수행하기 어려운 노인 등에게 신체활동 또는 가사활동 지원 등의 장기요양급여를 제공하는 사회보장제도이다.

037 ①

제시된 내용은 행위별 수가제의 장단점에 대한 내용이다.

행위별 수가제

구분	행위별수가제
특성	제공된 의료서비스 단위
장점	• 고급의료서비스 개발에 기여
단점	• 과잉진료 및 의료서비스 남용 우려 • 행정절차 복잡 → 의료비 상승 유도 • 의료인과 보험자간 마찰요인 존재

038 ③

다른 보건의료 인력과 상호 동반적인 관계에서 업무에 협력하고 의사 결정하는 사례이다. 따라서 협력자 역할이 가장 적절하다.

039 ①

민감도는 질병이 있는 사람 중에서 검사결과 양성으로 판정될 확률이다.

민감도 = $\dfrac{a}{(a+c)} \times 100 = \dfrac{170}{(170+30)} \times 100 = 85$

검진방법의 타당도 및 예측도 측정

계	질환 유	질환 무	계
검진결과 유	a	b	a+b
검진결과 무	c	d	c+d
계	a+c	b+d	a+b+c+d

민감도 = $\dfrac{a}{(a+c)} \times 100$

특이도 = $\dfrac{d}{(b+d)} \times 100$

양성예측도 = $\dfrac{a}{(a+b)} \times 100$

음성예측도 = $\dfrac{d}{(c+d)} \times 100$

040 ④

간접 자료수집(2차 자료 수집)은 기존 자료를 활용한 조사이므로 연구논문 조사가 가장 적절하다.

자료수집 방법

직접 자료수집 (1차 자료 수집)	• 지역시찰(차창 밖 조사), 정보원 면담, 초점집단 면담, 참여관찰, 설문지조사
간접 자료수집 (2차 자료 수집)	• 의료기관의 건강 기록, 연구 논문 자료, 통계자료 등 • 지역사회 문제 규명을 위한 경제적이고 효율적 방법

041 ④

제시된 내용은 지역사회 보건 조직 외부에 존재하면서 성공적인 사업 수행에 부정적인 요소이므로 외부의 위협에 해당한다. SWOT분석에서 위협(Threats)은 외부 환경의 부정적인 요소로 경우에 따라 조직에 피해를 끼칠 수 있는 요인이라고 할 수 있다. 제시된 내용은 보건 조직의 외적 환경 요소면서 부정적으로 작용할 수 있으므로 위협이라 할 수 있다. SWOT에서 각 알파벳이 의미하는 바는 다음과 같다.

- Strength(강점) : 조직이 가지고 있는 내부 능력으로 조직의 장점이 되는 요소나 활동을 말한다.
- Weakness(약점) : 강점과 대조적으로 조직 내부의 약점으로 조직 내 업무를 제한하거나 방해하는 요소 및 활동
- Opportunities(기회) : 조직이 유리하게 활용할 수 있는 외부 요인
- Threats(위협) : 조직의 성과를 저해하는 외부 요인

042 ③

영아사망률은 국가별 보건지표 및 지역사회의 건강상태나 보건사업수준을 평가 할 때 가장 많이 이용된다. 그 이유는 일정연령군에 대한 통계이므로 통계적 유의성이 높고, 모자보건수준이나 환경위생수준이 높아지면 영아기 사망률이 낮아지기 때문이다. 영아사망률에 영향을 미치는 요인에는 경제상태, 교육정도, 환경위생상태 등이 있다.

주요 보건지표의 활용

① 출산지표
  ㉠ 조출생률: 보통출생률이라고도 하며, 인구재생산의 주요 지표이다.
  ㉡ 일반출산율: 인구재생산의 주요 지표로 사용된다.

② 사망지표
  ㉠ 조사망률: 보통사망률이라고도 하며, 인구 1000명 당 1년간 발생한 총 사망자 수로 표시하는 비율이다.
  ㉡ 영아사망률: 국가별 보건지표 및 지역사회의 건강상태나 보건사업수준을 평가 할 때 가장 많이 이용된다.
  ㉢ 신생아사망률: 영아 사망 수 중에서 신생아 사망 수가 차지하는 비율이 커질수록 해당 지역이나 국가의 건강수준이 높다.
  ㉣ 주산기사망률: 모자보건 분야의 건강지표로 이용하고 있다.
  ㉤ 모성사망률: 그 나라의 모자보건 수준 및 지역사회의 전반적인 보건수준을 반영해주는 지표이다.

043 ①

목표 기술의 구성요소 중 달성하고자 하는 상태인 범위가 생략되었다.

목표 기술의 구성요소

범위(extent)	달성하고자 하는 상태나 조건의 양
대상(누가, who)	바람직하게 변화되어야 할 대상
장소(어디서, where)	사업에 포함되는 장소
내용(무엇, what)	변화 또는 달성해야 하는 상태나 조건
기간(언제, when)	의도된 바람직한 상태가 수행되는 때

044 ②

인구집단별 건강관리의 대표 지표는 다음과 같다.

영유아	영아사망률(출생아 1천명당)
아동·청소년	고등학생 현재 흡연율
여성	모성사망비(출생아 10만명당)
노인	노인의 주관적 건강 인지율
장애인	성인 장애인 건강검진 수검률
근로자	연간 평균 노동시간
군인	군 장병 흡연율

045 ③

BPRS(Basic Priority Rating System)은 우선순위 결정시 자의적 판단을 줄이기 위한 방법이다. 공식 및 그 내용은 아래와 같다.

(A+2B) × C	
A	문제의 크기: 만성질환은 유병률, 급성질환은 발생률의 크기로 점수화
B	문제의 심각도: 긴급성, 중증도, 경제적 손실과 타인에게 미치는 영향 정도를 고려하여 평가
C	사업효과: 사업의 최대효과와 최소효과를 추정하여 점수 부여. 전문가의 조언을 받는 것이 바람직하다.

046 ③

지각된 민감성(감수성)이란 자신이 특정 질병에 걸릴 위험이 있다고 지각하는 것이다. 간경화 가족력 때문에 걱정하는 것은 해당 질환에 자신이 취약하다는 것을 인지하고 있다고 볼 수 있다.
① 지각된 장애요인으로 건강행위를 하는데 부딪칠 어려움에 대한 인지 정도를 말한다.
② 지각된 심각성에 가깝다. 질병에 걸렸을 때 그 결과가 얼마나 심각해질 것인가에 대한 지각이다.
④ 지각된 편익(이익성)이라 볼 수 있다. 특정 건강행위를 할 경우 얻을 수 있는 이익에 대한 지각을 말한다.
⑤ 행동의 계기에 해당한다. 건강행위를 실천하는데 필요한 계기(증상, 대중매체, 대인관계 등)이다.

047 ②

6개월 이내에 문제를 해결하려는 의도는 있으나 구체적 계획이 없으므로 계획단계라 볼 수 있다.
범이론적 모형은 건강행위 변화단계는 다음과 같다.

계획전 단계	현재 금연을 하고 있지 않으며 금연 의지도 없는 단계
계획 단계	금연을 하고 있지 않으나 향후 6개월 이내 특정 건강행동을 할 것을 고려하기 시작하는 단계
준비 단계	향후 1개월 이내에 건강행동을 하려고 고려하는 단계. 과거 1년간의 금연 노력 실패도 포함될 수 있다.
활동 단계	행동시작 기간이 6개월 이내인 단계. 행동변화가 실행됨
유지 단계	행동 변화가 6개월 이상 지속되는 단계

048 ①

MATCH(Multilevel Approach To Community Health)의 순서는 다음과 같다.
목적 설정 → 중재 계획 → 프로그램 개발 → 실행 → 평가
참고로 PATCH(Planned Approach To Community Health)와 MAPP(Mobilizing for Action through Planning and Partnership)의 순서는 다음과 같다.
- PATCH 순서: 지역사회 조직화 → 자료 수집 및 분석 → 우선순위 결정과 대상 집단 선정 → 포괄적인 중재안 개발 → 평가'
- MAPP 순서: 조직화와 파트너십 개발 → 비전 설정 → 4가지 MAPP 사정 → 전략적 과제의 확인(우선순위 설정) → 목표와 전략의 개발 → 행동

049 ③

산출평가는 사업 활동의 결과로 나타나는 실적을 평가하는 것으로 직접적으로 창출된 성과를 측정한다. 산출평가와 달리 결과평가는 사업 결과에 대한 최종적인 기대효과를 얼마나 성취했는지 평가한다는 점에서 차이가 있다.

[참고] 논리모형 평가 영역
- 구조(투입)평가: 사업의 철학이나 목적에 비추어 사업에 들어간 자원에 대한 평가
- 과정(활동)평가: 사업 목표 달성을 위한 활동 평가
- 산출평가: 활동의 결과로 나타나는 실적 평가
- 결과평가: 활동 및 산출에 의해 발생하는 건강수준이나 건강 결정요인 평가

050 ③

아웃리치는 사례발굴이라고도 하며 보건의료서비스에 대한 접근성이 낮은 인구집단이나 위험군을 찾아내고 이들에게 건강 정보를 제공하는 것을 말한다(건강문제의 원인, 문제 해결방법, 서비스 이용방법 등).
② 협력: 둘 이상의 조직이나 사람이 건강증진 및 유지를 위한 역량을 강화하여 공동목표를 달성하는 것.
④ 스크리닝: 건강위험 요인이나 증상이 없는 질병상태에 있는 개인을 찾아내는 것.

051 ⑤

자조모임이나 종교적 단체와 같은 지역사회의 사회적 지지망은 사회적 자원에 해당한다.
② 인적자원: 가사도우미, 자원봉사자 등
③ 경제적자원: 총수입, 일반적인 재정, 후원금 등과 같은 금전적 지원
④ 물리적자원: 건물, 장비, 도구 등과 같은 시설이나 물질

052 ②

카드뮴은 전지를 제조, 용접 등을 하는 근로자에게 노출되기 쉬운 중금속으로 이타이이타이병의 원인 물질이다. 급성중독 증상으로는 구토, 설사, 급성위장염, 두통, 착색뇨 등이 있으며 만성중독 증상으로는 폐기종, 단백뇨, 뼈의 통증, 골연화증, 골다공증 등이 있다.

053 ②

WHO에서 정의한 건강증진학교는 '배우고 일하며 생활하기 위한 건강한 장소로서 지속적으로 능력을 강화하는 학교'이다. 즉 학생들이 스스로 건강하게 행동하고 변화하는 역량을 키우는 학교라는 의미이다. 건강증진학교 구성요소는 다음과 같이 정리할 수 있다.

학교보건정책	급식정책, 금연 및 금주정책, 약품관리정책, 응급처치에 관한 정책, 건강검진에 관한 정책 등
학교의 물리적환경	안전한 환경, 급수 위생, 학교시설 관리, 환경유지 등
학교의 사회적환경	학생과 교직원의 정신건강, 학생과 교원의 지지적 분위기, 학생-교사 신뢰, 학생 간 신뢰, 학생들의 개별성 존중, 장애학생 지지 등
지역사회와 연계	가정과 지역사회의 참여, 학교와 지역사회 연계(보건소 연계 등), 아동안전지킴이 활동(지역사회 주민) 등
개인건강기술	비만 예방 교육, 운동 방법 교육 등 교육을 통한 개인의 지식이나 기술 향상
학교보건 서비스	보건교사를 통해 제공하는 건강검진, 비만학생 상담, 고위험군 관리, 응급처치 등

054 ③

노인부양비 = $\frac{65세이상인구수}{15~64세인구수} \times 100$

→ $\frac{150천 명}{1,000천 명} \times 100 = 15$ 따라서 15%가 된다.

부양비 산출 방법

1) 총부양비: $\frac{(0~14세인구수 + 65세이상인구수)}{15~64세인구수} \times 100$

2) 유년부양비: $\frac{0~14세인구수}{15~64세인구수} \times 100$

3) 노령화 지수: $\frac{65세이상인구수}{0~14세인구수} \times 100$

055 ②

보건교사는 학교보건 계획을 수립하고 학교환경위생의 유지관리 및 개선에 관한 사항, 학생 및 교직원에 대한 건강진단 실시 준비와 실시에 관한 협조, 신체허약 학생에 대한 보건지도 등의 업무를 한다.
①, ⑤ 학교장의 업무
③ 학교 의사의 업무
④ 학교 약사의 업무

056 ④

유아를 대상으로는 그림책이나 인형극 활용하기, 장난감을 통한 역할놀이, 간단하고 구체적으로 설명하기 등이 효과적이다.
① 청소년기 대상으로 적절한 전략이다.
⑤ 노년기 대상으로 적절한 전략이다.

057 ③

사회자, 청중이 모두 전문가이고 강연이 끝난 다음 질의 응답을 실시하는 형태의 교육 방법은 심포지엄에 해당한다.

토의 종류

집단 토론회	약 10~20명 정도 참가자들이 둘러 앉아 어떤 특정 주제에 대한 의문점에 대해 목표를 정하고 자유로운 입장에서 상호 의견을 교환하고 결론을 내리는 회화식 방법
분단토의	참여자 수가 많을 경우 참여자 전원의 의견을 상호 교환하기 위한 목적으로 전원을 소 그룹으로 나누어 토의 하는 방법
브레인 스토밍	집단에 소속된 인원들이 자발적으로 자연스럽게 제시된 아이디어 목록을 통해서 특정한 문제에 대한 해답을 찾고자 노력하는 것
배심토의	몇 명의 전문가(Panel) + 청중 선발된 토의자들은 단상에서 특정 논제나 문제에 관하여 좌담식 자유토론을 하고, 청중은 적당한 기회에 질문을 하거나 의견을 진술하여 전체 토의가 이루어짐
심포지엄	토의 주제관련 전문가 몇 명이 서로 다른 의견을 공식적으로 발표 후 이를 중심으로 의장(사회자)이 토의를 진행 특별한 주제에 대해 제한된 시간으로 각각 강의가 연속 진행 주제를 보는 관점이 달라 논쟁의 여지가 있을 때 효과적

058 ②

교육 중 교육내용의 구성 또는 전개방법을 수정 및 보완하는데 필요한 정보를 수집하기 위한 평가는 형성평가이다.

기준별 평가 유형

1. 평가 시기

진단평가	교육이 시작되기 전에 교육대상자의 교육에 대한 이해도를 사전에 측정하거나 교육계획 수립 시에 무엇을 교육할 것인지 알아보는 데 목적이 있다.
형성평가	교육이 진행되는 동안 학습자에게 형성된 교육의 결과를 알려 주고 학습에의 영향요인을 찾아 개선함으로써 설정된 목표에 용이하게 도달하도록 하는 평가이다.
총합평가	학습이 끝난 후 교육목표에 도달여부를 알아내는 것이다. 형성평가와는 목적, 시간, 평가문장이나 문제의 성격, 배점의 기준이 다르다.

2. 평가 기준

절대평가	목표지향 평가, 준거 평가, 성취도나 숙달도의 측정
상대평가	기준지향 평가, 학업성취도를 학습자 상호간의 상대적인 비교를 통해 해석하고 결정

3. 평가 내용

투입평가	교육과정에 투입되는 내용과 제반 조건들의 적절성 평가
과정평가	학습내용 및 교수 방법이 목표 달성에 적합하고 효율적이었는지 평가
성과평가	교육과정을 통해 획득한 성과 산출

059 ④

가족 내 취약점을 가지고 있는 가구원을 중심으로 가족 뿐 아니라 외부와 상호작용을 보여주는 사정도구는 사회지지도이다.

가족구조도 (가계도)	가족전체의 구성과 구조를 한 눈에 볼 수 있음
가족밀착도	동거하고 있는 가족구성원들간의 밀착관계와 상호 관계를 이해하는데 도움
외부체계도	가족을 둘러싸고 있는 다양한 외부체계와 가족 구성원의 관계를 그림으로 나타내는 것
사회지지도	가족 내 가장 취약점을 가지고 있는 가구원을 중심으로 가족 내 뿐 아니라 외부와의 상호작용을 보여줌
가족연대기	가족의 역사 중에서 가장 중요하다고 생각되는 사건들을 순서대로 열거하여 개인의 질환과 중요한 사건의 관련성을 추구하려고 사용
가족건강평가도구 (가족 APGAR)	가족기능을 측정하기 위한 도구로 적응력(Adaptability), 협력(Partnership), 성장(Growth), 정서(Affection), 친밀감(Resolve)을 측정한다. 각 항목당 5문항을 물어보며 항목당 0~2점을 부여해 총 7~10점을 받은 경우 좋은 가족기능으로 평가한다.

060 ⑤

상징적 상호작용 가족이론은 가족 구성원 간의 상호작용에 대한 개인의 중요성을 강조하는 이론으로 가족 구성원들의 행위들과 상징들이 가지는 의미들에 초점을 두고 있다. 의사소통 과정, 역할, 의사결정, 문제해결과 사회화 양상을 포함하는 내적인 가족역동을 이해함으로 가족을 사정한다.

061 ④

학령기는 첫 자녀 6세부터 13세의 시기로 가족 내 규칙과 규범을 확립해야 한다.

> **듀발(Duvall)의 가족생활주기에 따른 가족발달 과업**
> • 가족의 발달단계(Duvall 8단계)는 2세대 핵가족을 중심으로 가족생활주기를 개념화한 것으로 결혼, 자녀 출생, 자녀 출가, 퇴직, 배우자 사망 등 일련의 가족생활 사건을 겪으며 단계적으로 형성, 확대, 축소, 해체되어 가는 과정을 말한다.

① 신혼기 가족	• 결혼 ~ 첫 자녀 출생 전 • 결혼에의 적응, 밀접한 부부관계 수립, 가족 계획, 친척에 대한 이해/관계 수립
② 양육기 가족	• 첫 자녀 출생 ~ 30개월 • 부모의 역할과 기능 정비, 가족계획, 임신, 자녀 양육 문제에 대한 배우자간의 동의
③ 학령전기 가족	• 첫 자녀 30개월 ~ 6세 • 자녀들의 사회화 교육 및 영양관리, 안정된 부부관계의 유지, 자녀와의 관계 대처
④ 학령기 가족	• 첫 자녀 6세 ~ 13세 • 어린이를 사회화하고 교육가정의 전통/관습의 전승, 가족 내 규칙과 규범의 확립
⑤ 청소년기 가족	• 첫 자녀 13 ~ 20세 • 10대의 자유와 책임의 균형을 맞춤, 자녀들의 성 문제/세대간의 충돌 대처, 성숙한 부모로서의 자질과 능력 갖춤, 직업/수입의 안정
⑥ 진수기 가족	• 첫 자녀 ~ 막내 자녀 출가 • 성인이 된 자녀와의 관계 확립, 자녀의 출가에 따른 부모역할 적응, 늙어 가는 부모부양, 새로운 흥미 개발과 참여
⑦ 중년기 가족	• 자녀 출가 이후 ~ 은퇴 • 출가한 자녀 가족과의 유대관계 형성, 부부관계의 재확립, 경제적 풍요
⑧ 노년기 가족	• 은퇴 ~ 배우자 사망 • 퇴직·노년·외로움·죽음에 대비, 건강문제에 대처(체력/건강의 쇠퇴에 적응), 사회적 지위 및 경제적 감소에 대처, 배우자상실, 권위의 이양, 의존과 독립의 전환

062 ⑤

보건소는 지역보건법에 의거 지역주민의 건강증진 및 관리를 위한 지역보건의료서비스를 제공한다. 보건소 업무내용은 다음과 같다.
1. 건강 친화적인 지역사회 여건의 조성
2. 지역보건의료정책의 기획, 조사·연구 및 평가
3. 보건의료인 및 보건의료기관 등에 대한 지도·관리·육성과 국민보건 향상을 위한 지도·관리
4. 공중위생 및 식품위생에 관한 사항
5. 보건의료 관련기관·단체, 학교, 직장 등과의 협력체계 구축
6. 지역주민의 건강증진 및 질병예방·관리를 위한 다음 각 목의 지역보건의료서비스의 제공

⑤의 내용은 이중에서 2. 지역보건의료정책의 기획, 조사·연구 및 평가에 해당한다.
① 의료인 보수교육은 중앙회(간호사는 대한간호협회)에서 한다.
④ 지역보건의료계획은 특별시장, 도지사, 시장, 군수, 구청장과 같은 지방자치단체장이 수립한다.

063 ③

진공포장하여 산소가 없는 혐기성 환경이며, 복시, 연하 곤란, 발음이 어눌한 증상이 나타났으므로 보툴리누스균으로 인한 중독임을 알 수 있다. 보툴리누스 중독은 통조림, 진공포장 등과 같이 산소가 없는 상태가 된 식품이 원인이 되기 쉬우며, 오염된 음식을 섭취하고 12~36시간이 지난 후 증상이 나타나며 얼굴, 눈, 목의 근육에서 증상이 시작된다. 눈꺼풀이 처지고 복시가 나타나고 시야가 흐려지며 안면 근육이 마비되며 발음이 불분명해진다. 메스꺼움과 구토 복부경련이 발생할 수도 있다.
① 웰치균: 보툴리누스균과 마찬가지로 혐기성균이지만 신경 마비 증상은 없다. 다량의 음식을 제조하면서 음식물 내부가 공기가 없는 상태가 되고, 식품을 다시 냉각하면서 웰치균이 증식하여 독소를 생성하여 식중독을 유발한다. 따라서 집단 급식시설에서 발생 위험이 높다. 식사 6시간 이후 설사와 복통이 발생하며 발열은 없다.

064 ③

병원체와 숙주의 상호반응에서 현성 감염을 일으킬 수 있는 작용요인은 다음과 같다.
- 병원체의 높은 발병력
- 다량의 병원체
- 숙주의 높은 감수성
- 숙주의 면역 결여

①, ⑤는 불현성 감염, ②, ④는 감염 실패 작용요인이다.

065 ②

아래 표 참조

사례관리의 원칙

지속성	1회성의 단편적 서비스 제공이 아니라 지역사회에 안정적으로 정착할 수 있도록 하는 것.
포괄성	특정시점에 대상자가 가지고 있는 다양한 욕구를 반영해 문제를 해결하는 것.
통합성	다양하게 분리된 전달체계내의 서비스를 연결시키는 것을 의미함.
개별성	대상자의 문제, 신체적, 사회적 상황 또는 대상자의 욕구에 맞게 사례관리가 이뤄져야 함
책임성	대상자에 대해 무한대로 책임을 지는 것을 말함.

066 ④

렙토스피라증은 주로 감염된 동물의 소변으로 오염된 물이나 토양에 점막이나 상처난 부위가 접촉하여 발병한다. 따라서 장화와 같은 보호구 착용이 가장 적절한 예방법이다.
⑤ 사람 간에는 공기감염이 되지 않으므로 마스크는 필요하지 않다.

067 ④

단기보호는 일시적으로 가족의 보호를 받을 수 없는 수급자를 보호시설에 단기간 입소시켜 보호하는 서비스이다.
⑤ 부득이한 사유로 가족의 보호를 받을 수 없는 수급자를 주간 또는 야간 동안 보호하는 것이다. 단기보호와 달리 숙식을 제공하지 않는다는 특징이 있다.

068 ⑤

폼알데하이드는 무색의 기체이지만 농도 1ppm, 또는 그 이하에서 눈, 코, 목의 자극을 보이는 발암성물질이다. 주로 합판, 파티클보드, 벽지 등을 시공할 때 사용하는 접착제나 새 가구 등에서 다량 방출된다. 이로 인해 실내에 축적될 경우, 눈, 코, 목의 점막을 자극하여 따가움이나 염증을 유발하며, 아토피성 피부염을 악화시키는 등 '새집증후군(Sick House Syndrome)'의 가장 주된 원인 물질로 꼽는다.
① 무색무취의 방사성 기체이며 주로 토양이나 오래된 건물의 갈라진 틈에서 방출되어 폐암을 유발한다.
② 레이저 프린터를 사용할 때 맡을 수 있는 비릿한 특유의 금속성 냄새가 난다. 강한 산화력으로 사람의 호흡기에 악영향을 미친다.
③ 발암물질이며 새집증후군의 원인 중 하나이지만 달콤한 방향성 냄새를 가진다. 그리고 주로 페인트나 용제 등에서 방출된다.
④ 무색무취의 기체로, 연료의 불완전 연소 시 발생한다.

069 ②

건강영향평가제도는 대규모 개발 사업 시행으로 인한 환경 유해인자가 건강에 미치는 영향을 평가하여 환경영향평가 제도를 보완하는 제도이다. 법적 시행근거는 환경보건법이며 환경영향평가의 대상이 되는 개발사업 중 대통령령으로 정하는 일정규모 이상의 개발사업에 대하여 환경부장관이나 지방환경관서의 장에게 검토 및 평가를 받도록 되어있다.
① 환경영향평가는 환경에 영향을 미치는 대규모 개발사업을 할 때에 해당 사업이 환경에 미치는 영향을 미리 조사·예측·평가하여 해로운 환경영향을 피하거나 제거 또는 감소시킬 수 있는 방안을 마련하는 것을 말한다. 법적 근거는 환경영향평가법이다.

070 ④

보기의 내용은 응급에 해당하는 황색으로 분류해야 한다. 재난 시 중증도 분류는 다음과 같다.
- 적색(긴급): 즉각적인 치료가 필요한 환자
- 황색(응급): 생존에 영향을 주지 않는 범위에서 치료가 지연돼도 안전하지만 필요하면 바로 치료할 수 있도록 관찰해야 하는 환자
- 초록색(비응급): 치료가 필요한 손상이 있으나 치료여부와 관계없이 생존이 예상되는 환자
- 흑색(사망예상 및 사망): 사망했거나 생존시키기 거의 불가능하다고 판단되는 환자

정신간호학

071 ④

정신분석모형은 이상행동의 원인은 어린 시절 미해결된 갈등에서 발생하는 것으로 일탈 행동은 근원적 갈등에 대한 상징적 표현을 의미한다. 성격을 재구성하기 위해 자유연상과 꿈의 해석을 이용하며 대상자는 능동적 참여자로 떠오르는 대로 자유롭게 꿈을 포함한 모든 것을 표현하도록 하고 치료자는 객관성을 유지하며 개인적인 어떤 것도 드러내지 않는다. 이를 위해 항상 대상자의 시선 밖에 있어야 한다.
① 실존모형은 개인이 자신 또는 환경으로부터 멀어졌을 때 이상행동이 발생한다는 이론이다.
② 행동모형은 불안을 감소시키기 위해 잘못 학습된 습관적인 반응으로 이상행동이 발생한다는 이론이다.
③ 사회적모형은 사회적, 환경적 요소가 스트레스와 불안을 유발하여 이상행동이 발생한다는 이론이다. 같은 행동이라도 문화에 따라 정상 또는 비정상으로 보일 수 있다.
⑤ 대인관계모형은 대인관계의 부정적인 자기체계로 불안이 발생한다는 이론이다. 치료자와의 건강한 관계 경험을 통해 대인관계 방법을 학습하게 된다.

072 ②

페플라우가 제시한 치료적 인간관계에서 대상자의 요구를 사정하고 대상자의 역할과 한계, 목표, 비밀보장에 대한 계약, 종결 계획 등을 설정하는 단계는 오리엔테이션 단계에 해당한다.

> 치료적 인간관계의 단계(peplau)
> 1) 상호작용 전 단계
>   → 간호사 자신을 탐구하는 단계, 자기 탐색/자기 분석 필수
> 2) 초기단계(오리엔테이션단계)
>   → 대상자의 요구를 사정함
>   → 자기소개 및 서로의 이름을 알고 관계를 형성함(관계를 맺어가는 시기)
>   → 간호사와 대상자의 역할, 비밀보장에 대한 계약, 한계 설정, 목표 설정, 만남과 장소의 시간 설정, 종결 계획에 대해 미리 알림
> 3) 활동단계
>   → 목표달성(문제해결)을 위한 활발한 활동이 이루어짐
>   → 실재적인 행동의 변화를 기대함

> → 대상자의 행동/사고/감정을 연결하여 통찰력 발달
> → 불안 조절, 독립, 책임감 증대
> → 건설적 자기 방어기전 개발을 도움
> 4) 종결단계
> → 목표달성 여부를 평가하는 시기
> → 종결에 대한 대상자의 준비여부 확인, 종결에 대한 상실감 및 두려움으로 퇴행이 나타날 수 있음 (분리 감정을 잘 처리할 수 있도록 감정 표현을 격려)

073 ④

대상자가 암시한 내용의 감정을 파악하여 표현하는 '감정반영'에 해당한다. 이 같은 치료적 의사소통기법은 대상자로 하여금 자신이 감정을 분명하게 말할 수 있도록 도우며, 상황을 좀 더 객관적으로 볼 수 있게 도와준다.

074 ①

지역사회 정신건강복지사업의 기본 원칙은 다음과 같다.
- 전 국민을 대상으로 정신건강 증진, 예방, 환경 조성을 강조함
- 지역사회 인프라 강화, 정보시스템, 협력체계 구축을 통해 서비스 접근성을 확보
- 전문인력뿐만 아니라 비전문인력, 준전문인력도 참여하며 다학제적 팀 접근을 강조함
- 정신건강증진사업의 리더십을 강화함
- 정확한 정보와 근거를 바탕으로 정신건강정책과 사업을 수행함

③ 지역사회 정신건강복지사업의 궁극적 목표는 지역사회를 중심으로 지역 특성에 적합한 포괄적 정신건강체계 구축, 정신질환에 대한 편견과 인식 개선, 정신질환자 치료여건 개선, 권익증진에 있다.

075 ②

치료적 인간관계를 형성하기 전, 간호사는 자신의 감정을 분석, 탐색하고 불안과 두려움을 극복해야 한다.

076 ④

부정이란, 받아들일 수 없는 현실의 고통과 불안으로부터 벗어나기 위해 무의식적으로 부정, 회피하는 것을 말한다. 대상자는 예상치 못했던 퇴직으로 심리적 충격이 큰 상태이지만, 이를 무의식적으로 부정하며 괜찮다고 표현하고 있는 것이다.

077 ⑤

자연적 또는 인위적인 원인으로 대량파괴, 인명피해 등이 발생하는 것은 우발위기(재난위기)에 해당한다.
①, ②, ③, ④ 예상치 못한 사건으로 개인의 정신적 평형상태가 깨지거나 개인이 속한 집단의 평형상태가 유지되지 않을 때 발생하는 '상황 위기'에 해당한다.

078 ⑤

스트레스를 받게 되면 교감신경이 자극되어 이와 관련된 증상이 나타난다. 심할 경우 호흡곤란 및 과다호흡이 나타날 수 있다.
① 심박동이 증가할 수 있다.
② 심계항진 및 발한이 나타날 수 있다.
③ 동공 확대 및 피로감을 느낄 수 있다.
④ 근육이 수축되고 긴장감을 느낄 수 있다.

079 ①

리튬(Lithum)은 양극성 장애 환자에게 일차적으로 투여되는 약물로 혈중농도가 높아지면 오심, 구토, 설사, 무기력, 혼수, 경련 등의 독성증상을 갖는다. 독성을 중화시킬 수 있는 해독제가 따로 없으므로 혈중농도를 적절하게 유지하는 것이 매우 중요하다. 또한, 장기간 사용하는 경우 갑상샘 기능 이상을 유발할 수 있어 갑상샘기능검사를 주기적으로 받아야 한다.

080 ④

조현병 환자가 무표정으로 혼자 앉아 있는 것으로 보아 음성증상임을 예상할 수 있다. 환자에게 다가가 대화를 시도하려 했지만 자리를 피하고 있으므로 환자와 적정 거리를 유지한 채 신뢰감을 형성하도록 한다.
① 간호사를 통해 첫 상호작용이 즐겁고 보상적인 것을 먼저 인식시킨 후 다른 사람과의 상호작용을 하도록 격려한다. 억지로 밖으로 끌고 나와 상호작용을 하는 것은 환자에게 불만족스럽고 불편한 감정을 심어줄 수 있다.
② 이미 접촉을 피한 상태로 적극적인 접촉을 피하도록 한다.
③ 행동에 대한 비판은 환자에게 두려움을 느끼고 신뢰관계가 형성되지 않으므로 무비판적 태도와 진실성 있는 개방적인 대화를 통해 신뢰감을 형성하도록 한다.
⑤ 음성증상 시 사회적으로 고립되며 자가간호가 결핍된다. 간호사는 이를 중점으로 적절한 간호 수행을 시행해야 한다.

> 조현병의 음성증상
> • 일반인들에게는 있는 사고, 감정, 행동이 존재하지 않거나, 매우 경미한 정도로만 나타날 때
> • 무감동, 무쾌감, 감정표현 결여, 언어의 빈곤, 주의력 결핍 등

081 ①

환각 증상이 나타나는 경우 증상을 자각하여 현실 세계와 정신병적 세계의 차이를 구별하도록 돕는다. 환각으로 인한 두려움을 호소하므로 곁에 있으면서 대상자를 안심시키고 두려움을 완화시켜야 한다. 동시에 환각을 듣거나 보지 않았다는 점을 분명하게 이야기해 준다.
②, ③ 환각의 내용보다는 근원적인 감정에 초점을 맞춰 간호를 시행한다.
④ 환각이 실제로 존재하는지에 대한 논쟁은 도움이 되지 않는다.
⑤ 현실에 입각한 대화나 활동에 서서히 참여시켜 현실과 다시 관계를 형성하도록 격려해야 한다.

082 ①

코카인은 중추신경흥분제에 해당한다.
② 모르핀: 마약성 진통제로 중추신경억제제에 해당한다.
③ 리도카인: 국소 마취제에 해당한다.
④ 디아제팜: 벤조디아제핀 계열로 중추신경억제제에 해당한다.
⑤ 페노바비탈: 중추신경억제제에 해당한다.

083 ⑤

조현병이란, 사고, 감정, 지각, 행동 등 여러 방면에서의 장애로 통합적인 사고를 하지 못하는 정신 질환을 말한다. 증상은 양성증상과 음성증상으로 나누어지며 사회적 위축, 무논리증은 음성증상에 해당한다.
①, ②, ③, ④ 양성증상에 해당하는 내용이다.

> 양성증상
> • 정상 사람에게는 없으나 존재하거나 과다하게 나타나는 것
>
> 음성증상
> • 정상 사람에게는 있지만 환자에게 부족한 것

084 ③

우울증으로 인한 자가간호 결핍의 상태로 적절한 중재를 수행하기 위해 대상자의 자가간호 정도를 사정하는 것이 우선적으로 이루어져야 한다.
①, ⑤ 대상자는 우울증으로 인한 자가간호 결핍의 상태이므로 도움을 주어야 한다.
② 대상자의 자가간호 정도를 사정하고 이에 따른 적절한 중재를 수행한다.
④ 대상자가 스스로 할 수 있는 부분들은 독립적으로 할 수 있도록 해주어야 한다.

085 ④

망상 증상임을 이해하고 환자의 감정과 표현을 수용하되 강화하지 않도록 주의하며 망상의 내용보다는 이면의 정서적인 느낌에 중점을 두어 반응한다.

086 ④

교통사로 인한 아들의 사망을 본인의 탓으로 돌리며 극심한 수면장애를 겪고 있으므로 '비효과적 대처'로 간호진단을 내릴 수 있다.

087 ③

불안장애 환자는 복도에 나왔다가 들어갔다 하는 부적응적 행동을 통해 불안을 완화시키고자 한다. 이러한 행동을 억지로 억압하거나 제한하게 되면 불안증상이 더 심해지므로 행동을 이해하는 자세가 필요하다.

088 ②

자살을 암시하는 내용은 즉각적인 중재가 필요한 사항이다. "저는 살아야 할 가치가 없는 사람이에요. 이제 그만 내려놓으려 합니다."라는 표현은 자살을 암시하는 내용이므로 가장 우선적으로 중재가 이루어져야 한다.

089 ③

수면에 어려움이 있을 수도 있고 반대로 과다수면의 모습을 보일 수도 있다.
① 하루의 대부분, 거의 매일 우울한 기분이 지속되며 조증 삽화는 보이지 않는다.
② 거의 모든 활동에 대해 흥미나 즐거움을 상실한다.
④ 자살 계획을 세우거나, 반복적으로 죽음에 대해 생각한다.
⑤ 사고력이나 집중력이 감소된 모습을 보이며, 외모를 가꾸지 않고 소홀히 한다.

090 ④

과도한 에너지를 건설적으로 발산할 수 있도록 샌드백 치기와 같은 운동을 권장한다.

091 ④

환자가 본인의 이야기를 충분히 할 수 있도록 환자와 신뢰관계를 형성하는 것이 가장 중요하다. 환자를 설득하거나 지시하지 않으며 적극적으로 경청하는 자세를 취하도록 한다.

092 ③

신체이형장애란 신체 외모에 대한 주관적 결함에 과도하게 집착하는 것을 의미한다. 외모에 대한 걱정으로 인해 반복적 행동(거울보기, 피부 뜯기 등)이나 다른 이와 외모를 비교하는 행위 등을 보이며 사회적, 직업적, 또는 다른 중요한 기능 영역에서 임상적으로 현저한 고통이나 손상을 초래한다. 거울에 비친 본인의 모습에 지나치게 집착하고 반복적 행동을 보이고 있으므로 신체이형장애로 예상할 수 있다.
① 강박장애: 자신의 의지와 상관없이 반복적인 사고와 행동을 되풀이하는 것을 의미한다.
② 인위성장애: 자신이나 타인에게 행동의 외적인 유인자극이 없는데도 신체적, 심리적 징후나 증상을 허위로 조작, 상처나 질병을 유도하는 것을 의미한다.
④ 사회불안장애(사회공포증): 사회적 상황 혹은 대인관계에서 불안이 나타나는 것을 의미한다.
⑤ 해리성 정체성장애: 한 사람이 둘 또는 그 이상의 다른 성격을 가지며, 한 번에 한 성격이 그 사람의 행동을 지배하는 것을 의미한다.

093 ⑤

뚜렷한 이유 없이 갑자기 극도의 두려움과 불안을 보이는 것은 '공황장애'를 의미한다. 공황장애 대상자는 곧 죽을 것 같은 느낌이 들고 호흡곤란, 흉부통증, 진전, 감각이상 등의 증상을 호소할 수 있다. 가장 우선적이 간호중재는 안전에 대한 확신을 제공하여 심리적 안정감을 도모하는 것이다.

094 ②

강박장애란 자신의 의지와 상관없이 반복적인 사고와 행동을 되풀이하는 것을 의미한다. 환자는 불안을 감소시키기 위해 무의식적으로 강박사고 또는 강박행동을 보인다. 강박행동이 불합리하다는 것을 알고 있으나 억제할 수 없으며 억제하려 노력하면 불안 증상이 나타나게 된다.
③ 강박행동의 목적은 불안이나 고통을 감소시키려고 하는 행위이며, 기쁨이나 만족감을 얻기 위한 행동은 아니다.
⑤ 강박행동은 무의식적인 행동으로 억제하는데 어려움이 있다.

095 ②

연극성 성격장애인 대상자들은 주위의 관심과 주의를 끌기 위해 과장된 행동을 보이며 충동적이고 유혹적인 행동을 한다. 하지만, 실질적으로 의존적이고 무능하며 원만한 대인관계를 갖지 못한다.
① 편집성 성격장애에 해당한다.
③ 의존성 성격장애에 해당한다.
④ 자기애적 성격장애에 해당한다.
⑤ 반사회적 성격장애에 해당한다.

096 ④

편집성 성격장애 시 타인에 대한 불신과 의심으로 적대적인 태도를 보인다. 애매모호한 표현은 피하고 단순하고 분명한 언어를 사용해야 한다.
①, ③ 사무적이고 중립적인 태도를 보인다.
② 지나치게 친절하거나 상냥한 행동은 피한다.
⑤ 치료적 의사소통을 통해 환자의 표현을 격려하고 수용하며 치료적 관계를 수립하도록 한다.

097 ③

처음과 동일한 약효를 보기 위해 용량을 늘려야만 하는 경우는 '내성'을 의미한다.
① 남용: 약물을 과잉 사용하는 것을 의미한다.
② 의존: 지속하여 약물을 사용한 결과, 약물중단이 어렵게 된 상태를 의미한다.
④ 중독: 강박적으로 약물을 사용하는 상태를 의미한다.
⑤ 금단증상: 약물을 중단하거나 용량을 줄였을 때 나타나는 증상을 의미한다.

098 ①

알코올 중독자는 '합리화, 부정, 투사'의 방어기전을 사용한다.

> 알코올 중독자의 방어기전
> - 합리화: 어쩔 수 없는 상황으로 알코올을 복용한다고 말함
> - 부정: 음주로 인한 부정적인 영향을 인정하지 않음
> - 투사: 알코올 복용 이유를 남의 탓으로 돌림

099 ⑤

베르니케-코르사코프 증후군이란, 장기간 알코올 섭취로 인하여 비타민 B1(thiamine, 티아민) 결핍되면서 시신경 마비와 복시, 운동실조 등의 증상과 함께 기억상실까지 나타난 상태를 의미한다.

100 ④

이성의 옷을 입으며 성적 흥분을 느끼는 것은 '복장도착장애'에 해당한다.

101 ③

체계적 탈감작 요법이란 두려워하는 대상에 점진적으로 노출하면서 그에 대한 민감도를 감소시키는 방법으로 공포증과 강박장애 등에 활용된다. 엘리베이터를 타는 상황에 점차적으로 노출시켜 그에 대한 불안감을 감소시키도록 한다.
② 사고 중지 기법: 부정적 사고나 강박적 사고가 떠오를 때 '그만'이라고 외쳐 사고를 방해하는 방법이다.
④ 자극 감응 노출: 불안할 때 나타나는 신체반응의 증상을 계획적으로 반복 경험시키는 방법이다.
⑤ 홍수법: 자극 노출의 순차성 없이 두려워하는 상황에 상당히 노출된 상태를 유지하도록 하는 방법이다.

102 ③

환자의 증상으로 보아 '신경인지장애'를 의심할 수 있다. 신경인지장애 시 분명하고 간결한 언어를 사용하여 환자의 혼란을 감소시킨다. 반복하여 물을 때에는 같은 단어를 사용하도록 한다.
① 예/아니오로 답할 수 있는 폐쇄형 질문을 사용한다.
② 옷을 입거나 식사 등의 문제에도 어려움을 느끼는 경우 구체적으로 단순한 지시를 하도록 한다.
④ 시간이나 장소 등의 지남력을 일깨우는 말을 자주 대화 속에 삽입한다.
⑤ 배우자나 자녀들의 지지는 큰 도움이 되며 관심을 가진다는 것에 위안을 얻을 수 있다.

103 ⑤

행동 양상으로 보아 '품행장애'를 의심할 수 있다. 품행장애 시 바람직하지 않은 행동에 대해 허용되지 않음을 확실히 알려주며 불안, 충동, 감정을 언어로 표현하도록 격려한다.
① 아동과 청소년의 간호중재 시 격리와 강박의 사용이 우선시되어서는 안 된다. 이는 방치, 고립, 두려움, 통제불능 등의 부정적인 정서를 야기하고 치료적 효과는 나타나지 않기 때문이다.
② 청소년은 특유의 불신과 자극적인 태도를 보이므로 청소년의 입장에서 공감한다는 태도를 보인다.
③ 상담 시 생물학적, 발달적, 정서적, 인지적, 사회 환경적 모든 영역에 대한 건강 상태와 발달을 포괄적으로 사정한다.
④ 품행장애 시 문제의 발생을 남 탓으로 돌리거나 합리화한다. 상담 시 청소년과 부모 모두 상담하도록 한다.

104 ⑤

가만히 앉아 있지를 못하고 산만하게 돌아다니며 친구들의 일에 간섭하거나 방해하는 행동을 보이고 수업시간에 집중하지 못하며 주어진 일을 제대로 하지 못하는 모습을 통해 '주의력결핍과다활동장애(주의력결핍과잉행동장애, ADHD)'를 예측할 수 있다.

> ADHD의 집중력 향상, 과잉행동과 충동성 억제의 효과를 위해 중추신경자극제인 메틸페니데이트(methylphenidate)를 사용함

105 ⑤

수면각성장애를 호소하는 경우 근본적인 원인을 파악하고 해결하기 위해 수면 상태를 확인하고 수면 문제와 관련된 감정을 표현하도록 격려하고 수용하도록 한다.

① 잠이 오지 않을 때에는 억지로 잠들려고 노력하지 않고 침실에 나와 저자극의 활동을 시행한다.
② 원인이 있다면 원인을 해결하며 수면위생법, 인지행동요법 등을 시행할 수 있다. 그러나 지속적으로 수면각성장애를 보일 경우에는 약물치료를 시행할 수 있다.
③ 밤에 잘 수 있도록 불규칙한 낮잠을 피한다.
④ 자꾸 시계를 보거나 수면에 방해가 되는 경우 시계를 주변에서 제거한다.

수면위생법
- 규칙적인 기상시간 갖기
- 수면시간 만큼만 침대에 있기
- 불규칙한 낮잠을 피하고, 아무 때나 눕지 않기
- 잠자고 일어났을 때 상쾌한 기분을 갖도록 하기
- 안락하고 쾌적하며 소음이 차단된 수면 환경을 조성하기
- 규칙적으로 운동하기
- 저녁 시간에 과식이나 격렬한 활동 피하기
- 잠자기 전 따뜻한 샤워 혹은 독서 등 자신에게 맞는 이완요법을 찾아 시행하기
- 규칙적인 하루 일정 보내기
- 술, 담배, 커피, 각성음료 등 중추신경계 작용물질 가급적 피하기
- 잠자기 전 물 많이 마시지 말기
- 잠이 오지 않을 때에는 억지로 자려 하지 말고 침실에서 나와 무언가 하기, 잠이 올 때 다시 들어가 잘 것(단, 적게 잤어도 다음날 제 시간에 일어나기)
- 자꾸 시계를 보게 되면 시계를 치우기
- 낮에 복잡한 일이 있고 나쁜 감정이 남았더라도 자기 전에는 편한 마음으로 잠자리에 들기

3교시

정답 및 해설

간호관리학

001 ⑤

나이팅게일은 간호는 더 좋은 것을 원하는 상태라며, 예방간호와 정신건강의 중요성을 역설하였다.

① 간호사는 어디까지나 간호사이지 의사가 아니라고 보았다.
② 간호사업은 비종교적이어야 하고 간호사의 신앙은 존중되어야 한다고 보았다.
③ 나이팅게일은 간호는 직업이 아닌 소명으로 봤다.
④ 형식적인 제도가 간호사의 사명감을 약화시킬 수 있기 때문에 반대하였다.

002 ②

1973년 의료법 개정의 주요내용은 다음과 같다.
1) 간호사 면허 국가시험 응시자격 강화(간호 고등기술학교 완전 폐지의 계기)
2) 업무 분야별 간호사 제도 신설(보건간호사, 정신 간호사, 마취간호사)
3) 간호기록부를 진료기록부와 별도로 작성하도록 함.
④ 1945년 미군정기에 있었던 일이다.

의료법 개정 주요 내용 모음

구분	내용
1951 (국민의료령 제정)	명칭변경: 간호부→간호원, 자격 검정시험 부활
1962	간호원 국가시험제도 신설(자격 검정고시 폐지), 조산원 면허를 간호원과 분리, 의료인 매년 취업상황 신고 의무화
1973	간호사면허 국가시험 응시자격 강화 (간호 고등기술학교 폐지), 업무별 간호사 제도 신설
1981	의료인 보수교육 의무화
1987	명칭변경: 간호원, 조산원 → 간호사, 조산사
2011	의료인 면허신고제 시행

003 ③

적임자는 업무를 숙련되고 조직적으로 수행하며 분석적으로 사고하고 목표와 계획을 수립할 수 있다. 그러나 업무 처리를 의식적인 분석과 계획에 의존하며 당면한 업무를 수행하는데 집중하며 장기적 목표를 보는 시야는 부족하다. 베너의 모델은 아래와 같이 정리할 수 있다.

초심자(novice)	제한적 업무, 융통성 부재(간호학생)
신참자 (advanced beginner)	좁은 범위의 업무수행(신규간호사)
적임자(competent)	조직능력, 기획능력 발휘(2~3년차 간호사)
숙련가(proficient)	전체적인 상황이해 및 장기적인 목표에 집중(3~5년차 간호사)
전문가(expert)	매우 능숙하고 융통성 있는 업무수행, 직관적인 상황파악 및 업무수행

004 ③

리스본 선언은 1995년 세계의학총회에서 정하여 선포한 것으로 환자 권리에 대한 구체적인 내용을 제시하였다. 특히 인간으로서 존엄을 유지하면서 죽음을 맞이할 권리가 있다는 내용이 포함되어 있다.

① 2차세계대전 이후 나타난 인간 실험에 대한 지침서로 대상자의 자발적 동의가 없으면 어떤 실험도 할 수 없다는 것이 주요 내용이다.
② 세계의학총회에서 인체실험에 관한 연구윤리선언으로 채택되었다. 법정대리인 동의의 윤리적 수용을 주장하였다.

005 ③

제시된 내용은 한국간호사 윤리강령 14조 알권리 존중 중에 일부로 환자에게 의사결정에 필요한 지식과 정보를 충분히 이해할 수 있도록 설명을 해야 한다는 내용이다. 이는 환자의 자율적 의사를 돕기 위한 것이므로, 환자가 자신의 생각을 가지고 자유로운 선택과 의사결정의 자유롭게 할 권리인 자율성 존중의 원칙과 가장 관련이 깊다.

006 ③

의무론은 결과와 상관없이 의무에 근거한 법칙과 규칙에 따라 행동의 옳고 그름을 판단한다. 결과와 무관하게 도덕적으로 옳은 행위는 수행돼야 하고 도덕규칙을 준수해야한다고 본다.

⑤ 규칙이 언급되어 헷갈릴 수 있는 보기이다. 그렇지만 유용성을 강조한다는 점에서 공리주의적 시각임을 알 수 있다. 참고로 보기의 내용은 규칙 공리주의의 태도이다.

구분	의무론	공리주의(목적론)
특징	• 옳은 행위는 도덕 규칙에 부합하는 행위 • 도덕규칙을 중시하는 비결과주의 이론	• 행동의 옳고 그름은 결과에 달려있다고 보는 결과주의적 이론 • 최대다수의 최대행복을 추구
장점	• 일반인들이 통상적으로 생각하고 있는 도덕을 고려 • 인간관계의 복잡성을 고려 • 과거행위를 고려	• 도덕의 목표가 명확 • 도덕 추론의 과정이 합리적 • 도덕규칙의 원리 적용의 신축성 • 규칙들간의 상충을 피할 수 있음
단점	• 도덕 규칙들간의 상충이 있을 때 문제해결이 어려움 • 도덕 추론의 절차가 불명확함	• 특수한 관계를 갖는 사람들에 대한 도덕적 의무를 고려하지 못한다. • 다수의 행복을 위해 개인의 권리가 무시될 가능성

007 ②

정의의 원칙은 해악과 선행이 공존하는 상황에서 '어떻게 해악과 이득을 공평하게 분배 하는가?'와 관련된 원칙이다. 즉 공평한 배분 문제를 다루는 원칙이다. 따라서 위 상황은 정의의 원칙을 고려해봐야 하는 문제이다.

008 ①

아래 표 참조

기획	• 조직의 목표를 달성하기 위하여 해야 할 행동과 구체적 행동방안을 계획하는 과정 • 조직의 절차, 목적, 목표, 정책, 규칙, 장단기 계획, 예산계획, 각 부서의 구체적 실행계획 수립 등
조직	• 조직구성원들이 조직의 목표를 성취할 수 있도록 업무, 권한, 자원 배분하는 과정
인사	• 인력을 조달하고 유지·개발 및 활용하는 과정. 필요한 인력 산정, 모집, 선발, 채용, 인력개발, 배치, 보상 등이 포함된다.
지휘	• 조직 목표 달성을 위해 업무를 지시, 감독, 조정하는 과정. 리더십, 동기부여, 갈등관리, 의사소통, 주장행동 등이 포함
통제	• 실제 수행된 결과와 계획된 목표가 일치하는지 확인하고 피드백을 통해 업무성과 향상을 위한 실행계획을 수정하는 과정. 성과평가, 훈육, 질 관리 등이 포함

009 ①

전략적 기획은 조직이 지향하는 미래의 목표와 방향을 제시하는 것으로 주로 최고 관리자에 의해서 수행된다.
②, ③은 전술적 기획, ④, ⑤는 운영적 기획에 대한 설명이다.

010 ①

제시된 내용은 간트차트(Gantt chart)에 대한 설명이다. 간트차트는 각 업무별로 일정의 시작과 끝을 그래프로 표시하여 전체 일정과 업무 사이 관계를 한 눈에 볼 수 있다.
② 의사결정나무(decision trees): 선택할 수 있는 대안과 그에 따른 결과를 나뭇가지 모양으로 나타낸 도표
③ 주경로기법(critical path method): PERT와 유사한 기법이나 프로젝트를 위한 하나의 완성시간만 추정하는 기법
④ PERT(program evaluation and review technique): 프로젝트 주요활동을 진행도표로 나열하고 각 활동의 소요시간을 3가지(낙관적, 일반적, 비관적 소요시간)로 구분하여 기대시간을 확률적으로 결정하는 방법
⑤ 기획예산제도(planning programming budgeting system): 장기적인 계획수립과 단기적인 예산편성을 유기적으로 연관시키는 방법.

011 ①

②, ③, ⑤는 집단적 의사결정이 필요한 경우이다. ④는 정형적 의사결정을 하는 경우에 해당한다.

개인적 의사결정	집단적 의사결정
신속한 결정을 요구 비용을 절감해야할 때 창의적 대안을 선택할 때	다각적 접근이 필요할 때 의사결정의 정당성이 필요할 때 질 높은 의사결정이 필요할 때 해결책의 높은 수용성이 필요할 때

012 ②

간결성의 원칙은 전문적 용어나 술어는 피하고 간결하고 명료하게 표현되어야 한다는 원칙이다.
① 최소의 비용으로 최대의 효과를 달성하도록 자원을 활용해야 한다는 원칙이다.
③ 변동 상황이 발생하였을 때 기획을 수정할 수 있어야 한다는 원칙이다.
④ 기획과정에서 인적, 물적, 설비, 예산의 부족 등으로 차질이 발생하지 않도록 충분한 사전준비가 이루어져야 한다는 원칙
⑤ 정확한 예측을 통해 기획이 이뤄질 수 있도록 정확한 정보를 통해 수립해야 한다는 원칙이다.

013 ①

문제의 설명은 간호관리료 차등제에 대한 설명이다. '간호관리료 차등제 개선계획'으로 2018년부터 산정기준이 변경되었다는 것에 유의하자. 지방에 위치한 병원급 의료기관은 간호사 1인당 환자 수가 기준이며 서울특별시, 광역시 구지역, 경기도 구 있는 시는 간호사 1인당 병상 수가 기준이다.

014 ②

마케팅 믹스별 간호 서비스 전략은 다음표와 같이 정리할 수 있다.

제품전략	• 새로운 종류와 유형의 간호서비스개발 • 고객맞춤 간호서비스 • 간호서비스 질 보장 및 관리 • 전문적이고 고급의 간호서비스 개발
유통전략	• 물리적 접근성 개선(장소의 다양화, 원격진료 등) • 정보적 접근성 개선(상담, 설명, 조언 등) • 시간적 접근성 개선(대기시간, 예약, 야간진료) • 의료전달체계 개선
촉진전략	• 이미지 제고 및 향상 • 소비자 만족 • 브로슈어 소책자 발간 • 홍보 및 광고
가격전략	• 기존 가격조정 • 가격차별화 • 새로운 가격개발 • 보험수가 책정

015 ①

통솔 범위 결정시 영향을 주는 요인

통솔범위 ↑	통솔범위 ↓
통솔자의 능력 피통솔자의 자질 객관적 표준의 이용가능성 스태프(막료)의 지원 능력 행정 조직의 제도화 정도	감독할 업무의 전문성 작업 장소의 지역적 분산정도

016 ④

특수한 업무를 수행하기 위해 임시로 만든 조직이므로 프로젝트 조직에 해당한다.
① 라인 조직에 스태프 제도를 결합한 형태이다. 라인 조직의 명령 일원화의 원칙과 스태프 부문의 전문화의 원칙이 조화로운 조직이다.
② 라인 조직과 프로젝트 조직을 통합한 형태로 두 개 이상의 권한계통이 중첩되는 구조를 가지고 있다. 한시적인 과업집단의 상사와 기능별 부문 상사의 통제를 동시에 받게 된다.
③ 관리자와 부하간 권한이 수직적으로 배열된 형태의 조직이다. 계선조직 또는 계층조직이라고도 한다.
⑤ 스태프 조직의 구성원이 단순히 충고나 조언의 수준을 넘어 라인에 있는 직원에게 명령을 할 수 있도록 권한을 부여한 조직이다.

017 ②

기능적 간호는 각 간호사가 일정한 업무만 담당하는 분업에 기초해 간호 수행의 효율성을 높이는 간호전달체계 유형이다. 단시간에 많은 업무를 수행할 수 있는 장점이 있으나 총체적이고 전인적 간호제공은 불가능하다. 또한 간호의 책임소재가 불분명하다.

018 ④

조직문화란 각 조직의 고유한 상징과 상호작용 체계로 공통적인 생각과 행동방식, 신념 및 가치체계를 포함한다.

> **조직문화의 특징**
> - 조직문화는 공유된다.
> - 조직문화는 학습되는 것이며 새로운 구성원들에게 전달된다.
> - 조직문화는 공유된 가치관과 관련이 있으며, 비가시적이고 핵심적인 가치관에 기초한 의례, 의식 및 상징물 등과 같은 유형적인 방법으로 표현한다.
> - 문화는 항상 변한다.

019 ④

관리공학적 방법은 간호의 질, 환자의 유형과 수, 병상수용능력, 운영예산 등을 근거로 하여 인력을 산정하는 방식이다. 문제의 예시에서 환자의 간호요구에 따라 간호에 필요한 시간을 산출하여 간호 인력을 산정하였기 때문에 관리공학적 방법에 해당한다고 볼 수 있다.

020 ①

평가를 할 때 나쁜 점이 눈에 하나 띄면 모든 평가를 나쁘게 하는 경우를 혼 효과라고 한다. 후광효과의 반대상황이다.
③ 극단적인 평가를 피하고 중간 범주의 점수를 주는 경우
④ 실제 능력이나 업적보다 평가를 후하게 주는 경우
⑤ 평가표상 근접한 요소들의 평가결과가 비슷한 경향을 보이는 경우

021 ⑤

내적 보상은 비금전적인 형태로 이뤄지는 심리적 보상으로 내적 동기를 자극하고 장기적 성과와 만족감을 높이는데 효과적이다. 탄력적 근무시간은 자율성을 부여하는 근무 조건으로 동기를 촉진하기에 가장 좋은 내적 보상에 해당한다.

> **보상의 종류**
> ① 내적보상: 비금전적 형태로 이뤄지는 심리적 보상
>   예) 성취감, 도전감, 책임감, 안정감, 승진기회, 경영정책, 유능한 동료, 작업환경, 의사결정 참여, 탄력적 근무시간 등
> ② 외적보상: 금전적 형태로 이뤄지는 보상
>   예) 직접보상(임금, 상여금 등), 간접보상(=복리후생보상, 의료지원, 연금, 주택지원, 교육비, 시설이용 지원)

022 ③

점수법은 직무와 관련된 각 요소들을 구분하여 그 중요도에 따라 점수로 평가한 합산하여 각 직무의 가치를 매기는 방법이다. 직무 간 상대적 차이를 다각적으로 제시 할 수 있으며, 평가의 신뢰성이 높은 점이 장점이나, 고도의 숙련도가 요구되며, 많은 준비시간과 비용이 소요된다는 점이 단점이다.

023 ②

허시와 블랜차드 상황적 리더십 이론에 따르면 성숙도가 가장 낮은 상황에서 효과적인 리더십 유형은 지시형 리더십 유형이다. 지시형 리더십 유형은 의사소통 초점이 목표 달성에 맞춰져 있으며, 리더는 무슨 목표를 어떻게 달성해야 하는가에 대한 작업 지시, 작업 활동을 주의 깊게 감독한다.
지시형 리더십 유형은 낮은 인간간계와 높은 과업지향 행동을 한다.

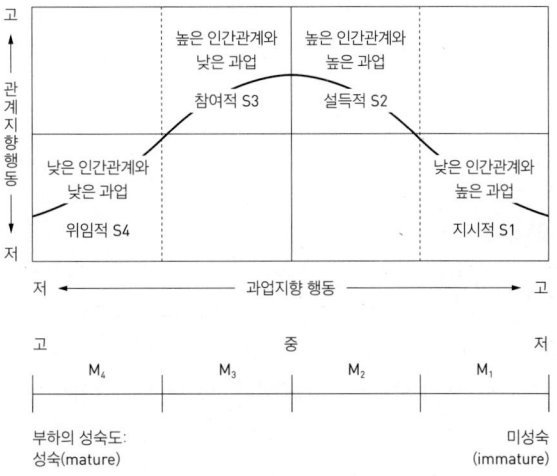

[그림] 허시와 블랜차드 상황대응 리더십 유형

024 ④

성취 동기이론은 조직 내 개인의 동기부여와 관련하여 모든 인간은 3가지 기본욕구(성취욕구, 권력욕구, 친교욕구)를 지니고 있다고 보는 이론이다. 이 욕구에 따라 알맞은 직무에 배치함으로써 동기부여가 될 수 있다고 본다.

성취동기 이론의 욕구의 유형

성취욕구	어려운 일을 성취하려는 것, 스스로의 능력을 성공적으로 발휘함으로써 자긍심을 높이려는 것 등에 관한 욕구
권력욕구	남을 통제하는 위치에 서는 것을 선호하며 타인들로 하여금 자기가 바라는 대로 행동하도록 강요하는 성향
친교욕구	다른 사람들과 좋은 관계를 유지하려고 노력하며 타인들에게 친절하고 동정심이 많고 타인을 도우며 즐겁게 살려고 하는 성향

025 ①

근무표 작성 방법 중 근무표 작성의 조직 전체에 대한 공정성, 간호 관리자의 시간 감소 등의 장점을 가지고 있는 방식은 중앙집권적 방식이다. 이 외에도 비용 감소, 업무량 모니터링 용이, 결원 발생시 대처가 쉽다는 장점이 있다. 단점으로는 개개인에 대한 배려가 부족하다는 점이 있다.

참고로 문제에서 나오는 불만사항은 분권적 근무표 작성 방법의 단점에 해당하는 내용이다. 분권적 근무표 작성방법의 장점은 개인 사정을 반영하기 쉽고, 일선관리자의 자율성이 확보된다는 점이 있다.

026 ②

특정 리더에게 정보가 집중되는 유형은 수레바퀴형(=윤형)이다.
① 사슬형 - 위, 아래로만 이뤄진 공식적이고 수직적인 명령계통
③ 원형 - 특정 문제 해결을 위한 의사소통. 모여있으면 의사소통 속도가 빠르고 정확한 의사소통이 가능하지만 떨어져있으면 의사소통 속도가 느리고 정확도가 낮아진다.
④ 완전연결형 - 신축성 있게 적응할 수 있는 의사소통 유형. 집단 만족도 및 의사결정 수용도가 높음
⑤ Y형 - 라인-스태프 집단에서 흔한 유형

027 ④

개인 간 갈등 상황별 대처 유형에 대해 묻는 문제이다. 개인 간 갈등 상황별 대처 유형은 아래와 같이 정리할 수 있다.

강압	자신의 주장에 대해 상대방의 동의와 무관하게 신속하고 결단성이 있는 행동이 요구될 때
수용	논제가 자신에게는 사소하고, 향후 문제 상황을 위해 상대방과 신뢰를 쌓는 것이 중요할 때
타협	권력이 유사한 개인 간의 복잡한 문제에 대해 임기응변적 해결이 요구되는 경우
협력	양측의 관심사가 중요하고 통합적인 해결안을 도출해야 할 때
회피	논제가 사소하고 다른 문제의 해결이 더 급할 때

028 ②

구조적 요소 평가는 물리적 환경, 도구, 매뉴얼 등과 같은 간호가 수행되는 환경이나 간호전달체계에 관련된 내용이다. ①, ③은 결과적 요소 평가, ④, ⑤는 과정적 요소 평가에 해당한다.

029 ⑤

레이다 차트는 측정 목표에 대한 평가 항목이 여러개일 때, 항목 수에 따라 원을 같은 간격으로 나누고 중심으로부터 일정 간격으로 척도를 재는 칸을 나누어 각 평가항목을 정량화된 점수에 따라 점을 찍고 선을 이어 만드는 도표이다. 레이다 차트는 성과와 목표간의 차이의 크기를 보기 위해 주로 활용된다.
① 인과관계도: 물고기 등뼈 그림이라고도 하며 원인과 결과의 관계를 나타내어 복잡한 문제를 해결하도록 도와주는 도구이다.
② 흐름도: 과정이나 절차의 실제상황을 순서대로 정확하고 이해하기 쉬운 형태로 도식화한 도구이다.
③ 런차트: 일정기간 동안 업무과정의 성과를 측정한 관찰치를 통해 업무의 흐름이나 경향을 조사하는데 사용한다.
④ 관리도: 평균, 상한선과 하한선을 표시하여 관찰된 변이가 합리적인지 평가하며 관리 여부를 확인 가능한 도구이다.

030 ②

주삿바늘은 손상성폐기물로 위해의료폐기물이므로 노란색 도형 표기 상자용기에 담아야 한다. 사용한 주사는 다시 캡을 씌우면 안된다는 점을 주의하자.
① 조직물폐기물은 위해의료폐기물이므로 합성수지류 상자에 담아야 한다.
③ 격리의료폐기물이므로 붉은색 도형 표기 용기에 버려야 한다.
④ 일반의료폐기물로 봉투형이면 검정색, 상자형이면 노란색 도형 표기 용기에 버려야 한다.
⑤ 가득 채우면 안되고 75%까지 채운 다음 버려야 한다.

의료폐기물 종류에 따른 전용 용기, 의료폐기물 도형 색상은 아래와 같다.

의료폐기물 보관 전용 용기

폐기물 종류	전용 용기
격리 의료 폐기물	합성수지류 상자 용기
조직물폐기물(치아제외)	
손상성 폐기물	
액체 상태 폐기물	
그 밖의 의료폐기물	봉투형 용기 및 골판지류 상자 용기

의료폐기물 도형 색상

의료폐기물 종류	도형 색상	
격리의료폐기물	붉은색	
위해의료폐기물 및 일반의료폐기물	봉투형	검정색
	상자형	노란색
재활용 태반	녹색	

031 ③

오류가 있었음에도 의료사고로 이어지지 않은 경우이므로 근접오류(Near miss)에 해당한다.
'아차사고'라는 용어도 자주 사용하므로 같이 기억해두는 것이 좋다.
① 올바른 과정으로 진행된 정당한 처치로부터 발생한 예상치 못한 위해.
② 원래의 질환에 기인한 것이 아니며 진료의 과정에서 예기치 않은 상해.
④ 의료인이 의료인으로서 당연히 기울였어야 할 주의 의무를 위반하여 나쁜 결과가 나온 경우
⑤ 사망 혹은 심각한 신체적·정신적 손상을 동반하거나 그러한 위험을 초래할 수 있는 기대하지 않은 사건

032 ④

낙상사고를 예방하기 위해선 환자가 혼자 침대를 이용할 경우 침대 난간을 올리고, 바닥이 미끄럽지 않은 신발이나 슬리퍼를 신도록 하고, 바닥표면이 미끄럽지 않도록 하는 등의 활동을 해야 한다.
① 문턱이나 장애물의 단차를 없애거나 최대한 낮춰야 한다.
③ 굽이 낮고 폭이 넓은 신발이 좋다.
⑤ 화재예방 활동에 해당한다.

033 ④

① 깨끗한 곳에서 오염가능성이 있는 곳 순으로 청소를 한다.
② 병동의 소음 허용치 기준은 30dB이다.
③ 환자 눈에 피로가 적은 간접조명을 사용해야 한다.
⑤ 낮은 채도와 높은 명도를 유지해야 한다.

034 ③

의사의 구두처방을 응급사항에서만 사용 가능하다. 구두처방(V/O)를 표시하고 처방 의사명, 처방받은 간호사명, 의사에게 처방을 확인한 간호사명을 기록하고 수행한다.
구체적인 수행지침은 다음과 같다.
- 구두지시를 듣는 동시에 지시내용을 모두 기록한다.
- 간호사가 기록한 구두지시 내용을 의사에게 읽어서 구두로 재확인한다.
- 간호사는 구두지시 내용을 수행하고 간호기록을 한다.
- 간호사는 구두지시가 가능한 빠른 시간 내에 처방시스템에서 처방되었는지 확인한다.
 (24시간 안에 서면 처방을 받도록 한다.)

035 ④

환자는 자신의 개인정보를 열람하고 의료기관에게 그 개인정보의 정정 또는 삭제 요구가 가능하다. 다만, 의료법에서 명시하고 법에 따른 보존기간이 경과하지 않은 개인정보에 대해서는 삭제를 요구할 수 없다.
① 정보주체가 만 14세인 경우 법정 대리인의 동의가 필요하다.
③ 진료과정에서 수집하는 개인정보는 법률에 근거한 정보이므로 환자의 동의가 필요하지 않다.
⑤ 학술대회 등으로 개인정보가 부득이하게 필요한 경우 환자의 동의가 없더라도 특정 개인을 알아볼 수 없는 형태로 개인정보를 제공할 수 있다.

기본간호학

036 ②

피부에 직접 적용하면 자극될 수 있으므로 얇은 수건이나 얇은 옷 등을 입은 상태에서 타진법을 시행한다. 직접 흉벽을 두드리게 되면 통증을 유발할 수 있다. 타진법을 시행할 때에는 한 부분을 여러 번, 힘 크기는 일정하게, 흉벽 전체를 리듬감 있게 타진한다.
① 통증이 있는 부위는 추가적인 조직 손상의 위험이 있으므로 타진법을 시행하지 않는다.
③ 늑골 골절, 골다공증, 출혈성 질환 등에는 타진법을 시행하지 않는다.
④ 손을 컵 모양으로 오므린 후 가볍게 움직이면서 흉벽을 두드린다.
⑤ 유방, 흉골, 척추, 신장과 같은 부위는 조직 손상의 위험이 있어 타진법을 시행하지 않는다.

037 ④

고도가 높아지면 공기 중 산소 농도가 낮아지므로 이를 보충하기 위해 호흡수가 증가한다.
①, ②, ③ 호흡수가 증가되는 요인에 해당한다.
⑤ 마약성 진통제, 진정제는 호흡수 저하의 부작용을 유발할 수 있다.

038 ②

수술 후 특이 문제가 없다면 조기이상을 권장한다. 조기이상은 혈액순환 증진 및 심호흡을 도와 폐 합병증을 예방하는데 도움이 된다.
① 흉곽 용적을 확장하여 호흡이 용이하도록 상체를 올려준다.
③ 기침은 기도 내 분비물 배출을 돕는다.
④ 코로 숨을 깊게 들이마시고 입으로 내뱉는 심호흡을 교육한다. 심호흡은 폐 확장을 도와 폐 합병증을 예방하는데 도움이 된다.
⑤ 호흡할 때 수술부위 통증을 호소한다면, 통증을 완화할 수 있는 중재를 수행하여 심호흡을 돕는다.

039 ③

인공호흡기는 자발적 호흡이 힘든 환자에게 적용하는 기기로 발관되는 경우 대상자에게 치명적인 결과를 낳을 수 있다. 인공호흡기의 안전한 적용을 위하여 기관절개관을 만지지 않도록 대상자를 교육하는 것이 필요하다.
① 기관절개관 커프 내 공기 압력을 주기적으로 확인한다.
② 기관 내 분비물 제거를 위해 필요시마다 흡인을 시행한다.
④ 대상자의 상체를 높여 주어 분비물로 인한 기도 내 흡인을 예방한다.
⑤ 기관절개관 커프 내 압력이 적절한 경우, 대상자의 목소리를 들을 수 없다.

040 ③

장염으로 3일 동안 계속해서 구토와 설사를 했으며 맥박 및 호흡이 빠르고, 체온이 다소 높으며 전신의 피부 탄력성이 저하되고 건조하며 소변횟수가 적고 진한 노란색의 소변인 것으로 보아 체액이 부족한 상태임을 알 수 있다.

041 ①

영양액은 고농도의 포도당으로 미생물 성장이 용이하므로 감염 예방을 위해 주기적으로 영양액 및 세트를 교환해주어야 한다.
② 30mL 정도 소량의 물을 주입하여 관류시킨다.
③ 차가운 영양액은 장을 자극할 수 있으므로 실내온도와 비슷한 정도로 준비한다.
④, ⑤ 영양액의 간헐적 주입에 해당하는 내용이다. 지속적 주입의 경우 영양주입펌프를 이용해 주입속도를 조절하여 일정하게 주입한다.

042 ①

대퇴 안쪽을 가볍게 문지르거나 두드리는 것은 배뇨 반사를 자극하여 배뇨를 촉진한다.
② 배뇨할 때의 자세를 취하는 것도 배뇨를 촉진할 수 있으나, 척추수술을 받은지 얼마 지나지 않은 환자이므로 적절하지 않다.
③, ④, ⑤ 배뇨를 촉진하는 방법에 해당하지 않는다.

043 ③

직장벽을 따라 부드럽게 삽입해야 하며 삽입 후 둔부를 모아 좌약이 빠지지 않도록 한다. 일정 시간 자세를 유지하도록 한다.
① 환자에게 직장의 굴곡에 따라 좌약의 삽입이 용이하도록 좌측 심즈자세(Sim's position)를 취하도록 한다.
② 좌약을 삽입할 때 심호흡을 하게 되면 항문괄약근을 이완시켜 삽입을 수월하게 도와준다.
④ 배설 여부 및 대변의 양상 등을 사정하여 기록한다.
⑤ 성인의 경우 약 10cm 정도, 소아는 약 5cm 정도 삽입하여야 한다.

044 ④

수영, 달리기, 팔굽혀 펴기 등은 등장성 운동에 해당한다. 등장성 운동은 속도와 관계없이 일정한 무게의 부하로 움직이는 것으로 근육의 길이에 변화를 주는 운동방법이다.
①, ②, ③, ⑤ 등척성 운동에 대한 설명이다.

045 ⑤

굴곡(굽힘, flexion)이란, 관절 사이의 각도를 감소시키는 것을 의미하는 것이다. 그러므로 족배굴곡(발등쪽굽힘, dorsiflexion)이란, 발을 발등 쪽으로 구부리는 상태를 의미하게 된다.
① 관절의 경축을 예방하고 관절의 운동성과 유연성을 유지하기 위해 시행하는 것이다.
② 외전(벌림, abduction)이란, 몸의 정중선에서 멀어지는 상태를 의미한다. 몸의 중심축에서 바깥쪽으로 회전시키는 상태는 '외회전'에 해당한다.
③ 신전(폄, extension)이란, 관절사이의 각도가 180°로 일직선이 된 상태를 의미한다.
④ 회내(엎침, pronation)란, 손바닥과 전완이 아래로 가도록 돌리는 상태를 의미한다. 몸의 정준선으로 가까워지는 상태는 '내전'을 의미한다.

046 ②

3점 보행을 할 때는 양쪽 목발과 환측 발을 디딘 후 건측 발을 내디뎌 보행한다.

> • 3점 보행은 한 쪽 다리(건강한 다리)에 체중의 전부를 지탱할 수 있어야 가능함

047 ④

파울러체위는 침상머리를 높여 상체를 올린 자세를 말한다. 이는 호흡을 용이하게 하고 기도 흡인을 예방한다. 또한, 체내 삼출물 배액을 돕고 두개내압 상승을 예방하는데도 도움을 준다.

048 ④

종식기(회복기/해열기)는 시상하부의 지정온도가 내려감으로써 열소실 기전이 일어나는 시기이다. 혈관이 확장되며 발한이 발생하므로 충분한 수분 공급이 필요하다.
① 오한기에는 오한으로 혈관이 수축하고 추위를 느끼는 시기로 보온을 위한 간호중재가 필요하다.
② 발열단계는 오한기(상승기) → 발열기 → 종식기(회복기/해열기)의 순서를 갖는다. 발열기는 체온이 상승하여 피부가 뜨거워지고 맥박과 호흡이 빨라지는 시기로 탈수 증상이 나타날 수 있다.
③, ⑤ 오한기는 시상하부가 지정 온도를 높은 수준으로 올리는 시기이며 발열기는 지정 온도에 도달되어 상승된 체온으로 유지되는 시기이며 종식기는 올라간 지정온도가 내려가는 시기를 말한다.

049 ③

커프를 느슨하게 감는 경우, 더 많은 압력이 요구되므로 혈압은 높게 측정될 수 있다.
① 통증이나 불안 등으로 스트레스를 받을 때 혈압은 높게 측정될 수 있다.
② 혈압을 측정할 때는 환자에게 등을 기대고 편안하게 앉은 상태에서 시행한다.
④ 하지에서의 수축기 혈압이 상지에서의 수축기 혈압보다 10~40mmHg정도 높게 측정되는 것은 정상이다.
⑤ 혈압 측정 부위가 심장보다 낮게 위치하거나 활동 직후 혈압은 높게 측정될 수 있다.

> **실제보다 높게 측정**
> • 커프가 너무 짧거나 좁음, 커프를 헐겁게 감음, 커프의 공기를 너무 천천히 뺀 경우, 팔의 커프가 심장보다 낮게 위치할 때, 수은 기둥을 올려다 볼 때, 측정 후 바로 재측정하는 경우(수축기압 높게 측정) 등
>
> **실제보다 낮게 측정**
> • 커프가 너무 넓음, 커프의 공기를 너무 빨리 뺀 경우(수축기압 낮게, 이완기압 높게 측정), 팔의 커프가 심장보다 높게 위치할 때, 수은 기둥을 내려다 볼 때 등
>
> **혈압을 재측정하는 경우**
> • 잠시 쉬었다가 측정해야 함(측정부위 혈액 순환이 되어야 정확한 측정이 가능함)

050 ②

빈맥, 빈호흡, PaO₂ 감소, 말단부위 청색증, 호흡곤란, 안절부절못하는 모습을 통하여 체내 산소가 부족한 상태임을 알 수 있다. 즉시 산소를 공급해야 한다.

> 정상범위
> - 혈압: 120/80mmHg
> - 맥박: 60~100회/분
> - 호흡: 12~20회/분, PaO₂ 80~100mmHg
> - 체온: 36~37℃ 대

051 ②

호스피스는 남은 생을 가능한 편안하게 그리고 충만한 삶을 살도록 돕는 돌봄을 의미한다.
① 치료가 불가능한 말기 환자와 가족 모두 간호의 대상이 되며, 총체적인 돌봄을 의미한다.
③ 삶을 인위적으로 연장시키거나 단축시키지 않는다.
④ 죽음을 삶의 한 과정으로 생각하여 자연스럽게 수긍하도록 돕는다.
⑤ 의학적 치료 및 중재는 증상 관리를 위한 정도로 보존적 차원에서 제공된다.

052 ②

대소변 실금이 발생할 수 있으며 이로 인한 피부손상 및 욕창발생에 따라 필요하다면 요도관을 삽입할 수 있다. 반대로 변비가 있는 경우 하제를 복용할 수 있다.
① 감각이 저하되어 시력 또한 흐려지므로 밝은 조명을 사용한다.
③ 측위를 취하여 타액의 기도 흡인을 예방하고 상체를 올려 호흡을 돕는다.
④ 체온이 하강하므로 정상적인 체온유지를 위해 담요로 덮어주거나, 따뜻한 바람이 나오는 기계를 사용할 수 있다.
⑤ 빠르고 효과적인 진통효과를 보기위해 진통제는 정맥주사 하도록 한다.

053 ⑤

뜨거운 물은 의치를 변형시키기 때문에 사용을 금한다. 의치는 양치하는 것과 마찬가지로 식사 후마다 세정하도록 하며 의치를 보관할 때는 물에 담가 두어야 한다.
② 연마제가 많이 함유된 치약은 의치를 마모시키므로 전용 세정제를 이용해 세척한다.

054 ⑤

결장루 수술 후 부종이 점차 가라앉으면서 정상적으로 장루의 크기가 작아진다. 정상적인 개구부는 붉고 깨끗하며 약간 올라와 있고 습기가 있는 상태를 보인다. 흐린 푸른색은 허혈을, 건조하고 회색빛 또는 검은 갈색은 괴사를 의미할 수 있다.

055 ⑤

뼈가 돌출된 부위는 압력이 집중적으로 가해지므로 드레싱 재료나 패드 등을 적용해 피부를 보호할 수 있다.
① 피부 손상은 없지만, 압력이 제거되어도 소실되지 않는 홍반이 있으므로 욕창 1단계임을 알 수 있다. 주의 깊게 피부를 사정하여 욕창의 진행을 예방해야 한다.
② 부동 환자는 적어도 2시간마다 체위변경을 시행하여 욕창을 예방해야 한다.
③ 골고루 영양분이 공급되도록 영양액을 제공해야 한다.
④ 반좌위나 좌위는 전단력을 발생시켜 욕창을 유발할 수 있다. 같은 자세를 유지하는 것이 아니라 자주 체위를 변경하여 압박 받는 부위가 한 곳에 집중되지 않도록 해야 한다.

056 ④

ANC(Absolute Neutrophil Count, 절대 호중구 수)는 백혈구의 일종인 호중구의 수를 확인하는 것이다. 이는 체내 면역력을 의미하는 것으로 1500/mm³ 이상을 정상으로 본다. 혈액검사 상 500/mm³ 이하로 수치가 감소한 경우 보호적 역격리를 시행한다.

057 ②

욕창 및 상처 부위를 드레싱할 때, 도뇨관을 삽입할 때, 정맥 내 카테터 삽입 등은 외과적 무균법을 준수해야 하는 경우이다.
①, ③, ④, ⑤ 내과적 무균법에 따라 수행해야 하는 경우이다.

내과적 무균법 vs 외과적 무균법의 적응증

내과적 무균법	외과적 무균법
• 코위관(비위관)을 삽입할 때	• 욕창 상처 드레싱
• 체온을 측정할 때	• 화상 부위 드레싱
• 구강간호를 수행할 때	• 정맥주사할 때
• 귀, 코, 눈에 점적할 때	• 방광세척할 때
• 관장 좌약을 삽입할 때	• 도뇨관을 삽입할 때
• 결장루를 세척할 때	

058 ④

머리를 완전히 뒤로 젖히는 것은 '과신전(과다폄, hyperextension)'을 의미한다.
① 굴곡(굽힘, flexion): 목을 앞으로 숙이는 것
② 신전(폄, extension): 머리를 바로 하는 것
③ 회전(돌림, rotation): 머리를 오른쪽, 왼쪽 옆으로 돌리는 것
⑤ 측방굴곡(옆굽힘, lateroflexion): 머리를 어깨 쪽으로 기울이는 것

059 ④

1cc(1mg)에 9cc를 mix하였으므로 전체량은 10cc(1mg)이 된다.
1mg : 10cc = 0.3mg : x
∴ x = 3cc

060 ⑤

맑은 유동식은 수분 공급 및 갈증 해소의 목적으로 제공되는 식이를 의미한다. 당질과 물만으로 구성된 식이로서 물, 맑은 국물, 차류 등이 해당된다.
① 연식: 반고형으로 소화가 잘 되고 씹기 쉬운 형태의 음식을 의미한다.
② 경식: 연식에서 일반식으로 변경 전 제공하는 전환기 음식으로 소화되기 쉬운 형태의 음식을 의미한다.
③ 일반식: 특별한 제한이 없는 식이를 의미한다.
④ 전 유동식: 반고형식, 고형식을 섭취할 수 없는 대상자에게 제공하는 것으로 미음, 주스, 스프, 우유 등이 해당된다.

061 ②

미골주변의 3도 욕창이 있고 요실금을 보이므로 최대한 오염되지 않고 유지될 수 있는 부분에 주사해야 한다. 삼각근은 상지에 위치하므로 가장 좋은 부분이나 1ml 이하의 약물을 투여해야 하므로 적절하지 않다.

062 ⑤

칼슘 알지네이트 드레싱은 다량의 삼출물이 있는 상처에 효과적인 드레싱 재료이다. 칼슘 제제가 함유되어 있어 출혈성 상처를 지혈해주는 효과를 갖고 있으며 상처의 사강을 패킹하기 위해서도 사용할 수 있다. 추가적인 2차 드레싱이 필요하다.

- 칼슘 알지네이트 드레싱: 삼출물의 양이 많을 때 유용
- 하이드로콜로이드 드레싱: 삼출물의 양이 비교적 적을 때 유용

063 ③

척수 손상으로 움직일 수 없으며 전신 부종이 관찰되고 있으므로 '부동과 관련된 피부손상 위험성'을 간호진단으로 내릴 수 있다.

064 ④

피하주사보다 흡수가 빠르며 조직에 자극되는 약물을 투여할 때 유용하다. 특히, 조직에 심한 자극을 주거나 착색시키는 약물은 근육주사 방법 중 하나인 Z-track 방법을 이용할 수 있다.
① 경구투여는 의식수준이 저하된 환자에게 흡인의 위험이 있으므로 권장되지 않는다.
② 피내주사는 투베르쿨린 반응, 알레르기 반응 등을 확인하기 위해 시행하는 방법으로 일정 시간 지난 후 국소반응을 확인하여 약물에 대한 반응을 파악한다.
③ 피하주사는 헤파린, 인슐린을 투여할 때 이용하는 방법으로 투여 후 마사지하지 않는다.
⑤ 정맥주사는 가장 빠른 투약효과를 나타내기 때문에 응급상황에서 사용하는 방법이다.

065 ⑤

수혈 중 부작용이 발생한 경우, 즉시 수혈을 중단하고 담당 의사에게 알리도록 한다.

보건의약관계법규

066 ⑤

① 금고 이상의 형의 집행유예를 선고받고 그 유예기간이 지난 후 2년이 지나야 함
② 금고 이상의 실형을 선고받고 그 집행이 끝난 후 5년이 지나야 함
③ 보건복지부장관이 인정하는 외국의 학교를 졸업하고 외국의 면허를 취득

067 ①

최초 내원 및 퇴원 이후 만 5년이 지난 후에 열람을 요청하였으므로, 반드시 보존해야 하는 것은 보존기간 10년인 수술기록이다.

환자명부, 간호기록부, 방사선사진, 검사내용 및 검사소견기록은 5년 동안 보존 의무

068 ③

의료법 제17조의2

의사, 치과의사 또는 한의사는 다음 어느 하나에 해당하는 경우로서 해당 환자 및 의약품에 대한 안전성을 인정하는 경우에는 환자의 직계존속·비속, 배우자 및 배우자의 직계존속, 형제자매 또는 노인의료복지시설에서 근무하는 사람 등 대리수령자에게 처방전을 교부하거나 발송할 수 있으며 대리수령자는 환자를 대리하여 그 처방전을 수령할 수 있다.

1. 환자의 의식이 없는 경우
2. 환자의 거동이 현저히 곤란하고 동일한 상병에 대하여 장기간 동일한 처방이 이루어지는 경우

069 ②

의료법시행규칙 제43조 감염관리실의 업무
1. 병원감염의 발생 감시
2. 병원감염관리 실적의 분석 및 평가
3. 직원의 감염관리교육 및 감염과 관련된 직원의 건강관리에 관한 사항
4. 그 밖에 감염 관리에 필요한 사항

070 ⑤

의료법 제65조

보건복지부장관은 의료인의 결격 사유 중 하나에 해당하는 경우에는 면허를 반드시 취소하여야 한다.

보건복지부장관은 의료인이 다음 각 호의 어느 하나에 해당할 경우에는 면허를 취소할 수 있다.
1. 자격 정지 처분 기간 중에 의료행위를 하거나 3회 이상 자격 정지 처분을 받은 경우
2. 면허에 부수된 조건을 이행하지 아니한 경우
3. 다른 사람에게 면허를 대여한 경우
4. 1회용 의료기기를 재사용하여 사람의 생명 또는 신체에 중대한 위해를 발생하게 한 경우
5. 사람의 생명 또는 신체에 중대한 위해를 발생하게 할 우려가 있는 수술, 수혈, 전신마취를 의료인 아닌 자에게 하게 하거나 의료인에게 면허 사항 외로 하게 한 경우

071 ③

의료법 제33조(개설 등)

의료인은 이 법에 따른 의료기관을 개설하지 아니하고는 의료업을 할 수 없으며, 다음 어느 하나에 해당하는 경우 외에는 그 의료기관 내에서 의료업을 하여야 한다.
1. 「응급의료에 관한 법률」 제2조제1호에 따른 응급환자를 진료하는 경우
2. 환자나 환자 보호자의 요청에 따라 진료하는 경우
3. 국가나 지방자치단체의 장이 공익상 필요하다고 인정하여 요청하는 경우
4. 보건복지부령으로 정하는 바에 따라 가정간호를 하는 경우
5. 그 밖에 이 법 또는 다른 법령으로 특별히 정한 경우나 환자가 있는 현장에서 진료를 하여야 하는 부득이한 사유가 있는 경우

072 ③

감염병의 예방 및 관리에 관한 법률 제39조의3

시·도지사 또는 시장·군수·구청장은 감염병 발생 또는 유행 시 감염병의심자를 격리하기 위한 시설을 지정하여야 한다. 다만, 「의료법」에 따른 의료기관은 접촉자 격리시설로 지정할 수 없다.

073 ④

감염병예방법 제29조의2

의료인 및 의료기관의 장은 필수예방접종 또는 임시예방접종 후 혈소판감소성 혈전증 등 보건복지부령으로 정하는 이상반응이 나타나거나 의심되는 사람을 발견한 경우에는 질병관리청장에게 이상반응에 대한 검사를 의뢰할 수 있다.

074 ⑤

① 외국으로 나가는 운송수단으로서 질병관리청장이 우리나라에서 검역감염병이 발생하여 국외로 번질 우려가 없다고 인정하는 운송수단은 검역조사를 생략할 수 있다.
② 우리나라로 들어오거나 외국으로 나가는 승객, 승무원 등 모든 사람 운송수단 및 보건복지부령으로 정하는 화물(운송수단 내의 컨테이너, 운송수단 내 비치용품, 소모용품 및 개인 소지 물품을 포함)이 검역조사의 대상
③ 질병관리청장은 관계 중앙행정기관의 장과 협의하여 검역 장소를 정한다.
④ 검역소장은 검역조사의 대상이 검역 장소에 도착하는 즉시 검역조사를 하여야 한다.

075 ⑤

후천성면역결핍증 예방법 제18조
감염인은 그 종사자가 정기검진을 받아야 하는 업소에 종사할 수 없다.

076 ⑤

건강보험의 피부양자가 될 수 있는 자
1. 직장가입자의 배우자
2. 직장가입자의 직계존속(배우자의 직계존속을 포함한다)
3. 직장가입자의 직계비속(배우자의 직계비속을 포함한다)과 그 배우자
4. 직장가입자의 형제·자매

077 ③

국민건강보험법 제44조
요양급여를 받는 자는 비용의 일부(본인일부부담금)를 본인이 부담한다. 이 경우 선별급여에 대해서는 다른 요양급여에 비하여 본인일부부담금을 상향 조정할 수 있다.

078 ①

지역보건법 제7조(지역보건의료계획의 수립 등)
① 시·도지사 또는 시장·군수·구청장은 <u>지역주민의 건강 증진을 위하여</u> 다음 각 호의 사항이 포함된 지역보건의료계획을 4년마다 수립하여야 한다.
1. 보건의료 수요의 측정
2. 지역보건의료서비스에 관한 장기·단기 공급대책
3. 인력·조직·재정 등 보건의료자원의 조달 및 관리
4. 지역보건의료서비스의 제공을 위한 전달체계 구성 방안
5. 지역보건의료에 관련된 통계의 수집 및 정리

079 ④

지역보건법 제14조
지방자치단체는 보건소의 업무 중에서 특별히 지역주민의 만성질환 예방 및 건강한 생활습관 형성을 지원하는 건강생활지원센터를 대통령령으로 정하는 기준에 따라 해당 지방자치단체의 조례로 설치할 수 있다.

080 ③

마약류관리법 제39조(마약 사용의 금지)
마약류취급의료업자는 마약 중독자에게 그 중독 증상을 완화시키거나 치료하기 위하여 다음 어느 하나에 해당하는 행위를 하여서는 아니 된다. 다만, 치료보호기관에서 보건복지부장관 또는 시·도지사의 허가를 받은 경우에는 그러하지 아니하다.
1. 마약을 투약하는 행위
2. 마약을 투약하기 위하여 제공하는 행위
3. 마약을 기재한 처방전을 발급하는 행위

081 ②

응급의료에 관한 법률 제9조
응급의료종사자는 다음 어느 하나에 해당하는 경우를 제외하고는 응급환자에게 응급의료에 관하여 설명하고 그 동의를 받아야 한다.
1. 응급환자가 의사결정능력이 없는 경우
2. 설명 및 동의 절차로 인하여 응급의료가 지체되면 환자의 생명이 위험하여지거나 심신상의 중대한 장애를 가져오는 경우

응급의료종사자는 응급환자가 의사결정능력이 없는 경우 법정대리인이 동행하였을 때에는 그 법정대리인에게 응급의료에 관하여 설명하고 그 동의를 받아야 하며, 법정대리인이 동행하지 아니한 경우에는 동행한 사람에게 설명한 후 응급처치를 하고 의사의 의학적 판단에 따라 응급진료를 할 수 있다.

082 ⑤

노인의 건강 증진은 평생국민건강관리체계에 해당한다.

083 ⑤

국민건강증진법 제18조
① 국가 및 지방자치단체는 국민의 구강질환의 예방과 구강건강의 증진을 위하여 다음 각호의 사업을 행한다.
1. 구강건강에 관한 교육사업
2. 수돗물불소농도조정사업
3. 구강건강에 관한 조사·연구사업
4. 아동·노인·장애인·임산부 등 건강취약계층을 위한 구강건강증진사업
5. 기타 구강건강의 증진을 위하여 대통령령이 정하는 사업(충치예방을 위한 치아홈메우기사업, 불소용액양치사업)
※ 만 65세 이상 노인 임플란트 지원은 국민건강보험공단에서 실시하며, 국민건강증진법 상 구강건강사업의 내용에 해당하지 않는다.

084 ①

혈액관리법 시행규칙 제6조
과거의 헌혈경력 및 혈액검사결과와 채혈금지대상자 여부의 조회를 하지 않을 수 있는 경우는 다음과 같다.
1. 헌혈자 본인에게 수혈하기 위하여 채혈하는 경우
2. 천재지변, 재해, 그 밖에 이에 준하는 사유로 인하여 전산 또는 유선 등의 방법으로 정보조회가 불가능한 경우
3. 긴급하게 수혈하지 아니하면 수혈자의 생명이 위태로운 경우로서 신속한 정보조회가 불가능한 경우

085 ④

연명의료결정법 제28조
호스피스대상환자가 호스피스전문기관에서 호스피스를 이용하려는 경우에는 호스피스 이용동의서와 의사가 발급하는 호스피스대상환자임을 나타내는 의사소견서를 첨부하여 호스피스전문기관에 신청하여야 한다.

제2회
정답 및 해설

> **정답 확인**

1교시

성인간호학

001	②	006	④	011	②	016	③	021	④	026	⑤	031	④	036	①
002	②	007	①	012	③	017	④	022	⑤	027	②	032	⑤	037	④
003	⑤	008	④	013	④	018	③	023	④	028	⑤	033	②	038	⑤
004	④	009	④	014	④	019	④	024	②	029	①	034	①	039	①
005	①	010	①	015	②	020	①	025	②	030	②	035	①	040	④

041	③	046	①	051	③	056	④	061	③	066	④				
042	③	047	①	052	③	057	②	062	②	067	⑤				
043	②	048	⑤	053	③	058	⑤	063	④	068	①				
044	①	049	②	054	⑤	059	④	064	②	069	④				
045	⑤	050	①	055	③	060	②	065	⑤	070	⑤				

모성간호학

071	③	076	①	081	③	086	③	091	①	096	④	101	④
072	②	077	③	082	④	087	④	092	④	097	②	102	④
073	④	078	④	083	②	088	③	093	⑤	098	②	103	②
074	①	079	③	084	④	089	④	094	⑤	099	③	104	②
075	②	080	②	085	③	090	⑤	095	③	100	⑤	105	②

2교시

아동간호학

001	③	006	③	011	③	016	⑤	021	①	026	③	031	⑤
002	③	007	③	012	③	017	③	022	④	027	③	032	①
003	②	008	④	013	④	018	①	023	①	028	①	033	⑤
004	①	009	④	014	⑤	019	⑤	024	⑤	029	⑤	034	⑤
005	④	010	⑤	015	③	020	④	025	③	030	①	035	④

지역사회간호학

036	④	041	①	046	⑤	051	②	056	②	061	①	066	④
037	③	042	③	047	④	052	②	057	③	062	②	067	④
038	②	043	⑤	048	④	053	②	058	①	063	④	068	⑤
039	⑤	044	②	049	④	054	④	059	④	064	①	069	③
040	④	045	⑤	050	①	055	②	060	③	065	④	070	⑤

정신간호학

071	②	076	⑤	081	③	086	②	091	④	096	④	101	③
072	④	077	⑤	082	⑤	087	②	092	②	097	⑤	102	①
073	③	078	⑤	083	④	088	④	093	⑤	098	③	103	⑤
074	③	079	③	084	④	089	⑤	094	③	099	②	104	③
075	②	080	④	085	④	090	⑤	095	③	100	⑤	105	⑤

3교시

간호관리학

001	⑤	006	③	011	③	016	①	021	⑤	026	③	031	②
002	①	007	③	012	⑤	017	③	022	④	027	①	032	①
003	③	008	④	013	②	018	④	023	④	028	②	033	⑤
004	①	009	④	014	⑤	019	④	024	③	029	④	034	③
005	②	010	④	015	①	020	①	025	③	030	④	035	⑤

기본간호학

036	③	041	②	046	①	051	④	056	④	061	②
037	④	042	②	047	①	052	①	057	④	062	⑤
038	②	043	⑤	048	⑤	053	①	058	③	063	④
039	③	044	④	049	③	054	④	059	⑤	064	①
040	④	045	④	050	③	055	⑤	060	④	065	⑤

보건의약관계법규

066	③	071	⑤	076	③	081	②
067	④	072	③	077	①	082	⑤
068	②	073	⑤	078	⑤	083	⑤
069	③	074	②	079	③	084	②
070	①	075	②	080	③	085	①

1교시

정답 및 해설

성인간호학

001 ②
다발성 골절 및 외상성 뇌출혈이 있고 차고 축축한 피부, 핍뇨, 혈압 저하, 맥박 증가, 호흡 증가 등의 증상을 통해 출혈로 인한 쇼크 상태임을 예상할 수 있다. 혈액이나 체액의 손실로 발생하는 쇼크에 해당하므로 '저혈량성 쇼크(hypovolemic shock)'가 적절하다.

002 ②
화학 약품이 눈에 들어간 경우, 즉시 생리식염수나 흐르는 물에 충분히 눈을 세척한다.

003 ⑤
호흡부전, 부정맥, 허혈성 심질환 등 생명에 직접적으로 영향을 미칠 수 있는 상황을 우선으로 중재한다. 그러므로 불규칙한 호흡 양상을 보이며 산소포화도(SpO_2)가 급격하게 감소하고 있는 상황이 가장 우선이 된다.

004 ④
퀴블러 로스의 죽음에 대한 심리적 단계 중 타협 단계에서는 생명을 연장하기 위하여 착실한 행동을 하며 신과 타협하려는 모습을 보인다. 현실을 직시할 수 있도록 돕고 대상자를 지지하는 중재가 필요하다.
① 자신의 죽음에 대해 믿지 않는 것은 '부정' 단계에 해당한다.
② 극도의 상실감과 우울감을 보이는 것은 '우울' 단계에 해당한다.
③ 자신의 죽음에 대해 받아들이고 표현하는 것은 '수용' 단계에 해당한다.
⑤ 자신에게 왜 이러한 일이 발생했냐며 분노하는 것은 '분노' 단계에 해당한다.

005 ①
갑자기 발생한 수포성 발진으로 일측성의 띠 모양으로 나타난다는 내용으로 보아 대상포진임을 알 수 있다. 대상포진은 Varicella zoster virus가 원인인 질환으로 신경절을 따라 일측성의 수포가 나타난다.
② 대상자의 면역력이 저하되어 있을 때, 잠복 중이던 바이러스가 발현하여 증상을 일으킨다.
③ 항바이러스제인 acyclovir(zovirax)를 사용하여 질병을 치료할 수 있다.
④ 수포는 비대칭적, 편측성(일측성)으로 발생하며 통증을 수반한다.
⑤ 소양증이 아닌 통증을 느끼게 되며 이 같은 증상을 완화하기 위해 진통제 및 해열제, 항히스타민제 등을 복용할 수 있다.

006 ④
메트포르민(metformin)은 혈당강하제 중 하나로 혈당 조절을 위해 복용하며 대부분 신장을 통해 배설된다. 요오드화 조영제 투여로 신기능이 감소할 수 있는데 이러한 신기능 감소 상태에서 메트포르민을 투여하게 되면 배설이 지연되면서 젖산산증의 위험성이 커지게 된다. 따라서 젖산산증 발생을 예방하기 위해 검사 전 메트포르민 복용 중단을 고려할 수 있다.

> • 검사하기 48시간 전부터 메트포르민 복용을 중단함

007 ①
진통, 해열의 효과를 갖고 있는 아세트아미노펜(acetaminophen)의 가장 큰 부작용은 간 독성이다. 아세트아미노펜을 장기간 과량 복용하게 되면 간 손상이 유발될 수 있다.

008 ④
효과적인 검사를 위해 다양한 체위로 변경하면서 검사를 진행한다.
① 검사 전, 효과적인 검사를 위해 8시간 정도의 금식이 필요하다.
② 검사 전, 검사를 위해 바륨 현탁액을 마시게 되는데 이로 인해 변비가 발생할 수 있다.
③ 검사 후, 금식은 필요하지 않다.
⑤ 검사 후, 바륨 배출을 위하여 충분한 수분 섭취를 권장한다.

009 ④

만성 위염이란, 위점막의 만성 염증 상태로 위 점막의 출혈과 미란이 나타난 상태를 의미한다. 만성 위염 환자에게 가장 중요한 부분은 출혈 여부를 확인하는 것이다.

010 ①

히스타민 수용체 길항제는 위산의 분비를 억제한다.

011 ②

간경화증의 환자가 갑자기 의식이 저하되고 발음이 어눌하며 혼돈된 상태를 보이고 퍼덕떨림(Flapping tremor) 및 암모니아 수치가 상승한 것으로 보아 간성뇌병증을 예상할 수 있다. 신경학적 사정을 자주 시행하며 암모니아의 배출을 돕기 위해 락툴로오스 관장을 시행할 수 있다.
①, ③ 위 증상과 관련된 중재로 보기에 적합하지 않다.
④ 암모니아는 단백질의 대사산물로 암모니아의 축적을 방지하기 위해 단백질 섭취를 제한해야 한다.
⑤ 의식의 변화로 인해 낙상 및 상해의 위험이 있으므로 주의 깊은 관찰이 필요하다.

> 간성뇌병증
> • 혈중 암모니아 축적 → 의식변화, 지남력장애, 퍼덕떨림, 경직, 발작, 자세고정불능 등 발생

012 ③

중앙 상복부의 찌르는 듯한 극심한 통증 및 방사통, 혈청 아밀라아제의 상승, 앙와위에서의 통증 악화, 쿨렌징후(cullen's sign), 오심, 구토의 증상을 통해 담석증에 의한 '급성 췌장염'을 예상할 수 있다. 급성 췌장염은 주로 담석증과 음주에 의해서 발생한다.
①, ②, ⑤ 췌장의 회복 및 증상 완화를 위해 급성기에는 수일간 금식이 필요하다.
④ 통증 완화를 위해 페티딘(pethidine)과 같은 마약성 진통제를 사용할 수 있다.

013 ④

대장 내시경 검사는 내시경을 통하여 대장 전체를 직접 눈으로 관찰하는 검사이다. 내시경을 항문으로 삽입한 뒤 소량의 공기를 주입하여 장의 내강이 팽창되게 하여 검사하므로 검사 후 복부 팽만이나 복통 등의 증상이 일시적으로 나타날 수 있다. 그러나 심한 복부 팽만이나 복통, 직장 출혈 등의 증상은 합병증을 의미할 수 있으므로 즉시 의사에게 알려야 한다.

014 ④

회장은 소장의 끝부분에 해당하는 부위로 장에서의 수분 재흡수가 되지 않아 회장루를 통해 배설되는 대변은 묽은 양상을 보인다. 또한, 소화효소가 함유되어 있어 피부 손상의 위험이 있으므로 이에 대한 관리가 필요하다.

015 ②

식사 후 어지러움 및 복부 경련, 발한 등이 발생한다면 이는 '덤핑 증후군(dumping syndrome)'을 의미하는 것이다. 한꺼번에 다량의 음식을 섭취하지 말고 소량씩 자주 섭취하는 것은 환자의 증상 완화에 도움이 된다.
① 너무 뜨겁거나 찬 음식을 제한하며 고단백식이를 제공한다.
③ 식전 1시간, 식후 2시간 정도까지 수분을 가급적 섭취하지 않는다.
④ 음식물이 쉽게 내려가지 않도록 식사할 때는 기댄 자세에서 하도록 하고 식후 20~30분 간은 측위로 휴식을 취하도록 한다.
⑤ 고지방식이는 음식물의 위 내 잔류시간을 늘리지만 고탄수화물 식이는 덤핑증후군의 증상을 유발하므로 피하도록 한다.

016 ③

특정 질환 없이 스트레스로 인해 복부 불편감 및 복통, 설사를 보이는 것으로 보아 '과민대장증후군'을 예측할 수 있다. 과민대장증후군의 원인은 정확하게 밝혀지지 않았으나, 스트레스로 인해 유발되는 것으로 보고 있다. 스트레스 관리를 위한 중재가 필요하다.
① 수분 섭취를 제한하지 않는다.
② 과식하지 않으며 적절한 운동을 권장한다. 걷기, 산책, 조깅 등의 운동은 장운동을 활성화시키고 스트레스 완화를 돕는다.
④ 진경제를 사용하여 증상을 완화할 수 있으며, 변비가 있는 경우 이에 맞는 약물을 사용할 수 있다.
⑤ 설사를 유발하는 우유와 콩, 그리고 가스를 생성하는 양배추, 탄산음료, 맥주 등은 가급적 피하도록 설명한다.

017 ④

담관배액관을 유지 중이며 회백색 대변, 황달, 진한 소변의 증상을 보이는 것으로 보아 담즙 배출 장애를 예상할 수 있다. 이로 인해 혈중 빌리루빈(특히 총빌리루빈) 수치가 상승하게 된다.

> 총빌리루빈의 정상범위: 0.2~1.0mg/dL

018 ③

요로감염 중 가장 흔하게 나타나는 질환은 '방광염'으로 염증 치료를 위해 항생제를 복용해야 한다.
① 하루 2~3L 이상의 수분과 Vit.C 섭취를 권장한다. 충분한 수분섭취는 소변을 희석해주고 요도를 씻어내주는 효과를 가지며, Vit.C는 소변을 산성화시켜 균 성장을 저해시키는 효과를 갖기 때문이다.
② 온수 좌욕과 통목욕이 아닌 샤워를 권장한다.
④ 성생활을 한 후에는 소변을 바로 보도록 한다.
⑤ 회음부가 습하지 않도록 꼭 끼는 속옷을 피하고 면제품을 사용하도록 한다.

019 ④

동맥과 정맥의 문합인 동정맥루 부분에서는 진동감(Thrill)이 느껴진다. 이는 동정맥루가 정상적으로 유지되고 있음을 알려주는 증상이 된다.
①, ②, ⑤ 동정맥루 손상을 방지하기 위해 동정맥루가 있는 오른쪽 팔로 혈압 측정 및 채혈을 금지하며 무거운 물건도 들지 않아야 한다.
③ 혈관 성숙을 위해 동정맥 문합 수술 후 2~3개월 정도 지나야 사용할 수 있다.

> **동정맥루 간호**
> - 동정맥루가 있는 부위에서는 정맥주사, 채혈, 혈압을 측정하지 않음
> - 매일 자주 동정맥루 부위의 진동을 촉진, 잡음 청진, 말초맥박과 순환을 사정함
> - 동정맥루가 있는 사지를 압박하거나 무거운 물건을 들지 않음
> - 수술 직후 환측 사지를 상승시킴, 일상적인 ROM 운동 권장

020 ①

재채기를 할 때 마다 소변이 새어 나오는 것으로 보아 골반저근이 약해져 발생하는 복압성(스트레스성) 요실금을 예상할 수 있다. 케겔 운동은 골반저근을 강화시켜 주어 요실금을 예방하고 증상을 완화시켜준다.
② 커피, 녹차, 홍차와 같이 카페인이 많이 들어있는 음료는 요도를 자극하므로 제한한다.
③ 취침 전 물을 섭취하는 것은 수면 중 배뇨를 야기하여 숙면을 방해하는 요인이 될 수 있다.
④ 기저귀의 착용은 환자를 의존적으로 만들기 때문에 바람직하지 않다.
⑤ 일차적으로 수술보다는 방광 조절 훈련이나 규칙적인 배뇨와 같은 비수술적 요법을 권장한다.

021 ④

구연산은 결석 생성을 방지해주는 효과를 갖는다. 자몽 등의 시큼한 과일, 오렌지 주스 등의 섭취를 권장한다.
① 적절한 양의 칼슘 섭취를 권장한다.
② 결석은 재발 가능성이 높은 편이다.
③ 충분한 수분 섭취를 권장한다.
⑤ 내장류에는 퓨린 물질이 많아 요산결석을 유발할 수 있다.

022 ⑤

다량의 소변을 배출하며 요비중과 요삼투압이 저하된 것으로 보아 '요붕증'을 예상할 수 있다. 요붕증은 항이뇨호르몬(ADH) 부족으로 신장에서의 수분 재흡수가 되지 않아 발현된다. 항이뇨 호르몬인 바소프레신(vasopressin)의 유사체인 데스모프레신(desmopressin)을 투여하게 되며 이는 정맥, 경구, 분무 등 다양한 경로로 투여할 수 있다.
① 요삼투압이 저하되지 않는지 지속적으로 확인한다.
② 탈수, 탈수로 인한 고나트륨혈증, 저혈압 등의 합병증이 나타나지 않는지 주의 깊게 사정한다.
③ 3% 생리식염수, 푸로세미드(furosemide)를 정맥주사하여 증상을 완화시키는 것은 항이뇨 호르몬 부적절 증후군의 중재에 해당한다.
④ 항이뇨 호르몬이 부적절하게 소량 분비되어 발생하는 것으로 섭취량과 배설량을 정확히 사정해야 한다.

023 ④

석고붕대를 적용한 부위의 말초에서 신경계/순환계(감각, 동작, 순환) 등을 사정한다.

① 석고붕대 안쪽으로 물건을 넣어 긁는 것은 피부 손상을 유발하므로 금지한다.

② 석고붕대 안쪽까지 완전히 건조시키기 위해 자연건조하는 것이 바람직하다. 겉부분에 열을 가해 건조시키는 것은 골고루 건조되지 않게 하며 화상을 유발할 수 있다.

③ 석고붕대로 인한 불편감 및 부종 감소를 위해 냉찜질을 적용할 수 있다. 만약, 석고붕대를 적용한 부위에서 열감이 있거나 통증이 있다면 감염의 징후일 수 있으므로 의료진에게 알려야 한다.

⑤ 석고붕대의 압력으로 인해 부종이 발생하므로 부종 감소를 위해 오른쪽 하지를 거상하도록 한다.

024 ②

골절이 발생하고 24시간 이내는 혈종이 형성되는 시기이다.

① 세포 증식: 골절 후 2~3일 내, 괴사 조직은 식세포에 의해 제거된다.

③ 가골 형성: 골절 후 6~10일 내, 정상적인 뼈보다 상당히 넓고 크고 느슨한 가골이 형성된다.

④ 골화 과정: 3~6주, 가골이 뼈로 변화하는 단계이다.

⑤ 골 재형성: 조골세포와 파골세포에 의해 재형성되는 시기로 과잉 증식됐던 뼈들은 흡수되고, 가골은 진성뼈가 되는 단계이다.

> 골절 치유 단계
> - 혈종 형성 → 세포 증식 → 가골 형성 → 골화 과정 → 골 재형성

025 ②

알로푸리놀(allopurinol)은 통풍 치료에 가장 널리 사용되는 약제로 xanthine에서 요산으로의 변환을 매개하는 xanthine oxidase(XO) 억제제로서 요산의 생성을 억제하는 작용을 한다.

① 통증 완화의 효과를 갖는다.

③, ④ 요산배설을 촉진하는 약물이다.

⑤ 이뇨 작용을 돕는 약물이다.

> 통풍 약물
> - 요산 생성 억제: allopurinol
> - 요산 배설 촉진: probenecid, benzbromarone, sulfinpyrazone
> - 콜히친(colchicine)은 염증반응을 억제하여 통증을 완화시키나 오심, 구토, 복통 등의 부작용을 유발할 수 있음

026 ⑤

류마티스 관절염은 대칭적으로 발생하며 특징적으로 아침에 한 시간 이상 관절의 강직이 지속되는 '조조강직'을 보인다.

①, ③, ④ 골관절염에 대한 내용이다.

② 류마티스 관절염은 swan neck 변형, boutonniere 변형이 특징적으로 나타난다. 골관절염일 때 heberden 결절, bouchard 결절이 특징적으로 나타난다.

> 류마티스 관절염인 경우 류마티스 인자(RF) 양성의 결과가 나타남

027 ②

골밀도 검사 결과 T-점수가 -2.5 이하일 때 골다공증으로 진단한다. 칼슘은 뼈의 무기질 침착을 돕고 뼈의 파괴를 억제하며 Vit.D는 칼슘의 흡수를 돕고 무기질 침착을 돕는 역할을 하므로 골다공증 환자에게 섭취를 권장한다.

① 조깅, 에어로빅 등의 체중부하운동은 골밀도를 증가시켜 주므로 골다공증 환자에게 적합하다.

③ 에스트로겐은 골의 재흡수를 막아주어 골밀도를 높아주는 효과를 갖기 때문에 폐경기가 되었을 때 에스트로겐의 혈중 농도가 급격히 감소하면서 골다공증의 위험이 증가한다.

④ 골밀도가 감소하여 골절의 위험이 증가한다.

⑤ 스테로이드 약물은 골다공증을 유발하는 원인이 될 수 있다.

028 ⑤

인공호흡기 적용 시 흉강내압의 증가로 심장으로의 정맥귀환량이 감소하면서 심박출량이 저하된다. 그로 인해 저혈압이 발생할 수 있다.

①, ②, ③, ④ 인공호흡기를 적용할 때 발생할 수 있는 합병증에 해당한다.

> PEEP
> - positive end expiratory pressure ventilation, 호기말 양압
> - 호기 말에 일정한 양압을 가해 폐포의 허탈을 방지하여 효율적인 호흡이 가능하게 함

029 ①

저용량의 헤파린(에녹사파린(enoxaparin), 달테파린(dalteparin) 등) 투여는 혈액응고의 예방을 돕는다.
② 탄력 스타킹은 압력으로 하지의 혈액 정체를 예방해주는 역할을 한다.
③ 수술 후, 조기 이상하여 전신순환을 도와 혈액 정체 및 혈전을 예방할 수 있다.
④ 하지의 정맥주사는 혈관 내부의 손상을 유발하여 혈전을 유발할 수 있으므로 피한다.
⑤ 다리를 거상하여 하지의 혈액 순환을 돕는다.

> 심부정맥 혈전증일 때, 마사지는 금기
> - 심부정맥에 혈전이 발생한 상태에서 마사지를 하는 것은 혈전이 떨어지게 하여 색전을 유발할 수 있음
>
> 심부정맥 혈전증의 치료 약물
> - 항응고제(heparin, warfarin), 혈전용해제(streptokinase, urokinase)

030 ②

조직플라스미노겐 활성제(t-PA, tissue plasminogen activator)는 플라스미노겐을 플라스민으로 변환시켜 혈액응고를 용해하는 작용을 한다.

> 뇌경색의 재발을 방지하기 위해서는 일반적으로 항혈소판제(예: clopidogrel 등)를 투여함

031 ④

디곡신(Digoxin)의 중독 증상을 예방하기 위해 K^+의 혈중 농도가 정상범위 내 유지되도록 해야 한다. 현재 K^+의 수치가 낮기 때문에 적정량을 섭취할 수 있도록 도와야 하며 Digoxin 중독 증상에 대한 안내가 필요하다.

032 ⑤

갑상샘 기능저하증 환자이면서 리듬 형태는 정상이나 심박동수만 느린 것으로 보아 '동서맥'임을 알 수 있다. 동성서맥인 경우 특별한 증상이 없다면 추가적인 중재는 필요하지 않다.

033 ②

P파가 규칙적이나 톱니 모양이고 P파와 QRS파의 비율이 3:1인 것으로 보아 '심방조동'임을 알 수 있다.

034 ①

직경이 작은 혈관에 염증이 생겨 혈류의 흐름이 방해되어 간헐적 파행증, 감각이상, 청색증, 냉감, 이동성 혈전 정맥염 등이 나타난다.
② 가장 중요한 위험요인은 흡연으로 금연의 중요성을 설명한다.
③ 혈관의 혈전으로 인한 염증으로 폐색되어 말초순환부전이 발생하는 질환을 의미한다.
④ 극심한 통증이 있을 수 있으며, 불편감이 있다면 언제든 말해줄 것을 설명한다.
⑤ 외상으로 인해 손상받지 않도록 주의할 것을 교육한다.

035 ①

심전도 상 '심방세동'을 예상할 수 있다. 심방세동은 심방이 불규칙하고 빠르게 떨리면서 혈액이 정체되므로 혈전이 발생하기 쉽다. 이같은 혈전의 형성을 방지하기 위해 항응고제인 와파린(warfarin)을 투여한다.

036 ①

의식, 맥박이 없으며 심실세동이 발생한 상황으로 심장충격기(제세동기)가 준비될 때까지 즉시 심폐소생술을 시행해야 한다.

037 ④

인공심박동기를 삽입한 환자임을 알리는 신분증을 휴대하여 응급상황에 적절한 중재가 이루어지도록 해야 한다.
① 인공심박동기는 인공적으로 정상적인 심박동을 만들기 위해 삽입하는 기구로써 일시적 인공심박동기와 영구적 인공심박동기가 있다.
② 인공심박동기 삽입 수술을 받은 후, 과격하거나 신체접촉이 많은 운동은 제한되어진다.
③ 인공심박동기에 입력한 맥박수와 실제 환자의 맥박수가 동일한지 확인해야 한다. 요골맥박과 심첨맥박 모두 측정한다.
⑤ 심박동을 조절하는 기기이기 때문에 MRI, 고압전류 등은 제한될 수 있다.

038 ⑤

니트로글리세린(Nitroglycerin)은 심장 평활근을 이완시키고 혈관을 확장시켜 관상동맥의 순환을 증가시킨다.

① 빛을 차단하기 위하여 갈색 유리병에 담아 보관하며 온도에 민감하므로 서늘한 곳에 놓아야 한다.
② 씹거나 삼키는 것이 아니라, 설하에 넣고 녹여서 복용한다. 위장관계를 통해 복용하게 되면 약효가 파괴되기 때문이다.
③ 5분의 간격으로 3회까지 복용 가능하며, 흉통이 완화되지 않는다면 즉시 병원에 가야한다.
④ 약을 복용할 때 작열감이 느껴지는 것은 약효가 완전한 것으로 정상임을 나타낸다. 만약 작열감이 느껴지지 않는다면, 새로운 약으로 교체해야 한다.

> **Nitroglycerin 복용 시 부작용**
> - 저혈압, 두통, 현기증, 피부 홍조 등

039 ①

심전도 검사(EKG)를 하여 환자의 상태를 진단한 후 적절한 중재를 수행해야 한다.

040 ④

심부전으로 인하여 발작성 야간 호흡곤란이 발생한 상황으로 호흡과 관련된 중재가 우선적으로 이루어져야 한다.

041 ③

경피적 관상동맥중재술(PCI, percutaneous coronary intervention)이란 요골동맥 또는 대퇴동맥(넓적다리동맥)으로 카테터를 삽입하여 관상동맥 협착 부위에 풍선을 부풀려 확장하여 스텐트를 삽입하는 비수술적 치료방법을 의미한다. 시술 후, 수 시간 동안 절대안정을 취하게 하고 시술 부위 굴곡을 금한다. 시술 부위에 출혈, 혈종, 심부정맥 등의 합병증이 발생할 수 있으므로 출혈, 흉통 등의 이상 증상이 있다면 즉시 알려줄 것을 교육한다. 조영제 배출을 위해 수분 섭취를 격려하며 아스피린(재협착 예방)이나 NTG(관상동맥 경련 예방) 등을 투여한다.

> **시술 후 중재**
> - 절대안정, 시술부위 굴곡 금지, 시술부위 모래주머니로 압박함 → 출혈 예방
> - 양측 족배동맥에서 말초맥박을 촉지하고 피부색, 감각 등을 사정하여 비교함

042 ③

불안정형 협심증은 협심증과 심근경색증의 중간 형태로 휴식을 취해도 흉통이 완화되지 않는다.

①, ⑤ 흉통의 빈도는 많아지고 기간도 길어지며 니트로글리세린을 복용해도 효과가 없다.
② 흉통은 15분 이상 지속되는 특징을 보인다.
④ '이형성 협심증'에 대한 내용에 해당한다.

043 ②

캡토프릴(captopril)은 안지오텐신 전환효소(ACE) 억제제 중 하나로 후부하 감소의 효능을 갖고 있으나 마른 기침, 저혈압 등의 부작용을 야기할 수 있다.

044 ②

쉴링 검사(Schilling test)는 B_{12}의 흡수 정도를 파악해 악성 빈혈을 진단하는 검사이다.

045 ⑤

백혈구 3000/㎕로 낮고, 체온 38.1℃로 높은 상태인 것을 통해 '감염 위험성'을 간호진단으로 내릴 수 있다.

046 ①

만성 폐쇄성 폐질환 증상의 악화, 과탄산혈증이 지속적으로 나타나는 환자에게서 증상 완화를 위해 양압환기를 적용한다.

047 ①

흉관배액관을 제거하는 과정에서 통증이 발생하므로 흉관배액관을 제거하기 전 진통제를 미리 투여한다.

② 흉부 배액관을 제거하자마자 즉시 폐쇄드레싱을 적용한다. 삽입부위가 회복될 때까지 드레싱을 유지한다.
③ 흉부 방사선 촬영을 통해 폐 확장 상태를 확인한 후 제거할 수 있다.
④ 심호흡 후 호기 끝에 숨을 참도록 하며 기흉을 예방하기 위해 빠르게 흉관배액관을 제거한다.
⑤ 흉관배액관을 제거한 후 합병증 여부를 사정하기 위해 활력징후를 주의 깊게 사정한다.

048 ⑤

인공호흡기 회로에 새는 부분이 있거나 기관내관 또는 기관절개관의 커프가 새는 경우 등에서 저압 경고음(low pressure alarm)이 울릴 수 있다.

① 기도분비물이 증가하는 경우 고압 경고음(high pressure alarm)이 울릴 수 있으며 이 경우 흡인을 시행한다.

- 고압 경고음(high pressure alarm): 기관내관의 막힘 및 자극으로 압력이 증가한 경우에 발생함(기도분비물 증가, 환자가 기침 혹은 관을 깨물거나 인공호흡기 회로가 꼬이거나 회로에 물이 고였을 때 등)
- 저압 경고음(low pressure alarm): 기관내관의 압력이 감소한 경우에 발생함(인공호흡기 회로에 새는 부분이 있음, 기관내관 또는 기관절개관의 커프가 샘 등)

049 ②

혈압계, 체온계 등 활동성 폐결핵 환자에게 사용하는 물품은 전염을 방지하기 위해 다른 환자들과 동시에 사용하지 않는다.
① 환자는 격리되고 격리 병실은 음압 상태로 유지되어야 한다.
③ 활동성 결핵이라 할지라도 약물복용을 하게 되면 2주 정도 후 전염력은 거의 사라지므로 격리는 필요하지 않다.
④ 결핵은 공기감염의 대표적인 질환으로 환자를 간호할 때에는 N95 마스크를 꼭 착용해야 한다.
⑤ 절대 호중구는 면역력을 확인하기 위한 검사로 결핵 격리와 관련되지 않는다.

- 폐결핵의 진단 및 활동성 여부: 객담 배양 검사를 통해 확인함

050 ①

1차 항결핵제에는 아이소나이아지드(Isoniazid), 리팜핀(Rifampin), 피라진아미드(Pyrazinamide), 에탐부톨(Ethambutol)이 있으며 이 중 아이소나이아지드(isoniazid)는 말초신경염(손발 저림 및 감각 이상), 간 독성 등의 부작용을 유발할 수 있다.

항결핵제

	특징	부작용
Isoniazid (INH)	• 간질환 환자: 투여 시 주의 • Pyridoxine(Vitamin B6) 동시에 투여되지 않으면 말초신경염 흔하게 발생	• 간 독성 • 말초신경염
Rifampicin (RFP)	강력한 살균효과	• 간 독성 • 소변, 땀, 눈물과 같은 체액이 오렌지색으로 배출
Pyrazinamide (PZA)	가장 강력한 살균효과	• 간 독성 • 관절통
Ethambutol (EMB)	결핵치료 시, 병용 투여	시신경염, 적녹색맹
Streptomycin (SM)	• 결핵 치료에 사용된 최초의 항생제 • 약제의 내성과 심한 독성 때문에 결핵 치료제로 더 이상 사용되지 않고 대체약제로 남아 있음	이 독성, 신 독성

051 ③

인두염의 대표적인 원인균은 A군 β-용혈성 연쇄상구균으로 항생제를 투여하여 치료한다. 대표적인 약물에는 페니실린(penicillin), 에리트로마이신(erythromycin) 등이 있다.

052 ③

가래가 많으나 효과적으로 배출하지 못하고 있는 상태로 가습기를 통해 분비물을 묽게 할 수 있다. 이는 가래 배출을 도와 증상을 완화시킨다.

053 ③

약물 흡입 후 5~10초 간 숨을 멈추게 하여 약물의 효과를 높인다.
① 좌위나 반좌위 자세에서 시행한다.
② 숨을 내쉰 후 심호흡하면서 1회 용량이 흡입되도록 한다.
④ 스테로이드제제가 입 안에 남는 경우 면역 억제 작용으로 구강 칸디다를 유발할 수 있으므로 흡입기 사용 후 가글 또는 양치질하여 입안을 헹군다.
⑤ 흡입기는 종류에 따라 정해진 횟수에 맞춰 시행한다.

- 적정용량흡입기: 약물이 분사되며 적용됨(사용 전 흔들어 줌)
- 건조분말흡입기: 빠르게 흡기하는 것이 필요함

054 ⑤

급성 호흡곤란 증후군이란 갑자기 발생하는 고도의 호흡곤란을 의미한다. 패혈증, 외상, 약물 섭취 등 다양한 원인에 의해 발생할 수 있다. 산소 공급으로도 호전되지 않는 동맥혈 저산소혈증이 특징적으로 나타나며 빈호흡으로 인해 급성 호흡성 알칼리증을 보이기도 한다. 증상이 진행됨에 따라 저산소혈증 악화 및 $PaCO_2$가 증가한다. 저산소혈증을 교정하기 위하여 인공호흡기를 사용해 기계 환기를 시행할 수 있다.

055 ③

원활한 검사를 위해 환자는 옆으로 누운 자세에서 다리를 구부려 복부 쪽으로 갖다 대고 머리를 구부리는 자세를 취할 수 있도록 한다. 이러한 자세는 척추 사이 간격을 넓혀 시술을 수월하게 한다.

① 검사 도중 화장실을 가기 어려우므로 검사 전, 장과 방광을 모두 비울 수 있도록 설명한다.
② 검사의 목적과 과정에 대해 설명해주어 불안감을 완화시킨다.
④ 검사가 끝난 후 뇌척수액의 유출을 방지하기 위해 베개를 베지 않고 곧게 누운 자세로 휴식을 취해야 한다.
⑤ 소실된 뇌척수액 보충을 위해 수분 섭취를 권장한다.

> 요추천자
> - 목적: 척수액의 수집, 척수강에 약제 주입, 질환의 진단 등
> - 천자 위치: 요추 3~4(척수 신경이 요추 1~2에서 끝나기 때문임)
> - 금기증: 두개내압 상승 환자

056 ④

자발적 움직임이 없으며 고통스러운 자극을 주었을 때만 약간의 피하려는 반응만이 있는 것으로 보아 '반혼수(semicoma)' 상태 임을 알 수 있다.

의식 수준 단계

명료 (alert)	자극에 대해 적절한 반응을 보이는 단계 / 정상적인 의식 상태
기면 (drowsy / lethargy)	자극을 주지 않으면 자는 모습을 보이며 자극에 대해 느린 반응을 보이는 단계 / 질문에 대한 혼돈이 있으며 졸음이 오는 상태
혼미 (stupor)	통증을 가하거나 강력한 자극을 주어야 반응을 보이는 단계 / 한 두마디 단어로 대답을 보이는 상태
반혼수 (semicoma)	고통스러운 자극을 주면 피하려는 반응을 보이나 자발적인 움직임은 거의 없는 단계 / 신음 소리를 내기도 하는 상태
혼수(coma)	모든 자극에 반응을 보이지 않는 단계

057 ②

투사성 구토, 극심한 두통, 유두부종, 수축기혈압 200mmHg으로 상승, 맥박 46회/분으로 저하, 불규칙한 호흡 양상을 통해 두개내압이 상승한 상태임을 예상할 수 있다.

> 두개내압 상승 증상
> - 대표적인 증상: 심한 두통, 오심 없는 투사성 구토, 유두부종
> - 쿠싱 3대 증상(cushing's triad): 수축기혈압 증가(맥압 증가), 서맥, 불규칙인 호흡

058 ⑤

만니톨(mannitol)은 삼투성 이뇨제로 체액을 조직에서 혈관으로 이동하게 하여 배설을 도와 두개내압을 낮춰준다. 시간당 소변량이 0.2mL/kg인 것은 삼투성 이뇨제를 투여했음에도 불구하고 효과가 발현되지 않는 것을 의미하므로 의사에게 알려 적절한 중재를 수행한다.

> 성인의 시간당 소변량: 약 0.5~1mL/kg

059 ④

안면신경마비란 제7번 뇌신경(안면신경)을 침범하여 얼굴 근육의 마비가 초래된 질환을 의미한다. 마비가 나타나기 전 귀 뒤쪽과 안면의 통증이 발생할 수 있다. 안면신경마비 환자는 표정을 상실하고 마비된 쪽의 눈을 감기 어려우며 입은 반대쪽으로 비뚤어지는 모습이 나타난다. 이로 인해 눈물과 침이 계속 흐를 수 있으며 음식물을 섭취할 때도 새어 나올 수 있다. 중재로는 각막 건조를 예방하기 위해 인공 눈물을 사용하며 주기적으로 눈을 부드럽게 감겨준다. 치료를 위해 스테로이드제제, 항바이러스제제 등을 투여한다.

① 해당되지 않는 내용이다.
②, ③ 마비되지 않은 쪽으로 부드러운 음식물을 제공하고 너무 덥거나 찬 음식은 제한한다.
⑤ 통증 및 불편감 완화를 위해 온습포를 적용할 수 있다.

060 ②

파킨슨병의 환자들은 진전 및 강직, 종종 걸음, 가속 보행, 표정이 없는(가면을 쓴 것 같은) 얼굴, 체위성 저혈압, 우울 등의 증상이 나타난다.

061 ③

애디슨병이란, 부신피질자극호르몬(ACTH)의 비정상적인 분비로 부신피질의 3가지 호르몬이 모두 감소된 상태를 의미한다. 이로 인해 탈수, 저혈압, 저나트륨혈증, 고칼륨혈증, 심박출량 감소, 저혈당 등이 나타난다.

> 부신피질 호르몬
> • 당류코르티코이드(코르티솔), 염류코르티코이드, 안드로겐

062 ②

중증근무력증이란 수의근(골격근)을 침범하는 신경근육 접합 질환으로 면역체계 이상에 의해 발생한다. 점차적으로 근력이 쇠약해지며 침범 부위에 따라 여러 증상이 나타난다. 후두, 인두 근육이 침범된 경우 저작이 어렵고 연하곤란(삼킴곤란)이 있어 흡인 위험성이 증가한다. 이는 호흡기계 합병증을 초래할 수 있으므로 필요시 흡인을 시행하거나, 식사할 때와 식사 후 상체 올린 자세를 유지하도록 한다.
①, ④ 안면근육이 침범된 경우 해당되는 중재이다.
⑤ 영양관리를 위해 시행하는 중재이다.

063 ④

생명에 위협을 줄 수 있는 문제에 대해 우선적으로 간호 중재를 수행해야 한다. 분비물로 인해 정상적인 호흡을 하지 못하고 있는 상황이므로 이에 대한 중재가 필요하다.

064 ②

혼수상태란, 자극에 대해 아무런 반응이 없는 상태를 의미한다. 전혀 의식이 없으며 부동 상태이기 때문에 '부동과 관련된 피부손상 위험성'이 간호진단으로 가장 적절하다.
①, ③ 저하된 의식이 아닌 아무런 반응이 없는 혼수상태이므로 간호진단으로 적절하지 않다.
④ 전해질 불균형과 관련된 자료가 없으므로 간호진단으로 내리는 데 어려움이 있다.
⑤ 호흡곤란과 관련된 자료가 없으므로 간호진단으로 내리는 데 어려움이 있다.

065 ⑤

'새벽현상'이란, 정상 혈당을 유지하다 새벽에 혈당치가 상승하는 것을 의미한다. 이를 조절하기 위해 인슐린 용량을 증가하여 투여한다.

066 ④

전해질 불균형으로 인하여 경련, 혼수 등 신경학적 증상이 발생할 수 있으므로 이에 대한 사정이 필요하다.
①, ②, ③, ⑤ 요붕증에 대한 내용에 해당한다.

> • 항이뇨호르몬 부적절분비 증후군(SIADH): 항이뇨호르몬(ADH)이 부적절하게 지속적으로 분비되는 질환
> • 요붕증: 항이뇨호르몬(ADH)의 분비가 부족하여 신장에서의 수분재흡수가 적절하게 이루어지지 않는 질환

067 ⑤

갑상샘 기능 항진증의 환자들은 대사가 항진되어 발한을 보일 수 있다. 피부가 건조하게 유지되도록 자주 사정하여 피부 손상 및 욕창을 예방하도록 한다.
① 마음의 안정을 취할 수 있도록 조용하고 어두운 환경을 조성하도록 한다.
② 크레틴병은 선천성 갑상샘 기능저하증을 의미한다.
③ 체중저하가 발생하지 않도록 충분한 열량과 영양소를 갖춘 식사를 제공한다.
④ 고섬유식이는 오히려 위장을 자극하여 설사를 유발할 수 있다.

> • 항갑상샘 약물: PTU(Propylthiouracil) → 주기적으로 혈액검사를 시행함

068 ①

양성 전립샘 비대증은 중년 이후의 남성에게 흔히 발생하는 비뇨기과 질환이다. 전립샘이 커지면서 요도를 압박하여 여러 배뇨 장애가 발생하게 된다.

② 소변 줄기가 가늘어지다 방울 방울 나올 수 있으며 배뇨 후에도 완전히 비우지 못한 느낌을 줄 수 있다. 또한, 야뇨, 빈뇨, 혈뇨, 배뇨시간의 지연 등의 증상을 보일 수 있다.

④ 양성 전립샘 비대증은 신속한 치료가 필요한 질병은 아니지만, 지연뇨, 야뇨증, 빈뇨, 잔뇨감 등의 증상으로 삶의 질을 저하시킬 수 있다. 합병증 중 하나로 신부전이 발생할 수는 있지만, 일반적인 증상은 아니다.

③, ⑤ 정확한 원인은 밝혀지지 않았다. 호르몬의 변화, 노화, 가족력 등의 위험요인이 있다.

> 양성 전립샘 비대증
> • 진단검사: 직장 수지 검사
> • 치료적 중재: 경요도 전립샘 절제술

069 ④

녹내장 환자들은 암순응에 어려움을 느낀다. 암순응이란, 밝은 곳에서 어두운 곳으로 들어갔을 때 망막이 적응하는 것을 의미한다.

① 안압이 비정상적으로 높아진다.
② 번쩍이는 섬광은 망막박리의 특징적인 증상에 해당되며 녹내장에서는 불빛 주위 달무리(halo)가 나타난다.
③ 과도한 눈물이 분비된다.
⑤ 주변시야 손실이 먼저 발생한다.

> • 안압의 정상범위: 10~21mmHg

070 ⑤

황반변성이란, 황반과 주위 조직에 위축성 변성이 발생한 것을 의미한다. 중심 시야가 흐리고 직선이 구부러지거나 왜곡되어 보이는 증상이 특징적으로 나타난다. 주된 원인은 노화이며 이외 유전적 요인, 흡연, 자외선 노출 등에 의해 발생할 수 있다. 자외선을 차단하기 위해 선글라스 등을 착용하게 하며 항산화제, 항산화 비타민, 푸른 잎채소, 과일 등은 망막의 활성화를 도와 시력 저하를 지연시켜 주므로 섭취를 권장한다. 이외 레이저 수술 및 광역학 치료요법 등을 시행할 수 있으나 이는 완치의 목적이 아닌 시력상실의 속도를 늦추는 용도로 대개 시행하게 된다.

모성간호학

071 ③

여성건강간호는 여성의 총체적인 내용을 포함하는 것으로 심리적, 사회적, 영적, 신체적 건강뿐 아니라 가족 건강까지 포함하여 이루어진다.

072 ②

성교육은 남성과 여성의 특성에 대해 바르게 이해하고 스스로 자신의 문제를 객관적으로 판단하고 적응할 수 있는 능력을 향상시키는 것에 목표를 두고 있다. 이 외에도 바른 윤리관과 가치관을 갖춘 원숙한 인격형성 및 인간과 생명의 존엄성과 가치 및 성의 엄숙함을 자각하는 것 등을 목표로 한다.

① 주제 혹은 문제를 중심으로 내용을 구성한다.
③ 주관적인 느낌에 사로잡히거나 대상자에 대해 비판적인 태도를 보이지 않도록 해야 한다. 또한, 양가감정 및 대상자를 구조하는 듯한 구원감정은 바람직하지 않다.
④ 성상담을 할 때에는 사실적이고 구체적이며 직설적으로 설명한다.
⑤ 남녀가 함께 성교육을 받을 수 있도록 하고 대상자의 수준에 맞는 교육이 제공되어야 한다.

073 ④

이차무월경(속발성 무월경)이란 월경이 있었던 여성이 정상적인 월경 주기를 연속해서 3회 이상 건너뛰거나 6개월 이상 월경을 하지 않는 경우를 의미한다. 무월경 시 우선적으로 임신 가능성을 확인한 후 원인 규명을 위해 여러 검사를 시행하고 원인에 따른 치료를 시행한다.

① 폐경: 월경이 자연적으로 정지되어 무월경이 1년 이상 경과한 경우를 의미한다.
② 월경통(월경곤란): 월경할 때 통증 및 여러 증상이 나타나는 월경장애를 의미한다.
③ 생리적 무월경: 임신, 수유, 초경 전, 폐경 이후 등 정상적인 무월경의 상태를 의미한다.
⑤ 일차무월경(원발성 무월경): 이차 성징 없이 만 14세까지 초경이 없거나 이차 성징과 관계없이 만 16세가 되었어도 초경이 없는 경우를 의미한다.

074 ①

파파니콜로검사는 자궁경부암을 진단하기 위한 검사로 자궁경부의 세포를 추출하여 세포의 형태를 확인하는 검사방법을 의미한다.
② 검사 전, 성교를 금지한다.
③ 검사 전, 금식은 필요하지 않다.
④ 검사 전, 질 세척을 금지하며 질크림이나 질약 등도 사용하지 않도록 한다.
⑤ 정확한 검사를 위해 월경기는 피해서 검사가 이루어져야 한다.

075 ②

치즈 같은 백색의 질 분비물과 외음부 소양감을 통해 '모닐리아성(칸디다성) 질염'임을 알 수 있다. 모닐리아성(칸디다성) 질염의 정확한 원인은 밝혀지지 않았지만, 임신부, 당뇨병, 면역력 약화, 장기간의 항생제 사용 등이 위험요인으로 알려져 있다. 소양감, 배뇨곤란, 성교통 등의 증상이 나타나므로 꼭 끼지 않고 면으로 제작된 내의를 입는 것이 불편감을 줄여 주며 증상 완화에 도움을 줄 수 있다.
①, ⑤ '편모충질염(trichomonas vaginitis)'에 해당하는 내용이다.
③ '노인성 질염'에 해당하는 내용이다.
④ 항진균제를 투여해 치료한다.

076 ①

페서리를 사용하여 자궁을 밀어올려 고정하는 것은 아래로 내려와 있는 자궁탈출의 증상 완화를 위한 간호중재에 해당한다.
② 케겔 운동은 골반 내 근육과 인대를 강화해주어 증상 완화에 도움을 준다.

> 자궁탈출
> • 위험요인: 여러번의 출산, 무거운 물건을 많이 드는 경우, 쪼그려 앉아 일하는 경우, 노산 등

077 ③

자궁근종은 여성 호르몬에 영향을 받는 것으로 알려진 질환이다. 폐경 후 에스트로겐의 분비가 급격히 줄면서 자궁근종이 자연스럽게 사라질 수 있음을 설명한다.

> 자궁근종에서 수술이 필요한 경우
> • 근종의 크기가 클 때, 통증이 심할 때 등

078 ④

자궁내막의 분비샘 및 조직의 비정상적인 증식으로 질 출혈과 하복부 통증을 유발하는 것으로 보아 '자궁내막증식증'을 예상할 수 있다.
① 자궁탈출: 자궁이 본래 위치에서 벗어나 질구 쪽으로 탈출되어 나온 상태를 의미함
② 자궁샘근육증: 자궁내막선, 간질과 같은 자궁내막이 근층을 침투하여 증식하는 것을 의미한다.
③ 생식기 누공: 생식기와 비뇨기 혹은 생식기와 대장 사이에 생긴 비정상적인 통로로 인해 분비물이 새나오는 상태를 의미한다.
⑤ 급성 골반염증성 질환: 질과 자궁경관(하부 생식기)을 통해 침입한 세균이 상행하여 골반 주변에 염증반응을 일으키는 복합적인 질환을 의미한다.

079 ③

β-HCG 검사에서 음성이 확인된 후 최소 1년 동안의 피임이 필요하다. β-HCG는 임신에 의해서도 증가할 수 있으므로 융모상피암과의 감별이 필요하기 때문이다.
① 포상기태는 기태를 제거했다 하더라도 융모상피암으로 이행될 수 있으므로 추후관리가 중요하다.
② β-HCG 검사를 통해 융모상피암의 이행에 대한 관리를 하게 된다.
④ 융모상피암은 폐 전이가 잘 일어나므로 흉부 X-ray 검사를 시행한다.
⑤ 흡입 소파술 후 1~2주 간격으로 β-HCG가 3회 연속 음성이 될 때까지 검사해야 한다. 이 후 매달 6개월 동안 검사를 시행하며 그 후 두 달에 한 번씩 1년 동안, 그 후 6개월에 한 번씩 검사를 시행한다.

080 ②

메토트렉세이트(MTX, Methotrexate)는 엽산의 기전을 방해하여 DNA합성을 억제하는 기전을 갖고 있는 약물로 자궁 외 임신일 때 수술을 하지 않아도 자궁 외 임신을 중단하는 약효를 갖고 있다.
① 항경련제에 해당하는 약물이다.
③ 항생제에 해당하는 약물이다.
④, ⑤ 자궁수축제에 해당하는 약물이다.

081 ③

잠복기를 거쳐 심각한 손상을 초래하는 '3기 매독'에 대한 설명이다.

매독 단계	증상
1기 매독	• 경성하감(굳은궤양, 단단하고 무통성인 결절), 무통성 궤양, 림프절 비대 → 수 주후, 자연히 증상이 없어짐
2기 매독	• 편평콘딜로마, 림프절 종대, 식욕부진, 열, 두통, 근육통, 전신권태, 피로 등
잠복 매독	• 1기 매독, 2기 매독의 치료가 되지 않을 경우 2/3가 잠복매독으로 진행함
3기 매독	• 10~20년 정도의 잠복기를 지나 3기 매독이 발현됨 • 주요 장기를 침범하고 손상시킴 　- 고무종매독: 다양한 크기의 고무종이 피부, 뼈, 간 등을 손상시킴 　- 심혈관매독: 동맥에 영향을 미쳐 동맥염, 관상동맥협착 등이 나타남 　- 신경매독: 중추신경계의 감염으로 급성 수막염, 마비, 척수매독 등이 나타남

082 ④

마른 크래커와 같은 탄수화물을 소량 섭취하는 것은 입덧 증상을 완화시켜 줄 수 있다.

① 위장의 공복상태나 자극적인 음식은 입덧을 악화시키므로 피해야 한다.
② 음식의 과다섭취는 입덧을 악화시키므로 소량씩 자주 먹도록 한다.
③ 관련되지 않는 내용이다.
⑤ 입덧의 증상 완화를 위해 자리에서 일어날 때에는 천천히 움직이고 음식물을 섭취한 후 좌위나 반좌위와 같이 상체를 세운 자세를 취한다.

> 입덧
> • 정의: 임신 초기의 오심과 구토
> • 원인: 임신으로 인한 HCG의 영향으로 발생
> • 시기: 임신 4~6주 발생하여 12주 정도까지 지속

083 ②

임신성 당뇨란 임신 중에 당뇨를 진단받는 것을 의미한다. 임신 24~28주 사이 50g 경구당부하검사(선별검사)를 실시하고 1시간 후 혈당수치가 140mg/dL를 초과하는 경우, 진단을 위해 100g 경구당부하검사를 실시한다.

084 ③

자궁이 커지면서 방광을 압박하기 때문에 빈뇨가 발생하게 된다.

085 ③

알파태아단백은 임부의 혈액검사를 통하여 신경관질환(무뇌아, 이분척추증 등)의 위험 및 태아의 기형을 사정할 수 있는 검사이다.

① 비수축검사는 태동에 대한 태아 심박수의 변화를 측정하는 검사이다.
② 자궁수축검사(수축자극검사)는 태아에게 인위적으로 스트레스를 준 상태에서 태아의 심박동을 측정하여 태아의 건강상태를 평가하는 검사이다.
④ 태반락토겐은 태아체세포 성장을 촉진하나, 모체의 인슐린 저항성을 증가시켜 임신성 당뇨병을 유발할 수 있는 호르몬이다.
⑤ L/S(lecithin/sphingomyelin) 비율을 확인하는 검사는 셰이크 검사(shake test)에 해당한다. 이는 태아의 폐성숙도를 사정하는 검사로 L/S 비율이 2:1일 때 폐가 성숙했음을 알 수 있다.

086 ③

위 그래프는 '후기감퇴'에 해당한다. 후기감퇴는 자궁과 태반간의 혈류가 원활하지 않아 발생하는 것으로 자궁수축제(옥시토신, Oxytocin)를 사용 중이라면 즉시 중단해야 한다.

① 산모가 좌측위를 취하도록 설명한다.
② 정맥 주입 속도를 증가해 충분히 공급한다.
④ 산소를 공급하고 양수 내 태변이 착색되지 않았는지 주의 깊은 사정이 필요하다.

087 ④

제대 압박이 원인인 경우 가변성 감퇴가 나타나게 되어 자궁 수축과 관계없이 태아 심박동이 감소하는 양상을 볼 수 있다.

①, ② 조기감퇴는 정상인 상태를 의미하는 것으로 자궁 수축과 함께 태아 심박동이 하강하고 수축이 끝나면 회복되는 것을 의미한다.
③ 후기감퇴는 자궁과 태반간의 혈류가 원활하지 않아 발생하는 것으로 자궁 수축 극기에 태아심박동이 감소하고 수축이 끝난 후 회복되나 시간이 지연되는 양상을 보인다.
⑤ 가변성 감퇴는 자궁 수축과 관계없이 태아 심박동이 감소하는 양상을 말한다.

088 ③

4자리의 산과력은 T-P-A-L(만삭분만-조산-유산-현재 생존아수)로 이루어진다. 대상자의 한 명의 자녀는 만삭분만 하였으며, 현재 5세이고, 한 번의 유산 경험이 있으므로 '1-0-1-1'가 된다.

> - 4자리: T-P-A-L(만삭분만-조산-유산-현재 생존아수)
> - 5자리: G-T-P-A-L(임신력-만삭분만-조산-유산-현재 생존아수)
> - 쌍둥이의 경우: 총 임신수는 1, 생존아수는 2로 기록함

089 ③

양치상 검사에서 양치상 모양이 관찰되었다면, 양막이 파열되었음을 의미하는 것이다.
② 양막이 파열되었다면, 양수가 알칼리성이므로 청색으로 변화한다.
①, ④, ⑤ 양막 파열과 관계없는 내용이다.

> 니트라진 검사(Nitrazine test)
> - 파막검사를 위해 니트라진 검사를 시행함
> - 산성인 경우, 황색으로 변화함
> - 알칼리성인 경우, 청색으로 변화함
> - 양수는 알칼리성(pH 7.0~7.5)으로 양막이 파열되었다면 청색으로 변화하게 됨

090 ⑤

레오폴드 촉진법의 3단계는 선진부의 진입 정도를 확인하는 것으로 치골결합 상부를 촉진하여 진입 여부를 파악할 수 있다.
① '1단계'에 대한 설명이다.
② '2단계'에 대한 설명이다.
③ '4단계'에 대한 설명이다.
④ '1단계'에 대한 설명이다.

091 ①

비수축검사(NST, non stress test)란 태동에 대한 태아심박수의 변화를 측정하여 태아의 건강상태를 평가하는 검사이다. 태아심박수가 기준선보다 15박동 이상, 15초 이상 지속되며 20분 동안 2회 이상 보일 때 정상 상태를 의미한다.

> - 태아가 건강할 때(정상반응): 20분간, 태아심음이 기준보다 15 박동 이상, 15초 이상 지속하는 것이 2회 이상 나타남
> - 태아에게 문제가 있을 때(무반응): 정상반응에 부합하지 않을 때

092 ④

외회전은 신전 후 나타나며 만출 후 태아의 후두가 골반입구 진입 시 위치로 다시 회전하는 것을 의미한다. 이는 태아 어깨의 횡경선이 골반 출구를 빠져나가기 위함이다.
① 진입-하강-굴곡-내회전-신전-외회전-만출 순으로 이루어진다.
② 만출 시 태아의 어깨가 먼저 질구를 통과하게 된다.
③ 진입 시 아두의 대횡경선이 골반 입구를 통과하며 내진 혹은 복부 촉진을 통해 진입 여부를 알 수 있다.
⑤ 내회전은 굴곡 다음에 나타나며 골반입구에서 횡위로 진입한 후 전후경선이 긴 골반출구에서 아두가 만출되기 위해 회전하는 것을 말한다.

093 ⑤

고긴장성 자궁수축(자궁기능부전) 상태로 태아질식의 증상이 보일 경우 제왕절개를 시행해야 한다.
①, ② 저긴장성 자궁수축일 때 할 수 있는 간호중재에 해당한다.
③ 수액을 공급하여 탈수를 예방하고 수분과 전해질의 불균형을 예방한다.
④ 진정제 및 진통제는 임부의 통증을 완화시키는데 효과적인 방법이 된다.

> - 고긴장성 자궁기능부전에서는 옥시토신의 투여를 금지함

094 ⑤

사정 내용을 통해 분만 2기 임을 알 수 있다. 분만 2기란 자궁경부가 완전개대된 시점부터 태아가 만출되는 시점까지를 의미한다. 이 시기에는 오심, 구토, 대변감을 느끼게 된다. 이 때 중요한 것은 산부에게 아래로 힘이 주어질 때만 힘을 주도록 하는 것이다. 지속적으로 힘을 주게 되면 태아저산소증을 유발할 수 있다.

095 ③

양수과소증이란 양수량이 적은 상태를 의미하는 것으로 태아의 신장 이상, 요로폐쇄증 등에 의해 발생할 수 있다. 초음파 검사에서 양수과소증이 확인된 경우 요로계 및 태아 발육 지연 등과 관련하여 세심한 관찰이 필요하다.

양수과다증	• 태아는 양수를 삼키고 장에서 흡수함 → 양수 과다 시 태아의 삼키고 흡수하는 능력에 문제가 있을 수 있음 • 증상: 임신주수에 비해 높은 자궁 저부 높이, 횡격막 압박으로 호흡이 짧아짐, 복통, 호흡곤란, 태아 촉진이 잘 안됨, 대정맥 압력 증가로 인한 하지부종 등 • 분만 후: 자궁근육의 과다 신전으로 이완성 산후출혈의 가능성이 있으므로 주의, 신생아의 위장, 식도 폐쇄, 누공 여부를 확인
양수과소증	• 태아의 배뇨는 양수 균형에 중요한 역할 → 양수 과소 시 태아의 소변 생성 및 배출에 문제가 있을 수 있음 • 증상: 임신주수에 비해 낮은 자궁 저부 높이, 태아를 복벽에서 쉽게 촉지 가능 등 • 분만 후: 신생아의 요로와 신장계 기능을 확인

096 ④

임산부는 분만 시 출혈을 대비해 혈액응고인자가 증가하게 된다. 이로 인해 폐색전증의 위험도가 높아지게 되며 폐색전증이 발생한 경우, 흉통, 빈맥, 빈호흡, 호흡곤란, 청색증, 기침, 불안 등의 증상이 나타난다. 절대안정 및 산소를 공급하며 처방에 따라 항응고제, 혈전용해제 등의 약물을 투여한다.

097 ②

리토드린(Ritodrine)은 β₂-교감신경 자극제로 분만을 억제하는 대표적인 약물이다. 리토드린을 투여할 때는 자궁수축 정도를 주의 깊게 사정해야 한다. 부작용으로 빈맥과 저혈압이 나타날 수 있으며 이 외에도 두통, 구토, 변비, 혈당 상승, 심계항진, 흉통 등의 증상이 나타날 수 있다.

098 ②

후기감퇴 혹은 가변성 감퇴를 보인다면 옥시토신(Oxytocin) 투여로 인해 발생하는 것이므로 약물의 주입을 중단하고 산소를 제공해야 한다.
① 태아 저산소증의 증상이 없는지 주의 깊게 태아 상태를 사정해야 한다.
③ 섭취량과 배설량을 주의깊게 사정하고 소변량이 감소할 경우 즉시 의사에게 보고한다.
④ 유도분만에 실패할 경우 제왕절개를 준비해야 한다.
⑤ 90초 이상으로 자궁수축이 지속되는 경우 옥시토신의 주입속도를 감량하거나 중단한다.

099 ③

임신성 당뇨 시 태아 혈청 내의 높은 인슐린 농도로 인해 계면활성제의 합성이 지연되어 폐가 성숙하지 못할 수 있다.
② 높은 혈당은 태아의 췌장을 자극하여 인슐린을 분비한다. 인슐린 분비로 다량의 포도당이 세포 내로 이동하면서 태아거구증이 유발된다.
④ 임신성 당뇨와 태아의 빈혈과는 관련이 없다.
⑤ 태반이 만출되면 모체로부터의 혈당 공급이 갑자기 중단되어 분만 후 저혈당이 나타날 수 있다.

100 ⑤

임신 중 증가한 체액을 배출하기 위해 다뇨, 발한 등의 증상이 나타난다.

101 ④

자궁이 부드럽고 물렁물렁한 상태인 것을 통해 자궁 수축 부전으로 인해 출혈이 발생했음을 알 수 있다. 출혈로 인해 저혈량성 쇼크 증상이 나타나지 않는지 사정하고 자궁저부를 마사지하여 자궁 수축을 돕는 간호중재를 수행해야 한다.

102 ④

분만 후 8시간 내 자연배뇨할 수 있도록 배뇨 촉진을 위한 중재를 수행한다. 배뇨하지 못하는 경우, 자궁수축 저해 및 산후감염, 산후출혈을 유발할 수 있기 때문이다.
① 쪼그려 앉는 체위는 분만 후 산모에게 부담이 될 수 있다.
② 차가운 변기가 아닌 따뜻한 변기를 준비한다.
③ 차가운 물이 아닌 따뜻한 물을 흘려준다.
⑤ 분만 후 8시간 내 자연배뇨할 수 있도록 도와야 한다.

103 ②

하루 3~4회, 좌욕을 시행하는 것은 회음부 부종을 감소시키고 청결하게 하며 통증을 완화시켜주는 효과를 갖는다. 그러므로 빠른 회복을 위해 산모에게 좌욕을 권장한다.
① 분만 후 24~48시간 까지는 얼음 주머니를 적용하면 통증과 부종을 감소시킬 수 있다.
③ 환자에 따라 필요 시 진통제를 투여하여 통증을 완화시킨다.
④ 절개한 부분에 압력이 가해지지 않는 편안한 체위를 취하도록 한다.
⑤ 회음패드는 감염예방을 위해 앞에서 뒤로 착용해야 한다.

104 ②

혈전성 정맥염이 있는 경우, 혈전이 있는 부위에 절대 마사지하지 않는다. 마사지로 인하여 혈전이 떨어지게 되면 혈전은 혈행을 따라 돌아다니다 주요기관으로 가는 혈관을 막을 수 있기 때문이다.

105 ②

유방염으로 인해 농양이 찬 경우 절개 및 배농하여 치료한다.
① 유방울혈을 완화하기 위해 젖을 짜낸다.
③ 처방에 따른 항생제를 투여한다.
④ 모유수유의 올바른 자세에 대해 교육한다. 아기를 가까이 안고 유륜까지 빨게 한다.
⑤ 모유수유를 금하지 않으며 휴식 및 충분한 수분 섭취를 권장한다. 절대안정은 해당되지 않는다.

2교시

정답 및 해설

아동간호학

001 ③

유아기의 전조작기는 조작기로 가는 과도기이므로 논리적인 조작은 아직 불가능한 상태가 된다. 자기중심적인 사고 및 직관적 사고, 물활론, 상상놀이 등의 모습이 나타나는 시기이다.

002 ③

아동들 여럿이 모여 부모님, 선생님 등 어른들의 행위를 모방하여 병원놀이와 소꿉놀이를 하며 필요한 놀이 도구들을 서로 빌리기도 하고 빌려주기도 하는 모습을 통해 '학령전기'임을 알 수 있다. 학령전기는 연합놀이, 모방놀이를 하는 시기이다.

> 연합놀이
> • 놀이 도구를 빌리거나 빌리기도 함
> • 다른 아동과 함께 놀며, 공동의 활동에 대해 많은 이야기를 함

003 ②

신생아의 머리에 봉합선을 넘어 분포하는 넓은 부종이 관찰된다면 '산류'를 예상할 수 있다. 산류는 태아의 머리가 좁은 산도를 통과하면서 압박을 받게 되어 두피 아래 부종이 발생한 것이다. 이는 며칠 내 자연적으로 흡수되어 사라진다.

> 산류와 두혈종
> • 산류: 봉합선을 넘어 분포하는 두피 아래 부종, 며칠 내 없어짐
> • 두혈종: 봉합선을 넘지 않는 두개골과 골막 사이의 혈종, 수 주 이상 지속되나 자연적으로 사라짐

004 ①

불규칙적인 호흡 및 30~60회/분의 호흡수는 정상 신생아의 호흡 양상이다. 정상적으로 잠깐의 무호흡이 나타날 수 있다.

005 ④

몸은 붉고 손발은 창백하므로 1점, 자극에 심하게 우는 모습을 보이므로 2점, 약간의 반응을 보이므로 1점, 심박수는 100회 이상이므로 2점, 규칙적이고 원활한 호흡을 보이므로 2점이다. 위 신생아의 아프가 점수는 총 8점이 된다.

006 ③

쇄골 골절로 인하여 골절된 쪽의 팔이 움직여지지 않는다.
① 골절로 인해 팔을 움직이지 못하여 모로반사를 보이지 않는다.
② 호흡과는 관련없는 사항이다.
④ 골절된 쪽의 팔에서 마찰음이 확인된다.
⑤ 적절히 사지를 고정하여 치료하게 되며 예후가 좋은 편이다.

007 ③

신생아의 생리적 황달은 여러 요인에 의해 생후 2~3일 경 발생하게 된다. 그 중 간의 미성숙은 하나의 요인이 되며 간접 빌리루빈(지용성)이 직접 빌리루빈(수용성)으로 전환되지 못하여 황달을 유발시킨다.
① 관계없는 내용이다.
② 병리적 황달은 생후 24시간 내 발생하며 혈청 빌리루빈은 12~15mg/dL 이상으로 높게 상승한다.
④ 생리적 황달은 1주일 정도 지나면 자연적으로 회복된다.
⑤ 신생아의 적혈구 수명은 약 70~90일 정도로 성인에 비해 짧아 빌리루빈이 과잉 생산되어 황달이 발생한다.

008 ④

모유는 완전식품으로 엄마의 영양상태가 좋다면 모유만으로 충분한 영양 공급이 가능하다. 그러나 4~6개월 이후에는 철분과 비타민D의 보충이 필요하므로 이유식을 시작하도록 한다.

009 ④

18개월의 유아는 블록 3~4개 정도를 쌓을 수 있으므로 바퀴가 달린 장난감을 밀고 당길 수 있다.
①, ③ 학령전기 아동의 놀이로 적합하다.
②, ⑤ 학령기 아동의 놀이로 적합하다.

010 ⑤

프로이트(Freud) 정신성 발달이론에 따른 아동의 특성으로 항문기를 의미하는 것으로 이는 유아기에 나타난다. 유아기 아동은 자신의 의지를 표현하기 위해 요청에 대해 부정적인 반응을 보이는 거부증이 나타난다. 이는 "아니" 또는 "싫어" 등으로 표현하며 소리를 지르는 등의 행동을 보이기도 한다.
① 일관성 있는 어머니의 돌봄을 통해 신뢰감이 형성되는 시기는 '영아기'에 해당한다.
④ 유아기 아동은 친숙한 물건에 집착하며 사용하려고 하는 의식 행동 양상이 나타나게 된다. 이는 같은 숟가락, 같은 컵 등을 사용하려 하는 등의 행동이 나타난다.

011 ③

에릭슨(Erikson)의 심리사회적 발달이론에 따르면 유아기에는 자율성 또는 수치감을 얻게 된다고 하였다. 이 시기에 해당하는 1~3세 정도의 아동이며, 대소변 가리기와 같은 자기 통제를 배우고 실천하는 시기로 자율성을 획득하게 되나 부모의 간섭과 규제로 인해 수치감을 갖게 될 수도 있다고 하였다.

012 ③

아이가 기저귀 젖은 것을 인지하고 교환해 줄 것을 요구하는 모습을 보인다는 것은 대소변 가리기 훈련에 준비가 되었음을 의미하는 모습 중 하나이다.
① 스스로 옷을 벗으려고 하는 등 본인의 행동을 자율적이고 독립적으로 하려는 모습을 보일 때 시작한다.
② 독립적으로 바지를 내리고 도움 없이 5분 이상 서 있을 수 있을 때 시작한다.
④ 항문과 요도 조임근의 조절이 가능하고 소변을 2시간 정도 보유할 수 있을 때 시작한다.
⑤ 변의를 느끼고 얼굴 표정이 달라지거나 말을 하는 등 본인의 생각을 표현할 수 있을 때 시작한다.

> 대소변 가리기 훈련
> • 시기: 18개월~2세경(항문괄약근의 조절감이 생기는 시기)
> • 순서: 대변 → 소변 순, 낮소변 → 밤소변 순으로 가림

013 ④

12개월~3세 정도의 유아에서 "싫어, 안해"라고 대답하며 떼를 쓰는 모습을 볼 수 있다. '거부증'에 해당하는 것으로 이 시기에 획득하게 되는 자율성의 성취과정에서 발생하는 모습이다.

> 거부증에 대처하는 방법
> - 아동이 '싫어'라는 대답을 할 수 없도록 선택하는 질문을 함
> - 아동이 피로하거나 배고플 때에는 되도록 과제를 부여하지 않도록 함

014 ⑤

입원으로 인해 아동은 불안감을 느낄 수 있으므로 평소 사용하던 물건을 가져다 주어 심리적 안정감을 도모하도록 한다.

015 ③

악몽은 학령전기 아동이 정상적으로 경험하는 것으로 정확한 원인은 밝혀지지 않았지만, 많은 욕구와 스트레스, 불안감, 수면부족 등과 관련되는 것으로 알려져 있다. 악몽으로 잠을 깬 경우, 아동을 안아주고 위로해주는 등의 심리적 안정을 위한 중재가 필요하며, 밤 동안 미등을 켜두거나 안정된 환경을 조성하고, 일정한 취침시간 등을 갖는 것 등을 통해 도움을 줄 수 있다.

> 악몽과 야경증
> - 악몽: 갑자기 놀라서 깸 → 아동을 안아주고 위로해 줌
> - 야경증: 잠이 깨지 않은 상태에서 울고 소리 지름 → 억지로 깨우지 않음, 안아주고 기다림

016 ⑤

위생 불량, 평균보다 작은 키와 체중, 전신의 멍과 골절로 보아 아동학대를 의심할 수 있다. 학대가 의심되는 경우 학대 가해자로부터 분리하고 아동의 말을 경청하며 감정을 표현하도록 격려한다.
② 아동을 존중하고 이해하는 태도로 면담을 진행한다.
③ 언어적 표현 이외에도 비언어적 행동 양상을 주의 깊게 관찰한다.
④ 아동이 더 이상 학대받지 않도록 적절한 조치와 보호가 필요하다.

017 ③

철학적인 개념은 청소년기에 가능해진다.
① 물질의 형태나 크기가 바뀌어도 보존됨을 인지한다.
② 죽음이 불가역적인 자연의 섭리임을 알고 죽음의 개념을 인지한다.
④ 대상영속성의 개념은 출생~만 2세까지 형성되는 개념이다.
⑤ 자기중심적으로 사고하며 물활론을 보이는 시기는 '전조작기'에 해당한다.

018 ①

증상으로 보아 성홍열을 의심할 수 있다. 성홍열은 A군 β-용혈성 연쇄상구균으로 발생하며 감염자와 보균자의 비인두 분비물에 의해 전파된다. 전파 예방을 위해 일정기간 격리가 필요하다.
② 고열이 나타날 때 수분섭취를 격려하고 침상안정을 하도록 한다.
③ 치료를 위해 항생제(penicillin 또는 amoxicillin)를 10일 간 투여해야 한다.
④ 해당되지 않는 내용이다.
⑤ 성홍열의 증상은 발진으로 수포는 나타나지 않는다.

019 ⑤

광선으로 인한 불감성 수분 손실이 발생하므로 탈수가 발생하지 않는지 사정하고 적정량의 수분과 전해질을 공급하는 중재가 필요하다.
① 광선요법을 할 때에는 각막 손상을 예방하기 위해 안대를 적용하며 수유할 때는 광선을 끄고 안대를 벗겨 시각적 자극을 제공한다.
② 광선으로 인한 고체온증을 예방하기 위해 체온을 자주 측정한다.
③ 체위를 자주 변경하여 광선이 전신에 골고루 적용되게 한다.
④ 광선의 효과적인 적용을 위해 옷을 벗기고 시행하며 손상을 방지하기 위해 고환은 가려준다.

020 ④

성인에 비해 신생아는 피하지방의 부족으로 열을 보전하는데 어려움이 있다. 그로 인해 체온조절이 성인보다 어렵다.
①, ② 성인은 주로 떨림(Shivering)을 통해 열을 생산하지만, 신생아는 비떨림성 열 생산 기전을 이용한다. 신생아의 비떨림성 열 생산은 높은 대사율을 유발하고 산소 소모를 증가시킨다.
⑤ 체중에 비해 넓은 체표면적으로 열 손실이 쉽게 발생한다.

021 ①

크레틴병(선천성 갑상샘 기능저하증)은 다양한 원인으로 인해 갑상샘 기능이 저하되는 상태를 의미한다. 출생 후 조기 발견하여 치료하면 정상적인 육체 성장과 지능 발달이 가능하므로 조기 진단이 필요하다. 신생아 선별검사를 통해 T4의 수치가 낮으면 갑상샘 자극호르몬 검사를 시행한다. 낮은 T4와 갑상샘 자극호르몬이 높게 나타난 경우 선천성 갑상샘 기능저하증에 해당하므로 원인에 대한 검사를 시행한다. 초기에는 특별한 증상이 나타나지 않는 경우가 많다. 추후 과다 수면, 힘이 없는 모습, 건조한 피부 등의 이상증상이 나타나게 된다. 갑상샘 호르몬은 뇌신경 발달 및 성장에도 중요한 영향을 미치므로 갑상선 호르몬을 복용해 교정해야 한다.

② 그레이브스병은 갑상샘 기능항진증으로 빈맥, 고혈압, 체중 감소, 불안정, 과잉행동 등이 나타나며 혈중 T4는 정상보다 증가하고 갑상샘 자극호르몬은 저하된다.
③ 갈락토오스혈증은 상염색체 질환으로 갈락토오스가 혈중에 축적됨에 따라 장기 손상이 발생한다. 간 기능 이상으로 간경화, 황달, 문맥성 고혈압이 발생하고 백내장, 뇌 손상의 증상이 나타난다.
④ 고빌리루빈혈증은 혈청 빌리루빈 수치가 상승한 것으로 짧은 적혈구 수명, 간 미숙, 모유수유 등으로 발생한다.
⑤ 성장호르몬 결핍증은 뇌하수체 기능저하, 뇌종양 등 여러 원인으로 성장호르몬이 결핍되어 발생하며 성장지연, 작은 체구, 근육 감소 등이 나타난다.

022 ④

기관식도루(기관식도샛길)인 경우, 식도와 기도가 연결되어 잦은 기침을 보이고 입이나 코에서 다량의 타액이 보이며 질식 및 청색증이 관찰된다.

> 기관식도루(기관식도샛길) 3C 증상
> • 기침(Coughing), 질식(Chocking), 청색증(Cyanosis)

023 ①

심방중격결손은 우심방과 좌심방 사이의 벽이 개방된 상태를 의미한다. 이로 인해 좌 → 우 단락이 형성되며 폐혈류가 증가하게 된다.

② 청색증 및 무산소 발작(TET 발작)의 증상은 '팔로 4징후'에서 볼 수 있다.
③, ④ 심실중격결손에 대한 설명이다.
⑤ 동맥관개존증에 대한 설명이다.

024 ⑤

담즙 섞인 구토와 젤리 모양의 혈변, 우상복부에서의 소시지 모양 덩어리를 통해 '장중첩증'임을 예상할 수 있다. 항문으로 주입해 장관 내 압력을 증가시켜 중첩된 장을 확인하고 치료하기 위해 수압관장을 시행한다.

> 장중첩증
> • 원인: 대개 회맹장 부위가 대장 내로 들어가면서 발생
> • 증상: 담즙 섞인 구토, 혈액성 대변, 급성 통증
>
> 날문(유문) 협착증
> • 원인: 윤상근육의 비대로 날문(유문)통로가 좁아져 발생
> • 증상: 담즙 없는 구토, 수유 후에도 배고파 함

025 ③

팔로 4징후를 진단받은 영아가 아침에 수유를 하던 중 갑자기 팔다리와 얼굴이 파래지면서 빠르게 호흡하는 모습을 보아 무산소 발작을 의심할 수 있다. 무산소 발작이란 폐혈류 감소와 우-좌 단락의 증가로 인해 심각한 저산소증을 유발하여 과다호흡과 함께 청색증이 악화되는 것을 의미한다. 무산소 발작이 발생했을 때 정맥순환량을 감소시켜 심장의 부담을 줄여줄 수 있는 슬흉위를 취해주며 morphine 및 propranolol을 투여하고 산소를 공급한다.

⑤ 영아가 울 때 혈액 공급을 초과하는 산소요구량이 발생하므로 무산소 발작 시 아동을 울리지 않도록 한다.

> 팔로 4징후(팔로네증후, TOF)
> • 심실중격결손, 폐동맥 협착, 대동맥기승, 우심실 비대가 특징적으로 나타나는 질환

026 ③

가와사키병이란 원인불명의 급성 전신성 혈관염으로 관상동맥의 손상을 유발할 수 있다. 그러므로 관상동맥의 상태를 확인하기 위해 심초음파를 시행하며, 이는 추후 검사와 비교하여 합병증 여부를 판단하는 데 도움이 된다.

027 ③

괴사성 장염이란 장 점막에 발생하는 급성 괴사성 염증 질환으로 혈변, 위 정체, 복부 팽만, 구토, 기면 등의 증상이 나타난다. 이 경우 증상 악화 및 장 천공 합병증을 예방하기 위해 즉시 금식해야 한다.

① 장 천공 합병증이 발생한 경우, 수술을 시행하게 된다.

② 구강으로의 섭취가 불가능하므로, 수분 및 전해질 교정을 위해 수액을 주입한다.
④ 장 천공의 합병증을 예방하기 위해 복압을 낮출 수 있는 앙와위(바로누운자세) 혹은 측와위(옆누운자세)의 자세가 적절하다.
⑤ 산소포화도가 저하된다면 시행할 수 있는 중재이나, 문제에서 제시된 사항이 아니므로 답이 되지 않는다.

028 ①

급성 후두개염은 주로 헤모필루스 인플루엔자 세균에 감염되어 발생하는 중증 폐쇄성 염증 질환이다. 갑작스럽게 발병하여 호흡곤란, 연하곤란(삼킴곤란), 침 흘림, 의사소통의 어려움, 안절부절 못함, 고열 등의 증상이 나타난다. 급성 후두개염 시 일반적으로 항생제를 정맥으로 투여하며 부종 감소를 위해 스테로이드 제제를 투여할 수 있다. 또한 급성으로 증상이 진행될 수 있으므로 지속적으로 상태를 사정하고 기도 폐쇄의 증상이 나타난다면 기도 유지를 위해 즉시 기관 내 삽관이나 기관 절제술을 시행한다.
③ 후두경련을 완화하기 위해 차갑게 가습된 공기를 흡인하게 한다.
④ 급성 후두개염은 자가면역질환이 아닌 세균감염에 의한 질환으로 면역억제제 투여와는 관련이 없다.

029 ⑤

대부분 A군 β-용혈성 연쇄상 구균에 의한 선행 감염 후 2차적으로 급성 사구체 신염에 이환된다. 상기도 감염이 원인이 되어 발생하는 경우가 많으므로 원인 파악을 위해 상기도 감염의 병력을 확인해야 한다.

030 ①

빈뇨, 악취나는 소변, 배뇨통, 소변배양검사에서의 대장균 검출로 보아 요로 감염을 의심할 수 있다. 요로 감염의 가장 흔한 원인은 대장균으로 대변의 세균으로 오염되지 않도록 하기 위해 생식기 부위를 앞쪽에서 뒤쪽으로 씻어내도록 교육한다.
② 꽉 조이는 기저귀 착용은 피하도록 한다.
③ 요로 감염 시 부종은 발생하지 않으며 수분 섭취를 격려한다.
④ 10개월의 아동은 영아기로 배변 훈련에 적합하지 않은 시기이다. 배변 훈련은 요도 조임근 조절 능력과 방광 용적이 증가하는 유아기(1~3세)에 시행할 수 있다.
⑤ 잦은 도뇨관 삽입은 감염 경로가 될 수 있으므로 무균상태의 검사물 채취 등 반드시 필요한 경우에만 시행하도록 한다.

031 ⑤

흡인되지 않도록 적은 양의 음식을 자주 제공하여 적절한 영양을 공급한다.
① 아동이 스스로 음식물을 씹고 삼킬 수 있도록 식이 섭취 시 턱을 지지해준다. 단단한 음식을 제공할 필요는 없다.
② 최대한 목을 뒤로 젖히는 것은 오히려 음식물을 삼키는 데 방해가 될 수 있다.
③ 가능한 아동 스스로 음식물을 섭취하도록 도우며 이로 인한 영양 공급이 어려울 때 유동식이, 위관영양, 완전비경구영양 등의 방법을 취할 수 있다.
④ 흡인 가능성이 있으므로 안전하게 음식을 제공해야 한다.

032 ①

조혈모세포 이식 전 대상자의 골수와 백혈병 세포를 제거하기 위해 고용량의 항암요법을 시행한다. 그 이후 건강한 조혈모세포를 주입하여 혈액 기능을 회복하도록 한다.
② 탈모는 영구적이 아닌 일시적으로 나타날 수 있다.
③ 피부발진, 황달의 증상은 이식편대숙주질환을 의미할 수 있다. 이는 동종 조혈모세포 이식 후에 나타나는 부작용 중 하나로 이식된 성숙한 T림프구가 환자의 세포를 자기 몸이 아닌 것으로 인식하여 표적기관을 공격하여 나타나게 된다. 증상으로는 피부발진, 발열, 황달, 간 수치 증가, 구역, 식욕부진 등이 있다. 치료를 위해 스테로이드제, 면역억제제를 투여한다.
④ 조혈모세포 공여자의 기준은 대상자와 동일한 HLA형으로, ABO형은 일치하지 않을 수 있다.
⑤ 동종 조혈모세포를 이식받은 후 새로운 골수로 대체되는 기간 동안 극도로 감염에 취약해진다. 그러므로 감염 예방을 위해 감염 징후를 모니터하고 철저한 무균술을 적용하며 다른 합병증 예방을 위해 입원치료를 받게 된다.

033 ⑤

학령기 아동은 골격의 급성장으로 인해 성장통이 발생한다. 성장통은 주로 밤에 발생하며 아침이 되면 사라진다. 성장통은 추후 자연스럽게 사라진다. 통증 완화를 위해 아픈 부위 마사지나 스트레칭을 시행하고 운동량을 조절하며 휴식을 취한다. 필요시 진통제를 투여할 수 있다.

034 ⑤

전방으로 몸을 90° 구부려 전면굴곡검사를 하였을 때 등의 높이가 다르다.
① 좌우 어깨의 높이가 다르다.
② 골반의 경사는 비대칭적이다.
③ 견갑골의 돌출 부위가 다르다.
④ 한 쪽 엉덩이가 돌출되어 있고, 높이가 다르다.

035 ④

Bryant 견인은 2~3세 이하, 12~14kg이하의 아동의 대퇴골절 치료를 위해 적용하는 견인으로 무릎을 펴고 90°로 굴곡하여 견인하는 방법이다. 엉덩이는 침대에서 약간 들리게 적용하고 한 쪽 다리만 골절이 되었다 하더라도 양쪽 다리에 똑같은 양의 견인을 적용해야 한다.

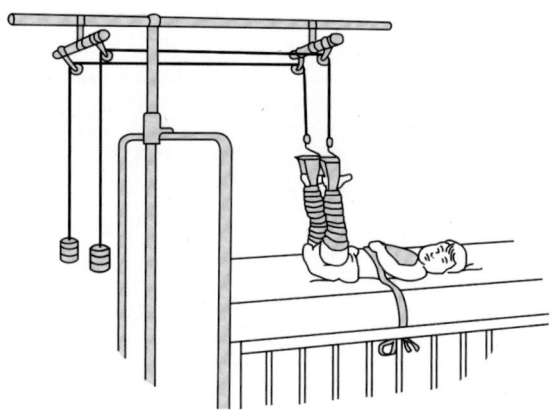

① 골격 견인: 핀, 철사, 집게 등 특수기구를 이용하여 외과적으로 뼈를 직접 견인하는 방법이다.
② 경추 견인: 머리가 신장되도록 경추를 견인하는 방법이다.
③ Russell 견인: 무릎 아래에 패드를 대고 하지에 적용하는 견인 방법이다.
⑤ Buck 신전 견인: 수평방향으로 적용하는 견인 방법이다.

- 피부견인: Bryant 견인, Russell 견인, Buck 신전견인, Halter 견인, 현수 견인, 골반띠 견인
- 골격견인: 두개골 집게형 견인, Halo 골격견인, Thomas 부목과 Pearson 연결대를 이용한 평형 현수 견인

지역사회간호학

036 ④

자유방임형은 보건의료를 민간주도로 공급하는 유형이다. 의료기관을 선택할 수 있는 자유가 있으며 의료인에게 의료내용, 범위, 수준결정에 재량권을 부여한다. 따라서 의료서비스 수준이 높다는 장점이 있으나 진료의 지속성, 포괄성이 낮으며 의료비가 상승한다는 단점이 있다. 이를 시행하는 대표적인 국가는 미국, 일본, 우리나라 등이 있다.
①, ②는 사회주의형의 특징이다.
⑤ 사회보장형의 특징이다.

037 ③

제시된 내용은 총액계약제에 대한 설명이다. 총액 계약제는 보험자측과 의사단체 간에 국민에게 제공되는 의료서비스에 대한 진료비 총액을 추계하고 협의한 다음, 결정된 진료비 총액을 지급하는 방식이다. 현재 독일에서 사용되는 진료비 지불방식이다. 이 방식은 의료비 지출의 사전 예측이 가능해져 보험 재정이 안정적이고 총진료비를 억제할 수 있다는 장점이 있다. 하지만 진료비 계약을 둘러싼 교섭에 어려움이 많고 과소 진료의 가능성이 있다는 단점이 있다.

038 ②

교차비(Odds Ratio: OR) $= \dfrac{a \times d}{b \times c} = \dfrac{20 \times 70}{10 \times 40} = 3.5$

교차비 산정표

		건강문제 유무		
		환자군	대조군	계
유해요인	노출	a	b	a+b
	비노출	c	d	c+d
	계	a+c	b+d	

교차비(Odds Ratio: OR)

$= \dfrac{\text{질병이있을때위험인자 유/무의비율}}{\text{질병이없을때위험인자 유/무의비율}} = \dfrac{\frac{a}{c}}{\frac{b}{d}} = \dfrac{a \times d}{b \times c}$

건강문제가 있는 군(환자군)과 없는군(대조군)을 선정하여 질병발생과 관련이 있다고 의심되는 요인들(위험요인)과 질병발생과의 원인관계를 규명

- 교차비(OR)가 1인 것은 위험요인이 건강문제에 영향을 미치지 않음을 의미
- 교차비(OR) > 1은 위험요인으로 인해 건강문제가 발생
- 교차비(OR) < 1은 위험요인은 있지만 건강문제가 발생하지 않음

039 ⑤

제시된 내용은 전염병 신고서, 사망진단서 등의 자료원을 바탕으로 유행자료를 수집하고 분석하는 단계이다. 유행자료 수집 및 분석 단계는 기술역학 연구에 해당하며 시간별 특성, 지리적 특성, 인적 특성을 기술하여 유행의 규모 및 특성을 파악한다.

> **역학조사의 단계**
> 진단의 확인 → 유행의 확인 → 유행자료의 수집 및 분석 → 역학적 가설 설정 → 분석역학적 연구를 통한 가설 검정 → 관리대책 수립 → 보고서 작성

040 ④

출생아 10만명당 모성사망(임신 또는 출산 때문에 사망한 여성의 수)의 수로 정의하는 지표로 모성 사망을 측정하기 위해 개발된 지표 중 가장 많이 사용된다.
③ 모성사망률은 가임기 여성 수에 대한 모성 사망자 수의 비로 정의된다.

041 ①

체계적인 조사를 수행하고 데이터를 분석하여 연구결과를 보급하는 역할을 하였으므로 연구자 역할이라고 볼 수 있다.
② 어떤 개인이나 집단을 위해 행동하거나 그들의 입장에서 의견을 제시하는 역할
③ 다양한 대상자, 다른 건강 전문가, 공무원 등과 함께 활동하게 되면서 건강 관련 활동을 이끌어가는 경우
④ 의사결정 과정에서 영향을 주어 대상자의 행동이 바람직한 방향으로 변화하도록 유도
⑤ 사례관리 대상자 건강요구의 사정과 확인하고 산출, 투입 증가를 위해 보건 의료서비스 선택, 사용일 지시 조정하는 역할

042 ③

일반적으로 가정방문의 우선순위는 다음과 같다.
신생아(미숙아) → 임산부 → 학령전아동 → 학동기아동 → 성병환자 → 전염병 환자(결핵 등)

> **가정방문의 순서 원칙**
> • 전염성대상과 비전염성 대상일 경우 비전염대상 우선
> • 개인과 집단이 대상일 경우 집단 우선
> • 건강한 대상과 문제가 있을 대상일 경우 문제 있는 대상 우선
> • 급성질환과 만성질환간에는 급성질환 우선
> • 신환자와 구환자간에는 신환자 우선
> • 경제정도, 교육정도가 낮은 층을 우선으로 한다
> • 가급적이면 산재되어 있는 곳보다 집합되어 있는 곳을 우선으로 한다.

043 ⑤

오마하 진단분류체계에서 약물 오용, 수면과 관계된 행위는 건강관련행위 영역으로 분류된다.

오마하 진단분류체계 영역별 문제

환경영역	수입, 위생, 주거, 이웃/직장 안전
심리사회 영역	지역사회자원과의 의사소통, 사회적 접촉, 역할변화, 대인관계, 영성, 슬픔, 정신건강, 성적 관심, 돌봄/양육, 무시, 학대, 성장과 발달
생리 영역	청각, 시각, 언어와 말, 구강건강, 인지, 동통, 의식, 피부, 신경-근골격 기능, 호흡, 순환, 소화와 수분, 배변기능, 배뇨기능, 생식기능, 임신, 산후, 감염성 질환
건강관련행위 영역	영양, 수면과 휴식, 신체적 활동, 개인위생, 약물오용, 가족계획, 건강관리 감시, 투약

044 ②

제5차 국민건강증진종합계획(HP2030)의 기본원칙은 다음과 같다.
1. 국가와 지역사회의 모든 정책 수립에 건강을 우선적으로 반영
2. 보편적인 건강수준의 향상과 건강형평성 제고를 함께 추진
3. 모든 생애과정과 생활터에 적용
4. 건강친화적인 사회적·물리적·경제적 환경 구축
5. 누구나 참여하여 함께 만들고 누릴 기회 보장
6. 관련된 모든 부문이 연계하고 협력

045 ⑤

제4차 다문화가족정책 기본계획의 비전 및 목표, 추진과제는 다음과 같다.

1. 비전: 다문화가족과 함께 성장하는 조화로운 사회
2. 목표: 다문화 아동·청소년의 동등한 출발선 보장, 다문화가족의 안정적 생활환경 조성
3. 추진과제
   (1) 다문화 아동·청소년 성장단계별 맞춤형 지원
   (2) 결혼이민자 정착주기별 지원
   (3) 상호존중에 기반한 다문화 수용성 제고
   (4) 다문화가족정책 추진기반 강화

046 ⑤

Pender의 건강증진모형은 크게 개인의 특성과 경험, 행위와 관련된 인지와 감정, 행위 결과라는 세 영역으로 구분된다. 이 중에서 변화가 가능한 행위와 관련된 인지와 감정이 간호 중재의 대상이 된다.

Pender의 건강증진모형 주요개념

개인적 특성과 경험	이전의 관련 행위	종종 과거에 행했던 유사행동이나 자동적 습관들
	개인적 요인	• 생물학적: 나이, 성, 이차성징 • 심리적: 자존감, 자기 동기화 • 사회문화적: 인종, 민족, 문화, 교육
행위와 관련된 인지와 감정	행동에 대한 지각된 이익	행위을 수행함으로 얻는 이익: 참여 동기부여 • 내적이익 • 외적이익
	행동에 대한 지각된 장애	쓸모없음, 불편함, 비영부담, 어려움, 시간소모 등과 관련: 지각된 장애를 최소화 필요
	지각된 자기효능	어떤 수준의 행위를 성취할 수 있는 능력
	행동과 관련된 감정	긍정적 감정 → 행위 반복: 강화 부정적 감정 → 행위 회피: 부정적 감정 변화필요
	대인관계 영향	가족, 또래집단, 건강관리제공자에 의한 규범: 지지간호, 모델 제공
	상황적 영향	건강행위를 실행하도록 바람직한 환경 조성
행위 결과	즉각적인 갈등적 요구	참여 직전 다른 일이 발생
	갈등적 선호성	선호성 때문에 저지방 음식보다 고지방 음식 선택: 자기조절과 통제능력 훈련 필요

047 ④

유연방어선은 스트레스원이 거쳐 정상방어선까지 침범하지 못하도록 완충 역할을 한다. 개인의 경우 피로수준, 지역사회 수준에서는 미취업 정도를 예로 들 수 있다.

뉴만의 건강관리체계이론 주요개념

기본구조	인간이 생존하기 위한 필수적인 구조. 유연방어선, 정상방어선, 저항선으로 둘러싸여 있음.
방어선	• 저항선: 스트레스원에 의해 대상체계의 기본구조가 침투되는 것을 보호하는 내적 요인 • 정상방어선: 저항선 바깥에 존재하는 한 대상체계가 오랫동안 유지해 온 평형상태. 외적 자극이나 스트레스원에 대해 나타나는 정상적 반응의 범위 • 유연방어선: 스트레스원이 거쳐 정상방어선까지 침범하지 못하도록 완충 역할

048 ④

아래 표 참조

간호 평가의 범주

투입된 노력	인적·물적 소비량을 보는 것. 간호 팀이 얼마나 사업을 위해 노력했는지 측정 간호사업을 위해 제공한 시간, 가정방문 횟수, 자원동원 횟수 등
사업 진행 정도	수행계획에 기준해 내용 및 일정에 맞도록 수행되고 있는지 보는 것
사업 성취도	설정된 목표가 제한된 기간 동안에 어느 정도 도달했는지 구체적 목표에서 파악
사업의 효율성	투입량에 대한 산출량을 보는 것
사업의 적합성	인적·물적 자원의 충족여부를 파악할 수 있는 것으로 사업 실적과 지역사회 요구량과의 비율을 계산

049 ④

지역사회 간호진단 시 우선 순위 기준은 아래와 같다.

1) 많은 수의 지역 주민에게 영향을 미치는 문제(감염병, 집단 사고)
2) 영유아 사망원인이 되는 문제
3) 모성 건강에 영향을 주는 문제(분만으로 인한 합병증, 산후 출혈, 유산 등)
4) 학동기 아동 및 청년기 영향을 주는 문제
5) 만성질환, 장애
6) 지역사회 개발에 영향을 주는 문제

050 ①

대상자는 대가족과 함께 생활하고 있으며 본인도 집에 머물기 원한다. 일상생활 보조에 대한 필요성은 상대적으로 떨어지지만 욕창에 대한 관리 및 재활 운동을 지도하는 등의 간호가 필요한 상황이다. 따라서 의사의 지시에 따라 간호사, 간호조무사 또는 치위생사가 수급자의 가정을 방문하여 간호, 진료보조, 요양상담 등의 서비스를 제공하는 방문간호가 가장 필요한 상황이다.

② 요양보호는 신체활동 지원 화장실 이용, 몸 씻기, 옷 입기, 식사 도움, 이동 도움 등 어르신들의 삶을 영위하기 위해 필요한 기본적인 신체활동을 도와드리는 업무에 해당한다.

051 ②

보건소는 시(구가 설치되지 아니한 시), 군, 구별로 1개소 씩 설치한다. 다만, 군수, 구청장이 지역 주민의 보건의료를 위하여 특히 필요하다고 인정하는 경우에는 보건소를 추가설치할 수 있다.

참고로 보건지소의 설치 기준은 읍·면(보건소 설치된 경우 제외)마다 1개소이며 보건소와 마찬가지로 시장·군수·구청장이 지역 주민의 보건의료를 위해 특히 필요하다고 인정하는 경우 필요한 지역에 설치할 수 있다.

052 ②

신체발달상황, 건강조사는 당해학교 교직원이 한다. 하지만 건강검진을 실시할 때에는 검진기관에서 실시하도록 되어 있다. 따라서 초등학교 1학년·4학년, 중학교 1학년, 고등학교 1학년은 검진기관에서 신체 발달상황을 측정한다. 따라서 중학교 2학년만 해당학교 교직원이 신체 발달상황을 측정한다.

053 ②

단시간 노출기준(TLV-STEL)이란 근로자가 1회에 15분간 유해요인에 노출되는 경우를 기준으로한 허용농도이다. 단시간 노출 기준 이하에서는 1회 노출간격이 1시간 이상인 경우 1일 작업시간동안 4 회까지 노출이 허용될 수 있다.

①, ③ 최고 노출기준(=천장치, TLV-Ceiling): 근로자가 1일 작업시간동안 잠시라도 노출되어서는 안되는 기준

⑤ 시간가중 평균 노출기준(TLV-TWA): 1일 8시간씩 1주 40시간에 노출되는 평균 수치로 이 수준에 대부분의 작업자가 매일 노출되어도 건강상 악영향이 없을 것으로 여겨지는 수치

유해물질 허용기준 활용시 주의점
1) 독성이나 위험의 상대 지표로 사용할 수 없다.
2) 측정시 8시간 작업후 16시간의 휴식을 취하는 작업 조건에 적용할 수 있다.
3) 일반지역주민의 환경오염의 대책이나 평가에 사용할 수 없다.
4) 어떤 기존질병이나 신체적 조건이 입증자료로서 사용될 수 없다.

054 ④

금연을 6개월 이상 진행하고 있으므로 유지 단계에 해당한다고 볼 수 있다. 유지단계에서는 흡연 유혹에 대처할 수 있는 방법을 교육하는 것이 바람직하다.

금연단계에 따른 금연전략

계획전단계	• 흡연의 유해성에 대한 정보 제공, 해로움 인식, 금연에 대한 동기부여
계획 단계	• 자신의 흡연행위 관찰, 인식, 금연에 대한 준비를 할 수 있도록 도움
준비 단계	• 금연에 대한 준비를 할 수 있도록 구체적인 도움 제공 • 금연일 정하기, 금연선서식 준비하기, 다양한 금연 전략에 대한 정보 제공
행동 단계	• 금연 실천, 흡연욕구와 금단증상 대처전략 제공 • 금연행위에 대해 보상, 가족·동료·자조집단 등의 지지
유지 단계	• 음주/흡연 유혹 대처법 교육

055 ②

다문화 사회에서 간호사는 문화적 역량을 갖춰야 한다. 문화적 역량은 다른 문화를 수용하고 존중하는 능력으로 다문화 지식, 문화적 민감성, 대상자에 대한 이해와 존경 및 배려 등으로 구성되어 있다.

056 ②

보건교육방법 선정에 영향을 미치는 요소는 교육대상자 수, 학습목표의 난이도, 교육에 참여한 대상자들의 교육정도, 교육실시 장소 및 시설, 교육자의 능력 등이다. 학습목표와 대상자수는 가장 중요한 요소가 된다.

057 ③

인지주의 이론은 사람의 내면에 있는 지식과 태도, 가치, 신념과 같은 인지적 요인을 행동으로 변화시키도록 교육하거나 설득하는 접근 방식이다.

개인이 환경으로부터 받은 자극이 어떻게 진행되는가, 즉 환경으로부터 받은 정보를 어떻게 지각, 해석해서 저장하는가에 관심을 갖는 등 정보의 발견이나 단순한 기억보다는 정보의 구성을 강조한다.

행동주의 보다는 능동적, 적극적 학습관을 취하나, 학습자의 의지가 충분히 반영되지 않았다는 비판을 받는다.

058 ①

혈당을 측정하는 것은 심리운동적 영역이다. 심리운동적 영역을 평가할 수 있는 방법 중 행동측정에 유용한 방법인 관찰법이 가장 적절하다.

③ 질문지법: 질문을 읽고 이해할 수 있는 사람에게 사용할 수 있으며 지적 영역의 학습을 평가하는데 적합하다.
④ 구두질문법: 관찰과 함께 사용할 수 있는 평가방법으로 쉽게 관찰되지 않는 행동을 평가할 있으나 시간이 많이 소요된다.
⑤ 자기보고서법: 학습자가 스스로 점검표를 만들어 지식, 기술, 태도를 평가하는 것으로 대상자의 태도, 흥미, 선호, 불안 등 정의적 영역 평가 시 유용하다.

059 ④

아래 표 참조

건강관리실과 가정방문활동의 장단점

구분	장점	단점
건강 관리실 활동	• 간호사의 시간 절약 • 다양한 물품 및 기구활용 • 외부 산만성이 적음 • 특수상담이나 의뢰활동을 즉시 실시할 수 있음 • 같은 문제를 지닌 대상자끼리 경험 및 정보 교환이 가능 • 스스로가 건강문제에 적극성을 가지고 자력으로 문제를 해결할 수 있는 책임감을 갖게 함	• 대상자가 처한 상황을 직접적으로 파악하기 곤란 • 내소하는것이 불가능한 대상자들은 접근성이 줄어듦 • 심리적으로 긴장할 수 있음
가정 방문 활동	• 건강관리실보다 긴장감이 적음 • 대상자의 전체적인 상황판단이 가능 • 자신의 건강관리에 대한 동기 부여가 가능 • 거동이 불편한 사람에게 간호 서비스의 기회 제공 • 가족단위 보건교육이 가능	• 비용과 시간이 많이 소요 • 같은 문제를 가진 사람들끼리 정보를 나눌 기회가 적음 • 교육 및 상담 중 외부 산만성이 높음 • 대상자가 방문에 대한 부담감을 가질 수 있음

060 ③

가계도는 3세대 이상의 가족 구성원의 정보 및 관계를 도표로 작성한 것이다. 이를 통해 가족의 질병력, 가능한 상호관계 등을 파악하는데 도움이 된다.

061 ①

계약은 역할과 기대를 명백히 하고 구체적인 절차에 대하여 구두 또는 서면으로 책임을 명시하는 것을 말한다. 이를 통해 간호사와 가족이 가족 건강에 대한 책임감을 공유할 수 있다.

062 ②

가족의 경제적 기능 중 생산과 관련된 기능은 상실하고 있지만 소비단위로서 가족의 중요성이 강조되면서 소비기능은 강화되고 있다.

> **우리나라 가족의 변화양상**
> • 가족기능의 변화: 가족 유대감 약화, 가정과 일터의 분리, 부양기능 약화, 가족재생산 기능 약화, 정서적 기능 약화, 자녀의 양육과 사회화 기능의 취약
> • 가족 구조의 변화: 가족 형태의 다양화, 가족 규모의 축소, 세대구성의 단순화

063 ④

건강관리구분 판정은 다음과 같이 정리할 수 있다.

구분	건강관리 구분 내용
A	건강관리상 사후관리가 필요 없는 근로자(건강한 근로자)
C_1	직업성 질병으로 진전될 우려가 있어 추적검사 등 관찰이 필요한 근로자(직업병 요관찰자)
C_2	일반질병으로 진전될 우려가 있어 추적관찰이 필요한 근로자(일반질병 요관찰자)
D_1	직업성 질병의 소견을 보여 사후관리가 필요한 근로자(직업병 유소견자)
D_2	일반 질병의 소견을 보여 사후관리가 필요한 근로자(일반질병 유소견자)
R	건강진단 1차 검사결과 건강수준의 평가가 곤란하거나 질병이 의심되는 근로자(제2차건강진단 대상자)

※ "U"는 2차 건강진단대상임을 통보하고 30일을 경과하여 해당 검사가 이루어지지 않아 건강관리구분을 판정할 수 없는 근로자

064 ①

제시된 상황은 실제 질병을 앓는 사람을 대상으로 질병이 있다고 측정하고 있는 상황이므로 민감도에 해당한다.

> **타당도 지표**
> - 민감도(Sensitivity): 실제 질병을 가진 사람이 질병이 있다고(양성) 측정하는 정도
> - 특이도(Specificity): 실제 질병이 없는 사람이 질병이 없다고(음성) 측정하는 정도
> - 양성예측도: 질병이 있다고 판단한 사람들 중 실제로 질병을 가진 사람의 비율
> - 음성예측도: 질병이 없다고 판단한 사람들 중 실제로 정상인 사람의 비율

065 ④

중재수레바퀴 모델(Intervention Wheel)은 인구집단 중심의 공중 보건 간호 실무를 시각화하여 보여주는 모델로 200여 개의 실무 시나리오를 분석하여 공통적으로 나타나는 17가지 간호중재를 도출하였다.
이 중 사회적 마케팅은 관심 인구 집단의 지식, 태도, 가치, 신념, 행위, 관습 등에 영향을 주기 위해 기획한 프로그램에 대해 상업적 마케팅 원칙과 기술을 적용하는 것을 말한다. 지역사회 청소년 인구 집단에게 영향을 주기 위해 공모전이라는 상업적 마케팅을 응용한 사례이므로 사회적 마케팅에 해당한다.
② 스크리닝: 건강위험 요인이나 증상이 없는 질병 상태에 있는 개인을 찾는 것
③ 사례발견: 건강위험 인자를 가진 개인, 가족을 찾아 필요한 자원 연계
⑤ 지역사회 조직화: 지역사회가 공동의 문제나 목표를 설정하고 자원을 개발하며 공동의 목표를 성취하기 위한 전략들을 개발하고, 실행하게 돕는 것

066 ④

사례관리 절차에서 점검은 대상자에게 제공되는 서비스의 적시성, 충분성, 적절성 및 연속성을 보장하기 위해서 서비스 제공자를 포함한 대상자 지원체계의 서비스 전달과 실행을 추적하고 재사정하는 과정이다.

> **사례관리 절차**
> 접수 → 사정 → 계획 → 수행 → 점검 → 평가 및 종결

067 ④

노로바이러스는 급성 위장관염을 일으키는 바이러스로, 겨울철에 주로 유행한다. 굴, 조개 같은 수산물뿐만 아니라 잘 세척되지 않은 과일, 채소를 먹고 감염될 수 있다. 노로바이러스에 감염되면 보통 24~48시간의 잠복기를 거치고 구토, 메스꺼움, 오한, 복통, 설사 등의 증상이 나타난다. 증상이 심한 경우 탈수 증상 및 심한 복통으로 진행될 수 있다. 노로바이러스는 70도에서 5분 혹은 100도에서 1분간 가열하면 소멸하며, 특별한 항바이러스제나 백신이 없으므로 수액요법과 같은 일반적 치료를 시행한다.
① 살모넬라: 주로 오염된 계란, 닭고기 등에서 발견된다.
② 황색포도알균: 손에 창상 또는 화농성 병변을 가진 사람이 조리한 음식에서 발견될 수 있다.
③ 병원성대장균: 대장균 중 병원성을 나타내는 균으로 주로 오염된 쇠고기, 채소 등과 관련이 있다.
⑤ 장염비브리오균: 여름철 해수 온도가 높을 때 오염된 어패류(생선회 등)와 관련이 깊다.

068 ⑤

신증후군출혈열은 한탄 바이러스가 원인이며, 감염된 들쥐의 배설물이 마르면서 공기 중에 떠다니다가 호흡기로 흡입되어 감염된다. (드물게 상처 난 피부나 눈, 코 등의 점막을 통해 감염될 수도 있다.) 야외활동이 많은 농부, 군인, 설치류 동물 실험실 요원 등에게 빈번하게 발생한다.
③ 쥐가 매개체인 것은 동일하지만 원인이 바이러스가 아닌 렙토스피라균이며, 감염된 동물의 소변으로 오염된 물, 혹은 젖은 흙이 상처나 점막에 닿아 감염된다.

069 ③

오존은 염소 대비 6~7배의 살균력을 가진다. 하지만 잔류효과가 없고 높은 부식성과 독성이 있으며 비싸고 고도의 기술이 요구된다는 단점이 있다.
① 가열법: 간단하고 확실한 방법이지만 소규모의 먹는 물에만 적용된다.
② 자외선법: 잔류 독성이 없으며 화학적 처리보다 안전성이 높고 유지관리가 용이하고 단시간에 살균이 가능하다. 하지만 유기물 농도가 높은 곳에는 적용할 수 없으며 잔류효과가 없다.
④ 염소소독법: 독성과 냄새의 단점이 있으나 값이 싸고 조작이 간편하며 소독력이 강하다.

070 ⑤

재난 예방 업무는 재난 발생전 시행하는 일차예방, 재난 발생 후 재난에 대응하기 위한 이차예방, 재난 후 복구단계에서 이뤄지는 삼차예방으로 구분할 수 있다. 삼차 예방활동에는 장기 상담 및 정신건강 중재 제공, 응급 서비스 관리 실시, 부상 및 정화활동 관리, 보건서비스 재확립, 실천계획 다시 수립 등이 있다.

①, ②, ③ 재난시 이차 예방에 해당한다.
④ 재난시 일차 예방에 해당한다.

정신간호학

071 ②

치료적 환경이란, 대상자가 변화할 수 있는 지지적인 환경을 의미한다. 구성요소로는 물리적, 환경, 사회적 환경, 기능적 환경이 있다. 물리적 환경은 안전과 보호를 제공하며 개인의 비밀이나 독립성, 사회적 관계 등을 제공할 수 있어야 한다.

① 직접 조명보다는 자연 조명을 적용한다.
③ 의료진들의 편의성이 보장되는 환경은 치료적 환경에 해당하지 않는다.
④ 대상자들의 독립성 및 비밀이 보장될 수 있는 환경이어야 한다.
⑤ 사회적 환경은 대상자의 요구에 민감하게 반응할 수 있는 환경이어야 한다.

072 ④

정신건강 간호의 일차예방은 질병예방 및 건강증진에 목표를 두고 있다. 정신 질환의 발생을 줄이기 위한 활동들이 포함되므로 '스트레스 관리 및 감정 조절 프로그램'은 일차예방 프로그램에 해당된다.

① 3차 예방에 해당되는 활동이다.
② 3차 예방에 해당되는 활동이다.
③ 2차 예방에 해당되는 활동이다.
⑤ 3차 예방에 해당되는 활동이다.

073 ③

인지행동요법이란 행동치료에서 개발된 다양한 기법에 인지적 기법을 도입하여 인지적 문제와 행동적 문제를 함께 다루는 치료법으로 대처행동의 획득과 자기 자신을 조절하는 것을 중시한다. 부정적, 비합리적인 사고방식에 대해 현실적이고 합리적인 사고로의 교정을 도와준다.(인지행동요법의 종류: 인지재구성, 홍수법, 체계적 둔감법, 바이오피드백 등)

① 환경의 변화를 중시하는 것은 환경요법에 속한다.
② 활동요법에 대한 설명이다.
④ 환자의 현재 행동 양상에 초점을 맞춘다.
⑤ 바람직한 행동 및 바람직하지 않은 행동 모두 초점을 맞춰 시행한다. 바람직하지 않은 부적응행동의 감소를 위한 소거, 무관심 등을 시행할 수 있다.

074 ③

종결단계에서는 종결에 대한 상실감 및 두려움으로 퇴행이 나타날 수 있다. 대상자가 분리 감정을 잘 처리할 수 있도록 감정 표현을 격려해준다.

① 종결에 대해 미리 알려주고 계획을 세우는 것은 '초기단계'에 해당한다.
② 신뢰단계를 구축하는 것은 '초기단계'에 해당한다.
④ 대상자가 스트레스원을 인지하고 표현할 수 있도록 하며 새로운 행동변화를 시도할 수 있도록 지지하는 것은 '활동단계'에 해당한다. 대상자의 건설적 자기 방어기전의 개발을 돕는 단계이다.
⑤ 자기소개를 하고 관계를 형성하며 대상자의 요구를 사정하는 것은 '초기단계'에 해당한다.

075 ②

승화란, 참기 어려운 욕구나 충동을 사회적으로 용인되는 건설적인 활동으로 발산하는 방어기제를 말한다.

① 유머: 불쾌한 기분을 들지 않게 하면서 자기 자신을 표현하고 갈등을 이겨내는 방어기제를 말한다.
③ 함입: 모든 감정을 자신에게로 향하게 하는 방어기제를 말한다.
④ 격리: 고통스러운 감정, 생각 등을 의식으로부터 몰아내어 무의식에 두는 방어기제를 말한다.
⑤ 해리: 성격 일부가 의식적인 지배를 벗어나 하나의 다른 독립된 성격인 것처럼 행동하는 방어기제를 말한다.

076 ⑤

'침묵'은 치료적 의사소통 기법 중 하나로 대상자로 하여금 자신의 이야기를 하면서 생각을 정리할 수 있는 시간을 줄 수 있다.
① '일시적 안심'은 비치료적 의사소통 기법에 해당한다.
② '판단'은 비치료적 의사소통 기법에 해당한다.
③ '주제 바꾸기'는 비치료적 의사소통 기법에 해당한다.
④ '충고'는 비치료적 의사소통 기법에 해당한다.

077 ⑤

환청을 호소하는 대상자가 환청을 들었는지 묻는 경우, 사실에 입각해 그러한 소리가 들리지 않았음을 알려준다. 환자와 논쟁을 하거나 비판하는 행동은 하지 않는다.

078 ⑤

정신상태검사(MSE, Mental Status Examination) 시 간단한 속담 풀이를 질문하는 것은 추상적 사고를 확인하기 위함이다.
① 집중력: 단어 거꾸로 말하기, 100에서 7씩 차례로 빼기 등을 통해 사정
② 판단력: 사회적 판단능력과 행동의 결과 등을 평가(예: 주민등록증을 길에서 주웠을 때 어떻게 해야 하나요?)
③ 지남력: 시간, 장소, 사람에 대한 지남력 사정
④ 계산능력: 간단한 덧셈과 뺄셈, 물건 값 계산하기 등을 통해 사정

079 ③

2차 예방은 정신건강문제를 조기에 발견하고 조기에 치료하는 것을 목적으로 둔다. 가정폭력의 조기발견을 위해 가정방문을 실시하는 것은 '2차 예방'에 해당한다.
① '1차 예방'에 관련된 내용이다.
② '3차 예방'에 관련된 내용이다.
④ '3차 예방'에 관련된 내용이다.
⑤ '3차 예방'에 관련된 내용이다.

080 ④

탈원화 정책이란, 국가에서 추진 중인 정책 중 하나로 정신질환자들이 병원이 아닌 지역사회에 복귀하여 치료를 받을 수 있도록 하는 것을 말한다. 정신 질환자들의 사회적 자립 및 복귀, 재활을 도와주기 위한 목적을 갖고 있다.
① 사례관리: 서비스 전달체계의 요소들을 연결하여 포괄적인 프로그램을 제공하는 것을 의미한다.
② 일상생활 기술훈련: 일상생활에 필요한 기술을 습득할 수 있도록 훈련하는 것으로 독립적인 사회생활을 돕는다.
③ 사회 기술훈련: 사회생활에서 접할 수 있는 여러 상황에 대한 대처기술을 배우는 것을 의미한다.
⑤ 직업재활: 직업과 재활의 합성어로 적절한 직업을 갖고 사회적 역할을 할 수 있도록 돕는 것을 의미한다.

081 ③

상황위기란 생활사건에 의해 개인이나 집단의 심리적 평형상태가 깨졌을 때 발생한다. 직업 상실, 배우자 상실, 불치병이나 만성질환의 진단, 원치 않는 임신 등이 이에 속한다.
①, ④ 우발위기(재난위기)에 속하며 이는 자연재해나 인위적 재해 등 예기치 못한 사건에 의해 발생하는 위기를 의미한다.
②, ⑤ 성숙위기(발달위기)에 속하며 이는 정상적 발달단계 과정 중 일어날 수 있는 위기를 의미한다.

082 ⑤

본인의 물품을 나눠주고 더 이상 필요하지 않다고 하는 것은 자살을 암시할 수 있는 단서가 된다. 다른 무엇보다 자살과 관련된 상황은 우선적으로 해결되어야 한다.

083 ④

단가아민 산화억제제(MAOI, Monoamine oxidase inhibitor) 계열의 항우울제는 티라민의 분해를 억제하며 티라민(Tyramine)이 많이 함유된 음식을 섭취할 경우 고혈압성 위기가 유발될 수 있다. 그러므로 MAOI 계열의 약물을 복용하는 환자들에게 식이와 관련한 교육을 수행해야 한다.

- 티라민이 많이 함유된 식품: 맥주, 포도주, 초콜렛, 치즈, 바나나, 아보카도, 양배추, 콩으로 만든 장류, 발효 야채 등
- 고혈압성 위기 증상: 심한 두통, 오심/구토, 빈맥, 혼돈, 흐려진 시야, 안절부절 등

084 ④

우울장애 시 심한 우울에서 어느 정도 회복될 때 자살의 위험성이 높아진다. 그러므로 우선적으로 자살의 단서 및 위험성을 사정한 후 그에 따른 적절한 간호를 수행해야 한다.
① 특별한 이유 없이 복용하던 약을 중단하지 않도록 한다.
②, ③ 주요우울장애 환자이므로 우울의 원인을 사정, 가족치료를 시행할 수 있으나 자살은 생명과 직결되는 문제이므로 이를 먼저 해결하도록 한다.
⑤ 현재 환자는 회복 상태로 치료의 종결 여부는 알 수 없다.

085 ④

양성증상이 음성증상에 비해 약물 치료에 대한 반응이 좋은 편이다.
①, ②, ⑤ 조현병 환자의 '음성증상'에 대한 설명이다.
③ 보속증, 반향 언어, 자폐적 사고와 같은 사고과정의 장애도 양성증상으로 나타날 수 있다.

086 ②

사고의 비약이란 연상작용이 지나치게 빨라 대상자의 생각과 대화가 하나의 주제에서 다른 주제로 빠르게 진행되는 현상을 의미한다. 이때 대화의 초점에 맞춰 한 번에 하나의 주제로 대화를 시도한다.

087 ②

보속증(perseveration)이란 새로운 자극이 주어지고 사고를 진행시키려고 노력하는데도 사고가 더 이상 진행되지 못하고 머물러 있는 현상을 의미한다. 다른 질문을 하여도 이전의 사고나 행동에 계속 집착하여 되풀이하는 모습을 보인다.
① 음송증: 언어의 상동증으로 의미없는 말을 반복한다.
③ 음연상: 음이 비슷한 말에서 생각이 연상되는 현상을 의미한다.
④ 반향언어: 다른 사람의 말을 메아리처럼 그대로 따라 하는 것을 의미한다.
⑤ 신어조작증: 환자 본인에게는 의미가 있지만, 다른 사람들은 이해할 수 없는 단어를 만들어 내는 것을 의미한다.

088 ④

클로자핀(clozapine)의 주요 부작용 중 하나는 무과립구증으로 38℃ 이상의 체온을 보인다면, 이와 관련해 혈액검사를 진행해야 한다.

089 ⑤

'사회적 고립'이란 무기력하고 위축된 모습으로 사회적 접촉을 피하는 것을 의미한다. 이때 혼자 있으려 하며 주변 일에 무관심한 모습을 보이며 대화를 거부하는 등의 모습을 보인다.

090 ⑤

리튬 혈중 농도가 높을 때 갈증, 구토, 운동실조 등의 증상이 나타난다.
① 복통, 구토 등이 나타날 수 있다.
② 만월형 얼굴은 장기간 스테로이드의 복용으로 나타날 수 있는 증상이다.
③ 저체온증은 관련되지 않는다.
④ 조조강직은 류마티스 관절염의 특징적인 증상이다.

> 리튬(Lithum) 정상범위
> • 일반적인 치료적 약물 농도: 약 0.6~1.2mEq/L
>
> 리튬(Lithum) 혈중 농도에 따른 증상
> • 혈중농도 1.5~2.0mEq/L: 갈증/구토 등 위장관 증상, 운동실조 등 신경학적 증상 등
> • 혈중농도 2.5mEq/L이상: 핍뇨, 경련, 신부전, 사망 등

091 ④

병동의 다른 환자들에게 참견하며 폭언을 하고 폭력적인 모습은 타인에게 실제적인 해를 입힐 수 있는 문제로 이에 대한 간호진단이 가장 우선적으로 내려져야 한다.

092 ②

경증 불안 시 오히려 지각 영역이 확대되어 학습능력이 향상되고 최적의 수준으로 기능할 수 있게 된다. 신체적으로는 안절부절못하며 쉽게 깜짝 놀라거나 가벼운 긴장완화 행동(입술 물기, 손톱 물기, 다리 흔들기 등)이 나타나기도 한다.

① 공황장애란 불안장애의 종류 중 하나로 뚜렷한 이유 없이 갑자기 극도의 두려움과 불안이 나타나는 것으로 지각 영역이 극도로 제한되고 심계항진, 질식할 것 같은 느낌, 흉통, 감각이상 등과 같은 신체적 증상이 나타난다.

③ 중증 불안 시 지각 영역이 현저하게 축소되며 상황을 정확하게 인식하지 못한다. 교감신경계 활성화로 인해 발한, 어지러움, 빈뇨 등의 신체적 증상이 나타난다.

④ 중등도 불안 시 선택적인 영역에만 주의를 기울이므로 지각 영역이 다소 축소된다. 약간의 발한, 근육의 긴장, 논쟁하려는 행동 등의 신체적 증상이 나타난다.

⑤ 범불안장애란 불안장애의 종류 중 하나로 만성적이고 광범위한 불안을 느끼는 것으로 보통 6개월 이상 지속되며 일상생활에서 느끼는 비현실적이고 과도한 불안을 의미한다.

093 ⑤

환자가 표현하는 복합적인 신체증상은 내재된 불안감과 두려움 등의 감정이 표출되는 것이므로 신체적 증상 자체에 초점을 맞추지 말고 내면의 감정에 대해 초점을 맞추어야 한다.

094 ③

이유 없이 어지럽고 가슴이 답답한 증상과 함께 극도의 두려움과 불안을 통해 공황장애를 예측할 수 있다. 공황장애 시 자율신경계의 활성화로 과호흡이 나타난 경우 pCO_2의 농도가 떨어지므로 우선적으로 봉투를 이용하여 내쉰 이산화탄소를 다시 마시도록 해야 한다.

095 ③

충격적인 사건으로 인해 스트레스 반응이 나타난 것(외상 후 스트레스 장애)으로 외상 사건에 관련된 강렬한 기억에 몰입(플래시백) 되는 경우 옆에 있어주며 지지적인 간호를 제공한다. 또한 외상 사건에 대해 환자가 원하는 때에 이야기할 수 있도록 한다.

① 경청과 반영을 통한 지지적 상담을 통해 외상 사건에 대해 이야기하도록 한다.

② 외상 사건에 대해 억지로 이야기하면 증상이 더욱 심해지므로 주의한다.

096 ④

경계성 성격장애의 대상자는 심한 불안정성과 극심한 충동성을 가지며 때로는 자해행동을 보일 수 있다. 자해행동 자체에 집중하지 말고 사무적인 태도로 대하는 것이 필요하다.

① 신체보호대(억제대)는 우선적인 중재가 아니며, 어떠한 방법으로도 조절되지 않을 때 최후의 방법으로 선택되어야 한다.

②, ⑤ 자해행동은 경계성 성격장애에서 나타나는 하나의 증상으로 꾸짖거나 설득하지 않으며 자해행동에 관심을 보이지 않는다.

③ 자해행동을 보이고 있으므로 혼자 있는 환경을 조성하는 것은 적절하지 않다.

097 ⑤

알코올 진전섬망(금단섬망)이란 금단 증상 가운데 가장 심각한 상태로 알코올 중단 후 2~3일 경에 나타날 수 있다. 이는 지속적으로 과음을 하던 사람이 갑자기 음주를 중단하였을 때 나타날 수 있는 급성 정신증적 상태에 해당한다. 증상으로 의식의 혼미, 집중력 장애, 착각, 생생한 환시, 언어의 지리멸렬, 불면증, 지남력 상실을 수반한 착란, 혈압 상승, 발한, 체온 증가, 심박수 증가, 동공확대, 진전, 발작 등 등이 나타난다. 치료하지 않으면 수분과 전해질 불균형, 탈수증 등의 심각한 합병증을 일으킬 수 있다.

③ 알코올 중독이란 과도하게 알코올을 섭취한 후에 발생하며 불분명한 언어, 운동실조, 불안정한 보행, 눈떨림(안진, 안구진탕), 집중력 또는 기억력 손상, 혼미, 혼수 중 한 가지 이상의 증상이 나타난다.

098 ③

부탄가스, 본드, 페인트, 시너, 스프레이, 가솔린 등의 흡입제는 구하기 쉽고 값이 싸 청소년들이 많이 남용하는 것으로 사용 후 코 점막과 입 주면에 궤양을 유발할 수 있는 약물이다. 흡입 후 빠른 효과를 나타내며 중추신경을 억제하는 효과를 가진다. 동공 축소, 환각, 다행감 등의 증상이 나타난다.

099 ②

메타돈(methadone)은 아편 중독자의 금단 증상을 완화시켜주고 아편류에 대한 갈망을 줄여준다.

① 코데인(codeine): 마약성 진통제

③ 도네페질(donepezil): 콜린에스테라아제 억제제

④ 리스페리돈(risperidone): 비정형적 항정신병 약물

⑤ 암페타민(amphetamine): 중추신경 흥분제

100 ⑤

사회적 상황 혹은 대인관계에서 과도한 불안을 느끼는 것은 '사회불안장애'에 해당한다. 사회불안장애는 타인의 시선과 부정적인 평가를 두려워하며 이러한 사회적 상황을 회피하려는 모습을 보인다. 회피할 수 없을 때 극도의 불안을 느낀다.
① 공황장애: 뚜렷한 이유 없이 갑자기 발생하는 극도의 두려움과 불안
② 범불안장애: 보통 6개월 이상 지속되는 만성적이고 광범위한 불안(일상생활에서 느끼는 비현실적이고 과도한 불안)
③ 광장공포증: 당황스러워 보이는 장소나 상황에 대한 과도한 두려움과 불안(탈출이 어렵거나 도움받기 어려울 것이라는 생각으로 느껴지는 극심한 두려움과 불안)
④ 분리불안장애: 애착 대상과의 분리에 대한 공포나 불안

101 ③

치매 환자의 이야기에 논쟁하거나 직면하지 않으며 환자가 느끼는 감정에 반응하고 수용하는 태도를 취한다.

102 ①

신경성 식욕부진증 환자는 저체중임에도 불구하고 체중 증가에 대한 극도의 두려움으로 구토를 하거나 자주 관장을 하고 칼로리 소비를 위해 격렬한 활동 및 운동을 하기도 한다. 이런 경우 영양 불균형 상태를 초래할 수 있으므로 환자의 행동을 제지해야 한다.

103 ⑤

치료약물로써 암페타민(amphetamine), 메틸페니데이트(methylphenidate)와 같은 중추신경흥분제를 사용하여 기면증을 치료할 수 있다.
① 숙면을 위해 소음이 없고 안락하고 따뜻한 수면환경을 조성하도록 설명한다.
② 잠 들기 전에 되도록 물을 마시지 말도록 하고, 자극적인 음식도 피하도록 설명한다.
③ 적당한 정도의 운동을 권장하되, 잠 자기 전 운동은 피하도록 한다.
④ 수면을 위해 잠자기 전 따뜻한 물에 샤워를 하거나 명상과 같은 이완요법도 도움이 됨을 알린다.

> 암페타민의 특성
> - 중추신경흥분제로 진통 및 다행감, 식욕감퇴, 피로감 해소 등의 효과를 가짐
> - 기분을 좋게 하고 피로감을 줄이며 에너지가 상승하는 느낌을 줌
> - 중독되면, 불안과 초조 및 피해망상과 같은 망상형 조현병을 초래함

104 ③

술, 각성음료, 담배 등은 중추신경계에 직접 작용하여 수면을 방해하므로 피하도록 설명한다.
① 기상시간을 규칙적으로 가질 수 있도록 한다.
② 소음이 차단된 편안하고 따뜻한 느낌의 공간은 수면을 돕는다.
④ 과도한 운동이 아닌 적정한 강도로, 적절한 운동을 수행하도록 한다. 잠자기 바로 직전의 운동을 피하도록 한다.
⑤ 자기 전에 적당한 음식 섭취는 도움이 될 수 있지만, 과식은 오히려 수면을 방해한다.

105 ⑤

자폐증 환자들은 특정 행동을 반복적으로 하는 상동증을 보이며 정서적으로 불안한 모습을 보일 수 있다.
① 사회적 상호작용에 장애가 있어 시선이나 목소리에도 반응을 보이지 않는다.
② 3세 이전에 발병하며 가족 및 다른 사람들과의 상호작용에 어려움이 있다.
③ 일부 자폐증 아동에서 뛰어난 암기력과 계산능력을 갖는 경우도 있다.
④ 발음이나 언어적 능력이 저하되며 75%정도의 자폐증 환자에서 지적장애가 나타난다.

3교시

정답 및 해설

간호관리학

001 ⑤

펜위크 여사 간호사 면허등록제도 도입하기 위한 제2의 간호혁명을 주도한 인물로, 1899년 국제간호협회를 창립하고 초대회장을 역임하였다.
① 국제적십자사는 스위스의 앙리 뒤낭이 설립한 조직으로 전시나 사변시에는 중립적인 의료, 간호 및 구호사업을 수행하고 평화 시에는 재해방지, 안전, 구호 및 예방을 하는 국제적 협력조직이다.
② 독일의 간호지도자 문스터와 프리드너 목사에 의해 설립되었다.
③, ④ 나이팅게일의 활동에 대한 설명이다.

002 ①

1981년 의료법 개정으로 의료인들의 보수교육이 의무화 되었다.
② 업무분야별 간호사 제도가 신설된 것은 1973년도 의료법 개정이다.
③ 1951년 국민의료령 제정과 함께 명칭이 변경되었다.
④ 1962년 의료법 개정으로 검정고시 제도가 폐지되었다.
⑤ 1955년에 이화여대에서 간호학과가 최초로 설치되었다.

1962년, 1973년 의료법 개정 내용

1962년 의료법 개정	• 간호학교 졸업자에 한하여 간호사 국가고시 실시 • 간호사 자격 검정고시 제도 완전 폐지 • 조산사 교육 과정 분리: 간호면허 소지자가 조산 수습과정 1년간 이수
1973년 의료법 개정	• 간호고등기술학교 폐지 • 업무분야별 간호사 제도 신설: 보건간호사, 정신간호사, 마취간호사 • 간호사 보수교육 명문화

003 ③

간호사 자격 검정고시란 정규 교육을 받지 않더라도 독학으로 간호를 공부한 다음 시험을 통과하면 간호사 응시자격을 부여하던 제도이다. 이를 폐지하고자 한 것은 전문직의 특성 중 전문성 습득을 위한 전문교육과 관련이 있다.

전문직의 일반적인 특성
① 체계적인 지식체계를 가짐 ② 지식에 근거한 권위가 사회적으로 인정받음 ③ 직업의 자율성 보장: 일의 내용이나 조건에 관해 외적인 간섭, 통제를 받지 않음 ④ 윤리강령 및 전문직으로서의 행위규범을 갖게 됨 ⑤ 전문성 습득을 위한 전문교육이 장기간 요구됨

004 ①

사전동의(informed Consent)은 충분한 설명에 근거한 동의를 말한다. 대상자는 치료과정과 방법, 필요한 약품의 효능과 부작용 등에 대한 정보를 상세히 설명을 바탕으로 외부의 간섭이나 강요 없이 치료 대안을 선택할 수 있어야 함을 의미한다.

005 ②

문제의 사례는 환자 본인(위 사례는 신생아이므로 대리인의 의사결정)의 자발적인 의사결정을 존중해야 한다는 자율성의 존중의 원칙과 타인의 선을 적극적으로 증진시켜야 한다는 선행의 원칙이 충돌하는 사례이다. 따라서 병원측이 실행한 윤리적 가치는 선행의 원칙이다.

006 ③

한국간호사 윤리강령 구성은 다음과 같다.

한국간호사 윤리강령 각론(3 영역, 15개의 항목)

Ⅰ. 간호사와 간호 대상자	1. 평등한 간호 제공 2. 개별적 요구 존중 3. 사생활 보호 및 비밀 유지 4. 알 권리 및 자기 결정권 존중 5. 취약한 간호 대상자 보호 6. 건강 환경 구현 7. 인간의 존엄성 보호
Ⅱ. 전문인으로서 간호사의 의무	8. 간호 표준 준수 9. 교육과 연구 10. 정책 참여 11. 정의와 신뢰의 증진 12. 안전을 위한 간호 13. 건강 및 품위 유지
Ⅲ. 간호사와 협력자	14. 관계 윤리 준수 15. 간호 대상자 보호 16. 첨단 생명 과학 기술 협력과 경계

007 ③

제시된 내용은 주의의 의무를 위반한 경우이다. 주의의 의무는 유해한 결과가 발생하지 않도록 의식을 집중할 의무로 주의를 소홀히 하여 타인의 생명과 신체에 손해를 가한 경우 민·형사상 법적 책임이 주어진다. 주의의 의무는 결과 예견의 의무와 결과회피의 의무로 구성된다.

008 ④

간호관리 체계모형은 간호관리를 투입을 산출로 바꾸는 전환과정(변환과정)으로 이해한다. 문제에서 제시된 내용은 기획, 업무 배분(조직), 동기부여(지휘)으로 간호관리과정(전환 과정)에 해당한다.
참고로 체계모형은 크게 투입요소, 전환과정, 산출, 그리고 피드백으로 정리할 수 있다. 투입 요소는 목표를 달성하기 위해 필요한 자원으로 인력, 물자, 자금, 정보, 기술, 시간, 건물 등의 요소를 의미한다. 전환과정은 기획, 조직, 인사, 지휘, 통제와 같은 관리과정과 관리지원 기능(의사결정, 의사소통, 동기부여, 갈등관리 등)으로 이루어진다. 산출은 투입요소가 전환과정을 거쳐 나온 결과물로서 간호의 질 평가, 간호시간, 재원일수, 환자 만족 등을 의미한다.

009 ④

전달자는 정보적 역할의 한 부분으로, 관리자가 외부에서 얻은 정보나 조직 내부의 중요한 정보를 조직 구성원들에게 전달하는 역할을 의미한다.

민츠버그(H. Mintzberg)의 관리자의 역할

대인관계 역할	섭외자(연결자)	외부환경(경쟁자 및 조직 외부 사람)과의 연락
	대표자	조직의 수장으로서의 역할
	지도자	부하 직원의 활동을 지휘 및 조정, 동기부여
정보적 역할	모니터(감독자)	정보를 수집 및 선별
	전달자 (정보보급자)	부하직원 및 조직구성원과 정보 공유
	대변자	조직 외부에 조직의 입장을 전달
의사결정자 역할	기업가	사업 추진, 장기적 전략의 수립
	자원배분자	자원 활용에 관련한 의사 결정
	문제해결자 (고충처리자)	예상치 못한 변화에 대응하고 문제를 해결
	협상자(중재자)	개인과 조직을 대상으로 중재하는 역할

010 ④

간호기획의 과정에서 가장 먼저 실시해야하는 것은 간호목표 설정이다. 간호기획의 순서는 다음과 같다.
- 간호 목표 설정 → 현황분석 및 문제 확인 → 대안의 탐색과 선택 → 대안 결정 → 수행 → 평가

참고로 교재에 따라 기획의 순서는 조금씩 다르게 기재되어 있다. 다음은 또다른 기획의 과정 예시이다.
- 목표 설정 → 상황 분석 → 기획전제의 설정 → 대안 작성 및 평가 → 선택

011 ③

PERT란 Program Evaluation and Review Technique의 줄임말로 프로젝트의 주요활동을 확인하고 활동들을 진행도표로 나열하고 각 활동의 소요시간을 할당하는 기법이다. 각 하위 작업이 달성되는데 소요되는 시간을 낙관적 소요시간, 통상적 소요시간, 비관적 소요시간으로 추정한 다음 활동에 필요한 기대시간을 도출한다.
⑤ 주경로기법은 PERT와 유사한 방식이지만 추정시간을 한 가지로만 도출한다는 차이가 있다

012 ⑤

목표관리법으로 목표를 설정할 때는 명확한 목표, 구체적이고 계량 가능한 목표로 설정해야 한다. 기간을 명확하게 제시하고 달성 가능하면서도 도전적이어야 한다. 또한 조직 전체의 목표와 조화를 이루고 기술적·인간적 측면 동시에 고려하여 설정해야 한다.

013 ②

방문당 수가제는 포괄수가제의 일종으로 총 비용을 총 방문수로 나눠 환자 1인당 수가를 정하는 방식이다. 가정간호수가와 노인장기요양의 방문간호수가에 적용되는 방식이다. 단, 방문간호수가는 시간까지 고려한 방식이기 때문에 교재에 따라 시간당 정액수가로 따로 분류하기도 한다.
① 일당 수가제 또한 포괄수가제의 일종으로 환자의 입원 1일당 수가를 정해서 지불하는 방식이다. 요양병원의 입원료, 간호·간병 통합서비스 수가 산정 등에 적용된다.
⑤ 환자분류에 따라 원가를 책정하고 간호수가를 산정하는 방식이다. 장점으로는 과잉 간호 서비스의 가능성을 배제하고 차등화된 간호가 제공되며 간호료 지불에 대한 투명성 확보가 가능하다는 점 등이 있다. 그러나 환자분류 사정 업무가 번거롭다는 단점이 존재한다.

014 ⑤

제시된 내용은 점진적 예산에 대한 설명이다. 점진적 예산은 전년도 경비에 근거해 차기년도 물가상승률이나 이자율 등을 반영하여 차기년도의 예산을 세우는 방법으로 전통적인 예산수립 방법이다.

④ 전년도 예산을 완전히 무시하고 모든 사업을 영의 수준에서 재평가하여 우선순위를 결정하는 예산 수립 방법이다.

015 ①

다음 표 참조

서비스의 특성과 해결방안

특성	특성 및 문제점	마케팅 전략
무형성	• 서비스는 형태가 없음 • 저장이 불가능하며, 진열이 어려움 • 가격 설정 기준이 불명확	• 유형적 단서 제공 • 인적 접촉 강화 • 구전 커뮤니케이션 활성화 • 강력한 기업이미지 창출 • 제공되는 효익 강조
비분리성	• 생산과 소비가 동시에 일어남 • 서비스 제공자가 반드시 서비스 제공장소에 있어야 함 • 서비스 제공자의 능력에 따라 수혜자의 서비스질이 결정됨	• 조직구성원의 선발과 훈련 강조 • 세심한 고객관리 • 서비스 제공자의 자동화 강화
이질성 (가변성)	• 서비스의 양과 질이 일정치 않음 • 표준화 및 품질 통제가 곤란하며 가변적 요소가 많음	• 서비스 표준의 설계 및 수행 • 사전 패키지 서비스 제공 • 서비스의 주문화, 고객화, 개별화
소멸성	• 재고로 보관될 수 없음 • 저장 및 재판매가 불가능함	• 수요와 공급 간의 균형과 조화 유지 • 변동적 수요대응전략 이용 • 진료 예약제도

016 ①

팀 조직은 부, 과, 계와 같은 관료조직의 계층을 없애고 팀장과 팀원 2계층으로만 구성되는 조직이다. 팀은 상호보완적인 능력을 가진 구성원이 공동의 목표달성을 위해 공동으로 작업하고 공동 책임을 진다. 팀 조직은 급변하는 환경에 유연하고 효과적으로 대응할 수 있는 조직으로 조직의 생산성 향상을 목적으로 한다.

② 라인조직: 관리자와 부하간에 수직적으로 권한이 배열되어 있는 가장 오래된 조직 구조이다.

③ 위원회조직: 특정문제에 대해 토의하거나 결정하기 위해 계획에 따라 모임을 가지는 조직으로 기존 조직구조에 소속되어 있으면서 폭넓은 경험과 소양이 있는 자로 구성된다.

④ 비공식조직: 인간상호관계에서 자연적으로 이루어진 조직이며 감정의 논리에 따라 구성된다.

⑤ 라인-스태프조직: 라인 조직에 업무에 조언과 지원을 해주는 스태프 조직을 더한 조직이다.

017 ③

제시된 내용은 해당 직무를 효과적으로 수행하는데 필요한 개인의 특성을 정리한 것이다. 따라서 직무분석에서 직무명세서와 가장 관련이 깊다고 볼 수 있다.

직무 분석의 유형

직무 기술서(Job description)	직무 명세서(Job specification)
특정 직무의 조직적인 관계, 책임, 구체적 의무, 작업 여건 등을 설명한 것. 부서, 직무명, 직무위치, 직무개요, 책임, 기구와 장비, 감독내용 등 직무 특성과 관계된 내용	특정 직무를 효과적으로 수행하는데 필요한 개인의 여건과 능력 직무를 만족스럽게 수행한 개인적 자질을 기록한 자료 직원의 지식, 기술, 태도, 기질, 경험 등을 포함

018 ④

아래 표 참고

일차간호의 특징 및 장단점

특징	• 모든 환자가 한 명의 일차간호사를 배정받음 • 일차간호사는 1~5명의 환자의 간호계획에 대한 책임을 지고 환자의 입원에서 퇴원까지 그 환자의 간호를 맡음 • 일차간호사는 24시간 동안 환자간호에 대한 권한과 책임감을 가지므로 비번일 때도 환자간호에 관한 자문을 함 • 일차간호사가 각 교대근무시마다 담당환자를 돌봐줄 일반간호사를 지정하고 자신이 없는 동안에도 수립된 간호계획에 따라 간호를 제공하도록 지시
장점	• 환자간호의 질과 환자의 만족도를 높임 • 간호보조요원 조정 및 감독하는 시간이 줄어 직접간호시간 증가 • 기능적 분담방법이나 팀 간호방법보다 환자간호에 대한 더 많은 자율성과 책임을 가지며 책임소재가 분명함 • 전문지식 및 기술을 폭넓게 활용하고 잠재능력을 발휘하여 간호사의 만족감을 증진
단점	• 능력이 부족한 간호사가 환자간호를 맡으면 간호의질이 낮아지고 환자가 만족스러워하지 않음 • 능력 있는 전문직 간호사가 더 많이 요구된다. • 일차간호사와 일반간호사 업무 구별과 보상 구별 등 문제를 조정해줄 수 있는 행정적 지원 요구

019 ④

물품이나 자원, 금전적 보상 등과 같은 경제적 요소를 활용해서 변화를 시도하고 있으므로 경제적 전략에 해당한다.
① 사람은 합리적으로 생각하며 자신에게 유리한 쪽으로 행동하는 존재라고 가정하고, 변화로 생기는 이득을 구체적으로 보여주는 방식으로 변화를 유도하는 전략이다.
② 사람을 사회문화적 규범에 따라 행동하는 존재라고 가정하고, 구성원에 대한 실무교육을 계획하거나 변화촉진자를 선정하는 등 인간관계를 중시한다.
③ 모든 구성원을 동등하게 대하고 서로 잘알도록 하여 집단의 결속력을 증진시키는 방법이다.
⑤ 환경을 변화시켜서 개인을 변화시키는 방식이다.

020 ①

예상되는 환자의 수(병상 수는 입원 환자 수를 대변)와 이에 대한 간호사의 비율로 간호사의 수를 정했기 때문에 서술적 접근방법이라고 볼 수 있다.

간호인력 산정방법

서술적 방법	환자를 유형에 따라 분류하여 설정한 간호표준에 따라 간호업무를 수행하기 위해 필요한 수를 환자와의 비율로 결정하는 방법
산업 공학적 방법	시간-동작 분석을 통해 간호활동에 소요된 시간을 측정하고 이를 바탕으로 각 업무에 필요한 간호인력을 산정하는 방법
관리 공학적 방법	간호요구에 따라 환자를 분류한 후 각 분류군에 따라 필요한 시간을 산출하여 총 간호업무량에 따라 간호사를 배치하는 방법 산업 공합적 방법과 유사하지만 인사기능을 더 포괄적으로 적용함.

021 ⑤

제시된 내용은 분업·전문화의 원리이다. 분업·전문화의 원리는 조직의 합리성을 높이기 위해서 조직의 업무를 종류와 내용별로 나누어 분담 시킴으로써 조직 관리상의 능률을 향상시키는 것을 말한다. 참고로 분업전문화의 원리의 장점과 단점은 다음과 같다.

장점	단점
• 업무의 단순화 및 기계화 가능 • 신속한 업무수행을 위한 최선의 방법을 발견 • 업무를 보다 효과적, 능률적으로 수행	• 업무의 기계화로 비인간화 초래 • 단순하고 단조로운 업무로 개인의 흥미와 창의성 상실, 구성원의 능력개발 저하 • 재정적 낭비와 책임회피 • 조직단위 간의 통합과 조정의 어려움

022 ④

피들러의 상황적합성 이론은 LPC점수에 따라 관계 지향적 리더(LPC 점수가 높음), 과업 지향형 리더(LPC 점수가 낮음)으로 구분한다. 관계 지향적 리더는 중간 정도의 호의성을 보이는 상황에서 좋은 성과를 보이며 과업 지향적 리더는 호의성이 높거나 비호의적인 상황에서 좋은 성과를 보인다.

023 ④

변혁적 리더십의 구성요인은 1) 카리스마(이상적 영향력) 2) 영감적 동기부여 3) 지적 자극 4) 개별적 배려가 있다. 이 외에 거래적 리더십과 변혁적 리더십을 비교하면 아래와 같다.

구분	거래적 리더	변혁적 리더
현상	본질적으로 현상과 맞추거나 현상을 유지하려고 노력	본질적으로 현상에 반대하거나 현상을 변화시키려고 노력
목표 지향성	목표가 현상에 크게 어긋나지 않는다.	현상과 크게 다른 이상화된 목표를 설정한다.
시간	단기 전망	장기 전망
동기 부여	즉각적이고 유형의 보상을 제공하여 부하들을 동기부여 한다.	보다 높은 단계의 개인적 목표(자아실현)를 추구하도록 고무시킴으로써 부하들을 동기부여 한다.
행동 표준화	부하들이 규칙과 관습을 따르는 것을 좋아한다.	부하들이 혁신과 실험을 하도록 격려한다.
문제 해결	부하들의 문제를 직접 해결해주거나 해답이 있는 곳을 알려준다.	문제를 제기한다. 함께 문제를 해결하거나 부하 스스로 문제해결을 하도록 격려한다.

024 ③

공정성 이론은 조직구성원들은 자신의 노력과 보상을 유사한 일을 한 다른 사람의 노력과 보상과 비교하여 공정성이 유지될 수 있도록 동기부여 된다는 이론이다. 문제에서 간호사는 현재 투입 대비 산출이 적은 과소보상 상황에서 투입을 줄이기 위해서 업무에 태만하는 방향으로 동기부여 됐다고 분석할 수 있다.
② 기대이론은 동기수준은 노력을 기울이면 필요한 성과수준을 달성할 수 있을 가능성에 대한 주관적 믿음(기대감), 성과 달성시 보상물이 주어질 것이라는 믿음(수단성), 보상에 대한 매력정도(유의성)에 비례한다는 이론이다.
④ 목표설정 이론은 개인이 의식적으로 설정한 목표가 동기와 행동에 영향을 미친다는 이론이다.
⑤ 성취동기이론은 사람의 욕구를 성취욕구, 친교욕구, 권력욕구로 구분한 내용이론이다.

025 ③
자기주장적 행동은 자신의 생각과 욕구를 솔직히 표현하면서 타인의 입장을 배려하고 권리를 존중하는 태도를 보여야 한다.
① 자신의 생각과 느낌을 솔직하게 표현 못하고 권리를 포기하고 있는 소극적 표현이다.
②, ④, ⑤ 상대방에게 적대감을 표현하고 자기중심적인 태도를 보이고 있으므로 공격적 표현이다.

026 ③
집단 간 갈등을 해결하는 방안은 제도화, 상위목표 설정, 권한 사용, 의사소통 활성화, 조직구조 혁신 등이 있지만, 완전한 해결방안은 자원의 증대이다.
① 갈등은 순기능도 있기 때문에 갈등이 적정수준일 때 조직의 효과성이 가장 높게 나타난다.
② 개인 내 갈등도 존재한다.
④ 조직간 갈등 해결방안이다.
⑤ 스트레스에 대한 설명이다.

027 ①
이직 감소를 위한 전략은 다음표와 같이 정리할 수 있다.

직무관련 전략	명확한 직무기술서 필요, 고충처리제도나 상담제도 운영, 이직 관리 전담부서 설치, 직무를 분석하여 재설계 및 재분배하여 과다한 업무에 대한 부담을 줄임
교육관련 전략	개별형 맞춤형 오리엔테이션, 계속 교육의 기회 제공, 교육의 기회를 통해 내적 동기 유발, 신규간호사 적응 프로그램 실시, 간호사 스트레스 감소 프로그램 실행, 인간관계 개선을 위한 교육과 워크숍 및 멘토링 제도
환경관련 전략	보상적인 환경 만듦, 적절한 급여 책정, 조직 내 의사결정 참여, 직무 환경 개선, 갈등관리에 대한 관리자의 관심, 간호사들의 성취감 경험.

028 ②
런차트는 측정하고자 하는 대상을 시간에 따라 어떻게 변하는지 그래프로 나타낸 것으로 시간에 따른 경향성을 모니터링 할 수 있다. 주로 업무 흐름이나 경향을 확인할 목적으로 사용 된다.

029 ④
인증 결과를 받기 위한 필수 기준으로 '정확한 환자 확인', '의료진간 정확한 의사소통', '수술·시술의 정확한 수행', '낙상 예방활동', '손위생 수행' 등이 있다.
① 병원급 이상 의료기관이 자율적으로 인증을 신청할 수 있다. 단, 요양병원은 의무적으로 인증신청을 해야 한다.
② 의료기관의 규모 및 특성에 따라 일부 기준 및 조사항목을 선택적 또는 단계적으로 적용하도록 구성되어 있다.
③ 기본가치체계, 환자진료체계, 조직관리체계, 성과관리체계 4개 영역으로 되어있다.
⑤ 인증조사 기준의 일정수준을 달성한 의료기관에 대해 모두 인증결과가 나오는 절대평가이다.

030 ④
위해사건 중 사망 혹은 심각한 신체적 또는 정신적 손상을 동반한 기대하지 않은 사건을 적신호사건이라고 한다.

환자 안전사고 관련 용어

근접오류 (아차사고)	환자에게 위해를 끼칠 수 있었으나 사고 발생 전 발견되어 환자에게 위해가 가지 않은 사건으로 우연히 발견되어 실제로는 발생되지 않는 사건
위해사건	의료서비스 제공 과정 중에 예기치 않게 사고가 발생하여 신체적 정신적 상해가 발생하거나 부작용이 발생한 사건
적신호사건	위해사건 중 환자의 기저 질환 및 질병으로 인한 증상과 관계 없이 진료 과정에서 발생한 사망 사지절단 및 주요기관의 기능 상실을 동반하는 심각한 신체적·정신적 손상을 가져온 사건

031 ②
화재 대피 우선순위는 경환자, 중환자, 보호자, 방문객, 조직 구성원 순이다.
④ 소화기를 사용할 때는 바람을 등지고 사용해야 한다.
⑤ 화재를 발견할 경우 '불이야'라고 외치고 119로 신속히 신고해야 한다.

> **화재발생시 행동요령**
> - 승강기는 이용하지 않는다.
> - 출입문을 함부로 열지 않는다.
> - 환자 대피는 화재에서 가까운 환자 → 먼 환자 순으로, 걸을 수 있는 환자 → 중환자 순으로 대피한다.
> - 환자가 걸을 수 없는 경우 화재발생 장소의 반대편 비상용 승강기를 이용한다.

032 ①

morphine은 마약류 의약품으로 투여하고 남은 경우 잔량을 기록한 후 약제부에 반납한다. 의료기관 및 약국은 사용하고 남은 마약을 외부로 유출 또는 불법 사용되지 않도록 가급적 2주 이내 법령에서 정하는 폐기방법에 따라 자체적으로 폐기한다.

033 ⑤

장갑이나 가운 등 개인 보호구를 반드시 착용하는 경우는 접촉주의에 해당한다. 접촉주의에 해당하는 감염병으로는 MRSA, VRE, Clostridium difficile 등이 있다.

034 ③

소독품은 최근 것일수록 뒤에 둬서, 오래된 소독품이 유효기간 전에 먼저 사용될 수 있도록 한다.
① 사용빈도가 높은 물품 중 소모량이 일정하고 부피가 작으면 정수교환으로, 부피가 큰 경우는 정수보충으로 물품을 공급한다.
② 비품은 침상 수를 기준으로 기준량을 설정하고 소모품은 환자 수를 기준으로 설정한다.
④ 물품은 간호단위관리자 책임 하에 창고나 물품장에 보관한다.
⑤ 사용빈도가 일정치 않은 물품은 청구를 통해 물품을 공급한다. 구매의뢰를 하는 경우는 자재파트에서 보유하지 않으나 각 간호단위에서 필요한 경우에 해당한다.

035 ⑤

문제의 내용은 전자의무기록(electronic medical record, EMR)에 대한 설명이다. 전자의무기록의 핵심적인 기능으로는 건강정보와 자료결과 관리, 처방 입력 및 관리, 의사결정 지원, 환자 지원, 행정적 과정, 각종 보고 등이 있다.
① 처방전달시스템: 의사의 처방을 전산망을 통해 각종 진료지원부에 전달하여 환자를 중심으로 일어나는 일련의 흐름을 전산화 한 것이다.

기본간호학

036 ③

진동법이란 흉벽을 진동시켜 분비물 배출을 돕는 방법을 의미한다. 손을 이용해 진동법을 수행할 때는 두 손을 펴서 포갠 후 떨림을 만들어 흉벽에 전달한다.
① 천천히 호기하는 동안 진동법을 수행한다.
② 진동법 수행 전, 분비물을 액화시키기 위해 약물을 투여하거나 가습을 시행한다.
④ 유방, 흉골각 및 늑골연, 신장 등의 부위는 적용하지 않는다.
⑤ 진동법 수행 후, 기침을 격려하여 효과적인 분비물 배출을 돕는다.

037 ④

전신 순환의 저하로 신장의 관류가 감소하는 경우, 이를 보상하기 위해 레닌이 분비되어 레닌-안지오텐신-알도스테론 체계가 활성화된다. 알도스테론은 나트륨과 수분의 재흡수를 촉진해주는 역할을 한다.
① 뇌하수체 후엽에서 분비되는 항이뇨 호르몬이 증가한다.
② 알도스테론의 분비가 증가한다.
③ 원위 세뇨관에서의 Na^+의 재흡수가 증가한다.
⑤ 심박출량을 보상하기 위해 맥박수가 증가한다.

038 ②

가습을 위해 습윤병에 멸균증류수를 채우며 저장백에 산소를 채운 후 환자에게 적용한다.

039 ③

비위관으로부터 흡인된 액체는 위산이 함유되어 있어 pH 0~4 정도를 나타낸다.
① 방사선 촬영으로, 비위관이 위장 내 위치하는지 확인할 수 있다.
② 비위관을 흡인하였을 때 황갈색 혹은 녹색의 액체를 볼 수 있다.
④ 공기를 주입하면서 상복부를 청진하였을 때 '쉭'하는 소리가 들려야 위장 내 위치하는 것이다.
⑤ 물이 든 컵에 비위관의 끝을 담갔을 때 기포가 발생하지 않아야 한다. 기포가 발생한다는 것은 비위관이 기도 내 삽입된 것을 의미하므로 즉시 제거한다.

040 ④

완전비경구영양(TPN)을 통한 영양분은 고장액으로 급속하게 증감량할 경우 고혈당 및 삼투성 이뇨, 탈수, 저혈당 등을 유발할 수 있다. 처방에 따라 정확한 속도로 주입해야 하며 주입 속도를 점진적으로 증감량한다.

① , ⑤ 비위관을 통한 영양액 공급 시 중재에 해당한다.
② 완전비경구영양(TPN)을 통해 고칼로리 영양을 주입할 수 있다.
③ TPN 연결관에 다른 약물을 동시에 주입할 수 없다.

> 완전비경구영양(TPN, Total Parenteral Nutrition)
> - 정의: 인체에 필요한 영양분을 위장계가 아닌 정맥혈관을 통해 공급하는 방법
> - 주의사항: TPN은 대개 중심 정맥관(쇄골하정맥, 경정맥 등)을 통해 이루어지며 외과적 무균술에 따른 드레싱 및 관리가 필요함

041 ②

진피를 포함한 피부상실로 표면의 손상 및 찰과상, 수포가 나타나는 것은 '욕창 2단계'를 의미한다.

① 욕창 1단계: 압력이 제거되어도 소실되지 않는 홍반
③ 욕창 3단계: 피하조직 손상이나 괴사를 포함한 두꺼운 피부상실
④ 욕창 4단계: 근육, 뼈, 결체조직(건, 관절낭) 손상을 포함한 광범위한 손상과 조직 괴사
⑤ 심부조직손상 의심: 국소부위 손상은 없으나, 보라색 혹은 갈색으로 변색되어 있는 상태

> - 욕창은 손상 정도에 따라 1단계, 2단계, 3단계, 4단계, 심부조직손상 의심, 미분류로 나누어짐
> - 미분류란, 손상 부위가 죽은 조직으로 덮여 있어 손상의 깊이를 알 수 없을 때를 의미함

042 ②

심장, 신장 등의 이유로 인한 금기사항이 아니라면 충분한 수분섭취를 권장한다.

① 소변주머니는 방광보다 낮은 높이에 위치해야 한다.
③ 이동 시에도 소변주머니를 방광보다 낮게 유지해야 한다.
④ 소변주머니는 침상 난간이 아닌 침상 틀에 고정하여 난간 조작 시 영향을 받지 않도록 해야 한다.
⑤ 유치도뇨관은 시간당 소변량을 측정하거나 정확한 I/O 사정을 위해 삽입하게 된다. 잔뇨량 측정은 단순도뇨의 목적에 해당한다.

> 유치도뇨관의 관리
> - 폐쇄배뇨시스템을 유지함(연결부위의 분리, 소변이 새는 경우 무균적인 교체가 필요함)
> - 유치도뇨관은 적합한 경우에만 삽입하고, 필요한 기간 동안만 사용함(특별히 지속할 이유가 없다면 가능한 빨리 제거함)

043 ⑤

체외로 배설하는 모든 것(소변, 배변, 출혈, 상처배액, 구토, 설사 등)은 배설량으로 기록한다.

① , ② , ③ , ④ 섭취량에 해당한다. 체내로 섭취, 주입되는 모든 것(수혈, 위관영양액, 정맥주입, 복막주입 등)은 섭취량으로 기록한다.

044 ④

지팡이를 이용해 계단을 올라갈 때는 지팡이 → 건강한 다리 → 마비된 다리 순으로 올린다. 반대로 지팡이를 이용해 계단을 내려갈 때는 지팡이 → 마비된 다리 → 건강한 다리 순으로 내린다.

045 ④

외전(abduction)은 몸의 중심에서 멀어지는 것을 의미한다.
① 굴곡(flexion)을 의미한다.
② 신전(extension)을 의미한다.
③ 과신전(hyperextension)을 의미한다.
⑤ 내전(adduction)을 의미한다.

관절 움직임에 대한 용어

용어	설명
굴곡(굽힘, flexion)	두 관절 사이의 각도를 감소시킴, 구부리는 것
신전(폄, extension)	두 관절 사이의 각도를 증가시킴, 펴는 것
과신전(과다폄, hyperextension)	두 관절 사이의 각도를 180° 이상으로 증가시키는 것
외전(벌림, abduction)	몸의 중심에서 멀어지는 것
내전(모음, adduction)	몸의 중심으로 가까워지는 것
회전(돌림, rotation)	중심축을 따라 옆쪽으로 돌리는 것
외회전(바깥돌림, external rotation)	몸의 중심축에서 바깥쪽으로 돌리는 것
내회전(안쪽돌림, internal rotation)	몸의 중심축을 향해 안쪽으로 돌리는 것
휘돌림(circumduction)	원을 형성하는 것

회내(엎침, pronation)	손바닥이 아래를 향하도록 돌리는 것
회외(뒤침, supination)	손바닥이 위를 향하도록 돌리는 것
족저굴곡 (plantar flexion)	발바닥을 향해 발을 구부리는 것
족배굴곡 (dorsiflexion)	발등을 향해 발을 구부리는 것
내번(inversion)	중심축을 향해 안쪽으로 발바닥을 돌리는 것
외번(eversion)	중심축에서 바깥쪽으로 발바닥을 돌리는 것

046 ①

부동 상태는 변비를 유발하는 요인이 된다. 활동량 저하는 장의 연동운동에도 영향을 미치기 때문이다. 적정량의 수분 섭취를 도움으로써 배변활동을 돕는다.
② 올바른 신체선열의 체위를 취할 수 있도록 돕는다.
③ 부동상태는 욕창의 위험성을 높이므로 체위변경을 자주 시행하여 욕창을 예방한다.
④ 자발적인 사지 움직임이 불가능한 상태이므로 등장성 운동은 불가능하다.
⑤ 자발적인 사지 움직임이 어려우므로 관절운동을 시행하여 관절의 구축 및 변형을 예방한다.

> 부동의 영향
> • 체위성 저혈압
> • 정맥혈 정체 → 혈전 위험성 증가
> • 폐 확장 저하, 호흡근 약화로 폐 환기량 저하
> • 기초대사율 감소
> • 근력, 근육량 상실, 관절 경축, 골다공증
> • 요정체, 요로감염, 신결석 위험성 증가
> • 피부손상, 욕창 위험성 증가
> • 면역기능 저하

047 ①

하지 석고붕대를 적용하고 있는 경우, 근력을 유지하고 근 위축을 예방하기 위해 힘을 주었다 풀었다 하는 등척성 운동을 권장한다.

048 ⑤

NREM 3단계에 대한 설명으로 가장 깊은 수면상태를 의미한다. 델타(delta)파가 보이는 수면 단계로 델타 수면이라고도 하며 근육이 완전히 이완되고 움직임이 없으며 깨우기 어려운 상태가 된다. 체온, 맥박, 혈압, 호흡 등이 감소한다. 성장호르몬이 분비되며 몽유증 및 야뇨증 등이 나타나는 단계이다.
①, ③ 'REM 단계'에 해당한다.
② 'NREM 2단계'에 해당한다.
④ 'NREM 1단계'에 해당한다.

	1단계	얕은 수면	• 가장 가벼운 수면
NREM	2단계	얕은 수면	• 1단계보다 이완된 상태 • 전체 수면의 45~50% 차지
	3단계	깊은 수면	• 깊은 수면 단계 • 델타(delta)수면 • 성장호르몬 분비, 몽유증/야뇨증 나타나기도 함
REM			• 안구운동/뇌파 활동적, 혈압/호흡 증가 • 생생한 꿈을 꾸기도 함

049 ③

사후시반(시체얼룩)이란, 심정지로 인하여 혈액순환이 되지 않으면서 중력에 따라 혈액이 모이고 모세혈관을 투과하면서 그 부위가 자줏빛으로 보이는 현상을 말한다.
① 사후한랭(사후체온하강): 사망 후, 체온이 저하되는 상태를 의미한다.
② 사후경축(사후강직): 사망 후, 근육이 수축하여 딱딱하게 굳어진 강직상태를 의미한다.
④ 저산소증: 혈액 내 산소가 부족한 상태를 의미한다.
⑤ 사지반점: 임종을 앞두고 나타나는 특징적인 신체적 징후 중 하나이다.

050 ③

유치도뇨관은 장기간 도뇨관이 필요할 때 삽입하는 것으로 폐쇄성 방광 세척(지속적인 방광 세척)을 위해 시행할 수 있다.
① 잠혈검사는 대변검사를 의미한다.
②, ⑤ 단순도뇨관의 삽입이 필요한 경우에 해당한다.
④ 정맥내신우촬영술은 정맥에 조영제를 주입하여 시행하는 검사이다.

051 ④

이동섭자통의 가장자리에 닿는 것은 오염된 것으로 간주되어진다. 소독실로 물품을 내리고 멸균되어 있는 이동섭자로 교체하여 사용하도록 한다.

052 ①

EO 가스는 독성을 갖고 있으므로 멸균 후 충분한 환기가 필요하다.
② 가압(고압)증기 멸균법에 비해 비용이 많이 든다.
③ 스테인레스 기구, 물품, 린넨 등은 고압증기 멸균법을 적용한다.
④ 멸균하게 되면 아포를 포함한 모든 미생물을 사멸시키거나 제거할 수 있다.
⑤ 내시경, 고무제품, 각종 플라스틱, 정밀한 수술 기구 등 열과 습기에 약한 물품이나 기구에 적용한다.

053 ①

메티실린 내성 황색포도알균(Methicillin-Resistant Staphylococcus Aureus, MRSA)의 전파경로는 접촉에 의한 것으로 환자가 사용했던 물품은 다른 환자에게 바로 사용하지 않는다. 병원의 지침에 맞게 세척한 후 사용하도록 한다.
② 환자처치를 위해 착용했던 장갑 및 가운은 처치 후 병실 안에서(병실 나오기 전) 벗고 나온다.

> 접촉감염 질환: VRE, MRSA, 로타바이러스, C.difficile 등

054 ④

손끝이 가장 깨끗하게 유지될 수 있도록 손끝을 시작으로 닦아야 한다.
① 손끝을 팔꿈치보다 높게 들어야 한다.
②, ⑤ 물기를 닦을 때에는 손끝에서 팔꿈치 방향으로 닦아야 한다.
③ 30초 정도 손을 씻은 후 일회용 종이타월로 손과 손목을 완전히 말리는 것은 내과적 손씻기에 대한 설명이다. 외과적 손씻기를 할 때는 약 2~5분간 솔과 소독비누를 사용하여 깨끗하게 손을 씻어야 한다.

055 ⑤

격리병실 밖으로의 환자 이동은 가능한 한 제한하며, 이동이 필요한 경우 환자에게 수술용 마스크를 착용하게 한다.
① 해당되지 않는 내용이다.
② 격리병실 문은 출입 시를 제외하고는 항상 닫아 둔다.
③ 격리병실 내 압력은 외부에 비해 낮게 설정한다.(음압 설정)
④ 격리병실에 들어갈 때는 N95 마스크를 착용한다.

056 ④

격리 병실에 설정한 압력을 유지하기 위해 격리실 문은 항상 닫은 채로 유지하도록 한다.
① 역격리는 면역력이 떨어진 환자를 외부의 균으로부터 보호하기 위한 조치이다.
② 전염성 병원체에 감염된 환자로부터 다른 환자 및 보호자, 병원 직원들의 감염을 방지하기 위한 보호적 조치는 '격리'를 말한다.
③ 면역력이 떨어져 있는 환자를 외부균으로부터 보호하기 위한 조치는 '역격리'를 말한다.
⑤ 역격리 환자를 간호할 때에는 내과적 무균술을 적용하도록 하며 면역 상태에 따라 강화된 역격리를 적용할 수 있다.

057 ④

qid는 하루 4회를 의미하므로 하루 동안 500mg씩 네 번의 약물을 투여하게 된다.
500mg × 4(회) × 3(일) = 6000mg

투약약어 및 용어

약어	Full name	의미
	ac	식전
	pc	식후
	hs	취침 전
	STAT	즉시
SL	SubLingual	설하
	q2hr	2시간 마다
	q4hr	4시간 마다
	q6hr	6시간 마다
	q8hr	8시간 마다
	qd	하루 한 번 (매일)
	bid	하루 두 번
	tid	하루 세 번
	qid	하루 네 번
	qod, EOD	이틀에 한 번 (격일)
ID	IntraDermal	피내
IHD	IntraHepatic Duct	간내 관
IM	IntraMuscular	근육 내
IP	IntraPeritoneal	복강 내
IT	IntraThecal	척추강 내

IV	IntraVenous	정맥 내
KVO	Keep Vein Open	정맥혈관 유지
PO	Per Os(by the mouth)	경구
PR	Per Rectum	경직장
PRN	Pro Re Nata, as necessary	필요 시

058 ③

$$\frac{주입량(ml) \times 20gtt/ml}{주입시간 \times 60min} = 분당\ 방울\ 수(gtt/min)$$

$$\frac{300ml \times 20gtt/ml}{5시간 \times 60min} = 20gtt/min$$

059 ⑤

항생제 피부반응검사는 발적, 팽진의 지름에 따라 양성, 의양성, 음성으로 판정한다.(의양성인 경우 희석된 주사액과 같은 양의 생리식염수를 반대 팔에 주사하여 대조검사함)
① 항생제 피부반응검사는 피내주사하여 확인한다.
② 주사부위를 마사지하는 것은 약물을 새어나오게 할 수 있으며 주위 조직으로 약물을 흡수시키므로 부정확한 검사결과를 초래할 수 있어 금한다.
③ 약물 투여 15분 정도 후에 주사부위를 확인하여 반응여부를 판독한다.

> 피내주사(피부반응 검사)
> - 목적: 항생제 투여를 위한 알레르기 반응 검사, 투베르쿨린 검사 등
> - 주사부위: 전완 내측면, 상박 외측면, 견갑골 아래, 등 상부
> - 주사방법: 1cc 주사기를 사용해 소량의 약물을 주입함 (주입 후 구진의 가장자리를 동그랗게 표시하여 반응여부를 판독함)
>
> 피내주사 특징
> - 비경구 투약 방법 중 가장 흡수가 느림(신경과 혈관이 거의 분포하지 않기 때문)
> - 진피에 주사하는 것이므로 약물에 대한 반응을 쉽게 확인할 수 있음

060 ④

대퇴직근은 대퇴 앞쪽의 근육을 의미하는 것으로 자가주사를 하거나 유아에게 주사할 때 많이 이용되는 부위이다.
① 둔부배면 - 둔부 4분면에서 위쪽 바깥쪽 부분(후상 장골극과 대전자를 촉지하여 가상의 대각선을 그렸을 때 위쪽 바깥 부분), 큰 근육이므로 투여량을 충분히 흡수함
② 둔부복면 - 전상장골극과 장골능 사이에 생기는 부분, 큰 신경과 혈관이 위치하지 않음
③ 외측광근 - 대퇴 대전자와 외측과 사이 3등분을 했을 때 중간 외측 부분, 영유아나 마른환자에게 적용할 수 있는 부위
⑤ 삼각근 - 상박 외측 근육, 소량의 약물 주입에 적합함

> 둔부배면의 근육 이완을 위한 방법
> - 복위를 취하고 발끝을 내전시킴

061 ②

아픈 귀를 '위'로 가게 하여 약물을 점적하고 필요시 이주를 부드럽게 눌러주어 약물이 잘 흘러가도록 한다.
① 이도를 곧게 하기 위해 성인은 귓바퀴를 후상방으로, 3세 이하의 소아는 귓바퀴를 후하방 당긴다.
③, ④ 한 쪽 귀에 약물을 점적한 뒤, 5분 정도 자세를 유지하여 약물이 새어나가지 않도록 한다.
⑤ 고막으로 약물이 적용되면 환자는 불편감을 느낄 수 있으므로 약물이 외이도의 측면을 따라 흘러 들어가도록 해야 한다.

> 귀 점적 시 환자의 자세
> - 환측이 위로 올라오도록 측위를 취함

062 ⑤

환자를 사정하고 활력징후를 재측정하는 것도 간호중재가 될 수 있으나, 중심정맥관을 제거한지 얼마 있지 않아 증상이 발현된 것으로 보아 공기색전증과 관련된 증상임을 알 수 있다. 즉시 상체를 내리고 좌측위를 취하여 공기가 우심방에 위치하도록 해야 한다.

063 ④

지정된 일정한 양의 진통제가 지속적으로 주입되기 때문에 적절한 혈중 농도 유지가 가능하다.

① 근육을 제외한 정맥, 피하, 경막 외 등 다양한 경로를 통해 진통제가 주입된다.
② 버튼을 자율적으로 누를 수 있으므로 진통제 투여를 스스로 조절 할 수 있으며, 과량투여로 인한 부작용을 방지하기 위해 시간조절 기능이 있다. 정해진 시간이 경과할 때까지는 환자가 추가적으로 버튼을 누른다 하더라도 투여되지 않는다.
③ 통증 자가 조절법은 일정한 양의 진통제가 지속적으로 주입되므로 효과가 저하되는 것이 아니다.
⑤ 수술 후 혹은 암 환자의 통증 관리에 사용되는 방법이다.

064 ①

장기간 사용이 가능하고 관리가 쉬우며 신체 외부에서 보이지 않는 카테터는 피하이식형 포트로 암환자의 화학요법을 위해 흔히 이용된다.

065 ⑤

IICP(Increased Intra Cranial Pressure, 두개내압 상승) 환자이므로 두개내압 상승을 예방하기 위해 상체를 올린 자세를 취해야 한다. 천골 부위 1도 욕창이 있으므로 압력이 가해지지 않도록 상체를 올린 자세에서 측와위(옆누운자세)를 취하는 것이 가장 바람직하다.

보건의약관계법규

066 ③
① 치과병원에 대해서는 입원시설의 제한이 없음
② 상급 종합병원은 20개 이상의 진료과목을 갖추어야 한다.
④ 의료기관 개설자는 공중보건의사를 당직의료인으로 둘 수 없다.
⑤ 3년마다 평가를 실시하여 전문병원으로 재지정할 수 있다.

067 ④
의료법 제23조의5(부당한 경제적 이익등의 취득 금지)
의료인, 의료기관 개설자및 의료기관 종사자는 의약품공급자로부터 의약품 채택·처방유도·거래유지 등 판매촉진을 목적으로 제공되는 금전, 물품, 편익, 노무, 향응, 그 밖의 경제적 이익을 받거나 의료기관으로 하여금 받게 하여서는 아니 된다. 다만, 견본품 제공, 학술대회 지원, 임상시험 지원, 제품설명회, 대금결제조건에 따른 비용할인, 시판 후 조사 등의 행위로서 보건복지부령으로 정하는 범위 안의 경제적 이익등인 경우에는 그러하지 아니하다.

068 ②
의료법 제27조
보험회사, 상호회사, 보험설계사, 보험대리점 또는 보험중개사는 외국인환자를 유치하기 위한 행위를 하여서는 아니된다.

069 ③
의료법 시행규칙 제24조
의사 처방의 유효기간은 처방일부터 90일이다.

가정간호의 범위
간호, 검체의 채취 및 운반, 투약, 주사, 응급처치 등에 대한 교육 및 훈련, 상담, 다른 보건의료기관 등에 대한 건강관리에 관한 의뢰

070 ①
의료법 제 65조
보건복지부장관은 의료인의 결격사유에 해당하는 경우, 거짓이나 그 밖의 부정한 방법으로 의료인 면허 발급 요건을 취득하거나 국가시험에 합격한 경우에는 반드시 면허를 취소해야 한다.

071 ⑤
① 해당 연도에 6개월 이상 환자진료 업무에 종사하지 아니한 사람은 보수교육을 유예할 수 있다.
② 신규 면허취득자는 해당 연도의 보수교육을 면제한다.
③ 의료인은 보수교육을 연간 8시간 이상 이수하여야 한다.
④ 한국보건복지인력개발원은 보수교육 실시 기관이다.

072 ③
감염병예방법 제18조의5
국가기관의 장 및 지방자치단체의 장은 소속 공무원 및 직원 등에 대하여 감염병의 예방·관리 및 위기 대응을 위한 교육을 연 1회 이상 실시하고, 그 결과를 질병관리청장에게 제출하여야 한다.
질병관리청장은 감염병 교육을 효과적으로 실시하기 위하여 관련 교육과정을 개발하여 보급하여야 한다.

073 ⑤
- 필수예방접종
디프테리아, 폴리오, 백일해, 홍역, 파상풍, 결핵, B형간염, 유행성이하선염, 풍진, 수두, 일본뇌염, b형헤모필루스, 인플루엔자, 폐렴구균, 인플루엔자, A형간염, 사람유두종바이러스 감염증, 그룹 A형 로타바이러스 감염증, 그 밖에 질병관리청장이 감염병의 예방을 위하여 필요하다고 인정하여 지정하는 감염병(장티푸스, 신증후군출혈열)

074 ②

검역법 제24조

질병관리청장은 공중보건상 큰 위해를 끼칠 염려가 있다고 인정되는 다음 각 호에 해당하는 사람에 대하여는 법무부장관에게 출국 또는 입국의 금지 또는 정지를 요청할 수 있다. 다만, 입국의 금지 또는 정지의 요청은 외국인의 경우에만 해당한다.
1. 검역감염병 환자등
2. 검역감염병 접촉자
3. 검역감염병 위험요인에 노출된 사람
4. 검역관리지역등에서 입국하거나 이 지역을 경유하여 입국하는 사람

075 ②

후천성면역결핍증 예방법 제8조(검진)
① 질병관리청장, 특별시장·광역시장·특별자치시장·도지사 또는 특별자치도지사 시장·군수·구청장은 공중(公衆)과 접촉이 많은 업소에 종사하는 사람으로서 제2항에 따른 검진 대상이 되는 사람에 대하여 후천성면역결핍증에 관한 정기검진 또는 수시검진을 하여야 한다.
② 질병관리청장, 시·도지사, 시장·군수·구청장은 후천성면역결핍증에 감염되었다고 판단되는 충분한 사유가 있는 사람 또는 후천성면역결핍증에 감염되기 쉬운 환경에 있는 사람으로서 다음 각 호의 어느 하나에 해당하는 사람에 대하여 후천성면역결핍증에 관한 검진을 할 수 있다.
1. 감염인의 배우자 및 성 접촉자
2. 그 밖에 후천성면역결핍증의 예방을 위하여 검진이 필요하다고 질병관리청장이 인정하는 사람

076 ③

국민건강보험법 제41조의4

요양급여를 결정함에 있어 경제성 또는 치료효과성 등이 불확실하여 그 검증을 위하여 추가적인 근거가 필요하거나, 경제성이 낮아도 가입자와 피부양자의 건강회복에 잠재적 이득이 있는 등 대통령령으로 정하는 경우에는 예비적인 요양급여인 선별급여로 지정하여 실시할 수 있다.

077 ①

국민건강보험법 제8조

가입자는 국내에 거주하게 된 날에 직장가입자 또는 지역가입자의 자격을 얻는다. 다만, 다음 각 호의 어느 하나에 해당하는 사람은 그 해당되는 날에 각각 자격을 얻는다.
1. 수급권자이었던 사람은 그 대상자에서 제외된 날
2. 직장가입자의 피부양자이었던 사람은 그 자격을 잃은 날
3. 유공자등 의료보호대상자이었던 사람은 그 대상자에서 제외된 날
4. 보험자에게 건강보험의 적용을 신청한 유공자등 의료보호대상자는 그 신청한 날

078 ⑤

지역보건법 제4조

국가와 지방자치단체는 지역주민의 건강 상태 및 건강 문제의 원인 등을 파악하기 위하여 매년 지역사회 건강실태조사를 실시하여야 한다.

079 ③

지역보건법 제21조

시장·군수·구청장은 예산 상황 등을 고려하여 서비스 제공의 실시 여부를 결정한 후 이를 서면이나 전자문서로 신청인에게 통보하여야 한다.

080 ③

마약류 관리에 관한 법률 제5조의3

다음 각 호의 사항을 심의하기 위하여 식품의약품안전처에 마약류안전관리심의위원회를 둔다.
1. 마약류의 오남용 방지를 위한 조치기준에 관한 사항
2. 마약류의 안전사용 기준에 관한 사항
3. 마약류 통합정보의 제공 및 활용에 관한 사항
4. 그 밖에 식품의약품안전처장이 필요하다고 인정하는 사항

081 ②

응급의료에 관한 법률 제8조
응급의료종사자는 응급환자가 2명 이상이면 의학적 판단에 따라 더 위급한 환자부터 응급의료를 실시하여야 한다.
③ 응급환자에게 응급의료에 관하여 설명하고 그 동의를 받아야 한다.
④ 의료인은 응급환자가 아닌 사람을 응급실이 아닌 의료시설에 진료를 의뢰하거나 다른 의료기관에 이송할 수 있다.
⑤ 응급의료종사자는 정당한 사유가 없으면 응급환자에 대한 응급의료를 중단하여서는 아니 된다.

082 ⑤

보건의료기본법 제31조
국가와 지방자치단체는 생애주기별 건강상 특성과 주요 건강위험요인을 고려한 평생국민건강관리를 위한 사업을 시행하여야 한다.
국가와 지방자치단체는 공공보건의료기관이 평생국민건강관리사업에서 중심 역할을 할 수 있도록 필요한 시책을 강구하여야 한다.

보건의료기본법 제32조
국가와 지방자치단체는 여성과 어린이의 건강을 보호·증진하기 위하여 필요한 시책을 강구하여야 한다. 이 경우 여성의 건강증진시책에 연령별 특성이 반영되도록 하여야 한다.

083 ⑤

국민건강증진법 제9조의2
담배의 제조자 또는 수입판매업자는 담배갑포장지 앞면·뒷면·옆면 및 대통령령으로 정하는 광고에 다음 각 호의 내용을 인쇄하여 표기하여야 한다.
1. 흡연의 폐해를 나타내는 내용의 경고그림(사진을 포함한다.)
2. 흡연이 폐암 등 질병의 원인이 될 수 있다는 내용 및 다른 사람의 건강을 위협할 수 있다는 내용의 경고문구
3. 타르 흡입량은 흡연자의 흡연습관에 따라 다르다는 내용의 경고문구
4. 담배에 포함된 다음 각 목의 발암성물질
   - 나프틸아민, 니켈, 벤젠, 비닐 크롤라이드, 비소, 카드뮴
5. 보건복지부령으로 정하는 금연상담전화의 전화번호

084 ②

혈액관리법 시행규칙 제6조
신원확인 후에 혈액원은 헌혈자에 대하여 채혈을 실시하기 전에 다음에 해당하는 건강진단을 실시하여야 한다.
1. 과거의 헌혈경력 및 혈액검사결과와 채혈금지대상자 여부의 조회
2. 문진·시진 및 촉진
3. 체온 및 맥박 측정
4. 체중 측정
5. 혈압 측정
6. 다음 각 목의 어느 하나에 따른 빈혈검사
   가. 황산구리법에 따른 혈액비중검사
   나. 혈색소검사
   다. 적혈구용적률검사
7. 혈소판계수검사(혈소판성분채혈의 경우에만 해당한다)

085 ①

연명의료결정법 제19조
연명의료중단등결정 이행 시 통증 완화를 위한 의료행위와 영양분 공급, 물 공급, 산소의 단순 공급은 시행하지 아니하거나 중단되어서는 아니 된다.

제3회
정답 및 해설

> 정답 확인

1교시 **성인간호학**

001	⑤	006	③	011	④	016	③	021	⑤	026	④	031	②	036	②
002	①	007	②	012	⑤	017	②	022	③	027	③	032	⑤	037	④
003	②	008	①	013	①	018	④	023	④	028	②	033	④	038	④
004	③	009	②	014	④	019	⑤	024	①	029	①	034	⑤	039	⑤
005	⑤	010	②	015	④	020	④	025	⑤	030	⑤	035	⑤	040	④

041	④	046	⑤	051	③	056	③	061	⑤	066	⑤
042	③	047	①	052	④	057	⑤	062	④	067	③
043	③	048	③	053	②	058	②	063	①	068	④
044	⑤	049	④	054	②	059	③	064	③	069	⑤
045	④	050	②	055	③	060	⑤	065	②	070	③

모성간호학

071	④	076	②	081	②	086	④	091	①	096	⑤	101	④
072	⑤	077	⑤	082	②	087	②	092	②	097	②	102	④
073	②	078	④	083	①	088	④	093	⑤	098	②	103	③
074	②	079	②	084	④	089	④	094	④	099	②	104	⑤
075	⑤	080	③	085	④	090	④	095	④	100	④	105	①

2교시

아동간호학

001	③	006	②	011	⑤	016	①	021	④	026	④	031	⑤
002	②	007	⑤	012	①	017	①	022	④	027	⑤	032	②
003	③	008	②	013	②	018	⑤	023	③	028	①	033	④
004	③	009	④	014	④	019	⑤	024	④	029	③	034	⑤
005	④	010	①	015	④	020	④	025	①	030	④	035	②

지역사회간호학

036	②	041	④	046	③	051	②	056	④	061	②	066	③
037	①	042	⑤	047	④	052	②	057	①	062	④	067	③
038	③	043	②	048	②	053	①	058	④	063	①	068	①
039	①	044	②	049	⑤	054	②	059	①	064	③	069	①
040	②	045	⑤	050	③	055	⑤	060	③	065	①	070	②

정신간호학

071	④	076	①	081	②	086	⑤	091	③	096	②	101	⑤
072	②	077	④	082	②	087	③	092	①	097	③	102	③
073	⑤	078	②	083	④	088	⑤	093	①	098	④	103	②
074	③	079	②	084	②	089	④	094	①	099	④	104	⑤
075	⑤	080	②	085	②	090	⑤	095	①	100	③	105	⑤

3교시

간호관리학

001	④	006	④	011	④	016	⑤	021	②	026	⑤	031	②
002	③	007	⑤	012	③	017	⑤	022	③	027	③	032	④
003	①	008	⑤	013	④	018	②	023	①	028	②	033	④
004	③	009	②	014	②	019	④	024	⑤	029	②	034	⑤
005	⑤	010	②	015	②	020	③	025	④	030	②	035	②

기본간호학

036	④	041	②	046	③	051	④	056	④	061	⑤
037	⑤	042	⑤	047	③	052	⑤	057	③	062	⑤
038	⑤	043	②	048	⑤	053	④	058	②	063	②
039	③	044	②	049	①	054	⑤	059	⑤	064	④
040	④	045	④	050	③	055	④	060	①	065	③

보건의약관계법규

066	④	071	④	076	②	081	③
067	①	072	②	077	⑤	082	①
068	③	073	③	078	⑤	083	①
069	②	074	①	079	⑤	084	①
070	④	075	④	080	①	085	②

1교시

정답 및 해설

성인간호학

001 ⑤

염증의 증상 중 하나로 손상된 조직의 간질공간으로 염증성 삼출액과 혈액이 빠져나오기 때문이다.

002 ①

성인의 경우 약 5cm 정도의 깊이로 가슴을 압박해야 효과적인 심폐소생술이 가능하다. 6cm를 초과하지 않는다.
② 심폐소생술은 C(Compression, 가슴압박) - A(Airway, 기도유지) - B(Breathing, 인공호흡)의 순서로 진행된다.
③ 가슴압박은 성인, 소아 구분 없이 분당 100~120회의 속도로 수행한다.
④ 맥박 확인을 위해 경동맥을 촉지하나 양쪽을 동시에 촉지하지 않는다. 뇌로 가는 혈류는 양쪽 경동맥에 의존하므로 양쪽의 경동맥(목동맥)을 동시에 압박할 경우 뇌혈류 저하 및 차단을 유발할 수 있기 때문이다.
⑤ 인공호흡과 가슴압박의 비율은 2:30로 인공호흡을 크게 두 번 하고 30회의 가슴압박을 시행해야 한다.

003 ②

신경절을 따라 일측성으로 수포가 나타나고 심한 통증과 감각 이상이 동반되는 질환은 '대상포진'이다. 대상포진은 Varicella-zoster virus에 의해 발생한다. 수두를 발생시키는 바이러스와 같은 것으로 수두가 완치된 이후에 우리 몸속에 잠복해 있다가 면역 기능이 떨어져 있을 때 활성화되어 질환을 발현시킨다. 치료를 위해 항바이러스제를 사용한다.

004 ③

전신성홍반성낭창(루푸스)은 일생 동안 완화/악화 증상이 불규칙적으로 나타나는 대표적인 자가면역성 질환이다. 특징적으로 얼굴에 나비 모양 발진이 발생하며 결체 조직을 침범하여 만성적인 염증을 초래한다. 광과민성이 있어 햇빛에 민감해지므로 모자, 옷, 자외선 차단제 등을 사용하여 자외선을 차단하는 것이 중요하다.

> 전신성홍반성낭창(루푸스) 증상: 얼굴에 나비모양 발진, 관절염, 소변량 감소 등

005 ⑤

비스테로이드성 소염제(non-steroidal anti-inflammatory drugs, NSAIDs)는 통증, 발열, 염증 시 흔히 사용하는 비마약성 진통제이다. 이는 프로스타글란딘 합성에 관여하는 cyclooxygenase-1(COX-1) 효소 및 COX-2 효소를 억제하며 이 작용을 통해 진통, 소염, 해열 작용을 나타낸다. 대표적인 부작용은 위장관 부작용이다. 속 쓰림, 소화불량, 위나 십이지장의 궤양, 위장관 천공, 출혈 등이 나타날 수 있으므로 위장관 부작용 여부를 주의 깊게 사정한다.

006 ③

호지킨림프종 질환 및 항암화학요법으로 인해 골수기능 부전이 발생할 수 있다. 이로 인한 면역력 저하는 감염의 위험성을 높인다. 감염은 환자에게 치명적인 영향을 미치므로 감염 예방을 위한 간호중재(백혈구수 확인 등)를 우선적으로 수행한다.

007 ②

알레르기원을 파악하여 피하는 것이 가장 중요한 간호중재가 된다.

008 ①

통증 사정을 위한 S(Severity or intensity, 심각성 또는 강도)는 통증이 얼마나 심한지, 강도는 어떤지를 확인하는 것을 의미한다. 통증 강도를 확인하기 위해 숫자통증등급(NRS)를 이용할 수 있다.

> **통증 사정 PQRST**
> - P(Provoking factors, 자극 요인)는 통증을 악화시키거나 완화시키는 요인을 확인하는 것
> - Q(Quality, 특성)은 통증이 쑤시는지 예리한지 으스러지는지 무딘지 등의 양상을 확인하는 것
> - R(Region or radiation, 부위 또는 방사)은 통증부위가 어디인지, 어느 부위로 방사되는지를 확인하는 것
> - S(Severity or intensity, 심각성 또는 강도)는 통증이 얼마나 심한지, 강도를 확인하는 것
> - T(Time, 시간)는 통증이 있는 시기, 지속기간을 확인하는 것
> ※ P를 통증 부위(Position), R을 통증에 영향을 주는 요인(Relief or aggravation)으로 보기도 한다.

009 ②

절단된 신체의 일부가 아직 있는 것처럼 느껴지고 통증이 있는 상태는 '환상지통'을 의미한다.

010 ②

소화불량 및 복부 불편감, 식욕부진을 보이며 상복부에서 덩어리가 촉지되는 경우 위암을 의심할 수 있으며 확진을 위해 위내시경 검사가 가장 적절하다. 초음파 검사, 복부 CT 검사를 통해서도 위암을 확인할 수는 있으나 민감도가 떨어진다.

011 ④

식도이완불능증은 하부식도괄약근이 연하 시에도 이완되지 않아 음식물이 식도에서 위로 넘어가지 못하는 상태를 말한다. 바륨연하검사를 통해 식도하부괄약근의 기능 이상을 사정할 수 있다.

> **바륨연하검사**
> - 검사 전 충분한 금식 필요
> - 환자에게 바륨을 마시게 한 후 X-ray 촬영을 시행함

012 ⑤

간의 일부분을 떼어 내어 병리적 상태를 확인하는 검사는 '간 생검'에 해당한다. 간 생검 검사 후에는 하루정도 충분한 안정을 취하도록 하고 1~2시간 정도 우측위를 취하여 출혈을 예방하도록 한다.
① 검사 전 충분한 금식이 필요하며 검사는 국소마취 하에 진행됨을 알린다.
② 검사를 할 때에는 앙와위에서 오른쪽 팔을 들어올리거나 좌측위를 취하도록 한다.
③ 환자가 호흡에서 호기 말에 숨을 잠시 멈추도록 하여 바늘을 삽입해 검사하게 됨을 설명한다.
④ 검사 후 생검 부위의 합병증으로 출혈이 발생할 수 있으므로 주의 깊게 관찰해야 한다.

> **간 생검 검사**
> - 간 병변의 확실한 진단을 위해 필요함
> - 생검 부위의 출혈 예방을 위해 Vit.K를 투여해야 함
> - 검사 전, 출혈 위험성을 확인하기 위해 PT(Prothrombin time)검사를 시행함
> - 제 8~9 늑간 부위에 바늘을 삽입하여 생검을 하게 됨

013 ①

총담관 폐쇄로 담즙이 십이지장으로 분비되지 않으면서 지용성 비타민의 흡수가 어려워지기 때문이다. 지용성 비타민에는 A,D,E,K 가 있으며, 그 중 Vit.K는 혈액응고에 관여하고 있다. 결국 Vit.K가 부족해지면서 출혈 위험성이 증가하게 된다.

014 ④

과도한 산 분비가 원인인 소화성 궤양은 '십이지장 궤양'을 의미한다. 십이지장 궤양의 경우, 공복 상태일 때 통증이 증가하므로 한밤 중 심와부 통증이 발생할 수 있다.
①, ② 공복 상태일 때 통증이 악화될 수 있다.
③ 과도한 산분비가 원인이므로 제산제의 복용은 증상 완화에 효과적이다.
⑤ 진단을 위해 위장조영술이나 상부위장관내시경을 할 수 있다.

015 ④

위 내용물이 식도로 역류해 식도에 염증이 발생하였다는 상황을 통해 '역류성 식도염'임을 알 수 있다. 제산제를 복용하는 것은 증상을 완화시키는데 도움이 되며, 수면을 취할 때 침상 머리를 약간 상승시키는 것도 도움이 된다.
① 한 번에 많은 음식을 섭취하지 말고 소량씩 자주 섭취하도록 한다.
② 식사 중 수분을 섭취하는 것은 음식물이 장을 따라 내려가도록 돕는다.
③ 금연, 금주하고 자극적인 음식을 섭취하지 않으며 적정한 체중을 유지하도록 한다.
⑤ 잠들기 전에는 음식을 섭취하지 않는다.

016 ③

B형 간염은 혈액 등 체액에 의해 전파되기 때문에 면도기, 칫솔 등은 다른 사람과 같이 사용하지 않아야 한다.
① 일상적인 접촉에 의해 전파되는 것은 아니다.
② 식사를 한다고 전파되는 것은 아니다.
④ 혈액 및 타액에 의해 전파될 수 있다.
⑤ 'A형 간염'에 대한 내용이다.

017 ②

복막염인 경우 나무판자처럼 딱딱한 복부가 촉진된다.
① 배를 만지기 어려울 정도로 심한 복통이 느껴진다.
③ 관련 없는 내용이다.
④ 염증으로 체온이 상승할 수 있다.
⑤ 혈압이 저하될 수 있다.

018 ④

수술 후 무기폐와 폐렴을 예방하기 위한 호흡기 간호가 가장 우선이 된다. 심호흡과 기침, 체위변경을 실시하고 심호흡 및 기침을 효과적으로 할 수 있도록 진통제를 투여할 수 있다.

019 ⑤

시술 후, 소변을 거즈에 걸러 결석의 배출 여부를 확인하도록 한다.
① 체외 충격파 쇄석술은 결석을 제거하기 위한 비침습적 시술로 결석에 충격파를 쏘아 결석을 깨어 소변으로 배출되도록 한다.
② 시술 후 소변으로 결석이 배출된다.
③ 시술 후 가장 흔히 나타나는 증상은 배뇨통이며, 이 외에도 빈뇨, 혈뇨, 핍뇨 등의 증상이 나타날 수 있다.
④ 충분한 수분 섭취는 결석을 배설하는데 도움이 되므로 적극 권장한다.

020 ④

급성 신우신염은 특징적으로 옆구리 통증이 나타나며, 이 외에도 고열, 오한, 전신 피로, 악취나는 소변, 배뇨통, 빈뇨, 긴급뇨, 야간뇨, 오심, 구토, 설사 등의 증상을 보인다. 소변검사에서는 백혈구와 세균이 검출된다.

021 ⑤

혈청칼륨의 정상 범위는 3.5~5.0mEq/L으로 현재 6.9mEq/L로 높으며 심전도 상 뾰족하고 좁은 T파가 나타나는 것으로 보아 '고칼륨혈증' 상태임을 알 수 있다. 이 외 혈청나트륨, 혈청칼슘은 정상 범위 내 위치한다. 고칼륨혈증은 부정맥을 초래하므로 즉각적인 중재가 필요하다. 고칼륨혈증을 교정하기 위해 혈청 내 칼륨 수치를 낮추기 위한 중재를 우선적으로 수행해야 한다. 인슐린은 나트륨-칼륨 펌프를 자극하여 칼륨을 세포 내로 이동시켜 칼륨 수치를 낮춰준다. 다만, 혈당 수치도 저하되므로 포도당을 함께 주입해주어야 한다. 이외 칼륨 수치를 낮추기 위해 칼륨이 많이 함유된 식이의 섭취를 제한하고, 칼륨배출 효능이 있는 이뇨제나 케이엑살레이트(kayexalate)를 투여할 수 있다.
④ 스피로노락톤(spironolactone)은 칼륨보유 효능이 있는 이뇨제로 저칼륨혈증 환자에게 적합하다.

022 ③

항생제를 복용할 때에는 내성이 발생할 수 있으므로 의사의 처방에 따라 복용해야 한다. 임의로 복용을 중단, 조정하거나 일부를 복용해서는 안된다.

> 요로감염(신우신염, 방광염, 요도염)의 치료를 위해 항생제를 투여하며 정해진 기간 동안 완전히 복용할 수 있도록 설명함

023 ④

뇌실외배액(EVD)은 뇌와 직접 연결된 침습적 시술이므로 무균적으로 관리해야 하며 처방에 맞춰 배액관의 위치를 고정시키고 원활한 배액을 위해 배액관이 꼬이거나 꺾이지 않도록 주의한다.

024 ①

악성 종양은 유방 자가검진에서 단단하고 불규칙적인 모양의 고정된 덩어리가 만져지며 유두가 함몰되는 특징을 갖는다. 유방과 유두의 위치가 비대칭적이거나, 피부가 두꺼워져 오렌지 껍질 같거나, 분비물 등이 나는 것은 비정상소견으로 유방암에 대한 추가적인 검사가 필요하다.

025 ⑤

통증, 창백, 맥박 소실, 감각 이상, 마비와 같은 증상이 나타나면 즉시 의사에게 알려야 하며 석고붕대를 제거하기 위한 준비를 하도록 한다.

> - 5대 합병증(5P): 통증(Pain), 창백(Pallor), 맥박 소실(Pulselessness), 감각 이상(Paresthesia), 마비(Paralysis)
> - 비골신경이 압박되면 족하수(footdrop)가 나타날 수 있으므로 주의

026 ④

상지하수 검사(Drop arm test)란, 팔을 들어 올린 상태에서 힘을 주고 천천히 내리게 하는 검사로 팔을 천천히 내릴 수 없으며 바로 뚝 떨어지는 경우 양성반응에 해당하며 회전근개 손상을 예상할 수 있다.
① 티넬 징후(Tinel's sign): 정중신경 부위를 가볍게 두드릴 때 3개 반 정도의 손가락에 작열감 및 저림을 평가하는 것으로 수근관증후군을 사정함
② 팔렌 징후(Phalen's sign): 손목을 90° 구부리고 양손을 마주한채 60초 유지할 때의 무감각 및 저림을 평가하는 것으로 수근관증후군을 사정함
③ 라크만 검사(Lachman test): 슬관절을 30° 정도 구부려 대퇴에서 경골을 앞으로 전위시키는 검사로 종아리가 앞쪽으로 증가된 움직임이 있는 경우 양성으로 전방 십자인대 파열을 예상할 수 있음
⑤ 크보스테크징후(Chvostek's sign): 저칼슘혈증에서 나타나는 테타니 중 하나로 안면신경을 가볍게 두드리면 안면근에 수축이 발생함

027 ③

발목 부분에 탄력붕대를 적용하여 부종을 최소화한다.
① 발을 거상시킨다.
② 얼음 주머니를 이용해 냉찜질을 시행한다.
④ 증상 완화 및 추가적인 손상을 예방하기 위하여 휴식을 취하도록 한다.
⑤ 부목을 대어 발목 부위를 고정해준다.

> 염좌/좌상을 위한 중재
> - PRICE: P(보호, protection), R(휴식, rest), I(냉요법, ice), C(압박, compression), E(거상, elevation)

028 ②

벅스 신전 견인(Buck's extension traction)을 적용할 때는 발뒤꿈치에 가해지는 압력을 줄여주기 위해 발치를 높여 준다.

029 ①

곱창과 같은 내장류, 육즙, 정어리, 고기류, 가리비조개, 술 등은 퓨린 함량이 높은 식품에 해당하므로 통풍 환자에게 섭취를 제한한다.
②, ③, ④, ⑤ 야채류, 우유, 계란, 과일류, 곡류 등은 퓨린 함량이 적은 식품에 해당한다.

> 통풍
> - 정의: 혈중 요산농도가 증가하여 발생하는 질환
> - 주의사항: 고퓨린 음식을 제한해야 함

030 ⑤

울혈성 심부전 환자의 심박출량을 증가시키기 위해 디곡신(Digoxin)을 투여한다. Digoxin은 심근 수축력을 증가시켜주나, 맥박수를 저하시킬 수 있으므로 투여 시 맥박수를 주의 깊게 사정해야 한다.

031 ②

라식스로 인해 저칼륨혈증이 발생할 수 있으며 디곡신은 칼륨의 농도에 따라 중독증상이 발현될 수 있으므로 혈중 칼륨 농도를 적정한 수준으로 유지해야 한다. 바나나, 건포도, 오렌지 등은 칼륨이 많이 함유된 식품으로 칼륨 보충에 도움이 된다.

032 ⑤

울혈성 심부전을 진단받은 상태로 핍뇨와 중심정맥압 상승을 보이고 있으므로 심장이 제대로 기능하지 못해 전부하가 상승하면서 증상이 발생했음을 알 수 있다. 이뇨제 투여 및 수액 주입 제한 등 전부하를 낮출 수 있는 중재를 수행해야 한다.

033 ④

와파린은 항응고제로 출혈 위험성이 있음을 설명하고 칫솔도 부드러운 것으로, 면도기도 상처가 잘 나지 않는 전기면도기를 사용하도록 한다. 일회용 면도기는 상처가 나기 쉬우므로 피하도록 한다.
① 출혈 및 손상 예방을 위해 과격한 운동을 피하며, 날카로운 도구는 가급적 사용하지 않도록 한다.
② 정기적으로 혈액 검사를 시행하여 적정 혈중 농도를 유지해야 한다. 와파린 복용을 할 때 검사하는 PT(Prothrombin time, 프로트롬빈 시간)가 연장되면 출혈의 위험이 높음을 의미한다.
③ Vit.K가 많이 함유된 식품은 와파린의 작용을 방해하므로 섭취를 피하도록 한다.
⑤ 매일 같은 시간에 와파린을 복용하여 혈중농도가 일정하게 유지되도록 한다.

> 항응고제 종류에 따른 혈액검사
> • 와파린(Warfarin): PT, INR
> • 헤파린(Heparin): aPTT

034 ⑤

유동식을 제공하여 소화를 돕고 변비로 인한 발살바 수기는 심장에 부담을 주기 때문에 필요 시 배변완화제를 복용하도록 한다.
① 심장에 부담을 주지 않도록 안정을 취해야 한다.
② 극심한 흉통을 완화하기 위해 모르핀을 투여한다. 빠른 효과를 보기 위해 정맥주사 하는 것이 적절하다.
③ 호흡을 용이하게 할 수 있는 반좌위나 좌위를 취하도록 한다.
④ 비강캐뉼라(nasal cannula, 코삽입관)를 이용해 저농도의 산소를 공급한다.

035 ⑤

통증은 교감신경계를 자극하여 심박수/혈압/호흡수 증가, 혈당 증가, 동공 확대, 장운동 감소, 발한 등의 생리적 반응을 유발한다.

자율신경계

교감신경계	부교감신경계
• 스트레스에 대한 신체반응 • 신경전달물질(norepinephrine)을 분비함 • 활성화되면, 심박동수 상승, 심근수축력 증가, 혈관 수축, 혈당 증가, 발한, 동공 확장, 배뇨근 이완 등	• 교감신경계와 길항작용을 함 • 신경전달물질(acetylcholine)을 분비함 • 활성화되면, 심박동수 저하, 심근수축력 저하, 혈관 확장, 소화기능 촉진, 동공 축소, 배뇨근 수축 등

036 ②

철분이 부족한 상태이므로 간, 살코기, 흰 콩, 계란 노른자 등 철분 함량이 높은 식품을 섭취하도록 한다.
① 치아가 변색되는 것을 예방하기 위해 빨대를 사용한다.
④ 철분제제 복용으로 인하여 대변색이 검게 변할 수 있음을 설명한다.
⑤ 철분제제 복용으로 인하여 변비의 부작용이 발생할 수 있다. 이런 경우 섬유소가 풍부한 식이의 섭취를 권장한다.

037 ④

불안정한 조기심실수축이 3개 이상 연속해 출현하는 '심실빈맥'의 리듬이다.
① 1분 동안 140~250회의 심실수축을 보인다.
② 규칙적인 리듬으로 P파는 QRS파에 가려져 잘 보이지 않는다.
③ 심실이 매우 빠르고 비효과적으로 떨리는 상태는 '심실세동'을 의미한다.
⑤ 심방의 한 세포가 비정상적으로 반복적으로 흥분해 발생하는 것은 '심방조동'을 의미한다.

> 심실빈맥의 중재: 발견 즉시 응급조치가 필요함

038 ④

심도자술이란, 카테터를 삽입하여 심장의 해부학적 구조 및 폐쇄 등을 확인할 수 있는 시술을 말한다. 카테터가 삽입되었던 부위의 출혈을 방지하기 위해 시술이 끝난 후 일정시간 시술 부위에 모래주머니를 올려놓을 수 있다.

039 ⑤

먼저 생활양식 개선을 시작해보고 혈압이 조절되지 않거나 생활양식의 개선이 되지 않는 경우 약물요법을 시작한다.

> 고혈압 관리를 위한 생활양식 개선 방법
> - 체중 조절, 식이 조절(저염식이), 적절한 운동, 금주, 금연 등
> - 이완기 혈압이 90~95mmHg정도인 경우, 생활습관을 개선하는 것만으로도 교정될 수 있음

040 ④

승모판은 좌심방과 좌심실 사이에 위치하는 판막으로 협착이 되었을 때 혈액이 축적되어 폐울혈을 야기한다.

041 ④

심부정맥혈전증이란 심부정맥에 혈전이 발생한 상태를 의미한다. 부동, 수술, 사지마비 또는 정맥벽의 손상, 경구용 피임약 복용, 혈소판 증가증, 탈수 등의 원인으로 발생될 수 있다. Homan's sign 이란 누워서 다리를 들고 발을 배굴하여 시행하는 검사로 통증이 있으면 양성으로 판단하며 심부정맥 혈전증을 의심할 수 있다. 침범된 하지에는 부종, 종창, 열감, 압통, 표재성 정맥 돌출 등의 증상이 발생한다. 혈전 발생을 예방하기 위해 마사지를 시행하거나 침상 내 배굴운동을 권장한다. 이외 간헐적 공기 압축 기구를 사용할 수 있으며 처방에 따라 항응고요법을 시행하기도 한다.
① 적절한 수분 섭취가 필요하다.
② 항응고 효과를 위해 저분자량 헤파린을 피하로 투여할 수 있다.(저분자량 heparin(LMWH): 에녹사파린(enoxaparin), 달테파린(dalteparin) 등)
③ 하지 정맥의 손상을 예방하기 위해 가급적 하지에 정맥주사하지 않는다.
⑤ 중력에 의해 말초 혈액이 쉽게 환류되도록 다리를 심장보다 높게 올리도록 한다.

> 혈전이 이미 발생한 상황에서는 마사지로 인해 색전이 초래될 수 있으므로 혈전 부위 마사지를 금함

042 ③

발작성 야간 호흡곤란, 피로감, 심초음파 박출률(ejection fraction) 저하, 뇌나트륨배설펩타이드(BNP) 증가, 가슴 X-선: 심장비대의 증상으로 보아 '심부전'을 예상할 수 있다. 디지탈리스 제제는 칼륨 농도가 낮은 경우, 중독 증상을 가중시키며 높은 경우, 효과를 저하시키므로 정상범위 내 유지되도록 모니터링해야 한다.
① 심근수축을 강화하여 심박출량을 증가시키기 위해 디지탈리스제제를 사용한다.
② 디지탈리스제제는 혈중 농도에 민감하게 반응하여 혈중 농도가 높을 때 독성반응이 나타난다.
④ 전부하는 심장이 수축하기 전에 심근이 얼마나 신장되는지를 의미하는 것으로 혈류량이 많으면 증가하게 된다. 혈류량 감소를 위해 푸로세미드를 투여할 수 있다. 후부하는 좌심실 분출기에 걸리는 혈관의 저항으로 후부하 감소를 위해 캡토프릴을 투여할 수 있다.
⑤ 디지탈리스제제의 독성증상은 오심, 구토, 두통, 부정맥, 심실성 빈맥 등으로 다양하게 나타날 수 있다.

043 ③

심근경색증은 죽상경화증이 형성, 파열되면서 혈관이 폐색되어 비가역적인 심근의 괴사가 진행되는 질환을 말한다.
① 협심증에 대한 설명에 해당한다.
② 비가역적인 심근 괴사가 일어나 극심한 통증이 발생하며 휴식을 취해도 통증이 가라앉지 않는다.
④ 심근의 내막층은 저산소증에 민감하게 반응하므로 영향을 받는다.
⑤ 혈관 폐색 후 심근 괴사가 시작되며 몇 시간 후 심근 전체가 괴사되므로 신속한 중재가 필요하다.

044 ⑤

동맥혈기체분석(ABGA) 검사 결과 pH 7.15, PaO_2 92mmHg, $PaCO_2$ 40mmHg, HCO_3^- 11mEq/L인 것으로 보아, '대사성 산증'임을 알 수 있다. 산증을 중화시키기 위해 중탄산나트륨(탄산수소소듐, sodium bicarbonate/bivon)을 투여한다.

> 대사성 산증의 보상기전: 호흡수와 깊이 증가, 폐에서 CO_2 배출 증가, 신장에서 HCO_3^- 재흡수 및 생성 증가

045 ④

중심정맥압의 정상범위는 5~10cmH$_2$O이다. 만약 이 범위보다 높은 경우에는 수액량을 더 천천히 주입하거나 이뇨제를 투여하는 간호가 필요하다. 만약 이 범위보다 낮은 경우에는 수액량을 더 빨리 주입되도록 조절하거나 추가적으로 수액을 주입하는 간호가 필요하다.

046 ⑤

급성 폐수종이란 폐정맥 및 모세혈관 내에서 폐의 간질 조직과 폐포로 체액이 이동하면서 비정상적으로 축적되어 심한 호흡곤란을 야기하는 상태를 의미한다. 호흡 증진 및 순환 혈량 감소를 치료의 목표로 두어 중재한다. 산소요법을 시행하고 윤번 지혈대를 사용하여 폐로의 정맥 귀환량을 줄여주는 등의 중재를 수행한다.
① 순환 혈량을 감소시키기 위해 이뇨제를 투여한다.
② 호흡을 돕기 위해 좌위를 취하게 한다.
③ 호흡곤란 증상을 완화하기 위해 아미노필린(aminophylline)을 투여한다.
④ 호흡곤란 증상을 완화하기 위해 고농도의 산소를 공급하며 필요시 인공호흡기를 적용할 수 있다.

> 급성 폐수종
> • 원인: 심인성과 비심인성으로 나눔
> • 증상: 호흡곤란, 저산소증, 수포음, 천명음, 빠른 맥박, 폐모세혈관쐐기압 증가(25mmHg 이상) 등
> • 약물요법: morphine, digitalis, aminophylline, 이뇨제, 혈관확장제 등 투여

047 ①

호흡은 이산화탄소와 산소의 농도로 조절된다.
만성 폐쇄성 폐질환(COPD, Chronic Obstructive Pulmonary Disease) 환자는 평상시 이산화탄소 농도가 높기 때문에 이산화탄소 농도보다는 산소 농도를 토대로 호흡을 조절하게 된다. 고농도의 산소 제공은 호흡의 필요성을 느끼지 않게 하여 호흡정지를 유발할 수 있다. 저농도의 산소는 호흡중추로 하여금 호흡의 필요성을 느끼게 해주어 호흡 활동을 자극한다.

048 ③

저산소혈증의 상태에서는 이를 보상하기 위해 과다환기가 발생한다.
① 심각한 출혈이 있을 때 이를 보상하기 위해 호흡이 얕고 빨라진다.
② 호흡부전으로 체 내 이산화탄소 농도가 증가하면 이산화탄소를 배출하기 위해 호흡수는 증가한다.
④ 바이러스 감염으로 체온이 상승하면 대사가 빨라져 호흡수는 증가한다.
⑤ 동맥혈 내 수소이온이 증가하면 호흡 중추를 자극하여 호흡수는 증가한다.

> 폐포 내 가스교환이 원활할 때, 환기량과 혈류량의 비율은 0.8이 됨

049 ④

급성 호흡곤란 증후군(ARDS, acute respiratory distress syndrome)은 폐와 관련된 기저질환이 없는 상태에서 갑자기 발생하는 호흡곤란으로 산소분압(PaO$_2$)이 현저히 저하되는 특징을 보인다.
①, ② 급성 호흡곤란 증후군과 관련되지 않는다.
③ 호흡곤란으로 호흡수는 증가한다.
⑤ 산소분압(PaO$_2$)의 현저한 감소에 따른 저산소혈증이 대표적인 증상이며 이산화탄소분압(PaCO$_2$)은 증상이 진행됨에 따라 나타날 수 있다.

050 ②

검사 전, 원활한 검사를 위해 연하반사를 억제하기 위한 국소마취를 시행할 수 있다.
① 검사 전, 검사의 목적과 절차를 설명해야 한다. 기관지경 검사뿐만 아니라, 환자에게 처치되어지는 모든 중재들에 대해 설명을 해야 한다.
③ 국소마취를 했으므로 검사 후, 연하반사가 완벽히 돌아온 것을 확인한 후, 물과 음식을 섭취할 수 있다.
④ 기관지경 검사이므로 인후통이 느껴질 수 있으며 인후통이 있을 때에는 따뜻한 생리식염수를 함수하거나 가글하도록 한다.
⑤ 앙와위를 유지할 필요는 없으며 분비물 흡인을 예방하기 위해 상체를 올려준다.

051 ③

아트로핀(atropine)은 타액과 기관지 분비물의 생성을 억제하는 효능을 갖고 있어 효과적인 기관지 조영술 검사를 위해 사용할 수 있다.

① 기관지 조영술은 종양뿐만 아니라, 이물질 여부, 기관지 확장증 등의 진단을 위해 시행하는 검사이다.
② 검사 중 발생할 수 있는 음식물의 기도 흡인을 예방하기 위해 충분한 금식이 필요하다.
④ 연하반사가 완전히 돌아온 후, 수분 및 음식물 섭취가 가능하다.
⑤ 기관지 조영술은 X-선을 이용하는 검사로 임신한 경우 의료진과의 상담 하에 시행 여부가 결정된다.

052 ④

흉곽천자 후, 천자 부위는 위쪽으로 향하도록 누워 늑막액의 유출을 방지하고 천자부위의 출혈 및 피부손상 등의 합병증이 있는지 주의 깊게 사정한다.

① 흉곽천자를 할 때에는 앉은 자세에서 팔을 테이블에 올리고 엎드린 자세를 취하게 한다.
② 흉곽을 천자할 때에는 안전하게 시술이 진행되도록 움직이지 말 것을 환자에게 설명한다.
③ 시술이 진행되는 동안 계속 주의 깊게 활력징후를 측정하고 기록하며 환자를 사정해야 한다.
⑤ 흉곽천자 후, 특별히 금식은 필요하지 않다.

053 ②

흉부 X-선 검사는 결핵의 유용한 진단 방법이다. 하지만, 결핵의 활동성 유무는 흉부 X-선 사진만으로는 평가하기에는 제한적이므로 객담 배양 검사를 시행하여 활동성 결핵을 확진하도록 한다.

054 ②

여러 약물의 사용은 약물간의 효과를 높이고 내성 발생을 예방하는 효과를 가지므로 여러 약물을 한꺼번에 복용하도록 한다.

① 관련되지 않는 내용이다.
③ 결핵은 Mycobacterium tuberculosis에 의해 발생한다.
④ 결핵을 치료하기 위해 6개월 이상 약물을 복용해야 한다.
⑤ 약물의 혈청 농도를 최대로 올리기 위해 하루에 한 번 모든 약물을 한꺼번에 복용해야 한다.

055 ③

아미노필린(Aminophylline), 스테로이드(Steroid) 등의 약물을 사용하여 기관지를 확장하고 염증 반응을 감소시킨다.

① 심리적 불안감은 천식에 영향을 미친다.
② 아스피린(Aspirin)은 항혈소판제로 천식과 관련없는 약물이다.
④ 기도 내 분비물의 배출이 용이하도록 충분한 수분섭취를 권장한다.
⑤ 호흡곤란 증상을 완화하기 위해 반좌위 및 좌위를 취하도록 해야 한다.

> • 일차적으로 천식 발작을 유발하는 원인을 확인하고 피하도록 함
> • 천식의 원인: 특정 항원, 자극물질(차고 건조한 공기, 대기오염, 황사, 신체적 활동 등), 미생물 등

056 ③

FiO_2(Fraction of inspired oxygen, 흡입 산소 농도)는 환자가 숨을 들이쉴 때 포함된 산소를 백분율로 표시한 것을 의미한다. 공기 중 산소농도는 약 20%이며 1L/분은 4%의 산소 농도를 의미한다. 2L/min의 속도로 산소를 제공하게 되면 20% + (2L × 4) = 28%의 FiO_2가 되는 것이다.

057 ⑤

증상을 악화시키는 상황이나 요인을 파악하여 미연에 방지한다.

① 가능한 한 단순하게 과업을 구성하여 수행을 돕는다.
②, ④ 질병으로 인한 증상이므로 비판하거나 논쟁하지 않는다. 환자의 인격을 존중하고 수용하는 자세로 충분히 시간을 두고 기다린다.
③ 환자에게 안정감을 주기 위해 먼저 설명하고 간호를 제공한다.

058 ②

척수신경이 요추 1~2번째까지 내려오므로 척수신경의 손상을 피하기 위해 요추 3~4번째에서 요추천자를 시행한다.

059 ⑤

HBsAg는 항원여부를 판단하기 위한 것으로 만약 양성반응이 나왔다면 B형 간염자라는 것을 알 수 있다. 이 환자는 HBsAg가 음성이기 때문에 B형 간염에 이환되지 않은 상태에 해당하며, HBsAb에서 양성인 것을 보아 B형 간염에 대한 항체가 있는 상태임을 알 수 있다.

060 ⑤

전두엽은 1차 운동영역에 해당하며 이 외에도 운동성 언어 영역(Broca area)를 관장하며 고도의 인지, 지적 기능을 담당하고 있다.
① '후두엽'의 기능에 해당한다.
②, ④ '측두엽'의 기능에 해당한다.
③ '두정엽'의 기능에 해당한다.

> 운동성 언어 영역(Broca area): 말하는 기능을 담당함
> (대화 내용을 이해하지만 말하는데 어려움 있음)

061 ⑤

과호흡을 유도하여 CO_2 분압을 낮추게 되면 뇌혈관이 수축하여 뇌혈류량이 감소되므로 결과적으로 두개내압을 감소시키는 효과를 볼 수 있다.
① 체액 균형을 유지하기 위해 수분 섭취를 제한한다.
② 침상머리를 15~30° 정도 상승한 체위를 취하고 자극을 줄여 주도록 한다.
③ 변비를 예방하고 발살바 수기(Valsalva maneuver)는 두개내압을 상승시키므로 삼가야 한다.
④ 체온이 상승하거나 두통이 있을 때에는 비마약성 진통제를 투여하도록 한다. 모르핀은 연수의 기능을 저하시키므로 두개내압 상승 환자에게 투여하지 않는다.

062 ④

중증근무력증은 아세틸콜린의 수용체가 감소하여 발생하는 질환으로 텐실론을 투여하였을 때, 근력이 증가하는 것을 볼 수 있다.

> 텐실론(Tensilon)
> • 콜린 분해효소 억제제로 중증근무력증 진단을 위해 정맥투여되는 약물

063 ①

당화혈색소 검사는 최근 2~3개월간의 평균적인 혈당 상태를 나타내는 것으로 6.5% 이상일 때 당뇨병으로 진단내릴 수 있다.

064 ③

제2형 당뇨병 환자에게 심한 고혈당 및 다뇨, 소변 케톤체(-) 등의 증상이 있는 것으로 보아 고혈당성 고삼투성 비케톤성 혼수상태임을 알 수 있다. 인슐린이 부족하여 발생하는 당뇨병 합병증으로 심한 고혈당과 탈수 증상이 나타나며 이로 인해 의식장애가 발생할 수 있다. 인슐린을 투여해 혈당을 조절하며 탈수 증상을 교정하기 위해 생리식염수를 주입한다. 전해질 불균형 상태에 따라 전해질을 보충한다.
① 의식이 저하된 상태이므로 안정을 취한다.
②, ⑤ 저혈당이 발생했을 때의 중재에 해당한다.
④ 해당되지 않는 내용이다.

065 ②

경접형동 종양 절제술 후 무언가 목 뒤로 넘어가는 느낌이 있거나 콧물이 흐르는 것 같다고 할 때 간과하지 않도록 한다. 이 분비물은 뇌척수액일 가능성이 있으므로 분비물의 양상을 사정하고 정확히 확인하는 과정이 필요하다.
① 자주 사정하여 신경학적 변화가 있는지 관찰해야 한다.
③ 기침, 코풀기와 같이 두개내압을 상승시킬 수 있는 행위는 삼가도록 한다.
④ 침상머리를 30° 정도 올린 자세를 취하여 두개내압 상승을 예방한다.
⑤ 호르몬 분비 부족과 관련한 증상이 없는지 관찰해야 한다.

066 ⑤

레보도파(levodopa)는 파킨슨병의 주 치료제로 도파민의 전구물질에 해당하는 약물이다. 복용 시 심한 체위성 저혈압을 유발할 수 있어 자세를 변경할 때 천천히 움직이도록 교육해야 한다.
①, ②, ④ 레보도파의 효과를 저해할 수 있는 고단백질, 비타민B6(피리독신), 술 섭취를 제한하며 가급적 공복 시 복용하도록 한다. 다만, 오심이 있는 경우 식사와 함께 복용할 수 있다.

067 ③

갑상샘은 호흡기 근처에 위치하므로 후두신경 손상의 위험이 있고 갑상샘 절제술로 인한 저칼슘혈증으로 후두강직이 유발될 수 있으므로 호흡양상을 우선적으로 주의 깊게 사정해야 한다. 후두신경 손상을 사정하기 위해 말을 걸어 목소리 변화가 있는지 확인한다.

068 ④

크롬친화세포종이란, 카테콜라민을 분비하는 부신수질에 주로 발생하는 종양을 의미한다. 카테콜라민의 과다 분비로 인해 교감신경이 자극되면서 불안, 발한, 심계항진, 오심, 구토, 혈당 상승 등의 증상이 나타난다.

069 ⑤

안대를 착용하여 안구 운동을 최소화하고 눈을 보호하기 위함이다.

070 ③

청력저하 및 반복적인 어지러움, 이명을 통해 '메니에르병'임을 알 수 있다. 메니에르병이란 내림프액이 증가된 상태를 의미하므로 저염식을 권장하고 처방에 따라 이뇨제 및 항히스타민제, 진정제 등을 복용할 수 있다.
① 약물요법을 시행하거나 외과적 수술을 통해 중재할 수 있다.
② 원인은 밝혀지지 않았으나 내림프액이 비정상적으로 증가하여 내림프관이 부어있는 상태를 의미한다.
④ 움직임을 제한하고 어둡고 조용한 방에서 휴식을 취하도록 하며 현훈으로 인한 낙상 위험성이 있으므로 침상난간을 항상 올려놓도록 해야한다.
⑤ 귀의 극심한 통증이 아닌 먹먹함과 청력저하, 어지러움, 이명, 오심, 구토, 두통, 균형장애 등의 증상을 보인다.

> 메니에르병
> • 3대 증상: 이명(귀 울림), 난청, 현훈(어지러움)
> • 진단검사: 롬버그 검사(Romberg test)

모성간호학

071 ④

성 정체감이란, 자신이 어느 성별에 속해있는지 알고 인식하는 것을 의미한다. 성 정체감은 생물학적 요인뿐만 아니라, 부모의 양육방식, 경험 등에 의해 영향을 받는다.

072 ⑤

자궁 내 장치는 자궁강에 기구를 삽입하여 수정란의 착상을 방지하고 정자의 난관 이동을 방해하는 피임법이다. 지속적 피임이 가능하며, 원할 때 쉽게 제거 가능하다는 장점을 갖는다. 다만, 월경과다, 월경불순, 하복부 불편감, 요통 등의 부작용이 있을 수 있으며 골반염증성 질환이나 자궁근종 등에서는 금한다.
① 응급피임약은 수정란 착상 후에는 효과를 볼 수 없다. 성교 후 빠르게 복용할수록 효과가 높아지며 적어도 72시간 내 복용하도록 한다.
② 살정제는 정자가 경관으로 들어가는 것을 방해하는 방법으로 물리적, 화학적 방법이 있다. 성관계 전 질 안에 넣어 사용한다.
③ 경구피임약은 난포의 성장 및 배란 억제, 수정란의 착상 방지, 난관 운동 저하 등의 작용을 한다.
④ 정관절제술은 정자의 이동을 차단하는 방법으로 정액 양은 감소시키지 않는다.

> 응급피임약의 적응증
> • 계획되지 않은 성교, 피임의 실패, 성폭력으로 인한 임신 등 성교 후 피임이 필요한 경우

073 ②

되데를라인간균은 질 점막 상피에 존재하는 정상균으로 글리코겐 성분을 이용하여 번식한다. 글리코겐을 이용하는 과정에서 부산물로 젖산이 나오며 젖산은 질 내 pH를 낮춰 주어 산성상태로 유지시켜주는 역할을 한다. 산성상태의 환경은 병원균의 침입을 막아 보호해주는 기능을 하게 된다.

074 ②

골반의 기질적인 병변은 없으나 월경 때마다 심한 발작적 복부 통증 및 하복부 중압감이 있는 것으로 보아, '월경통(월경곤란증)'임을 알 수 있다. 초경 후 6~12개월 이내 발생하였으며 골반에 기질적인 병변이 없기 때문에 '일차월경통(원발성 월경곤란증)'이 된다. 프로스타글란딘의 과도한 증가는 하나의 원인으로 프로스타글란딘 억제제를 투여하는 것이 도움이 된다.

① 자궁수축제는 월경통(월경곤란)과 관련이 없는 중재이다.
③ 하복부 통증을 완화하기 위해 따뜻한 주머니로 온찜질을 하도록 한다.
④ 초콜릿, 커피와 같이 카페인이 많이 들어 있는 식품은 피하도록 한다.
⑤ NSAIDs(비스테로이드성소염제)와 같은 진통제는 통증 감소에 효과적인 방법으로 대상자의 통증 완화를 위해 사용될 수 있다.

075 ⑤

뾰족(첨형) 콘딜로마란 사람유두종바이러스(HPV)로 발생하며 피부 부위에 있는 콘딜로마가 성교로 감염되어 발생한다. 보통 다발성으로 외음, 질, 경관, 항문 등에서 발생하게 되며 발생한 부위에 따라 소양증, 통증, 출혈 등이 나타나게 된다.

① 임질: 성 접촉에 의해 발생하는 흔한 질환으로 임균에 의해 발생한다. 감염 초기 증상이 나타나지 않을 수 있으며 다량의 화농성 황록색의 질 분비물이나 배뇨곤란, 발적, 부종 등이 나타나게 된다.
② 매독: 감염된 사람과의 성접촉, 태반을 통한 감염, 혈액을 통한 감염 등으로 전파되며 트레포네마 팔리듐균에 의해 발생한다.
③ 음부포진: 단순 포진 바이러스Ⅱ형에 의한 감염으로 발생하며 음부에 수포 형성, 작열감, 배뇨곤란, 성교통 등이 나타난다.
④ 굳은궤양(경성하감): 1기 매독에서 볼 수 있는 증상으로 단단하고 무통성인 결절을 의미한다.

076 ②

매독균인 트레포네마 팔리듐(Treponema pallidum)은 태반을 통과하기 때문에 전파되기 전 치료하는 것이 중요하다. 임부는 가능한 16주 이내에 치료를 시작해야 태아의 선천성 매독을 예방할 수 있다.

매독의 치료: 페니실린(penicillin) 항생제를 투여함

077 ⑤

임신을 하게 되면 태반에서 분비되는 융모생식샘자극호르몬(HCG)의 영향으로 음식에 대한 입덧(오심, 구토)을 경험할 수 있다.

078 ④

임신 3개월(12주)이 되면 외생식기 구분이 가능하여 태아의 성별을 구별할 수 있다. 또한 심장박동을 들을 수 있으며 소변이 생성되기 시작한다. 손톱 및 발톱이 생성되는 시기이기도 하다.

①, ③ 머리카락 및 지문은 '임신 16주'에 형성된다.
② 태아의 움직임(태동)은 '임신 20주'에 느낄 수 있다.
⑤ 심장은 '임신 4주'에 가장 먼저 발달하기 시작하며 '임신 12주'가 되면 초음파(도플러)를 이용한 심장박동 소리의 청진이 가능해진다.

079 ②

임신 중 에스트로겐과 프로게스테론의 영향으로 유선이 발달하고 유방은 확대되며 압통이 증가한다. 또한 항체가 풍부한 노란색의 전초유가 임신 16주경 분비된다.

① 유선은 비대되며 유두는 좀 더 돌출되고 유륜의 몽고메리결절이 비대해지며 착색이 뚜렷하게 나타난다.
③ 임신 6~8주경 자궁 혈류의 증가로 Chadwick's sign(질 경부 점막이 자청색으로 변함)이 나타나고 혈액의 충혈로 인해 Goodell's sign(자궁 경부가 부드러워짐)이 나타나게 된다.
④ 임신 시 질 상피의 글리코겐이 풍부해지며 유산간균의 작용으로 질 내 산성 상태 pH 3.5~6 수준을 유지하게 된다. 그로 인해 병원균의 증식을 억제하지만 곰팡이균의 감염이 증가하게 된다.
⑤ 임신 16주 경 자궁 저부는 치골결합과 배꼽 사이에서 촉진되며 점차 타원형 모양으로 변화한다.

080 ③

태반은 가스 교환, 영양분 공급, 노폐물 배설, 면역 및 보호, 내분비계 기능 등을 갖고 있다. 태아는 태반을 통해 산소와 영양분을 공급받고 노폐물을 배설하며 태내에서 성장한다.

제대
• 의미: 태아와 태반을 연결하는 혈관
• 구성: 제대 동맥 2개와 제대 정맥 1개로 이루어짐

081 ②

포상기태란, 융모막융모의 수포성 변성이 발행해 작은 낭포가 형성되는 일종의 종양을 의미한다. 포상기태인 경우, 초콜릿색의 질 출혈뿐만 아니라 자궁이 과도하게 크고 심한 오심, 구토가 있으며 β-hCG가 정상보다 높은 수치를 나타낸다. 또한, 태아 심음은 감지되지 않는다.

082 ②

태반이 자궁경부 내구를 전체 또는 부분적으로 덮고 있는 상태는 '전치태반'을 의미한다. 최대한 임신을 유지하기 위해 절대안정해야 하며 내진을 금지한다.

083 ①

임신 후기, 태아가 만출되기 전 태반의 일부 또는 전체가 자궁에서 먼저 분리되는 것은 '태반조기박리'를 의미하는 것으로 자궁이 나무판자처럼 단단해지는 증상이 나타난다.
② 복부 및 허리 통증이 나타날 수 있고 질출혈이 발생한다. 은닉출혈인 경우, 암적색의 질출혈을 보이고 외출혈인 경우, 선홍색의 질출혈을 보인다.
③, ④, ⑤ 출혈로 인해 소변량이 줄고 혈압이 하강할 수 있으며 저혈량성 쇼크가 유발될 수 있다.

084 ④

임신성 당뇨병의 임부는 모닐리아성 질염 및 무증상 세균뇨와 같은 비뇨기계 감염 위험성이 증가한다.
① 임신성 고혈압의 발생률이 높아진다.
② 산후 출혈의 위험성을 증가시킨다.
③ 양수과다증을 유발할 수 있다.
⑤ 거대아가 태어나기 쉬우며 이로 인해 난산의 위험이 증가하고 필요시 제왕절개를 할 수 있다.

085 ④

임신 3기는 호흡수가 빨라지고 체내 순환이 잘 되지 않아 하지부종이 나타나게 된다.
① 임신 1기는 임신 14주까지를 말하는 것으로 입덧을 경험하게 된다.
② 첫 태동을 느낄 수 있으며 전초유가 분비되기 시작하는 것은 임신 2기에 해당한다.
③ 자궁 경부가 부드러워지고 질 부분이 자청색을 띄게 되는 것은 임신 1기에 해당한다. 자궁 경부가 부드러워지는 것은 굿델 징후(Goodell's Sign)에 해당하며, 질 부위가 자청색을 띠는 것은 채드윅 징후(Chadwick's Sign)를 의미한다. 이 외 자궁 협부가 부드러워지는 헤가 징후(Hegar's Sign)도 임신 1기에서 볼 수 있다.
⑤ 통증이 없는 간헐적인 수축은 Braxton-Hick's contration을 의미한다. 임신기간 내내 나타날 수 있으며 임신 말기가 가까워질수록 더욱 잘 느낄 수 있다.

086 ④

계속적인 자궁 수축과 견축으로 자궁저부는 두꺼워지고 자궁 경부는 현저하게 늘어나 얇아져 반지모양으로 보이는 것은 '병리적 견축륜'을 의미한다.

> 병리적 견축륜(수축륜)
> • 중재: 자궁파열의 위험이 있으므로 즉시 제왕절개 수술을 해야함

087 ②

앙와위는 자궁이 하대정맥을 압박하여 혈액 순환을 방해한다. 후기감퇴는 자궁과 태반간의 혈류가 원활하지 않아 발생하는 것으로 좌측위를 취하게 되면 정맥이 압박되지 않아 증상을 호전시킬 수 있다.

088 ④

자궁수축검사(수축자극검사, CST, contraction stress test)란 태아에게 인위적으로 자궁수축을 유발하여 태아심박수의 변화를 측정하여 태아의 건강상태를 평가하는 검사로 자궁수축이 있을 때 태반의 혈류상태를 확인할 수 있다. 양성인 경우, 태반을 통한 혈액의 관류가 부적절하여 문제가 있음을 의미한다.

089 ④

좌골극을 기준으로 선진부는 1cm 위에 있을 때 '-1'로 표시한다. 선진부가 좌골극 위쪽에 있으면 '-'가 되고 아래쪽에 있으면 '+'가 된다. 좌골극이 있는 지점은 '0'으로 표기한다.
① 배림은 분만 2기에 확인할 수 있다.
② 자궁경부 개대 정도를 보아 활동기 상태임을 알 수 있다.
③ 선진부는 두부로 정상 상태이므로 제왕절개수술 적응증에 해당하지 않는다.
⑤ 고긴장성 자궁수축에 해당하지 않는다.

분만 1기: 잠재기, 활동기, 이행기

	잠재기	활동기	이행기
자궁경부 개대	0~3cm	4~7cm	8~10cm

090 ④
슬흉위는 출산 후 후방전위된 자궁의 위치를 회복하는데 도움이 된다. 이외 페서리 삽입, 수술 등을 통해 교정할 수 있다.

091 ①
난임 사정을 위해 검사가 용이한 남성 불임검사인 '정액검사'를 먼저 시행한다. 이는 남성의 정액을 채취하여 정액의 양/색/점도, 정자 수/운동성 등 정자의 이상여부를 확인하는 검사로 자위를 통해 정액을 채취한다. 검사 전 2~3일간의 금욕이 필요하다.
② 루빈검사: 난관의 개방성 여부를 확인하기 위함
③ 기초체온검사: 배란시기를 확인하기 위함
④ 경관점액검사: 배란기 점액의 상태를 확인하기 위함
⑤ 성교후검사: 정자의 경관점액 통과를 위한 운동성 및 침투력을 확인하기 위함, 성교 후 여성의 경관점액을 채취하여 경관점액 내 정자를 사정함

> 자궁난관조영술: 조영제를 주입한 후 방사선 촬영을 하여 자궁과 난관의 크기, 모양 등을 확인하기 위함

092 ②
'편모충질염(trichomonas vaginitis)'에 대한 설명에 해당한다. 편모충(trichomonas)은 기생충의 일종으로 단세포 원충에 해당하며 편모를 갖고 있어 움직일 수 있다. 성관계를 통해 전파될 수 있으며 전파력이 강력하므로 배우자와 함께 치료받아야 한다. 치료제로는 메트로니다졸(프라질)을 투여한다.
①, ④ '노인성 질염'에 대한 설명이다.
③, ⑤ '칸디다성(모닐리아성) 질염'에 대한 설명이다.

093 ⑤
분만과정에서 방광 전벽에 가해지는 압박이 증가해 방광의 긴장도가 저하되고 지각능력이 감소하게 된다. 이로 인해 방광 팽만, 소변 정체 등의 문제가 발생한다.

> 산부에서 발생하는 배뇨곤란의 원인
> - 프로게스테론의 영향: 방광 근육의 긴장도를 저하시킴
> - 증대된 자궁에 의해 요도와 방광이 압박받음
> - 방광 전벽에 가해지는 압박의 증가로 방광의 긴장도가 저하되고 지각능력이 감소함

094 ④
질 출혈이 있거나 급속 분만, 진입되지 않은 두위, 횡위일 때에는 관장을 금지한다.

095 ④
분만 1기 이행기에서 통증 감소 및 원활한 분만을 위해 정상 깊이의 빠른 흉식호흡을 하도록 한다.

096 ⑤
경막외마취로 인한 저혈압 발생 시 수액 주입 속도를 증가시켜 증상을 완화한다.

> 경막외마취(epidural anesthesia): 분만 통증을 조절하기 위해 척수신경이 지나는 요추 부위 경막외 공간에 얇은 카테터를 삽입하여 국소 마취제를 간헐적 혹은 지속적으로 투여하는 방법

097 ②
모르핀을 투여한 지 2시간 내에 분만을 하게 되는 경우, 약물로 인해 신생아의 호흡중추가 억제될 수 있으므로 이에 대한 주의 깊은 사정이 필요하다.

098 ②
에르고노빈은 자궁수축제로 태반만출 직후 투여할 수 있다. 자궁을 수축시켜 출혈을 예방할 수 있으나 혈압 상승, 흉통, 심계항진 등의 부작용이 나타날 수 있으므로 고혈압 산모에게는 사용하지 않는다.

099 ②
니트라진 검사 결과 청색을 나타내며 37주 이전으로 보아 만삭 전 조기양막파열이 나타난 것으로 볼 수 있다. 만삭 전 조기파막 시 진통이 없거나 감염, 태아곤란증이 없는 경우 우선적으로 재태기간을 지속시키기 위해 침상안정을 유지하고 태아 상태를 관찰한다. 또한, 감염 예방을 위해 항생제를 투여한다. 이상 증상이 나타난 경우에는 즉시 분만을 시행한다.
①, ④ 해당되지 않는 내용이다.
⑤ 만삭 조기양막파열에서는 관장 후 24시간 내 분만의 진전이 없을 때 자궁수축제를 투여하여 유도 분만을 시행할 수 있다.

100 ④

분만 후 생리통과 유사한 간헐적 통증은 산후통을 의미한다. 출산 후 자연적으로 완화되며 정상적으로 혈괴가 섞인 혈성오로가 배출된다. 산후통 시 순환과 자궁 근력에 도움을 주고 불편감을 감소시키기 위해 자궁 저부 마사지, 따뜻한 팩 적용, 방광 비우기, 복위 등을 시행하며 심한 경우 진통제를 투여할 수 있다. 산후통은 경산모와 자궁이 심하게 이완된 산모 등에서 보다 심하게 나타날 수 있다.

⑤ 모유 수유 시 옥시토신이 분비가 자극되어 자궁수축을 야기해 산후통이 더 심해질 수 있다. 이를 예방하기 위해 모유 수유 전 진통제를 투여하여 통증을 완화시킬 수 있다.

101 ④

아기가 유륜까지 충분히 물 수 있도록 자세를 취하는 것이 바람직하다.

① 수유시간을 정하지 말고 아기가 원할 때 충분히 수유하도록 한다.
② 힘들다 하더라도 모유수유를 할 거라면 우유병을 빨리지 않도록 해야 한다.
③ 산모는 아기와 마주보는 자세를 취하고 양쪽 유방을 번갈아가며 수유하도록 한다.
⑤ 수유 하기 전, 항상 손을 씻고 수유 후 남은 젖은 반드시 짜주어 완전히 비우도록 한다.

> 수유 후 반드시 트림을 유도함 → 이는 장내 가스를 제거하고 기도 흡인을 방지하도록 도움

102 ④

골반염증성 질환은 균에 의해 발현되므로 치료를 위해 항생제를 투여하며 농양이 있는 경우 절개/배농을 시행할 수 있다.

① 분비물 배설을 위해 반좌위를 취하도록 설명한다.
② 휴식을 위해 침상안정 하도록 한다.
③ 골반염증성 질환의 주 원인균은 임균이다.
⑤ 심장 질환이 있지 않는 한, 수분제한은 필요하지 않다.

103 ③

임신으로 증가되었던 에스트로겐과 프로게스테론의 농도가 출산 후 감소하면서 자궁벽 조직의 자가분해 및 용해로 자궁 퇴축이 발생한다.

104 ⑤

분만한 지 24시간이 지나 산모의 38℃ 이상의 고열이 하루 4회 이상, 2일 동안 지속하여 발생하는 것은 '산후감염'을 의미한다.

105 ①

산욕기 중 혈액응고인자의 상승으로 '혈전성 정맥염'이 발생할 수 있다. 이로 인해 오한, 권태, 혈전 발생 다리의 경직, 통증, 부종, 백고종, 호만 징후 검사 양성 등의 증상이 나타난다. 혈전성 정맥염 시 항응고제인 헤파린과 같은 약물을 투여할 수 있다. 또한 통증 완화를 위해 진통제를 투여하며 감염 확산을 막기 위해 항생제를 투여한다.

② 외과적 치료는 증상이 매우 심하거나 내과적 치료로 반응이 없을 때 시행할 수 있으며 우선적으로 시행하지는 않는다.
③ 심호흡은 혈전성 정맥염과는 관계없는 간호이다.
④ 혈괴가 떨어져 나와 색전이 될 우려가 있으므로 침상 안정을 하고 침범된 부위를 만지지 않도록 한다.
⑤ 혈괴로 인해 폐경색 등 심각한 합병증이 발생할 수 있으므로 내과적 치료를 병행하며 환자의 증상을 관찰한다.

2교시

정답 및 해설

아프가점수(Apgar score) 채점기준

영역 \ 점수	0	1	2
A (Appearance, 피부색)	전신: 청색증 & 창백함	몸통: 붉은색 사지: 청색증	전신: 붉은색
P (Pulse, 심박수)	없음	< 100회/분	≥ 100회/분
G (Grimace, 자극에 대한 반응)	없음	얼굴 찡그림	기침, 재채기
A (Activity, 근육의 긴장도)	이완 늘어져 있음	사지 약간 굴곡	활발한 움직임
R (Respiration, 호흡)	없음	느리거나 불규칙	좋음, 잘 움

- 0~3점: 위험한 상태
- 4~6점: 중등도의 곤란한 상태
- 7~10점: 정상적인 상태

💡 아동간호학

001 ③

학령전기는 모방을 통해 종교적 지식을 얻고 아픈 것은 죄에 대한 벌이라고 생각하는 특성을 보인다. 또한 선과 악의 구분이 가능해지는 시기이기도 하다.

002 ②

훈육은 처벌을 내리기 위해 하는 것이 아니다. 아동에게 바람직한 행동을 가르치기 위해 하는 것이다.
① 훈육을 할 때에는 아동이 아니라 행동 자체에 초점을 두고 이루어져야 한다.
③ 명확하게 한계를 설정하고 일관성 있는 태도로 훈육을 해야 한다.
④ 필요한 경우 체벌할 수 있겠지만, 체벌이 최선의 방법이 되는 것은 아니다.
⑤ 잘못된 언행을 보일 때 시간을 지체하지 말고 즉시 훈육하는 것이 효과적이다.

003 ③

아프가점수는 신생아 신체사정에 대한 것으로 출생 후 1분과 5분에 총 5가지 영역을 평가하여 사정한다. 아프가 점수의 총점은 10점으로 0~3점은 위험한 상태, 4~6점은 중등도의 곤란한 상태, 7~10점은 정상적인 상태를 의미한다. 신생아의 아프가 점수가 8점이므로 정상적인 상태임을 알 수 있다.

004 ③

아기의 머리와 목을 받치고 있다가 머리를 갑자기 떨어뜨렸을 때 등과 팔다리를 쭉 펴면서 양팔을 외측으로 쭉 펴며 손가락을 폈다가 포옹하는 자세로 팔을 가슴 앞으로 가져오는 반사는 '모로 반사'를 의미하며 출생 후 3~4개월 경 소실된다.
① 빨기 반사: 물체로 입술을 자극하거나, 입 안에 놓으면 빠는 반사를 의미한다.
② 먹이찾기 반사(포유 반사): 입술이나 뺨을 자극하면 입과 머리를 자극방향으로 돌리는 모습을 보이는 반사를 의미한다.
④ 잡기 반사: 손바닥을 자극하면 움켜쥐는 반사를 의미한다.
⑤ 바뱅스키 반사: 발바닥의 외면을 발꿈치에서 발가락 쪽으로 가볍게 긁으면 엄지 발가락이 등 쪽으로 배굴되며 나머지 발가락은 벌어지는 반사를 의미한다.

005 ④

신생아는 12개월이 되면 출생 시 신장의 약 1.5배, 체중의 약 3배로 증가한다. 50cm, 3kg으로 출생했으므로 75cm, 9kg을 예상할 수 있다.

006 ②

카시트는 차 뒷좌석에 설치하고 차의 뒤쪽을 보도록 장착(후방주시)한다. 체중에 맞는 카시트를 사용하며 아동을 보호자의 무릎에 앉지 않는다.
① 기어다니면서 낙상이나 목욕물 등으로 인한 화상을 예방하기 위해 화장실 문은 항상 닫아둔다.
③ 작은 간식은 흡인 위험이 높으므로 주의한다.
④ 생후 6개월 경에는 뒤집기가 가능하므로 낙상 방지를 위해 소파 위에 눕히지 않는다.
⑤ 영아돌연사증후군을 예방하기 위해 너무 푹신한 이불 등을 사용하지 않도록 한다.

007 ⑤

림프절은 12세 이후부터 사춘기 말까지 감소하여 성인 정도의 크기가 된다.
① 림프절은 작고 둥근 모양으로 촉진 시 압통이 느껴지지 않는다.
② 림프절에 약간의 움직임이 있는 것은 정상 반응에 해당한다.
③ 성인과 비슷한 크기의 림프절이 촉지된다.
④ 약 12세가 되면 아동의 림프절은 성인의 2배 정도까지 증가한다.

008 ②

미숙아 망막증이란, 망막이 아직 완전히 형성되지 않은 상태에서 혈관 형성 장애가 발생하는 것으로 비정상적인 섬유조직과 혈관의 증식이 있는 것을 의미한다. 고농도의 산소요법은 미숙아 망막증을 유발하므로 주의가 필요하다.

009 ④

미숙아에게 경구수유를 하는 경우 산소포화도, 호흡, 맥박 등을 자주 확인하여 이상여부를 확인한다.
① 수유 시 미숙아의 요구량에 따라 산소를 공급할 수 있다.
② 수유 시 대부분의 신생아처럼 팔에 기댄 자세를 취하거나 무릎에 반쯤 세운 자세를 취해준다.
③ 오랜 시간 수유는 아동을 지치게 할 수 있으므로 너무 오래 걸리지 않도록 한다.
⑤ 중간에 잦은 휴식과 트림을 시행한다.

010 ①

한 가지 음식으로 먼저 시도하도록 하며, 새로운 음식을 추가할 때에는 적어도 3~7일 정도의 간격을 두고 시행한다. 아기에게 알레르기 반응이 나타났을 때, 어떠한 식품 때문인지 알기 위함이다.
② 우유나 밀가루는 알레르기를 유발할 수 있는 식품으로 삼가야 한다. 처음 이유식을 시작할 때에는 쌀미음을 시작으로 야채, 과일, 고기 순으로 진행한다.(쌀미음은 알레르기 유발 가능성이 낮고 소화도 쉬우면서 철분이 많이 함유되어 있음)
③ 태아 때 획득한 철분은 출생 후 6개월쯤 고갈되므로 이때 이유식을 시작하는 것이 적절하다.
④ 이유식으로 전환하기 위해 이유식을 먼저 주어야 한다. 모유나 젖을 먼저 줄 경우, 이미 포만감을 느낀 상태이므로 이유식을 먹으려 하지 않기 때문이다.
⑤ 간격을 두고 천천히 새로운 음식을 추가하는 것이 바람직하다.

011 ⑤

생후 6개월쯤 유치가 나기 시작하면서 아동은 불편함을 느껴 보채거나 무언가를 씹고 뜯는 모습을 보일 수 있다. 치아발육기를 이용하거나 거즈로 싼 얼음을 잇몸에 대줌으로써 이러한 불편감을 줄여줄 수 있다.
① 처음에는 수건을 물에 적셔 닦아주는 것을 권장한다.
②, ④ 유치가 발현되면서 간지러워 보채는 것이므로 이에 대한 간호중재가 필요하다.
③ 아동에게 손상을 입힐 수 있는 물품을 주지 않는다.

012 ①

항상 쓰던 수저와 컵을 고집하는 것은 유아기의 '의식주의'에 해당한다. 동일성을 지속함으로써 아동은 편안함과 안전감을 느끼기 때문이다. 만약 하지 못하게 하거나 이루어지지 않는 경우 아동은 퇴행을 보일 수 있다. 퇴행을 보일 때에는 무시하고 긍정적인 행동에 대해 칭찬하는 방향으로 중재하도록 한다.

013 ②

유치가 모두 나오면 치과를 방문해 관리하는 것이 필요하다.
① 유치는 모두 20개로 30~36개월쯤 모두 나온다.
③, ④ 부모를 따라 아동이 스스로 양치할 수 있도록 알려주는 것이 필요하다.
⑤ 치아가 나올 때 통증이 있을 수 있으며 이에 대한 중재로 치발기나 천에 싼 얼음조각 등을 깨물고 놀게 할 수 있다.

014 ④

생후 10개월이 되면 잡고 서는게 가능해지며 손가락을 이용해 음식을 먹을 수 있다.
① 2~3개월이 되면 복위에서 머리를 45~90° 정도 들어 올릴 수 있다.
② 8~9개월이 되면 네 발로 기어다닐 수 있다.
③ 4~5개월이 되면 몸을 뒤집기 시작한다.
⑤ 8~9개월이 되면 손가락으로 집기를 시작한다.

015 ④

고환의 크기 증가가 가장 먼저 나타난다. 이후 음경 및 음낭이 커지며 음모가 나기 시작하고 급격한 신체 성장과 함께 목소리의 변화, 체모의 증가, 몽정 등을 경험하게 된다.

016 ①

유아기 아동에게 신체 검진을 할 때에는 장난감이나 인형 등 특정 사물을 이용하여 설명한다.

②, ④ 아동의 연령에 맞춰 의사소통을 시행한다.

③ 추상적인 것은 이해하지 못하고 문자 그대로 이해하므로 구체적인 단어를 사용한다. 또한 큰 소리는 아동이 놀랄 수 있으므로 부드러운 목소리로 말한다.

⑤ 신체검진 시 보호자와 함께 있도록 하여 편안한 환경을 조성한다.

017 ①

청색증 및 산소포화도 저하, 쇄골하 퇴축, 코 벌렁거림 등의 증상으로 보아 호흡기능이 원활하지 않음을 알 수 있다. 영양공급할 때는 호흡에 영향을 주지 않도록 경구 수유가 아닌 비경구를 통해 진행하며 주의 깊게 사정한다.

②, ④ 수유의 방법과 양은 미숙아의 상태에 따라 결정하고 천천히 수유한다.

③ 호흡을 돕기 위해 수유할 때도 지속적으로 산소를 공급한다.

⑤ 미숙아의 에너지 보존을 위해 가능한 미숙아를 적게 만지며 조명 조도를 낮춰주고 소음이 유발되지 않도록 주의한다.

018 ⑤

수술 부위에 압력이 가해지지 않도록 젖꼭지 구멍이 큰 것을 사용하며 흡인을 예방하기 위해 앉은 자세에서 시행하도록 한다.

①, ②, ③, ④ 수술부위를 자극하거나 압력을 가할 수 있어 제한된다.

> 구순구개열
> • 구순(입술) 혹은 구개(입천장)를 만드는 조직의 부적절한 연결을 의미함(선천적으로 갈라져 있는 상태)

019 ⑤

기도 흡인을 예방하기 위해 비위관이 올바른 위치에 삽입되어 있는지 확인하는 것이 가장 중요하다.

①, ②, ③ 시행할 수 있는 중재에 해당되나, 흡인을 예방하기 위한 중재보다 우선이 될 수 없다.

④ 비위관 영양을 할 때에는 상체를 올려주어 기도 내 흡인을 예방한다.

020 ④

아동은 성인에 비해 체중에 대한 체표면적이 넓어 불감성 손실이 많아 수분, 전해질 불균형이 발생하기 쉽다.

① 아동의 기초대사율이 더 높기 때문이다.

② 신 기능이 미숙하여 사구체여과율과 소변농축능력이 낮기 때문이다.

③ 세포내액에 비해 세포외액의 비율이 더 높기 때문이다.

⑤ 관련되지 않은 내용이다.

021 ④

수술 후 8~12시간부터 경구투여가 가능하므로 대개 수술 다음날부터 소량씩 먹는 것을 시작한다. 이후 양을 점차 늘려나간다.

022 ④

붉은 색 계열의 음료는 수술 부위 출혈과 혼동되기 쉬우므로 섭취하지 않도록 한다.

① 수술 후 잦은 침 삼킴이 있다면, 출혈 합병증이 아닌지 주의 깊게 확인해야 한다.

② 아스피린은 출혈 위험성이 있으므로 수술 후 투여하지 않는다.

③ 빨대는 수술 부위에 압력을 가해 출혈을 야기할 수 있으므로 금지한다.

⑤ 의식이 완전히 회복된 후 경구 섭취를 시작해야 하며 처음에는 찬 물이나 음료를 마시고 이 후 찬 유동식을 섭취하도록 한다.

023 ③

구토, 혈변, 복부팽만, 호흡곤란의 증상을 보이고 있으므로 금식 및 위장관 배액을 시행하여 복압 감소를 위한 간호중재를 우선적으로 시행해야 한다.

024 ④

신증후군이란 사구체 모세혈관에서 혈청 단백이 투과되어 단백뇨가 나타나는 질환으로 단백뇨, 저알부민혈증, 부종, 고지혈증이 특징적으로 나타나는 질환이다. 또한 안면부종, 무기력, 거품 섞인 요, 핍뇨 등이 나타난다. 신증후군 시 일차적으로 스테로이드 제제를 투여하며 섭취량과 배설량을 사정하고 매일 체중을 측정한다.

① 휴식을 취하며 적절한 활동을 권장한다.

②, ③ 신증후군 시 감염에 매우 취약하므로 침습적 절차 시 주의가 필요하다.

⑤ 해당되지 않는 내용이다.

025 ①

태변으로 인해 신생아의 피부가 착색되고 호흡이 빠르며 청색증이 나타나고 있으므로 가장 우선적으로 기도 내 삽관 후 환아의 상태를 확인하며 계속적으로 태변을 흡인해야 한다.

> **태변 흡입 증후군**
> • 분만과정 중 발생하는 자궁 내 스트레스로 인해 출생 후 보게되는 태변을 태내에서 배출하면서 이를 흡입하여 발생하는 질환

026 ④

개 짖는 듯한 기침을 하며 밤이 되면 더 심한 호흡곤란이 있는 것으로 보아 '크룹(크루프, croup) 증후군'을 예상할 수 있다. 에피네프린의 투여는 후두 부종을 감소시키고 기도를 확장시켜주는 효과를 갖는다.
① 찬 습기는 후두부종을 경감시켜 증상을 완화시켜 준다.
② 환아에게 자극을 최소화하고 울리지 않도록 한다.
③ 아트로핀은 구강 및 기도의 분비물을 억제하여 건조하게 만들기 때문에 사용하지 않는다.
⑤ 활동성 결핵환자에게 필요한 간호중재에 해당한다. 크룹 증후군의 환아에게 격리를 하게 되면 오히려 불안감을 가중시켜 증상을 악화시킬 수 있다.

027 ⑤

류마티스열(류마틱열)은 A군 β-용혈성 연쇄상구균 감염에 의한 질환으로 대개 인두염, 중이염, 성홍열과 같은 상기도 감염이 먼저 있은 후 증상이 발현된다. 급성 류마티스열을 예방하기 위해 상기도 감염에 대한 예방과 신속한 조치가 가장 중요하다.

028 ①

선천성 갑상샘 기능저하증의 경우 출생 직후 갑상샘 호르몬 복용을 바로 시작하면 정상 성장이 가능하다. 평생 호르몬 제제를 복용하도록 하며 갑상샘 호르몬 수치를 확인하기 위해 주기적으로 혈액검사를 시행한다.

029 ⑤

갑자기 평소보다 운동을 강도 높게 하는 경우 혈당의 소모가 커 평소대로 인슐린을 투여하면 저혈당이 유발될 수 있다.
①, ②, ③, ④ 혈당이 상승하여 인슐린 양을 증가해야 하는 경우에 해당된다.

030 ④

뇌수종(수두증)이란 뇌척수액의 흡수 저하 혹은 과다한 분비, 부적절한 흐름으로 뇌실 및 지주막하 공간에 뇌척수액이 비정상적으로 축적된 상태를 의미한다. 그로 인해 대천문 팽창, 과다한 수면, 무기력, 눈의 일몰 현상(눈동자가 아래로 가라앉음), 두피 정맥의 확대, 머리둘레의 비정상적인 증가(영아인 경우 아직 두개골이 봉합되지 않아 발생함) 등의 증상이 나타난다. 수두증을 진단받거나 의심되는 경우 두개내압 상승 징후(의식수준 및 동공 크기 변화, 두통, 오심, 구토 등)를 주의 깊게 사정한다.

031 ⑤

선천성 만곡족은 가족력을 가지며, 주로 일측성으로 발생한다. 여아보다 남아에게 흔하게 발병하며 자궁 내에서의 태아의 제한된 움직임 및 위치, 염색체 이상 등이 원인이 될 수 있으며 신경계 질환(이분척추, 뇌성마비)과 관련을 보인다.
① 내반첨족은 만곡족의 유형에서 가장 흔하게 발생하는 형태이다.
② 선천성 만곡족은 발견 즉시 치료를 시작해야 한다.
③ 석고 붕대를 이용해 교정할 수 있으며 심각한 만곡족인 경우 수술이 필요할 수 있다.
④ 수술 후 3개월 정도 교정신발을 착용하도록 한다.

032 ②

침습적 중재인 근육주사와 관장을 제한하고, 치실 사용을 금하며 부드러운 칫솔을 사용하게 한다.
① 골수부전으로 인해 감염에 취약하고 출혈의 경향이 나타날 수 있다. 아스피린은 출혈을 조장할 수 있는 약물이므로 다른 진통제를 사용하도록 한다.
③ 충분한 휴식과 신체 회복을 위해 고단백, 고열량 식이를 제공한다.
④ 질환으로 인해 면역력이 떨어진 상태이므로 감염 예방을 위해 면회객을 제한하도록 한다.
⑤ 구내염으로 통증을 호소하는 경우 구강을 청결하게 하고, 생리식염수로 가글하게 한다.

033 ④

자극이나 접촉으로 인해 종양이 파열될 수 있으므로 환자와 보호자에게 주의가 필요함을 충분히 설명하고 자주 사정한다.

034 ⑤
서늘한 환경을 조성하여 소양증을 완화하고 피부에 자극이 되지 않는 면제품을 입도록 설명한다.
① 건조한 환경은 아토피 증상을 악화시키므로 목욕 후 보습제나 수용성 오일을 적용하도록 한다.
② 알코올은 피부를 더 건조하게 만들어 소양증을 악화시킬 수 있으며 강한 훈육으로 교정되는 문제가 아니다.
③ 피부 손상을 예방하기 위해 손톱을 짧게 잘라주고, 손 싸개를 적용한다.
④ 털이 있는 장난감은 아토피 증상을 더욱 악화시킬 수 있으므로 제한한다.

035 ②
가와사키병의 특징적인 증상으로 진단을 위한 기준이 된다. 증상 완화를 위해 고용량의 면역글로불린을 투여한다.
① 관상동맥의 손상을 유발할 수 있으므로 관상동맥의 상태를 확인하기 위해 심초음파를 시행하며, 이는 추후 검사와 비교하여 합병증 여부를 판단하는 데 도움이 된다.
③ 섭취량과 배설량을 사정하고 적정량의 수분 및 전해질을 공급한다.
④ 안정을 취하고 자극이 되지 않도록 조용한 환경을 조성한다.
⑤ 열을 낮추고 염증을 완화하기 위해 고용량의 아스피린(aspirin)을 투여한다.

지역사회간호학

036 ②
제시된 곳은 모두 국가 차원에서 보건의료 자원을 조직화하고 관리하는 역할을 수행한다. '자원의 조직화'에는 국가보건기관, 건강보험조직, 기타 정부기관, 민간의료기관, 민간의료단체 등이 포함된다.

037 ①

> **질병예방의 분류**
> - 1차예방: 질병 발생이전 단계에서 예방하는 것
>   예) 예방접종, 위험요소제거, 환경개선
> - 2차예방: 일단 질병발생시 조기진단, 조기치료
> - 3차예방: 병에 걸린 후 그 잔재효과를 최소한으로 줄이고 재활시켜 사회에 복귀할 수 있도록 해 주는 것

038 ③
α-index는 신생아 사망률에 대한 영아사망률의 비로 1에 가까울수록 신생아 이후의 사망이 없다는 뜻이므로 보건수준이 높다는 것을 의미한다. α-index는 1 미만 값이 나올 수 없다.

039 ①
BPRS 공식은 BPRS = (A+2B) × C (A: 건강문제의 크기, B: 문제의 심각도, C: 사업의 추정 효과)이다. 이를 적용하면 값은 아래와 같다.

건강문제	건강문제의 크기	문제의 심각도	사업의 추정효과	BPRS 계산값
흡연	8	6	8	160
과도음주	8	7	6	132
운동부족	10	6	7	154
영양과잉	8	5	6	108
약물남용	5	8	5	105

040 ②
설문지 조사 질문지를 활용해 자료를 수집하는 것으로 구체적이고 직접적인 자료수집 방법이다. 문제의 상황과 같이 정량적인 데이터를 수집하고 평가하는데 효과적이며 캠페인 전후 효과를 객관적으로 비교하는데 도움이 된다.

041 ④
SWOT에서 각 알파벳이 의미하는 바는 다음과 같다.
- Strength(강점): 조직이 가지고 있는 내부 능력으로 조직의 장점이 되는 요소나 활동을 말한다.
- Weakness(약점): 강점과 대조적으로 조직 내부의 약점으로 조직 내 업무를 제한하거나 방해하는 요소 및 활동
- Opportunities(기회): 조직이 유리하게 활용할 수 있는 외부 요인
- Threats(위협): 조직의 성과를 저해하는 외부 요인

042 ⑤

특이도는 질병이 없는 사람들 중에서 검사결과 음성으로 판정될 확률이다.

검진방법의 타당도 및 예측도 측정			
계	질환 유	질환 무	계
검진결과 유	a	b	a+b
검진결과 무	c	d	c+d
계	a+c	b+d	a+b+c+d

민감도 = $\frac{a}{(a+c)} \times 100$

특이도 = $\frac{d}{(b+d)} \times 100$

양성예측도 = $\frac{a}{(a+b)} \times 100$

음성예측도 = $\frac{d}{(c+d)} \times 100$

043 ②

제시된 내용은 단면연구와 가장 관련이 깊다.
단면연구는 특정한 시점 또는 짧은 기간 내에 대상 인구 각 개인의 유병 여부와 연구하고자 하는 속성의 유무를 동시에 조사한 후, 이들 간의 관계를 찾아내는 연구 설계를 갖는다.

044 ②

제시된 내용은 병원력에 대한 설명이다.

> **감염력, 병원력, 독력의 개념**
> 1) 감염력(infectivity) - 병원체가 새로운 숙주 또는 숙주의 표적 장기에 침입하여 증식할 수 있도록 하는 능력을 말한다. 또는 병원체가 숙주 내에 침입·증식하여 숙주에 면역 반응을 일으키게 하는 능력을 말한다.
> 2) 병원력(pathogenicity) - 병원체가 숙주에게 현성감염을 일으키는 능력을 말하는 것으로, 감염된 사람들 중에서 현성감염자의 비율로 계산한다.
> 3) 독력(virulence) - 현성감염자 중에서 매우 심각한 임상 증상이나 장애를 초래한 정도를 말한다. 사망은 가장 심각한 질병의 결과로 치명률(case fatality rate)이라는 지표로 나타낸다.

045 ⑤

가이거와 다비드히자르의 문화 사정 도구는 6가지 문화적 현상을 사용하여 종교적, 문화적으로 다양한 대상자들의 문화사정이다. 6가지 문화적 현상과 대표적인 내용은 다음과 같다.

1. 의사소통 : 목소리 특징, 억양, 발음, 침묵, 비언어적 의사소통, 터치
   - 질문 예시: 아는 사람과 이야기 하기를 좋아하는가?
2. 공간: 대화의 거리, 편안한 정도
   - 질문 예시: 가족과 이야기할 때 얼마나 가까이 서 있는가?
3. 사회조직: 결혼상태, 자녀수, 부모의 생존 여부
   - 질문 예시: 당신을 즐겁게 하는 활동들은 무엇인가?
4. 시간: 시간관념, 관점, 시간에 대한 물리화학적 반응(수면 시간 등)
   - 질문 예시: 약속에 얼마나 늦어도 괜찮은가?
5. 환경통제: 통제위(변화하는 힘이 내부에 있는지, 외부에 있는지에 대한 관점), 가치관념
   - 질문 예시: 집에 방문객은 얼마나 자주 오는가? 아플 때 사용하는 가정요법이 있는가?
6. 생물학적 차이: 신체에 대한 사정
   - 질문 예시: 당신 가족에게 취약한 질병이 있는가? 어떤 유형의 음식을 좋아하는가?

046 ③

일차예방 활동은 전반적인 건강증진 및 건강 문제가 발생하기 전에 질병을 예방하는 활동을 말한다. 따라서 예방 접종을 실시하는 ③의 내용이 일차 예방 활동으로 가장 적절하다.
①, ②, ⑤ 2차 예방 활동에 해당한다.
④ 3차 예방활동에 해당한다.

일차예방	질병예방, 면역 증강
이차예방	조기진단, 조기치료, 임상 예방
삼차예방	재활

047 ④

로이의 적응이론에서 잔여자극은 인간행동에 간접적으로 영향을 줄 수 있는 요인으로, 측정되기 어려운 신념, 태도, 성품 등을 말한다. 따라서 태도에 관련된 ④가 잔여자극이라 볼 수 있다.
① 초점자극에 해당한다. 초점자극은 인간 행동유발에 가장 큰 영향을 미치는 즉각적이며 직접적으로 직면하고 있는 사건이다.
②, ③, ⑤ 관련자극에 해당한다. 관련자극은 초점 자극 이외에 행동유발과 관련된 다른 모든 자극을 말한다. 현재 상태에 영향을 주며 대개 측정될 수 있는 내·외적 세계에 존재하는 자극이다.

> 로이의 적응이론은 인간은 하나의 체계로서, 주위환경으로부터 계속적으로 투입되는 자극(초점, 관련, 잔여)을 받고있으며, 이러한 자극에 대하여 대처기전(조절기전, 인지기전)을 활용하여 적응양상을 나타내고, 그 결과로서 반응(적응, 비효율적 적응)을 나타낸다고 보는 이론이다. 이에 따라 적응이론의 간호목표는 인간을 통합성의 상태인 적응상태를 유지하게 하는 것이다.

048 ②

MAPP의 단계는 다음과 같다.

조직화와 파트너십 개발 → 비전 설정 → 4가지 MAPP 사정 (지역사회의 목표와 강점, 지역사회 보건의료체계, 지역사회 건강수준, 변화가 필요로 되는 영역) → 전략적 과제의 확인 (우선순위 과제 선정) → 목표와 전략의 개발 → 행동(기획-실행-평가)

049 ⑤

교육의 실적과 지역사회 요구량을 비율을 계산하여 평가한 것이기 때문에 적합성에 해당한다.

> **체계모형에 따른 평가**
> - 투입된 노력에 대한 평가(투입): 투입된 자원의 소비량
> - 사업진행과정에 대한 평가(과정): 사업진행도 평가
> - 목표달성정도에 대한 평가(산출, 효과): 목적을 기준으로 구체적인 목표달성정도(=효과)
> - 사업의 효율에 대한평가(산출/투입): 산출된 단위목표량에 대한 비용을 다른목표량에 대한 비용과 비교하여 많고 적음을 나타냄.
> - 사업의 적합성에대한 평가: 실적과 지역사회 요구량의 비율을 계산해서 적합성을 평가

050 ③

배치된 인력과 인력별 활동이 조화를 이루도록 업무를 분담하는 역할을 하고 있으므로 조정이라고 볼 수 있다.

> - 조정: 요원 간 업무 활동 중복, 결핍이 오지 않도록 분담
> - 감시: 목적 달성을 위해 사업이 계획대로 진행되고 있는지 확인, 지속적인 관찰, 기록의 감사, 물품의 점검, 지역사회와의 의사소통 등을 통해 시행
> - 감독: 사전 정보를 지니고 지역사회를 방문하여 실시 사업목적이 적절한지, 수행 정도에 영향을 미치는 것이 무엇인지, 직원의 동기나 능력 정도는 어떠한지, 자원은 어느 정도 충족되었는지 등을 확인하며 담당 인력들의 활동을 지원, 격려하기 위한 수단으로 활용

051 ②

유해부서 근로자가 주기적으로 받는 건강진단은 특수건강진단이다.

근로자 건강진단의 종류

구분	목적	주기
일반건강진단	일반 질환 조기 발견	사무직: 2년에 1회 이상 일반근로자: 1년에 1회
특수건강진단	특수건강진단 대상 업무 종사자의 직업병 조기 발견	유해인자별로 다름 (6~24개월에 1회)
배치건강진단	특수건강진단 대상 업무 종사자 신규 배치 시 기초건강자료 확보 및 적성평가	유해인자노출업무 신규 배치 전
수시건강진단	유해인자로 인한 증상이나 의학적 소견을 보이는 경우	의심증상 발현시 근로자 요청에 따라
임시건강진단	동일 유해인자에 노출되는 근로자에게 유사한 증상이 발생하는 경우 지방노동관서장의 명령으로 실시	지방노동관서장의 명령에 따라

052 ②

지지적 환경 조성은 건강한 선택을 더 쉽게 할 수 있도록 직장환경이나 생활환경을 조성하는 것을 말한다. 강요가 아니라 건강한 선택을 더 쉽고 자연스럽게 할 수 있도록 하는 것이다. 문제의 예시는 건강한 행동을 선택하기 쉬운 환경을 조성하는 예시이다.

> [참고] 오타와 헌장에서 제시된 건강증진 5대 활동 요소
> ① 건강지향적인 공공정책의 수립
> ② 지지적 환경의 조성
> ③ 지역사회 활동 강화
> ④ 개인의 건강기술 개발
> ⑤ 보건의료제도의 방향 재설정

053 ①

가족사정의 기본 원칙으로 충분한 정보를 얻기 위해 가장 먼저 가족과의 신뢰관계를 형성해야 한다.
② 가족이 함께 사정에서부터 전 간호과정에 참여하고, 함께 진단과 중재방법을 결정해야 한다.
③ 가족의 다양성과 변화성에 대한 인식을 가지고 접근해야 한다.
④ 가족의 문제점만이 아니라 강점도 사정해야 한다.
⑤ 가족 전체에 초점을 맞춰야 한다.

054 ②

교육내용 조직의 원칙(Tyler)
- 계속성: 동일수준의 반복적 학습, 학습자에게 연속적으로 연습의 기회를 제공
- 계열성: 수준을 달리한 동일내용의 반복 학습, 학습 내용의 위계적·순차적 반복을 통한 누진적 학습
- 통합성: 학습 내용의 횡적인 조직, 함께 진행되는 개별교육이 상호연결되고 통합되어야 함

055 ⑤

많은 내용을 담으며, 환절기 감기와 같이 흔히 발생하는 건강문제에 대비하기 위한 내용을 전달하는 것이므로 유인물이 가장 적절하다.

056 ④

보건교육 요구 사정 중 하나로 대상자의 준비도를 사정한다. 내용은 아래와 같다.

대상자의 준비도 사정(PEEK)

구분	개념 및 사정내용
신체적 준비정도	• 학습자의 신체기능 정도가 건강행위를 수행할 수 있는지 여부 • 성, 건강상태, 신체상태, 환경의 영향정도 등
정서적 준비정도	• 건강행위에 필요한 노력을 투입하려는 학습자의 동기 • 불안수준, 지지체계, 동기화 정도, 위험행위, 마음상태, 발달단계
경험적 준비정도	• 새로운 학습과 관련된 교육 이전의 경험 • 문화적 배경, 과거 대처기전, 통제위, 지향점
지식적 준비정도	• 학습자의 현재 지식 기반, 학습 능력 정도 • 현재 지식정도, 인지적 능력, 학습 장애, 학습 유형

057 ①

소수의 대상으로 교육을 진행하므로 강한 주의집중, 흥미 및 동기유발이 가능한 실물을 활용하는 것이 가장 적절하다.

058 ④

작업장 근로자는 성인기 대상자라고 할 수 있다. 성인기 대상자는 문제 중심의 학습이 효과적이다. 성인기 대상자 교육 수행전략은 다음과 같다.
- 학습자 경험을 중시하고 학습자 중심으로 교육하기
- 사실을 간단명료하게 전달하며 학습자가 스스로 해결하도록 하기
- 교육자도 함께 학습하는 자세 갖기
- 의견교환을 위해 질문을 하고 학습자들이 질문을 하도록 유도하기 등

①, ③ 노년기, ② 영유아기 및 학령기, ⑤ 청소년기를 대상으로 효과적인 수행전략이다.

059 ①
제시된 내용은 가족연대기에 대한 내용이다. 가족연대기는 중요 사건이 가족 구성원들에게 어떤 영향을 미쳤는지 확인할 수 있는 도구이다.
⑤ APGAR 사정도구(가족기능 평가도구)는 적응능력, 파트너십, 성숙도, 애정, 친밀감이라는 다섯 가지 항목당 2점을 배정해 총 7~10점을 받은 경우 좋은 가족기능으로 평가한다.

060 ③
가족의 경제적 기능은 대내적으로는 생산·소비 기능을 들 수 있고, 대외적으로는 노동력의 제공과 대응한다.

구분	대내적 기능	대외적 기능
성·애정기능	성적 욕구의 충족	성적 욕구의 통제
생식기능	자녀의 출산	종족 보존
경제적 기능	생산과 소비, 경제적 협동과 자립	노동력의 제공 및 경제 질서의 유지
사회화 기능	자녀의 교육과 사회화	문화의 전달 및 사회적 역할과 지위창출
보호·휴식기능	신체·정신적 보호, 지지 및 건강 관리	사회의 안정화

061 ②
보건소 방문건강관리사업은 취약계층의 건강형평성을 개선하기 위한 목적으로 운영된다. 지역보건법을 근거로 하고 있으며 국가재정으로 운영되고 무료로 이용할 수 있다. 업무는 건강문제 스크리닝, 건강관리 서비스 제공, 보건소 내외 연계 등이 있다.
① 국가재정이 주요 재원이다.
③ 본인 부담금이 없다. 참고로 해당 보기와 가장 가까운 것은 가정간호수가체계로 기본방문료 및 교통비에 진료행위별 수가가 추가된 형태로 운영된다.
④ 의료기관 가정간호 및 장기요양보험의 방문간호에 해당하는 내용이다.
⑤ 의료기관 가정간호에 해당하는 내용이다.

062 ④
질병 이환상태와 관련된 자료는 급성질환 및 만성질환 발생률, 유병률, 정신질환 및 불구자 수 등이 있다.

> 지역사회 건강특성 자료수집
> • 생정 통계: 출생률, 사망률
> • 특정 인구집단 통계: 모성 사망률, 영아 사망률
> • 건강 행위: 식습관, 음주, 흡연, 운동, 질병치료 및 예방행위, 건강검진율, 예방접종률, 의료기관 이용률, 의료보험 상태

063 ①
말라리아는 주기적인 발열, 오한, 근육통 등의 증상을 보이며 얼룩날개모기가 주로 매개한다.
② 일본뇌염은 작은빨간집모기가 주로 매개하며 초기에는 발열, 두통, 무기력 등의 증상을 보이다 중추 신경계가 감염되면 의식장애, 경련, 혼수증상이 나타난다.

064 ③
콜레라는 식품이나 식수에 의해 전파되는 감염병이므로 깨끗한 식수 및 위생적 음식 제공을 통해 전파를 차단할 수 있다.
② 면역력 형성 정도도 낮고, 지속기간도 짧아서 백신 접종은 일반적으로 권고되지 않는다.

감염병의 전파 경로에 따른 분류

전파방법	감염병
사람간 접촉에 의한 감염병	수두, 홍역, 풍진, 볼거리, 디프테리아, 인플루엔자, 감기, 무균성 뇌막염, 단순포진, 결막염, 결핵 등
식품·식수에 의한 감염병	콜레라, 장티푸스, 파라티푸스, 세균성이질, 장출혈성대장균감염증, 비브리오패혈증, A형 간염 등
성접촉매개 감염병	임질, 매독, 후천성면역결핍바이러스 감염 등
절지동물매개감염병	페스트, 말라리아, 황열, 뎅기열 등
인수공통감염병	탄저, 공수병, 야토병, 브루셀라증, 렙토스피라증 등

065 ①
A간호사는 보건실에서 근무하고 있는 보건관리자이다.
②, ③, ⑤ 산업보건의의 직무에 해당한다.
④ 보건관리자는 보건교육계획의 수립 및 보건교육 실시에 관한 보좌 및 조언, 지도를 담당한다.

066 ③

연구자란 간호중재의 변화를 위해 연구, 개발하는 것으로 제공되는 서비스나 프로그램의 효과성을 검증하기 위해 자료를 수집, 분석하는 등의 활동이 포함된다.
① 옹호자 : 대상자의 입장을 대변하고 옹호하는 것
② 상담자 : 대상자와의 전문적 관계를 통해 정서적 지지를 제공
④ 변화촉진자 : 대상자 및 기관의 정책이나 제도를 바람직한 방향으로 개선하도록 촉구하는 역할

067 ③

아직 치매 증상이 심하지 않고 경로당을 다닐 정도로 건강도 양호한 상태이다. 경제적으로 문제가 없고 가족관계가 화목하므로 가족생활을 유지해야 하며, 낮 시간 동안의 할머니의 안전을 위한 도움이 필요하다. 따라서 다른 노인과 사회생활도 가능한 주간보호센터가 가장 적절하다.

068 ①

독성이 작지만 작용이 같은 물질로 대치한 물질대치에 해당한다.

작업환경관리
1) 대치
 • 공정변경: 공정을 안전하게 함
 • 시설변경: 위험하고 낡은 시설을 안전한 것으로 바꿈
 • 물질대치: 독성이 작고 작용이 같은 물질로 대치함
2) 환기
 • 국소 환기: 후드 사용, 국소적 오염원이 있는 곳에 기류방향 고려하여 설치
 • 전체 환기: 광범위한 오염원일 때 작업장 전체의 환기
3) 격리
 • 저장물질: 안전한 곳에, 격리시켜서, 물질끼리 접촉 못하도록 저장
 • 시설: 자동화(자동차 공장의 용접로봇)
 • 공정: 가장 비용이 많이 든다.(원격조정 장치)
 • 근로자: 보호구 착용, 최후에 고려한다
※ 순서는 대치 → 환기(제거) → 격리 순으로 적용

069 ①

제시된 내용은 납중독이다. 이외에도 소변중 코프로폴피린(coproporphyrin) 검출, 치은부 납침착 등의 증상이 나타날 수 있다. 그 외 중금속 중독 증상을 정리하면 아래 표와 같다.

수은	• 미나마타병(메틸 수은중독) • 소화기 점막의 부식, 궤양, 구강염, 혈성구토 • 권태, 피로감, 기억력감퇴, 두통 ※ 3대 증상: 구내염, 근육진전, 정신증상(불면, 근심, 흥분)
카드뮴	• 이타이이타이병 뼈통증 골다공증 골연화증 보행 장애 • 호흡곤란 급성폐렴 폐기종 두통 • 신장애 • 단백뇨 • 오심 구토 복통 ※ 3대 증상: 폐기종, 신장애, 단백뇨
크롬	• 신장장애(급성) • 비중격 천공(만성)

070 ②

아래 표 참조

재난관리 4단계

예방단계	재난관리를 위한 장기계획 마련 위험성 분석 및 위험지도 작성, 재난대비 대국민 안전교육 실시, 재해보험, 안전관리법 제정, 재난취약시설 점검 및 정비 등
대비단계	재난 대응 계획, 비상경보체계, 비상통신망 구축, 병원 재난대책 마련, 재난대응전문인력 프로그램 훈련, 훈련 프로그램 개발 등
대응단계	인명구조와 이송, 재난 대책 본부 가동, 중증도 분류와 현장 진료소 설치 운영, 임시대피소 마련 등
복구단계	잔해물 제거, 시설복구, 피해조사, 재난복구 비용 지원대책, 이재민 지원, 임시 거주지 마련, 예방접종, 심리적 지지제공, 전문치료 의뢰 등

정신간호학

071 ④

자아는 규범과 원칙을 준수하고 합리적이고 논리적인 사고를 주체하는 부분이다.
① 자아는 초자아와 이드의 중간에서 균형을 잡아주는 역할을 한다.
② 가장 원시적이고 본능에 충실한 부분은 '이드'에 해당한다.
③ 도덕적이고 윤리적인 주체로 양심, 가치, 도덕과 관련된 부분은 '초자아'에 해당한다.
⑤ 청년기에 일시적으로 커지는 부분은 '이드'에 해당한다.

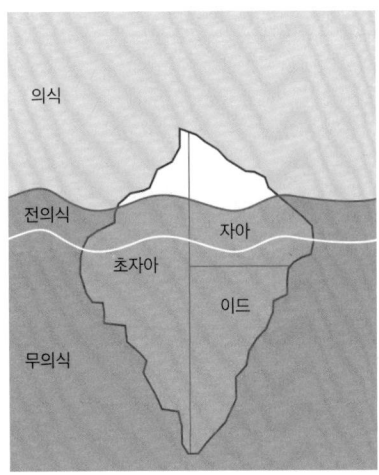

072 ②

전의식은 생각과 반응 등이 저장되어 있다가 부분적으로 망각되는 부분을 의미하며 의식화하려 노력하면 떠올릴 수 있는 기억 상태의 부분이 된다. 주로 자아로 구성된다.

073 ⑤

환자가 경험하고 있는 감정을 수용하고 반영하는 것은 치료적 의사소통에 해당된다.
① 근거가 없는 일시적 안심은 치료적 의사소통에 해당하지 않는다.
②, ③ 환자가 표현하는 바를 판단하는 것은 치료적 의사소통에 해당하지 않는다.
④ 환자가 표현하는 상황을 피해 다른 주제로 바꾸는 것은 치료적 의사소통에 해당하지 않는다.

074 ③

불안이나 스트레스를 해소하기 위해 발달 초기 단계로 돌아가는 것은 '퇴행'에 해당한다.

075 ⑤

정신사회재활은 각 개인마다 자신의 능력을 최대한 개발할 수 있도록 개인의 능력에 맞도록 제공한다.
① 3차 예방에 해당한다.
② 직업적, 사회적 기능도 재활의 중요한 요소이다.
③ 재활서비스의 제공기간은 대상자가 서비스 받기를 원하는 만큼 제공한다.
④ 치료와 재활을 분리하지 않는다.

> 정신사회재활의 목적
> - 정신질환을 갖고 있는 대상자가 만족스러운 생활을 영위할 수 있도록 필요한 기능을 증진시킴
> - 사회적 기능 및 직업적 기능 촉진 → 지역사회 재통합
> - 독립심 증가 → 개인적 성장 도모
> - 정신질환의 회복 및 재입원 감소
> - 삶의 질 증진

076 ①

역전이 현상이란, 치료자가 과거 경험을 바탕으로 환자에게 투사하는 현상을 말한다. 치료자가 대상자에 대해 불쾌하고 불편한 감정을 느끼거나 반대로 유난히 관심이 갈 수 있다.

077 ④

환자의 표현에 대해 무시하거나 비난해서는 안된다. 환자가 본인의 생각을 표현할 수 있도록 경청하고 공감하며 자살에 대해 어떠한 생각을 갖고 있는지 알아보고 적절한 중재를 수행해야 한다.

> 비치료적 의사소통 기법
> - 일시적 안심, 지시하기, 비난, 상투적 표현, 문자적 반응, 주제의 변경, 거부, 충고, 부적절한 칭찬 등

078 ②

위기는 중요한 갈등 혹은 문제로 인하여 발생하는 내적 불균형 상태로 보통 4~6주 사이에 해결되어진다.
① 위기는 중요한 갈등 혹은 문제로 인하여 발생하는 내적 불균형 상태로 삶의 한 부분이며 질환에 해당하지 않는다.
③ 정상 발달과정에서 겪게 되는 위기는 성숙위기(발달위기)로 대소변 가리기, 입학, 취업, 결혼 등이 해당한다.
④ 사고, 질병의 발생, 실직 등과 같이 예상치 못한 위기에 해당하는 것은 상황위기이다.
⑤ 자연재해, 국가재난, 폭력범죄처럼 자연적 또는 인위적인 원인으로 대량파괴, 인명피해 등 예기치 못하게 우발적으로 발생하는 위기는 우발위기(재난위기)에 속한다.

> 위기 중재: 과거가 아닌 현재 문제에 초점을 두고 현실적인 중재를 시행함

079 ②

리튬(Lithium)은 양극성 장애일 때 일차적으로 사용하는 약물로 신장 및 심장, 갑상샘 등의 기능에 영향을 미치므로 정상적인 기능을 갖고 있는 환자에게 적절하다.
① 심장 질환자이므로 적절하지 않다.
③, ⑤ 리튬은 염분의 이동을 변화시켜 기분을 안정화시키므로 전해질 불균형을 보이는 환자는 적절하지 않다
④ 신장 질환자이므로 적절하지 않다.

080 ②

절대호중구수(ANC, Absolute Neutrophil Count)의 정상은 1500/mm³ 이상으로 100/mm³ 이하로 감소하였다는 것은 클로자핀 복용으로 인해 무과립구증의 부작용이 나타났음을 의미하는 것이다. 무과립구증 상태는 면역력의 현저한 저하를 의미하므로 감염 예방을 위한 간호중재와 주의 깊은 관찰이 필요하다.

081 ②

질문에 대해 아무런 대답을 하지 않고 긴장된 상태로 오랜 시간 움직이지 않는 것은 '강직증'에 해당한다.
① 음송증: 언어의 상동증으로 의미없는 말을 반복하며 모든 질문에 한 가지 말로 대답한다.
③ 피해망상: 다른 사람이 자신에게 고통이나 피해를 주고 있다고 생각하는 증상이다.
④ 반향행동: 동작이나 태도를 모방하여 행동한다.
⑤ 정동불일치: 슬픈 이야기에 대해 미소를 짓거나 이유 없이 웃는 모습을 보인다.

082 ②

상동증이란 특별한 의미 없이 무의식적인 긴장이나 갈등을 해소하기 위한 방법으로 계속 같은 행위를 반복하는 것을 의미한다. 아무 이유 없이 복도를 계속 빙빙 돌고 있으므로 상동증과 관련이 있다.
① 기행증: 특유의 제스처, 표정 등을 반복하는 것으로 환자 특유의 습관적이고 불수의적인 행동을 의미한다.
③ 강직증: 반복행동이 지나쳐 매우 불편한 자세인 경우라도 계속 같은 자세를 취하는 것을 의미한다.
④ 납굴증: 심한 강직증 상태, 전혀 움직이지 않고 계속 같은 자세를 취하며 다른 사람에 의해 피동적으로만 움직인다.
⑤ 반향동작: 다른 사람의 동작을 그대로 따라 하는 것을 의미한다.

083 ④

"나는 원래 그렇지 않았고, 누군가 어머니고 출발한다."라는 말은 환자가 지리멸렬한 상태임을 보여준다. 지리멸렬한 이야기를 하는 경우 명료화 및 재진술을 통해 대화에 접근하는 것이 효과적이다.

084 ②

간호사는 조현병 환자와의 치료적 관계를 형성하기 위해 우선적으로 신뢰관계를 형성해야 한다.

085 ②

대통령과의 특별한 친분이 있다고 말하는 것으로 보아 '과대망상'임을 알 수 있다. 과대망상의 대상자들은 자신이 위대한 능력을 갖고 있거나, 특별한 신분 혹은 처지에 있는 것으로 생각한다.

086 ⑤

조증 환자들은 과도한 활동으로 음식 섭취가 제대로 이루어지지 않는다. 활동하면서도 간식을 제공받을 수 있는 환경을 조성해주어야 한다.
① 침상 주변의 많은 물건은 환자를 자극할 수 있으므로 최소한의 물건만을 비치한다.
② 다양한 자극은 조증 상태를 더 악화시킨다.
③ 조증 환자들은 다른 환자들에게 간섭하거나 참견하기를 좋아하므로 같이 생활하도록 할 필요는 없다.
④ 조용하고 편안한 분위기의 장소가 적절하다.

087 ③

중증 불안인 대상자는 특정한 사항이나 세부적인 것, 사소한 것에만 집중해 그 밖의 내용에 대해서는 생각하지 못한다. 지각영역이 좁아지고 불안함을 나타내는 신체적 증상이 증가한다.

088 ⑤

우울한 기분이 지속되는 우울증 환자의 경우, 먹는 것에 대한 흥미를 잃고 식욕이 없으며 먹는것에 대해 무감각한 모습을 보일 수 있다. 환자가 평소 좋아하던 음식을 제공하거나 충분한 칼로리의 간식을 제공하여 영양분을 보충하는 것이 필요하다. 비위관 영양을 통해 영양분을 제공할 수는 있지만, 이는 우선적인 방법이 아닌 최후의 방법으로 이용되어야 한다.

089 ④

불면장애란, 뚜렷한 신체적·정신적 문제가 없으나 최소 1개월 동안 입면 및 수면 유지가 어렵거나 잠을 자도 회복하지 않는 수면장애를 의미한다.
① 기면증: 낮에 갑자기 발생하는 과도한 졸음이 발생하며 잠이 들거나 깰 때 환각이나 수면마비 등을 보이는 상태를 말한다.
② 수면발작: 갑자기 잠이 드는 현상을 의미한다.
③ 악몽장애: 사건수면 중 하나로 REM 중 안전, 생존 등에 위협을 주는 무서운 꿈으로 인해 반복적으로 잠에서 깨는 것을 의미한다.
⑤ 과다수면장애: 뚜렷한 신체적, 정신적 원인 없이 최소 1개월 동안 과도한 졸음으로 사회적, 직업적 기능에 장애 및 고통을 받는 수면장애를 의미한다.

> **수면 마비**
> - 잠들 때, 아침에 일어났을 때 움직이지 못하는 현상
> - REM 수면에서의 근육마비가 각성상태에서 나타나는 것

090 ⑤

양극성장애 환자에게 조증이 나타난 경우로 몹시 흥분하고 과다한 활동과 행동이 나타난다. 이때 공격성을 사정하고 환자에게 행동을 제한할 것을 말해준 뒤 행동을 제한하도록 한다.
① 논쟁은 증상을 악화시킬 수 있으므로 주의한다.
②, ④ 양극성장애 환자에게 조증이 나타난 경우 자기 주위에 있는 사람을 조종하려는 경향이 있으므로 일관성 있는 태도를 취하도록 한다.
③ 실제를 강화하며 망상적 사고를 격려하지 않는다.

091 ③

강박행동이 나타난 경우 강박 행동에 대한 욕구를 인정하고 공감하며 강박행동을 할 수 있는 시간을 허용하도록 한다.
① 강박행동에 초점을 맞추는 경우 증상이 강화될 수 있으므로 감정과 강박행동의 관련성을 이해시키고 서서히 제한하며 바람직한 대처 기전을 강화하도록 한다.
② 강박행동을 억제하는 경우 공황장애를 유발할 수 있다.
④, ⑤ 강박충동 관련 장애 시 환자는 그 행위가 불합리하다는 것을 알고 있으나 억제할 수 없다.

092 ①

2년 이상 경조증과 경우울증 삽화가 반복되어 나타나는 경우 '순환성장애'로 진단한다.
② 주요 우울장애: 우울한 기분이 적어도 2주 이상 지속되는 경우
③ Ⅰ형 양극성장애: 조증과 주요우울이 번갈아 또는 조증이 반복적으로 나타나는 경우
④ Ⅱ형 양극성장애: 주요 우울장애와 경조증의 삽화가 있는 경우
⑤ 지속적 우울장애: 거의 하루종일 우울한 기분이 2년 이상 지속되는 경우

093 ①

의심이 많은 환자와 대화를 나눌 때에 정확한 시간과 장소를 구체적으로 설정하도록 한다.
② 스킨쉽을 하거나 지나친 친절은 괜한 오해를 불러올 수 있으므로 피하도록 한다.
③, ⑤ 의심을 하는 것에 대해 판단하거나 직접 도전하는 것은 바람직하지 않다.
④ 의심이 많은 환자이므로 상호관계의 기간을 미리 설정하고 이행하는 것이 바람직하다.

094 ①

신체적 증상 또는 감각을 심각한 상태로 생각하여 집착하고 두려워하는 상태를 보이는 것은 '질병불안장애'에 해당한다.
③ '전환장애'에 해당하는 내용이다.
⑤ '신체이형장애'에 해당하는 내용이다.

095 ①

강박성 성격장애는 완벽주의적이며 세부적인 사항이나 규칙과 절차에 집착하고 융통성과 타협성이 부족하고 인색한 모습을 보인다.
② 조현성 성격장애: 대인관계를 잘 형성하지 못하며 감정표현도 극히 제한되는 모습을 보인다.
③ 조현형 성격장애: 사고, 지각, 언어, 행동 등이 기이한 모습을 보인다.
④ 경계성 성격장애: 감정상태의 심한 불안정성을 보이고 자제력이 결여되어 자해적 행동을 보일 수 있다.
⑤ 편집성 성격장애: 타인에 대한 불신과 의심으로 적대적인 태도를 보이는 성격장애를 의미한다.

096 ②

집단치료란, 심리적 혹은 행동장애가 있는 사람들을 대상으로 집단을 구성하여 집단토론 등의 활동을 통해 사회 적응 및 기능 회복에 도움을 주는 치료법을 의미한다.

097 ③

항정신병 약물을 복용하는 환자가 목과 어깨의 근육 경련을 호소하면서 호흡곤란이 있는 것으로 보아 급성 근긴장 이상 증상을 예상할 수 있다. 이런 경우 치료약으로 항파킨슨 약물인 벤즈트로핀(benztropine/cogentin)을 사용한다.
① 리튬(Lithium): 양극성 장애 치료제
② 디아제팜(Diazepam): 진정제
④ 플루옥세틴(Fluoxetine): SSRI계 항우울제
⑤ 미르타자핀(mirtazapine): 항우울제

> 항정신병 약물 복용으로 도파민 수용체가 차단되면서 추체외로계 부작용(급성 근긴장 이상증상, 정좌불능증 등)이 발생하게 됨

098 ④

기억해야 할 사항에 대해 천천히 차근차근 여러 번 알려주어야 하며 일관성 있는 태도를 보여야 한다.

099 ④

신경성 폭식증 환자는 많은 음식을 한꺼번에 폭식하고 구토, 이뇨제, 하제, 과도한 운동 등을 통해 부적절한 방법으로 보상하려는 모습을 보인다.
①, ⑤ '신경성 식욕부진증'에 대한 설명이다.
② 음식 섭취에 대한 통제력을 상실하여 다량의 음식을 단기간 폭식한다.
③ 체중 감소를 위해 구토를 유발하며 그로 인해 치아 부식과 이하선 증대, 위, 식도 등의 이상 증상이 나타날 수 있다.

> 섭식장애는 생물학적, 심리적, 환경적, 사회문화적 등 다양한 요인으로 발생하므로 요인을 파악한 후 그에 대한 중재를 시행함

100 ③

치매는 영구적, 비가역적으로 증상이 지속되는 모습을 보이나 섬망은 일시적이며 가역적이다.
① 치매는 점진적으로 진행하는 비가역적인 질환이다.
② 섬망은 약물 중독, 감염, 알코올 중독 등이 원인으로 작용한다.
④ 치매는 전진성 기억장애로 새롭게 경험하는 것들에 대해 기억을 상실한다.
⑤ 섬망은 급격하게 발생하며 지각장애뿐만 아니라 지남력장애, 주의력 감퇴 등의 증상을 나타낸다.

> 치매와 섬망의 정의
> - 치매: 만성 뇌 기질 장애, 영구적, 비가역적, 병식 없음
> - 섬망: 급성 뇌 기질 장애, 일시적, 가역적, 병식 있음, 주의력 손상 및 의식변화 있음

101 ⑤

여성의 속옷이나 스타킹과 같은 무생물적인 물건에 집착하며 이를 통해 강한 성적흥분을 보이는 것은 '물품음란장애'에 해당한다.
① 관음장애: 성과 관련된 행위를 몰래 관찰하면서 성적 만족을 느끼는 경우를 말한다.
② 노출장애: 낯선 사람에게 자신의 성기를 노출시키면서 성적 만족을 느끼는 경우를 말한다.
③ 마찰도착장애: 상호 동의하지 않은 사람에게 성기를 접촉하거나 문지르면서 성적 흥분을 하는 경우를 말한다.
④ 성적피학장애: 매질을 당하거나 묶여 있거나, 굴욕을 당하거나 등 다양한 방식으로 상대방으로부터 고통을 받으며 성적 흥분을 하는 경우를 말한다.

102 ③

사회적 상호작용뿐 아니라 의사소통, 활동 등에서도 어려움이 있다.
① 남아에게 더 빈번하게 발생한다.
② 증상은 호전될 수 있으나 완치는 불가능하다.
④ 일부분의 자폐 아동은 특정 분야에서 뛰어난 재능과 실력을 갖고 있을 수 있다.
⑤ 연령이 높아질수록 자폐 증상은 완화될 수 있다.

103 ②

투렛(tourette)장애란 여러 가지 운동틱과 음성틱이 1년 이상 지속되는 것을 의미한다.
③ 특정학습장애에 대한 설명이다.
⑤ 주의력결핍과다활동장애에 대한 설명이다.

104 ⑤

다양한 활동요법은 대상자들이 갖고 있는 긴장, 불안 등의 에너지를 건설적인 방향으로 발산할 수 있게 해주어 치료를 돕는다.

105 ⑤

신경성 식욕부진증 환자는 체중과 음식에 집착하며 잔인할 정도로 날씬해지려는 욕구를 가지며 체중 감소를 위해 과도한 운동이나 음식 섭취 거부, 구토, 독특한 음식 다루기를 보인다. 이로 인해 심한 영양불균형이 발생했을 때 전해질, 수분, 영양 공급을 위해 비위관을 삽입하거나 정맥주사를 시행하여 보충해 준다.
① 억지로 먹이는 것은 환자와 간호사 간의 신뢰를 잃어 치료적 관계 형성에 도움이 되지 않는다.
② 신경성 식욕부진과는 관련 없는 간호중재이다.
③ 적절한 영양섭취의 중요성을 설명하는 것은 맞으나, 현재 심각한 음식 거부로 전해질, 수분, 영양 공급을 위한 간호중재가 먼저 시행되어야 한다.
④ 환자의 잠재된 감정에 초점을 맞추고 체중 감소나 이상 행동에 대해 비난하거나 벌하지 않는다.

3교시

정답 및 해설

간호관리학

001 ④

세계보건기구(WHO)는 1948년 7월 정식 발족된 기구로 보건·위생분야의 국제적인 협력을 위하여 설립한 UN전문 기구이다. 세계 온 인류의 건강을 가능한 한 최고 수준에 도달하게 하기 위해 설립되었다.
①, ② 국제 적십자사에 대한 설명이다.
③, ⑤ 국제간호협의회(ICN)에 대한 설명이다.

002 ③

1903년 선교간호사인 에드먼즈(Margaret Edmunds)가 보구여관에 한국 최초의 간호교육기관을 설립했다. 참고로 보구여관은 1887년에 설립된 최초의 여성전문 병원이다.
① 제중원: 1885년 개원된 우리나라 최초의 서양식 병원. 그러나 간호인력을 별도로 교육한 기록은 없다.
② 태화여자관: 1924년 로젠버거가 보건사업부를 설치해 최초의 보건간호를 시작한 곳이다. 우리나라 지역사회 간호사업의 시초라 볼 수 있다.
④ 대한의원 교육부: 1907년부터 의사, 약제사, 간호사를 양성하기 시작했으며 한국 정부가 공식적으로 실시한 최초의 간호교육이다.
⑤ 세브란스 간호부 양성소: 1906년 세브란스 병원내에 설립되었다.

003 ①

교육체계 이원화는 간호의 전문성 신장에 방해가 되는 요인이다.

저해 요인	신장 전략
• 간호에 대한 대중들의 왜곡된 인식 • 낮은 급여수준 • 이원화된 교육체계 • 평생 직업으로 장기근속 부족 • 재취업 제도 부족 • 과중한 업무 등	1) 내적 요소 • 전문적 능력 향상 • 올바른 직업관 확립 • 간호리더십과 관리 기술 향상 • 전문적 단체 활동에 적극적 참여 • 환자, 가족 및 타 보건 의료인과의 관계 개선 2) 외적 요소 • 간호교육의 변화 • 간호사의 근무환경 개선 • 간호의 표준화와 국제화 • 간호의 성과 가시화 • 홍보의 활성화 및 체계적 관리 등

004 ③

우리나라 국민의료보험의 경우 질병이 발생해 의료 혜택이 필요한 경우 의료서비스를 받을 수 있다. 따라서 필요에 따른 분배에 가장 가깝다.
① 균등한 분배는 획일적인 분배 또는 동일한 몫을 분배하는 것으로 선착순, 국민 기본권 등이 여기에 해당하는 사례이다.

005 ⑤

길리간은 특수한 상황에서 인간관계를 통해서 도덕성이 실현된다고 보았으며, 도덕적 신념 이전에 존재하는 직접적인 연관의 느낌을 중시하였다. 이와 달리 콜버그의 경우 도덕성이란 도덕 그 자체이며 보편적이고 합리적인 개인의 문제로 보았다.
④ 윤리이론 중 공리주의의 목표에 해당한다.

콜버그와 길리간의 도덕발달 이론 비교

구분	콜버그	길리간
도덕적 관심	보편성과 객관성 중시	타인과의 구체적 관계와 상황의 특수성을 중시
행위자와 대상자	타인과의 관계에 대한 구체성을 고려하지 못함	타인에 대한 구체적인 이해를 바탕으로 판단하고 행동함
도덕판단	도덕 그 자체, 합리적 개인의 문제, 합리적 보편성	인간관계를 통한 실현, 직접적인 연관의 느낌, 상황적 특수성
도덕원리	보편성을 강조	보편성 거부
도덕성	옳음 행위와 원리	도덕적 신념 이전에 존재하는 직접적인 연관의 느낌 중시

006 ④

환자 자신의 의사는 안락사를 하는 것이지만, 이를 따르면 환자의 목숨을 앗아가므로 악행 금지의 원칙에 어긋난다. 따라서 자율성 존중의 원칙과 악행 금지의 원칙이 충돌하는 사례이다.

007 ⑤

주의의 의무에서 결과예견의무를 다하지 않아 위험이 발생했더라도 이를 회피해 환자에게 손해가 발생하지 않았다면 법적으로 문제가 되지 않는다. 법 실무에서는 예견 가능성보다 결과회피에 중점을 둔다.
① 간호조무사 등 간호보조자의 행위를 지도하고 감독해야 할 의무는 확인의 의무로 간호사 법적의무이다.
② 본인의 동의가 있거나 법령에 의해서 요구되는 경우 면제되는 의무는 비밀유지의 의무이다.
③ 비밀유지의무가 면제되는 경우는 환자의 동의가 있거나, 법령에 의해 요구되는 경우, 정당한 업무행위인 경우 등이 있다.
④ 전단적 의료는 의료행위를 실시하기전 환자의 동의를 받지 않는 경우이다. 즉 설명 및 동의의 의무를 위배한 것으로, 설명의 의무가 면제되는 경우는 1) 알 권리자가 그 권리를 유효하게 포기한 경우 2) 응급환자인 경우 3) 설명이 환자의 심신에 악영향을 미치는 경우 등이 있다.

008 ⑤

과학적 관리론에서는 생산성을 높이기 위해서 성과에 따른 차별, 즉 성과급제를 도입하고 업무의 분업화, 표준화 등 분업·전문화의 원리에 입각한 직무 설계를 실시한다.

009 ②

인사 기능은 조직내 인적 자원을 관리하는 단계이다. 인사에 해당하는 활동에는 조직에 필요한 인력 산정, 인력을 모집, 선발, 채용, 배치, 인력 개발, 보상 등이 있다. 보기의 내용은 인력 개발에 해당하는 내용이므로 인사에 해당한다.
① 기획, ③ 지휘, ④ 조직, ⑤ 통제 기능에 해당한다.

010 ②

① 컴퓨터를 이용해서 문제에 대한 의견을 주고 받는 방법이다.
③ 구성원들 간 대화를 차단한 다음 서면으로 의견을 제출하게 하고, 제출된 의견에 대해 토의를 한 다음 표결을 통해 최종적인 의사결론을 내리는 방법이다.
④ 관리자가 제기한 문제에 대해 구성원들이 자유롭게 아이디어를 제시하는 방법이다.
⑤ 한 구성원이 문제에 대한 해결안이나 아이디어를 기록하고 그 다음 사람에게 넘기면, 다른 사람이 자신의 의견을 첨가해서 새로운 아이디어를 구성하는 방식으로 문제를 해결하는 방법이다.

011 ④

병원이 1년간 사용할 재화나 서비스에 대해 지불해야할 비용과 경상적인 영업활동에서 창출될 수 있는 수익에 대비하여 편성하는 예산은 운영예산이다. 예를 들어 물품, 소형장비, 전기시설 보수비 등이 여기에 속한다.

예산의 종류

장기예산	전략적 예산	장기적 목표나 성장을 달성할 수 있도록 매년 재검토하여 상황의 변화를 고려하여야 함
	자본예산	내구년수가 1년 이상인 의료장비, 시설 등 고정자산의 취득에 관한 계획의 재무적 표현
단기예산	운영예산	병원이 1년간 사용할 재화와 서비스에 대해 지불하여야 할 비용과 경상적인 영업활동에서 창출될 수 있는 수익에 대비하여 편성하는 예산
	현금예산	연간 현금의 흐름 및 운용 방법을 파악하기 위해 현금의 조달 원천과 소요 자금의 건전성을 확보하기 위한 계획의 재무적 표현.
	인력예산	조직을 운영하는데 필요한 노동력을 조달하는데 소요되는 비용을 산출하는 것을 의미. 환자의 수와 환자의 간호 요구도는 항상 변화하기 때문에 이에 적절히 대응할 수 있기 위해서 간호단위 관리자는 즉각적으로 변화를 반영하는 인력계획을 구성해 내야 하며 이때 이러한 인력계획에 따른 소요비용의 계획이 인력예산

012 ③

관계마케팅은 상호작용 마케팅이라고도 하며 고객과의 약속을 지키기 위해서 고객과의 직접적인 접촉을 처리하는 직원의 기술이다. 고객에 대한 구체적 정보를 바탕으로 그들에게 차별적인 상품 및 서비스를 제공함으로써 고객과의 관계를 지속적으로 유지시켜 나가는 경영활동이라 할 수 있다.
① 포지셔닝이란 '어느 한 제품이 주어진 시장에서 차지하는 위치, 장소를 의미'하는 것으로 특정제품이 경쟁제품과 비교하여 특정 속성에 대하여 소비자들의 마음 속에 차지하고 있는 상대적 위치를 의미한다.
④ 내부마케팅은 조직 내 인적 자원을 대상으로 한 마케팅 활동이다.
⑤ 외부마케팅은 전통적마케팅에 해당하는 것으로 고객에게 어떻게 서비스를 제공할 것인지에 대한 고객과의 약속을 말한다.

013 ④

준거적 권력은 특별한 자질을 지니고 있거나 다른 사람들이 권력행사자를 닮으려고 할 때 생기는 권력이다. 즉, "저 사람처럼 되고 싶다"라고 구성원들이 느낄 때 형성되는 권력이다.
⑤ 정보적 권력은 유용하거나 가치있다고 지각하는 정보를 보유하거나 쉽게 접근할 수 있을 때 형성되는 권력이다. A간호사가 20년차 전문가로서 그러한 정보를 가졌다고 생각 할 수 있지만 직접적으로 언급되지 않았고 준거적 권력이 직접('동료 간호사들로부터 닮고 싶다') 드러나 있기 때문에 준거적 권력이 좀 더 정확한 답이 된다.

014 ②

제시된 내용은 계층제의 원리에 대한 설명이다.
계층제의 원리는 제외한 나머지 조직화의 기본원리를 정리하면 다음과 같다.

구분	정의	장단점 / 특징
명령통일의 원리	조직에 있어서 한 사람의 직속상관으로부터 명령을 받고 보고해야 한다는 원리	장점: 의사전달 혼란을 방지, 책임소재를 분명히 함 단점: 수평적 업무협력이 필요할 경우 비능률적이고 낮은 수준의 전문성이 구축됨
통솔범위의 원리	한 사람의 상관이 부하직원을 관리하는데 있어서 지휘의 한계가 있으므로 적정수의 부하나 하부조직을 가져야 한다는 원리	비례(↑): 통솔자 능력, 부하직원 유능도, 평가기준 명확할수록, 막료조직을 갖출수록, 조직이 제도화 될수록 반비례(↓): 전문직일수록, 분산될수록

분업전문화의 원리	조직의 구성원에게 동일한 업무를 분담시키면서 동시에 전문화를 지향해야 한다는 원리 현대사회는 조직의 규모가 확대되고 업무처리의 전문성이 증가된다는 점에서 반드시 필요한 원리	장점: 능률적, 업무를 신속히 수행 단점: 반복된 동일 업무로 인해 업무의 흥미 상실, 지나친 분업화로 조직 내 단위 간의 조정이 어려워짐 등
조정의 원리	공통의 목표를 달성하기 위해 조직 구성원의 행동통일을 유도하는 것으로 분업에 따른 필연적인 원리	구조적 방법 : 조직 단위의 권한과 책임의 한계 명확히 하기, 의사전달 촉진, 회의 및 위원회 제도를 활용해 조직 구성원 의견 파악 등 리더십 활용 방법 : 개별직원에 대한 동기부여 촉진, 집단의식, 동료의식 고취

015 ②

제시된 내용은 직무설계 중 직무순환에 대한 내용이다. 직무 설계의 유형을 살피면 아래와 같다.

직무설계의 유형

직무단순화 (job simplication)	과업을 단순화, 표준화. 개인이 담당하는 업무의 수가 줄어듦
직무순환 (job rotation)	한 직무에서 다른 직무로 직무를 바꾸어 수행
직무 확대 (job enlargement)	수평적 직무 확대. 직무의 범위 증가
직무충실화 (job enrichment)	자주성, 성취감 등을 높일 수 있도록 직무를 수직적으로 확대. 직무 환경을 재설계

016 ⑤

핵심이 되는 몇가지 대표직무를 선택하고, 각 직무의 평가요소를 대표기준의 평가요소와 비교하여 상대적 가치를 결정하는 방법은 요소비교법이다. 직무평가 방법의 특성 및 장단점을 정리하면 다음과 같다.

서열법	특징	전체적·포괄적인 관점에서 각 직무를 수행함에 있어 요구되는 지식, 숙련도, 책임 등을 고려하여 상호 비교하여 순위를 정하는 방법
	장점	• 간단명료함 • 서열구분 용이
	단점	• 평가기준 모호 → 결과에 대한 수용성 떨어짐
분류법	특징	직무의 등급수 분류기준을 사전에 정하고, 평가대상 직무를 기준에 맞게 분류하는 방법
	장점	• 간단 명료함 • 평가기준을 이해 하기 쉬움
	단점	• 분류된 등급 기준의 신뢰성 낮음 • 한 직무가 부서에 따라 여러 등급기준에 적용 될 수 있음 • 직무수가 많으면 등급 분류 곤란
요소 비교법	특징	점수법에 서열법과 분류법 요소를 가미
	장점	• 직무의 객관적 평가가능
	단점	• 기준직무 선정의 어려움 • 등급기준 설정의 주관성
점수법	특징	직무와 관련된 각 요소들을 구분하여 그 중요도에 따라 평가한 다음점수를 합산하여 각 직무의 가치를 매기는 방법
	장점	• 요소를 회사 내외환경에 맞게 할 수 있음 • 직무간 서열과 수준을 파악 할 수 있음 • 점수의 높은 신뢰성
	단점	• 평가척도의 구분 어려움 • 절차가 복잡하여 시간과 비용이 많이 소요됨

017 ⑤

사례관리는 일련의 간호를 수행하기 위하여 환자 간호의 비용효과적인 측면을 계획, 사정, 적용, 평가하는 구조화된 간호방법론으로 시간 및 활동의 순서가 연속성이 있도록 지도화 해놓은 것이다. 표준진료지침(Critical pathway)은 일련의 간호전달을 위하여 사건들의 연속과 시간을 잘 계획한 것이다.

018 ②

조직변화를 위한 준비 단계로 구성원의 변화 필요성을 인식하는 단계이다. 변화의 필요성과 문제를 인식하고 변화 동기를 갖도록 해야 한다.
①, ④, ⑤는 재결빙기, ③은 변화기에 해당한다.

019 ④

관리공학적 방법으로 적정간호사수를 산정하는 방법은 다음과 같다.

적정간호사 수 = $\dfrac{(\text{총 직접간호시간} + \text{총 간접간호시간})}{\text{간호사 1일 평균 근무시간}}$

(이 식에 간호사의 연차, 월차, 휴무일 등 기타 활동시간을 반영해 상수를 곱하여 적정 간호사수를 구하지만 기타 활동시간을 고려하지 않는다는 문제 조건에 따라 생략하였다.)

병동 환자의 수가 총 40명이므로 간호단위 총 직접 간호시간은 40×4=160 시간, 간호단위 총 간접 간호시간은 40×2=80 시간이므로

$\dfrac{(160 + 80)}{8} = 30$

020 ③

논리적 오류는 논리적인 상관관계가 있는 경우, 한 요소가 우수하다고 쉽게 다른 요소들도 우수할 것이라고 판단하는 경우를 말한다. 보기의 사례는 근면하다는 것은 업무 수행능력과 상관관계가 높다는 것을 바탕으로 근면성만으로 업무 수행능력을 평가하는 사례이다. 하지만 항상 근면성이 업무 수행능력을 담보하는 것은 아니므로 논리적 오류에 해당한다고 볼 수 있다.
① 혼 효과: 후광효과의 반대로 평정자가 부정적인 면을 보게 되면 지나치게 비평적인 경우
② 총계적 오류(total error): 동일한 피평정자에 대해 다르게 평가하는, 즉 일관성이 없는 평가오류
④ 관대화 경향: 피평가자의 실제 업적이나 능력보다 높게 평가하는 경향
⑤ 중심화 경향: 평정자의 평점이 극단치를 피하고 모두 중간치에 집중하는 심리적 경향

021 ②

공식적인 문서로 징계조치와 해고가능성을 경고하는 훈육단계는 '서면견책'이다.
문제직원관리 과정은 다음과 같다.
면담 → 구두견책 → 서면견책 → 정직 → 해고

022 ③

맥그리거의 X-Y이론은 인간의 유형에 따라 X이론과 Y이론으로 설명할 수 있다고 보는 이론이다.
X이론에서는 개인은 수동적인 존재로 취급되고 관리자는 조직목표의 달성을 위해서 조직구성원은 강제, 명령, 통제 등의 방법으로 관리하게 된다는 것이다. 따라서 외재적 동기부여방식을 중시하는 관리전략이다.
이에 반해서 Y이론에서는 인간은 일하기 싫어하지 않고 책임감을 가지고 일하고 싶어하며 조직문제를 해결함에 있어 창의력을 발휘하는 능력을 지니고 있다는 등의 가정을 내세우고 있다. Y이론은 조직속의 인간은 자기실현을 할 수 있는 존재로 가정하고 있다. 따라서 권한을 위임하고 자율적 관리를 지향한다.
④ 신고전적 조직이론인 인간관계론은 X이론에 바탕을 둔 과학적 관리론에 반대하며 나온 이론으로 Y이론에 입각한 관리론이라 볼 수 있다.

023 ①

근로자 A는 비정규직으로 고용 안정에 대한 욕구가 큰 상태이다. 따라서 안전의 욕구와 가장 관련이 깊다고 볼 수 있다.
매슬로우 욕구단계이론의 각 단계에 대한 설명은 아래 표와 같다.

매슬로우 욕구단계이론

욕구	정의	조직에서 충족 가능한 분야
자아실현의 욕구	자기를 계속 발전하게 하고자 자신의 잠재력을 최대한 발휘하려는 욕구	도적적 과업, 창의성 개발 등
존경의 욕구	내적, 외적으로 인정받으며 지위를 확보하기를 원하는 욕구	포상, 상위직 승진, 중요한 업무 부여 등
사회적 욕구 (소속 및 애정 욕구)	가족, 친구등과 친교를 맺고 원하는 집단에 속하고 싶어하는 욕구	우호적인 업무 팀, 인간적 리더 등
안전의 욕구	위험, 위협, 박탈에서 자신을 보호하려는 욕구	고용 안정, 생계보장 수단, 안전한 작업 조건 등
생리적 욕구	생명을 유지하려는 가장 하위 욕구	최저임금, 냉난방장치 등

024 ⑤

관리자 수준에 따른 의사결정은 다음과 같이 정리할 수 있다.

관리자 계층	문제적용 수준	특징
최고관리자 (간호부장)	전략적 의사결정	비구조적, 비정형적 장기적인 의사결정
중간 관리자 (팀장, 과장)	관리적 의사결정	중기 기획 관련 자원조달, 조직 관리 등
일선 관리자 (수간호사)	업무적(운영적) 의사결정	구조적, 정형적 단기계획

025 ④

라인과 스태프 간의 의사소통이므로 대각선 의사소통에 해당한다. 대각선 의사소통은 일차적 수준에서 정보공유와 문제해결, 신속한 질의응답, 시간과 비용절약이 가능하다는 특징이 있다

026 ⑤

라인에 해당하는 실무부서와 참모조직, 계선조직인 경리회계 부서간 갈등이 발생한 상황이므로 라인-스태프 갈등에 해당한다. 동시에 조직 내 집단 간에 발생한 갈등이므로 수평적 갈등이다.

갈등의 종류

수직적 갈등	조직의 상하계층간 발생하는 갈등. 상위조직이 하위조직의 자율성을 지나치게 통제할 때나 하위조직이 상위조직의 지시에 불응할 경우 등
수평적 갈등	조직 내 동일한 계층의 개인이나 집단 간에 발생하는 갈등. 이는 동일한 계층에 위치하는 두 개 이상의 집단이 각자 자신의 입장과 자신의 권리를 우선시 하는 과정에서 발생
라인-스태프 갈등	라인과 스태프 양측이 상대방의 업무와 활동 범위를 명확히 이해하지 못하고 각자의 영역을 침범하거나 상대방의 활동이 자신의 영역을 침범하는 것으로 인식해 방어적인 태도를 취하거나 상대방의 활동을 방해할 때 발생
역할 갈등	여러 가지의 역할이 각각 양립할 수 없어 대립될 때 나타나는 갈등
기능적 갈등	한 조직 내에서 서로 기능이 다른 두 개 이상의 집단이 각자의 과업을 수행하는 과정에서 다른 집단의 간섭이나 방해를 받아 좌절을 경험할 때 발생
경쟁적 갈등	한 조직 내에 있는 두 개 이상의 집단이 서로 유사한 기능을 가지거나 업무 영역에 중복이 발생할 때 발생

027 ③

아래 표 참조

조직 내 조정기전

상호 조정	위계적 관계에 있지 않은 개인들 사이의 비공식적 의사소통을 통한 조정
직접 감독	상급자가 하급자의 업무에 책임을 지고 행동을 지시감독함으로써 일어나는 조정방식
업무 과정의 표준화	업무의 내용을 프로그램하거나 절차를 정해놓는 기전
업무 결과의 표준화	조직구성원에게 할당된 업무를 수행하기 위한 방법의 과정과 함께 기대 성과를 구체화 하는 것
업무자의 기술 표준화	수행자의 훈련을 통해 업무자의 기술을 표준화 하는 것

028 ②

가용성은 필요한 서비스를 제공할 수 있는 여건의 구비정도를 말한다. 이 외에 의료의 질 구성요소를 정리하자면 다음 표와 같다.

의료의 질 주요 구성요소 정리

효과성 (Effectiveness)	건강수준의 향상에 기여한다고 인정된 진료행위의 수행 정도
효율성 (Efficiency)	서비스 제공시 불필요한 자원의 소모 정도로 보건의료의 목적을 달성하는데 투입되는 자원의 양을 최소화하거나 일정한 자원의 투입으로 최대의 목적을 달성할 수 있어야 함
기술수준 (Technical quality)	서비스의 기술적 수준
접근성 (Accessibility)	시간이나 거리 등의 요인에 의하여 의료서비스 이용에 제한을 받는 정도
가용성 (Availability)	필요한 서비스를 제공할 수 있는 여건의 구비 정도
이용자 만족도 (Consumer satisfaction)	환자를 포함한 이용자들의 의료서비스에 대한 만족도
지속성 (Continuity)	개인에게 제공되는 보건의료서비스는 시간적, 지리적으로 상관성을 갖고 적절히 연결돼야 함
적정성 (Optimality)	건강개선과 그 건강개선에 드는 비용간의 균형

029 ②

동시평가란 환자가 입원 중에 제공되는 간호를 평가하여 환자의 만족도와 간호의 질을 높이는 방법을 말한다.
입원환자 기록 감사, 환자 면담 및 관찰, 환자를 포함한 집담회 등이 여기에 해당한다.

①, ③ 일반적으로 소급평가로 분류된다.
④ 간호의 질 향상 활동 접근 방법 중 결과적 접근에 해당한다.
⑤ 간호의 질 향상 활동 접근 방법 중 구조적 접근에 해당한다.

시기에 따른 간호의 질 평가도구

동시평가	환자가 입원 중에 제공되는 간호를 평가하여 환자의 만족도와 간호의 질을 높이는 방법 예) 입원환자 기록지 감사, 직원과 환자 관찰, 환자 면담, 직원집단회 등
소급평가	수행된 간호에서 결점이 있었는지 확인하고 그 결과를 반영해 다음 간호계획이나 교육, 행정의 변화를 가져와서 간호의 질을 높이는 방법 예) 간호 제공 후 퇴원환자 기록지 감사, 퇴원환자 설문조사, 퇴원환자 면담

030 ②

병원에서 환자 대피는 걸을 수 있는 환자를 가장 먼저 대피시키고 다음으로 보조가 필요한 환자, 거동 불가한 중환자 순으로 대피를 시킨다. 이를 통해 전체 대피 시간을 줄이고 더 많은 인명을 구할 수 있다.

① 문을 잠그면 응급상황 발생 시 즉각적 대처가 불가하므로 사용중 표지판을 사용하는 것이 적절한 행위이다.
③ 수혈은 오류 발생 시 환자에게 치명적인 결과를 초래할 수 있는 고위험 행위이므로, 반드시 두 명 이상의 의료인이 이중 확인을 해야 한다.
⑤ 폐쇄형 질문은 무의식적으로 환자가 긍정할 위험이 있으므로 개방형 질문을 하여 환자를 확인해야 한다.

031 ②

안전사고 발생시 대처 순서는 다음과 같다.
1) 응급조치
2) 수간호사 및 주치의에게 알림
3) 사고 당사자의 가족에게 알림
4) 사고보고서를 제출
5) 재발방지 교육 실시

032 ④

음압병실에 격리하고 담당간호사는 N95 마스크를 착용하는 것은 공기주의를 적용한 것이다. 여기에 해당하는 질환으로는 홍역, 수두, 결핵 등이 있다.

①, ②, ③ 비말주의, ⑤ 접촉주의를 적용한다.

033 ④

물품 재고 조사는 표준량을 확보하고 불필요한 물품을 반환하며 수선이나 교환이 필요한 물품을 확인하기 위해서 진행한다.

① 물품 청구 시 여유분을 고려하여 청구해야 한다.
② 물품이 부족하더라도 대용품을 써서는 안 된다.
③ 무조건 저렴한 상품이 아니라 기능이 동등하거나 우수해야 한다.
⑤ 소모품은 환자의 수, 사용 빈도 및 소모량을 고려해서 청구하고, 비품은 침상 수를 기준으로 청구한다.

034 ⑤

보기는 적시성에 대한 내용으로 보고서를 신속하게 분석하여 권고안을 알아야 할 사람들에게 빨리 전파하여야 함을 말한다.

①, ④ 보고의 결과로 처벌 받을 것이라는 두려움이 없어야 한다. 비밀보장 환자, 보고자, 기관을 식별할 수 없어야 한다.(비처벌성)
② 보고시스템은 보고자 또는 기관을 처벌할 권한을 가진 당국으로부터 독립적이어야 한다.(독립성)
③ 권고안은 개인의 성과보단 시스템, 프로세스의 변화에 초점을 맞춰야 한다.(시스템 지향성)

035 ②

처방전달시스템은 병원정보체계의 가장 핵심이 되는 부분으로서 병원을 찾아오는 환자를 중심으로 일어나는 일련의 흐름을 전산화하는 것이라 할 수 있다. 병동처방전달시스템을 통해 의사처방이 각 검사실과 약국 등의 진료지원부서로 전달되고 각 검사실은 검사결과 및 검사예약, 처방전달상태를 전달한다. 간호사는 처방에 따라 환자간호를 수행함은 물론이고 부분적인 검사의뢰 및 접수에 관한 정보를 독자적으로 지원부서로 발생시킨다.

기본간호학

036 ④

강심제는 심장의 수축력을 증가시키나 맥박 수를 감소시킬 수 있다.

①, ②, ③, ⑤ 맥박 수를 증가시키는 요인이 된다.

037 ⑤

호흡은 이산화탄소와 산소 농도로 조절된다. 만성 폐쇄성 폐질환(COPD, Chronic Obstructive Pulmonary Disease) 환자는 평상시 이산화탄소 농도가 높기 때문에 이산화탄소 농도보다는 산소 농도를 토대로 호흡을 조절하게 된다. 고농도의 산소 제공은 호흡 중추로 하여금 호흡의 필요성을 느끼지 않게 하여 호흡정지를 유발할 수 있다. 그러므로 만성 폐쇄성 폐질환(COPD) 환자에게는 저농도의 산소를 제공한다.

038 ⑤

심호흡이란 코를 통해 천천히 숨을 깊이 들이쉬고 잠시 숨을 참았다가 입을 통해 천천히 숨을 내쉬는 것으로 무기폐의 예방과 치료를 위해 시행한다.

039 ③

지속적으로 심한 설사를 하는 경우, 중탄산(HCO_3)의 소실로 체내 pH가 감소하여 대사성 산증이 나타날 수 있다.

> 대사성 산증
> - 원인: 심한 설사 및 장루를 통한 과도한 배설, 혈액 내 산의 축적, 산성 물질의 증가
> - 증상: 혼돈, 혼수, 경련, 고칼륨혈증, 두통, 쿠스마울 호흡, pH 7.35 이하 및 HCO_3 감소 등
> - 중재: 의식수준 사정, 기도 유지, 중탄산염(Sodium Bicarbonate) 투여, 전해질 교정 등
>
> 중탄산(HCO_3)
> - 산에 대한 완충역할을 하여 혈액 내 pH가 정상범위로 유지될 수 있도록 도와주는 역할을 함

040 ④

대사성 환자에게 나타나는 호흡으로 깊고 빠르며 과일향이 나는 것은 쿠스마울 호흡(kussmaul respiration)에 해당한다.

① 무호흡(apnea): 호흡운동이 일어나지 않는 상태를 의미한다.
② 빈호흡(tachypnea): 호흡수는 증가하지만 얕은 양상을 보이는 호흡을 말한다.
③ 비오 호흡(biot 호흡): 예측할 수 없는 호흡 양상으로 갑자기 무호흡을 보인다.
⑤ 체인-스톡스 호흡(cheyne-stokes 호흡): 호흡의 깊이가 커졌다 작아졌다 하며 무호흡이 번갈아 나타나는 호흡을 말한다. 심부전, 뇌 손상, 요독증, 사망 직전 등에 나타날 수 있다. 하지만, 아동, 노인의 경우에는 정상적으로 나타나기도 한다.

041 ②

충분한 수분 섭취와 가습기 적용은 기도 내 분비물을 액화시켜 배출이 쉽도록 해준다.

042 ⑤

무의식 환자의 경우, 기도 내 흡인을 예방하기 위해 측위를 취하거나 고개를 돌린 자세에서 비위관을 삽입하도록 한다.

① 비위관 삽입을 수월하기 위해 입으로 숨을 쉬도록 한다.
② 고개를 약간 뒤로 젖힌 상태에서 비위관을 천천히 삽입한다. 비인두를 지날 때 고개를 앞으로 숙이도록 한다. 이는 기도를 좁게 하고 식도를 넓게 하여 비위관 삽입을 돕는다.
③ 코 끝에서 귓불, 귓불에서 검상돌까지의 길이를 확인하여 반창고로 표시한다.
④ 플라스틱 비위관은 따뜻한 물에 담그고, 고무 비위관은 얼음에 담궈 삽입을 도울 수 있다.

> 비위관 삽입 시 자세
> - 상체를 올려 좌위를 취함(좌위가 불가능한 경우, 측와위를 취해주거나 고개를 옆으로 돌려줌)

043 ②

금기가 아니라면 상체를 올려 앉은 자세를 취하도록 하며 영양액 주입 후에도 구토 예방을 위해 30분 이상 앉은 자세를 유지하도록 한다.

① 위관에는 영양액 뿐만 아니라 물이나 처방된 약물 등을 투여할 수 있다.
③ 위관과 주사기를 연결할 때는 위관을 꺾어 공기가 들어가지 않도록 주의하여 연결한다.
④ 영양액을 주입할 때는 주사기로 밀어 넣지 말고 천천히 주입한다.
⑤ 영양액을 모두 주입한 다음 내관을 뺀 주사기를 위관에 연결하여 30mL 정도의 물을 주입해 위관을 세척한다.

044 ②

유치도뇨관은 장기간 자연배뇨가 어렵거나, 시간당 소변량을 정확히 알아야 하는 경우, 소변으로 인해 수술 부위가 오염될 우려가 있거나, 방광 내 세척 또는 약물을 주입할 때 삽입한다.

① 원활한 유치도뇨관 삽입을 위해 배횡와위를 취한다.
③ 유치도뇨관의 풍선 팽창(Foley catheter ballooning)을 위해 생리식염수를 사용하는 경우도 있으나, 생리식염수는 Ballooning 안에서 결정체를 생성하여 Deballooning이 어려워질 가능성이 있으므로, 장기간 사용이 필요할 때에는 증류수를 사용한다.
④ 남성은 요도의 길이가 길어, 여성에 비하여 요로 감염의 위험이 낮다.
⑤ 윤활제는 도뇨관의 마찰을 줄이고 점막의 손상을 막아주므로 도뇨관 삽입 때 충분히 바른다.

045 ④

둔부 밑에 흡수용 패드를 대어주고 분비물에 의해 더러워진 신체 부위는 따뜻한 물수건으로 닦아준다.

① 머리 밑에 베개를 괴어주어 얼굴변색을 방지한다. 사망 후 혈액순환이 정지되면 신체의 가장 낮은 부위 혹은 압력을 받는 부위의 조직이 변색되는 사후시반이 나타나기 때문이다.
② 의치는 다시 끼워준다.(머리를 빗어주고, 핀이나 장신구는 제거함)
③ 해당하지 않는 내용이다.
⑤ 임종 후 사망시각, 사망선언 의사, 처치한 내용, 간호수행, 삽입관의 종류/위치, 분비물 배액, 남긴 물건, 병실 퇴실시간 등을 모두 간호기록해야 한다.

사후처치 및 간호
- 가능한 빨리 유가족에게 환자의 사망을 알리고 간호 수행
- 사용했던 의료 기구를 모두 제거함
- 삽입되었던 각종 튜브는 자른 후 그 부위에 테이프를 붙임
- 오염된 드레싱을 제거하고 깨끗한 드레싱으로 교환
- 분비물에 의해 더러워진 신체 부위는 따뜻한 물수건으로 닦아줌
- 사체의 머리 밑에 작은 베개를 괴어주어 머리 부분을 올려줌(얼굴변색 방지)
- 둔부 밑에 흡수용 패드를 대어줌
- 머리를 빗어주고, 핀이나 장신구는 제거함, 의치는 다시 끼워줌
- 손바닥은 아래로 가게 하여 양 옆에 붙이거나 배 위에 가로질러 놓음
- 홑이불을 완전히 펴고 사체를 눕힌 상태에서 한 쪽 발목 혹은 손목, 수의 표면에 이름표를 붙임

046 ③

회음부에 따뜻한 물을 부어주는 것은 요도괄약근의 이완을 돕고 배뇨를 촉진시킨다.

① 충분한 수분 섭취를 돕는다.
② 유치도뇨관을 제거한 상태로 충분히 자연배뇨를 할 수 있도록 돕는 것이 우선이다.
④ 방광 위를 부드럽게 눌러주어 배뇨를 도울 수 있다.
⑤ 차가운 변기가 아닌 따뜻한 변기를 대어주도록 한다.

자연배뇨 돕기
- 따뜻한 좌욕하기, 물소리 들려주기, 배뇨에 적절한 자세 돕기, 프라이버시를 유지할 수 있는 공간 제공하기, 손을 따뜻한 물에 담그기, 다리 대퇴부 가볍게 자극하기 등

047 ③

고관절의 외회전을 방지하기 위하여 대전자 두루마리를 적용한다.

048 ⑤

편안하고 안전한 보행을 위해 팔꿈치가 약 30°가량 구부러지도록 하여 손잡이를 잡도록 교육한다.
① 목발을 사용할 때에는 손목, 팔, 손바닥에 체중이 실리도록 해야 한다. 액와에 체중이 실리는 경우 상완신경총의 손상으로 목발 마비가 발생할 수 있기 때문이다.
② 계단을 내려갈 때에는 목발과 환측 다리를 먼저 이동시킨다.
③ 계단을 올라갈 때에는 건측 다리를 먼저 이동시킨다.
④ 목발보행은 어깨와 팔의 근육이 체중을 지탱하게 되므로 보행 전 팔굽혀 펴기와 같은 상지운동을 하는 것이 도움이 된다.

049 ①

냉요법은 염증 반응을 감소시키는 효과를 갖는다.
②, ③, ④ 냉요법의 금기증에 해당된다.
⑤ 온요법의 적용이 필요한 경우에 해당된다.

050 ③

효과적인 열전도를 위해 주머니 안의 공기를 완전히 제거하고 마개로 잠근다.
① 환자에게 더운 물주머니는 적용부위의 혈액의 점도를 증가시키는 것이 아니라, 혈액순환을 도와 근육통을 감소시켜 준다.
② 따뜻한 정도의 온도로 물을 준비하여 주머니의 2/3 정도를 채워 넣는다.
④ 물이 새지 않는지 확인한 후, 수건이나 겉싸개를 씌워 근육통을 느끼는 부분에 적용한다.
⑤ 20~30분간 적용하며 적용부위를 자주 사정하여 피부 손상을 예방한다. 장시간 한 부분에 적용하는 것은 피부 손상을 유발할 수 있다.

051 ④

혼수 상태란, 어떤 자극에 대해서도 아무런 반응이 없는 의식 상태를 의미한다. 그러므로 낙상 고위험군에 해당하지 않는다.
①, ②, ③, ⑤ 낙상 고위험군에 해당하는 환자이다.

> 낙상 고위험군
> • 65세 이상 노인, 낙상 과거력이 있는 경우, 청력/시력 상실, 보행 및 균형 장애, 이뇨제/진통제/진정안정제/최면제 등의 약물 복용, 체위성 저혈압, 지남력 상실, 심장/신경계 질환, 무릎 관절염, 전신 쇠약, 실금, 혼돈, 우울 등

052 ⑤

병원 내 화재가 발생한 경우, 이동할 수 있는 환자를 먼저 신속히 대피시킨다. 그 다음 보조기구를 이용해 이동할 수 있는 환자를 대피시키고 의식이 없거나 거동이 불가능한 환자는 우선 안전한 장소로 대피시킨 다음 다른 의료진이 왔을 때 도움을 받아 대피시키도록 한다.

> 화재 대피 방법
> • 계단을 이용해야 함(승강기를 이용하지 않음)
> • 화재가 발생한 장소는 전기 기구의 전원을 끄고 산소장치와 접하지 않도록 해야 함
> • 화재 장소는 창문과 문을 닫아 연기가 새나가지 않도록 해야 함
> • 대상자의 입에 젖은 헝겊을 대어 연기 흡입을 예방하도록 함

053 ④

재채기는 병원성 미생물이 인체에서 외부로 탈출하는 출구가 되기 때문이다. 그러므로 입과 코를 막는 것은 출구를 차단하는 역할을 하게 된다.

054 ⑤

MRSA, VRE는 대표적인 병원감염균으로, MRSA(methicillin-resistant staphylococcus aureus)는 메티실린(항생제)에 내성을 보이는 황색포도상구균을 말하며, VRE(Vancomycin-Resistant Enterococcus)는 반코마이신(항생제)에 내성을 보이는 장내구균을 의미한다.
①, ②, ③ 병원감염(Hospital acquired infection, Nosocomial infection)이란, 입원 당시 증상도 없고 감염증의 잠복 상태도 아니었으나 입원 기간 중 감염이 발생하였거나 퇴원 후 일정기간 내 감염이 발생한 경우를 의미한다.
④ 병원 감염은 요로 감염, 폐렴, 수술 후 창상 감염, 혈류 감염 등이 포함된다.

055 ④

병원성 미생물을 줄이기 위해 시행하는 손 씻기는 '내과적 손 씻기'를 의미한다. 내과적 손 씻기는 비누와 물을 이용해 기계적 마찰을 이용하여 이물질을 제거하는 방법이다.

> 내과적 손 씻기
> - 손 소독제로 손을 닦거나 비누나 세제, 물을 사용하여 손 씻는 방법이 포함됨
> - 일회용 타월로 완전히 건조시키며, 사용한 타월은 반복 사용하지 않음

056 ④

신체보호대(억제대)는 신체적 자유를 제한하는 것이므로 의사의 처방과 환자의 동의를 바탕으로 적용되어진다.
① 노인의 안전사고 중 가장 빈번하게 발생하는 것은 '낙상'이다. '질식'은 아동에서 빈번하게 발생하는 안전사고.
② 안전사고는 신체적 요인뿐만 아니라 감각능력의 변화, 인지 수준, 정신사회적 상태 등 여러 요인에 의해 영향을 받는다.
③ 화재, 감전, 질식, 낙상, 중독 등은 모두 안전사고에 포함된다.
⑤ 미끄럼 방지 매트를 깔아 놓는 것은 낙상을 예방하기 위한 방법 중 하나이다.

057 ③

$1g(=1000mg) : 10cc = 400mg : x\,cc$

$\therefore x = 4cc$

058 ②

$$\frac{\text{주입시간} \times 60\text{분} \times 60\text{초}}{\text{주입량(ml)} \times 20gtt/ml} = 1\text{방울 점적에 걸리는 시간(초)}$$

$$\frac{0.5\text{시간} \times 60\text{분} \times 60\text{초}}{100ml \times 20gtt/ml} = 0.9(\text{초})$$

059 ⑤

기대하는 약물의 효과를 보기위해 약물의 일정한 혈중 농도 유지가 필요할 수 있다. 이런 경우 주기적으로 혈중농도를 모니터링하여 적정수준으로 유지되도록 해야 한다.
① 모르핀과 같은 마약성 진통제를 복용할 때에는 호흡수를 주의 깊게 사정해야 한다.
② 철분제는 공복에 복용하는 것이 효과적이다.
③ 약물의 효과적인 흡수를 위해 물과 함께 복용하는 것을 권장한다.
④ 약물을 임의로 산제하지 않는다. 약물에 따라 산제하는 경우 효과가 없거나 예상치 못한 부작용을 가져올 수 있기 때문이다.

060 ①

경결의 직경에 따라 결핵균 감염(노출)에 대한 양성 여부를 판독한다.
② 마사지를 하는 것은 투베르쿨린 시약을 새어 나오게 하거나 주위 조직으로 흡수시킬 수 있으므로 마사지하지 않는다.
③ 투베르쿨린 시약 주사 후 48~72시간 후에 주사부위를 확인한다.
④ 주삿바늘을 피내에 삽입하여 투베르쿨린 시약을 주입한다.
⑤ 투베르쿨린 검사로 활동성 결핵 여부는 확인할 수 없다.

> 투베르쿨린 시약
> - PPD(purified protein derivatives)라고 불리며 결핵균 배양액의 단백질 침전물로 제조된 항원임

061 ⑤

인슐린 약물은 대개 개봉 전 냉장보관하며 개봉 후에는 실온 또는 냉장보관한다.(제품에 따라 보관방법이 달라질 수 있으며 대부분의 펜형 인슐린은 개봉 후 실온보관한다.)
① 투여한 부위는 표시하여 한 부분에 반복적으로 투여하지 않도록 한다. 반복적인 인슐린 투여는 피하조직의 위축과 손상을 유발하여 완전한 흡수를 저해한다.
② 견갑골 아래나 상완외측은 인슐린 투여에 적합한 부위이다. 이 외에도 복부 및 대퇴전면에 투여할 수 있다.
③ 인슐린을 투여한 후 마사지하지 않는다. 마사지는 약물이 새어나오게 하거나 흡수 속도를 변화시켜 저혈당을 유발할 수 있다.
④ 인슐린의 흡수 속도가 가장 빠른 부위는 복부이다.

062 ⑤

정맥주사 주입 중 부종과 통증을 호소하는 것으로 정맥주사로 인한 침윤을 예상할 수 있다. 침윤이란 약물이나 수액이 정맥주사부위 주변 조직으로 새어 나가 스며든 것으로 즉시 수액주입을 중단하고 주삿바늘을 제거해야 한다.

> 정맥염은 침윤과 달리, 주사부위 정맥 혈관을 따라 발적이 나타나는 특징을 보임

063 ②

하안검을 잡아 당겨 노출시킨 후 하부 결막낭의 내측에서 외측으로 소량의 연고를 길게 도포한다.
① 하안검을 잡아 당겨 노출시킨 후 하부 결막낭의 중앙에 안약을 점적한다.
③ 3세 이하 소아는 후하방으로 당긴 후 귀약을 점적한다.
④ 성인은 후상방으로 당긴 후 귀약을 점적한다.
⑤ 코약을 점적할 때에는 앉거나 누운 자세에서 머리를 뒤로 젖혀 점적하며 잠시 동안 체위를 유지하게 한다. 사골의 상비갑개 중앙선을 향해 약물을 주입하며 입으로 숨을 쉬도록 설명한다.

064 ④

피부를 부드럽게 닦아주고 습기로부터 보호하기 위해 피부보호제를 적용할 수 있다. 이외 마찰이나 문지름을 피하며 피부가 접히는 곳을 주의깊게 사정하고 분리하도록 한다. 경관유동식이나 항생제 등의 사용이 묽은 변의 발생을 악화시킬 수 있으므로 다학제적 접근이 필요할 수 있다.
① 체위를 자주 변경해준다.
② 실금 여부를 자주 사정한다.
③ 드레싱 교환을 자주 시행한다.
⑤ 발적이 있는 부위는 마사지하지 않는다.

065 ③

반좌위 상태로 있을 때 피부가 밀려 내려가면서 받는 힘을 '전단력'이라고 한다. 전단력에 의한 욕창 발생을 감소시키기 위해 환자의 침상머리를 30° 이하로 낮춰줄 수 있다.
① 마찰력이란, 서로 반대의 방향으로 평행되어 작용하는 힘을 의미한다.
② 압력이란, 물체와 접촉면 사이에 수직으로 작용하는 힘을 의미한다.
④ 탄성력이란, 물체가 원래의 상태 및 모양으로 되돌아가려는 힘을 의미한다.
⑤ 자기력이란, 자성을 띤 물체 사이에 작용하는 힘을 의미한다.

보건의약관계법규

066 ④

의료법 제3조의3
300병상을 초과하는 경우에는 내과, 외과, 소아청소년과, 산부인과, 영상의학과, 마취통증의학과, 진단검사의학과 또는 병리과, 정신건강의학과 및 치과를 포함한 9개 이상의 진료과목을 갖추고 각 진료과목마다 전속하는 전문의를 둘 것

067 ①

의료법 제21조
의료인, 의료기관의 장 및 의료기관 종사자는 다음 어느 하나에 해당하면 그 기록을 열람하게 하거나 그 사본을 교부하는 등 그 내용을 확인할 수 있게 하여야 한다.
1. 환자의 배우자, 직계 존속·비속, 형제·자매 또는 배우자의 직계 존속이 환자 본인의 동의서와 요건을 갖추어 요청한 경우. 단, 환자가 사망하거나 의식이 없는 등 환자의 동의를 받을 수 없는 경우에는 환자의 동의 없이 친족관계임을 나타내는 증명서를 첨부하여 요청 가능.
2. 환자가 지정하는 대리인이 환자 본인의 동의서와 대리권이 있음을 증명하는 서류를 첨부하는 등 보건복지부령으로 정하는 요건을 갖추어 요청한 경우
3. 환자가 사망하거나 의식이 없는 등 환자의 동의를 받을 수 없어 환자의 배우자, 직계 존속·비속, 형제·자매 또는 배우자의 직계 존속이 친족관계임을 나타내는 증명서 등을 첨부하여 요청하는 경우

068 ③

A씨는 2025년에 5개월간 환자 진료업무에 종사하지 않았다. 보수교육 면제 또는 유예 대상이 아니므로 연간 8시간 이상 이수하여야 한다.

069 ②

의료법 시행규칙 제36조
요양병원의 입원 대상 - 노인성 질환자, 만성질환자, 외과적 수술 후 또는 상해 후 회복 기간에 있는 자
정신질환자는 입원 대상이 아니나 노인성 치매환자는 입원 대상이다.

070 ④

의료법 제47조의2

의료기관의 장은 천재지변, 감염병 의심 상황, 집단 사망사고의 발생 등 입원환자를 긴급히 전원시키지 않으면 입원환자의 생명·건강에 중대한 위험이 발생할 수 있음에도 환자나 보호자의 동의를 받을 수 없는 등 보건복지부령으로 정하는 불가피한 사유가 있는 경우에는 시장·군수·구청장의 승인을 받아 입원환자를 다른 의료기관으로 전원시킬 수 있다.

071 ④

의료법 제23조의5

의료인, 의료기관 개설자 및 의료기관 종사자는 의약품공급자로부터 의약품 채택·처방유도·거래유지 등 판매촉진을 목적으로 제공되는 금전, 물품, 편익, 노무, 향응, 그 밖의 경제적 이익을 받거나 의료기관으로 하여금 받게 하여서는 아니 된다.
이를 위반하여 경제적 이익등을 제공받은 때 면허자격을 정지시킬 수 있다.

072 ②

감염병예방법 제24조

특별자치시장·특별자치도지사 또는 시장·군수·구청장은 필수예방접종 대상 아동 부모에게 필수예방접종을 사전에 알려야 한다.

073 ②

감염병예방법 제42조(감염병에 관한 강제처분)
질병관리청장, 시·도지사 또는 시장·군수·구청장은 해당 공무원으로 하여금 다음 어느 하나에 해당하는 감염병환자등이 있다고 인정되는 주거시설, 선박·항공기·열차 등 운송수단 또는 그 밖의 장소에 들어가 필요한 조사나 진찰을 하게 할 수 있으며, 그 진찰 결과 감염병환자등으로 인정될 때에는 동행하여 치료받게 하거나 입원시킬 수 있다.
① 제1급감염병
② 제2급감염병 중 결핵, 홍역, 콜레라, 장티푸스, 파라티푸스, 세균성이질, 장출혈성대장균감염증, A형간염, 수막구균 감염증, 폴리오, 성홍열
③ 제3급감염병 중 질병관리청장이 정하는 감염병(엠폭스)
④ 세계보건기구 감시대상 감염병

074 ①

검역법 제2조 검역감염병

콜레라, 페스트, 황열, 중증 급성호흡기 증후군(SARS), 동물인플루엔자 인체감염증, 신종인플루엔자, 중동 호흡기 증후군(MERS), 에볼라바이러스병

075 ④

후천성면역결핍증 예방법 제8조

해외에서 입국하는 외국인 중 대통령령으로 정하는 장기체류자는 입국 전 1개월 이내에 발급받은 후천성면역결핍증 음성확인서를 질병관리청장에게 보여주어야 한다.

076 ②

국민건강보험법 제44조

본인이 연간 부담하는 다음 각 호의 금액의 합계액이 대통령령으로 정하는 금액(본인부담상한액"이라 한다)을 초과한 경우에는 공단이 그 초과 금액을 부담하여야 한다. 이 경우 공단은 당사자에게 그 초과 금액을 통보하고, 이를 지급하여야 한다.

077 ⑤

국민건강보험법 제42조

전문요양기관으로 인정된 요양기관 또는 상급종합병원에 대하여는 요양급여의 절차 및 제45조에 따른 요양급여비용을 다른 요양기관과 달리 할 수 있다.

078 ⑤

지역보건법 23조(건강검진 등의 신고)

① 「의료법」 제27조제1항 각 호의 어느 하나에 해당하는 사람이 지역주민 다수를 대상으로 건강검진 또는 순회 진료 등 주민의 건강에 영향을 미치는 행위를 하려는 경우에는 보건복지부령으로 정하는 바에 따라 건강검진등을 하려는 지역을 관할하는 보건소장에게 신고하여야 한다.
② 의료기관이 「의료법」 제33조제1항 각 호의 어느 하나에 해당하는 사유로 의료기관 외의 장소에서 지역주민 다수를 대상으로 건강검진등을 하려는 경우에도 제1항에 따른 신고를 하여야 한다.

079 ⑤
① 30만명을 초과하는 경우
② 지방자치단체의 조례로 업무를 총괄하는 보건소를 지정하여 운영할 수 있다.
③ 병원의 요건을 갖춘 보건소는 보건의료원이라는 명칭을 사용할 수 있다.
④ 보건소가 설치된 읍·면은 제외한다.

080 ①
마약류 관리에 관한 법률 제 2조
마약류관리자: 의료기관에 종사하는 약사로서 그 의료기관에서 환자에게 투약하거나 투약하기 위하여 제공하는 마약 또는 향정신성의약품을 조제·수수하고 관리하는 책임을 진 자

마약류취급의료업자: 의료기관에서 의료에 종사하는 의사·치과의사·한의사 또는 수의사로서 의료나 동물 진료를 목적으로 마약 또는 향정신성의약품을 투약하거나 투약하기 위하여 제공하거나 마약 또는 향정신성의약품을 기재한 처방전을 발급하는 자

081 ③
응급의료에 관한 법률 제9조
응급의료종사자는 다음 어느 하나에 해당하는 경우를 제외하고는 응급환자에게 응급의료에 관하여 설명하고 그 동의를 받아야 한다.
1. 응급환자가 의사결정능력이 없는 경우
2. 설명 및 동의 절차로 인하여 응급의료가 지체되면 환자의 생명이 위험하여지거나 심신상의 중대한 장애를 가져오는 경우
응급의료종사자는 응급환자가 의사결정능력이 없는 경우 법정대리인이 동행하였을 때에는 그 법정대리인에게 응급의료에 관하여 설명하고 그 동의를 받아야 하며, 법정대리인이 동행하지 아니한 경우에는 동행한 사람에게 설명한 후 응급처치를 하고 의사의 의학적 판단에 따라 응급진료를 할 수 있다.

082 ①
보건의료기본법 제10조(건강권 등)
① 모든 국민은 이 법 또는 다른 법률에서 정하는 바에 따라 자신과 가족의 건강에 관하여 국가의 보호를 받을 권리를 가진다.
② 모든 국민은 성별, 나이, 종교, 사회적 신분 또는 경제적 사정 등을 이유로 자신과 가족의 건강에 관한 권리를 침해받지 아니한다.
평등권은 「보건의료기본법」상 보건의료에 관한 국민의 권리에 해당하지 않는다.

083 ①
국민건강증진법 제9조의2
담배에 포함된 발암성물질 - 나프틸아민, 니켈, 벤젠, 비닐 크롤라이드, 비소, 카드뮴

084 ①
혈액관리법 제8조
혈액원은 부적격혈액의 수혈 등으로 사고가 발생할 위험이 있거나 사고가 발생하였을 때에는 이를 그 혈액을 수혈받은 사람에게 알려야 한다.

085 ②
연명의료결정법 제2조
"사전연명의료의향서"란 19세 이상인 사람이 자신의 연명의료중단등결정 및 호스피스에 관한 의사를 직접 문서(전자문서를 포함한다)로 작성한 것을 말한다.

제4회
정답 및 해설

> 정답 확인

1교시

성인간호학

001	②	006	③	011	③	016	⑤	021	③	026	③	031	④	036	④
002	②	007	③	012	②	017	③	022	④	027	③	032	③	037	②
003	②	008	②	013	④	018	①	023	④	028	④	033	⑤	038	③
004	③	009	①	014	②	019	⑤	024	②	029	④	034	③	039	④
005	③	010	⑤	015	⑤	020	⑤	025	⑤	030	③	035	⑤	040	④

041	③	046	⑤	051	④	056	③	061	③	066	③
042	④	047	⑤	052	④	057	③	062	③	067	④
043	③	048	③	053	③	058	③	063	③	068	⑤
044	⑤	049	⑤	054	③	059	⑤	064	④	069	③
045	①	050	④	055	①	060	⑤	065	①	070	⑤

모성간호학

071	⑤	076	②	081	②	086	①	091	③	096	③	101	④
072	①	077	⑤	082	⑤	087	①	092	②	097	①	102	②
073	③	078	⑤	083	④	088	⑤	093	②	098	④	103	⑤
074	②	079	③	084	②	089	②	094	②	099	⑤	104	⑤
075	⑤	080	③	085	①	090	④	095	③	100	②	105	③

2교시

아동간호학

001	⑤	006	①	011	③	016	④	021	②	026	⑤	031	①
002	②	007	④	012	①	017	②	022	②	027	③	032	⑤
003	④	008	⑤	013	④	018	⑤	023	④	028	①	033	②
004	①	009	④	014	②	019	⑤	024	③	029	③	034	④
005	④	010	③	015	②	020	④	025	⑤	030	③	035	②

지역사회간호학

036	③	041	⑤	046	①	051	①	056	①	061	①	066	③
037	②	042	①	047	①	052	②	057	①	062	④	067	①
038	④	043	①	048	③	053	③	058	⑤	063	②	068	①
039	②	044	③	049	④	054	③	059	②	064	①	069	⑤
040	①	045	①	050	⑤	055	①	060	③	065	②	070	①

정신간호학

071	③	076	③	081	③	086	⑤	091	②	096	④	101	①
072	③	077	④	082	⑤	087	⑤	092	②	097	①	102	③
073	③	078	②	083	③	088	④	093	①	098	②	103	②
074	②	079	③	084	③	089	①	094	②	099	④	104	③
075	④	080	②	085	②	090	②	095	④	100	⑤	105	⑤

3교시

간호관리학

001	③	006	④	011	④	016	③	021	④	026	①	031	⑤
002	③	007	④	012	④	017	④	022	④	027	②	032	①
003	②	008	③	013	②	018	②	023	④	028	①	033	⑤
004	⑤	009	②	014	④	019	④	024	③	029	③	034	④
005	②	010	①	015	⑤	020	①	025	⑤	030	③	035	③

기본간호학

036	⑤	041	⑤	046	②	051	①	056	⑤	061	③
037	④	042	①	047	③	052	⑤	057	⑤	062	④
038	④	043	④	048	⑤	053	④	058	④	063	③
039	①	044	③	049	①	054	④	059	⑤	064	①
040	③	045	⑤	050	③	055	④	060	④	065	①

보건의약관계법규

066	③	071	⑤	076	④	081	①
067	②	072	①	077	①	082	①
068	④	073	④	078	⑤	083	⑤
069	②	074	③	079	⑤	084	⑤
070	③	075	②	080	④	085	②

1교시

정답 및 해설

성인간호학

001 ②

피부반응검사를 통해 약물에 대한 대상자의 알레르기 반응을 사전에 확인해야 한다. 투여할 약물에 대해 과민한 반응을 보이는 경우 다른 약물로 대체하는 것이 필요하다.

002 ②

화상을 입은 초기는 체액 상실기로 수분 전해질의 균형유지를 위한 간호중재가 중요하다. 부족한 체액량을 확인하여 적절한 수액 요법을 통해 체액량을 보충해야 한다.

003 ②

근육 강화 운동은 근육의 힘을 길러주어 요통 완화를 도울 수 있다.
① 물건을 들 때에는 최대한 물건과 가까이 위치하여 들도록 한다.
③ 짐을 들 때에는 무릎을 구부려 들도록 해야 한다.
④ 복위는 척추에 부담을 주는 자세로 요통 완화에 도움이 되지 않는다.
⑤ 서 있는 자세를 유지해야 하는 경우 발판을 이용하여 한쪽 다리를 올려놓는 자세를 취하도록 한다.

004 ③

전신성 홍반성 루푸스 환자의 약 70~90%에서 나비모양의 발진이 콧등을 중심으로 양쪽 뺨에 대칭적으로 나타난다.

005 ③

노인의 경우 깊은 수면은 감소하고 얕은 수면이 늘어나는 수면 양상을 보인다.
① 폐기능이 감소하여 폐활량도 감소된다.
② 골밀도와 근력이 감소된다.
④ 노화로 인한 청력 손실로 고음 감지 능력이 저하된다.
⑤ 노화로 인해 미각 수용체의 민감도가 감소하여 짠맛과 단맛에 대한 감각이 저하된다.

006 ③

노인환자가 이해하고 스스로 답변할 수 있도록 충분히 기다리는 자세가 필요하다.
① 입술이 잘 보이게 얼굴을 마주하고 천천히 또박또박 분명하게 말한다.
② 환자의 이야기에 관심을 기울이며 경청하는 태도를 갖는다.
④ 필요하다면 환자의 충분한 이해를 돕기 위해 여러 번 반복하여 설명한다.
⑤ 신체적 반응이 느린 시기이므로 재빨리 행동하지 말고 환자의 속도에 맞추어 행동한다.

007 ③

악성종양은 대부분 분화가 잘 되어 있지 않다.
① 종양의 성장 속도가 빠르다.
② 주위 조직을 침윤한다.
④ 수술 후에도 쉽게 재발한다.
⑤ 예후가 비교적 좋지 않고 전이가 쉽다.

008 ②

투베르쿨린 검사는 시간이 지나 결과를 판독하는 것으로 지연형 과민반응을 확인하는 검사이다. 지연형 과민반응에는 투베르쿨린 반응검사, 첩포검사 등이 속한다. 지연형 과민반응은 T세포가 lymphokin을 유리시켜 식균작용을 하게 되는 반응검사이다.
① 즉시형 과민반응: 알레르기원이 IgE를 자극하여 비만세포가 히스타민과 류코트리엔을 방출하면서 발생하는 반응이다.(예: 국소적 소양증, 알레르기 등)
③ 면역복합체성 과민반응: 항원-항체 복합체가 형성되어 축적되면서 발생하는 반응이다.(예: 전신성 홍반성 낭창, 급성 사구체신염 등)
④ 세포독성 과민반응: IgG, M, 보체가 항원과 결합하여 보체계의 활성으로 발생하는 반응이다.(예: ABO 불일치 등)

009 ①

심폐소생술 가이드라인에 따라 호흡과 맥박이 측정되지 않으면 즉시 가슴압박을 시행한다.

> • 심폐소생술의 순서: 가슴압박 - 기도유지 - 인공호흡

010 ⑤

식도절제술 후 위의 과팽만과 역류 방지를 위해 식사 후 상체를 올린 반좌위나 좌위를 한 시간 정도 유지하게 한다.
① 항콜린제는 식도 괄약근의 압력을 감소시키므로 적절하지 않다.
② 식사 직후 격렬한 운동은 적절하지 않다.
③, ④ 식사를 소량씩 여러 번 나누어 천천히 섭취하게 한다.

011 ③

대장 내부를 관찰하기 위해 공기를 주입하는데, 이로 인해 일시적인 복부 통증 및 불편감을 경험할 수 있다.
① 대장 질환의 진단 및 용종 제거 등의 치료가 가능하다.
② 검사 전날 대개 금식을 시행하며 검사 수일 전부터 씨 있는 과일 등의 섭취를 제한한다.
④ 대장 내시경 검사 후, 직장 출혈 등의 합병증이 발생할 수 있으므로 주의 깊은 사정이 필요하다.
⑤ 검사 후 수분 섭취를 제한할 필요는 없다.

012 ②

아프타성 구내염은 전염성을 갖고 있지 않으며 발생 후 1~2주일이 지나면 흉터 없이 자연적으로 치유된다.
① 아프타성 구내염의 정확한 원인은 밝혀지지 않았지만, 스트레스, 균 감염, 면역체계의 불안정, 영양결핍, 알레르기 반응, 칫솔질 등에 의한 기계적인 외상 등이 영향을 미치는 것으로 보고 있다.
③ 심한 통증이 있지만, 자연적으로 치유되며 비교적 여성에게 흔하게 발생한다.
④ 구강을 청결히 유지하는 것은 불편감을 줄여주고 치유를 촉진한다.
⑤ 구내염 부위에 스테로이드 연고를 도포하는 것은 치유에 도움을 준다.

013 ④

음식물의 역류를 방지하고 불편감을 줄이기 위해 취침 전 음식물 섭취를 제한해야 한다. 흡연, 비만 등은 식도열공 탈장을 유발하며 증상을 악화시킬 수 있는 요인이 됨을 설명한다.
① 소량씩 나누어 여러번 음식을 섭취하도록 한다.
② 중력에 의해 음식물이 내려갈 수 있도록 상체를 높인 자세가 적절하다.
③ 복압의 증가는 식도열공 탈장 증상을 유발하는 요인이 된다. 무거운 물건을 드는 것과 같은 행위는 가급적 피하도록 한다.
⑤ 음식물의 소화를 돕고 증상을 완화하기 위해 상체를 올린 자세를 취하도록 한다.

014 ②

위장관 운동은 미주신경과 위장관에서 분비되는 호르몬(가스트린, 세크레틴, 콜레시스토키닌 등)에 의해 영향을 받는다.
① 부교감 신경의 자극은 위의 연동운동을 증가시켜 소화액 분비에 도움을 준다.
③ 가스트린은 위산을 분비하고 위의 연동운동을 촉진하는 역할을 한다.
④ 콜레시스토키닌은 유문괄약근을 수축하여 음식물의 위 배출 시간을 연장시킨다.
⑤ 세크레틴은 위산 분비를 직접 억제하고 콜레시스토키닌과 마찬가지로 유문괄약근을 수축하여 음식물의 위 배출 시간을 연장시킨다.

015 ⑤

대부분의 경우 A형 간염 바이러스는 보통 오염된 물이나 음식 등을 섭취함으로써 전파된다.

016 ⑤

치질이란, 항문 주변의 치핵 조직이 돌출되거나 출혈이 나타나는 것을 의미하며, 변비, 임신, 장시간 앉아있는 경우, 문맥성 고혈압 등의 원인으로 발생할 수 있다.
①, ②, ③, ④ 치질이 발생하는 위험요인에 해당한다.

017 ③

크론병 환자들은 불연속적인 극심한 통증을 겪게 된다. 환자는 크론병을 진단받고 갑자기 발생한 우하복부의 통증때문에 입원했으므로 이에 대한 간호진단이 내려져야 한다.

> 크론병(Crohn's disease)
> • 위장관 전체(구강~항문)의 모든 층을 침범하여 염증이 발생할 수 있는 만성질환으로 원인이 밝혀지지 않음

018 ①

결장직장암은 음주, 비만, 고지방식이 등이 원인이 되며 혈변, 직장출혈, 빈혈, 배변습관 변화, 장폐색, 복통, 체중감소, 식욕부진, 오심, 구토, 이급후증, 덩어리 촉진 등의 증상이 나타날 수 있다. 수술 전 장 수술 준비를 위해 금식 및 하제 등을 시행하며 장내 세균수 감소를 위해 예방적 항생제를 투여한다.

019 ⑤

간 기능이 저하되어 혈류가 차단되면 문맥성 고혈압이 발생하여 정수압이 증가한다. 정수압의 증가로 혈관 내 체액이 복강 내로 유입되어 복수를 유발한다.

020 ⑤

담낭염의 특징적인 증상에는 머피징후(Murphy's sign)가 있다. 머피징후란, 오른쪽 윗배와 갈비뼈 아래의 경계부위를 살짝 누른 상태에서 숨을 들이 마셨을 때, 갑자기 통증이 유발되어 들이 마실 수 없는 상태를 의미한다.
①, ② '수막염'의 진단을 위한 검사이다.
③ '복강 내 출혈'의 진단을 위한 검사이다.
④ '혈전성 정맥염'의 진단을 위한 검사이다.

021 ③

발과 종아리에 간헐적 파행증이 있으며 추위에 노출되면 증상이 더 악화되므로 주의가 필요하다. 흡연은 폐쇄성 혈전혈관염과 밀접한 관련이 있어 반드시 금연해야 하며 통증관리를 위해 진통제, 혈관확장제 등을 투여한다.
① 복부대동맥류인 경우, 복부에서 박동있는 덩어리가 느껴진다.
② 말초맥박은 약하거나 촉진되지 않을 수 있다.
④ 찬 환경은 혈관을 수축시켜 증상을 더 악화시킨다.
⑤ Homan's sign은 심부정맥혈전증 등에서 양성의 결과가 나타난다.

022 ④

소디움 폴리스티렌 설폰에이트(kayexalate)는 양이온교환수지 약물로 경구 또는 정체 관장으로 직장 내 투여한다. 장에서 칼륨이온과 나트륨이온이 교환되면 교환된 칼륨이온은 대변으로 배설되어 혈청 칼륨 수치를 낮춰준다. 그러므로 고칼륨혈증(혈청 칼륨 정상수치 3.5~5.0mEq/L)일 때 칼륨 수치를 낮추기 위해 투여하게 된다. 정상 범위를 벗어난 칼륨 수치는 부정맥을 유발하므로 약물 투여 후 지속적으로 칼륨 수치를 사정하며 심전도상 변화를 주의 깊게 관찰해야 한다.

023 ④

나트륨 160mEq/L 인 것으로 보아 '고나트륨혈증'임을 알 수 있다. 정상 나트륨 수치로 회복하기 위해 저장성 생리식염수인 0.45% 식염수(half saline)를 주입한다.

> 급속한 고나트륨혈증의 조절: 뇌부종을 유발할 수 있음
> → 가능한 천천히 조절함

024 ②

저혈압은 혈액투석을 할 때 가장 흔하게 발생하는 부작용으로 30~50%의 환자들이 경험하게 된다.
①, ③, ④, ⑤ 모두 혈액투석으로 인해 발생할 수 있는 부작용에 해당한다.

025 ⑤

불수의적인 소변 배설로 인해 사회생활에 불편을 겪게 되어 사회적 고립이 나타날 수 있다.

026 ③

수술 후 배액관을 갖고 있다면, 배액물의 양상을 확인하고 배액관이 막히지 않도록 관찰하는 것이 필요하다.
① 유방 절제술 받은 쪽에는 혈압을 측정하거나, 정맥 주사 하지 않는다.
② 수술 받은 쪽의 팔을 올려, 심장으로 들어가는 혈액 순환과 림프 순환을 돕는다.
④ 근육 구축을 예방하기 위해서 가벼운 손 운동을 시작으로 점차적으로 범위를 확장하여 운동한다.
⑤ 수술 부위에 압박드레싱을 적용하는 것은 피부와 근육의 유합을 도와주는 역할을 한다.

027 ③

C(circulation)는 순환이 원활하게 이루어지는지 확인하는 것으로 피부색 또는 온도를 통해 확인할 수 있다. 정상 순환인 경우 따뜻하며 부종이 없고 모세혈관 재충전 시간을 측정하였을 때, 대개 2~3초 이내로 측정된다.

① S는 감각 능력을 의미하는 것으로 촉지했을 때 환자가 적절하게 느끼는지 확인하도록 한다.
② M은 운동 능력을 의미하는 것으로 환자의 하지 움직임을 확인하도록 한다.
④ 맥박이 정상 강도로 규칙적으로 측정될 때 순환이 정상임을 알 수 있다.
⑤ 모세혈관 재충전 시간이 2~3초 이내인 경우 정상 순환을 의미한다.

028 ④

절단된 부위의 경축을 예방하기 위해 수술 직후 의지를 착용하며 천천히 연습하여 늘려나가도록 한다.

① 절단된 부위에 크림을 적용하게 되면 의지를 착용할 때 불편감을 초래한다.
② 절단된 부위는 비누와 물을 이용해 깨끗하게 씻도록 한다.
③ 절단된 부위의 성숙 및 부종 감소를 위해 의지를 벗은 후 압박 붕대를 감는다.
⑤ 목이 있는 양말은 절단된 부위에 압박을 가할 수 있으므로 가급적 삼간다.

029 ④

체위 변경을 할 때에는 통나무 굴리기 방법을 이용해 통증을 줄일 수 있다.

① 복위는 요추에 부담을 가중시키는 체위로 추간판 탈출증인 환자에게 적절하지 않다.
② 걷는 운동은 추간판 탈출증의 통증을 완화시키는데 도움이 된다.
③ 무거운 물건을 드는 것은 추간판 탈출증의 통증을 악화시킨다.
⑤ 목, 허리의 신체선열을 바르게 유지할 수 있는 자세가 중요하다. 추간판의 부담을 줄이기 위해 반좌위 상태에서 무릎 밑에 베개를 넣거나 보조기를 착용한다.

> 요추간판탈출증의 진단검사
> • 하지 직거상 검사(Lasegue 검사) 양성
> • 하지 직거상 검사란 베개를 베지 않고 앙와위를 취한 상태에서 다리를 들어올려 통증과 허약감을 사정하는 검사

030 ③

검사 후, 24시간 동안 검사 부위를 고정하고, 2~3일간은 과도하게 움직이거나 보행하지 않는다.

① 관절경 검사는 관절강에 내시경을 삽입하여 직접 관절 부위를 관찰하는 방법이다.
② 검사 전, 금식이 필요하므로 대개 자정부터 금식하도록 하며 필요시 검사 부위를 제모할 수 있다.
④ 검사 후, 2~3시간 정도는 검사 부위에 얼음주머니를 적용하도록 한다.
⑤ 검사 후, 검사 부위의 분비물, 부종, 열감 등의 합병증이 있는지 주의 깊게 관찰해야 한다.

031 ④

캡토프릴(captopril)은 항고혈압제 중 하나로 안지오텐신 전환 효소 억제의 약효를 가진다.(혈관을 확장시키고 나트륨 배출을 도움) 복용을 하게 되면 마른 기침이 나타날 수 있으며, 마른 기침이 난다고 해도 임의로 약물 복용을 중단해서는 안된다.

① 약물 복용을 임의로 중단하거나 시간을 조정하여 복용하지 않는다.
② 체내 수분과 염분을 제거하기 위해 이뇨제를 복용할 수 있다.
③ 약물 복용 후 갑자기 움직이거나 격한 운동, 장기간 운전하는 것을 피하도록 한다.
⑤ 항고혈압제로 베타차단제, 혈관이완제, 교감신경억제제 등이 포함된다.

032 ③

이형성 협심증(변이형 협심증)은 운동이나 스트레스 등에 의해 유발되는 것이 아니라 관상동맥의 간헐적인 경련에 의해 유발된다. 휴식 중에 잘 발생하며 이른 아침에 흉통이 나타나는 경우가 많다. 남성에서 발생 빈도가 더 높으며, 흡연이 중요한 위험인자로 알려져 있다.

033 ⑤

심장에서의 기능부전으로 신장으로 가는 혈류량이 부족해지므로 이로 인한 문제가 없는지 확인하기 위해 신장기능 검사를 시행하게 된다.

034 ③

동서맥이란, 정상 모양의 리듬이나 맥박수가 60회/분 이하로 저하된 부정맥을 말한다.

035 ⑤

좌심장의 기능이 저하되면 전신으로 적절한 혈액이 분출되지 않아 울혈이 발생하고 이는 폐에 영향을 미쳐 호흡과 관련된 증상이 나타나게 된다. 폐울혈, 폐부종, 호흡곤란, 기좌호흡 등이 해당된다.
①, ②, ③, ④ 우심부전의 증상이다.

036 ④

심근경색증은 흉골 중앙 하부에서 좌측 견갑골, 팔, 턱, 목으로 통증이 방사될 수 있다.
① 심전도상 ST분절의 상승, T파 역전, 이상 Q파가 나타난다.
② 극심한 분쇄성 통증으로 30분 이상 지속된다.
③ 흉통이 느껴질 때, 대개 니트로글리세린을 복용하고 휴식을 취하면 완화되는 것은 협심증이다. 심근경색증은 니트로글리세린을 복용하고 휴식을 취해도 증상이 완화되지 않는다.
⑤ 극심한 통증 완화를 위해 모르핀과 같은 마약성 진통제가 투여될 수 있다.(모르핀은 흉통 완화뿐만 아니라 심근의 산소 요구량을 줄여줌)

037 ②

질산염제제인 니트로글리세린(Nitroglycerin) 약물은 빛과 온도에 민감하므로 서늘하고 차광이 되는 곳에 보관해야 한다.
① 협심증 환자의 흉통에 효과적인 약물이다.
③ 작열감이 느껴진다면 약효가 정상임을 의미한다.
④ 삼키거나 저작하지 말고 설하에 5분 간격으로 3회까지 복용 가능하다.
⑤ 심장의 평활근을 이완시켜 혈류를 원활하게 하여 흉통을 완화시켜 준다. 운동 전, 식사 전, 정서적 스트레스를 받는 상황, 성행위 전에 미리 복용하게 한다.

> 니트로글리세린(Nitroglycerin) 약물 복용 시 부작용으로 두통, 저혈압, 오심, 구토 등이 발생할 수 있음

038 ③

QRS군(QRS complex)은 심실 탈분극을 의미하는 것으로 0.12초 이내로 지속되며 조기 심실 수축, 심실 비대 등의 경우 폭이 넓고 시간이 연장되는 양상이 나타난다.
① P파는 심방의 탈분극을 의미하는 것으로 0.06~0.12초 동안 형성된다.
② P-R간격은 방실 결절에서 일시적인 휴지기를 의미한다.
④ U파는 T파 후 나타나는 원인을 알 수 없는 작은 파형으로 심전도에서 간혹 나타날 수 있다.
⑤ T파는 심실 재분극을 의미하는 것으로 주로 상향파로 나타난다.

039 ④

'조기심실수축'을 보여주는 심전도 리듬으로 심실 내 세포가 먼저 흥분하여 발생하게 된다.
① '동서맥'의 중재에 해당한다.
② '심방조동'을 의미한다.
③ '심방세동'을 의미한다.
⑤ '심실세동'의 중재에 해당한다.

040 ④

조직판막은 혈전형성의 위험이 적으나 내구성이 약해 일정기간 후 판막엽의 석회화 등이 초래되어 재수술이 필요하다.
① 기계판막은 내구성이 좋아 반영구적으로 사용 가능하다.
② 조직판막은 항응고제를 평생 복용하지 않아도 돼 수술 후 관리가 편하고 부작용이 적기 때문에 노인에게 적합하다. 또한, 항응고제인 와파린은 기형아 출산의 위험이 있어 임신을 앞둔 여성의 경우에도 조직판막이 적합하다.
③ 혈전형성의 위험이 높은 것은 기계판막이다.
⑤ 항응고제를 평생 복용해야 하는 것은 기계판막이다.

041 ③

무의식으로 부동 상태인 대상자는 활동이 없으므로 혈액순환이 저하되어 심부정맥 혈전증이 발생하기 쉽다.
① 아스피린은 혈액을 묽게 하여 혈전을 방지한다.
② 규칙적인 운동은 혈액순환을 도와 혈전을 예방한다.
④ 자주 하지를 거상하는 것은 혈액순환을 도와 하지에 혈액이 정체되는 것을 방지해준다.
⑤ 하지를 압박해주는 스타킹은 하지에 혈액이 정체되는 것을 방지해준다.

042 ④

심낭염으로 흉통이 있을 때, 반좌위 혹은 좌위를 취하고 몸을 앞쪽으로 구부리면 증상을 완화할 수 있다.

043 ③

좌각차단, 우각차단에 따라 심전도의 모양은 달라지나, 각 차단이 발생했을 때 공통적으로 QRS군의 폭이 넓어지고 커진다.

044 ⑤

재생불량성 빈혈의 대상자는 범혈구 감소증이 발생하는 질환으로 면역억제제를 이용하여 증상을 완화하며 수혈, 조혈모세포 이식을 통해 치료한다. 감염 예방, 출혈 예방, 빈혈로 인한 피로예방에 초점을 두어 중재한다.

045 ①

PEEP(positive end expiratory pressure ventilation, 호기말 양압)은 폐포의 허탈을 방지하여 효율적인 호흡이 가능하도록 호기 말에 일정한 양압을 가하는 것을 의미한다.

② FiO₂(fraction of inspired O₂ concentration, 흡입 산소 농도): 흡기 내 산소 농도를 의미한다.
③ SpO₂(saturation of percultaneous oxygen, 경피적 산소 포화도): 경피적으로 맥박산소 측정기를 통한 동맥혈산소포화도를 의미한다.
④ pCO₂(탄산가스 분압): 동맥혈 탄산가스 분압을 의미한다.
⑤ Venturi mask(벤츄리 마스크): 정확한 산소 농도를 제공하기 위한 산소요법 장치를 의미한다.

046 ⑤

후두암은 초기에 쉰 목소리가 나타나며 증상이 악화될수록 호흡곤란 및 통증, 객담, 이물감 등이 나타난다.

047 ⑤

전체후두절제(total laryngectomy)를 하게 되면 목소리가 나지 않으므로 환자와의 의사소통을 위해 펜과 종이 등을 이용할 수 있으며 언어재활(식도발성, 전자후두, 기관식도발성 등)을 받도록 한다.

048 ③

지혈을 위해 엄지와 검지를 이용해 비중격을 압박하도록 한다.
① 고개를 앞으로 숙여 혈액이 기도 내 흡인되지 않도록 한다.
② 혈액이 느껴지면 내뱉도록 환자에게 설명한다.
④ 냉찜질은 혈관을 수축하여 지혈을 돕는다.
⑤ 지혈을 위해 비심지 혹은 비강 탐폰을 삽입할 수 있다.

049 ⑤

개방성 기흉이란, 외상으로 인해 횡격막이나 흉벽이 천공되어 늑막강 내 공기가 유입되는 상태를 의미한다. 즉시 바세린 거즈를 이용해 천공 부위를 막고 흉관을 삽입한다.

050 ④

천식발작을 예방하는 가장 좋은 방법은 알레르기를 유발하는 물질 및 환경을 파악하고 피하는 것이다.

> 호흡기 감염은 천식 증상을 악화시키는 요인이 되므로 천식 환자는 독감예방접종을 받도록 권장함

051 ④

편도절제술 직후 통증 및 불편감을 덜어주기 위해 목에 얼음 칼라(collar)를 적용하고 아세트아미노펜(acetaminophen)과 같은 진통제를 투여할 수 있다.(aspirin은 출혈 가능성이 있으므로 투여하지 않음)
①, ③ 기침, 코를 푸는 행위 등은 수술 부위 출혈을 유발할 수 있어 제한한다.
② 빨대는 수술 부위를 건드리거나 출혈을 유발할 수 있어 사용을 제한한다.
⑤ 오렌지주스와 같은 산성주스, 거친 음식 등은 수술 부위를 자극할 수 있어 섭취를 제한한다.

052 ④

흉강 내 혈액이 축적되면서 폐 허탈이 발생하여 호흡음이 감소하게 된다.
① 맥박이 상승한다.
② 혈압이 저하된다.
③ 호흡수가 상승한다.
⑤ 가슴이 죄어드는 극심한 통증을 느낄 수 있다.

053 ③

알부테롤(albuterol)은 속효성 β2-agonist로 기관지 평활근을 이완하여 기관지를 확장하는 효과를 갖기 때문에 기관지가 좁아져 있는 천식 환자에게 우선적으로 사용되는 약물이다.

054 ③

제5뇌신경(삼차신경)은 얼굴 감각 및 저작 기능에 관여한다. 삼차신경에 이상이 있는 경우 얼굴에 날카롭고 극심한 통증이 반복적으로 발생할 수 있는데, 이를 '삼차신경통'이라 한다.

뇌의 12신경

	신경	주요기능
1	후각신경	냄새
2	시신경	시각
3	동안신경	눈의 움직임
4	활차신경	눈의 움직임
5	삼차신경	얼굴과 입의 감각, 씹는 운동
6	외전신경	눈의 움직임
7	안면신경	눈물샘, 침샘, 미각, 얼굴표정
8	청신경	청각, 평형감각
9	설인신경	미각, 연하
10	미주신경	내장기관, 근육, 샘의 감각
11	부신경	목, 어깨 근육
12	설하신경	혀의 움직임

055 ①

옷을 입힐 때에는 손상된 부위를 먼저 입히도록 한다.
② 환의를 벗을 때에는 손상받지 않은 왼쪽을 먼저 벗어야 한다.
③ 환자에게 접근할 때에는 왼쪽에서 다가가 불편감을 줄여준다.
④ 환자에게 간호중재를 할 때에는 왼쪽에서 수행하도록 한다.
⑤ 오른쪽은 마비된 상태이므로 마비되지 않은 왼쪽에 음식을 넣어준다. 대상자의 체위는 앉은 자세(좌위)로, 머리와 목은 약간 앞으로 구부린 자세(고개를 숙이고 턱은 약간 아래로 당김)에서 음식을 삼키게 한다. 물이나 묽은 액체보다는 연식이나 반연식을 제공한다.

056 ③

경부경직, Kernig 징후(+), Brudzinski 징후(+)의 결과로 보아 수막염임을 알 수 있다. 염증으로 인한 뇌부종을 감소시키기 위해 고삼투성 이뇨제를 투여하고 자주 신경학적 사정을 시행해야 한다.
① 밝은 조명은 경련을 유발할 수 있으므로 어둡게 유지하도록 한다.
② 공기를 통해 전파되는 질환이 아니므로 해당되지 않는다. 공기전파를 통해 감염되는 질환은 결핵, 수두, 홍역 등이 있다.
④ 바이러스 감염에 의한 무균성 수막염은 자연적으로 호전되는 경우가 많지만, 세균 감염에 의한 세균성 수막염은 항생제를 투여하여 치료해야 한다.
⑤ 뇌부종 감소를 위해 스테로이드 약물을 투여할 수 있다.

057 ③

아직 정확한 원인은 밝혀지지 않았으며, 유전적 요인 및 자가 면역 반응에 의한 반응으로 알려져 있다. 다발성 경화증은 신경세포의 축삭을 둘러싸고 있는 수초가 탈락하여 신경 신호의 전도 이상이 나타나는 질환을 의미한다.
① 뇌의 위축은 '치매'의 원인이 된다.
② 춥고 건조한 날씨는 원인과 관련되지 않는다.
④ 아세틸콜린 수용체에 대한 항체의 형성은 '중증근무력증'의 원인이 된다.
⑤ 뇌 신경세포에서 분비되는 도파민의 부족은 '파킨슨병'의 원인이 된다.

058 ⑤

환자와의 원활한 대화를 위해 정확하게 발음하고 이해하기 쉬운 문장을 사용하도록 한다.
① 환자가 기억하지 못하는 부분에 대해 지적하지 않으며 수용하는 자세가 필요하다.
② 과업은 단순하고 환자가 직접할 수 있는 업무로 제공해야 한다.
③ 치매 환자가 사용하던 물건들을 제공하고 친숙한 환경을 조성해 주어야 한다.
④ 치매는 아직 완치가 어려운 질환으로 환자의 행동에 대한 수용과 이해가 필요하다.

059 ⑤

복부반사는 표재성 반사(피부 반사)에 해당한다.
①, ②, ③, ④ 심부건 반사(DTR, Deep Tendon Reflex)에 해당한다.

> **표재성 반사**
> - 의미: 피부나 점막 자극에 의해 나타나는 반사
> - 종류: 복부 반사, 각막 반사, 구개인두 반사, 고환거근 반사, 항문 반사, 족저 반사
>
> **심부건 반사**
> - 의미: 뇌를 거치지 않고 말초신경과 척수 등이 작용하여 발생하는 단일 시냅스 반사
> - 종류: 이두근 반사, 상완요골 반사, 삼두근 반사, 무릎(슬개) 반사, 아킬레스건 반사

060 ⑤

경추 손상은 늑간 신경의 마비를 가져와 호흡곤란을 유발할 수 있다. 그러므로 경추 손상으로 인한 호흡과 관련된 문제가 없는지 주의 깊게 사정해야 한다.

061 ③

척수 손상이 의심되는 경우, 절대 함부로 움직이지 않는다. 움직임으로 인하여 척수 신경이 손상될 수 있기 때문이다.

062 ③

NPH 인슐린의 작용으로 어지러움 및 식은 땀, 의식 혼미가 발생하였으므로 저혈당 증상이 나타났음을 알 수 있다.

063 ⑤

발에 있는 굳은살은 제거하는 과정에서 손상을 유발할 수 있으므로 함부로 제거하지 않는다. 당뇨병 환자의 경우 발에 손상이 생기면 회복되는데 많은 시간이 소요될 수 있기 때문이다.
① 발톱을 모양대로 곡선으로 자르게 되면 발톱의 가장자리가 살을 파고 들어 손상을 유발할 수 있으므로 일자로 잘라야 한다.
② 앞 막힘이 없는 슬리퍼는 걸을 때 발의 손상을 유발할 수 있으므로 발을 보호할 수 있는 신발을 신어야 한다.
③ 전기패드나 더운물 주머니는 화상의 위험이 있기 때문에 직접 적용하지 않는다.
④ 미온수와 약한 비누를 사용해서 깨끗하게 씻는다.

064 ④

당뇨병성 망막병증으로 망막 모세혈관이 손상되어 굵어지면서 시력 감소가 발생할 수 있다.
① 만성 합병증은 오랜 시간에 걸쳐 서서히 나타나는 것으로 지속적인 주의가 필요하다.
② 대혈관 및 미세혈관의 변화뿐만 아니라 신경병증 등의 증상을 발현시킨다.
③ 미세혈관의 변화는 망막이나 신장에 큰 영향을 미칠 수 있으므로 주의가 필요하다.
⑤ 대혈관의 변화는 협심증, 심근경색증과 같은 관상동맥 질환과 대뇌동맥의 혈전과 같은 뇌혈관 질환을 들 수 있으며, 평소 관리를 잘한다고 하더라도 정기적인 검사와 확인이 필요하다.

065 ①

바소프레신(Vasopressin)은 항이뇨 호르몬으로 항이뇨 작용도 갖고 있지만, 모세 혈관을 수축시켜 혈압을 높이는 작용도 한다. 그러므로 Vasopressin을 투여하는 경우 혈압 상승을 주의 깊게 관찰해야 한다.

066 ③

설사를 하고 있으며 음식물 섭취가 부적절하고 피부가 건조하고 탄력이 없으며 소변색이 진하고 핍뇨를 보이므로 체액량이 부족함을 알 수 있다. 이런 경우, 체내 수분량을 보유하기 위해 ADH(Antidiuretics hormone, 항이뇨 호르몬)가 분비될 것임을 예상할 수 있다.

067 ④

그레이브스병(Grave's disease)은 갑상샘기능항진증의 대표적인 질환이다. 혈청 내 갑상샘 호르몬의 과다 분비로 말초 조직의 대사가 항진된다. 증상으로는 빈맥, 혈압 상승, 심계항진, 식욕 증가, 체중 감소, 피로, 안구 돌출, 갑상샘 비대, 기초대사율 증가 등이 나타나게 된다.

068 ⑤

아세타졸아마이드(acetazolamide)는 탄산탈수효소억제제의 약물로서 방수생성을 억제하여 안압을 낮춰준다.
① 아트로핀(atropine): 항콜린제로 부교감신경의 작용을 억제한다.
② 시클로스포린(cyclosporine): 면역억제제로 이식 수술 등에서 면역 억제를 위해 투여한다.
③ 아세트아미노펜(acetaminophen): 진통소염해열제로 대표적인 비마약성 진통제의 하나다.
④ 니트로글리세린(nitroglycerin): 혈관확장제로 협심증 환자에게 흉통 완화를 위해 투여한다.

069 ③

자극을 줄이기 위해 안구의 움직임을 최소화하고 수술 후 안대를 착용하도록 한다.
① 기침, 재채기, 코 풀기, 무거운 짐 들기 등의 행위는 안압을 상승시킬 수 있으므로 제한해야 한다.
② 수술 부위에 압력이 가해지지 않도록 수술한 쪽으로 눕지 않는다.
④ 침상 난간을 항상 올리도록 교육하여 낙상을 예방한다.
⑤ 수술 부위에 손을 갖다 대거나 만지지 않도록 교육한다. 오심, 구토를 동반하는 통증이 발생한다면 의사에게 보고한다.

070 ⑤

고막절개술을 시행한 경우 수술한 귀에 물이 들어가지 않도록 주의해야 한다.
① 중이염이 있는 귀에 얼음주머니를 대어주어 열과 부종을 완화시킨다.
② 치료를 위해 항생제 등 약물을 투여할 수 있다.
③ 발열이 발생한다면, 이에 따른 적절한 간호중재가 수행되어야 한다.
④ 코를 풀 때에는 한 번에 한 쪽씩 입을 벌리고 번갈아 가면서 풀도록 한다.

모성간호학

071 ⑤

성폭력은 폭력의 하나이지, 대상자의 순결과는 관련되지 않음을 알리는 것은 중요한 중재에 해당한다.
① 본인의 감정을 표현하여 해소할 수 있도록 정서적 지지와 경청의 자세가 필요하다.
② 불안한 심리상태로 집중력이 저하되므로 반복적인 언어적 표현이나 행동이 필요할 수 있다.
③ 원만한 상담과 중재를 위해 조용하고 안정된 장소에서 이루어져야 한다.
④ 대상자에게도 잘못이 있음을 전달하는 행동은 대상자에게 긴장감을 키우며 긍정적인 영향을 미치지 못한다.

072 ①

에스트로겐은 프로게스테론과 함께 난소에서 분비되는 호르몬으로 자궁내막의 비후 및 자궁근육을 증대시킴, 경관에서 분비되는 점액이 증가하고 견사성이 증가함, 난관의 운동성을 촉진하여 배란기 때 난자의 이동을 도움, 유방의 젖샘관을 발달시킴 등의 기능을 갖는다.
② 태반락토젠: 임부의 신진대사를 촉진하여 태아에게 필요한 영양분을 공급하도록 돕는 호르몬이다.
③ 릴랙신: 난소에서 분비되며 경관을 부드럽게 해주어 분만을 돕는 호르몬이다.
④ 프로게스테론: 난소에서 분비되며 수정란의 착상을 준비하고 임신을 유지할 수 있도록 해주는 호르몬이다.
⑤ 테스토스테론: 대표적인 남성호르몬이다.

- 에스트로겐의 상승 → 난포자극 호르몬 분비 억제

073 ③

초경은 처음으로 시작하는 월경으로 생식기의 생리적 성숙을 의미한다. 평균 12~13세에 시작하지만 여러 요인으로 개인차가 크다.
① 초경 첫 2년은 대개 배란이 일어나지 않고 출혈이 있는 무배란성인 경우가 많다.
④ 초경 전 유방 봉우리가 먼저 나타난다.
⑤ 초경 때는 월경의 양/기간/간격 등이 불규칙하다.

074 ②

편안하고 안정된 검사를 위해 소변을 배설하여 방광을 비운 후 검사에 임하도록 한다.
① 정확한 검사를 위해 검사 전 질 세척 및 질 약 등의 사용을 금한다.
③ 검사를 받을 때에는 질경검사가 용이하도록 쇄석위를 취하도록 한다.
④ 대상자가 당황하지 않도록 검사의 목적과 진행방법 등을 충분히 설명해야 한다.
⑤ 프라이버시 보호를 위해 필요한 부분만 노출하여 검진한다.

075 ⑤

월경이 자연적으로 정지되는 것을 폐경이라고 한다. 이 시기에는 비정상적인 난포성숙으로 배란성과 무배란성 월경을 하게 된다.(기능장애 자궁출혈)
① 월경주기가 불규칙할 수 있다.
② 난포 소실이 가속화된다.
③ 난소의 크기와 수가 감소된다.
④ 에스트로겐의 분비가 저하된다.

> 폐경이 진행되면서 난포자극호르몬(FSH)는 증가함

076 ②

폐경기가 되면 여성 호르몬인 에스트로겐이 급격히 저하된다. 에스트로겐은 뼈의 구성과 성장에 영향을 미쳐 튼튼하게 해주는 역할을 한다. 그러므로 에스트로겐이 부족하게 되면 골다공증이 발생하기 쉬워진다.

077 ⑤

성교후검사란 성교 후 여성의 경관점액을 채취하여 경관점액 내 정자를 확인하는 검사로 배란기에 시행하며 정자의 경관점액 통과를 위한 운동성 및 침투력을 평가한다.
① 간편하게 확인할 수 있는 정액검사를 가장 먼저 시행한다. 경관점액검사란 배란기에 점액의 상태로 임신에 적합한지 파악하기 위한 검사이다.
② 자궁내막생검은 월경주기 중 황체기에 해당하는 월경 2~3일 전에 검사를 시행한다.
③ 기초체온검사를 통해 배란여부 확인 및 배란시기를 확인할 수 있다.
④ 자궁난관조영술이란 질을 통해 자궁 내로 조영제를 주입한 후, 방사선 촬영을 시행하는 것으로 이를 통해 자궁과 난관의 크기, 모양, 유착, 난관 개방 여부 등을 관찰할 수 있다. 월경 직후~배란 전(월경 후 2~5일)에 검사를 시행한다.

078 ③

폐경 이후 노랗고 혈액 섞인 질 분비물과 함께 심한 소양증, 성교통을 호소하는 것으로 보아 노인성 질염을 예상할 수 있다. 이는 폐경으로 인한 에스트로겐 결핍이 주된 원인이므로 에스트로겐 질정이나 크림을 사용하거나 에스트로겐 대체요법 등을 시행하여 부족한 호르몬을 보충한다.

079 ③

임부의 풍진 바이러스는 태반을 통해 태아에게 전달되어 선천성 풍진 증후군을 발현시킨다. 선천성 풍진 증후군에는 심장의 기형, 안구질환(녹내장, 백내장), 뇌성마비, 수막염 등을 포함한다. 이 뿐만 아니라 자궁 내 사망이나 유산 등을 초래할 수 있다.

080 ③

양수는 외부로부터 태아를 보호하며 분만 시 자궁 개대를 도와주고 분만 진행을 촉진한다. 이 외 노폐물의 저장고 및 구강액의 근원이 되며 태아의 체온을 유지하는데 도움을 준다. 양수량이 적은 경우, 태아의 신장 이상이나 요로폐쇄증을 의심하며 양수량이 많은 경우, 태아의 위장계 이상이나 식도폐쇄증을 의심할 수 있다.

081 ②

현재 임신 32주이고 검진 결과 상 모두 정상 소견을 보이고 있으므로 2주 후 산전검진을 받게 된다.

> 임신 28주까지 4주 간격, 36주까지 2주 간격, 그 이후부터 출산까지는 매주 산전검진을 받아야 함

082 ⑤

유도분만의 방법에는 옥시토신 투여, 인공파막술, 프로스타글란딘을 이용한 경관 숙성 등 여러 가지가 있으며 프로스타글란딘은 자궁경관의 연화, 개대를 도와주는 효과를 갖는다.

083 ④

복강으로 배출된 이산화탄소 가스가 횡격막 신경을 눌러 일시적으로 견갑통을 느낄 수 있다.

084 ②
심한 입덧은 전해질 불균형, 탈수, 영양 결핍 등 다양한 문제를 야기할 수 있다.
① 젊은 임부(20세 이하), 비만한 임부, 초임부, 포상기태의 임부에게 더 흔하게 발생할 수 있다.
③ 융모생식샘자극호르몬의 증가로 나타나는 증상이다.
④ 오심, 구토로 불충분한 영양 섭취 및 체액량 감소로 소변량이 감소한다.
⑤ 임부의 상태에 따라 입원이 필요할 수 있으며 위관영양 또는 완전비경구영양을 통해 영양분을 공급할 수 있다.

085 ①
임신을 하게 되면 응고인자와 피브리노겐이 모두 증가하여 혈전 위험성이 높아진다.
② 혈장 증가량이 혈구 증가량보다 많아져 생리적 빈혈이 발생한다.
③ 임신 32주~34주에 심박출량이 가장 많아진다.
④ 임신기간 동안 혈액량은 약 30~50% 증가한다.
⑤ 원활한 혈액순환을 위해 앙와위가 아닌 좌측위를 취하도록 한다. 앙와위는 정맥귀환을 방해하여 심박출량을 저하시키기 때문이다.

086 ①
난관결찰술이란, 정자와의 수정을 막기 위해 난관을 묶는 수술로 영구적인 피임방법에 해당한다. 호르몬 분비에 영향을 미치지 않으므로 성기능, 성감, 월경은 변하지 않는다. 월경이 없고 융모생식샘자극호르몬(HCG) 수치가 상승한 것을 통해 임신을 예상할 수 있으며 난관결찰술의 경우, 자궁 외 임신일 확률이 높다.

087 ①
자궁 외 임신의 대부분은 난관에서 임신되는 것으로 난관이 파열되면 칼로 찌르는 듯한 날카로운 복부 통증이 발생한다.
② 질 출혈이 나타난다.
③ 쿨렌징후(Cullen's sign)란 배꼽주위가 멍이 든 것처럼 푸르스름하게 착색되는 것으로 출혈로 인하여 양성의 결과를 보인다.
④ 맹낭에 출혈된 피가 고여 있어 맹낭천자 검사에서 응고되지 않은 혈액이 관찰된다.
⑤ 혈액검사 상 융모생식샘자극호르몬의 수치가 현저히 낮게 측정된다.

088 ⑤
불가피 유산은 태반 및 수태산물의 배출은 없으나 양막의 파열과 자궁경관의 소실 및 개대로 발생하는 필연적인 유산을 의미한다. 산모 상태에 따라 수혈 및 소파술 등의 중재를 수행한다.

089 ⑤
저혈당 증상이 있는 경우, 의식이 있다면 속효성 탄수화물(초콜릿, 과일주스, 사탕 등)을 제공하고, 의식이 없다면 고농도의 포도당을 정맥주사하여 신속히 혈당 수치를 정상 범위로 높여야 한다.

> **저혈당 증상**
> • 창백, 발한, 심계항진, 안절부절못함, 허약, 떨림, 공복감, 두통, 혼돈, 무감각, 피로, 언어 장애, 복시, 정서적 불안정, 경련, 혼수 등

090 ④
임신 중 에스트로겐과 프로게스테론은 증가한다. 에스트로겐은 자궁 발달을 촉진시키고 프로게스테론은 자궁 수축을 억제하고 자궁 내막을 유지하여 임신 유지의 기능을 한다. 에스트로겐과 프로게스테론은 태반이 형성되기 이전에는 황체에서 분비되나, 그 이후에는 태반에서 분비된다.

091 ③
심한 두통, 시야 흐림, 고혈압으로 보아 중증 자간전증을 의심할 수 있다. 중증 자간전증 시 고혈압, 단백뇨, 부종, 핍뇨, 갑작스러운 체중 증가 등의 증상이 나타난다.

092 ②
임신 후기 무통성의 질출혈은 전치태반을 의미하는 것으로 임신을 최대한 유지하기 위해 절대 안정하는 것이 중요하다.
① 전치태반의 경우, 절대 내진하지 않는다. 초음파로 태아의 상태를 확인한다.
③ 임신을 최대한 유지하기 위해 절대 안정해야 한다.
④ 항응고제는 출혈을 야기하는 약물이며, 전치태반과 관련되지 않는다. 질 출혈이 있으므로 출혈 증상을 주의깊게 사정하는 것은 옳은 중재에 해당한다.
⑤ 황산 마그네슘($MgSO_4$)은 자간전증 임부의 경련을 예방하기 위해 사용하는 약물이다.

093 ②

임신 시 앙와위로 오래 누워있거나 검사를 받는 중 자궁 무게로 인해 하대정맥이 압박되어 체위성 저혈압이 발생하게 된다. 그로 인해 혈액순환이 원활하지 않아 창백, 어지러움, 빈맥, 오심, 발한, 호흡곤란 등의 증상이 나타나게 된다. 이때 좌측위를 취해 하대정맥이 압박되지 않도록 하며 천천히 자세 변경을 하도록 돕는다.

⑤ 복부 초음파 검사는 비침습적 검사로 특별한 부작용이 나타나지 않는다.

094 ②

양수과다증이란 양수 2,000cc 이상, 양수 지수 24 이상을 의미한다. 태아측 원인으로는 위장관계 혹은 신기능 이상 등이 있으며 모체측 원인으로는 당뇨병 등이 있다. 양수과다증 시 임신 주수에 비해 높은 자궁 저부 높이, 횡격막 압박으로 인해 짧아진 호흡, 태아 촉진 어려움, 대정맥 압력 증가로 인한 하지부종 등이 증상으로 나타난다.

095 ③

메덜진(methergine), 옥시토신(oxytocin) 모두 자궁수축의 효능을 가진다. 다만, 메덜진은 혈압을 증가시키므로 임신성 고혈압 산모에게는 적합하지 않다.

② 리토드린(ritodrine): 자궁수축억제제로 조기분만 방지를 위해 투여한다.
④ 메토트렉세이트(methotrexate): 면역억제제로 항암 및 항염증 효과를 위해 투여한다.
⑤ 마그네슘황산염(magnesium sulfate): 항경련제로 임신성 고혈압 임부의 경련 예방을 위해 투여한다.

096 ③

태아 만출 전 제대가 질강 밖으로 나온 경우, 제대가 건조하지 않도록 멸균생리식염수를 거즈에 적셔 덮어 주어야 한다.
① 질식분만은 어려운 상태로 제왕절개를 위한 준비를 해야 한다.
② 제대 압박을 감소시키기 위해 산모는 골반고위를 취해주어야 한다.
④ 손가락으로 제대를 밀어 넣는 것은 제대를 자극하고 감염의 위험을 높인다.
⑤ 지속적으로 태아 심음을 확인하여 태아 질식의 증상을 확인해야 하며 산소를 공급하면서 정맥을 통해 수액을 주입해야 한다.

> 제대탈출일 때 태아심음의 변화: 가변성 감퇴가 나타남

097 ①

경산모인 경우, 경부 소실과 개대가 동시에 발생하고 분만 진행이 빠르므로 자궁경관이 8cm정도로 개대되면 즉시 분만실로 옮겨야 한다.

098 ④

고혈당인 모체의 영향으로 태아의 췌장은 인슐린을 과잉 분비하고 있었기 때문에 출생 후 모체로부터의 혈액 공급이 중단되면 저혈당 상태가 될 수 있다. 분만 후 신생아 저혈당 시 포도당을 투여한다.

099 ⑤

태반에 혈액을 공급하는 자궁의 나선동맥이 변성되었을 때 태반조기박리가 발생할 수 있다.
① 경산모일 때   ② 산모의 혈압이 높을 때
③ 산모의 나이가 많을 때   ④ 양막 파수가 되었을 때

100 ②

태아가 두정위 상태로 있으므로 후두골(O, occiput)은 준거지표가 된다. 후두골이 임부의 골반 왼쪽(L) 앞(A)에 있으므로 LOA가 된다.

> 가장 흔한 태향
> • LOA(좌전방두정위)

101 ④

자궁내막염이란 자궁내막, 태반 내 세균감염이 발생한 것으로 산후 2~3일에 38℃ 이상의 체온 상승, 하복부 통증, 악취나는 질 분비물, 빈맥, 백혈구 증가 등이 나타난다. 자궁 촉진 시 커져 있으며 산모는 오한, 권태, 두통, 하복부 통증, 식욕부진 등을 호소한다. 치료를 위해 처방된 항생제를 투여하며 상행성 감염의 전파를 방지하고 오로(산후질분비물) 배출을 돕기 위해 반좌위를 취해준다. 나머지 보기는 자궁내막염의 중재에 해당되지 않는다.

102 ②

유방울혈이 있을 때에는 유방을 손가락이나 손바닥으로 살짝 눌러 부드럽게 시계방향 혹은 시계반대 방향으로 마사지하도록 한다. 유방 마사지는 유방울혈을 풀어주어 통증을 완화시키는 효과를 갖는다.

103 ⑤

팽만된 방광은 자궁근육의 수축을 방해하여 자궁출혈을 야기할 수 있으며 소변 정체는 요로감염의 위험을 높인다. 분만 후 8시간 이내 자연배뇨가 있는지 확인해야 한다.

104 ⑤

빠른 회복을 위해 유두를 공기에 노출시켜 건조하게 유지될 수 있도록 해야 한다.
① 자극을 줄이기 위해 수유 시간을 줄여야 하며(5분 이내) 이로 인해 자주 수유하게 됨을 설명한다.
② 모유 수유를 중단하게 되면 유즙이 정체되어 유방 농양을 유발할 수 있다.
③ 유두는 깨끗한 물을 이용하여 닦는다.
④ 유두덮개를 사용하여 옷이나 브래지어에 유두가 자극되지 않도록 한다.

> **유두열상**
> • 원인: 주로 잘못된 수유 자세로 발생함
> • 유륜까지 깊이 물고 수유할 수 있도록 수유 자세를 바로 잡아 주어야 함

105 ③

산후우울감이란 많은 산욕부가 경험하는 일시적 적응장애의 한 형태로 정상반응에 해당한다.
① 약물치료는 필요하지 않으며, 대부분 자연히 회복된다.
② 산후 3~5일(산욕 초기)에 일시적으로 발생하여 10일경 자연히 사라진다.
④ 분만 후, 에스트로겐 및 프로게스테론과 같은 호르몬의 급격한 감소, 분만으로 인한 스트레스, 양육에 대한 심리적 부담 등에 의해 발생한다.
⑤ 자연히 회복되기 때문에 정상적인 감정의 상태임을 설명해 주는 중재가 필요하다.

2교시

정답 및 해설

아동간호학

001 ⑤

공을 잡고 머리 위로 던질 수 있으며 사람을 3부분으로 그릴 수 있는 것은 학령전기 아동의 특성이다. 학령전기는 남근기로 여성과 남성의 해부학적 차이를 인식하며 생식기에 대한 호기심이 증가한다.
① 아빠와 본인을 동일시하고 역할을 습득하며 어머니를 얻기 위해 그에 대한 강한 집착을 보인다.
② 성적 욕구가 감소되고 지식 획득 및 또래 놀이에 집중하는 시기는 잠복기로 학령기에 해당한다.
③ 대소변 가리기 훈련에서 욕구가 충족되지 못하면 결벽증이 발생할 수 있다. 유아기의 항문기에 해당한다.
④ 엄마와의 애착이 가장 중요한 시기로 빨면서 욕구를 충족하는 시기는 영아기의 구강기에 해당한다.

002 ②

콜버그의 도덕 발달이론에서 전인습적 수준은 처벌이나 보상과 같은 결과에 의해 결정하고(1단계), 자기중심적으로 도덕 판단(2단계)을 하는 것을 말한다.

003 ④

음낭 부분에 파동성 덩어리는 '음낭수종'을 의미한다. 크기의 변화가 없다는 것은 생리적 음낭수종을 의미하는 것으로 대개 1세 이전에 흡수되어 사라지게 된다.

004 ①

학령전기의 아동은 본인의 잘못된 생각과 행동에 대한 벌로 인식하고 일시적인 것이라 생각한다.
②, ④ 학령기 아동의 죽음에 대한 개념이다.
③ 죽음에 대한 가장 큰 공포는 부모로부터 분리되는 것이며 죽음에 대해 부정하고 관심을 끌거나 퇴행과 같은 행동이 나타나기도 한다.
⑤ 청소년의 죽음에 대한 개념이다.

005 ④

신생아의 경우 식도와 위 사이에 위치하는 하부 식도 괄약근이 미숙하여 트림을 하면서 게워낼 수 있다. 이는 생리적인 위식도 역류 반응에 해당한다.

> **신생아의 생리적 위식도 역류 간호중재**
> - 소량씩 자주 먹임, 자주 트림시킴
> - 점도를 높인 조제분유를 먹임
> - 수면 시 위식도 역류가 있더라도, 생후 12개월 미만의 영아는 영아돌연사증후군을 예방하기 위해 앙와위로 눕혀 재움

006 ①

신생아기는 모체의 성호르몬에 대해 많은 영향을 받는 시기로 출생 후 갑자기 모체 호르몬인 에스트로겐이 감소하면서 선홍색의 질 분비물을 배출하게 된다. 이는 '가성월경'으로 자연적으로 사라진다.

007 ④

제대에서 악취가 나거나 노란 분비물이 있는 경우, 제대 부위의 피부가 붉은 경우, 제대 또는 제대 주변 피부를 만질 때 우는 경우 이상 징후에 해당하므로 중재가 필요하다.
① 생후 24~48시간에 태변을 배출하며 암녹색으로 나타난다.
② 좁쌀종이란 피지선의 분비물 정체로 코, 턱 주위에 나타나는 것으로 자연 소실된다.
③ 신생아 대천문은 열려있으며 박동이 느껴진다. 대천문은 생후 12~18개월 닫히게 된다.
⑤ 엉덩이 부분에 진한 푸른색의 반점은 몽고반점(몽골반점)으로 정상 소견에 해당한다.

> **신생아 제대관리**
> - 알코올로 제대 부위 및 주변을 매일 소독
> - 감염의 증상이 있는지 사정
> - 기저귀는 제대 아래까지 채움
> - 제대는 건조하게 유지함

008 ⑤

다른 모든 중재보다 생명에 직접적인 영향을 미칠 수 있는 기도 개방과 관련된 간호중재가 우선으로 이루어져야 한다. 신생아의 기도 개방성 유지를 위해 흡인기로 신속하게 입과 코를 흡인하여 분비물을 제거하도록 한다.

009 ④

낙상 예방을 위해 침대 높이는 최대한 낮게 유지하도록 한다.
⑤ 만약 처치나 간호 등을 시행하기 위해 침상 난간을 내려야 하는 상황이라면 아동을 잘 붙잡아 낙상을 방지하도록 한다.

010 ③

끊임없는 질문을 하며 언어 능력이 극적으로 발달하는 시기는 '학령전기'를 의미한다. 이 시기에는 자기중심적 사고로 인하여 다른 사람도 자신과 동일하게 경험할 것이라 생각한다.
① 사건의 과정이나 순서를 역으로 생각하지 못한다.(비가역적 사고)
② 장난감과 같은 무생물도 살아있는 것이라 생각하고 생명과 감정을 부여한다.(물활론적 사고)
④ 죽음을 가역적이고 일시적인 것이라 인지한다.
⑤ 대상의 외양이 달라져도 속성은 변하지 않음을 인지하는 것은 '학령기'에 해당한다.

011 ③

영아기에 기어 다니고 서기 시작하면서 낙상이 빈번하게 발생한다. 낙상 예방을 위해 계단 근처를 주의하고 가구가 영아가 당겨도 움직이지 않을 정도로 견고한 지 사정한다. 옷과 신발은 안전한 것을 착용하는데, 바지 끝이 바닥에 닿지 않도록 하며 구두나 신발에 의해 미끄러지지 않도록 주의한다.
① 치과는 유치가 모두 나온 후 방문하도록 한다.
② 블록 쌓기는 유아기인 15개월 경 2개 정도를 쌓을 수 있으므로 영아기에는 적절하지 않다.
④ 치아 건강을 위해 작고 부드러운 칫솔모를 사용하여 칫솔질을 하도록 한다.
⑤ 10개월에는 정상적으로 단어를 말하지 못할 수 있다. 12개월 이후에 엄마, 아빠 등의 몇 개의 단어를 사용할 수 있다.

012 ①

아동은 구강기적 욕구 및 학습된 습관, 스스로의 위안 등의 이유로 손가락을 빨게 된다.

013 ④

우는 아동은 약물을 먹을 때 흡인 위험성이 높으므로 일단 달래준 뒤 아동에게 약을 먹어야 하는 이유를 설명한다. 또한 "지금 먹을까? 물을 마시고 먹어볼까?" 등과 같이 아동이 약을 먹는 것에 선택할 수 있도록 한다.

① 약물을 음식과 함께 투여하는 경우 음식 자체를 거부할 수 있으므로 첨가하지 않는다.
② 아동은 구강으로 약물을 투여하는 것이 쉬우므로 되도록 구강으로 투여하도록 한다.
③ 영유아인 경우 알약과 같은 고체 약은 흡인의 위험성이 있으므로 권장하지 않는다.
⑤ 침대에 누운 자세는 흡인 위험성이 높으므로 적절하지 않다.

014 ②

또래 친구들과의 관계 속에서 생활하며 협력과 설득 등의 기술을 배울 수 있다.

① 주로 동성의 친구들과 또래집단을 이룬다.
③ 아동의 가치관 확립에 일차적인 영향은 부모이지만, 또래집단에 의해서도 영향을 받는다.
④ 또래집단의 핵심은 일치감으로 또래와의 일치에 대한 요구가 높다.
⑤ 또래집단 내 규칙 및 역할을 준수하고 이에 맞춰 행동하려 한다.

015 ②

돌발피진이란 human herpesvirus type 6, 드물게 type 7 감염으로 발생하는 질환이다. 타액이 코나 뺨 또는 결막 점막을 통해 침입하여 발생한다. 증상으로는 갑작스러운 고열, 발열, 기침, 인두염, 콧물 등의 경미한 감기 증상이 나타난다. 특별한 치료법 없이 자연치유되므로 대증요법을 시행하며 항생제는 투여하지 않는다.

③,④ 열이 나는 경우 해열제를 먹이며, 고열이 나타나는 경우 경련 증상이 나타날 수 있으므로 주의한다.

016 ④

아동은 성인에 비해 수분, 전해질 불균형이 나타나기 쉬우므로 수액의 주입속도를 적절하게 유지하는 것이 중요하다.

017 ②

갈락토오스가 체내에 축적되는 질환은 '갈락토오스 혈증'을 의미한다. 갈락토오스가 축적되는 것을 방지하기 위해 유당이 함유되어 있는 분유를 피해야 한다.

018 ⑤

미숙아에서는 팔꿈치가 가슴의 중앙부를 넘어 저항 없이 반대쪽 어깨에 손이 닿는 '스카프 징후'를 볼 수 있다.

① 태지는 거의 없으나 솜털이 많다.
② 손바닥, 발바닥의 주름이 거의 없다.
③ 몸에 비해 상대적으로 머리가 큰 편이다.
④ 사지를 펴고 이완된 자세로 누워 있다.

019 ⑤

비대날문협착증(비후성 유문협착증)의 특징적인 증상에 해당한다.

> 비대날문협착증(비후성 유문협착증)
> - 정의: 위와 십이지장 사이에 있는 유문의 윤상근육이 비대되어 유문이 폐쇄된 상태
> - 주의사항: 사출성 구토로 탈수가 유발되기 쉬움

020 ④

복강 내 장기가 서혜부로 탈출된 것은 '서혜부 탈장'을 의미한다. 복압이 올라간 상태에서 서혜부를 촉진하여 탈장을 진단할 수 있다.

> - 소아의 선천적인 서혜부 탈장: 출생 후 자연스럽게 폐쇄되는 초상돌기가 폐쇄되지 않음 → 장기의 탈출이 발생함
> - 탈장 수술 후 복압 증가를 방지하여 수술 부위에 압력이 가해지지 않도록 함

021 ②

신생아를 앙와위로 눕힌 상태에서 무릎과 고관절을 90° 굴곡시킨 후 고관절을 밖으로 돌렸을 때 오른쪽 고관절에서 '뚝' 하는 소리는 오톨라니 검사(Ortolani 검사)에서 양성을 의미한 것으로 선천적 고관절 탈구에서 나타나는 증상이다. 그 외에 비대칭적인 둔부주름과 걸음걸이, 이완된 쪽은 다리가 짧으며 고관절 외전이 제한되는 증상이 나타난다.

생후 6개월 이전에 발견되는 경우 근위 대퇴골이 관절구 중심 쪽으로 놓이도록 굴곡 상태를 유지한다. 파블리크 보장구는 가장 널리 사용하는 보조기로 고관절을 외전시키고 정복하게 된다. 임상적 검사와 초음파 검사 상 충분히 안정이 되었다고 판단할 때까지 보조기를 착용하도록 한다.

① 생후 6개월 이전에 대퇴 골두의 정복을 안정적으로 유지하기 어려울 때 둔부의 외과적 폐쇄 정복을 시행하고 고관절 수상석고붕대를 적용한다.

③, ④ 원인은 정확하게 밝혀지지 않았으며 유전, 가족력, 자궁 내 자세, 관절 이완 등 여러 요인이 영향을 주는 것으로 알려져 있다. 치료가 지연될수록 교정이 어려우므로 상태를 발견한 후 가능한 빨리 치료를 시작한다.

⑤ 초기에 중재했을 때 정상적인 골격구조와 기능으로 회복될 수 있다. 그러나 늦은 발견과 지연된 치료는 기형이 심해지고 치료가 어려울 수 있다. 이때 재활치료로 목발이나 보행기사용, 보행훈련 등을 시행한다.

> 파블리크 보장구 적용 시 간호
> - 찰과상 예방을 위해 가슴 끈 아래 면내의를 입힘
> - 적어도 하루 두세 번 끈 또는 피부가 접히는 부위에 발적과 피부 자극 증상을 사정함
> - 끈 아래 피부에 로션이나 파우더는 사용하지 않음(피부 자극 및 피부에 뭉칠 수 있음)
> - 기저귀는 항상 끈 아래에 놓음
> - 의사의 지시 없이 끈을 조절하지 않음
> - 영아를 안을 수 있고 일시적인 돌봄이 가능함을 보호자에게 설명함

022 ②

혈압이 높고 항사슬알균용혈소O(ASO) 양성의 결과를 보이며, 얼굴 부종, 복부통증, 단백뇨, 콜라색 소변(혈뇨)의 증상으로 보아 급성 사구체신염을 예상할 수 있다. 급성 사구체신염 시 급성기에는 침상안정을 시행하고 충분한 휴식을 취하도록 한다. 증상이 완화되기 시작하면 아동의 상태에 맞춰 충분한 휴식을 취하고 적절한 활동을 권장한다.

① 급성 사구체신염 시 식욕부진을 느끼므로 아동의 기호에 맞는 적절한 식이를 제공한다. 반드시 연식을 제공할 필요는 없다.

③ 식이제한은 질병 경과, 부종 정도, 고혈압 여부 등에 따라 수분과 나트륨, 칼륨이 많이 함유된 음식이 제한될 수 있다.

④ 급성고혈압을 조기에 예측하기 위해 혈압을 자주 측정한다.

⑤ 질병 진행과 합병증의 조기 발견을 위해 매일 체중 및 소변양상을 확인하고 섭취량과 배설량을 사정하도록 한다.

023 ④

천식이란, 여러 가지 유발 요인에 의해 알레르기 반응이 나타나 기관지가 좁아지는 만성 호흡기 질환을 말한다.
① '폐결핵'에 대한 설명이다.
② '폐렴'에 대한 설명이다.
③ '부비동염'에 대한 설명이다.
⑤ '크루프(croup)'에 대한 설명이다.

024 ③

경정맥의 림프선이 1.5cm 이상으로 비대할 때 임상적 진단으로 간주한다.
① 삼출물은 없으나 양측 결막의 충혈이 있을 때
② 딸기모양의 혀를 보일 때
④ 말초부종 및 손바닥에 홍반이 있고 막양낙설이 있을 때
⑤ 5일 이상 발열이 지속될 때

025 ⑤

류마티스열(류마틱열)은 심장, 관절, 피하조직, 중추신경계를 침범하는 급성 전신성 염증질환을 의미한다. 갑자기 사지의 불수의적인 움직임 등이 나타날 수 있으며 이는 일시적이며 서서히 사라진다.

① 류마티스열의 특징적인 증상 중 하나로 '다발성 관절염'을 들 수 있다. 크래들 침상은 담요로 인해 피부와 관절에 가해지는 압력을 감소시켜 주어 통증을 줄여주므로 류마티스열의 환아에게 적용하게 된다.

② 침상안정과 활동을 제한하고 충분한 휴식을 취해 심장의 부담을 줄이도록 한다.

③ 심장 손상 시 맥박이 변화하게 하므로 주의 깊게 살피도록 한다.

④ 통증이 심한 경우 불편감 완화를 위해 진통제를 사용할 수 있다.

026 ⑤

급성 인두염은 A군 β-용혈성 연쇄상구균 또는 바이러스 감염으로 인해 발생하는 질환으로 인후통, 복통, 구토, 발열, 권태 등의 증상을 호소하게 된다. A군 β-용혈성 연쇄상구균의 치료를 위해 페니실린을 투여하며, 페니실린에 민감한 아동은 erythromycin을 투여한다.
①, ② 급성 인두염과 관련 없는 중재이다.
③ 통증 완화를 위해 진통제를 투여한다.
④ 실내습도를 높게 유지해 분비물 배출을 촉진시킨다.

027 ③

소아 당뇨병(제1형 당뇨병)은 인슐린을 분비하는 췌장의 베타세포가 파괴되어 인슐린이 거의 분비되지 않는 상태로 인슐린을 주사하지 않으면 혈당 조절이 어렵다.

제1형 당뇨병과 제2형 당뇨병

특징	Type 1 당뇨 IDDM (Insulin Dependent Diabetes Mellitus)	Type 2 당뇨 NIDDM (Non-Insulin Dependent Diabetes Mellitus)
원인	췌장의 문제로 인슐린이 절대적으로 부족해 발생(자가항체, 바이러스 감염, 염증 등으로 췌장의 β cell 파괴)	췌장의 인슐린 분비능력은 있지만 충분히 만들지 못하거나 인슐린 저항성으로 발생(유전적 소인, 비만, 노화, 운동 부족 등의 요인 작용)
발병 연령	젊은 연령	중년기 이후
발병 양상	갑자기 발병	서서히 발병
특징	• 경구 혈당강하제는 효과가 없음 • 반드시 인슐린 주사로 치료 • 케톤산증 발생하기 쉬움	• 당뇨병의 대부분을 차지 • 식사 조절과 적절한 운동 요법을 병행
치료	인슐린 주사	식이/운동요법, 경구약물, 인슐린 주사

028 ①

21번 염색체가 3개로 구성되어 총 47개의 염색체를 갖고 있다는 것은 '다운증후군'을 의미한다. 다운증후군인 경우, 근육에 힘이 없고 이완되어 있으며 관절의 과운동성이 나타난다.
② 눈꼬리는 올라가 있으며 양 눈 사이가 멀다. 목은 짧고 두꺼운 편이다.
③ 지능 및 성장 발달이 늦으며, 선천성 심장 기형을 동반하기도 한다.
④ 얼굴은 둥글고 납작하며 코는 낮은 편이다.
⑤ 혀가 두껍고 크며 부정교합 및 치주염이 있기도 한다.

029 ③

화상이 발생한 경우 위험요인을 제거한 후 아동의 상태를 사정한다. 감염 방지와 통증 완화, 저체온증 예방을 위해 화상 부위를 깨끗한 천으로 덮어준다.
① 물집은 터트리지 않도록 한다.
② 화상 부위에 연고나 오일 등을 적용하지 않는다.
④ 화상을 입은 경우 아동을 즉시 가까운 병원으로 이송하여 치료를 받도록 한다.
⑤ 화상 부위에 얼음 물에 직접 적용하지 않는다.

030 ③

체온상승으로 인해 일시적으로 발작이 발생하는 것은 '열성경련'에 해당한다. 열성경련의 경우, 15분 내의 발작을 보이며 EEG는 정상의 결과를 보인다. 한 번 열성경련을 보였던 아동은 1~2년 내에 재발할 가능성이 높다.
① 6개월~24개월의 아동에게 호발한다.
② 고열이 나면서 경련을 하는 것으로 가족력을 갖는다.
④ 해열제인 아세트아미노펜을 투여할 수 있으며, 처방에 따라 항경련제가 투여될 수 있다.
⑤ 청색증이 나타나는 경우 즉시 산소를 제공해야 하며 분비물 흡인이 필요할 수 있다.

031 ①

이하선염(볼거리)이란 Paramyxovirus에 의한 비말 또는 접촉 감염으로 발생한다. 전구증상(발열, 두통, 전신 권태감 등)이 나타난 후 통증을 동반한 이하선 종창이 나타나며 종창이 시작된 전후 전염력이 가장 강하므로 전염을 예방하기 위해 비말, 접촉 전파 예방법을 시행한다. 또한 목의 통증으로 인해 불편감을 완화하기 위해 냉습포를 적용한다.
② 씹으면 이통이 발생하므로 자극 없는 씹기 편한 액체나 연식, 유동식을 제공한다.
③ Paramyxovirus에 의한 질환으로 항생제는 사용하지 않으며, 지지요법을 시행한다.
④ 이하선염 시 수포는 나타나지 않으므로 관련이 없다.
⑤ 음식물 섭취를 돕기 위해 액체나 연식, 유동식을 제공한다. 이하선 종창이 있다고 하여 기도삽관을 시행하는 것은 아니다. 기도삽관은 자발적 호흡이 어려울 때 시행하게 되는 기계적 환기를 위한 중재이다.

032 ⑤

신경모세포종(neuroblastoma)이란 원시 신경능 세포에서 발생하는 원인불명의 악성종양을 의미한다. 대개 5세 이전의 소아에게 발생하며 교감신경절 부위 및 부신수질에 발생한다. 복강에 발생하는 경우 단단하고 불규칙한 덩어리가 복부에서 만져진다.
① 골육종은 뼈에 발생하는 원발성 악성종양으로 질병 발생 부위에 국소적으로 통증이 발생된다.
② 장중첩증이란 장의 한 부분이 윗부분의 장 속으로 들어간 것을 의미하며 급작스럽고 심한 복통, 복부팽만 및 우상복부에 나타나는 소시지 모양의 덩어리, 담즙 섞인 구토, 점액성 혈변이 나타나게 된다.
③ 신장모세포종(Wilms tumor)은 소아에게 많이 발생하는 신장의 악성종양으로 복부 덩어리는 복부 중앙선을 넘지 않고 편측에 국한되어 있다. 복통, 혈뇨, 고열, 고혈압 등의 증상이 나타난다.(촉진 금지 → 종양을 퍼뜨릴 수 있음)
④ 괴사성 장염은 장 점막에 발생하는 급성 염증 질환으로 복부 팽만, 혈변, 구토, 위 정체 등의 증상이 나타난다.

033 ②

백일해는 Bordetella pertussis 균에 의해 감염되는 질환으로 주로 비말 또는 비인두 분비물로 전파된다. 짧고 발작적인 기침과 흡기 말 '흡'하는 소리를 내는 특징적인 증상을 보인다. 다량의 끈끈한 점액성 가래를 보이며 기침발작 후 종종 구토를 한다.
① '파상풍'은 파상풍균이 손상된 조직이나 상처를 통해 침입하여 발생하는 것으로 고열, 빈맥, 경련 등의 증상을 유발한다.
③ A군 β-용혈성 연쇄상구균에 의한 감염은 '성홍열'을 의미한다.
④ 전구기인 카타르기(전염력이 가장 강한 시기)에는 콧물, 기침 등 상기도 감염 증상과 결막염, 두통, 눈물 등이 나타난다.
⑤ 홍반성 구진이 나타나는 것은 '홍역'의 발진기 증상에 해당한다.

034 ④

홍역의 증상 중 하나인 광선과민증은 수명증(눈부심)을 유발하므로 실내조명을 어둡게 하고 직사광선을 피하는 간호중재가 필요하다.
① 발진 후 4일 경까지 격리가 필요하며 호흡기 전파에 주의하도록 교육한다.
② 발열로 인한 탈수 증상을 예방하기 위해 충분한 수분 공급이 필요하며, 수액과 연식, 유동식을 통해 영양을 공급한다. 구토, 설사는 홍역의 증상에 해당하지 않으며 홍역의 환아는 금식이 필요하지 않다.
③ 눈의 보호를 위해 비비지 않아야 하며, 결막염으로 인해 눈의 분비물이 발생하므로 생리식염수로 눈을 세척해주어야 한다.
⑤ 홍역의 전구기는 발열 및 기침 등의 증상이 발현되는 시기로 조용한 활동 및 충분한 휴식을 취하도록 도와야 한다.

035 ②

스트레스를 관리하고 적절한 운동을 권장한다. 적절한 운동은 피지의 흐름을 원활하게 해주기 때문이다. 단, 격한 운동은 다량의 땀을 유발해 노폐물이 모공을 막게 할 수 있다. 땀이 많이 나지 않는 적절한 운동을 하도록 설명한다.
① 손에는 세균이 많은 부분이므로 여드름이 난 부분을 손으로 직접 만지지 않도록 한다.
③ 중성비누는 피부에 자극을 줄여 주어 여드름 완화에 도움이 된다.
④ 너무 자주 세안하는 것은 피부를 건조하게 하여 오히려 여드름을 악화시킬 수 있다.
⑤ 영양소를 골고루 섭취하는 식이 습관을 갖도록 한다.

지역사회간호학

036 ③

방문활동 대상의 중요도는 감염성 질환이 비감염성 질환보다 우선순위가 높다. 하지만 하루에 여러 곳을 방문할 경우 방문 간호사가 감염의 매개체가 되면 안되기 위해 비감염성 질환을 우선 방문한다.
① 방문활동은 질적인 간호제공에 치중한다.
② 하루에 여러 곳을 방문할 경우 다음과 같이 우선순위가 높다. 개인<집단, 감염성<비감염성, 만성<급성
④ 방문시간은 사전에 미리 연락해서 정하고 약속된 시간에 방문한다.
⑤ 방문 시 건강문제를 지닌 가족구성원뿐 아니라 모든 가족에게 간호를 제공한다.

037 ②

사회가 향유하고 있는 일반적 지식이나 사회적 가치 그리고 행동양태를 그 지역의 성원에게 전달하는 환경을 제공하는 것을 사회적 기능이라고 한다. 나이가 든 사람에게 컴퓨터 지식을 전달하고 있으므로 사회적 기능의 사례에 해당한다.

038 ④

포괄수가제는 환자군에 따른 총 보수단가를 설정하여 보상하는 방식으로 의료비 상승을 억제하며, 경제적인 진료수행 유도, 의료기관 생산성 향상, 행정의 간편성 등의 장점이 있지만, 서비스 양이 최소화되고 규격화되며 진료진에 대한 행정직의 간섭이 지나친 단점이 있다.

039 ②

질병의 유병률을 파악하는 연구방법은 단면연구이다. 단면연구는 일정한 인구집단을 대상으로 하여 특정시점 또는 기간 내에 질병을 조사하고 그 질병과 인구집단이 가지고 있는 속성과의 관계를 찾아내는 방법으로 다음과 같은 장단점이 있다.

장점	• 한 번의 대상집단의 질병양상과 규모를 파악할 수 있어 보건사업 기획에 유용 • 대상질환과 인구집단의 특성 및 이와 관련된 속성의 연관성을 동시에 파악 • 단시간에 자료를 수집할 수 있어 시간, 노력, 비용이 경제적 • 질병관리의 우선순위를 결정하기 위해 건강상태를 측정하거나 지역사회 일반인구를 대상으로 환자를 확인할 때 유용
단점	• 시간적 전후관계를 알 수 없고 여러 요인 중 원인규명에 한계 • 선택의 편중문제가 있어 대단위로 접근해야 한다.

040 ①

지역주민의 프로그램 참여율, 준비자료의 적절성 등을 평가지표로 활용하고 있으므로 과정평가에 해당한다.

041 ⑤

제시된 내용은 자료분석 단계에 대한 설명이다. 자료 분석 단계는 '자료 분류 → 요약 → 비교 및 확인 → 결론 및 추론'순이므로 자료 분류에 대한 내용이 정답이다.

자료분석 단계별 설명

분류단계	지역사회 사정에서 수집된 모든 정보를 서로 연관되는 것끼리 분류하는 단계
요약단계	지역사회의 전반적인 인상, 분위기, 역사적 배경 및 지역적 특성을 서술하고, 위치, 기구 및 공공시설 분포 등은 지도를 그리며, 지역사회 자원에 관한 것은 지도에 표시하고, 필요로 하는 것은 따로 표로 만들고, 건강자료에 관한 것은 필요한 대로 비율, 차트, 도표, 표 등을 작성하여 요약하기 등의 작업을 하는 단계. 이때 각 분류 항목간의 관련을 고려해야 한다
확인단계	포괄적이고 총체적인 지역사회의 전반적인 문제를 평가하기 위하여 과거와 비교하여 상황에 대한 양상과 경향을 알아보고, 다른 항목과 비교하여 맞지 않거나 서로 상반되는 자료가 없는지, 부족하거나 더 필요로 하는 자료가 무엇인지 등을 확인하는 단계
결론 및 추론단계	지역사회의 구체적 문제들이 어떤 것인지 요약하고 지역사회간호사의 전문적 견해를 포함하여 종합된 결론을 내리고 문제로 기술하는 단계

042 ①

아래 표 참조

구분	별칭	특징	기준
피라미드형	후진국형	인구 증가형 (출산율, 사망률 高)	0~14세 인구 > 50세 이상 인구 × 2
종형	선진국형	정지형 (출산율, 사망률 低)	0~14세 인구 ≒ 50세 인구 × 2
항아리형	감퇴형 (선진국형)	인구 감소 출생률 < 사망률	0~14세 인구 < 50세 이상 인구 × 2
별형	전입형 도시형	청장년층 비율과 유년층 비율이 높음	15~49세 인구 > 전체인구 50%
호로형 (표주박형)	전출형 농촌형	청장년층 유출로 유년층비율도 낮음	15~49세 인구 < 전체인구 50%

043 ①

대상자가 갖고 있는 신체 기능, 증상, 순환, 질환 등에 대한 내용이면 생리 영역에 해당한다. 보기의 내용은 주로 순환과 관계된 내용이므로 생리 영역에 해당한다

오마하 진단분류체계 영역별 문제

환경영역	수입, 위생, 주거, 이웃/직장 안전
심리사회 영역	지역사회자원과의 의사소통, 사회적 접촉, 역할변화, 대인관계, 영성, 슬픔, 정신건강, 성적 관심, 돌봄/양육, 무시, 학대, 성장과 발달
생리 영역	청각, 시각, 언어와 말, 구강건강, 인지, 동통, 의식, 피부, 신경-근골격 기능, 호흡, 순환, 소화와 수분, 배변기능, 배뇨기능, 생식기능, 임신, 산후, 감염성 질환
건강관련행위 영역	영양, 수면과 휴식, 신체적 활동, 개인위생, 약물오용, 가족계획, 건강관리 감시, 투약

044 ③

건강 형평성은 누구나 차별 없이 보건의료서비스의 혜택을 누리는 것을 말한다.
①, ⑤ 건강문해력에 대한 설명이다.
② 건강의 정의이다.
④ 건강불평등에 대한 설명이다.

045 ①

보건소에서 운영하는 방문건강관리사업은 취약계층의 건강 형평성 제고를 목적으로 운영되는 제도이다. 따라서 대상은 취약계층이며 비용부담도 따로 없이 전부 무료로 제공된다. 방문건강관리사업의 법적 근거는 지역보건법이다.

③ 경력 3년 이상 간호조무사가 수행할 수 있는 것은 노인장기요양보험의 방문간호이다.(보건복지부장관이 정하는 교육을 이수하여야 함)

046 ①

평가의 절차는 다음과 같다.
1. 평가대상 및 기준의 결정
2. 평가자료의 수집
3. 설정된 목표와 현재 상태의 비교
4. 목표달성 정도의 가치판단
5. 재계획 수립

047 ③

뉴만의 건강관리체계이론의 각 개념 및 10대 임신에 적용한 내용은 아래와 같다.

구분	개념	사정내용
스트레스원	체계의 균형, 평형을 유지하는데 방해가 되는 힘	어린 나이의 임신
기본구조	생존요인으로 생리적, 심리적, 사회문화적, 발전적, 영적 변수가 상호작용	신체적인 몸, 활력의 기능 등
정상방어선	대상자의 안녕 상태 혹은 스트레스원에 대해 정상범위로 반응하는 상태 대상체계가 오랫동안 유지해온 평형 상태	급성 만성 질병의 여부 영양 수준, 생활유형과 습관, 건강에 대한 태도 등
유연방어선	외적 변화에 방어할 잠재력을 가지고 환경과 상호작용하여 수시로 변화하는 역동적 구조	피로 정도, 다른 스트레스 여부
저항선	대상체계가 스트레스원에 의해 기본 구조가 침투되는 것을 보호	아이에 대한 태도, 양육기술 등

048 ③

PATCH는 미국 CDC(질병관리본부)에서 건강증진 및 질병예방 프로그램의 계획 및 수행을 위해 개발한 기획 모형이다. PATCH의 순서는 다음과 같다.
- 지역사회 조직화 → 자료 수집 및 분석 → 우선순위 결정과 대상 집단 선정 → 포괄적인 중재안 개발 → 평가' 이다.

참고로 MATCH와 MAPP의 순서는 다음과 같이 정리할 수 있다.
- MATCH(Multilevel Approach To Community Health)
  : 목적 설정 → 중재 계획 → 프로그램 개발 → 실행 → 평가
- MAPP(Mobilizing for Action through Planning and Partnership)
  : 조직화와 파트너십 개발 → 비전 설정 → 4가지 MAPP 사정 → 전략적 과제의 확인 → 목표와 전략의 개발 → 행동

049 ④

④를 제외한 나머지 업무는 일반 보건관리자가 수행할 수 있는 업무이다. 의사와 간호사에게만 해당하는 보건관리자의 업무는 아래 내용을 참고하자.

> 의사와 간호사(의료인)에게만 해당하는 보건관리자의 업무
> 가. 자주 발생하는 가벼운 부상에 대한 치료
> 나. 응급처치가 필요한 사람에 대한 처치
> 다. 부상·질병의 악화를 방지하기 위한 처치
> 라. 건강진단 결과 발견된 질병자의 요양 지도 및 관리
> 마. 가목부터 라목까지의 의료행위에 따르는 의약품의 투여

050 ⑤

보기의 내용은 주민들이 주도적으로 참여하고 정부는 지원 역할을 하므로 주도에 해당한다. 주민의 주도 정도에 따라서 주민참여 단계는 다음과 같이 정리할 수 있다.
- 동원단계 : 주민의 자발적 참여도가 아주 낮은 형식적이고 강제적인 참여
- 협조단계 : 참여를 유도하지만 보건사업 계획과 조정과정이 여전히 제공자 측에 독점
- 협력단계 : 보건사업의 계획과 조정과정에서 주민들의 의사가 반영. 설득방식에 의한 주민참여가 강조됨
- 개입단계 : 개발사업과정이 공개되기를 주민 측에서 주장. 의사결정과정에서 개입하려고 함
- 주도단계 : 주민 주도적 접근이 최고조에 다다름. 주민 스스로의 자주관리 강조

051 ①

보건교사 업무로는 학교보건 계획을 수립, 학교환경위생의 유지관리 및 개선에 관한 사항, 학생 및 교직원에 대한 건강진단 실시 준비와 실시에 관한 협조, 신체허약 학생에 대한 보건지도, 학생 및 교직원의 건강관찰, 보건지도를 위한 학생가정방문 등이 있다.

② 학교장의 업무
③ 학교의사의 업무
④ 학교의사, 학교약사의 업무
⑤ 학교약사의 업무

052 ②
① 오염공기의 처리기준: 미세먼지는 100 µg/m³ 이하
③ 창 높이: 창 하연 75~90cm 창 상연 255cm가 이상적
④ 최대조도와 최소조도 비율이 3대 1을 넘지 않도록 할 것.
⑤ 책상높이: 앉은 키의 1/3 + 의자높이

053 ③
행동주의 학습이론은 자극과 반응의 연합에 의해서 학습이 된다고 보는 이론이다. 행동주의 학습이론을 기반으로 한 학습 방법으론 점진적 접근법(목표 행동을 쉬운단계부터 점차적으로 달성할 수 있도록 하고 각 단계마다 강화물을 제공), 차별강화(바람직한 행동에만 선택적으로 강화), 토큰제도(바람직한 행동을 했을 경우 강화물 제공), 유관계약(바람직한 행동을 하는 원하는 보상을 하겠다는 협정을 교사와 학생 간에 맺기) 등이 있다.

054 ③
합계 출산율은 연령별 출산율의 총합으로 가임기 여성 1명이 평생동안 낳을 수 있는 평균 자녀의 수를 뜻한다. 2.1인 경우 인구가 감소하지 않고 유지할 수 있다.
① 조출생률 = (특정 1년간의 총출생아 수 / 당해 연도의 연앙인구) × 1,000
② 일반출산율 = (특정 1년간의 총출생아 수 / 당해 연도의 15~45세 사이 여성인구) × 1,000
④ 연령별 출산율(ASFR) = (여자의 연령별 출생아수 / 당해 연령별 연앙 여자인구) × 1,000
출산력 수준을 파악하는 가장 대표적인 지표이다.
⑤ (총)재생산율(gross reproduction rate)
15~49세까지 여성 1명당 낳은 여자아이의 수, 한 여생이 일생 동안 출산하는 여아 수

순재생산율(net reproduction rate)
- 총재산율에 출산가능 시기까지의 생존율을 감안하여 실제적인 재생산율
- 순재생산율(1: 인구의 변동 없음 / 1미만: 감소 / 1초과: 증가)

055 ①
학습내용은 구체적인 것부터 추상적인 것 순으로 진행한다. 학습 진행방향은 다음과 같다.

쉬운	→	어려운
구체적	→	추상적
친숙한	→	낯선
단순	→	복잡
과거	→	최신

056 ①
Brandshaw의 교육 요구 유형은 다음과 같다.

규범적 요구	보건의료전문가에 의해 정의되는 요구
내면적 요구	학습자가 스스로 느끼는 요구
외향적 요구	학습자가 말이나 행동으로 나타낸 요구 내면적 요구가 행동으로 나타난 경우
상대적 요구	목표집단을 타집단이아 전체 집단과 비교했을 때 확인되는 요구

057 ①
대중매체는 다수의 사람에게 많은 정보를 동시에 신속하게 전달할 수 있는 매체이다. 따라서 급성 전염병이 발생할 경우 가장 효과적으로 일반 대중에게 알릴 수 있다.
② 영화의 경우 제작비용이 많이 들고 제작에 많은 시간이 필요로 한다.

058 ⑤
노년기 대상자 교육 수행 전략은 무조건 가르치려고 하지 않기, 큰 글자와 복잡하지 않은 그림 사용, 분명한 발음으로 천천히말하기, 가족관계에서 이용가능한 자원을 확인하여 참여하도록 격려하기, 개인적 능력과 수준에 맞도록 교육하기 등이 있다.

059 ②
유병률은 만성질환 관리에서 필요한 인력과 자원 정도를 추정할 수 있으며, 이환기간에 영향을 받으므로 질병퇴치 프로그램이 효과적으로 수행되는지 평가하는데 활용된다.
참고로 발생률은 급·만성 질환에 무관하게 질병원인을 찾는 연구에서 유용하다.

060 ③

제시된 그림은 가족밀착도에 대한 예시이다. 가족밀착도는 동거하고 있는 가족 구성원들간의 밀착관계와 상호관계를 이해하는데 도움을 준다.
① 가계도: 3세대 이상 걸친 가족구성원에 대한 정보/관계를 도표로 기록
② 가족연대기: 가족의 역사중에서 가장 중요하다고 생각되는 사건을 순서대로 열거하여 개인의 질환과 중요한 사건의 관련성을 추구할 때 사용
④ 외부체계도 : 가족관계와 외부체계와의 관계를 그림으로 나타내는 도구로 외부환경과 가족의 상호작용을 분석하기 위한 시각적인 방법
⑤ 사회지지도: 가족내 가장 취약점을 가지고 있는 가구원을 중심으로 가족내 뿐 아니라 외부와의 상호작용을 보여줌

061 ①

문제의 상황은 중년기 가족에 해당한다. 중년기 가족은 모든 자녀가 출가한 이후부터 은퇴 이전까지를 말한다. 이 때는 출가한 자녀 가족과 유대 관계 형성, 부부관계를 재확립, 경제적 풍요 등의 발달 과업이 있다.
② 노년기 가족의 발달과업이다.
③ 청소년기 가족의 발달과업이다.
④ 학령전기 가족의 발달과업이다.
⑤ 진수기 가족의 발달과업이다.

062 ④

가족이 경험할 수 있는 문제를 예측하고 이에 대처할 수 있는 능력을 키워주는 가족간호 중재는 예측적 안내이다. 예측적 안내 외 가족간호 중재 유형에는 다음과 같은 것들이 있다.
1) 건강상담: 상담을 통해 가족들이 스스로의 문제를 인식하고 문제해결 방안을 찾을 수 있게 된다.
2) 계약: 대상자의 행동수정을 위해 변하고자 하는 행동내용을 구두나 서면으로 약속하는 것
3) 건강교육
4) 직접적인 간호제공: 드레싱 교환, 도뇨관 삽입 등과 같은 직접적 간호 제공
5) 의뢰: 복합적인 가족의 문제를 해결하기 위해 여러 전문인의 도움이 필요할 때 수행
6) 가족의 자원 강화

063 ②

항체를 주사하여 얻는 면역이므로 인공 수동 면역이다.

064 ①

사례관리자의 기능은 다음과 같다.
- 옹호자 및 교육자 : 대상자에게 필요한 서비스와 교육을 한다.
- 임상간호조정자 및 촉진자 : 대상자의 건강을 위해 다양한 간호를 촉진하고 조정한다.
- 지속적인 관리자 : 대상자에게 필요한 간호의 적절한 수준을 유지한다.
- 재정관리자 : 서비스 제공과 관련된 자원을 관리한다.
- 결과관리자 : 대상자가 원하는 목적을 성취하도록 중재하고 지속적으로 관찰한다.
- 정신·사회적 관리자 : 개인, 가족, 환경을 포함하여 대상자의 정신·사회적 요구를 사정하고 관리한다.
- 연구개발자 : 간호중재의 변화를 위해 연구, 개발한다.

065 ②

오타와 헌장에서 제시한 건강증진 3대 원칙은 옹호, 역량강화, 중재이다. 각각의 내용은 다음과 같다.
① 옹호: 건강에 대한 대중의 관심을 불러일으키고, 정책입안자나 행정가들에게는 보건의료수요를 충족시킬 수 있는 보건정책을 수립해야 한다는 것.
② 역량강화: 건강증진은 건강 형평성을 성취하는데 초점을 두며, 모든사람들의 건강상 잠재력을 최대한 성취할 수 있도록 균등한 기회와 자원을 보장하는 것을 목표로 함.
③ 중재: 건강수준 향상을 위해서는 그 활동이 여러 수준 및 여러 분야 간에 통합되고 조정되어야 함.

066 ③

질병의 발생 원인, 감염 경로 등을 파악하고, 추가 환자를 찾아내어 질병의 확산을 방지하는 활동이다.
① 정책 개발 및 집행
② 보건 교육
④ 의뢰 및 추후관리
⑤ 사례 관리

067 ①

전기톱은 국소 진동을 유발하는 대표적인 공구이다. 국소 진동에 지속적으로 노출될 경우 손가락에 있는 말초혈관 운동에 장애가 발생해 혈액 순환이 저해되어 손가락이 창백해지고 쑤시고 아픈 증상을 느끼게 되는데 이를 레이노 증후군이라고 한다. 한랭한 환경에서 이러한 증상은 더욱 악화될 수 있다.

068 ①

제시된 설명은 강도율에 대한 내용이다.

강도율은 $\dfrac{\text{근로손실일수}}{\text{연간총근로시간}} \times 1,000$ 으로 계산한다.

069 ⑤

여과방법 특징

구분	완속여과법(영국식)	급속여과법(미국식)
침전법	보통침전법(자연 침강)	약품침전법
모래층 청소	사면대치(여과막 걸러냄)	역류세척
여과속도	느림(3m/일)	빠름(120m/일)
탁도, 색도가 높을 때	불리	좋음
이끼류 발생하기 쉬운 장소	불리	좋음
수면 동결 쉬운 장소	불리	좋음
면적	넓은 면적 필요	좁은 면적도 가능
비용	건설비 많이 듦 경상비 적게 듦	건설비 적게 듦 경상비 많이 듦
세균 제거율	98~99%	95~98%

070 ①

재난 과정별 간호사의 역할은 다음과 같다.

1) 재난 예방과 완화 단계
   - 위험요인 확인, 질병위험 확인, 지역사회 요구 조사
   - 질병 발생을 관찰할 수 있는 시스템 개발
   - 취약집단의 취약성 감소 시키는 중재 참여
   - 의료서비스 대체 장소 확인
   - 공공정책 개발 참여, 지역사회 교육
2) 재난대비 단계
   - 재난 대응 및 복구에 대한 정책개발에 참여
   - 지역사회 요구 및 자원에 대한 사정
   - 의사소통, 협력, 기구 및 소모품, 훈련, 대피, 응급처치 장소에 대한 계획에 참여
   - 지역사회, 간호사, 보건의료전문가 대상으로 훈련 제공
   - 훈련된 간호인력 확보
   - 재난대비 훈련의 계획, 참여, 평가

3) 재난 대응 단계
   - 신체적 심리적 간호 제공
   - 만성질환자, 장애인 파악
   - 정신보건문제의 증후 관찰: 우울, 불안, PTSD
   - 질병에 대한 역학적 기술 사용
4) 재난복구 단계
   - 신체적, 정신적 건강요구에 대한 간호제공(장기적)
   - 관련기관, 보건의료전문가에게 의뢰
   - 의료 기관시설 복구
   - 환자의 요구가 충족될 수 있도록 옹호

💡 정신간호학

071 ③

정신질환은 흔하게 발생할 수 있는 질환으로 다른 질환에 비해 다소 시간은 걸릴 수 있지만, 치료가 가능하다.
① 경제적인 어려움과 정신질환은 관련이 없다.
② 정신질환은 누구나 앓을 수 있는 흔한 병에 속한다.
④ 정신질환은 유전적인 경향이 있으나 이것이 유전병을 의미하는 것은 아니다.
⑤ 정신질환자들은 대개 위축되어 있고 소심한 모습을 보이며 난폭하고 공격적인 행동은 드물게 나타난다.

072 ③

남근기란 3~6세에 나타나는 것으로 성기를 만지고 자극하면서 쾌락을 느끼며 같은 성의 부모를 동일시한다. 이 시기에는 초자아가 발달하므로 욕구가 잘 해결되지 않는 경우 초자아가 잘못 형성되거나 결핍될 수 있다.
① 구강기는 입과 입술을 통해 쾌락을 느낀다. 그로 인해 빨고, 물거나 씹는 것과 같은 활동이 나타나게 된다.
② 항문기에는 성적 관심이 항문 부위로 모아지며 대소변을 통해 쾌락을 느끼게 된다.
④ 잠복기는 성적 욕구가 억압되어 있는 시기로 지식을 획득하고 놀이에 집중하는 시기이다.
⑤ 성기기는 성 에너지가 무의식에서 의식의 세계로 나오는 시기로 성적 욕구 및 이성친구에 대한 관심이 증가한다.

073 ③

반영이란 대상자가 나타낸 감정이나 생각, 내용 등을 간호사가 다른 용어로 대상자에게 다시 표현하는 것을 의미한다.
① 평가: 비치료적 의사소통 기술 중 하나로 간호사가 대상자에 대해 옳고 그름을 평가하는 것을 의미한다.
② 수용: 대상자의 의견에 어떠한 판단도 하지 않고 그대로 받아들이는 것을 의미한다.
④ 일시적 안심: 비치료적 의사소통 기술 중 하나로 문제가 있는 대상자에게 걱정 할 이유가 없다고 말하는 것을 의미한다.
⑤ 지나친 동의: 비치료적 의사소통 기술 중 하나로 대상자에게 무조건적으로 찬성하는 태도를 보이는 것을 의미한다.

074 ②

보상이란 실제적인 것이든 상상의 것이든 간에 자신의 성격, 외모, 지능 등의 결함을 보완하기 위해서 취하게 되는 무의식적인 노력을 의미한다. 크기가 작지만 맵다는 의미를 부여한 것으로 보상에 해당한다.
① 전치: 특정한 사람이나 상황과 관련된 감정을 실제로 자극한 대상보다 덜 위협적인 다른 사람으로 옮기는 것을 의미한다.
③ 투사: 자신의 특성들을 외부 세계의 다른 사람이나 사물 탓으로 돌리는 것을 의미한다.
④ 전환: 심리적 갈등이 신체감각기관 및 수의근육계의 증상으로 표출되는 것을 의미한다.
⑤ 합리화: 자기보호와 체면을 위해 정당화시키는 것을 의미한다.

075 ④

양가감정이란, 하나의 대상에 대해 긍정적인 감정과 부정적인 감정을 동시에 갖는 것으로 좋지만, 싫은 감정이 동시에 존재하는 것을 의미한다.

076 ③

우울장애의 생물학적 요인에는 유전적 요인, 신경전달물질(세로토닌/노르에피네프린/도파민 등) 저하, 호르몬 이상(코티솔 증가, 갑상샘 기능 저하, 시상하부-뇌하수체-부신피질 축 기능 항진 등)이 있다.

077 ④

변연계는 감정 작용에 관여하는 부위로 희로애락, 만족감, 공격성 등의 감정의 중심지이다.
① 소뇌: 보행 자세유지 등의 골격근의 활동을 조절한다.
② 연수: 호흡, 연하의 중추이다.
③ 뇌실: 뇌척수액을 생성한다.
⑤ 시상하부: 자율신경계 활동을 관장하며 체온, 대사, 식욕 등에 관여한다.

078 ②

할로페리돌(haloperidol)은 정형적 항정신병 약물 중 하나로 추체외로계 부작용을 갖고 있다. 이로 인해 근긴장 이상이 발생하거나 정좌불능증, 지연성 운동장애, 파킨슨 증후군 등의 증상이 나타난다. 가만히 있지 못하고 안절부절못하는 모습은 '정좌불능증'을 의미한다.

- 추체외로계 부작용(EPS, Extrapyramidal side effects)은 도파민 수용체가 차단되어 발생함
- 파킨슨 증후군의 증상: 진전, 강직, 서동증(행동이 느림), 가면을 쓴 것 같은 얼굴(표정이 없음), 보행장애 등

079 ③

폭력 가해자는 본인의 공격성을 조절하지 못하는 특성이 나타나며 본인의 폭력에 대해 합리화하는 경향을 보인다.
① 낮은 자존감을 갖는다.
② 타인을 불신하는 모습을 보인다.
④ 결과에 대해 쉽게 좌절하는 모습을 보인다.
⑤ 이기적이고 자기중심적인 사고를 보이므로 대인관계에 어려움이 있다.

080 ②

지속성 우울장애란 우울한 기분이 최소 2년 이상 지속되는 것으로 식욕부진, 불면, 자존감 저하, 집중력 감소 등의 증상이 나타나는 것을 의미한다.
① 순환성 장애: 적어도 2년 이상 경조증과 경우울증 삽화가 반복되어 나타나는 것을 의미한다.
③ 제Ⅰ형 양극성 장애: 조증과 주요우울이 번갈아 또는 조증이 반복적으로 나타나는 것을 의미한다.
④ 월경 전 불쾌감 장애: 월경 며칠 전, 우울증과 불안 증상을 경험하는 것을 의미한다.
⑤ 파괴적 기분조절부전장애: 아동기나 청소년기에 불쾌한 기분을 조절하지 못하여 언어적 또는 행동적 분노발작이 나타나는 것을 의미한다. 분노발작은 주 3회 이상 발생하며 12개월 이상 증상이 지속되며 집, 학교, 친구관계 중 두 가지 상황에서 관찰된다.

081 ③

전기경련요법 후 호흡이 제대로 유지되는지 주의 깊게 관찰해야 하며, 필요 시 기관지 흡인 등을 시행하고 응급상황에 대비해 이와 관련된 장비가 준비되어 있어야 한다.
① 전기경련요법은 뇌 전체에 전류를 흐르게 하여 인위적으로 경련을 유발하는 검사를 의미한다.
② 치료를 위해 아트로핀(atropine)을 투여할 수 있으며, 이는 분비물 감소의 효과를 갖는다.
④ 치료를 받기 전 적어도 8시간 정도의 금식이 필요함을 알려야 한다.
⑤ 고개를 옆으로 돌려 기도 내 분비물 흡인을 예방하도록 한다.

082 ⑤

흔한 망상의 형태로 '피해망상'에 해당한다. 대상자는 타인이 자신의 가족을 의도적으로 해치려 한다고 생각하고 있기 때문이다.
① 마술적 사고: 초현실적인 방법을 통해서 성취할 수 있다고 생각하는 사고를 의미한다.
② 자폐적 사고: 자기중심적이며 자신만의 세계에서 생각하는 비논리적인 사고를 의미한다.
③ 강박: 특정한 생각이나 행동이 반복적으로 나타나는 것을 의미한다.
④ 환청: 실제 들리지 않는 것에 대해 실제처럼 들리는 것으로 생각하는 것을 의미한다.

083 ③

올란자핀(Olanzapine) 약물 복용으로 발생하는 기립성 저혈압을 의미한다. 자세를 바꾸거나 앉았다 일어설 때 체위를 천천히 변경하도록 교육한다.

084 ③

종교망상이란, 종교와 관련된 망상으로 자신이 전지전능한 신이라고 주장하거나 자신만이 세상을 구할 수 있다고 하는 모습을 보인다.

085 ②

대상자는 지금 환청을 느끼고 있는 것으로 아무런 소리도 들리지 않음을 얘기하여 현실감을 제공해준다.
①, ④ 환청에 대한 내용보다는 내재된 감정에 초점을 두어야 한다.
③, ⑤ 논리적으로 설명하거나 비판하는 것은 바람직한 중재가 아니다.

086 ⑤

조증 상태의 환자를 간호할 때에는 절대 흥분하거나 논쟁을 하지 않는다. 일관성 있는 태도를 유지하며, 환자의 잘못된 행동에 대해 단호하지만 부드러운 모습으로 문제를 해결해야 한다.

087 ⑤

우울장애를 갖고 있는 대상자들은 일상 활동에 대한 흥미가 결여되어 무기력하고 절망적인 모습을 나타낸다.
①, ②, ③, ④ 조증상태의 환자에게서 볼 수 있는 증상이다.

088 ④

주기적으로 환자의 위생 상태를 확인하면서 환자 스스로 씻을 수 있도록 격려해주고 돕는다. 환자에게 부정적인 피드백이나 지적은 하지 않도록 한다.

089 ①

늦은 나이의 발병은 좋은 예후를 나타내준다.
② 특별한 스트레스원이 있을 때
③ 조현병의 가족력이 없을 때
④ 지지체계가 확실하게 있을 때
⑤ 병전 좋은 사회적, 성적, 직업적 기능을 가졌던 대상자

좋은 예후	나쁜 예후
• 늦은 나이, 급성 발병 • 확실한 스트레스원, 촉발요인 있음 • 병전 좋은 사회적, 성적, 직업적 기능을 가졌던 대상자 • 긍정적이고 확실한 지지체계	• 이른 나이, 잠행성 발병 • 특별한 스트레스원, 촉발요인 없음 • 병전 좋지 않은 사회적, 성적, 직업적 기능을 가졌던 대상자 • 열악한 지지체계 • 미분화형, 혼란형의 조현병인 경우

090 ②

도덕적 원리에 따라 판단하는 초자아가 강한 사람에게 완벽주의 성향이 나타날 수 있다.

091 ②

우울증으로 인하여 여러 날 동안 옷도 갈아입지 않고 세수도 하지 않고 있기 때문에 '자가간호결핍'으로 간호진단을 내릴 수 있다.

092 ②

의식을 잃고 쓰러진 경험으로 인해 밖으로 나가지 못하고 집에만 있는 상황이므로 '사회적 고립'이 간호진단에 가장 적합하다.

093 ①

환자가 본인이 느끼고 있는 불안에 대해 충분히 표현할 수 있도록 수용하고 공감하는 태도를 보여야 한다.
② 불안을 수용하고 경청해주는 태도가 필요하다.
③ 새롭고 다양한 환경적 자극은 환자로 하여금 불안을 유발할 수 있다.
④ 조용하고 편안한 환경을 조성하도록 한다.
⑤ 환자가 실제적이고 단순하게 상황을 받아들일 수 있도록 도우나, 인격적으로 존중하는 태도를 갖추어야 하며 지적하거나 충고하지 않는다.

094 ②

환각(hallucination)이란 외부 자극이 없음에도 불구하고 어떤 감각을 지각하는 현상을 말한다. 대상자가 "내 귀에 대고 그런 말 하지마."라고 말하는 것은 아무도 없는 조용한 병실에서 소리를 듣고 반응하는 것으로, 환청(auditory hallucination)을 경험하고 있음을 의미한다.
① 착각(illusion): 실제 존재하는 자극(예: 벽지, 그림자 등)을 오인하여 지각하는 것이다.
③ 작화증(confabulation): 기억의 공백을 무의식적으로 꾸며낸 이야기로 채우는 기억 장애입니다.
④ 보속증(perseveration): 사고나 행동이 이전 자극에 머물러 새로운 자극에도 같은 반응을 반복하는 사고 장애이다.
⑤ 상동증(stereotypy): 목적 없이 같은 행동이나 자세를 반복하는 것이다.

095 ④

대상자의 증상으로 보아 신체증상 관련 장애 중 '전환장애'를 의심할 수 있다. 전환장애란 무의식적 내적 갈등이 원인이 되어 감각기관이나 수의근계 기능상실 증상으로 전환되어 나타나는 것을 의미한다. 이때 신체 증상의 원인이 심인성임을 인식시키며 환자가 병을 인지하도록 돕는다. 또한 스트레스로 인한 감정을 적극적으로 표현하도록 하고 대상자의 감정을 수용한다.
③ 신체 질환에 대해 시인하지는 않되 신체증상을 무시해서는 안 된다.
⑤ 신체 증상보다는 느낌을 표현하도록 초점을 맞추고 환자의 2차 이득을 통제하도록 한다.

> 전환장애로 인한 이득
> • 1차 이득: 내적 갈등이나 불안 등 해소
> • 2차 이득: 관심, 보호, 체면 유지

096 ④

대상자의 이야기를 경청하고 존중하는 모습을 보이면서 신뢰관계를 구축하는 것이 가장 중요하다. 과도한 친절이나 관심은 오해의 소지가 있으므로 삼가도록 한다.

097 ①

자신의 성기를 불특정 다수의 낯선 사람에게 노출시키면서 성적 흥분을 하는 것은 '노출장애'를 의미한다.

098 ②

플래시백 현상이란, 환각제를 복용하지 않았는데도 중독 기간에 경험했던 지각 증상을 재경험하는 것을 의미한다.

099 ④

아편은 중추신경을 억제하는 작용을 하므로 이와 관련된 중독 증상을 갖게 된다.
① 수척해짐   ② 동공 축소
③ 맥박 하강   ⑤ 체온 저하

100 ⑤

알코올중독자를 위한 자조모임은 집단 안에서 정서적지지 및 대처능력이 향상되어 사회적 기능을 회복하는데 도움을 준다. 이는 자신의 문제를 인정하고 받아들이는 데 도움이 되며 치료과정에서 긍정적으로 작용한다.

> **알코올 관련 자조모임**
> - AA(알코올 중독자의 모임)
> - Alanon(알코올 중독자 가족, 배우자, 친척, 친구, 부모 등의 모임)
> - Alateen(알코올 중독자가 부모인 10대 자녀를 위한 모임)

101 ①

환자의 지적 능력에 맞춰 성취할 수 있는 활동을 제공하며 성취한 후 칭찬해주어야 한다. 칭찬은 환자가 흥미를 갖고 활동을 계속할 수 있게 만들어주기 때문이다.
② 환자에게 안정감과 편안함을 제공하기 위해 동일한 간호사가 환자를 돌보는 것이 바람직하다.
③ 자극을 최소화하는 것이 환자에게 도움이 되므로 자주 환경을 바꾸지 않는다.
④ 암기와 관련된 과제를 제공하는 것이 아니라 환자가 기억하지 못할 때마다 여러번 알려주도록 한다.
⑤ 기억을 하지 못하는 것은 치매의 증상이므로 여러번 알려주도록 한다.

102 ③

환자의 증상으로 보아 '기면증'을 의심할 수 있다. 주 증상으로 수면발작이 나타나며 보조 증상으로 수면마비, 탈력발작, 입면환각이 동반된다. 입면환각이란 잠에 들거나 깰 때 발생하는 생생한 꿈같은 환각으로 보통 무서운 내용을 담고 있다. 나머지 보기는 기면증 증상과 관련이 없다.
② 야경증이란 수면 중 반복적으로 비명을 지르며 깨는 것을 의미한다.
⑤ 수면 중 다리의 감각 이상은 사건수면 중 하지불안증후군의 증상으로 잠들 때 혹은 수면 중 다리의 감각이상으로 수면이 방해되는 것을 의미한다.

103 ②

과다한 음식을 빠르게 섭취하고 먹는 것을 멈추지 못하고, 먹은 후 체중 증가를 피하기 위해 부적절한 보상행동을 하는 것은 '신경성 폭식증'을 의미한다. 신경성 폭식증 대상자들은 체중 증가에 대한 두려움으로 음식 섭취 후 구토 유발, 하제 복용과 같은 부적절한 보상행동을 보이며 이에 대해 죄책감, 우울, 자기혐오감을 느끼게 된다. 간호사는 대상자가 이러한 자신의 감정을 표현할 수 있도록 지지해주어야 한다.
① 부적절한 보상행동이라 하더라도 지적하거나 벌하지 않는다.
③ 식후 행하는 강한 운동은 부적절한 보상행동 중 하나에 해당한다.
④ 절대안정은 필요하지 않으며 적절한 활동과 운동을 하도록 한다.
⑤ 식후 대상자의 구토를 방지하기 위해 간호사는 대상자와 함께 있도록 한다.

104 ③

자폐스펙트럼장애의 경우 공격성 및 과잉 행동, 정서불안 등의 행동장애가 나타날 수 있다. 환자의 안전과 관련된 부분을 가장 우선으로 중재한다.

105 ⑤

갑자기 눈을 반복적으로 깜짝이면서 기침 소리를 내는 행동은 '틱 장애'에 해당한다. 틱 장애는 여러 가지 요인에 의해 발현될 수 있으며 운동 틱과 음성 틱으로 나누어 볼 수 있다. 아동이 틱 장애를 보인다 할지라도 초기에는 증상에 대해 관심을 주지 않는 것이 도움이 되며 일시적인 틱은 대개 저절로 회복된다.

> **틱 장애**
> - 정의: 아동이 인지하지 못한 채 갑자기 나타나는 반복적이며 상동증적인 운동
> - 특징: 학령기 아동에서 흔하게 나타남

3교시

정답 및 해설

간호관리학

001 ③

국제간호협의회(ICN; International Council of nurse)는 1899년 영국의 펜위크 여사에 의해 창설되었으며 본부는 스위스 제네바에 있다. 보건의료분야에서 가장 오랜 역사와 가장 큰 규모를 자랑하는 전문직 단체로, 국제간호협의회는 국가의 정치, 사상, 종교를 초월한 순수 전문단체이다. 한 주권국의 한 회원국만 인정한다.
② 매 4년마다 총회를 개최한다.
④ 국제적십자사에 대한 설명이다.

002 ③

① 우리나라에서 최초로 간호교육을 시작한 곳은 에드먼드(Margaret Edmunds)가 설립한 보구여관이다.
② 우리나라 정부에서 최초로 실시한 간호교육은 대한의원이다(1907년). 제중원은 최초의 서양식 병원이다.(개설 당시 이름은 광혜원이었다.)
④ 1962년 의료법 개정으로 간호사 자격 검정고시 제도가 완전 폐지되었다.
⑤ 종합대학이 아니라 간호전문대학으로 승격되었다.

003 ②

이론으로 배운 이상과 병원의 현실이 충돌하여 갈등, 좌절, 스트레스를 겪는 단계이므로 충격기에 해당한다.
크래머(Kramer)는 신규 간호사가 이상적인 간호사 역할과 현실적인 간호사 역할 사이의 불일치로 인해 경험하는 심리적 상태를 현실충격이라고 정의하고, 4단계로 설명하였다..
① 밀월기(Honeymoon phase): 입사 직후, 기대감과 의욕이 넘치며 긍정적으로 병동을 인식하는 단계.
② 충격기(Shock phase): 학교에서 배운 이상과 병원의 현실이 충돌하며 갈등, 좌절, 불평, 스트레스를 경험하는 단계.
③ 회복기(Recovery phase): 현실을 점차 받아들이고, 객관적인 시각과 유머 감각을 회복하는 단계.
④ 해결기(Resolution phase): 이상과 현실을 통합하여 자신만의 간호 정체성을 확립하고 조직에 적응하는 단계.

004 ⑤

병원윤리위원회는 환자의 치료 및 간호와 관련되어 발생되는 윤리문제를 다각도로 접근하기 위한 것으로 윤리학자, 의사, 간호사, 사목자, 변호사, 사회사업가, 병원 행정가, 관련 건강관리직, 지역사회주민 등으로 구성된다. 크게 봤을 때 교육기능, 정책개발 및 심의기능, 상담 및 자문기능이 있다.

005 ②

사생활 유지와 환자의 비밀을 지킬 의무와 관련된 것은 신의의 규칙이다.

생명 윤리의 규칙

정직의 규칙	① 정직은 진실을 말해야 한다는 의무 ② 정직의 원리가 포함해야 하는 것은 다른 사람을 존중하고 선을 위해서 진실을 말해야 한다는 것
신의의 규칙	① 신의(confidentiality)의 규칙은 의료인들은 환자의 개인 의료기밀을 보장하기 위하여 최선을 다해야 한다는 규칙 ② 환자의 사생활을 유지할 의무와 환자의 비밀을 지킬 의무
성실의 규칙	성실(fidelity)의 규칙은 약속을 이행해야 한다는 규칙

006 ④

사회학습이론은 전문직 사회화 과정을 설명할 수 있는 이론 중 하나로 사람들은 직접 경험을 통해서 학습할 뿐만 아니라 대리 경험을 통해서도 학습이 이루어진다는 이론이다. 사회학습이론이 적용되는 사례는 프리셉터, 멘토링 제도 등이 있다.
① 역할에는 이상적인 역할, 지각된 역할, 수행하는 역할이 있으며, 지각된 역할과 수행하는 역할 사이에 갈등이 있을 때 현실 충격이 발생한다고 설명. 신입간호사가 현실 충격으로 인지적 부조화를 경험할 수 있음을 설명함.

007 ④

제시된 내용은 환자에게 명시적인 허가를 받지 않고 실습을 진행해 환자의 자기결정권을 침해한 사안이다. 이와 가장 관련된 것은 '의료행위를 시행할 때 대상자에게 목적과 방법, 기대되는 결과와 이에 수반되는 위험성을 알리고 대상자가 스스로 결정할 권리를 가졌다는 설명 및 동의의 의무'이다.

008 ③

간호관리과정모형에서 전환 과정은 기획, 조직, 인사, 지휘, 통제의 단계를 포함하며, 기획, 지휘, 통제하는 권한을 가진 간호관리자집단이 포함된다.
① 시간은 투입요소이며 의사결정은 기획 단계에 포함된다.
② 비용편익과 간호연구는 산출 요소이다.
④ 회환(피드백, feedback)에 대한 설명이다.
⑤ 간호전달체계에 대한 설명이다.

간호관리 체계 모형

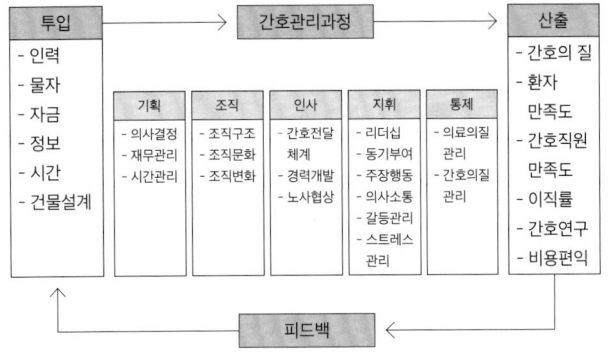

009 ②

제시된 내용은 병원의 복장규정에 대한 내용이다. 조직 구성원 행동에 구체적인 방향을 제시한다는 점에서 정책이라고 할 수 있다. 정책은 구성원의 행동에 대한 지속성, 안정성, 공평성을 높이며 문서로 표현된다.

010 ①

제시된 내용은 PDCA 사이클에 대한 설명이다. PDCA는 계획(Plan), 시행(Do), 점검(Check), 실행(Act)의 앞글자를 딴 것으로 지속적인 개선을 시도할 때 사용되는 질 향상 활동이다.
② 미국 조직역동연구서에서 소개한 모델로 문제선택(Focus), 분석(Analyze), 실행계획수립(Develop), 실행(Execute) 4단계로 문제해결을 실시한다.
③ 모든 서비스와 제품의 수준을 식스 시그마(백 만 번중 3, 4번의 결점)수준까지 달성하자는 경영 기법이다.
④ 불필요한 요소를 제거하여 지속적인 비용 절감을 하도록 프로세스를 개선하는 체계이다.

011 ④

통제란 목표를 달성하기 위해 수행한 결과가 계획한대로 이뤄지고 있는지 확인하는 과정을 말한다. 즉, 실제 업무와 기획 사이의 차이를 파악하고 이를 지정하여 반영하는 관리 기능이 통제이다.
보기 ①은 조직기능, ②, ③은 기획기능 ⑤는 인적자원 관리 기능과 가장 관련이 깊다.

012 ④

하인리히 법칙은 대형사고가 발생하기 전에 그와 관련된 수많은 경미한 사고나 징후가 반드시 존재함을 밝히는 법칙이다. 하인리히의 법칙은 '1:29:300 법칙'이라고도 하는데, 큰 재해와 작은 재해 그리고 사소한 사고가 1:29:300의 비율로 발생하기 때문이다.
② 사고가 발생한 다음 사건의 재발을 방지할 수 있도록 사고에 잠재되어 있는 요인을 찾아내기 위한 구조화된 접근법을 말한다.
⑤ 재난은 한 두가지의 위험요소로 발생하는 것이 아니라 여러 위험요소가 동시에 존재하여 발생한다고 보는 모형

013 ③

주경로기법은 사업에 필요한 작업을 파악해서 그 작업을 진행순서대로 배열한다는 점에서 PERT와 매우 유사하나, 작업소요시간을 한가지로만 추정한다는 점이 다르다. 즉, 좀 더 확실한 상황에서 활용된다. 기획자는 한 작업이 정시에 완성되지 않으면 그 작업이 완성될 때까지 다른 작업을 시작할 수 없어서 전 사업이 지체되는 것을 한 눈에 알 수 있다.
① PERT(Program Evaluation and Review Technique)에 대한 설명이다.
② 확률이론에 대한 설명이다.
④ 모의실험에 대한 설명이다.

014 ④

나머지 보기는 모두 포괄수가제의 장점이다. 행위별수가제는 의료서비스 행위 하나하나 항목별로 가격을 책정하여 지불하는 제도이다. 따라서 환자 개인의 상태를 반영한 진료가 가능하고 간호의 양과 질이 향상되며 환자가 간호의 양을 선택할 수 있다는 장점이 있다. 그러나 과잉간호가 발생할 수 있다.

이와 비교되는 제도로 포괄수가제가 있다. 포괄수가제는 환자의 질병에 따라 미리 책정된 일정액의 진료비를 지급하는 방식이다. 장점으로는 의료비 증가 억제, 행정비용 감소, 질병군별 간호 표준화, 재원일수가 단축 등의 장점이 있지만 의료의 질이 저하될 수 있으며 의료인 고유의 진료행위에 대한 자율성이 침해될 수 있다는 단점이 있다.

015 ⑤

직무특성모형은 직무충실화 이론에 기초하여 실천전략을 제시하며 보완한 이론으로 구성원 개인간 차이에 의한 다양성을 고려하여 직무를 설계하는 특징을 가지고 있다. 직무특성모형에서는 직무의 핵심적 특성이 직무설계에 반영될수록 직원들의 동기부여가 높아지고 이에 따라 직무만족과 직무성과가 좋아진다고 설명한다.

016 ③

권한을 위임할 때 조직의 규모가 클수록 권한의 위임 정도가 높아진다. 이 외에 고려사항을 정리하면 다음과 같다.

사안의 중요성	중요할수록 권한 위임정도가 낮아짐
과업의 복잡성	복잡하면 전문적 지식이 있는 사람에게 위임
조직문화	하급자의 능력을 인정하는 조직문화일 때 권한 위임정도가 높아짐
하위자의 자질	하위자의 능력, 자질에 따라 다르게 권한위임

① 권한위임은 업무의 일부와 이를 수행하기 위하여 필요한 권한을 부여하는 것이며, 권한위임을 하더라도 최종적인 책임은 상급자에게 있다.
④ 권한 위임은 효율적·효과적 업무수행이 가능하다.
⑤ 과업이 복잡할수록 전문인에게 위임해야 한다.

017 ④

② 기능적 간호, ③ 개별간호/사례방법, ⑤ 팀 간호에 대한 설명이다.

일차간호의 특징 및 장단점

특징	- 모든 환자가 한 명의 일차간호사를 배정받음 - 일차간호사는 1~5명의 환자의 간호계획에 대한 책임을 지고 환자의 입원 또는 치료의 시작에서 퇴원과 치료가 끝날 때까지 그 환자의 간호를 맡음 - 일차간호사는 24시간 동안 환자간호에 대한 권한과 책임감을 가지므로, 비번일 때도 환자간호에 관한 자문을 함 - 일차간호사가 각 교대근무시마다 담당환자를 돌봐줄 일반간호사를 지정하고 자신이 없는 동안에도 수립된 간호계획에 따라 간호를 제공하도록 지시 - 환자, 의사, 일반간호사, 다른 팀 요원들 간의 명확한 의사소통 체계 확립 - 담당하는 환자간호에 대해 자율성, 권위를 가지며 결과적으로 환자간호에 대한 책임
장점	- 환자간호의 질과 환자의 만족도를 높임 - 환자에 대해 모든 것을 잘 알고 있는 일차간호사와 의논할 수 있으므로 다른 건강전문인의 만족도가 증진됨 - 기능적 분담방법이나 팀 간호방법보다 환자간호에 대한 더 많은 자율성과 책임을 가지며 책임소재가 분명함 - 전문지식 및 기술을 폭넓게 활용하고 잠재능력을 발휘하여 간호사의 만족감을 증진
단점	- 능력이 부족한 간호사가 환자간호를 맡으면 간호의 질이 낮아지고 환자가 만족스러워하지 않음 - 능력 있는 전문직 간호사가 더 많이 요구된다. - 보조 인력들의 직접적 간호활동들이 감소되거나 제거됨에 따라 보조인력들은 상실감을 경험

018 ②

제시된 설명은 7S 모델의 구성요소 중 전략에 해당한다.

조직문화 구성요소 7S

- **공유가치**(shared value): 조직구성원 모두가 공동으로 소유하고 있는 가치관, 이념, 조직관, 기본목적 등을 포함하는 공유가치. 조직 문화 형성에 가장 중요한 역할을 하는 핵심 요소이다.
- **전략**(strategy): 조직이 추구하는 장기적인 방향과 기본적인 성향을 결정하는 것
- **구조**(structure): 조직을 형성하는 구성단위들과 일들 사이의 관계를 연결시키는 패턴
- **시스템**(system): 조직의 목적을 달성하는 모든 경영관리제도와 절차를 의미
- **구성원**(staff): 조직의 인력구성과 능력, 전문성, 지각과 태도, 가치관 등
- **관리기술**(skill): 조직운영에 적용되는 각종 관리기술과 기법
- **리더십 스타일**(style): 구성원들을 이끌어 나가는 관리자의 관리 스타일

019 ④

총 간접간호시간 : 간호기록 작성(20분) + 진통제 준비(5분)
= 25분

- 직접간호: 대상자의 간호요구를 충족시켜주기 위해 대상자에게 직접 제공하는 간호행위 (예: 투약, 활력징후, 산소요법)
- 간접간호: 환자에게 제공되는 직접간호를 준비하거나 수행하기 위해서 일어나는 일련의 활동 (예: 인수인계, 기록, 폐기물 처리, 병상 정리)

020 ①

유도훈련(유도교육)은 신규 간호사가 새로운 환경에 편안하고 부드럽게 유도되도록 정보를 제공하는 것이다. 유도훈련은 예비교육의 첫 번째 과정이며 신입간호사가 직무 역할을 수행하기 전, 조직에 대한 일반적인 정보를 제공하는 교육이다. 유도훈련 교육 내용은 다음과 같다.
- 병원의 역사, 목적, 철학
- 병원 조직 및 업무소개
- 건물의 전반적인 구조, 화재 대책
- 병원의 규칙, 규정, 정책, 절차 등

② 보수교육: 졸업 후의 임상실무를 강화하기 위한 지식, 기술 및 태도를 향상하기 위해 제공하는 것
③ 실무교육: 고용기관이 직원의 직무수행을 강화하기 위해 제공하는 모든 현장 교육
④ 오리엔테이션: 신입간호사에게 제공되는 직무와 관련된 좀 더 구체적인 교육. 보통 유도교육이 끝난 이후 실시
⑤ 프리셉터 교육: 프리셉터로 선발된 간호사가 적절하고 통일된 방법과 내용으로 신규 간호사를 교육할 수 있도록 준비시키기 위해 제공되는 교육프로그램

021 ④

행동기준척도법(Behaviorally anchored rating scales) 직무를 수행하는데 나타나는 피평가자의 관찰 측정이 가능한 행동을 기준점으로 삼아 점수로 평가하는 기법이다. 즉 평정척도법과 중요사건기록법을 보다 정교하게 계량적으로 수정한 기법이라고 볼 수 있다.

⑤ 평정척도법은 구체적인 사건이 아닌 평정 대상의 성질 능력요소를 나열하고 점수를 주는 방식이다. 예를 들면 다음과 같다.

평정요소	평정요소의 내용	평정척도				
		5점	4점	3점	2점	1점
근면성	결근이나 지각이 없으며 성실하게 근무에 임하는가?	매우 좋다	좋다	보통 이다	미흡 하다	좋지 않다

022 ④

훈육은 처벌이나 비난이 아닌 문제가 되는 사항을 명확히 하고 적절한 행위를 할 수 있도록 구체화하는 것이 효과적이다.
① 태도가 아닌 행동에 초점을 맞춰야 한다.
② 근무표 불이익과 같은 처벌이 아닌 행동 수정에 집중해야 한다.
③ 훈육은 비공개적으로 하는 것이 적절하다.

023 ④

외부 모집은 조직 외부에서 인적자원을 모집하는 것이다. 외부모집의 장점으로는 인재선택의 폭이 넓어짐, 새로운 지식·경험 축적, 교육훈련비 감소, 인력수요에 대한 양적 충족, 조직분위기 쇄신 등이 있다.

024 ③

홍역, 수두, 활동성 결핵은 공기전파주의에 해당 한다. 공기전파주의는 비말핵의 크기가 5 마이크론 이하인 병원균에 의한 감염 전파로 음압 1인실 격리, 특수 마스크(N95 마스크) 착용을 실시한다.
① 접촉주의에 해당하는 내용이다.
②, ⑤ 접촉주의와 비말주의에 해당한다.
④ 접촉주의에 해당하는 질환이다.

025 ⑤

자기주장행동은 상대방의 권리나 감정을 존중하면서 자신의 권리, 욕구, 의견, 느낌을 상대방에게 나타내는 학습된 행동과정이다. 자기주장행동이 필요한 이유는 다음과 같다.
1) 인간관계 개선
   상대방의 권리나 감정을 상하게 하지 않으면서 자신의 권리나 욕구를 솔직하게 나타내기 때문에 생산적인 인간관계 지속
2) 간호업무 향상
   간호란 인간관계의 상호작용을 통해 이루어지므로, 인간관계가 개선이 되면, 간호업무가 향상될 수 있다.
3) 자기능력의 신장
   인간관계의 지속은 자신의 능력을 최대로 발휘할 수 있게 하는 자기성장의 터전
4) 정신건강 증진
   지나친 감정의 억제를 사전에 예방하거나 억제된 감정을 해소 시켜 줌으로써 정신건강을 높여줌

026 ①

맥클랜드의 성취동기이론은 작업 환경에 성취욕구, 권력욕구, 친화욕구라는 세 가지 주요한 동기가 있다고 주장한다. 성취욕구는 어려운 일을 성취하려는 것으로, 스스로의 능력을 성공적으로 발휘하여 자긍심을 높이려는 욕구이다. 이런 욕구가 강한 사람은 높은 성공에 대한 욕구를 가지고 있으며, 행동에 대한 즉각적인 피드백을 강구하며, 보상보다는 일 자체의 성취에 관심을 갖는다.

권력욕구가 강한 사람은 리더가 되어 남을 통제하는 위치에 선호하고 타인들로 하여금 자기가 바라는대로 행동하도록 하는 경향이 강하다.

친화욕구가 강한 사람은 다른 사람들과 좋은 관계를 유지하려 하며, 타인에게 친절하고 동정심이 많다.

027 ②

협상과정을 효과적으로 진행하기 위해서는 개인이나 개인의 행동보다 문제에 초점을 둬야 한다.

> 협상의 원칙
> ① 문제에 초점을 둔다.
> ② 신뢰 및 관계를 형성하고 커뮤니케이션을 유지한다.
> ③ 관심사를 탐색하고 정보를 수집한다.
> ④ 창의적 대안탐색을 위해 열린 마음을 유지한다.
> ⑤ 자신의 입장을 확고히 하기보다 이슈에 초점을 맞춘다.
> ⑥ 사실과 객관적 표준을 사용해 해결책을 구체화한다.
> ⑦ 자신의 가치와 동기를 인식하고 상대방 관점을 이해하기 위해 노력한다.
> ⑧ 비용 측면에서 대안에 대한 상호이익을 강조한다.

028 ①

총체적 질관리는 대상자의 기대와 요구를 충족할 뿐만 아니라 지속적으로 표준을 향상시키기 위해 노력하는 과정이다. 질 보장과 총체적 질 관리를 비교하면 다음과 같다.

특징	질보장	총체적 질관리
목적	간호의 질 향상 문제의 발견과 해결	환자뿐만 다른 고객을 위한 모든 서비스와 생산성의 질 향상 문제가 확인되지 않더라도 지속적인 질 향상 추구
범위	임상실무의 과정과 결과 환자에게 취해진 활동	임상과 비임상 부서 모든 시스템과 진행과정 진행과정의 개선을 위해 취한 모든 조치
중점	전문 의료인, 환자	환자, 전문의료인, 대상조직, 모든 사람
계속되는 활동	표준에서 벗어난 활동을 추후 감시	표준에서 벗어난 활동을 추후감시 + 계속적으로 표준 향상

029 ③

① 고액물품, 변질되기 쉬운 물품, 고무제품은 통풍에 주의한다.
② 소독품은 최근 날짜일수록 뒤에 배치해서 선입선출이 되도록 관리한다.
④ 재소독하거나 폐기한다.
⑤ 물품은 간호단위관리자의 책임하에 창고나 물품장에 보관한다.

030 ③

모르핀은 대표적인 마약류 의약품으로 마약이 파손 될 경우 즉시 현장사진을 찍고 깨진 조각까지 보존하여 파손된 마약을 수거한다. 그 다음 관리자 서명 후 마약파손 보고서와 함께 약국으로 보낸다.

031 ⑤

① 환자의 이름은 개방형으로 질문한다. 개방형 질문은 응답자가 자유롭게 답할 수 있는 질문이며, 폐쇄형(선택형) 질문은 주어진 답변에서 선택하는 질문을 말한다.
② 환자의 병실 호수나 위치를 알리는 지표는 환자확인 지표로 사용 불가하다.
③ 수혈 전 2명의 간호사가 혈액백과 환자의 정보를 각각 확인하고 서명해야 한다.
④ 별도의 환자확인 방법을 적용해야 한다.

032 ①
나머지 보기도 간호단위관리의 목표이지만 간호단위관리의 궁극적인 목표는 환자에게 최상의 간호를 제공하기 위함이다.

033 ⑤
간호기록을 마칠 때 직위와 함께 서명해야 한다.
① 간호기록은 5년 보관 후 폐기할 수 있다.
② 5 right는 투약사고 예방을 위해 지켜야할 원칙이다. 간호단위 기록의 원칙은 정확성, 적합성, 완전성, 간결성, 적시성이다.
③ 간호기록은 간결하게 설명적으로 작성한다.
④ 사실이나 관찰을 근거로 작성하며 개인의 해석이나 주관적 견해는 기록하지 않는다.

034 ④
대량의 데이터세트와 데이터로부터 원하는 결과를 분석하고, 가치를 창조하는 기술을 빅데이터라고 한다. 빅데이터는 3V(크기, 다양성, 속도)라는 특성을 가지고 있다.
① 자료: 관찰이나 측정에 의해 객관적으로 얻어진 숫자, 문자. 처리되지 않은 정보
② 정보: 의미있고 유용한 형태로 처리된 자료
③ 지식: 정보를 합성해 얻어지는 개념이나 아이디어.
⑤ 데이터베이스: 유용한 정보를 쉽게 검색할 수 있도록 컴퓨터에 저장하여 관리되는 자료집합

035 ③
전자의무기록 시스템에 기록하는 간호기록은 법적 증거이자 의료진 간 의사소통 도구이므로 객관적이고 정확하게 작성해야 한다. 환자가 호소하는 내용을 임의로 해석하지 않고 인용부호를 사용하여 기록하는 것은 적절하다 볼 수 있다.
① 적시성을 위반하였다. 사전 기록은 절대 금지된다.
② 응급상황이라고 하더라도 타인의 ID를 사용해선 안된다.
④ 간호의 연속성을 위해 이전 기록을 확인해야 한다. 기밀성 유지란 담당하지 않는 환자의 기록을 보지 않는 것이다.
⑤ 자리를 비울 때는 보안 유지를 위해 로그아웃해야 한다.

기본간호학

036 ⑤
호기 동안 입술을 오므림으로써 기관지 내 압력이 증가하여 세기관지의 허탈을 방지해주는 효과가 있다.
① 호기 시 입술을 오므려 호흡하는 방법을 말한다.
② 입술 오므리기 호흡은 호기시간을 연장해준다.
③ 체 내 이산화탄소를 효과적으로 배출하기 위해 시행한다.
④ 효과적인 이산화탄소 배출을 위해 만성 폐쇄성 폐질환(COPD) 환자에게 권장되는 호흡법이다.

037 ④
운동선수와 같이 운동을 많이 한 사람들은 맥박수가 낮을 수 있다. 운동으로 인해 심근 수축력이 강해 맥박수가 저하되어도 1회 박출량이 충분하기 때문이다.
① 디지탈리스 제제는 강심제로 맥박수를 감소시킬 수 있으므로 모니터링이 필요하다.
② 감염증상으로 인한 체온의 상승은 맥박수를 증가시킬 수 있다.
③ 과다한 출혈이 있거나 탈수 증상이 있을 때 약한 맥박을 보이며 맥박수는 증가한다.
⑤ 통증이나 스트레스와 같이 교감신경이 항진되는 경우 맥박수는 증가한다. 이 외에도 술을 마시거나, 카페인이 들어간 커피, 차 등을 마실 때에도 일시적으로 증가할 수 있다.

038 ④
상처 부위에 이물질이 묻은 경우 먼저 상처 부위를 깨끗하게 씻겨내야 한다. 멸균 생리식염수를 이용해 상처부위를 세척한 후, 드레싱을 시행한다.
① 안쪽에서 바깥쪽의 방향으로 소독한다. 즉 '중심(수술부위, 배액관삽입 부위 등)에서 바깥쪽(주변)', '수술절개선 부위에서 바깥쪽' 방향으로 소독한다.
② 외과적 무균술을 준수하여 드레싱한다.
③ 깨끗한 부위에서 오염된 부위의 방향으로 소독한다.
⑤ 상처 부위 삼출물이 많은 경우 드레싱을 자주 교환해 감염을 예방한다.

039 ①

무뇨(anuria)란, 24시간 동안 소변량이 100mL 이하일 때를 의미한다.
② 핍뇨: 24시간 동안 배뇨량이 400~500ml 이하일 때를 의미한다.
③ 다뇨: 24시간 동안 3000mL 이상
④ 요실금: 불수의적인 소변 배출
⑤ 배뇨지연: 배뇨 시작이 지연되거나 어려움

040 ③

흡인을 예방하기 위해 일단 주입을 멈춘다. 부적절한 비위관 위치, 부적절한 체위, 소화불량, 빠른 주입 등 다양한 요인으로 구토가 발생할 수 있다. 비위관 위치 조절, 체위 변경, 잔류량 확인 후 천천히 영양액 주입, 영양액 주입 멈추기 등의 중재를 수행한다.

041 ⑤

대상자의 독립성을 위해 스스로 할 수 있는 범위가 있다면 그 부분은 혼자 수행할 수 있도록 하는 것이 바람직하다. 혼수상태의 대상자이므로 전적인 도움을 주어 침상목욕을 시행해야 한다. 만약 움직임이 가능한 경우라면, 대상자의 독립성을 위해 스스로 할 수 있는 범위 안에서 혼자 수행할 수 있도록 돕는 것이 바람직하다.
① 정맥혈의 흐름을 돕기 위해 말단 원위부에서 시작하여 근위부 방향으로 진행한다.
② 낙상을 예방하기 위해 침상 난간을 내리지 말고 올린 상태에서 수행하도록 한다.
③ 필요한 부분만을 열어 닦고, 닦고 있지 않은 부분은 담요를 덮어주어 오한을 예방한다.
④ 침상목욕은 대상자와의 접촉을 통해 감각 자극의 효과를 갖는다.

042 ①

투약관장이란 치료를 위해 약물을 장내 투여하는 것을 말하며 고칼륨혈증을 교정하기 위한 kayexalate 투여 등이 해당된다.
② 청결관장
③ 구충관장
④ 구풍관장
⑤ 윤활관장

정체관장의 종류

윤활관장	• 장의 점막과 대변을 매끄럽게 하여 배변을 도움 • 관장용액: 글리세린, 광물성 기름
투약관장	• 치료를 위해 약물을 장 내 보유하게 함 • 투약종류: 소아용 해열제, neomycin(장수술 전 장 내 세균 감소를 위함), kayexalate(고칼륨혈증을 교정하기 위함) 등
영양관장	• 수분 및 영양분 공급을 위해 시행함 • 관장용액: 포도당 용액
수렴관장	• 조직을 수축시켜서 지혈을 도움 • 관장용액: 명반(지혈 기능)과 물의 혼합 용액
구풍관장	• 직장 내 가스 방출을 도와, 복부 팽창을 경감시킴

043 ④

관장으로 인하여 두개내압이 상승할 수 있다.

> **관장의 금기증**
> • 장염, 장폐색과 같은 장질환 및 장수술 환자, 관장으로 인해 손상 및 출혈/장 천공의 가능성이 있는 경우, 두개내압 상승환자, 급성 심근경색증 환자, 절대 안정이 필요한 환자 등

044 ③

손을 비벼 기계적 마찰을 이용하여 유기물과 먼지를 제거하는 것이 가장 중요한 요소이다.

045 ⑤

회외란, 손목관절의 움직임으로 손바닥이 위로 가게 돌아가는 동작을 말한다.

046 ②

다리, 둔부와 같이 강한 근육군을 사용할수록 안전하며 근력이 좋아 근육의 피로도를 낮춘다.

① 가능한 다리를 벌려 기저면을 넓히는 것이 안정적이다.
③ 물체를 들어 올리기보다는 굴리기, 돌리기, 밀기, 당기기 방법을 이용하면 상대적으로 적은 힘이 든다.
④ 무게중심이 낮을수록 안정적이다. 서 있는 자세보다는 앉아 있는 자세를 권장한다.
⑤ 움직이는 방향에 맞추어 몸을 향하도록 하면 척추의 비틀림을 방지할 수 있다.

047 ③

장기간 움직이지 않게 되면 정맥혈이 정체되고 이로 인해 정맥 귀환량이 감소하면서 심박출량이 저하된다. 이러한 상태에서의 갑작스런 체위 변경은 체위성 저혈압을 유발할 수 있으며 이로 인해 어지럼증이 유발된다. 어지럼증은 낙상의 위험요인에 해당하므로 신체 외상 위험이라는 간호진단의 근거가 된다.

048 ⑤

카테터는 기관 직경의 1/2 크기로 준비한다.

① 효과적으로 분비물을 제거하기 위해서 카테터를 돌리면서 흡인한다.
② 1회 흡인 시간은 10~15초 내로 수행한다.
③ 흡인 압력은 110~150mmHg가 적절하다.
④ 저산소증을 예방하기 위해서 간격을 두고 재흡인한다.

- 카테터는 매 흡인시마다 교체하고 흡인 전후 카테터는 멸균생리식염수를 관류시킴
- 1회 흡인 시간: 10~15초 이내, 재흡인 간격: 20~30초 이상, 총 흡인시간: 5분 이내

049 ①

임종이 임박했을 때, 사지반점이 나타난다.

② 안면근 이완
③ 차갑고 축축한 보랏빛 피부, 청색증
④ 혈압 하강
⑤ 약한 맥박

임종이 임박했을 때 나타나는 징후
- 동공 확대, 근육 이완, 의식 저하 및 상실, 연하반사 상실
- Cheyene stokes 호흡(깊고 빠른 호흡과 무호흡이 교대로 나타남)
- 체온/혈압 감소, 약한 맥박
- 청색증, 차갑고 축축한 보랏빛의 피부, 운동저하, 실금
- 감각소실의 순서(시각 → 후각, 미각 → 청각)

050 ③

냉요법을 하게 되면 혈액점도가 증가한다.

① 근육 수축
② 모세혈관 수축
④ 조직대사 감소
⑤ 염증반응 완화

- 이 외에도 부종 예방, 통증 경감, 모세혈관 투과성 감소 등의 효과를 가짐
- 오랜 시간 적용하거나 감각이 저하된 환자의 경우, 무뎌진 감각으로 인해 조직 손상이 발생할 수 있으므로 주의가 필요함

051 ①

신체보호대(억제대)를 적용할 때에는 최대한의 움직임이 가능하도록 고정하되, 느슨하지 않아야 한다.

② 신체보호대(억제대)는 2~4시간마다 잠시 동안 풀어주어 혈액 순환을 돕고 피부 손상을 방지해야 한다.
③ 신체보호대(억제대)의 매듭은 응급상황에서 쉽게 풀릴 수 있도록 묶어야 한다.
④ 8자 신체보호대(억제대)는 사지에 적용할 수 있는 신체보호대(억제대)로 상지, 하지 모두 적용 가능하다.
⑤ 신체보호대(억제대)는 움직이지 않도록 침대 틀에 고정한다. 침상 난간에 고정하는 경우 난간의 높낮이 조절에 따라 영향을 받게 되기 때문이다.

052 ⑤

C형 간염은 오염된 체액, 혈액의 점막이나 손상된 피부와의 접촉에 의해서 전파된다.

053 ④

병원감염을 예방하기 위해 가장 효과적이고 경제적이며 손쉬운 방법은 '손 씻기'이다. 손은 감염의 주 전파경로가 되기 때문이다.

> **손 씻기**
> - 손 씻기는 미생물 전파를 예방하기 위해 소독제나 비누를 이용하여 손을 씻는 것을 의미함
> - 장갑의 착용과는 상관없이 혈액 및 체액, 배설물, 분비물 등을 접촉한 후 수행해야 함

054 ⑤

표준주의(Standard Precaution)란 미생물 전파 예방을 위해 진단명이나 감염상태에 관계없이 모든 환자와 의료진에게 적용되는 격리 조치를 말한다. 혈액, 체액, 분비물(땀 제외), 피부의 손상 부위, 점막 등에 적용되며 손 위생, 장갑, 마스크, 고글, 가운, 병원 내 물품의 사용과 주의에 관련된 내용 등이 지침에 포함된다.

055 ④

가압(고압)증기 멸균법은 편리하고 독성이 없으며, 경제적인 방법으로 수술용 기기, 물품, 린넨, 스테인레스 기구 등에 적용한다. 고무제품, 내시경과 같이 열과 습기에 약한 기구 및 물품에서의 사용은 금지한다.

056 ⑤

멸균 영역은 멸균포의 가장자리에서 2.5cm까지는 오염된 것으로 간주한다. 그러므로 2.5cm가 되는 곳의 안쪽 부분만이 멸균 영역이 된다.

① 멸균포를 풀 때에는 가장 먼저 간호사에게 먼 쪽을 잡고 바깥쪽으로 열어야 한다.
② 이동섭자의 끝은 항상 아래를 향하도록 들어야 한다.
③ 멸균 용액을 따를 때에는 라벨 부분을 손으로 감싸 쥐고 소량 버린 후, 사용하도록 한다.
 - 라벨부분을 손으로 잡는 것은 멸균 용액이 라벨에 묻지 않도록 해주어 미생물의 서식 및 라벨이 지워지는 것을 막아준다.
 - 멸균 용액을 사용하기 전 소량 따라 버리는 이유는 멸균 용액 입구를 깨끗하게 하기 위함이다.
④ 멸균 물품은 허리선 위에 놓아 멸균 상태를 유지하도록 한다.

> - 멸균물품의 포장이 젖거나 손상된 경우, 오염된 것으로 간주함
> - 이동섭자는 섭자통에 하나씩만 꽂아서 사용해야 함

057 ⑤

혈액, 체액, 분비물, 배설물이 함유되어 있는 탈지면, 붕대, 거즈, 일회용 기저귀, 생리대, 일회용 주사기, 수액세트는 일반의료폐기물로 분류한다.

① 손상성폐기물: 주삿바늘, 봉합바늘, 수술용 칼날 등
② 병리계폐기물: 시험, 검사 등에 사용된 배양액, 배양용기, 폐시험관 등
③ 격리의료폐기물: 감염병으로 격리된 사람의 의료행위에서 발생한 일체의 폐기물
④ 혈액오염폐기물: 폐혈액백, 혈액투석 시 사용된 폐기물 등

058 ④

비재호흡 마스크(non-rebreathing mask)는 일방향(one-way) 밸브가 있어 저장백에는 산소만 저장된다. 환자는 저장백에서 고농도의 산소를 공급받을 수 있다.

> - 부분재호흡 마스크(partial rebreathing mask): 일방향(one-way) 밸브가 없어 호기된 공기 일부가 저장백에 유입되어 산소와 혼합됨
> - 비재호흡 마스크(non-rebreathing mask): 일방향(one-way) 밸브가 있어 산소 만을 공급받을 수 있음

059 ⑤

Z-track 기법은 조직을 자극하여 통증을 유발하거나 착색이 발생하는 약물을 주사할 때 사용하는 근육주사의 한 방법이다.

> **Z-track 기법**
> - 사용 방법: 피부를 손가락으로 약 2.5cm 정도 당겨 바늘을 삽입하고 약물을 주입함. 약물 주입 후, 약 10초 정도 기다려 약물이 넓게 흡수되도록 함
> - 주의사항: 약물이 새어나오지 않고 효과적으로 흡수되도록 하기 위해 주사 부위를 문지르거나 압력을 가하지 않음
> - Z-track 기법이 필요한 약물: DPT 백신, 철분제 등

060 ④

말초정맥관 삽입 부위에 정맥을 따라 나타난 발적 및 통증, 부종이 있는 것으로 보아 '정맥염'을 예상할 수 있다. 즉시 수액 주입을 중단하고 정맥관 삽입 부위를 사정하며 말초정맥관을 제거한다. 필요시 새로운 부위에 말초정맥관을 삽입하여 수액을 주입한다.

061 ③

안약 점적 후, 안쪽 안각 위를 30초 정도 잠시 눌러주도록 한다. 이는 약물이 비루관을 통해 새어나가는 것을 막아주는 역할을 한다.
① 안약 점적 전, 눈의 안 쪽에서 바깥 쪽으로 분비물을 닦아 비루관의 감염을 예방한다.
② 안약을 점적할 때에는 약물이 반대쪽으로 흐르지 않도록 환부 방향으로 고개를 돌리고 하부결막낭에 점적해야 한다.
④ 안연고는 적용 전, 약간 짜 버린 후 하부결막낭 내측에서 외측으로 1~2cm 바른다. 안연고를 적용한 후에는 눈을 깜빡여 눈 전체에 골고루 퍼질 수 있도록 한다.
⑤ 안약을 점적할 때에는 건측을 먼저 적용하고 환측을 나중에 적용해야 한다.

> - 귀점적: 아픈 귀를 '위'로 가게 하여 약물을 점적함
> - 코점적: 점적 전, 코를 풀어 약물 흡수를 방해하는 콧물이나 이물질을 제거함

062 ④

$$\frac{주입량(ml) \times 20gtt/ml}{주입시간 \times 60min} = 1분당 방울 수(gtt/min)$$

$$\frac{1,000ml \times 20gtt/ml}{12hr \times 60min} = 약 27.7gtt/min$$

∴ 1분 동안 27방울이 주입되도록 조절해야 한다.

063 ③

100cc를 한 시간 동안 투여하려면 100cc/hr로 조절해야 한다. 20분은 1/3 시간 동안 투여되어야 하므로 100cc × 3 = 300cc/hr로 주입한다.

064 ①

후두골, 견갑골, 팔꿈치, 천골, 발꿈치 등은 앙와위일 때의 욕창 호발 부위에 해당한다.

> **체위에 따른 욕창 호발 부위**
> - 앙와위, 바로누운자세: 후두골, 견갑골, 팔꿈치, 천골, 발꿈치, 척추극상돌기 등
> - 복와위, 엎드린자세: 무릎, 유방, 생식기, 발가락, 귀 등
> - 측와위, 옆누운자세: 귀, 어깨, 대전자, 장골, 무릎측면, 복사뼈 등
> - 좌위: 견갑골, 천골, 좌골결절, 발꿈치 등

065 ①

골절로 인해 극심한 통증 및 변형, 감각손상, 쇼크 등의 증상이 나타날 수 있으므로 '급성 통증'을 간호진단으로 내릴 수 있다.
② 뇌졸중으로 인해 말초감각이 저하된 경우, '피부손상 위험성' 등의 간호진단을 내릴 수 있다.
③ 수술 부위 발적 및 부종이 나타난 경우, '감염 위험성' 등의 간호진단을 내릴 수 있다.
④ 지속적으로 설사 및 구토하는 경우, '체액부족의 위험' 등의 간호진단을 내릴 수 있다.
⑤ 녹내장으로 주변 시야가 결손된 경우, '낙상 위험성', '신체 손상 위험성' 등의 간호진단을 내릴 수 있다.

보건의약관계법규

066 ③

의료법 제11조
3년 이내의 기간을 정하여 특정 지역이나 특정 업무에 종사할 것을 면허의 조건으로 붙일 수 있다.

067 ②

의료법 시행규칙 제1조의4
간호·간병통합서비스의 제공 환자
1. 환자에 대한 진료 성격이나 질병 특성상 보호자 등의 간병을 제한할 필요가 있는 입원 환자
2. 환자의 생활 여건이나 경제 상황 등에 비추어 보호자 등의 간병이 현저히 곤란하다고 인정되는 입원 환자
3. 그 밖에 환자에 대한 의료관리상 의사·치과의사 또는 한의사가 간호·간병통합서비스가 필요하다고 인정하는 입원 환자
① 보건복지부령으로 정하는 병원급 의료기관은 간호·간병통합서비스를 제공할 수 있도록 노력하여야 한다.
③ 보호자 등의 입원실 내 상주를 제한한다.
④, ⑤ 공공보건의료기관 중 보건복지부령으로 정하는 병원급 의료기관은 간호·간병통합서비스를 제공하여야 한다. 이 경우 국가 및 지방자치단체는 필요한 비용의 전부 또는 일부를 지원할 수 있다.

068 ④

의료법 제33조
① 의원·치과의원·한의원 또는 조산원을 개설하려는 자는 시장·군수·구청장에게 신고하여야 한다.
② 의사는 종합병원·병원·요양병원·정신병원 또는 의원을, 치과의사는 치과병원 또는 치과의원을, 한의사는 한방병원·요양병원 또는 한의원을, 조산사는 조산원만을 개설할 수 있다.
③ 2 이상의 의료인 면허를 소지한 자가 의원급 의료기관을 개설하려는 경우에는 하나의 장소에 한하여 면허 종별에 따른 의료기관을 함께 개설할 수 있다.
⑤ 종합병원·병원·치과병원·한방병원·요양병원 또는 정신병원을 개설하려면 시·도지사의 허가를 받아야 한다.

069 ②

의료법 제3조의3
의사·치과의사·한의사 및 조산사는 사체를 검안하여 변사(變死)한 것으로 의심되는 때에는 사체의 소재지를 관할하는 경찰서장에게 신고하여야 한다.

070 ③

의료법 제65조 면허증 재교부 금지 기간
- 1년 이내 - 특정 지역 근무를 조건으로 면허를 교부하였으나 이행하지 않은 경우
- 2년 이내 - 자격 정지 처분 기간 중에 의료행위를 하거나 3회 이상 자격 정지 처분을 받은 경우
- 3년 이내 - 다른 사람에게 면허를 대여한 경우, 1회용 의료기기를 재사용하여 사람의 생명 또는 신체에 중대한 위해를 발생하게 한 경우, 사람의 생명 또는 신체에 중대한 위해를 발생하게 할 우려가 있는 수술, 수혈, 전신마취를 의료인 아닌 자에게 하게 하거나 의료인에게 면허 사항 외로 하게 한 경우, 형사처벌을 받고 면허가 취소된 경우
- 10년 이내 - 금고 이상의 형을 선고받고 면허가 취소된 사람이 다시 금고 이상의 형을 선고받아 면허가 취소된 경우

071 ⑤

① 의료인은 태아 성 감별을 목적으로 임부를 진찰하거나 검사하여서는 아니 되며, 같은 목적을 위한 다른 사람의 행위를 도와서도 아니 된다.
② 정당한 사유가 있으면 거부할 수 있다.
③ 간호사는 간호기록부에 기록하고 서명한다.
④ 진료기록부등에는 전자의무기록이 포함된다. 진료기록부등을 전자서명이 기재된 전자문서로 작성·보관할 수 있다.
⑤ 해당 환자의 의식이 없거나 응급환자인 경우 또는 환자의 보호자가 없어 동의를 받을 수 없는 경우에는 환자나 환자 보호자의 동의 없이 송부 또는 전송할 수 있다.

072 ①

감염병예방법 제16조
표본감시의 대상이 되는 감염병은 제4급감염병으로 한다.

073 ④

2급감염병인 홍역 예방접종 후 이상반응자를 진단한 의사는 소속 의료기관의 장에게 보고하여야 하고, 해당 환자와 그 동거인에게 질병관리청장이 정하는 감염 방지 방법 등을 지도하여야 한다. 다만, 의료기관에 소속되지 아니한 의사, 치과의사 또는 한의사는 그 사실을 관할 보건소장에게 신고하여야 한다.

074 ③

검역법 제16조
질병관리청장은 검역감염병 환자등을 다음 어느 하나에 해당하는 시설에 격리한다.
1. 질병관리청장이 지정한 검역소 내 격리병동
2. 감염병관리기관, 격리소·요양소 또는 진료소
3. 자가
4. 감염병전문병원

검역감염병 환자등의 격리 기간은 검역감염병 환자등의 감염력이 없어질 때까지로 한다.

075 ②

후천성면역결핍증 예방법 제8조의2
후천성면역결핍증에 관한 검진을 한 자는 검진 대상자 본인 외의 사람에게 검진 결과를 통보할 수 없다.

076 ④

국민건강보험법 제13조
건강보험의 보험자는 국민건강보험공단으로 한다.

077 ①

급여의 제한 - 일정한 사유가 발생할 경우 그 사유에 대한 보험급여를 지급하지 않는 것
급여의 정지 - 일정한 사유가 발생할 경우 발생한 기간 동안 보험급여를 지급하지 않는 것

국민건강보험법 제54조
보험급여를 받을 수 있는 사람이 다음 어느 하나에 해당하면 그 기간에는 보험급여를 하지 아니한다.(정지)
1. 국외에 체류하는 경우
2. 현역병, 전환복무된 사람 및 군간부후보생에 해당하게 된 경우
3. 교도소, 그 밖에 이에 준하는 시설에 수용되어 있는 경우

078 ⑤

지역보건법 제10조
동일한 시·군·구에 2개 이상의 보건소가 설치되어 있는 경우 해당 지방자치단체의 조례로 정하는 바에 따라 업무를 총괄하는 보건소를 지정하여 운영할 수 있다.

079 ⑤

지역보건법시행령 제12조(지역보건의료기관의 조직 기준)
행정안전부장관은 법 제15조제1항에 따라 지역보건의료기관의 조직 기준을 정하는 경우에 미리 보건복지부장관과 협의하여야 한다.

080 ④

마약류 관리에 관한 법률 제40조
보건복지부장관 또는 시·도지사는 마약류 사용자에 대하여 제1항에 따른 치료보호기관에서 마약류 중독 여부의 판별검사를 받게 하거나 마약류 중독자로 판명된 사람에 대하여 치료보호를 받게 할 수 있다. 이 경우 판별검사 기간은 1개월 이내로 하고, 치료보호 기간은 12개월 이내로 한다.

081 ①

응급의료법 제26조
보건복지부장관은 응급의료에 관한 다음 각 호의 업무를 수행하게 하기 위하여 상급종합병원 또는 300병상을 초과하는 종합병원 중에서 권역응급의료센터를 지정할 수 있다.
1. 중증응급환자 중심의 진료
2. 재난 대비 및 대응 등을 위한 거점병원으로서 보건복지부령으로 정하는 업무
3. 권역내에 있는 응급의료종사자에 대한 교육·훈련
4. 권역 내 다른 의료기관에서 제11조에 따라 이송되는 중증응급환자에 대한 수용
5. 그 밖에 보건복지부장관이 정하는 권역 내 응급의료 관련 업무

082 ①

보건의료에 관한 국민의 권리
건강권 등, 보건의료에 관한 알 권리, 보건의료서비스에 관한 자기결정권, 비밀보장

083 ⑤

국민건강증진법 제9조(금연을 위한 조치)
① 객석 수 300석 이상의 공연장
② 연면적 1천 제곱미터 이상의 요리 학원
③ 16인승 이상의 교통수단으로서 여객 또는 화물을 유상으로 운송하는 것
④ 1,000명 이상의 관객을 수용할 수 있는 체육시설

084 ⑤

혈액관리법 시행규칙 별표 1
혈액선별검사
B형간염검사, C형간염검사, 후천성면역결핍증검사, 사람T세포림프친화바이러스검사, 매독검사, 간기능검사(ALT검사, 수혈용 혈액만 해당)

085 ②

연명의료결정법 제 2조
"호스피스·완화의료"다음 각 목의 어느 하나에 해당하는 질환으로 말기환자로 진단을 받은 환자 또는 임종과정에 있는 환자와 그 가족에게 통증과 증상의 완화 등을 포함한 신체적, 심리사회적, 영적 영역에 대한 종합적인 평가와 치료를 목적으로 하는 의료를 말한다.

암, 후천성면역결핍증, 만성 폐쇄성 호흡기질환, 만성 간경화, 그 밖에 보건복지부령으로 정하는 질환(만성 호흡부전)

제5회
정답 및 해설

> **정답 확인**

1교시 　**성인간호학**

001	③	006	①	011	④	016	①	021	④	026	①	031	⑤	036	④
002	④	007	⑤	012	④	017	②	022	④	027	④	032	③	037	①
003	④	008	⑤	013	⑤	018	②	023	③	028	⑤	033	③	038	④
004	⑤	009	④	014	②	019	④	024	⑤	029	④	034	②	039	①
005	②	010	③	015	③	020	①	025	①	030	②	035	①	040	②

041	③	046	⑤	051	③	056	③	061	⑤	066	①
042	④	047	⑤	052	⑤	057	⑤	062	⑤	067	④
043	⑤	048	③	053	③	058	③	063	⑤	068	①
044	②	049	④	054	⑤	059	④	064	⑤	069	①
045	⑤	050	⑤	055	⑤	060	③	065	①	070	④

모성간호학

071	④	076	②	081	⑤	086	③	091	②	096	⑤	101	④
072	④	077	④	082	⑤	087	④	092	②	097	②	102	②
073	⑤	078	⑤	083	①	088	④	093	①	098	④	103	③
074	②	079	①	084	③	089	④	094	④	099	④	104	④
075	③	080	①	085	④	090	⑤	095	②	100	③	105	⑤

2교시

아동간호학

001	①	006	⑤	011	①	016	②	021	③	026	③	031	③
002	②	007	②	012	③	017	④	022	④	027	①	032	①
003	②	008	③	013	①	018	①	023	④	028	④	033	③
004	⑤	009	①	014	③	019	①	024	④	029	⑤	034	③
005	⑤	010	④	015	②	020	②	025	⑤	030	③	035	②

지역사회간호학

036	④	041	③	046	④	051	①	056	②	061	④	066	③
037	④	042	①	047	②	052	①	057	④	062	①	067	③
038	③	043	④	048	⑤	053	②	058	①	063	②	068	①
039	②	044	③	049	⑤	054	②	059	③	064	③	069	①
040	⑤	045	⑤	050	⑤	055	④	060	②	065	⑤	070	①

정신간호학

071	②	076	①	081	⑤	086	②	091	③	096	②	101	①
072	⑤	077	③	082	③	087	④	092	②	097	①	102	①
073	⑤	078	③	083	⑤	088	⑤	093	③	098	③	103	④
074	②	079	④	084	⑤	089	①	094	⑤	099	④	104	②
075	②	080	③	085	④	090	②	095	③	100	④	105	④

3교시

간호관리학

001	③	006	④	011	④	016	③	021	①	026	④	031	④
002	④	007	④	012	③	017	⑤	022	④	027	④	032	④
003	②	008	②	013	④	018	③	023	②	028	⑤	033	⑤
004	⑤	009	④	014	②	019	③	024	③	029	⑤	034	④
005	⑤	010	②	015	⑤	020	③	025	②	030	①	035	③

기본간호학

036	①	041	②	046	④	051	①	056	⑤	061	②
037	⑤	042	②	047	①	052	④	057	⑤	062	③
038	②	043	④	048	④	053	②	058	④	063	②
039	⑤	044	②	049	⑤	054	②	059	④	064	①
040	⑤	045	⑤	050	③	055	②	060	②	065	④

보건의약관계법규

066	⑤	071	⑤	076	①	081	①
067	②	072	②	077	①	082	②
068	③	073	②	078	④	083	②
069	①	074	④	079	⑤	084	①
070	②	075	⑤	080	①	085	②

1교시

정답 및 해설

성인간호학

001 ③

겨드랑이에는 상완신경총이 지나가므로 목발을 겨드랑이에 닿게 하여 움직이는 경우 상완신경총의 손상으로 목발마비가 발생할 수 있다.

002 ④

기도개방 유지는 환자의 생명과 직결되는 부분으로 우선적인 중재가 수행되어야 한다.

003 ④

항체는 크게 IgA, IgD, IgE, IgG, IgM으로 분류할 수 있다. 그중 IgG는 혈청 내 항체 중 가장 많은 비율을 차지하며 유일하게 태반을 통과할 수 있다.

항체의 종류

IgA	호흡기 및 위장관 등 주로 점막에서 분비되어 신체를 보호함. 눈물, 타액, 소화액, 모유 등에 존재함
IgD	소량을 차지함
IgE	알레르기 질환 및 기생충 감염 시 증가함
IgG	유일하게 태반을 통과할 수 있음
IgM	외부 침입에 대항하여 가장 처음으로 생성됨

004 ⑤

후천성 면역결핍증(AIDS)이란, HIV에 감염되어 면역기능이 저하됨으로써 기회감염이 발생하는 상태를 의미한다. HIV 감염의 주된 경로 감염인과의 성접촉, 감염된 혈액의 수혈, 오염된 주사기의 공동 사용, 수직감염으로 전염될 수 있다. 감염인과의 악수, 포옹, 식사하기, 입맞춤 등 일상생활 접촉으로는 감염되지 않는다.

① 면도기, 칫솔 등은 혈액이 묻을 수 있으므로 공용으로 사용하지 않는다.
② 환자가 항바이러스제 치료를 잘 이행하고 있고 성관계 시 콘돔을 사용한다면 가능하다. 이런 경우, 배우자나 성 파트너가 HIV에 감염될 확률은 지극히 낮기 때문이다.
③ 임신 중 태반을 통해 감염되거나, 분만과정 및 모유수유를 통한 감염도 가능하다.
④ 일상생활 접촉으로는 감염되지 않는다.

005 ②

약물 중독이란, 약물을 과량 복용하여 독성 부작용이 예견되는 상태를 의미한다. 위세척은 입을 통해 위까지 관을 삽입하여 위를 씻어내는 방법으로 섭취한 약물의 희석 및 배출을 도와주어 약물의 체내 흡수를 최소화시킨다.

약물 중독 중재
- 어떤 약물을 얼만큼 섭취했는지 사정함
- 활성탄에 흡착되는 물질: 활성탄을 투여함
- 강산성/강알칼리성 물질: 부식성 물질 → 구토를 금지함
- 위세척을 시행함

006 ①

모르핀(morphine)은 마약성 진통제로 호흡 저하, 오심, 구토 등의 부작용을 유발할 수 있다. 투여 전 호흡수의 사정이 필요하며, 호흡수 저하의 부작용이 나타나는 경우, 해독제인 날록손(naloxone)을 투여한다.

007 ⑤

신기능의 저하로 약물의 배설이 적절히 되지 않고 축적되어 부작용을 나타낼 수 있기 때문이다.

008 ⑤

충분한 수분 섭취는 혈액 순환을 돕고 탈수를 예방하여 혈전성 정맥염을 예방하는데 도움이 된다.
①, ②, ④ 수술 후 폐 합병증을 예방하기 위해 조기이상하며 좌위 및 반좌위의 상태로 심호흡할 것을 설명한다.
③ 탄력 스타킹은 하지에 울혈되는 혈액 정체를 예방하여 혈전성 정맥염을 방지하는데 도움을 준다.

009 ④

복막염이란, 복막에 발생한 염증을 의미하는 것으로 장관의 천공에 의한 발생이 가장 흔하다. 구토 및 심한 복통 등의 증상이 나타나므로 즉시 금식하며 수액요법을 통해 적절한 수분과 전해질을 공급하도록 한다.

010 ③

위암으로 인해 경구를 통한 섭취에 어려움이 있는 상태로 정맥을 통해 비경구 영양을 진행하도록 한다.

011 ④

위 궤양이 진행되어 천공이 발생한 경우, 복부 강직 및 장음 소실, 상복부 통증, 호흡 곤란 등의 증상이 발생한다.
① 맥박이 상승한다.
② 혈압이 저하된다.
③ 호흡이 상승한다.
⑤ 장음이 소실된다.

012 ④

장이 부분적으로 혹은 완전히 폐색되어 음식물, 가스 등이 장을 따라 내려가지 못하는 상태로 장내 압력을 낮추기 위해 비위관을 삽입한다.

013 ⑤

수술 부위의 통증 정도를 사정하며 좌욕을 시행하는 것은 통증을 완화시켜주고 혈액 순환을 도와 부종 감소 및 회복을 촉진시킨다.
① 변비를 예방하기 위해 고섬유식이를 권장한다.
② 수술 후 대변이 형성된다면 바로 배변할 수 있도록 한다.
③ 적정한 정도의 운동은 회복에 도움이 된다.
④ 충분한 수분섭취를 권장한다.

014 ③

총담관의 개방성이 확인되고 이상이 없을 때 T-tube를 제거할 수 있다.

015 ③

간의 알부민 합성 능력이 부족하여 혈중 알부민 수치의 저하로 교질 삼투압이 저하되어 복수가 유발된다.
① 부종 및 복수 증상이 나타난다.
② 간기능과 관계되는 혈청 AST, ALT 수치가 상승한다.
④ 간기능 부전으로 문맥성 고혈압이 발생하고 혈청 빌리루빈이 증가하여 황달이 나타난다.
⑤ 프로트롬빈 시간(PT, Prothrombin time)는 지연되고 출혈 위험성이 증가한다.

016 ①

총담관의 폐쇄로 담즙이 십이지장으로 배설되지 못하고 혈액으로 흡수되어 빌리루빈 수치가 상승하기 때문이다.

017 ②

급성기에는 췌장의 자극을 줄이기 위해 금식하며, 이후에는 저지방식이를 섭취해야 한다.
① 진통 완화를 위해 마약성, 비마약성 진통제를 투여한다.
③ 췌장 자극의 감소를 위해 비위관을 삽입한다.
④ 항콜린성 약물은 아세틸콜린 수용체를 차단하는 역할을 하여 췌장의 자극을 줄여주며 제산제 또한 췌장염의 증상을 완화하는 효과를 갖는다.
⑤ 췌장의 손상으로 고혈당이 될 수 있으므로 필요 시 인슐린을 투여해야 한다.

- 급성 췌장염의 원인: 주로 음주, 담석증 등
- 만성 췌장염의 원인: 급성 췌장염의 재발로 인한 만성화, 알코올 중독 등

018 ②

아트로핀(Atropine)은 부교감신경차단제로 타액 및 기관지 분비물을 감소시키는 효과를 갖는다. 효과적인 검사를 위해 검사 전, Atropine을 투여해야 한다.
① 효과적인 검사 및 흡인 예방을 위해 8시간 이상의 금식이 필요하다.
③ 검사는 구강의 국소마취를 통해 이루어지며, 좌측위 상태에서 진행됨을 설명한다.
④ 검사 후, 구개반사(gag reflex)가 돌아오는 것을 확인한 후 음식물의 섭취가 가능하다.
⑤ 검사로 인한 인후통을 완화하기 위해 생리식염수를 함수할 수 있다.

상부 위장관 내시경 검사
(EGD, Esophagogastroduodenoscopy)
- 내시경을 통해 식도와 위, 십이지장을 검사하기 위한 목적을 갖는 검사

019 ④

위산 역류로 인한 증상을 완화하기 위해 위산 분비를 억제하는 프로톤(양성자)펌프억제제와 히스타민수용체길항제 등을 투여한다. 항콜린제 및 칼슘차단제는 식도괄약근의 압력을 감소시키므로 금지한다.

020 ①

급성 사구체 신염의 원인균이 되는 연쇄상구균에 의한 반응으로 ASO titer가 증가한다. 이를 통해 '사구체 신염'의 진단을 내릴 수 있다.
② 요 분석을 통해 혈뇨 및 단백뇨를 확인하지만 이것만으로 급성 사구체 신염을 진단하기는 어렵다.
③ WBC(White blood cell)는 백혈구 수를 확인하는 검사로 감염 증상을 파악하는데 유용하다.
④ PLT(Platelet)는 혈소판 수를 확인하는 검사로 응고와 관련된 검사이다.
⑤ CRP(C-reactive protein)는 감염과 관련된 검사로 감염증상이 있을 때 수치가 증가한다.

021 ④

신체 회복 및 영양 관리를 위해 충분한 열량의 음식을 섭취하도록 한다.
① 투석으로 인해 단백질이 소실되므로 적정량의 단백질을 섭취해야 한다.
② 신부전인 경우 빈혈이 발생할 수 있으므로 철분제제를 복용하도록 한다.
③ 신기능 부전으로 수분 배설이 어려우므로 섭취를 제한한다.
⑤ 신기능 부전으로 칼륨 및 인의 배설이 어려우므로 섭취를 제한한다.

022 ④

신장은 횡격막과 근접한 곳에 위치하므로 신장 절제술을 한 경우 호흡기계와 관련된 합병증 발생에 주의해야 한다.

023 ③

신증후군은 사구체 손상으로 발생하는 것이므로 특징적으로 부종 및 단백뇨, 저알부민혈증이 나타난다. 부종 증상을 완화하기 위해 염분과 수분 섭취를 제한해야 한다.

024 ⑤

검사 부위는 멸균적으로 압박 드레싱을 시행하여 출혈을 예방한다.
① 검사 전, 충분한 금식이 필요하다.
② 검사는 복위 상태에서 진행하게 됨을 설명한다.
③ 검사 후, 하루 정도 침상안정이 필요하며 출혈 합병증이 있는지 주의 깊게 사정해야 한다.
④ 검사 부위의 압력이 가해지지 않도록 가급적 기침을 삼가도록 한다.

025 ①

요로전환술 후 결장에서의 수분 전해질 재흡수로 섭취량에 비해 소변 배설량이 적을 수 있다.
② 요로의 색깔은 분홍색 혹은 붉은색이며 검붉거나 회색을 띠는 경우 부적절한 혈액순환 및 괴사의 가능성을 의미할 수 있다.
③ 소변 색깔이 뿌옇고 점점 붉게 변하는 것은 감염 및 출혈을 의미할 수 있다.
④ 요로 주변의 피부에 발적과 열감이 있는 것은 피부 손상을 의미할 수 있다.
⑤ 복부 통증 및 장음 소실은 장폐색을 의미할 수 있다.

026 ①

중증 근무력증은 신경근 접합부위의 아세틸콜린 수용체에 대한 자가 항체가 형성되어 아세틸콜린이 감소하는 것으로 콜린 분해효소 억제제인 Tensilon을 IV 하면 30초 내에 근력이 상승되고 증상이 눈에 띄게 호전되는 것을 확인할 수 있다.

027 ④

골격견인은 핀 또는 철사를 직접 뼈에 삽입하여 견인하는 것으로 핀 부위의 감염증상 여부를 주의 깊게 사정해야 한다.
① 피부에 견인력을 적용해 뼈와 근육, 연조직 등을 간접적으로 고정하는 방법은 피부견인에 해당한다.
② 견인에 적용되는 추가 보통 2~4kg 정도의 무게를 갖는 것은 피부견인에 해당한다.
③ Buck 신전 견인, Russel 견인, Bryant 견인 등은 피부견인에 해당한다.
⑤ 견인에 사용되는 테이프에 과민반응이 있는 경우, 피부견인에 어려움이 따른다.

028 ⑤

골육종은 X-ray를 통해 이상증상을 발견하는 경우가 많으며 확진을 위해 조직검사를 하게 된다. 어느 부분에서나 발생할 수 있으며, 슬관절 주위 뼈에서 호발하는 특징을 보인다.
① 골육종은 비교적 젊은 층에서 호발하는 골암에 해당한다.
② 다른 조직으로 전이가 쉽고 빠르게 일어나는 특징을 보이는 골암이다.
③ 여성보다 남성에게 호발하는 특징을 보인다.
④ 뼈를 촉진하면 통증이 느껴지고 덩어리가 촉지된다.

029 ④

알렌드로네이트(Alendronate/Fosamax)는 뼈 조직을 파괴 및 흡수하는 세포를 억제하고 뼈를 생성하는 조골세포의 활동을 촉진하는 약물로 골다공증 치료를 위해 사용된다.
① 캡토프릴: 항고혈압제의 약물이다.
② 프로베네시드: 요산 배설을 촉진시키는 약물이다.
③ 덱사메타손: 스테로이드제의 약물이다.
⑤ 코르티코스테로이드: 스테로이드제의 약물이다.

030 ②

골수염으로 인해 통증이 있는 경우, 즉시 휴식을 취하고 절대안정 하는 것이 중요하며 이후 회복을 위해 충분한 영양을 섭취하도록 한다.

031 ⑤

복부대동맥류 수술 후 오른쪽 하지의 냉감과 부종, 통증, 감각 둔화의 증상을 통해 말초혈관으로의 관류가 저하되었음을 알 수 있다. 그러므로 침습적 수술과 관련된 말초혈관관류 저하의 간호진단이 적합하다.

032 ③

디지탈리스(Digitalis) 약물을 투여 할 때에는 K⁺(potassium, 포타슘) 수치를 모니터링 해야한다. 저칼륨혈증(Hypokalemia)인 경우, Digitalis 중독 증상을 가중시키기 때문이다.

033 ③

하루 정도 지난 후, 무리가 되지 않는 선에서 적당한 정도의 운동을 권장한다. 운동은 혈액순환을 촉진해주는 역할을 한다.
① 다리를 거상하여 정맥혈의 순환을 돕도록 한다.
② 전체 다리에 탄력 붕대를 감아 압박하여 혈액의 정체를 완화할 수 있도록 한다.
④ 평소 탄력 스타킹을 착용하여 정맥 울혈을 예방하는 것은 도움이 된다.
⑤ 수술부위의 출혈, 감염, 혈전 등의 부작용은 없는지 주의 깊게 관찰한다.

034 ②

심근경색증을 진단하기 위해 심근 효소들의 수치를 검사한다. 심근경색증일 경우, 심근 손상으로 인하여 효소 수치가 상승한다.

035 ①

혈장 내 제 8응고인자가 부족하여 발생하는 선천성 출혈성 질환은 '혈우병 A'를 의미한다. 응고인자의 결핍으로 혈관절증이 흔히 나타날 수 있으며 가벼운 외상에도 관절에 부종 및 통증이 발생할 수 있다.
②, ③, ④ 해당되지 않는 내용이다.
⑤ 활성부분트롬보플라스틴시간(aPTT)은 지연된다.

> **혈우병**
> - 정의: 혈액 응고 인자가 결핍되어 나타나는 선천성 출혈성 질환을 의미함
> - 종류: 혈우병 A(VIII 인자 결핍), 혈우병 B(IX 인자 결핍), 혈우병 C(XI 인자 결핍)
> - 증상: 외과적 수술 후 지속적인 출혈, 자연출혈, 혈관절증(흔한 증상), 혈종, 가벼운 외상에도 관절에 부종과 통증이 나타남
> - 중재: 출혈을 멈추기 위해 항혈우인자, 신선동결혈장(FFP), 섬유소 용해효소 억제제 등을 투여함

036 ④

R사이 작은 네모칸 수는 약 12개이므로 1500 ÷ 12 = 125 로 분당 심박수를 예상할 수 있다.

> 심전도에서의 심박수 계산법
> - 분당 심박수 = 6초 동안의 QRS군 개수 × 10
> - 분당 심박수 = 60 ÷ R 사이 간격의 초
> - 분당 심박수 = $\frac{1500}{R사이 작은 네모칸 수}$
> - 분당 심박수 = $\frac{300}{R사이 큰 네모칸 수}$

037 ①

Adams-Stokes syndrome일 때, 볼 수 있는 심전도 리듬으로 3도 방실차단에 해당한다. 3도 방실차단은 심방의 전기자극이 심실로 완전히 전달되지 않아 심방과 심실이 제각기 따로 수축하는 것을 의미한다. 심실에서 만들어지는 수축은 효과적이지 않으므로 뇌 혈류량이 감소하여 실신, 경련 등 심각한 증상을 야기한다.
② 가장 흔히 볼 수 있는 부정맥으로 P파가 보이지 않으며 QRS군은 넓고 이상한 형태는 '조기심실수축(PVC, Premature ventricular contraction)'을 의미한다.
③ 톱니모양의 조동파가 나타나는 것은 '심방조동'을 의미한다.
④ 응급상황으로 3개 이상의 조기심실수축이 나타나는 것은 '심실빈맥'을 의미한다.
⑤ P파와 PR 간격이 일정하다 QRS군이 보이지 않는 리듬은 2도 방실차단의 'Mobitz Ⅱ'를 의미한다.

038 ④

아트로핀(Atropine)은 항콜린성 약물로 부교감 신경을 차단하는 역할을 하여 심박동수를 증가시킨다.
① 리도카인(Lidocaine)은 항부정맥제로 심실성 빈맥 및 세동 억제를 위해 사용되는 약물이다.
② 푸로세미드(Furosemide)는 루프계 이뇨제로 부종 및 체액량 배출을 위해 사용되는 약물이다.
③ 중탄산나트륨(sodium bicarbonate)은 대사성 산증일 때 사용되는 약물이다.
⑤ 헤파린(Heparin)은 항응고제로 혈전 생성을 방지하는 약물이다.

039 ①

1분에 5회 이상의 조기심실수축(PVC, Premature ventricular contraction)이 있는 경우 심실빈맥 및 심실세동이 발생할 수 있으며 이로 인해 심실정지가 유발될 수 있으므로 즉각적인 중재가 수행되어야 한다.

> 심실빈맥 및 심실세동이 유발될 수 있는 심전도 리듬
> - 1분에 5회 이상의 조기심실수축이 있는 경우
> - 다양한 형태의 조기심실수축이 발생하는 경우
> - 조기심실수축이 연달아 3개 이상 나타나는 경우

040 ②

진성적혈구증가증(polycythemia vera)이란, 골수증식성 장애로서 혈색소 또는 헤마토크리트의 증가 및 유전자 돌연변이 여부, 골수검사 상 특징적인 증상 등을 통해 진단할 수 있다. 혈액 점도가 높아 혈전 위험성이 크므로 1일 3L 이상의 충분한 수분 섭취를 권장하며 조이는 옷을 피하도록 한다. 필요시 정맥절개술을 통해 혈량을 감소시키고 혈전을 예방한다. 이와 함께 출혈의 위험도 있을 수 있어 이를 예방하기 위해 전기면도기 및 부드러운 칫솔을 사용하게 하고 치실 사용을 금한다.
① 적절한 활동은 혈관상태를 증진시키고 혈액정체를 예방해준다.
③ 비타민 B_{12}를 근육주사하는 것은 악성빈혈의 중재에 해당한다.
④ 다리를 거상하여 혈액순환을 돕는다.
⑤ 철분제제의 투여는 철분결핍성빈혈의 중재에 해당한다.

041 ③

순환혈액량이 부족하거나 혈압이 저하되었을 때 레닌-안지오텐신-알도스테론계(RAAS, Renin-angiotensin-aldosterone system)가 작용하여 알도스테론을 분비하고 이는 신장의 세뇨관에서 염분과 수분을 재흡수함으로써 순환 혈액량을 증가시켜 혈압을 상승시킨다.

042 ④

흉막강 내 공기가 유입되는 것을 방지하기 위해 흉관이 빠진 경우 즉시 개구부를 막아 주어야 한다. 흉관의 연결 부위가 분리된 경우에는 즉시 겸자를 이용해 공기가 유입되지 않도록 잠근다.

043 ⑤

객담 배양 검사에서 결핵균이 검출되었다면 활동성 결핵으로 진단하며 격리를 시행한다.
① 투베르쿨린 검사는 결핵의 감염 여부만을 확인할 수 있는 검사로 검사결과가 양성으로 확인되었다 할지라도 활동성 결핵으로 진단할 수 없다.
②, ③ 활동성 결핵의 진단과 관련되지 않는 내용이다.
④ 흉부 방사선 검사에서 특이 증상이 보이지 않는 것은 정상을 의미하며, 만약 폐의 침윤과 소결절이 관찰된다면 결핵을 예상할 수 있다.

044 ②

혈전으로 인해 폐색전증이 발생한 상황으로 항응고요법, 혈전용해요법을 시행해 치료한다. 처방에 따라 항응고제, 혈전용해제를 투여하며 PT, aPTT 등의 혈액검사를 시행하여 약물 농도를 조절한다.
① 호흡이 용이하도록 반좌위 혹은 좌위를 취할 수 있게 한다.
④ 치료를 위해 항응고요법, 혈전용해요법 등을 시행하는 경우 출혈에 주의한다. 항혈소판제인 아스피린은 출혈을 초래할 수 있으므로 적합하지 않다.
⑤ 피부 손상을 방지하기 위해 전기 면도기를 사용하고 좌약, 탐폰 등의 삽입을 피해야 한다.

045 ⑤

무과립구증이란, 호중구 수가 심각하게 감소한 상태를 의미한다.

046 ⑤

적절한 정도의 보행은 골수종으로 약해진 뼈의 탈무기질화를 막아주어 병리적 골절을 예방시켜 주는 작용을 한다.

> 다발성 골수종
> • 정의: 형질 세포에서 발생하는 혈액 종양
> • 특징: 뼈를 용해하여 통증을 유발하며 골절을 유발함, 골수를 침범하여 정상 혈구의 생성을 방해함

047 ③

혈소판이 110,000/㎕의 수치를 보아 정상범위보다 낮은 상태로 출혈예방을 위한 간호가 필요함을 알 수 있다. 변비는 출혈을 유발할 수 있으므로 예방해야 하며, 여성인 경우 월경량을 확인하여 출혈 경향 여부를 파악하도록 한다.
① 아스피린은 항혈소판의 기능을 갖고 있으므로 출혈을 유발할 수 있어 금한다.
② 근육주사나 피하주사는 침습적인 투여방법으로 출혈을 유발할 수 있으므로 금한다.
④ 출혈 예방을 위해 Vit.K를 투여하며 항응고제는 출혈을 유발할 수 있으므로 금한다.
⑤ 단단한 칫솔은 잇몸의 손상을 유발하여 출혈을 야기할 수 있으므로 부드러운 칫솔을 사용하도록 한다.

> 혈소판 정상수치: 150,000~450,000/mm^3

048 ③

철분제제를 복용하면 변비가 발생할 수 있다. 변비 증상을 완화하기 위해 고섬유식이를 권장한다.

049 ④

치료 사항에 대해 불이행하는 모습을 보이고 있으므로 치료지시 불이행을 간호진단으로 내릴 수 있다.

050 ⑤

폐농양은 소모성 질환으로 환자의 회복을 위해 고열량, 고비타민, 고단백 식이를 권장한다.
① 객담에서 악취가 심하게 나며 다량의 화농성 객담을 배출한다.
② 체위배액은 객담 배출을 돕는 방법이다.
③ 대개 6주 이상의 장기간 항생제 복용이 필요하다.
④ 객담 배출을 돕기 위해 충분한 수분을 섭취하도록 한다.

> 폐농양의 증상
> 악취나는 다량의 화농성 객담, 고열, 기침, 흉통, 체중감소, 악설음, 호흡곤란, 호흡음 감소, 흉부 방사선에 나타나는 공동 부위 등

051 ③

숨을 깊게 들이마신 후 내쉰 상태에서 숨을 참도록 한 다음 흉관을 신속하게 제거한다.
① 삼출물이 거의 없다면 흉부 X-선을 촬영해 폐의 팽창을 확인한 후 제거한다.
② 대개 흉관을 제거하기 30분 전 진통제를 투여하여 통증을 줄여준다.
④ 흉관을 신속히 제거하여 공기가 유입되지 않도록 해야 한다.
⑤ 흉관을 제거한 부분은 무균적으로 압박 드레싱을 시행한다.

052 ⑤

체위배액을 수행하기 전, 기관지 확장제를 투여하면 분비물 배출이 보다 용이하게 진행될 수 있다.
① '타진법'에 대한 내용이다.
②, ③ 식전 또는 식후 2시간 정도의 시간이 지난 후 체위배액을 시행하는 것이 적절하다.
④ 확인된 분비물의 위치에 따라 체위를 변경하도록 한다.

053 ③

호흡곤란을 호소하고 있으므로 가장 먼저 환자의 호흡을 도울 수 있는 체위를 취하도록 도와야 한다.

054 ⑤

입을 다물고 코로 공기를 흡입한 후 입을 오므린 상태에서 천천히 호기하는 것은 입술 오므리기 호흡법(pursed lip breathing)으로 체내 이산화탄소를 제거하는데 효과적이다.
① 만성 폐쇄성 폐질환(COPD, chronic obstructive pulmonary disease) 환자에게 고농도의 산소를 제공하는 경우 호흡 중추가 억제되므로 저농도의 산소를 공급한다.
② 건조하지 않고 따뜻한 환경은 환자의 객담 배출을 돕고 증상을 완화시킨다.
③ 폐 확장이 용이하도록 반좌위 혹은 좌위를 취하도록 한다.
④ 가장 빠른 효과를 볼 수 있는 것은 β2-agonists 흡입제를 사용하는 것이다.

055 ⑤

폐포의 탄력성이 저하되어 폐포가 과도하게 팽창되어 가스교환이 적절하게 이루어지지 않는 질환은 '폐기종'을 의미한다. 폐기종인 경우 호흡의 호기 시간이 연장되고 호흡곤란으로 술통형 흉곽이 나타난다.
① 흉부를 타진했을 때 과공명음이 나타난다.
② 알레르기 반응으로 기관지가 좁아지는 것은 천식을 의미한다.
③ 반좌위 혹은 좌위는 폐 용적을 넓혀주어 호흡을 용이하게 해준다.
④ 악설음 및 천명음을 들을 수 있으며 호흡음이 감소한다.

> 폐기능검사
> • 증가: 총폐용량(TLC), 잔기량(RV), 기능적 잔기량(FRC)
> • 감소: 1초 강제날숨량(FEV1), 폐활량(VC), 1초 강제날숨량과 강제폐활량의 비율(FEV1 / FVC), 최고호기유속

056 ③

척추 유합술은 추골 사이에 뼛조각을 이식하여 두 추골을 융합시켜 고정하는 수술이다. 수술 후 척추를 지지하기 위해 보조기와 코르셋을 일시적으로 착용한다. 근육의 힘이 강화되면 점차적으로 착용 시간을 줄여나간다.
①, ② 수술 직후 앙와위로 침상안정하며 척추가 일직선이 되도록 통나무 굴리기 방법을 이용하여 체위를 변경한다.
④ 수술 후 신경의 자극으로 등과 대퇴근의 경련이 발생하고 여러 조직에 압력을 주어 통증이 유발될 수 있다. 이때 PCA 또는 마약성 진통제 등의 약물을 투여해 통증을 조절한다.
⑤ 높은 베개의 사용을 금하며 단단한 침요를 제공한다.

057 ⑤

메틸프레드니솔론(methylprednisolone)은 스테로이드제제로 척수 부종과 허혈을 감소시키기 위해 투여한다.

058 ②

제3뇌신경인 동안신경은 동공의 수축과 안구운동에 관여하므로 대광반사 검사를 통해 이상 여부를 확인할 수 있다.
① 저작기능은 제5뇌신경(삼차신경)과 관련된다.
③ 연하작용은 제9뇌신경(설인신경), 제10뇌신경(미주신경)과 관련된다.
④ 청각기능은 제8뇌신경(청신경)과 관련된다.
⑤ 타액분비는 제7뇌신경(안면신경)을 확인하기 위한 방법이다.

059 ④

두개내압이 상승한 경우, 연수 내 구토 중추가 자극을 받아 오심을 느낄 새도 없이 갑작스럽게 분출되는 투사성 구토가 나타난다.
① 맥압이 증가한다.
② 의식이 저하된다.
③ 심한 두통을 경험한다.
⑤ 불규칙한 호흡이 나타난다.

060 ③

삼킴 반사가 정상인 상태라면 경구 식이를 시작하여 적절한 영양을 공급한다.
① 두개내압 상승을 방지하기 위해 상체 올린 자세를 취하도록 한다.
② 마약성 진통제는 호흡중추를 억제할 수 있으므로 비마약성 진통제를 투여한다.
④ 기침과 재채기는 두개내압 상승을 유발하므로 가급적 삼가도록 한다.
⑤ 체온이 상승하면 대사가 항진되어 두개내압이 상승하므로 체온은 높지 않게 유지되어야 한다.

061 ⑤

T9는 하지 신경과 관련된 부분으로 방광기능 장애 및 하지 마비를 유발할 수 있다.

062 ⑤

무혈관성 괴사란, 다양한 원인에 의해 혈액 공급이 원활하지 못하여 뼈가 괴사되는 것을 의미한다. 대퇴 경부 골절에서 가장 흔하게 발생한다.
① 골절로 인해 골수에서 유리된 지방조직이 혈관으로 유입되어 발생하는 것은 '지방색전증'을 의미한다.
② 정맥에 염증이 발생하고 이로 인해 혈전이 동반되는 상태는 '혈전성 정맥염'을 의미한다.
③ 근육의 구획 내 압력이 증가하여 근육, 신경, 혈관 등이 손상받는 것은 '구획증후군'을 의미한다.
④ 질병으로 인해 뼈가 약해진 상태로 약한 압력에도 쉽게 골절되는 상태는 '병리적 골절'을 의미한다.

063 ⑤

영양분을 골고루 섭취하고 적정 체중을 유지할 수 있도록 식단관리하는 것이 필요하다.
① 저혈당을 예방하기 위해 규칙적으로 식사하도록 한다.
② 비타민과 무기질이라 하더라도 적정량을 섭취하는 것이 바람직하다.
③ 단당류에 해당하는 과일은 소화흡수가 빨라 혈당을 쉽게 높이므로 섭취를 제한한다.
④ 적정한 영양분을 골고루 섭취하는 것이 중요한 것으로 설탕을 꼭 첨가할 필요는 없다.

> 경구용 혈당강하제
> 클로르프로파미드(Chlorpropamide): 췌장의 β-cell에서 인슐린 분비를 증가시킴

064 ⑤

상체를 올려주는 것은 정맥순환을 증진시키고 두개내압 상승을 예방해주기 때문이다.

065 ①

그레이브스병(Graves disease)는 갑상샘 기능 항진증으로 T3, T4가 과다하게 분비되어 발현되는 질환으로 뇌하수체 전엽 기능이 항진되었을 때 나타나는 질환에 해당한다.
② 크레틴병: 선천적 갑상샘 기능 저하증으로 뇌하수체 전엽 기능이 저하된 상태를 의미한다.
③ 점액수종: 성인에게 발생하는 갑상샘 기능 저하증으로 뇌하수체 전엽 기능이 저하된 상태를 의미한다.
④ 애디슨병: 부신피질 기능 저하증으로 뇌하수체 전엽 기능이 저하된 상태를 의미한다.
⑤ 요붕증: 항이뇨호르몬의 분비가 부족하여 발생하는 것으로 뇌하수체 후엽 기능이 저하된 상태를 의미한다.

066 ①

레보티록신은 갑상샘 호르몬 제제로 갑상샘 기능이 항진되어 빈맥, 설사, 발한, 고열 등 갑상샘 위기 증상이 발생할 수 있다.
② 쿠싱 증후군: 부신 피질 호르몬 과다와 관련되는 질환이다.
③ 크레틴병: 선천적 갑상샘 기능저하로 발생되는 질환이다.
④ 애디슨병: 부신피질 기능 저하증으로 발생되는 질환이다.
⑤ 점액수종: 성인의 갑상샘 기능저하로 발생되는 질환이다.

067 ④

알도스테론 결핍으로 인해 저나트륨혈증, 고칼륨혈증, 산증 등의 증상이 발생할 수 있다.
① 부신피질 기능 저하증으로 발생하는 질환이다.
② 알도스테론과 당질 코르티코이드 결핍으로 저혈압과 저혈당이 나타날 수 있다.
③ 알도스테론 결핍으로 저혈량성 쇼크가 발생할 수 있다.
⑤ 성호르몬인 안드로겐의 결핍으로 성욕이 감퇴하고, 발기부전 및 불규칙적 월경, 불임 등의 증상이 나타날 수 있다.

068 ①

손과 발이 커지고 턱, 입술 등 말단이 비대해지는 것은 '말단비대증'을 의미하는 것으로 성장 호르몬의 영향으로 나타나게 된다. 대개 뇌하수체 종양으로 인해 성장 호르몬이 과다하게 분비되면서 증상이 나타난다.

069 ①

롬버그 검사(Romberg's test)는 운동실조의 종류를 판별하기 위한 진단검사로 눈을 뜨고 발을 붙이고 서있게 한 다음, 눈을 감고 서 있게 하는 것이다. 이때의 환자의 상태를 통해 판단하는 것이다. 눈을 감고 서 있는 상태에서 움직이면 양성이다.
③ 요골동맥과 척골동맥에 압박을 가한 후 요골동맥에서 손을 뗄 때, 반대로 척골동맥에서 손을 뗄 때 손 색깔이 정상으로 돌아오는지 확인하는 검사는 '알렌 검사(Allen test)'이다. 동맥폐색을 사정하기 위해 시행한다.
④ 복부를 손가락으로 눌렀다 떼는 순간 통증이 느껴지는 것은 '반동 압통'을 확인하는 것으로 충수돌기염의 특징이기도 하다.
⑤ 눈을 감고 앞으로 나란히 한 상태에서 제자리걸음을 하라고 하는 것은 전정기능 장애를 확인하기 위한 방법으로 '제자리걸음 검사(stepping test)'에 해당한다.

070 ④

'망막박리'를 의미하는 것으로 부종 및 불편감 완화를 위해 냉습포를 적용할 수 있으며 텔레비전 시청 및 독서 등의 근거리 작업을 피하도록 한다.
① 수술 한 경우 수술부위에 압력이 가해지지 않도록 자세를 취하고 재채기, 기침 등 눈에 압력이 가할 수 있는 행동은 가급적 자제하도록 해야 한다.
② 다양한 외과적 수술을 시행할 수 있다.
③ 수술 후 통증을 완화하기 위해 진통제를 투여할 수 있으며 눈의 휴식을 위해 모양근 마비제를 사용할 수 있다.
⑤ 망막박리 수술 중 눈에 가스나 오일을 주입한 경우, 고개를 숙이거나 엎드린 자세를 취하여 가스나 오일이 망막 쪽으로 갈 수 있도록 한다.

> **망막박리의 유발요인**
> 백내장, 망막 퇴화, 당뇨병성 망막병증, 노화, 외상, 고도 근시 등

모성간호학

071 ④

국제결혼이 증가하면서 우리사회의 다문화 가정도 빠르게 증가하고 있다. 다문화 여성을 간호할 때는 문화적 차이를 인식하고 존중하며 경청하는 태도가 필요하다.

072 ④

정관절제술이란, 정자의 정관 이동을 차단하기 위하여 정관을 절제하는 '영구피임법'을 말한다. 영구피임법에는 남성에게 시행되는 정관절제술과 여성에게 시행되는 난관결찰술, 난관절제술이 있다.
①, ②, ③, ⑤ '일시피임법'에 해당한다.

> **정관절제술 관련 주의사항**
> - 기존에 만들어졌던 정자가 정관에 남아있을 수 있으므로 수술 후 정액검사에서 정자가 관찰되지 않을 때까지 피임이 필요함
> - 안전한 피임을 위해 수술 후 부부관계 시 약 10회 이상은 다른 피임법을 사용하게 함

073 ⑤

증상으로 보아 폐경을 의심할 수 있다. 식물성 에스트로겐은 낮은 농도의 에스트로겐을 유지하면서 폐경 증상을 예방, 완화하며 유방암과 자궁내막암을 예방하는 효과가 있다. 식물성 에스트로겐은 콩류에 많으므로 콩, 두부, 된장 등의 식품 섭취를 격려한다.
① 폐경 시 에스트로겐 결핍으로 골 형성이 억제되고 골흡수가 촉진되어 골다공증, 골절 등의 위험성이 증가한다. 수영은 관절통을 완화할 수 있으나 체중 부하가 되지 않으므로 골밀도 증가에 도움이 되지 않는다. 골다공증 예방을 위해 산책이나 조깅과 같은 유산소 운동을 권장한다.

② 폐경 증상을 완화하기 위해 에스트로겐 호르몬 대체요법을 시행할 수 있으나 심혈관계 질환, 유방암, 자궁내막암, 뇌졸중 등에서는 제한될 수 있다.
③ 에스트로겐의 결핍으로 혈중 지질과 지질단백이 변화하여 관상동맥 질환 등의 위험성이 증가하므로 지방 섭취를 제한한다.
④ 폐경으로 이행되는 과정에서도 임신 가능성이 있으므로 최종 월경 후 적어도 12개월까지는 피임하도록 한다.

074 ②

월경전기 황체가 퇴화하면서 에스트로겐과 프로게스테론이 감소하기 때문이다. 호르몬의 감소는 소동맥의 위축을 가져오고 이로 인한 빈혈로 박리되어 월경이 시작된다.

075 ③

자궁내막폴립이란 자궁내막조직이 국소적으로 과도하게 증식하여 돌출된 것으로 다양한 크기로 존재하는 것을 의미한다. 크기가 크거나 2차적인 변성(퇴행성 또는 궤양성 변화)이 없다면 무증상인 경우가 많다. 치료를 위해 자궁내막소파술을 시행한다.

076 ②

임신 2기(중기)에 들어서면 태아를 자신과 분리된 존재라고 생각한다. 모아관계의 시초가 되는 시기로 아기의 실제를 인정하여 태교를 시작한다.
①, ③ 임신 1기(초기)에 해당하는 내용이다.
④, ⑤ 임신 3기(말기)에 해당하는 내용이다.

077 ④

월경통은 젊은 여성에서 가장 흔하게 나타나는 월경 관련 이상으로 자궁 내막에서의 과도한 프로스타글란딘 분비로 발생하게 된다. 경구 피임약은 월경 시 자궁내막에서의 프로스타글란딘의 생성을 줄여 주는 효과를 갖는다.

> 월경통 완화를 위한 약물요법
> • NSAIDs(비스테로이드성소염제)들이 우선적으로 사용됨
> • NSAIDs 약물들에 효과가 없는 경우 경구 피임약을 사용함

078 ⑤

우리나라 여성에게 가장 흔하게 발생하는 종양의 형태로 자궁경부에 발생하는 악성종양은 '자궁경부암'이다. 인유두종 바이러스의 감염은 자궁경부암을 유발하는 위험요인이 된다.

> 자궁경부암의 원인
> • 기혼 여성, 다산부인 경우
> • 첫 성교 연령이 낮은 경우, 성 파트너가 많은 경우
> • 흡연한 경우
> • 성 전파성 질환에 감염된 경우
> • 인유두종 바이러스에 감염된 경우
> • 만성 자궁경부염이 진전된 경우
> • 사회경제적/교육 수준이 낮은 경우
> • 포경수술을 하지 않거나 음경이 청결하지 못한 남성과 성교를 한 경우

079 ①

파상풍, 디프테리아, B형 간염에 대한 예방접종은 가능하다.
②, ③, ④, ⑤ 풍진, 유행성 이하선염, 홍역(MMR)과 같은 생균, 생바이러스의 예방접종은 임부에게 시행하지 않는다.

080 ①

자궁근종은 에스트로겐에 의해 영향을 받는 종양이다. 그러므로 에스트로겐이 함유된 경구피임약을 장기간 복용하는 것은 자궁근종을 유발하는 조건이 된다. 폐경이 되면 에스트로겐이 급격히 줄어들면서 자궁근종은 자연히 소실되기도 한다.

081 ⑤

양쪽이 아닌 한쪽 난소를 제거하는 경우, 정상적으로 배란 및 임신이 가능하다.

082 ⑤

무증상인 경우도 많으며 후원개에 딸기모양의 반점이 나타나는 특징을 갖는다. 이 외에도 배뇨곤란 및 소양증, 빈뇨, 작열감, 성교통 등의 증상을 나타내는 경우도 있다.
① 불쾌한 냄새가 나고 녹황색의 거품이 있는 질 분비물이 배출된다.
②, ④ '모닐리아성(칸디다성) 질염'에 해당하는 내용이다.
③ '노인성 질염'에 해당하는 내용이다.

083 ①

매독은 1기, 2기, 3기로 나누어지며 편평콘딜로마는 '2기 매독'의 특징적인 증상이다.

② '3기 매독'에 해당한다.
③ '1기 매독'에 해당한다.
④ '3기 매독'에 해당한다.
⑤ '3기 매독'에 해당한다.

> 태아의 선천성 매독을 예방하기 위하여 임부는 가능한 16주 이내에 치료받아야 함

084 ③

유방 자가검진의 첫 번째 단계로 시진을 할 때에는 양쪽 팔을 편하게 내려놓은 상태에서 양쪽 유방을 관찰하도록 한다.

① 사춘기 이후의 시기에는 매달 월경 후 1주일 내에 유방자가검진을 시행하도록 한다. 불편감이 가장 적게 느껴지는 시기이기 때문이다.
② 폐경이 된 여성이라면 매달 같은 날 유방 자가검진을 시행하도록 한다.
④ 2, 3, 4번째 손가락의 첫 마디의 바닥면을 이용해 유방을 촉진하도록 한다.
⑤ 누워서 촉진하는 경우, 검사하는 쪽 어깨 밑에 수건이나 베개를 넣고 팔을 올린채로 세 손가락으로 촉진하도록 한다.

085 ④

임신 28주가 되면 고환이 음낭으로 하강하며 폐포에서는 레시틴(Lecithin)을 분비하기 시작하여 출생을 한다하더라도 생존이 가능해진다.

① 임신 4주가 되면 태아의 심장이 발달하기 시작하며 심장 발달은 조직 중 가장 먼저 이루어진다.
② 임신 12주가 되면 태아의 성별을 구분할 수 있으며 신장에서의 배뇨 기능이 시작된다.
③ 태아의 움직임이 강하게 느껴지며 췌장에서 인슐린을 분비하기 시작하는 시기는 임신 20주이다.
⑤ 임신 36주 이상이 되면 L/S 비율은 2:1이 된다.

086 ③

임신 24주 정도가 되면 자궁저부는 제와부에 위치하게 되며 점차 상승하여 36주에 최고 높이에 위치하게 된다.

① 임신 12주 정도가 되면 치골결합 위에서 자궁 저부를 촉진할 수 있다.
② 임신 16주 정도가 되면 치골결합과 제와부의 중간 정도에 자궁저부가 위치하게 된다.
④ 임신 36주가 되면 자궁저부는 검상돌기에 위치하여 임신 중 가장 높게 위치한다.
⑤ 임신 38주가 되면 자궁이 점차 하강하여 임신 34주일 때의 자궁저부 높이와 비슷해지게 된다.

087 ④

태아 하강으로 자궁저부가 낮아지면서 호흡은 편해지고 위장관의 압박도 완화된다. 반면, 하지의 동통은 심해지며 방광의 압박으로 빈뇨가 발생하고 질 분비물이 증가한다.

088 ④

혈장량이 혈구량보다 많이 증가하여 발생하는 생리적 빈혈을 예방하기 위해 임신 중기부터 산욕 초기까지 철분제제를 복용하도록 한다.

① 엽산과 철분을 추가적으로 섭취할 수 있도록 한다.
② Vit. A, D, E, K와 같은 지용성 비타민은 체내 축적되므로 과잉 섭취하지 않도록 한다.
③ 임신 전보다 약 300kcal 정도의 추가적인 칼로리 섭취가 필요하다.
⑤ 단백질은 태아의 발달과 자궁, 유방조직 등의 성장에도 영향을 미치므로 임신 전에 비하여 더 많은 양의 단백질을 섭취하도록 한다.

089 ②

자궁 태반 간 순환이 이루어질 때까지 배아는 난황낭에서 영양을 공급받는다. 또한 난황낭은 간이 조혈 기능을 갖출 때까지 혈구와 혈장을 만들고 일부는 소화계 형성에 사용된다.

> 태반의 발달: 모체 측의 기저탈락막과 번생융모막이 합쳐져 형성되며, 12주 경 태반이 완성되고 20주까지 발달하게 됨

090 ⑤
자궁의 융모성선막에 변성이 발생해 낭포를 형성하는 질환은 '포상기태'를 의미하는 것으로 진단 즉시 소파술을 시행하게 된다.

091 ②
전치태반을 진단받은 임부로 혈액이 묻어나오며 맥박이 빠르고, 혈압과 혈색소(Hb, Hemoglobin)가 다소 낮으며, 얼굴이 창백해 보이는 등의 증상을 통해 출혈을 예상할 수 있다. 출혈과 관련된 간호진단을 가장 우선으로 내려야 한다.

092 ②
임부의 흡연은 태아의 저체중 및 선천적 기형, 지능장애, 언어장애, 호흡기 질환, 태아돌연사망 증후군 등의 영향을 미칠 수 있다.
① 흡연은 태아의 저체중을 유발한다.
③, ④, ⑤ 흡연이 임부에게 미치는 영향에 해당한다.

093 ①
자궁 수축이 있는 경우, 자궁 파열이나 경부 열상 등의 합병증이 발생할 수 있으므로 주의 깊게 사정해야 한다.

094 ④
자간증으로 증상이 악화될 때 임부는 심와부의 통증 및 시야가 흐려지는 증상이 나타날 수 있다.
① 임신 20주 이후의 고혈압, 부종, 단백뇨가 나타날 때 자간전증이라고 한다. 자간전증의 상태에서 이미 혈압은 증가되어 있다.
② 소변량은 감소한다.
③ 단백뇨는 증가한다.
⑤ 지속적이고 심한 두통이 발생한다.

095 ②
흡인분만이란 태아의 머리에 컵을 고정시키고 컵 안을 진공상태로 만든 뒤 견인하여 태아를 만출시키는 방법이다. 안면위, 둔위, 조산아의 경우 금기증에 해당한다.

> 흡인분만의 적응증
> • 모체 요인
>   - 분만 2기의 지연(초산부 시 경관 개대 후 시간이 지나도 아두가 만출되지 못할 때, 아두가 회음까지 내려와서 진행이 없는 경우 등)
>   - 산부가 신장질환, 고혈압, 폐결핵 등을 앓아 힘을 주어서는 안 되는 경우
>   - 과거 제왕절개를 한 경우
>   - 마취를 주입한 후 힘을 줄 수 없을 때
> • 태아 요인
>   - 제대 탈출 시
>   - 분만 2기 자궁 내 태아 질식이 있을 때

096 ⑤
분만 1기의 산모는 긴장된 상황에서 호흡의 깊이와 횟수가 증가하는 과다호흡이 발생할 수 있다. 이는 이산화탄소의 소실로 인해 호흡성 알칼리증의 발생으로 손과 발의 저림, 얼얼, 두통, 사지가 쑤시는 느낌, 어지럼증 등의 증상이 나타난다.

097 ②
전자 태아감시기에서 태아 심박동수가 자궁수축과 함께 하강하다가 자궁수축이 끝났을 때 기본선으로 회복하는 것으로 보아 조기 감퇴를 유추할 수 있다. 조기 감퇴란 자궁 수축이 일어나는 동안 아두 압박과 같은 원인에 의해 미주신경이 자극을 받아 나타난다. 이는 아두가 골반 강 내로 하강하면서 발생하는 자극에 대한 정상 반응으로 특별한 중재는 필요하지 않다.

098 ④

회음절개술 후 회음부 감염 예방을 위해 회음패드를 교환할 때마다 외음부를 닦게 한다.
② 분만 직후에는 냉요법을 적용하여 부종과 통증을 줄여준다. 이후 좌욕을 시행한다.
⑤ 회음패드는 자주 교체하며 질에서 항문 방향(앞쪽 → 뒤쪽)으로 교체하게 한다.

> 회음절개술의 시행 목적
> • 회음절개술을 통해 회음부의 열상을 방지하여 빠른 회복을 도움
> • 질강이 확대되어 분만 2기를 단축시켜 주는 효과를 가짐

099 ③

심장질환이 있는 임부의 경우 감염은 심장손상의 원인이 될 수 있으므로 주의해야 한다. 지속적으로 감염 증상을 사정하며 증상이 있을 시 즉시 보고하여 적절한 치료를 받도록 한다.
①, ⑤ 심근의 부담을 줄이기 위해 안정을 취하며 순환 증진을 위해 반좌위나 좌측위를 취하도록 한다.
② 혈전증의 위험성이 있는 경우 헤파린을 투여할 수 있다.
④ 임신 전 복용한 강심제는 임신 중에도 지속적으로 복용한다.

100 ③

임신 3기(임신 29~40주)에는 출산이 임박함에 따라 불안이 증가하게 된다. 불안 관리 및 진통, 분만 등에 초점을 맞추어 교육을 시행한다.
④ 임신으로 인한 신체생리적 변화에 대한 교육은 임신 1기에 시행된다.

101 ④

임신의 추정적 징후란, 주로 임부에서 느껴지는 신체적 변화를 의미하며 임신이 아닐 때에도 발생할 수 있는 증상이 해당된다. 무월경, 오심, 구토, 입덧, 빈뇨, 유방의 변화, 피로, 첫 태동이 포함된다.

102 ②

분만 후 관찰되는 선홍색의 동맥혈성 질출혈을 통해 산도열상을 예상할 수 있다.
①, ⑤ 자궁 저부가 단단하게 촉진되고 있으므로 해당되지 않는다.
③ 자궁내막염은 자궁내막 혹은 태반 내 세균감염으로 인해 발생하는 것으로 산후 2~3일에 38°C 이상의 체온 상승, 다량의 악취나는 암적색의 화농성 오로(산후질분비물) 등의 증상을 보인다.
④ 혈전성 정맥염은 산욕기 중 혈액응고인자의 상승으로 생긴 혈전으로 염증이 발생하는 것으로 대퇴혈전성 정맥염, 골반혈전성 정맥염 등이 있다.

> 자궁의 퇴축정도를 확인할 때 중요한 지표:
> 자궁저부(자궁바닥) 높이

103 ③

산모가 분만 후에도 자궁에 통증을 느끼는 것은 '산후통'에 해당한다. 산후통은 임신 중 증대되었던 자궁이 본래 크기로 돌아오기 위해 수축하면서 발생하는 것이다.

104 ④

옥시토신은 뇌하수체 후엽에서 분비되는 호르몬으로 자궁수축을 도우며 아기가 유두를 빨 때 유즙사출이 이루어지게 한다.
① 에스트로겐은 유관 및 유관소엽을 발달시키는 작용을 한다.
② 프로게스테론은 태반에서 분비되는 호르몬으로 유즙분비에 영향을 미친다.
③ 프로락틴은 선방세포에서의 유즙 생성을 돕는다.
⑤ 안드로겐은 관련되지 않는 호르몬이다.

105 ⑤

분만 24시간 이후에 발생하는 출혈은 후기 산후출혈에 해당하며 자궁의 복구부전, 태반조직 잔류, 감염 등에 의해 발생할 수 있다. 분만과정 중 태반이 박리되지 않았던 점을 미루어볼 때 태반조직 잔류로 인한 출혈을 예상할 수 있다.

2교시

정답 및 해설

아동간호학

001 ①
방임은 아동학대 중 한 가지 유형으로 고의적이고 반복적으로 아동의 양육과 보호를 소홀히 함으로써 신체적, 정서적, 교육적으로 필요한 요구를 충족시키지 않고 정상적인 발달을 저해하는 모든 행위를 의미한다.

002 ②
오이디푸스 콤플렉스란, 남자 아동이 어머니에 대한 애착을 느끼면서 무의식적으로 아버지를 경쟁자로 인식, 증오하는 상태를 의미한다.
① 일렉트라 콤플렉스: 오이디푸스 콤플렉스와 같으나 여자 아동에게 발생하는 것으로 여자 아동이 아버지에 대한 강한 애착으로 어머니에 대해 경쟁의식을 갖는 상태를 말한다.
③ 자기중심적 사고: 자기를 중심으로 긍정적인 관점에서 바라보는 편향적인 사고를 말한다.
④ 성적 호기심: 성에 대한 궁금증을 갖는 것을 의미한다.
⑤ 철학적 사고: 사물과 현상에 대해 이성적이고 논리적으로 접근하는 사고를 의미한다.

003 ②
질환에 대한 전반적인 정보를 설명하고 교육하는 것은 '교육자'에 해당한다. 교육자는 대상자의 수준에 맞추어 설명해야 한다.
① 관리자: 대상자를 관리하는 역할을 말한다.
③ 옹호자: 대상자의 권리를 보호하고 옹호하기 위해 돕는 역할을 말한다.
④ 상담자: 상담을 통해 문제를 인식하고 대처할 수 있도록 돕는 역할을 말한다.
⑤ 돌봄 제공자: 대상자의 신체적인 부분뿐만 아니라 심리적으로도 돕는 역할을 말한다.

004 ⑤
자기중심적 사고란 본인이 경험하고 생각한 것을 다른 사람도 똑같이 경험하고 생각한다고 믿는 것을 의미한다. 예를 들어 본인이 좋아하는 것을 남들도 좋아한다고 생각하거나 본인이 배고프면 남들도 배고프다 생각하는 것을 의미한다. 자신이 가장 좋아하는 곰인형을 엄마도 똑같이 좋아한다 생각한 것이기 때문에 자기중심적 사고에 해당한다.
① 물활론이란 모든 물건이 살아있다 생각하는 것을 의미한다.
② 보존개념이란 대상의 모양이 변해도 전체 양은 변하지 않는다는 것을 의미한다.
③ 마술적 사고란 생각하는 대로 사건이 일어날 것이라 생각하는 것을 의미한다.
④ 비가역적 사고란 일의 과정이나 순서를 역으로 생각하지 못하는 것을 의미한다.

005 ⑤
피부가 건조하게 유지될 수 있도록 대, 소변을 보았을 때에는 바로 기저귀를 갈아주어 습지 않게 해주어야 한다. 또한, 가능하다면 기저귀를 채우지 않고 피부가 건조하게 유지될 수 있도록 돕는다.

006 ⑤
강산성/강알칼리성의 물질은 부식성 물질에 해당하므로 절대 구토를 유발하지 않으며 신속하게 병원으로 이송한다. 일반적인 약물에 중독된 경우 섭취 후 1~2시간 내 생리식염수를 사용하여 위세척을 시행하지만 부식성의 물질을 섭취한 경우 세척의 효과가 없고 오히려 합병증 발생률을 높일 수 있어 시행하지 않는다.

007 ②
신체가 성숙하면 발바닥 전체에 주름이 나타난다.
① 신체가 성숙하면 솜털이 대부분 벗겨진다.
③ 신체가 성숙하면 대음순이 음핵과 소음순을 덮어 돌출되지 않는다.
④ 신체가 성숙하면 피부가 갈라지고 주름지며 미성숙할 때 투명한 피부를 보인다.
⑤ 신체가 성숙하면 고환이 매달려 있고 음낭에 깊은 주름이 나타난다.

008 ③

첫 유치가 나는 시기는 대개 생후 6개월로 등에서 복부의 방향으로 뒤집기가 가능하다. 엎드린 자세에서 양팔로 몸무게를 지탱할 수 있으며 손 전체로 물건을 잡을 수 있다.
① , ② 생후 1~3개월 정도가 되면, 좌우로 머리를 움직이고 고개를 들어 올릴 수 있다.
④ 생후 7개월 정도가 되면 도움을 받아 앉을 수 있으며, 8~9개월 경 혼자 앉을 수 있다.
⑤ 생후 8~9개월 정도가 되면 네 발로 기어 다닐 수 있으며, 10개월 경 가구를 잡고 설 수 있다.

009 ①

갑자기 발생한 산통으로 영아는 복부 팽만과 함께 자지러지게 울 수 있다. 이럴 때에는 복부를 마사지하거나 체위를 변경해 주는 방법을 취한다.
② 수유 후 자세를 세워 트림을 시켜주고 오른쪽으로 누울 수 있는 자세를 취해준다.
③ 영아를 가능한 조용한 방에 재워 안정할 수 있도록 한다.
④ 담요를 이용해 신생아를 단단히 감싸주는 것은 산통을 완화시키는 방법 중 하나가 된다.
⑤ 영아에게 발생하는 흔한 증상 중 하나로 자연히 없어진다.

> **영아 산통**
> • 정의: 생후 2~3개월 된 영아가 질환이 없으나 산통으로 인해 발작적으로 심하게 우는 증상을 말함
> • 원인: 정확하게 밝혀진 원인은 없음

010 ④

유치는 모두 20개로 2년 6개월 정도에 모두 다 나온다. 유치의 개수를 예상할 때에는 '개월'에서 6을 뺀 값으로 보고 있으며 출생 후 6~8개월이 되면 중앙 아랫니에서 치아가 나기 시작한다.

011 ①

딸기모양 혈관종은 모세혈관에만 침범하는 양성 혈관종으로 생후 1년까지 계속 커지다가 7~10년이 되면 완전히 사라진다.
② 좁쌀종은 피지선의 분비물 정체로 뺨, 코, 턱의 작고 흰 구진으로 자연소실되므로 매일 알코올로 소독하지 않는다.
③ 태지는 피지선과 상피세포의 분비물에 의한 것으로 회백색의 치즈 같은 물질이며 생후 1~2일에 자연소실된다.
④ 할리퀸 피부색 변화는 신생아를 옆으로 누였을 때 바닥에 닿는 몸의 부분은 붉게 위쪽은 창백하게 변하는 것을 의미하며 정상적인 피부 소견에 해당한다.
⑤ 중독성 홍반은 생후 2~3일에 발생하는 구진성 분홍색 반점으로 수일 내 자연소실된다.

012 ③

잠복고환은 임신 후기 고환이 음낭 내로 완전히 내려오지 못한 상태를 말하는 것으로, 1세 정도까지 기다리나 그 이후에도 내려오지 않으면 수술로 교정해야 한다. 음낭이 아닌 곳에 위치하게 되면 체온이 높아 정자형성 세포를 퇴화시켜 불임을 유발할 수 있기 때문에 학령기 이전에 고환 고정술을 시행하는 것이 바람직하다.

013 ②

코에 약을 점적할 때에는 머리를 뒤로 젖혀 시행한다.
① 근육주사 시 둔근의 배면은 3세 이상의 아동부터 사용하는데, 3세 미만의 아동인 경우 근육의 미발달로 사용하기 어렵기 때문이다. 3세 미만의 아동은 근육 발달이 좋고 심한 손상의 위험이 없는 외측광근에 투여할 수 있다.
③ 연고와 안약이 동시에 처방되었다면 먼저 안약을 넣고 수분 뒤 연고를 투여하여 각각의 약물이 효과적으로 작용할 수 있도록 한다.
④ 안약을 투여할 때에는 내안각에서 외안각의 방향으로 투여한다.
⑤ 24개월 아동의 귀에 약을 점적할 때는 귓바퀴를 후하방으로 부드럽게 당겨 외이도가 곧게 펴지도록 한다. 3세 이상의 아동인 경우 후상방으로 당겨 점적한다.

014 ③

영아돌연사증후군이란 1세 미만 영아의 갑작스러운 죽음을 의미하며 대개 수면 중 발생한다. 아직 원인은 정확하게 밝혀지지 않았으나 수면 시 복위 자세, 푹신한 잠자리 등은 영아돌연사증후군의 위험성을 증가시키므로 주의한다.

> 영아돌연사증후군 예방법
> - 수면 중 노리개 젖꼭지를 물림
> - 엎드려 재우지 않음
> - 너무 푹신한 이불을 사용하지 않음
> - 별도의 아기 침대나 요를 사용함
> - 따뜻하지만 덥지 않은 환경을 조성함
> - 임신 중 또는 출산 후 엄마의 금연, 간접흡연 피하기 등

015 ②

Kohlberg(콜버그)의 도덕 발달이론에 따르면 대인과의 조화를 중시하고 착한 아동이 되고자 하는 모습을 보이며(착한 소년, 소녀를 지향) 규칙과 질서를 준수하고자 하는 것은 '인습적' 도덕발달 수준을 의미한다.

> Kohlberg(콜버그)의 도덕 발달이론
> - 전인습적 도덕기: 1단계 - 벌을 피하고 상을 받고자 함(복종, 처벌 지향), 2단계 - 자기 중심으로 규칙을 따름(욕구 충족을 위한 수단으로서의 도덕성)
> - 인습적 도덕기: 3단계 - 다른 사람들 반응에 따라, 사회규칙에 맞게 행동(착한 아동 지향), 4단계 - 법, 사회질서 인정(권위와 사회질서 지향)
> - 후인습적 도덕기: 5단계 - 최대다수 최대이익(사회계약 지향, 공리주의 단계), 6단계 - 도덕적으로 성숙한 경우 나타남(양심에 따라 판단하며 보편적 원리 지향)

016 ②

칫솔질은 스스로 할 수 있도록 격려하고 아동이 완전히 치아를 관리할 수 있을 때까지 감독하도록 한다.
① 충치와 상관없이 치과를 방문하여 정기검진을 받도록 한다.
③ 부드러운 칫솔모를 사용하도록 한다.
④ 칫솔질과 치실질을 모두 하도록 하며, 치실질이 능숙하지 않은 경우 부모의 도움을 받도록 한다.
⑤ 치아교정은 보통 영구치열이 완성되는 시기가 적합하나 아동마다 성장 속도 등이 다르므로 이를 고려하여 시행하도록 한다.

017 ④

뇌종양 제거 수술을 시행한 경우 두개내압 관리를 위해 동공의 변화, 운동 능력, 의식 수준 등 신경학적 사정을 자주 시행한다. 신경학적 사정에서 이상이 있는 경우 즉시 의사에게 보고하여 적절한 조치를 취하도록 한다.
③ 두개내압 상승 예방을 위해 자극이나 스트레스 요인을 줄이고 충분한 휴식을 취하게 할 수 있으나, 이미 동공의 변화가 나타난 경우이므로 의식수준을 확인하고 즉시 의사에게 보고해야 한다.

018 ①

생리적 황달은 추후 자연소실되나 혈청 총빌리루빈의 수치가 높게 증가한 경우(15mg/dL 이상) 광선요법을 시행한다. 광선요법을 할 때는 눈을 보호하기 위해 안대를 착용하고 효과적인 적용을 위해 자주 체위변경을 시행한다.

> 광선요법의 중재
> - 안대를 착용함(남아라면 고환도 가림) → 손상을 방지하기 위함
> - 자주 체위를 변경함 → 광선을 효과적으로 적용하기 위함
> - 적절한 수분 보충 → 불감성 수분 소실로 인한 탈수를 예방하기 위함
> - 체온 조절 → 체온 저하 혹은 상승을 방지하기 위함

019 ①

약물을 스스로 복용할 수 없으므로 주사기를 이용하여 아기의 입 안에 천천히 주입하는 방법이 가장 적절하다.
② 분유로 인해 약물의 효과가 저하될 수 있으므로 약물의 복용방법에 따라 준비해야 한다.
③ 아기에게 알약은 맞지 않으며 만약 알약이라 하더라도 직접 산제하지 않는다.
④ 기도흡인을 예방하기 위해 아기의 상체를 올린 후 약물을 먹여야 한다.
⑤ 현탁액의 약물은 잘 섞이도록 흔들어 복용한다.

020 ②

미숙아 무호흡이란, 미숙아가 20초 이상 자발적 호흡을 하지 않는 상태를 의미한다. 즉시 가슴, 등을 문지르거나 부드러운 촉각 자극을 주어 호흡을 자극하며 그럼에도 불구하고 호흡하지 않는 경우 흡인을 하여 호흡을 자극한다. 미숙아를 세게 흔들거나 강한 자극으로 호흡을 유도하지 않는다.

021 ③

위장의 날문근이 두꺼워진 것은 비대날문협착증(비후성 유문협착증)을 의미하는 것으로 경구로의 섭취가 불가능하므로 비경구적 방법인 수액요법을 통해 적절한 수액 및 전해질을 공급해야 한다.

① 사출성 구토로 인하여 구강으로의 섭취가 어려우므로 수액을 통해 필요한 수분과 전해질을 공급한다.
② 비대날문협착증의 아동은 수유 직후 발생되는 구토로 인해 배고픔을 호소하며 보채는 행동을 보인다.
④ 수술 전, 비위관을 삽입하여 위장 내 감압을 돕고 자극을 줄인다.
⑤ 수술 후 수시간 동안은 포도당 수액을 섭취하도록 하며 이후 천천히 수유를 시작한다.

022 ④

선천성 고관절 탈구(선천엉덩관절탈구)를 확인하기 위해 신생아를 바로 눕힌 후 고관절, 무릎관절을 90° 구부린 상태에서 손가락을 무릎 부위에 대어 점차 고관절을 밖으로 돌리는 검사를 시행하는데 이를 오톨라니 징후(ortolani's sign)라고 한다. 탈구가 된 경우 떨걱 소리가 나며 오톨라니 징후 양성에 해당한다. 탈구 상태에 따라 적합한 중재를 적용한다.

023 ④

선천성 거대결장이란 선천적으로 결장이 커 장에서 항문 쪽으로 장의 내용물이 이동할 수 없는 상태로 태변 배출의 지연 및 담즙이 포함된 구토, 복부팽만의 증상이 나타난다.

① 장중첩증: 장의 한 부분이 윗부분의 장 속으로 들어간 것을 의미한다.
② 괴사성장염: 장 점막에 발생하는 급성 괴사성 염증 질환을 의미한다.
③ 기관식도샛길: 기관과 식도가 완전히 분리되지 않아 비정상적으로 연결된 상태를 의미한다.
⑤ 비대날문협착증(비후성 유문협착증): 유문근(위-십이지장 사이의 괄약근)의 비후로 유문강이 좁아진 상태를 의미한다.

024 ④

장난감을 사달라며 소리를 지르고 바닥에 누워 두 발로 차는 등의 행동은 유아기에 보이는 '분노발작'에 해당한다. 아동이 분노발작을 보일 때에는 자리는 떠나지 않되 진정할 때까지 무관심으로 대하고 일관적인 태도를 보인다.

025 ⑤

다른 간호진단도 가능하지만, 생명과 직결되는 호흡과 관련된 간호진단을 우선으로 내려야 한다.

026 ③

항이뇨호르몬은 뇌하수체 후엽에서 분비되는 호르몬으로 신장에서 물을 재흡수하여 소변의 배출을 억제하는 작용을 한다. 항이뇨호르몬의 분비가 부족할 경우, 소변량이 증가하게 되고 요삼투압은 낮아지게 된다.

① 저혈압, 빈맥이 나타나게 된다.
② 소변량이 증가하고 요비중은 감소한다.
④ 체내 수분 손실로 탈수 증상이 나타날 수 있다.

027 ①

신생아는 약 4~6개월 동안 필요한 철분을 갖고 있으나, 그 이후에는 저장된 철분이 고갈된다. 그에 따른 철분공급이 제대로 이루어지지 못한 경우 철분 결핍성 빈혈이 나타날 수 있다. 이때 적정량의 철분제제를 공급하며 철분 섭취와 관련된 중재를 수행한다.

028 ③

페닐알라닌이 타이로신으로 전환되어야 하지만, 전환에 필요한 효소(Phenylalanine hydroxylase)가 선천적으로 부족하여 페닐알라닌의 축적으로 발생하는 질환을 의미한다.

① 상염색체열성의 유전성 질환이다.
② 페닐알라닌이 체내 축적되어 발생하는 질환이다.
④ 잦은 구토, 담갈색 모발, 행동 과다, 성장장애 등의 여러 증상이 나타나며 지능장애가 발생한다.
⑤ 생후 2~3일 경 신생아의 발 뒤꿈치에서 혈액을 채취하여 선별검사를 시행하며, 저페닐알라닌 특수분유를 먹여야 한다.

029 ⑤

신증후군의 경우, 혈청 콜레스테롤이 증가하여 고지혈증이 특징적으로 나타난다.

① 해당되지 않는 내용이다.
② 부종으로 인해 체중이 증가한다.
③ 단백뇨로 인하여 혈청 단백질이 감소한다.
④ 탁하고 진한 거품 있는 소변을 배설한다.

> 신증후군의 4대 증상
> • 단백뇨, 저알부민혈증, 고지혈증, 부종

030 ③

학령기 학교 공포증을 나타내고 있는 아동으로 일단 학교를 보내어 학교생활을 지속하도록 해야 하며 복통과 관련하여 신체검진받는 것도 필요하다.

031 ③

혈장 내 제 8응고인자가 결핍된 것으로 보아 선천성 출혈성 질환인 혈우병을 예상할 수 있다. 응고인자의 결핍으로 혈관절증이 흔히 나타날 수 있으며 가벼운 외상에도 관절에 부종 및 통증이 발생할 수 있다. 혈우병의 간호중재로는 출혈 예방을 위해 결핍된 응고인자를 보충하도록 한다.
① 아스피린은 출혈을 야기할 수 있으므로 투여하지 않는다.
② 축구, 야구 등의 운동은 과격하게 부딪힐 수 있으므로 자제하도록 한다.
④ 구강출혈을 예방하기 위해 구강위생을 시행하여야 하며, 잇몸에 출혈이 발생하지 않도록 부드러운 칫솔모, 일회용 스펀지 칫솔모 등을 사용한다.
⑤ 출혈이 발생한 경우 해당 부위를 상승시키고 움직이지 않도록 한다.

032 ①

21번 염색체가 3개인 상태는 '다운 증후군'을 의미한다. 다운 증후군의 아동은 큰 혀를 갖고 있어 음식물이 밖으로 나오기 쉽다. 작고 긴 숟가락을 이용하여 입 안 깊숙이 음식물을 넣어 주도록 한다.
② 근력뿐만 아니라 장의 연동 운동은 저하되어 있다.
③, ⑤ 적절한 섬유소와 수분을 섭취하도록 한다.
④ 아동이 혀를 내미는 것은 다운 증후군의 특성으로 큰 혀 때문에 발생하는 것이다.

033 ③

안정을 취할 수 있는 환경을 조성하여 두개내압 상승을 방지해야 한다. 또한, 신경학적 사정을 자주 하는 것은 두개내압 상승으로 인한 의식 변화를 파악할 수 있게 해주어 신속한 중재를 가능하게 한다.
① 체액량 증가는 두개내압을 상승시키는 요인이 되므로 섭취량과 배설량을 파악하여 적정한 양의 수분 섭취 및 수액이 주입되어야 한다.
② 상체를 올리고 움직임을 제한하여 두개내압 상승을 방지한다.
④ 체온이 상승하거나 두통이 있을 때에는 비마약성 진통제를 투여하도록 한다. 모르핀(Morphine)은 연수 기능을 저하시켜 호흡을 억제할 수 있으므로 투여하지 않는다.
⑤ 다양한 자극은 두개내압을 상승시킬 수 있다.

034 ③

뇌성마비란 태아기 또는 영아기의 뇌 발달 과정에서 발생한 비점진적 손상으로 인해 활동의 제한을 유발하는 운동장애와 자세 발달의 영구적인 장애가 나타난다. 운동장애, 감각, 지각, 의사소통, 인지, 행동장애 등을 모두 포함하며 이차적으로 근골격계 문제 등이 나타나기도 한다. 발생 원인은 정확하지 않으나 저산소증과 조산이 중요한 요인에 해당한다. 뇌성마비 시 영구적인 장애가 발생하므로 아동이 정상적인 삶을 유지하고 발달을 촉진하기 위해 아동, 가족, 여러 치료 시설과 연계하여 최대한 잠재력을 이끌어내는 간호를 시행한다.
① 아동의 피로도 감소를 위해 일상생활 수행 시 자주 쉬는 시간을 제공해 피로감을 느끼지 않도록 한다.
② 심각한 뇌성마비가 있어 경구섭취 장애가 있는 경우 위관영양을 고려할 수 있으나 음식을 씹고 삼키는 능력이 있다면 흡인되지 않도록 안전하게 경구로 음식을 제공할 수 있다.
④ 언어적 의사소통에 어려움이 있는 경우 언어적/비언어적 의사소통 방법을 모두 사용한다.
⑤ 근골격계 기능에 영향을 미칠 수 있으며 심한 통증으로 인해 근육경련 등이 발생할 수 있으므로 아동의 상태에 맞는 적절한 물리치료와 운동을 시행한다.

035 ②

간질약의 혈중 내 치료적 농도를 유지하기 위해 정해진 시간에 누락되지 않고 복용해야 함을 설명해야 한다.
① 약물을 복용했다고 해서 간질이 곧 멈추는 것은 아니므로 경련이 발생하면 그에 따른 적절한 중재가 행해져야 한다.
③ 아동을 붙잡는 것은 오히려 경련을 악화시킬 수 있음을 알린다.
④ 기도 내 흡인을 예방하기 위해 고개를 돌려 준다.
⑤ 간질약의 일정한 혈중 농도를 유지하기 위해 정해진 시간에 누락되지 않고 복용해야 한다.

지역사회간호학

036 ④

소속 공동체는 동지애나 고향과 같이 눈에 보이지 않는 감정적인 측면으로 결속된 집단을 말한다.
① , ⑤ 특수흥미 공동체는 특수분야에 서로 같은 요구와 관심을 갖는 결속체이다. 동호회나 전문직 단체가 대표적이다.
② 주민들의 공통문제 및 요구에 기초를 두는 공동체는 동일한 요구를 지닌 공동체이다. 장애아동 집단, 치매 환자 가족 모임 등이 여기에 해당한다.
③ 조직은 보건소, 병원, 교회과 같이 관료적인 공동체로 구조적 지역사회이다. 법적, 지리적 경계로 구분된 지역사회는 지정학적 공동체이다.

037 ④

제 5차 국민건강증진종합계획(HP2030)의 비전은 '모든 사람이 평생 건강을 누리는 사회'이다.

HP2020과 HP2030 기본틀 비교

구분	HP2020	HP2030
비전	온 국민이 함께 만들고 누리는 건강세상	모든 사람이 평생 건강을 누리는 사회
목표	건강수명 연장(75세)과 건강형평성 제고	건강수명 연장(73.3세), 건강형평성 제고
기본 원칙	없음	① 모든 정책 수립에 건강을 우선적으로 반영 ② 건강형평성 제고, ③ 모든 생애과정에 적용 ④ 건강친화환경, ⑤ 누구나 참여, ⑥ 다부문 연계
구성 내용	6개 분야 27개 과제 140개 사업 357개 성과지표	6개 분과 28개 과제 83개 사업 400개 성과지표

038 ③

변화 촉진자는 대상자의 행동이 바람직한 방향으로 변화하도록 촉진하는 역할을 말한다.
① 대변자는 의료서비스 수혜자 입장을 지지하고 안내하는 역할을 말한다.
② 의뢰자는 알선자라고도 하며 대상자가 의료서비스체계나 자원을 활용할 수 있도록 연결해 주는 역할을 말한다.
④ 협력자란 지역사회 보건사업을 전개하는데 관련된 타 보건의료인력과 상호유기적 관계를 구축하며 협력적으로 추진해나가는 것을 말한다.
⑤ 상담을 통해 대상자의 성황과 요구를 스스로 찾을 수 있도록 돕는 것이다.

039 ②

교환이론은 지역사회 간호사와 대상자간에 주고받는 과정을 주로 말하며 간호 수행과정에서 적용된다. 과거에 보상받았던 행위는 계속하려하고 희생을 가져왔던 행위는 지속하지 않는다고 본다. 보상의 부족으로 인해 간호 행위가 줄어들고 있다고 설명할 수 있으므로 교환이론이 가장 적절하다.

040 ⑤

문제의 사례는 지지교육적 보상체계에 해당한다.

전체적 보상체계	환자의 모든 욕구를 충족시켜줘야 하는 경우 환자가 자가간호를 수행하는데 있어 아무런 활동적 역할을 수행하지 못하는 상황 예) 중환자실 환자
부분적 보상체계	개인 자신이 일반적인 자가간호요구는 충족시킬 수 있으나 건강이탈 요구를 충족시키기 위해서는 도움이 필요 예) 수술을 마치고 나온 환자
지지교육적 보상 체계	환자가 자가간호를 수행할 수 있으나 지식이나 기술 획득을 위한 도움을 필요로 하는 경우

041 ③

설정된 목표가 일정 기간 동안 어느 정도 달성하였는지 평가하는 것은 목표달성정도에 대한 평가에 해당한다.

042 ①

참여 관찰은 지역사회주민에게 미치는 의식, 행사 등에 직접 참여하여 관찰하는 자료 수집 방법이다.

자료수집방법의 분류

일차 자료 (직접수집)	• 지역시찰(차창밖조사): 걸어다니거나 자동차를 타면서 관찰하거나 자료 수집 • 정보원 면담: 그 지역의 지도자, 종교지도자, 행정가 등을 만나 자료 수집 • 초점 집단면담: 조사하려는 내용에 맞게 선정한 소수의 사람들을 대상으로 심층적 질적 면접조사 • 참여관찰: 지역사회주민에게 미치는 의식, 행사 등에 직접 참여하여 관찰
이차 자료 (기존 자료 수집)	• 인구학적 자료 및 생정통계 자료, 공공기관 보고서, 연구 논문 자료 등 • 신속하고 효율적으로 건강문제 도출 가능

043 ④

자유방임형 의료전달체계는 민간이 주도하여 보건의료를 공급하는 유형으로 의료기관을 선택할 수 있는 자유가 있다는 장점이 있다. 또한 의료인에게 의료 내용, 범위, 수준을 결정할 수 있는 재량권이 주어지며, 의료 서비스 수준이 높다는 장점이 있다. 그러나 지역이나 사회계층에 따라 의료 수준 및 의료자원의 불균형이 존재하며, 진료의 지속성·포괄성이 낮으며 의료비가 상승한다는 단점이 있다.

044 ③

건강문해력이란 건강 관련 정보를 얻고, 생각하고, 이해하는 능력이다. 문제의 사례는 시력, 청력, 인지력이 낮아 건강문해력이 취약한 노인 대상자에게 건강문해력을 고려하여 교육을 실시한 경우에 해당한다.
① 건강권: 국민의 기본권적 생존권리로서의 건강개념이며 건강하게 살 권리로서 의료접근성과 관련이 깊은 개념이다.
② 건강형평성: 누구나 차별 없이 보건의료서비스의 혜택을 누리는 것을 말한다.
④ 건강불평등: 교육, 소득, 재산 등과 같은 사회경제적 위치에 따른 건강상의 차이를 말한다.

045 ⑤

지역사회 건강실태조사는 지역보건법 제4조에 근거하여 실시되며, 지역별로 꼭 필요한 근거 중심의 보건사업을 수행하기 위해 지역주민의 건강행태(흡연, 음주 등) 및 이환, 의료이용 등을 조사하는 건강조사이다. 지역사회 건강실태조사는 질병관리청장이 매년 지방자치단체 장에게 협조를 요청하여 실시하며, 지방자치단체의 장은 보건소를 통해서 지역사회 건강실태조사를 실시하여야 한다.
실무에서는 '지역사회 건강조사'라는 명칭을 사용하기도 하지만 법률상 공식 명칭은 '지역사회 건강실태조사'이다.

046 ④

일차보건의료 접근원칙 4A는 다음과 같다.
• 접근성(Accessible): 지역적·지리적·경제적·사회적인 이유로 보건의료서비스를 이용하는데 차별받아서는 안 되며 시간적으로나 장소적으로 쉽게 이용할 수 있어야 함
• 수용가능성(Acceptable): 지역사회가 쉽게 받아들일 수 있는 방법으로 사업을 제공해야 함
• 주민참여(Active): 지역주민의 참여가 무엇보다 중요함
• 지불부담능력(Affordable): 지역사회 지불능력에 맞는 보건의료수가로 제공돼야 함

047 ②

노인장기요양보험제도 보험 급여 내용은 다음과 같다.
1) 재가급여: 방문요양, 방문간호, 주·야간 보호, 단기보호, 기타 재가급여
2) 시설급여: 노인의료복지시설 장기입소(반드시 노인장기요양등급 판정서가 필요)
3) 특별현금급여: 가족요양비, 특례요양비, 요양병원 간병비

048 ⑤

문화적 민감성이란 의도적이거나 정서적으로 문화적 다양성을 지각하는 것으로 문화적 차이에 대한 존중하는 마음과 수용적 태도이다.
① 문화적 지식: 문화적 역량을 갖추기 위해 필요한 교육적 기초
② 문화적 기술: 문화적 배경과 관련된 자료수집, 문화에 기초한 건강사정, 문화간 의사소통 기술 등
③ 문화적 인식: 문화적 역량의 필요성과 자신 및 타인의 문화적 세계관에 대해 아는 것.
④ 문화적 경험: 다른 문화에 대한 접촉 기회 및 다문화와 관련된 학습 경험

049 ⑤

듀발의 가족 발달 단계는 첫 자녀의 연령을 중심으로 구분된다. 첫 자녀가 13세에서 20세 사이의 시기는 청소년기에 해당한다. 이 시기의 발달 과업은 자녀들의 성 문제 대처 외 가족의 금전 문제에 대처하기, 세대간 충돌 대처 등이 있다.
① 학령기 발달과업 ② 중년기 발달과업
③ 학령기 발달과업 ④ 학령전기 발달과업

050 ⑤

외부체계도는 가족과 외부의 상호작용을 한눈에 파악가능하며 에너지 흐름을 볼 수 있다.

가족구조도 (가계도)	가족전체의 구성과 구조를 한 눈에 볼 수 있음.
가족밀착도	동거하고 있는 가족구성원들간의 밀착관계와 상호 관계를 이해하는데 도움.
외부체계도	가족을 둘러싸고 있는 다양한 외부체계와 가족 구성원의 관계를 그림으로 나타내는 것.
사회지지도	가족 내 가장 취약점을 가지고 있는 가구원을 중심으로 가족 내 뿐 아니라 외부와의 상호작용을 보여줌.
가족연대기	가족의 역사 중에서 가장 중요하다고 생각되는 사건들을 순서대로 열거하여 개인의 질환과 중요한 사건의 관련성을 추구하려고 사용.
가족건강평가도구 (가족 APGAR)	가족기능을 측정하기 위한 도구로 적응력(Adaptability), 협력(Partnership), 성장(Growth), 정서(Affection), 친밀감(Resolve)을 측정한다.

051 ①

다음 그림 참조

병원체와 숙주의 상호반응

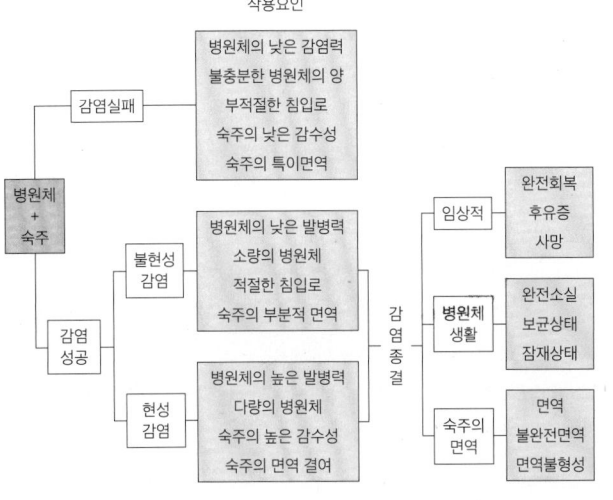

052 ①

질병을 바탕으로 두 개의 집단으로 나눈 다음 위험요인(흡연)에 노출된 정도를 비교하는 연구방법이므로 환자-대조군 연구에 해당한다. 환자-대조군 연구에서 질병의 유무와 위험 요인의 상관관계를 나타내는 지표는 교차비이다.
④, ⑤ 상대위험도와 기여위험도는 코호트 연구에서 사용한다.

053 ②

성향요인은 행위를 하기 전에 내재된 요인으로 개인의 건강 관련 지식, 태도, 신념, 가치관, 자기효능 등을 말한다.
강화요인은 행위를 지속시키거나 중단시키는 요인으로 ④에 해당한다.
촉진요인은 건강행위를 수행하는데 필요한 기술이나 자원으로 ①, ③, ⑤에 해당한다.

054 ②

자원 의뢰 시 주의점
- 의뢰하기 전에 반드시 대상자와 먼저 논의하고, 의뢰 여부에 대한 결정은 대상자가 내리도록 한다.
- 의뢰기관과 접촉하기 전에 의뢰기관 및 대상자에 관한 모든 정보를 알아둔다.
- 의뢰할 기관 또는 담당자와 접촉하여 구체적인 방법에 대해 논의한다.
- 의뢰서를 작성한 뒤, 대상자에게 먼저 연락하거나 가정방문을 통하여 의뢰서를 전달하고, 대상자가 직접 그 기관으로 가도록 한다.
- 의뢰할 기관을 설명해주고, 위치, 담당자와 만날 시간과 장소를 정확히 알려준다.
- 의뢰는 가능한 개개인을 대상으로 한다
- 의뢰 직전에 대상자의 상태를 다시 한 번 확인한다.

055 ④

블룸(Bloom)의 학습목표는 인지적, 정의적, 심리운동적 영역으로 구분된다. 그 중 인지적 영역은 지식의 증가와 이를 활용하는 능력을 나타내는 지적 영역이다. 인지적 영역의 6가지 수준은 다음과 금연교육에 적용한 예시는 다음과 같다.

1) 지식(암기): 정보를 회상하거나 기억하는 것. 예) 흡연의 피해를 열거할 수 있다.
2) 이해: 가장 낮은 수준의 이해로 의사소통되고 있는 물질이나 아이디어를 다른 것과 관련시키지 않고 사용할 수 있다. 예) 니코틴의 작용을 말할 수 있다.
3) 적용: 구체적이고 특수한 상황에 일반적 원리를 적용할 수 있다. 예) 심장질환과 니코틴의 작용을 관련지어 말할 수 있다.
4) 분석: 표현된 아이디어 위계와 관계가 분명해지도록 의사소통을 부분으로 나누는 것 예) 흡연으로 인한 증상과 자신에게 나타나는 증상을 비교한다.
5) 합성(종합): 부분이나 요소를 합쳐서 그전에 보이지 않은 구조로 구성하는 것. 예) 금연방법을 참고해 자신의 금연계획을 작성한다.
6) 평가: 주어진 목표에 대해 자료나 방법의 가치에 관해 판단하는 것. 예) 자신의 금연계획을 실천 가능성에 따라 평가한다.

056 ②

인본주의 학습이론은 학습자가 학습을 선택하고 관리하도록 하며, 교사는 이를 격려하고, 대상자의 욕구에 근거한 학습목표를 설정함으로써 학습을 강화한다.

⑤ 구성주의는 학습은 주관적인 의미 구성 과정으로 보며, 개인의 경험과 외부의 상호작용을 통해 스스로 학습과정을 구성하는 능동적인 과정으로 본다.

057 ④

집단토의는 집단내 참가자들이 어떤 특정 주제에 대해 자유로운 입장에서 상호의견을 교환하고 결론을 내리는 방식으로 모든 학습자가 토의목적을 이해해야 효과적이며, 학습자는 능동적으로 학습에 참여할 수 있다.

058 ①

학교 보건인력 배치기준은 아래와 같다.
- 초·중·고등학교: 보건교사 1명 (단, 36학급 이상이면 2명 이상)
- 학교의사, 학교약사: 학교장이 위촉 및 채용 가능

059 ③

감염병 발생시 학교장은 즉시 보건소에 신고하고 감독청에 보고한다.
① 학교장은 계속적인 교내접촉이 감염운이 될 우려가 있을 때, 각종 조치에도 불구하고 환자가 계속 발생할 때, 휴교로서 환자가 감소하리라는 충분한 이유가 있을 때 휴고 조치를 명할 수 있다.
② 응급상황이 발생할 경우 부모에게 담임교사가 연락한다.

060 ②

WHO 건강증진학교는 학교와 지역사회의 협력을 통해 체계적이고 포괄적으로 접근하여 학교 구성원들의 신체적, 정신적, 사회적 건강을 증진시키는 학교를 말한다. 건강증진학교는 학교가 건강한 생활터가 되기 위해 학생, 교사, 부모의 건강증진 역량강화를 강조하는 특징이 있다.

건강증진학교 구성요소 및 사업내용은 다음과 같이 정리할 수 있다.

1. 건강한 학교보건정책: 학생, 교직원, 학부모 나아가 지역사회의 건강에 영향을 주고, 학생들의 교육 결과를 향상시키는 보건정책을 문서화 및 실행
2. 학교의 물리적 환경: 교내외 건물, 운동장, 기구 등의 환경을 조성하고, 위생시설, 급수시설, 공기 정화시설 등을 구비
3. 학교의 사회적 환경: 학교의 사회적 환경은 교직원 간, 학생들 간, 교직원과 학생 간의 관계의 질적 조합
4. 지역사회 연계: 학교와 학생 가족과의 연계, 학교와 지역사회 주요단체 및 개인과의 연계를 의미
5. 개인건강 기술과 활동능력: 학생들이 연령별 지식, 기술 및 경험을 획득하여 건강증진활동에 스스로 참여하여 행동할 수 있는 공식/비공식적 교과과정
6. 학교건강증진 서비스: 직접적으로 서비스를 제공하거나 혹은 학교 건강 증진 관련 유관 기관과의 파트너십을 구축하여 서비스를 제공하는 것.

061 ④

근로자의 일반질병을 조기 발견하여 근로자의 건강을 유지, 보호하기 위해 실시되는 건강검진은 일반 건강진단이다. 실시 기준은 사무직의 경우 2년에 1회 이상, 근로자의 경우 1년에 1회 이상 실시해야 한다.

062 ①
고압 상태에서는 호흡 중 질소가 대량으로 체내에 용해되었다가, 급속한 감압이 있을 때 용해성이 낮은 가스로 변해 기포를 형성한다. 잠함병의 증상은 통증성 관절장애, 마비, 실신, 내이와 미로장애, 순환 호흡장애 등이 있으며 교량가설, 터널공사, 잠수작업 등의 작업에서 발생할 수 있다.

063 ②
고온 다습한 환경에 장시간 노출되어 체온의 급격한 상승으로 인한 혼수상태, 피부 건조 등의 증상을 보이는 것은 열사병이다.
⑤ 열피로는 고온 환경에 오랫동안 폭로된 결과로 말초혈관 운동신경의 조절장애와 심박출량의 부족으로 초래되는 순환부전을 말한다. 체온은 대개 40도 이하이며 뇌손상이 없다. 땀을 많이 흘리며 극심한 무력증과 피로가 동반된다. 기력저하, 어지럼증, 구토 등의 증상이 나타난다.

064 ③
경구용 피임약을 사용하는 경우 약 2개월 정도의 wash-out 기간이 필요하므로 2개월 이내에 임신을 원할 경우 사용해선 안된다.
① 응급피임약은 성관계 후 72시간 내 복용해야 효과적이며 복용 시간이 빠를 수록 피임 효과가 높아진다.
② 발기부전증이 있는 경우 사용할 수 없는 것은 '콘돔'에 해당한다.
④ 구리에 민감할 경우 사용할 수 없는 것은 '자궁 내 장치'에 해당한다.
⑤ 다이아프램은 일시적인 피임방법이다.

065 ⑤
인구구조가 다른 집단 간의 사망 수준을 비교하기 위해 연령구조가 사망률에 미치는 영향을 제거한 사망률이 표준화사망률이다. 예를들어 고령화로 65세 이상 인구의 비중이 높아져서 노령인구에서의 사망자 수가 증가하고, 사망률이 증가하는 것처럼 보이는 착시현상을 느낄 수 있는데 이런 연령구조를 보정한 것이 표준화사망률이다.
참고로 측정하는 산식은 다음과 같다.

$$\frac{\Sigma(\text{연령별사망률} \times \text{표준인구의연령별인구})}{\text{표준인구}} \times 100,000$$

066 ③
자연수동면역은 태아가 모체로부터 받는 면역으로 생후 모유를 통해 받는 면역이 대표적인 예이다.

067 ③
숙주를 중심으로 내적요인(유전)과 외적요인(생물확적 환경, 물리적 환경, 사회적 환경)이 상호작용하여 질병이 발생한다고 보는 것은 바퀴 모형(또는 수레바퀴 모형)이다.

068 ①
만성질환은 직접적인 원인이 존재하지 않는 경우가 많고, 있더라도 다인적이기 때문에 조기 진단이 어렵다.
② 잠복기가 분명히 알려져 있지 않음
③ 연령이 증가하면서 유병률이 증가한다.
④ 병원체가 없어도 발병할 수 있다.
⑤ 증상이 호전되고 악화되는 과정을 반복하며 결과적으로 나쁜 방향으로 진행된다.

069 ①
열섬효과란 도시의 불규칙한 지표와 공장, 화력발전소 및 주택 등에서의 연료소모가 크기 때문에 열방출량이 높아 주위의 시골(전원도시)보다 기온이 2~5℃ 더 높은 것을 말한다.

070 ①
산불의 경우 화재로 사회재난에 해당한다. 문제의 사례는 2023년 강릉 산불로 강릉시를 특별재난지역으로 선포되게 한 사회재난이었다.

자연재난	태풍, 홍수, 호우, 강풍, 풍랑, 해일, 대설, 낙뢰, 가뭄, 지진, 황사, 조류 대발생, 조수, 화산활동, 소행성·유성체 등 자연우주물체의 추락·충돌, 그 밖에 이에 준하는 자연현상으로 인하여 발생하는 재해
사회재난	화재·붕괴·폭발·교통사고·화생방사고·환경오염사고 등으로 인하여 발생하는 피해, 에너지·통신·교통·금융·의료·수도 등 국가기반체계의 마비, 감염병 또는 가축전염병
해외재난	대한민국의 영역 밖에서 대한민국 국민의 생명·신체 및 재산에 피해를 주거나 줄 수 있는 재난으로서 정부 차원의 대처가 필요한 재난

※ 참고: 2014년 재난관리 및 안전관리기본법 개정으로 인적재난은 사회재난 개념에 통합됨

정신간호학

071 ②

사회적모형이란 사회적, 환경적 요소가 스트레스와 불안을 유발하며, 긍정적인 사회적 변화 및 대상자의 변화를 유도하고자 하는 정신건강간호의 이론적 모형이다. 같은 행동이라 할지라고 문화에 따라 정상 또는 이상행동 등으로 판단할 수 있다.

072 ⑤

환자와의 치료적 의사소통에서 가장 중요한 것은 신뢰감 형성으로 간호사와 환자의 상호 신뢰적인 관계 속에서 의사소통이 이루어져야 한다.

> 치료적 인간관계의 단계(peplau)
> 1) 상호작용 전 단계
>   → 간호사 자신을 탐구하는 단계, 자기 탐색/자기 분석 필수
> 2) 초기단계(오리엔테이션단계)
>   → 대상자의 요구를 사정함
>   → 자기소개 및 서로의 이름을 알리고 관계를 형성함(관계를 맺어가는 시기)
>   → 간호사와 대상자의 역할, 비밀보장에 대한 계약, 한계 설정, 목표 설정, 만남과 장소의 시간 설정, 종결 계획에 대해 미리 알림
> 3) 활동단계
>   → 목표달성(문제해결)을 위한 활발한 활동이 이루어짐
>   → 실재적인 행동의 변화를 기대함
>   → 대상자의 행동/사고/감정을 연결하여 통찰력 발달
>   → 불안 조절, 독립, 책임감 증대
>   → 건설적 자기 방어기전 개발을 도움
> 4) 종결단계
>   → 목표달성 여부를 평가하는 시기
>   → 종결에 대한 대상자의 준비여부 확인, 종결에 대한 상실감 및 두려움으로 퇴행이 나타날 수 있음 (분리 감정을 잘 처리할 수 있도록 감정 표현을 격려)

073 ⑤

지역사회 정신건강사업은 1차 예방, 2차 예방, 3차 예방으로 나누어지며, 3차 예방은 재발 방지 및 재활, 사회 복귀를 위한 사업을 의미한다.

> 지역사회 정신보건사업
> • 1차 예방: 질병 예방, 건강 증진
> • 2차 예방: 조기 발견, 조기 치료, 위기 중재
> • 3차 예방: 재발 방지, 재활, 사회 복귀

074 ②

주민등록증을 길에서 주웠을 때 대처방법에 대한 질문은 판단력 영역을 알기 위한 질문이다. 사회적 판단능력과 행동의 결과 등을 평가할 수 있다.
① 집중력을 평가하기 위해 단어를 거꾸로 말하거나 100에서 7씩 차례로 빼기 등을 질문할 수 있다.
③ 기억력을 평가하기 위해 과거 기억과 근래의 기억, 최근 기억을 질문할 수 있다.
④ 추상적 사고를 평가하기 위해 간단한 속담풀이를 질문할 수 있다.
⑤ 상식과 지능은 교육 수준이나 사회 경제적 수준을 고려하여 질문한다.

075 ②

환자의 증상으로 보아 성 관련 장애 중 하나인 '관음장애'를 의심할 수 있다. 성 관련 장애 시 간호사는 정직하고 개방적, 객관적이며 편견을 극복하고 환자에게 수용적인 태도로 공감하도록 한다.
① 모든 필요한 분야에 대해 정보를 수집하도록 한다.
③ 환자의 답변에 과잉 또는 과소 반응하지 않으며, 관심 있게 경청하되 사무적인 태도를 보인다.
④ 이해하기 쉬우며 친근하고 편안한 단어를 사용하여 대화한다.
⑤ 정보를 얻는데만 초점을 맞추지 않으며 환자의 느낌이나 가치, 신념 등을 확인하고 인식한다.

076 ①

개방적 질문이란 서술형으로 답할 수 있는 질문의 형태로 대상자가 충분히 감정을 표현하도록 돕는다.
②, ③, ④, ⑤ "예" 또는 "아니오"로 답할 수 있는 폐쇄적 질문에 해당한다.

077 ③

합리화란, 자기보호 및 체면유지를 위해서 자신의 행동을 정당화시키는 것을 의미한다. 대상자는 연인에게 헤어짐을 요구받은 후 본인도 좋아하지 않고 있었음을 말하며 합리화 하는 것을 볼 수 있다.

> 합리화 vs 거짓말
> - 합리화는 무의식적 방어기제로 인지하지 못함
> - 거짓말은 의도를 갖고 인지하고 시행하는 것임

078 ③

개개인의 욕구가 다양하므로 이를 충족시키고 해결하기 위해 지역사회 기반의 포괄적인 서비스가 이루어져야 한다.
① 다양하고 복잡한 문제들을 해결하기 위해 장기간의 서비스가 필요하다.
② 서비스의 전달체계는 서로 연결되어 이루어져야 한다.
④ 대상자에 대한 존중과 대상자 스스로 결정할 수 있는 권리가 주어져야 한다.
⑤ 대상자마다 갖고 있는 문제가 다양하므로 이에 대한 적절한 서비스가 제공되어져야 한다.

079 ④

경제적(물질적) 학대란 노인의 의사에 반하여 노인으로부터 재산 또는 권리를 빼앗는 행위를 의미한다. 노인의 재산을 빼앗고 마음대로 사용했으므로 경제적(물질적) 학대에 해당한다.
① 자기방임: 노인 스스로가 의식주 제공 및 의료 처치 등의 최소한의 자기보호 행위를 의도적으로 포기하거나 비의도적으로 관리하지 않아 심신이 위험한 상황 또는 사망에 이르게 하는 행위를 의미한다.
② 성적 학대: 성적 수치심 유발행위 및 성폭력 등의 노인의 의사에 반하여 강제적으로 행하는 모든 성적 행위를 의미한다.
③ 신체적 학대: 물리적인 힘이나 도구를 사용하여 노인에게 신체적, 정신적 손상과 고통 등을 유발하는 행위를 의미한다.
⑤ 정서적(정신적) 학대: 비난, 모욕 등의 언어 및 비언어적 행위를 통해 노인에게 정서적으로 고통을 유발하는 행위를 의미한다.

080 ③

심한 설사와 오심, 구토, 핍뇨를 보이는 것은 리튬 복용으로 인한 부작용을 의미한다. 리튬 혈중 농도에 따라 심각한 증상이 발현될 수 있어 즉시 약물 투여를 중단하고 담당의사에게 보고해야 한다.

081 ⑤

연상이완이란 전혀 관련이 없거나 관련이 적은 상황으로 연상이 진행되는 것을 의미한다. 말이 연결되지 않고 일관성이 없어 이야기의 줄거리나 내용을 파악하기 어렵다. "오늘 기분이 어떠세요?"라는 질문에 전혀 일관성이 없는 내용을 말하고 내용을 파악하기 어려우므로 연상이완과 관련이 있다.
① 보속증(preseveration): 새로운 자극이 주어지고 사고를 진행시키려고 노력하는데도 사고가 더 이상 진행되지 못하고 머물러 있는 현상을 의미한다.(이전 자극에 머물러 새로운 자극에도 같은 반응을 반복하는 사고 장애)
② 우원증(circumstantiality): 연상되는 사고가 너무 많아 빙빙 돌아 결론에 도달하는 현상을 의미한다.
③ 사고지연(thought retardation): 사고과정에서 연상속도가 매우 느려져 사고가 원활하게 이루어지지 않는 현상을 의미한다.
④ 사고두절(blocking of thought): 사고의 흐름이 갑자기 중단되는 현상을 의미한다.

082 ③

알파 아드레날린성(α-adrenergic) 수용체를 차단하여 기립성 저혈압을 유발하기 때문에 약물 복용 전 미리 혈압을 확인한다.

083 ⑤

자살과 관련한 대상자의 모습이 보일 경우, 자살에 대해 직접적으로 그러한 생각을 왜 하는 것인지 계획을 갖고 있는지 확인해야 한다.
①, ④ 대상자의 감정을 수용하고 관심을 갖는 태도가 필요하다.
② 일정하지 않게 불규칙적으로 병실을 순회하여야 한다.
③ 자살의 위험이 있는 대상자는 혼자 병실에 두지 않는다.

084 ⑤

조현병으로 인한 망상으로 다른 사람이 죽이려한다는 생각을 갖고 있으며 주먹을 쥐고 노려보고 있는 것으로 보아 '타인에 대한 폭력의 위험'으로 간호진단을 내릴 수 있다.

085 ④

관계망상의 대상자들은 자신과 전혀 관련 없는 상황이나 타인의 말, 행동 등에 대해 자신과 관련된 것으로 잘못 생각하는 모습을 보인다.

086 ②

환자는 이웃이 감시를 하고 있다는 생각으로 피해망상의 증상을 나타내고 있다. 망상 시 증상이 환자의 생활에 끼친 영향을 알기 위해 공감적인 대화를 하고 내용보다는 과정에 초점을 맞춰 대화를 시도한다.
① 망상은 환자의 충족되지 않은 욕구를 반영하는 자료로 간과해서는 안 된다.
③, ④ 현실에 초점을 두고 현실성을 표현하고 유지하도록 한다.
⑤ 논리적 설득이나 비평은 중재로써 적절하지 않다.

087 ④

조증상태를 나타내는 대상자들은 의기양양하고 신체활동이 증가하며 과다한 행동을 보인다. 때로는 공격적인 성향을 보이기도 하며 쉽게 흥분한다.
①, ②, ③, ⑤ 우울장애인 환자에게서 볼 수 있는 특성이다.

088 ⑤

조증 환자가 공격적, 흥분, 과다행동 등을 보일 때 간호사는 일관성 있는 태도를 취하도록 한다. 중립적이고 단호한 태도를 보이며 현실을 인지하고 실제를 강화하도록 돕는다.
① 바람직하지 않은 행동을 할 때 간호사는 치료자로서 일관성 있게 제한하는 태도가 필요하다.
② 자극을 최소화하기 위해 편안하고 조용한 분위기를 조성한다.
③ 논쟁이나 대립은 조증 증상을 증가시킬 수 있으므로 주의한다.
④ 과도한 에너지를 건설적으로 분출할 수 있도록 비경쟁적인 운동, 산책 등이 적절하다.

089 ①

조절할 수 없을 정도로 기분이 상승한 상태로 의기양양한 모습을 보이는 것은 '조증 환자'를 의미한다. 조증 환자는 과도한 에너지로 활동량이 많아 식사할 시간도 내지 못하므로 환자가 활동하면서 섭취할 수 있도록 간단한 고열량의 음식을 제공하도록 한다.

090 ②

간호사는 환자가 관심을 갖는 부분을 미리 파악해 이를 통해 흥미를 느낄 수 있도록 도우며 참여를 격려한다.
① 위축된 행동에 대해 지적하거나 부정적인 표현을 하지 않는다.
③ 개방적 질문을 하여 환자가 대답할 수 있는 충분한 시간과 기회를 제공한다.
④ 간호사와 환자간의 관계를 시작으로 점차 다른 사람들을 포함시켜 확대하도록 한다.
⑤ 환자와 대화할 때에는 구체적이고 단순한 언어를 사용한다.

091 ③

공황장애란 뚜렷한 이유 없이 갑자기 극도의 두려움과 불안을 보이는 것으로 심계항진, 발한, 질식할 것 같은 느낌 등을 호소한다. 갑자기 두근거리고 숨이 막히는 증상이 있었으나 다른 이상소견이 없으므로 공황장애를 예상할 수 있다.
① 전환장애: 정신적인 갈등이나 문제로 인하여 감각기관이나 운동기관에 극적인 장애가 발생하는 것을 의미한다.
② 해리장애: 의식, 기억, 행동 및 자기정체감의 통합적 기능에 갑작스럽고 일시적인 이상이 나타나는 장애로 기억장애, 지남력장애 등이 나타난다.
④ 범불안장애: 만성적이고 광범위한 불안을 느낌, 보통 6개월 이상 지속되며 일상생활에서 느끼는 비현실적이고 과도한 불안을 의미한다.
⑤ 외상후 스트레스장애: 충격적인 외상이나 스트레스 사건 경험 후 발생하는 스트레스 장애로 사건에 대한 악몽, 회상, 재경험 등의 증상이 나타난다.

092 ②

정신질환자와의 관계에서 가장 중요한 부분은 서로간의 신뢰로 환자의 이야기를 경청하고 수용하는 모습을 보이며 불안을 감소시킬 수 있는 방안을 함께 찾아보는 것이다.
① 환자가 본인이 느끼는 불안에 대해 표현할 수 있도록 경청과 수용의 자세로 임해야 한다.
③ 불안을 일으키는 요소를 초기에는 피하도록 하고 '체계적 탈감작법'을 통해 점진적으로 노출시키는 중재가 필요하다.
④ 환자를 존중하고 신뢰하며 공감하는 태도로 임해야 한다. 강압적이고 권위적인 태도는 바람직하지 않다.
⑤ 무조건적인 수용의 자세로 환자와의 신뢰적인 관계를 구축해야 한다.

093 ③

강박적인 행동은 불안 완화에 도움이 되므로 있는 그대로 인정하고 수용해주어야 한다. 강박행동을 하지 못하게 하는 경우 대상자의 불안을 가중시켜 공황장애를 유발할 수 있다.

094 ⑤

질병불안장애의 환자들은 심각한 질환을 갖고 있다고 생각해 집착하고 두려워하는 모습을 보인다. 본인의 생각을 확인하기 위해 여러 병원을 돌아다니면서 검사를 받기도 한다. 이러한 질병불안장애 환자들에게 미리 계획된 정기적인 검사를 하는 것은 증상 완화에 도움을 준다.

> 질병불안장애 환자의 침습적인 검사 혹은 치료: 명확하고 객관적인 소견이 있을 때 시행해야 함

095 ③

환자가 충분히 이해하고 답할 수 있도록 필요하다면 반복하여 질문하며 스스로 답할 수 있는 충분한 시간을 제공해 주어야 한다.
① 눈을 마주치고 적절한 크기의 소리로 대화한다.
② 문장은 짧고 간단하게, 환자가 알고 있는 단어를 이용한다.
④ 평소 대상자가 자주 사용하던 단어를 사용해 대화한다.
⑤ 한 번에 여러 가지 질문을 하지 않고, 한 번에 한 가지씩 질문하는 것이 바람직하다.

096 ②

의존성 성격장애 시 독립적인 생활을 하지 못하고 가까운 사람에게 과도하게 의존하거나 보호받으려 하며 대인관계가 끝났을 때, 대체물을 급하게 찾으려 한다. 지지와 칭찬을 잃는 것에 대한 공포로 타인과의 의견 불일치를 표현할 때 어려움을 겪는다. 스스로 살아남을 수 없다는 두려움이 있고 독립적으로 의사결정을 해야 하는 경우 심한 불안감을 느낀다.
① 회피성 성격장애: 타인으로부터 부정적 평가를 받는 것에 대해 과도하게 두려워하며, 다른 사람과의 만남에 대한 불안과 두려움으로 대인관계를 회피한다.
③ 경계성 성격장애: 감정상태의 심한 불안정성을 보이고 자제력이 결여되어 있다. 또한 자해적 행동을 보일 수 있다.
④ 강박성 성격장애: 완벽주의적이며 규칙, 절차에 대해 집착하고 인색하다. 융통성과 타협성이 부족하여 직업적 부적응을 초래할 수 있다.
⑤ 자기애적 성격장애: 자기중심적이며 다른 사람의 생각에 관심이 없다. 자신을 과대평가하고 타인에게 인정받고 찬양받고자 한다.

097 ①

조현형 성격장애란, 왜곡된 사고와 부적절한 정동을 갖고 있는 성격장애로 사회적 관계에서 제한된 감정 표현이 광범위하게 나타나며 마술적 사고 및 기이한 행동, 언어 등이 나타난다.
② 편집성 성격장애: 타인에 대한 불신과 의심으로 적대적인 태도를 보이는 성격장애를 의미한다.
③ 강박성 성격장애: 완벽주의적이며 세부적인 사항이나 규칙, 절차에 집착하고 인색한 행동을 보이는 성격장애를 의미한다.
④ 의존성 성격장애: 독립적인 생활을 하지 못하고 다른 사람에게 과도하게 의존하거나 보호받으려 하는 성격장애를 의미한다.
⑤ 회피성 성격장애: 걱정이 많고 자존감이 낮으며 대인관계 속에서 회피하려는 성격장애를 의미한다.

098 ③

환자와의 상담을 할 때 상담자는 무비판적이고 개방적이며 지지적인 태도를 갖고 상담에 임해야 한다.
① 알코올의 금단 증상은 금주 후 48~72시간에 가장 심하게 나타남을 알려준다.
② 알코올 중독은 질환에 해당한다.
④ 알코올은 중추신경을 억제시키는 작용을 한다.
⑤ 환자가 자신의 감정에 대해 충분히 표현할 수 있도록 격려한다.

099 ④

코카인의 빈번한 사용은 혈류를 감소시켜 비중격 천공을 유발할 수 있다. 또한, 중추신경계를 자극하여 동공을 확장시키고 쾌감 및 초조, 진전 등을 나타낸다.

100 ④

편견을 갖지 말고 있는 그대로의 대상자 모습을 수용하도록 한다.
① 환자를 대할 때에는 지시적이거나 강압적인 태도로 접근하지 않는다.
② 간호사 본인의 성에 대한 가치관이 정립되어 있어야 한다.
③ 환자의 행동에 따라 움직이는 것이 아니라, 경청하되 사무적인 태도를 유지하도록 한다.
⑤ 환자의 모습을 수용하고, 개방적인 태도로 접근한다.

101 ①

치매 환자가 스스로 일상생활을 수행할 수 있도록 도와주는 중재가 가장 우선이 된다.

102 ①

가정폭력 피해자는 외상 후 스트레스 장애를 경험하거나 기억 손상 및 집중력 저하가 나타난다. 또한 공포감과 죽음에 대한 두려움을 느낀다.
② 피해자는 가해자를 떠나는 것보다 머물러 있는 것이 낫다 생각하며 자신들이 더 나아진다면 학대는 중지될 것이라 믿는다.
③ 가해자는 낮은 자존감을 갖고 있으며 자아도취적인 성향을 보인다.
④ 가정폭력은 시간이 지날수록 다양한 유형을 보이고 심화된다.
⑤ 가정폭력은 신체적 폭력뿐만 아니라 성폭력, 정서적 학대, 방임, 경제적 학대, 언어폭력 등이 포함된다.

> • 반복되는 폭력 상황 → 피해자는 자신의 저항으로 통제할 수 없다고 느끼며 무력해짐(학습된 무력감)

103 ④

주 양육자가 계속 변하게 되는 경우 아동은 반응성 애착장애를 보일 수 있다. 반응성 애착장애 아동은 신체적, 정서적, 지적 발달이 지체될 수 있다.

104 ②

품행장애의 아동은 학교를 무단결석하거나 가출한 경험을 갖고 있을 수 있다. 사회적 규범을 무시하고 타인의 권리를 침해하는 행동특성을 보인다.
① 타인이나 동물 등에 대해 공격적인 행동을 보인다.
③ 잘못을 하고서도 자신의 탓이라고 생각하지 않고 남 탓으로 돌리는 모습을 보인다.
④ 거짓말과 사기로 타인의 권리를 훼손하는 행동을 보인다.
⑤ 충동적인 성격으로 자주 신체적인 싸움을 건다.

105 ④

신경성 식욕부진증으로 인지행동치료를 시행할 때에는 신체상, 체중, 음식에 대한 왜곡된 인지를 수정하고 합리적인 신념을 갖도록 함에 있다.

3교시

정답 및 해설

💡 간호관리학

001 ③

나이팅게일의 주 업적은 근대 간호학의 확립, 근대 간호교육의 확립, 간호·군 관리제도의 혁신 등이 있다. 구체적인 나이팅게일의 업적은 다음과 같다.

나이팅게일의 업적

크림 전쟁 당시	① 군대 위생제도 개선(사망률을 42%→ 2.2%) ② 우편, 저금제도 등 관리제도 개선 ③ 크림 전 지역의 병원 개혁 ④ 간호사 재훈련
전쟁 이후	• 병원보고의 도표화와 질병과 사망의 합리적 분류를 제시하여 영국 군대의 의무행정을 개선 • 미국 남북전쟁 시 군인들을 위한 구호사업을 위해 참고자료를 제시하였다. • 인도의 보건위생을 위해 40년간 헌신하며 위생개선안을 제안 • 노무병원 설립을 통해 지역사회 간호를 크게 발전 • 여성의 참정권 및 복지 후생사업의 중요성을 강조 • '간호에 관한 일들'과 '병원에 관한 일들' 등 저서를 발간 • 적십자 창설에 힘을 보탰다. • 나이팅게일 간호학교를 설립하였다.

① 나이팅게일이 기여를 했지만 설립자는 앙리 뒤낭이다.
② 나이팅게일은 사명감과 헌신적인 태도를 약화시킨다는 이유로 형식적 면허 제도를 반대하였다.
④ 나이팅게일은 영국인으로 영국 군대의 의무행정을 위한 개선안을 작성하였다
⑤ 오늘날 앰뷸런스 서비스를 제공한 최초의 기록은 기사간호단이다.

002 ④

구한말은 우리나라에서 현대 간호의 도입기로 선교간호사들이 큰 역할을 하였다. 보구여관은 최초로 간호사 훈련을 실시한 곳으로 1903년에 에드먼드에 의해서 설립되었다.

① 우리나라가 국제간호협의회에 정식회원이 된 연도는 1949년이다.
②, ③ 일세강점기에 있었던 일이다. (산파 규칙, 간호 규칙 1914년 발표)
⑤ 의녀제도는 조선시대에 도입된 제도이다.

003 ②

간호직이 전문직으로 부족한 점은 다음과 같다.
- 이론개발이 정련과정에 있음
- 실무에서 자율성이 제한적
- 평생 헌신하는 사람이 많지 않음

004 ⑤

선의의 간섭주의는 환자의 자율성 존중의 원칙과 선행의 원칙이 갈등을 일으킬 때 환자의 자율성이 희생되는 것을 말한다. 이것이 정당화 되기 위한 조건으로는 1) 환자의 자율성이 지켜지지 않는 상황 2) 해의 원리(지금 즉시 시행하지 않으면 해가 발생할 경우) 3) 승인의 원리(자율성이 확보되는 상황이라면 환자가 승낙할 것이 분명한 경우)가 있다.

005 ⑤

심폐소생술 금지는 환자의 의사에 따라 급성 심정지 혹은 호흡정지 상황에서 심폐소생술을 하지 않는다는 것으로 환자가 자신의 생명 연장 치료에 대해 스스로 결정할 수 있는 권리를 존중하는 것이다. 따라서 자율성 존중의 원칙이 가장 중요하게 고려된다고 할 수 있다.

006 ④

형사소송이므로 형사 책임을 찾아야 한다. 간호 업무와 관련된 형법상의 죄는 허위진단서 작성, 위조 등의 사문서 행사, 업무상 비밀누설죄, 업무상 과실치사상죄 등이 있다. 위 사례는 업무상 과실로 인하여 사람을 사망에 이르게 한 경우이므로 업무상 과실치사에 해당한다.

① 타인의 사무를 처리하는 자가 그 임무에 위배하는 행위로써 재산상의 이익을 취득하거나 제삼자로 하여금 이를 취득하게 하여 사무 처리를 맡긴 사람에게 손해를 가하는 것을 말한다.
② 채무불이행은 의료 계약에 있어 통상의 주의 의무를 다하지 못한 경우로 민사책임에 해당한다.
③ 의료인이 어떤 위험성이 있는 의료행위를 실시하기 전에 환자로부터 동의를 얻지 않고 의료행위를 시행하는 것을 말한다.
⑤ 사용자 배상책임은 이행보조자(채무이행을 위하여 채무자를 돕는 피고용자)의 고의나 과실은 계약관계인 채무자의 고의나 과실로 보아 사용자인 의료기관의 개설자가 지게 됨을 말한다.

007 ④

비밀유지 의무의 예외가 적용되는 경우는 다음과 같다.
1) 본인의 동의가 있는 경우
2) 법령에 의해 요구되는 경우(전염병의 신고, 아동학대의 신고)
3) 정당한 업무행위: 직장의 건강 검진 결과의 보고
4) 공익상 필요성이 있어 법원에서 증언할 경우

008 ②

간호계층별 간호관리자 중 중간 관리자는 구성원의 활동을 조정하고 일선 관리자를 지휘하는데 책임을 진다. 중간관리자의 역할로는
1) 최고관리자가 설정한 조직의 전략을 수용한 정책이나 절차, 규정을 마련하는 것
2) 일선관리자가 해야할 조직의 목표와 계획을 전달하는 것 등이 있다.
① 전략적 기획은 최고 관리자가 개발 및 수행한다. 중간관리자는 전술적 기획을 담당한다.
③ 조직 관리 전반에 대한 책임자는 최고 관리자이다.
④ 현장에서 실무자를 지휘 감독하는 역할이므로 일선관리자에 대한 설명이다.
⑤ 관리기술은 실무적 기술, 인간적 기술, 개념적 기술로 구분할 수 있으며, 개념적 기술은 최고관리자에게 가장 필요한 기술이다. 인간적 기술은 모든 계층의 관리자에게 유사하게 요구되며, 일선관리자는 실무적 기술이 주로 요구된다.

009 ④

지휘는 조직의 목표를 달성하기 위해 구성원들이 자발적으로 업무를 수행하도록 이끄는 과정으로 리더십 발휘, 동기부여, 의사소통, 갈등 관리, 협상 등이 포함된다.
① 기획: 목표 설정, 예산 편성, 전략 수립 등 미래의 활동을 계획하는 것과 관련됨.
② 조직: 간호전달체계 결정, 직무 설계, 조직 구조 변경 등
③ 인사: 인력 채용, 교육 훈련, 근무표 작성, 성과 평가 등
⑤ 통제: 표준과 실제 성과를 비교하여 차이를 수정하는 활동

010 ②

행동의 시행순서를 기술하여 구성원들이 특정업무를 수행하는데 근거를 제공하고 적절한 방법과 업무의 흐름을 제시하는 것은 절차이다.

기획의 계층별 내용
① 사명과 비전: 조직의 존재 이유와 미래의 목표 또는 기능을 확인하는 짧은 진술
② 철학과 핵심가치: 조직의 모든 활동을 안내하는 가치와 신념체계를 서술한 것으로 조직의 목적이나 사명으로부터 나옴
③ 목표: 목적을 기대효과로 구체적 수치로 표현, 조직이 업무를 수행하는 최종 지점
④ 정책: 조직의 철학과 목표로부터 도출되며, 조직 목표 성취를 위한 방법을 제시하고 목표를 행동화하기 위한 과정과 활동 범위를 알려 주는 포괄적 지침
⑤ 절차: 절차는 정책을 수행하는데 필요한 단계나 과정을 밝힌 것
⑥ 규칙: 조직의 구성원들이 특별한 상황에서 행해야 할 것과 금해야 할 것을 알려주는 명확한 지침

011 ④

편견에 얽매이지 않고 합리적 과정을 통해 바람직한 결과에 도달한 것을 비판적 사고라고 한다. 의사결정과 관련된 주요 개념은 아래와 같다.

의사결정 관련 개념

개념	정의	주요특징
의사결정	여러 대안 중 한 행동 방향을 선택하는 과정, 반드시 문제해결로 귀결되는 것은 아님	선택
문제해결	문제의 실제적인 원인이 된 상황 분석에 초점을 두는 체계적인 과정, 항상 의사결정 과정을 거침	분석, 해결
비판적 사고	개인적인 편견이나 그릇된 정보, 외적인 간섭에 사로잡히지 않고 합리적으로 문제를 해결하거나 의사결정을 하는 것 높은 수준의 추론과 평가가 포함됨	평가
창조적 사고	독창적 대안의 선택 능력	독창성

012 ③

다음 표 참조

목표에 의한 관리(MBO) 장단점

장점	단점
• 목표 달성을 위한 구성원의 몰입 및 참여 의욕 증대 → 구성원의 참여 및 의사소통 원활 • 생산성의 향상과 업무의 효율화 • 직원의 사기증진과 능력개발 촉진 • 신규직원의 조직 동화가 용이 • 업무에 대한 책임소재가 명확함	• 단기 목표의 지나친 강조 • 장기적이고 질적인 목표를 경시하는 경향 • 지나친 성과 집착과 부서간 경쟁 초래 • 계량화할 수 없는 업무성과나 능력에 대한 무시 • 융통성 결여의 위험성 • 목표설정의 어려움

013 ④

일정기간 동안 기업이나 조직의 경영성과를 보여주는 보고서는 손익계산서이다. 손익계산서는 재무제표 중 하나이다. 재무제표의 구성 및 내용은 다음과 같다.

재무제표	회계실체의 일정기간의 경제적 사건과 그 기간 말에 있어서의 경제적 상태를 나타내기 위한 일련의 회계보고서 대차대조표, 현금흐름표, 손익계산서 등이 포함된다.
재무상태표	특정 시점에서의 기업의 재무 상태를 나타내는 것 차변(표의 왼변)에 자산을 기록하고 대변(표의 오른편)에는 부채와 자본을 기록한다.
손익계산서	조직의 활동으로 얻어진 손익에 대한 정보를 표시해주는 회계보고서이다.
현금흐름표	일정 기간 동안 현금의 유입과 유출 내역을 보여주는 보고서이다. 기업의 채무상환능력, 유동성, 현금조달 전략 등에 대한 추가적인 정보를 획득할 수 있다.

014 ②

제시된 내용은 무형성에 대한 내용이고 여기에 해당하는 마케팅 전략은 ②이다.
①, ③ 가변성, ④ 비분리성, ⑤ 소멸성에 해당하는 마케팅 전략이다.

서비스 특성에 따른 의료 마케팅 전략

특성	마케팅 전략
무형성	유형적 단서 강조 구전 커뮤니케이션 활성화 보건의료기관 브랜드 가치 향상 신뢰받는 보건의료기관 이미지 창출
가변성(이질성)	서비스 표준 설정 및 수행 의료인력의 지속적인 역량 개발 환자 중심의 개별화된 맞춤 서비스 제공
소멸성	서비스 이용 시간에 대한 정보 제공 진료 예약 제도
비분리성(동시성)	의료서비스 제공과정에 대상자 참여 격려 친절하고 세심한 고객 관리 서비스 접점에 대한 관리 강화 인력의 질이 중요하므로 선발과 훈련 강화 다양한 지역에 서비스망 제공

015 ⑤

조직의 구조적 변수에 대한 문제이다. 위 상황은 조직의 분권화가 높은 상태로 볼 수 있다.

조직의 구조적 변수

공식화		조직 내 직무가 표준화된 정도 공식화가 고도화 → 개인의 재량권이 낮음
집권화와 분권화	집권화	조직이 사용 가능한 자원 분배와 관련된 의사결정이 집중된 상태 일상적, 규칙적 직무에 적절 장점: 통일성, 경비 절약, 중복 및 혼란을 피함 단점: 관료주의화, 권위주의적 성향 초래·창의성·자주성·혁신성 결여
	분권화	조직이 사용 가능한 자원 분배와 관련된 의사결정이 분배됨 일정하지 않고 불규칙적 지구, 대규모 조직에 적합 장점: 신속한 업무 처리, 참여의식 권장, 자발적 협조 유도, 조직내 의사전달 개선 단점: 중앙의 지휘 약화, 업무의 중복, 협동심 감소
복잡성	수직적 분화	조직의 계층화 정도. 통제의 범위와 관련됨 수직적 분화가 심화될수록 조직은 고층구조를 띰 현대 간호조직은 수직적 분화를 줄이는 경향
	수평적 분화	분업에 의해서 세분화된 각각의 활동들을 직무와 대응시키고 이를 다시 조직 전체수준에서 집단별로 결합시키는 과정

016 ③

작업기록법은 직무수행을 하면서 남기는 작업일지나 메모사항을 바탕으로 직무를 분석하는 방법이다.
① 관찰법: 직무 수행자가 행하는 작업을 직접 관찰하는 것
② 질문지법(설문지법): 설문지를 배부하여 해당 직무 수행자가 작성하는 방법
④ 중요사건방법: 직무수행과 관련된 결정적인 하위행동을 긍정적이거나 부정적인 것으로 목록화하여 분석하는 방법
⑤ 작업표본방법: 일정 기간 동안 직원의 활동을 관찰하고 기록한 후 전체근무시간과 비교하여 각각의 일에 소요되는 시간을 계산하는 방법

017 ⑤

주어진 내용은 모듈 간호방법에 대한 설명이다. 모듈 간호방법은 팀 간호와 일차간호방법을 결합한 것으로 볼 수 있는 간호전달체계로 팀 간호보다 작은 규모로 지리적으로 환자와 간호인력을 더 가까이 배치하고자 한다.

018 ③

조직변화 모형(Lewin)은 해빙 → 변화 → 재결빙 순으로 이뤄지며 그 내용은 아래와 같다.
① 해빙: 조직변화를 위한 준비 단계로 구성원의 변화 필요성을 인식하는 단계이다. 변화의 필요성과 문제를 인식하고 변화 동기를 갖도록 해야 한다.
② 변화: 새로운 것의 수용을 유도하고 이를 내면화 시키거나 가면서 조직을 변화시키는 단계이다. 변화의 필요성과 문제를 확인하고 구체적인 대안을 탐색, 목적과 목표 설정, 대안 실행 등을 해야 한다.
③ 재결빙: 변화노력에 의해 새로이 형성된 행동이 계속 반복되고 강화됨으로써 영구적인 행동패턴으로 정착될 수 있도록 변화를 지원하고 강화시키는 과정이다. 지속적인 지원과 보상, 통제 등 강화를 통해 변화 상태를 유지하는 활동을 해야한다.

문제의 상황은 해빙을 마쳤고 다음으로 변화 단계를 진행해야 한다. 따라서 문제 확인, 대안 탐색, 목적 및 목표 설정, 대안 실행 등의 방안을 시행해야 한다.

019 ③

평정척도법은 피평가자의 실적, 능력 등을 평정요소별로 관찰하고 해당되는 등급에 표시하는 방법이다. 평정척도법은 작성이 간단하고 평정이 용이해 가장 많이 사용되지만 중심화 경향과 관대화 경향이 나타나기 쉽다는 단점이 있다.
① 서열법: 피평정자를 최고부터 최저 순위까지 상대서열을 정하는 방법
② 강제배분법: 각 평정등급에 분포될 피평정자의 비율을 사전에 인위적으로 정하고, 피평정자 성적에 가까운 것을 골라 강제로 배분하는 방법이다. 평가자의 관대화 경향 중심화 경향을 제거할 수 있다.
④ 중요사건 기록법: 조직목표 달성의 성패에 영향이 큰 주요사건을 중점적으로 기록, 검토하는 방법이다.
⑤ 체크리스트 평정법: 평가하는 데 적절하다고 판단되는 표준업무수행 목록을 미리 작성해 놓고 이 목록에 단순히 가부를 표시하는 방법이다.

020 ③

환자분류체계는 간호요구에 따라 환자를 분류하고, 환자분류군에 따른 간호시간을 산출한 환자분류 방법으로 간호인력의 산정근거로 사용된다. 활용 목적은 간호인력의 산정 및 배치, 병원 표준화 실현, 간호수가 산정과 차등화, 간호비용 분석 등이다. 환자분류 방법은 아래 표와 같이 두 가지 방법이 있다.

원형평가방법 (원형평가제)	전형적인 특성을 나타내는 환자를 기준으로 간호의 범주를 3~4개의 군으로 분류하여 각 범주별로 간호요구량을 기술하는 것
요인평가방법 (요인평가제)	직접 간호의 대표적인 지표를 설정하고 평가하는 방법 간호에 대한 환자의 의존도를 점수화하여 그 총점으로 환자를 분류

021 ①

졸업 후의 임상 실무를 강화하기 위한 교육이므로 보수교육에 해당한다. 보수교육은 학습대상자의 지식, 기술 및 태도를 향상하기 위해 제공된다.

022 ④

제시된 내용은 상여금(상여수당, 보너스)에 대한 설명이다. 상여금은 기준 외 수당으로 동기 부여를 위해 업적이나 공헌도에 따라 추가적으로 주어지는 보상이다.

023 ②

비공식적 의사소통은 구성원 상호간의 인격적 사회적 관계에 의한 의사소통으로 주로 포도덩굴 의사소통망(Grapevine)의 형태를 보인다. 조직변화의 필요성에 대해 경고해주고 조직문화 창조의 매개 역할, 집단 응집력을 높이는 역할, 구성원 간의 아이디어를 전달하는 경로가 된다.

장점	단점
관리자가 구성원의 행동 파악 용이 구성원의 정서적 긴장 해소 공식적 의사전달체계가 할 수 없는 유익한 정보 전달	풍문을 퍼트릴 수 있음 정보전달에 오류가 생기더라도 책임추궁의 대상 불명확

024 ③

목표설정이론은 개인이 의식적으로 설정한 목표가 동기와 행동에 영향을 미친다는 이론이다. 목표설정이론에서 보는 효과적인 목표의 특성은 구체적 목표, 도전적 목표, 구성원의 수용성이 높은 목표, 구성원의 목표설정 참여 등이 있다.

025 ②

아래 표 참조
④ 관계 지향적 리더는 피들러의 상황적합성 이론에 나오는 개념으로 LPC 점수가 높은 리더에 해당한다.

하우스 경로-목표이론의 리더십 유형

리더십 유형	특징	효과적인 상황
지시적 리더십	구성원의 과업을 주도하고 그들에게 목표달성 방법을 구체적으로 지시한다.	과업이 모호할 때, 구성원이 지도자의 지시를 기대할 때, 지도자에 대해 복종적·의존적 관계에 있을 때 등
후원적 리더십	구성원의 욕구에 초점을 두고 과업수행을 통한 만족도를 높이는 행동	구성원의 과업 경험이 어느정도 있지만 자신감이 떨어질 때, 단순하고 반복적인 업무, 과업구조는 높지만 단결력이 낮을 때
참여적 리더십	의사결정 과정과 시행과정에 구성원의 참가를 조장하고 정보와 권한을 공유한다.	구성원의 과업 경험과 확신이 높을 때, 과업구조가 낮아 역할 모호성이 높은 과업을 수행할 때
성취지향적 리더십	도전적 목표를 설정하고 구성원들에게 최대의 능력을 발휘할 것을 기대	과업경험과 확신이 높지만 영향력은 부족하다고 여길 때, 리더의 목표설정을 수용하고 존경할 때, 과업구조가 낮아 역할 모호성이 높은 과업을 수행할 때

026 ④

협의를 통해 당사자가 서로 대화를 하여 주장을 조정한 뒤 목적에 부합한 결정을 하는 협상상황이다. 그 중에서도 위 상황은 고정된 가치를 분배해야 하는 상황이다. 따라서 분배적 협상의 상황이라고 볼 수 있다.

분배적 협상	고정된 자원의 분배에 대한 협상 제로섬의 가정, Win-Lose 협상
통합적 협상	당사자의 이해를 조화시켜 더 큰 공동이익 창출 협상 당사자의 이익이 반드시 다른 협상 당사자의 손해가 아니라는 인식에 기반

027 ④

회피는 갈등을 야기할 수 있는 의사결정을 보류하거나 갈등상황이나 당사자의 접촉을 피하는 것이다. 주로 쟁점이 사소하거나, 해결에 들어가는 노력보다 얻는 이득이 적을 때, 또는 당장 해결하기 어려워 냉각기가 필요할 때 사용한다. 사례를 보면 관리자가 문제 해결을 미루는 행위를 보이므로 회피가 가장 적절하다.

① 강압: 상대방을 압도하여 자기 주장을 관철시키는 방법으로 상관이 공식적 권한을 통해 갈등을 해소하는게 대표적이다.
② 경쟁: 상대방을 희생시켜서라도 자신의 목표를 이루기 위해 노력하는 경우에 해당한다.
③ 타협: 상호 양보를 통해 중간 지점을 찾는 방식으로 양쪽 모두 원하는 것을 전부 갖지 못한다.
⑤ 협력: 상대방의 목표를 수용하고 양 집단 모두가 만족할 수 있는 결과를 얻기 위해 최선의 노력을 하는 경우이다.

028 ⑤

파레토 차트는 막대그래프와 유사하나 빈도, 시간, 시간 등 측정 결과를 내림차순으로 나열한 도구로 문제해결을 위해 영향이 큰 요인에 초점을 맞출 수 있도록 도와준다.

① 흐름도: 과정이나 절차를 순서대로 도식화한 도구로, 현재 일어나고 있는 일을 파악하고 문제점을 확인하는데 유용
② 런차트: 시간에 따른 데이트 추이를 표시한 것으로 일정 기간 동안 업무 흐름이나 경향을 조사할 목적으로 사용.
③ 히스토그램: 자료의 변동, 분포를 막대그래프로 나타낸 것으로 다양한 자료의 상대적인 빈도를 보여준다.
④ 인과관계도: 물고기 등뼈 그림이라고도 하며 원인과 결과의 관계를 나타내어 복잡한 문제를 해결하도록 도와준다.

029 ⑤

간호의 질 향상을 위한 접근 방법은 다음과 같이 정리할 수 있다.

구분	내용	예시
구조적 접근방법	간호사 수행되는 환경이나 간호전달체계에 관련된 내용을 개선	정책, 절차, 직무기술서, 간호인력의 배치, 업무량, 재정, 시설 등
과정적 접근방법	환자에게 제공한 간호활동의 적합성 및 과학적·기술적 수준인 간호의 전문성을 평가	의사소통, 숙련성, 간호사의 태도, 관리와 리더십 등
결과적 접근방법	간호를 받은 결과로 나타나는 환자의 건강상태 변화결과를 평가, 간호 생산성에 대한 비용-효과적인 측면도 평가	건강 상태, 합병증 발생 유무, 사망률, 비용, 환자와 간호사 만족도

030 ①

근본원인 분석(RCA)은 사고가 일어난 후 위해 사건이나 다른 중대사건에 잠재되어 있는 우연한 또는 원인이 되는 요인들을 찾아내는 구조화된 과정을 말한다.

② 오류유형과 영향분석(FMEA): 환자안전사고 발생 전에 문제를 규명하고 예방하기 위해 사용하는 환자안전 방법론이다. 프로세스 내에서 발생할 수 있는 모든 사건 유형을 찾아서 그 원인과 영향을 분석하여 우선순위를 매겨서 치명도가 높은 프로세스를 선정한 다음 치명도가 높은 프로세스에 대해 위험도 감소를 위한 개선 계획을 실행하고 그 결과를 측정한다.
③ 린(Lean): 프로세스에서 낭비를 유발하는 요소를 철저히 제거해 최소한의 자원으로 간결하고 가치있는 프로세스를 개선하는 체계
④ PDCA 사이클: 지속적 품질개선을 위한 변화를 수행하는 과정 모델. 계획(Plan) 시행(Do) 점검(Check) 실행(Act) 4단계를 반복해서 업무를 지속적으로 개선해나가는 방법이다.
⑤ 식스 시그마: 전 부문에 걸쳐서 불량을 발생시키는 원인을 근본적으로 제거하여 불량률을 100만개 중에 3, 4개 정도로 변이를 줄이는 과정

031 ④

간호단위의 환경은 간호단위를 둘러싸고 있으면서 간호 단위 관리에 영향을 미치는 모든 상황을 의미한다. 최적의 환경조건은 입원환자의 욕구충족과 직원의 업무능률을 향상시키고, 바람직한 병동구조는 간호 인력과 물자 절약 면에서 효과적이다.
① 안전관리에 대한 설명이다.
② 병실은 30dB, 처치실, 간호사실, 준비실은 40dB 이하를 유지한다.
③ 적절한 병원온도는 22~24℃, 습도는 40~60%이다.
⑤ 바람직한 병동구조는 간호인력과 물자절약 면에서 효과적이다.

032 ④

퇴원시 교육은 임상 결과의 질에 많은 영향을 미치고 대상자의 안전과도 밀접한 관련이 있다.
① 퇴원 전날 교육하는 것이 효과적이다.
② 환자가 입원 할 때부터 환자의 적절한 퇴원계획을 수립해야 한다.
③ 퇴원결정 과정에는 대상자가 참여한다.
⑤ 간호정보조사지를 이용해 자료를 수집하는 건 입원시 해야할 활동이다. 간호사는 퇴원 후 간호기록지에 퇴원시간, 퇴원 시 상태, 교육 내용을 기록하고 간호기록에서의 간호계획을 종료한다.

033 ⑤

표준전파주의는 모든 환자 처치 시 적용되는 것으로 환자의 진단 명이나 감염 상태 등에 상관없이 적용된다. 혈액 및 모든 체액, 분비물이 혈액의 포함 여부와 상관없이 적용한다.
① 공기전파 환자를 격리할 경우 음압을 유지해야 한다.
② 격리환자의 경우 기구 및 사용물품 모두 별도로 분리수거 해야 한다.
③ 손 씻기는 표준전파주의 중 하나로 환자의 진단명이나 감염상태에 상관없이 적용된다.
④ VRE는 접촉전파 주의(접촉격리)를 적용한다.

034 ④

간호 보고 중 특별 보고 대상은 사건 보고서로 사고, 환자 안전 등과 관련된 내용을 보고해야 한다.
1) 24시간 보고서: 각 근무 교대 시간 30분전 기록, 입·퇴원 환자, 전과환자, 중환자, 수술 및 특수 검사 환자, 근무 시간에 입원하고 있는 중환자 수 기록
2) 사건보고서: 환자의 치료과정 중 발생되는 비정상적이거나 예기치 않았던 사건, 약물 오·남용, 부작용, 의료사고 등 환자와 직접관계 되는 것이나 기구나 물품 도난, 파손 등에 관한 사건보고

035 ③

간호정보체계는 직접간호시간을 늘리고 이를 통해 간호의 질을 향상하기 위해서 활용된다.

간호정보체계의 필요성
1) 합리적인 인력관리와 업무능률 증대
2) 비용절감 효과
3) 직접간호시간을 늘림으로써 간호의 질 향상
4) 필요한 인력의 수를 줄임으로써 경영의 효율성 이룰 수 있다.
5) 향후 간호비용의 효율성, 적정간호 인력산정 등 간호행정의 기초자료를 분석하는 기준 개념으로 적용

기본간호학

036 ①

흡기 시에는 횡격막과 외늑간근이 수축하면서 흉곽의 용적을 확장시킨다.
② 내호흡은 혈액과 조직의 세포 간에 이루어지는 가스교환을 말한다.
③ 외호흡은 폐 모세혈관과 폐포 간에 이루어지는 가스교환을 말한다.
④ 확산이란, 산소 및 이산화탄소 기체가 분압이 높은 곳에서 낮은 곳으로 이동하는 것이다.
⑤ 가스 분압차, 폐포의 호흡막 및 모세혈관막의 두께, 기체의 확산되는 속도, 혈액량, 호흡막의 표면적 등에 의해 폐포의 가스교환은 영향을 받는다.

037 ⑤

비공에 prong을 삽입한 후 캐뉼라를 귀 뒤로 걸어 장착하고 턱밑에서 길이를 조절한다.
① 산소화 증진을 위해 파울러 체위(상체를 올린 자세)를 취해준다.
② 코를 통해 호흡하도록 한다.
③ 산소 유속은 6L/분 이하로 조절하여 공급한다.
④ 코삽입관(nasal cannula)을 통해 산소를 공급할 때는 자유롭게 말하고 음식을 섭취할 수 있다는 장점을 갖는다.

038 ②

동맥혈기체분석 결과, PaO_2가 정상범위(80~100mmHg)보다 낮고 저산소증 징후가 함께 나타나고 있으므로 산소 공급의 중재가 우선적으로 시행되어야 한다.

039 ⑤

직장의 모양에 따라 수월하게 직장관이 들어갈 수 있도록 배꼽방향으로 삽입한다.
① 중력에 의해 서서히 관장용액이 주입되도록 해야 한다.
② 직장관을 삽입할 때에는 '아' 소리를 내도록 한다. 이는 항문 괄약근을 이완시켜 직장관 삽입을 돕고 직장 점막의 손상을 방지할 수 있도록 해준다.
③ 관장용액이 잘 흘러 들어갈 수 있도록 심즈자세를 취한다.
④ 관장용액을 주입하는 동안 복통 등 이상증상을 호소한다면 즉시 주입을 멈추고 환자를 사정한다.

040 ⑤

체내 수분이 결핍되면 신속한 체온 조절에 어려움이 나타나 체온이 상승한다.
① 헤마토크릿 증가
② 소변 농축도 증가
③ 소변량 감소
④ 맥박수 증가

041 ②

위장관 삽입을 통해 위장관 내 가스 및 내용물을 제거할 수 있으며 필요한 영양분을 공급할 수 있다.

> 위장관 삽입의 목적
> - 위장관 내 가스 및 내용물을 제거하고 감압하기 위함
> - 구강으로 영양분 섭취가 불가능한 경우 영양분을 제공하기 위함
> - 분비액을 수집하여 검사하기 위함
> - 위장 출혈을 예방하기 위함(S-B tube의 경우, 압력을 가해 위장 출혈을 지혈하는 효과를 가짐)
> - 복부수술 후 발생할 수 있는 장폐색을 예방하기 위함

042 ②

24시간이 되는 마지막 소변까지 수집해야 한다.
① 첫 소변은 수집하지 않는다.
③ 24시간 소변검사수집에서는 소독이 필요하지 않으며 24시간 소변배양 전용 용기에 소변을 수집한다. 소독이 필요한 경우는 도뇨관을 통한 소변 수집일 때이며 유치도뇨관을 갖고 있는 경우에는 채집부위(port)를 소독한 후 멸균주사기를 사용하여 소변을 수집한다.
④ 24시간 동안의 소변을 수집하는 것으로 수집 후 즉시 검사실로 보낸다.
⑤ 수분섭취를 제한하지 않는다.

> - 24시간 소변검사의 목적: 신장 기능 사정, 소변 내 성분들의 수치 파악 등
> - 유치도(뇨)관을 통한 소변 수집 시, 유치도(뇨)관 채집부위(port)를 소독한 후 멸균주사기를 삽입하여 소변을 수집한다.

043 ④

여성의 요도 길이는 남성보다 짧으므로 도뇨관을 여성의 경우 5~8cm, 남성의 경우 16~20cm 정도를 삽입한다.
① 대상자는 배횡와위를 취해야 한다.
② 대음순, 소음순, 요도구의 순으로 소독한다.
③ 도뇨관 삽입이 수월하도록 대상자에게 힘을 빼도록 설명한다.
⑤ 도뇨관 끝 풍선에 멸균증류수를 주입하는 것은 유치도뇨관 삽입 시 필요한 내용이다.

> 도뇨관 삽입
> • 도뇨관 삽입 후 소변이 나오면 2~3cm 정도 더 집어 넣음

044 ②

중력에 의해 소변이 원활하게 배출되도록 하기 위해 소변주머니는 방광의 위치보다 항상 낮게 유지한다. 도뇨관이 방광의 위치보다 높은 경우 소변이 역류되거나 소변줄에 고여 미생물이 성장할 수 있으며 이는 요로감염의 원인이 될 수 있다.

045 ⑤

주입된 생리식염수 양보다 배설량이 현저히 적은 상태이므로 소변 배액관이 꼬이거나 막히진 않았는지 등 개통성을 우선적으로 확인한다.

046 ④

갑자기 일어서게 되면 정맥혈이 하지에 울혈되어 정맥귀환량이 감소한다. 이 결과, 심박출량이 줄어들면서 혈압이 저하되고 체위성 저혈압이 일시적으로 발생하는 것이다.

> 체위성 저혈압 간호중재
> • 누운 자세에서 바로 일어서지 말고 상체를 올리고 잠시 앉아 있는 자세를 취한 후 일어서도록 함

047 ①

붕대를 적용할 때는 말단에서 중앙부로 감아 올린다.
② 해부학적 체위를 고려하여 관절은 약간 굴곡된 상태가 적절하다.
③ 상처부위, 뼈 돌출부위, 감염부위 등은 가급적 피해 붕대를 적용한다.
④ 붕대 적용부위의 말단부를 노출시켜 혈액순환 상태를 자주 사정한다.
⑤ 균등한 압력으로 적절하게 붕대를 감아 올린다.

048 ④

화상 또는 상처가 있거나, 석고 붕대를 적용하고 있는 환자의 경우 이피가 침상(Cradle bed)을 사용한다. 이피가 침상은 크래들 위에 침구를 놓을 수 있어 침구의 무게가 전달되지 않을 뿐 아니라, 침구가 몸에 닿지 않도록 해주기 때문이다.
① 개방 침상(Open bed): 새로 입원하거나 잠깐 동안 환자가 자리를 비웠을 때 침대를 정리하여 준비해놓은 침상을 말한다. 위 침구를 부채꼴 모양이나 삼각 모양으로 접어놓는다.
② 사용 중 침상(Occupied bed): 환자가 침대에 누워있는 상태에서 침상을 정리하는 것을 말한다. 침상 정리 시 간호사의 반대편 난간을 올리고 시행하도록 한다.
③ 수술 후 침상(Post operative bed): 수술 후 환자를 위한 침상으로 오염될 수 있는 부분에 고무포와 홑이불을 덧대어 준비한 침상을 말한다.
⑤ 빈 침상(Closed bed): 완전히 정돈되어 있는 침상을 말하는 것으로 필요 시 즉시 침대를 사용할 수 있도록 하기 위한 침상을 말한다.

049 ⑤

외회전(바깥돌림, external rotation)이란, 몸의 중심축에서 바깥쪽으로 돌리는 관절의 움직임을 의미한다.
① 내번(안쪽들림, inversion): 중심축을 향해 안쪽으로 발바닥을 돌리는 것
② 회외(뒤침, supination): 손바닥이 위를 향하도록 돌리는 것
③ 외전(벌림, abduction): 몸의 중심에서 멀어지는 것
④ 족저굴곡(발바닥쪽굽힘, plantar flexion): 발바닥을 향해 발을 구부리는 것

050 ③

자주 사용하는 물건들이 높거나 낮게 위치하는 경우 낙상의 원인이 될 수 있으므로 손이 닿는 가까운 곳에 위치하도록 설명한다.

① 신체보호대(억제대)는 환자의 신체 활동을 억제하는 방법이기 때문에 충분한 사정을 통해 최후의 수단으로 필요한 경우 적용해야 한다.
② 침상 난간을 항상 올려놓도록 교육한다.
④ 밤에 화장실에 갈 때는 보조등을 켜서 시야를 확보하도록 교육한다.
⑤ 보행 시 보조기구가 필요한 환자라고 해서 움직임을 제한해서는 안 된다.

> **낙상의 위험요인**
> - 기동성 제한, 감각기능 저하, 인지기능 저하
> - 과거 낙상 경험, 위험에 대한 자각 부족
> - 어지럼증/저혈압 등을 유발하는 약물 복용 등
>
> **노인의 낙상 예방 간호**
> - 신체보호대(억제대) 적용은 가급적 피하고, 침대 높이를 낮게 조절, 난간 항상 올리기
> - 보조등 및 야간등 설치
> - 욕실바닥에 미끄럼 방지 타일이나 깔개 설치, 변기나 욕조 주위에 손잡이 설치
> - 주변을 정리하고 주변 물건은 즉시 치우기
> - 목발, 지팡이, 보행기의 끝이 마모되지 않았는지 확인
> - 야간 배뇨를 줄이기 위해 취침 전 수분, 알코올, 커피 섭취 제한

051 ①

영아의 머리나 목부위에서의 채혈 혹은 정맥주사를 할 때는 홑이불을 이용하여 전신을 감싸주는 전신 신체보호대가 적절하다.

② 장갑 신체보호대를 의미하는 것으로 손가락으로 피부를 긁거나 치료장치를 제거하려할 때 적용한다.
③ 팔/다리(손목/발목) 신체보호대를 의미하는 것으로 사지를 억제할 때 적용한다.
④ 팔꿈치 신체보호대를 의미하는 것으로 팔꿈치를 굽혀 피부를 긁거나 치료장치를 제거하려할 때 적용한다.
⑤ 자켓 신체보호대를 의미하는 것으로 침상 혹은 의자, 휠체어에서의 낙상을 예방하기 위해 적용한다.

052 ④

미생물이 저장소에서 탈출하는 것을 탈출구라고 하며 호흡기계, 소화기계, 혈액, 피부 등이 해당한다. 탈출구를 관리하기 위해 마스크 착용, 기침할 때 입 가리기 등의 중재를 수행할 수 있다. 또한, 사람들의 손이 많이 닿는 곳의 소독을 통해 전파방법을 차단함으로써 전파를 예방할 수 있다.

> **감염회로의 구성요소**
> - 감염원, 저장소, 탈출구, 전파방법, 숙주의 침입구, 감수성 있는 숙주

053 ②

유치도뇨관 삽입은 침습적인 간호중재 중 하나로 병원감염에서 가장 많은 부분을 차지한다.

054 ②

멸균이란, 아포를 포함한 병원성, 비병원성 균 등 모든 미생물을 사멸시키는 방법을 말한다.

① 소독: 세균성 아포를 제외한 거의 모든 병원 미생물을 제거하는 방법
③ 청결: 이물질을 제거하는 방법으로 세균을 제거하지는 못함
④ 감염: 병원성 미생물이 침입하여 증식하는 것
⑤ 방부: 병원성 미생물이 번식하기 부적절한 상태로 만들어 물질이 변질되는 것을 막는 것

055 ②

디프테리아는 비말전파되는 호흡기 감염으로 전염기간 동안 격리가 필요하다. 정기 예방접종에 해당하는 질환 중 하나이다.

① MRSA, VRE - 접촉
③ 인플루엔자 - 비말
④ A형 간염 - 음식 및 배설물
⑤ AIDS - 혈액 및 체액

056 ⑤
멸균이동섭자는 멸균물품을 옮길 때 사용하는 기구로 멸균 상태를 유지시켜 준다.
① 멸균물품이나 멸균영역을 공기 중에 오래 노출시키는 경우 공기 중 미생물로 인해 오염될 수 있다. 사용하기 전 개봉하여 사용한다.
② 멸균물품을 다룰 때는 멸균장갑이나 멸균이동섭자를 사용한다.
③, ④ 포장이 찢어지거나 파손되거나 이물질이 묻은 경우 오염된 것으로 간주한다.

057 ⑤
공기 색전은 혈관으로 공기가 들어간 상태를 의미한다. 트렌델렌버그 체위(trendelenburg position)에서 왼쪽 측위를 취하게 하면 공기가 폐동맥으로 유입되는 것을 방지할 수 있다. 즉시 의사에게 보고하며 활력징후 측정 및 환자 사정 등의 간호중재를 수행한다.

> 공기 색전의 원인
> - 수액세트 내의 공기를 제대로 제거하지 않았을 때
> - 수액세트의 각 연결부분이 완전하게 연결되어 있지 않을 때

058 ④
수혈 부작용을 사정하기 위해 정해진 시간마다 활력징후를 측정하고 기록한다. 만약 부작용이 발견된다면, 즉시 수혈을 중단하고 담당 의사에게 알려야 한다.
① 포도당 수액은 혈액제제와 함께 투여할 수 없다.
② 혈액지침에 따라 정해진 시간동안 혈액은 실온 보관이 가능하지만, 기본적으로 감염을 방지하기 위해 혈액냉장고에 보관하도록 한다.
③ 중요한 수혈 부작용은 수혈 시작 후 15분 이내 나타나는 경우가 많으므로 처음 15분 간은 속도를 낮춰 천천히 주입한다.
⑤ 수혈 중 발열, 오한, 저혈압, 혈뇨 등의 증상이 있다면 용혈반응을 예상할 수 있으며 즉시 수혈을 중단하고 의사에게 보고한다.

059 ④
얼음조각으로 입 안을 차게하여 투약으로 인한 자극을 줄여줄 수 있다.

060 ②
간호사는 담당 환자의 처방을 확인하고 직접 투약 준비하며 환자에게 주어야 한다.
① 대상자가 침상에 없는 경우, 약물을 놓고 오는 것이 아니라 다시 가지고 나와야 한다.
③ 금식 상태라면, 일반적으로 경구복용은 금지된다.
④ 대상자가 약물 복용을 거부하는 경우, 투약 거부 이유를 확인하여 기록하고 보고해야 한다.
⑤ 치아 착색을 유발하거나 자극적인 약물은 빨대를 이용하여 복용할 수 있다.

061 ②
1) $25000\text{unit} : 50\text{cc} = x\text{unit} : 1\text{cc}$
   ∴ 1cc당 500unit의 헤파린이 녹아 있는 것
2) 1시간 동안 $10\text{unit} \times 70\text{kg} = 700\text{unit}$가 투여된다.
   $1\text{cc} : 500\text{unit} = x\text{cc} : 700\text{unit}$
   ∴ $x = 1.4\text{cc}$

062 ③
푸로세미드 20mg, tid, 경구 처방은 '20mg을 하루에 3번 경구투여할 것'이라는 의미를 갖는다. 1정에 10mg이므로 1회 복용해야 하는 양은 2정이 된다.

063 ②
3점 보행은 한 쪽 하지에 전체 체중 부하가 가능할 때 권장되어지는 목발보행이다.(보행 순서: 양쪽 목발 & 약한 다리 → 건강한 다리)
① 2점 보행: 양쪽 하지에 체중 부하가 가능할 때 권장하는 목발 보행으로 4점 보행보다 빠른 보행이 가능하다.(보행 순서: 왼쪽 목발 & 오른쪽 발 → 오른쪽 목발 & 왼쪽 발)
③ 4점 보행: 양쪽 하지에 체중 부하가 가능할 때 권장하는 목발 보행이다.
④ 그네 보행: 양쪽 하지에 체중 부하가 어려울 때 목발에 체중을 의지하는 방법이다.
⑤ 해당하지 않는 내용이다.

064 ①

요실금 및 변실금은 욕창을 유발하는 요인일뿐 아니라 거동이 불편하기 때문에 욕창 발생 가능성이 가장 높은 환자가 된다.

> 욕창의 위험 요인
> - 요실금, 변실금
> - 부동, 부적절한 영양, 극심한 체중 감소
> - 의식수준 저하 및 감각 저하, 고령 등

065 ④

하이드로콜로이드 드레싱은 흡수성 반폐쇄드레싱으로 삼출물을 흡수하고 상처 치유를 돕는다.
① 거즈 드레싱: 삼출물이 흡수나 지혈을 위한 압박이 필요할 때 사용된다.
② 투명 드레싱: 드레싱 자체에 접착력을 갖는 필름 드레싱으로 삼출물 흡수가 불가능하다. 1차 드레싱 후 지지를 위해 주로 사용된다.
③ 하이드로겔 드레싱: 상처의 사강을 채워주고 괴사조직을 수화하여 치료를 돕는다. 2차 드레싱이 필요하다.
⑤ 칼슘알지네이트 드레싱: 상처의 사강을 채워주고 출혈성 상처의 지혈을 돕는다. 2차 드레싱이 필요하다.

보건의약관계법규

066 ⑤

의료법 3조의 4(상급종합병원 지정)
보건복지부장관은 다음 요건을 갖춘 종합병원 중에서 중증질환에 대하여 난이도가 높은 의료행위를 전문적으로 하는 종합병원을 상급종합병원으로 지정할 수 있다.
1. 보건복지부령으로 정하는 20개 이상의 진료과목을 갖추고 각 진료과목마다 전속하는 전문의를 둘 것
2. 전문의가 되려는 자를 수련시키는 기관일 것
3. 보건복지부령으로 정하는 인력·시설·장비 등을 갖출 것
4. 질병군별환자구성 비율이 보건복지부령으로 정하는 기준에 해당할 것

보건복지부장관은 제1항에 따라 상급종합병원으로 지정받은 종합병원에 대하여 3년마다 평가를 실시하여 재지정하거나 지정을 취소할 수 있다.

067 ②

처방전: 2년
진단서 등의 부본: 3년
환자 명부, 검사내용 및 검사소견기록, 방사선 사진(영상물을 포함) 및 그 소견서, 간호기록부, 조산기록부: 5년
진료기록부, 수술기록: 10년

068 ③

의료법 시행규칙 제39조의9
각종 병원에 두어야 하는 당직 간호사의 수는 입원환자 200명까지는 2명을 두되, 입원환자 200명을 초과하는 200명마다 2명을 추가한 인원 수로 한다.

069 ①

의료법 제65조
거짓이나 그 밖의 부정한 방법으로 의료인 면허 발급 요건을 취득하거나 국가시험에 합격하여 면허가 취소된 경우에는 재교부할 수 없다.

070 ②
의료법 시행규칙 제43조
"보건복지부령으로 정하는 일정 규모 이상의 병원급 의료기관"이란 100개 이상의 병상을 갖춘 병원급 의료기관을 말한다.

071 ⑤
① 의료인은 다른 의료인 또는 의료법인 등의 명의로 의료기관을 개설하거나 운영할 수 없다.
② 금고 이상의 형의 집행유예를 선고받고 그 유예기간이 지난 후 2년이 지나지 아니한 자는 의료인이 될 수 없다.
③ 의료인이 될 수 없는 자(결격사유 보유자)는 국가시험 등에 응시할 수 없다.
④ 3회의 범위에서 제한할 수 있다.

072 ②
감염병예방법 제11조
의사, 치과의사 또는 한의사는 다음 각 호의 어느 하나에 해당하는 사실(표본감시 대상이 되는 제4급감염병으로 인한 경우는 제외)이 있으면 소속 의료기관의 장에게 보고하여야 하고, 해당 환자와 그 동거인에게 질병관리청장이 정하는 감염 방지 방법 등을 지도하여야 한다. 다만, 의료기관에 소속되지 아니한 의사, 치과의사 또는 한의사는 그 사실을 관할 보건소장에게 신고하여야 한다.
1. 감염병환자등을 진단하거나 그 사체를 검안한 경우
2. 예방접종 후 이상반응자를 진단하거나 그 사체를 검안한 경우
3. 감염병환자등이 제1급감염병부터 제3급감염병까지에 해당하는 감염병으로 사망한 경우
4. 감염병환자로 의심되는 사람이 감염병병원체 검사를 거부하는 경우
③ 급성호흡기감염증은 4급감염병으로 보고 대상에서 제외된다.
⑤ 의료인 또는 의료기관의 장은 감염병 또는 알 수 없는 원인으로 인한 질병이 발생하였거나 발생할 것이 우려되는 경우 질병관리청장 또는 시·도지사에게 역학조사를 실시할 것을 요청할 수 있다.

073 ②
감염병예방법 제17조
질병관리청장 및 시·도지사는 감염병의 관리 및 감염 실태와 내성균 실태를 파악하기 위하여 실태조사를 실시하고, 그 결과를 공표하여야 한다.

074 ④
검역법 제17조
검역감염병 접촉자에 대한 감시 또는 격리 기간은 해당 검역감염병의 최대 잠복기간을 초과할 수 없다.

검역감염병	최대 잠복기간
콜레라	5일
페스트/황열	6일
중증 급성호흡기 증후군(SARS), 동물인플루엔자 인체감염증	10일
중동 호흡기 증후군(MERS)	14일
에볼라바이러스병	21일
신종인플루엔자	검역전문위원회에서 정하는 최대 잠복기간

075 ⑤
후천성면역결핍증 예방법 제15조
질병관리청장, 시·도지사 또는 시장·군수·구청장은 치료 권고에 따르지 아니하는 감염인 중 감염인의 주의 능력과 주위 환경 등으로 보아 다른 사람에게 감염시킬 우려가 높다고 인정되는 감염인에 대하여는 치료 및 보호조치를 강제할 수 있다.

076 ①
국민건강보험공단의 업무
1. 가입자 및 피부양자의 자격 관리
2. 보험료와 그 밖에 이 법에 따른 징수금의 부과·징수
3. 보험급여의 관리
4. 가입자 및 피부양자의 질병의 조기발견·예방 및 건강관리를 위하여 요양급여 실시 현황과 건강검진 결과 등을 활용하여 실시하는 예방사업으로서 대통령령으로 정하는 사업
5. 보험급여 비용의 지급
6. 자산의 관리·운영 및 증식사업
7. 의료시설의 운영
8. 건강보험에 관한 교육훈련 및 홍보
9. 건강보험에 관한 조사연구 및 국제협력

077 ①

국민건강보험법 제52조
일반건강검진: 직장가입자, 세대주인 지역가입자, 20세 이상인 지역가입자 및 20세 이상인 피부양자

078 ④

지역보건법 시행령 제8조
보건소를 추가로 설치하려는 경우 해당 지방자치단체의 장은 보건복지부장관과 미리 협의해야 한다.

079 ⑤

지역보건법 시행령 제13조
보건소장은 시장·군수·구청장의 지휘·감독을 받아 보건소의 업무를 관장하고 소속 공무원을 지휘·감독하며, 관할 보건지소, 건강생활지원센터 및 보건진료소의 직원 및 업무에 대하여 지도·감독한다.

080 ①

마약류 관리에 관한 법률 제40조
보건복지부장관 또는 시·도지사는 마약류 사용자의 마약류 중독 여부를 판별하거나 마약류 중독자로 판명된 사람을 치료보호하기 위하여 치료보호기관을 설치·운영하거나 지정할 수 있다.

081 ①

응급의료에 관한 법률 시행규칙 제18조의 4
응급의료기관의 장이 응급실 출입을 허용할 수 있는 환자의 보호자는 1명으로 한다. 다만, 다음 각 호의 경우에는 2명으로 할 수 있다.
1. 소아, 장애인, 술 취한 사람 또는 정신질환자의 진료 보조를 위하여 필요한 경우
2. 그 밖에 진료 보조를 위하여 응급의료기관의 장이 필요하다고 인정하는 경우

082 ②

보건의료기본법 제37조의3(기후변화에 따른 국민건강영향평가 등)
질병관리청장은 지구온난화 등 기후변화가 국민건강에 미치는 영향을 5년마다 조사·평가하여 그 결과를 공표하고 정책수립의 기초자료로 활용하여야 한다.

083 ②

국민건강증진법 제2조(정의)
"국민건강증진사업"이라 함은 보건교육, 질병예방, 영양개선, 신체활동장려, 건강관리 및 건강생활의 실천등을 통하여 국민의 건강을 증진시키는 사업을 말한다.

084 ①

혈액관리법 제10조
의료기관의 장은 특정수혈부작용이 발생한 경우에는 보건복지부령으로 정하는 바에 따라 그 사실을 시·도지사에게 신고하여야 한다
시·도지사는 특정수혈부작용의 발생 신고를 받은 때에는 이를 보건복지부장관에게 통보하여야 한다.
보건복지부장관은 시·도지사로부터 특정수혈부작용의 발생 신고를 통보받으면 그 발생 원인의 파악 등을 위한 실태조사를 하여야 한다.

085 ②

① 담당의사와 해당 분야의 전문의 1명으로부터 임종과정에 있다는 의학적 판단을 받은 자를 말한다.
③ 암, 후천성면역결핍증, 만성 폐쇄성 호흡기질환, 만성 간경화로 말기환자 진단을 받은 환자가 호스피스·완화의료 대상이다
④ 담당 의사가 작성
⑤ 19세 이상인 사람